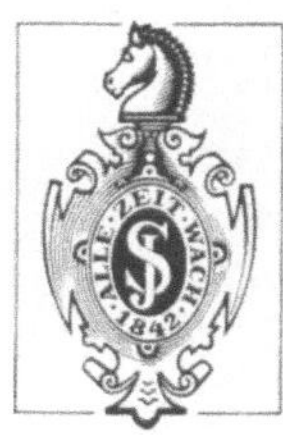

Nitrate III

Kardiovaskuläre Wirkungen

Herausgegeben von

H.J. Engel A. Schrey P.R. Lichtlen

Mit 326 Abbildungen

Springer-Verlag Berlin Heidelberg GmbH 1982

Professor Dr. HEINZ JÜRGEN ENGEL
Zentralkrankenhaus „Links der Weser"
Senator-Weßling-Straße, D-2800 Bremen 61

Dr. ALFRED SCHREY
Pharma-Schwarz GmbH, D-4019 Monheim

Professor Dr. PAUL ROBERT LICHTLEN
Med. Hochschule Hannover, Abteilung für Kardiologie
Karl-Wiechert-Allee 9, D-3000 Hannover 61

Originaltitel der englischen Ausgabe:
Nitrates III. Cardiovascular Effects
© by Springer-Verlag Berlin Heidelberg 1981

ISBN 978-3-540-11509-0   ISBN 978-3-662-08981-1 (eBook)
DOI 10.1007/978-3-662-08981-1

CIP-Kurztitelaufnahme der Deutschen Bibliothek

Nitrate: kardiovaskuläre Wirkungen/[... Nitrat-Symposium]. –
Berlin; Heidelberg; New York: Springer
    Bis 2 im Verl. Urban u. Schwarzenberg, München, Wien, Baltimore. –
    Engl. Ausg. u.d.T.: Nitrates
NE: Nitrat-Symposium 3 (1982).

Vorwort

In vielen pharmakologischen Instituten und kardiologischen Kliniken werden in zunehmendem Umfang Nitrate experimentell und klinisch untersucht. Dies ist überraschend, wenn man bedenkt, daß bereits vor über hundert Jahren Brunton und Murrell im *Lancet* über die günstige Wirkung dieser Substanzen bei der Angina pectoris berichtet haben.

Seit den beiden vorausgegangenen Nitrat-Symposien, in Stockholm 1975 und Berlin 1978, sind – wie erwartet – eine Menge neuer Erkenntnisse gewonnen worden. Dieses Wissen betraf Pharmakologie, Pharmakokinetik und Pharmakodynamik der Nitrate, besonders aber auch ihre klinischen Wirkungen bei akuter und chronischer Ischämie des Herzens und bei schwerer dekompensierter Herzinsuffizienz. Daran gemessen war der Fortschritt bei der Erforschung des molekularen Wirkungsmechanismus der Nitrate eher bescheiden. Obwohl die meisten Untersucher übereinstimmen, daß Änderungen von intrazellulärem Calcium wahrscheinlich der Hauptwirkungsmechanismus sind, durch welchen Nitrate zu einer Abnahme des Tonus glatter Gefäßmuskulatur führen. Der genaue Ort ihrer Wirkung ist noch unbekannt. Im Gegensatz dazu sind die dosisabhängigen Unterschiede der Wirkungen auf das venöse und arterioläre Gefäßsystem seit langem gut bekannt.

Die Behandlung mit Nitraten stand erneut im Mittelpunkt der Diskussionen. Ausführlich wurde die Frage der Entwicklung einer Toleranz nach Langzeit-Therapie mit Nitraten diskutiert. Dabei wurde der Ausdruck „Pseudo-Toleranz" zur Beschreibung der Anpassung des Kreislaufsystems an die chronische Vasodilatation verwendet. Diese chronische Vasodilatation ist für die Langzeit-Prophylaxe sowohl bei stabiler als auch bei instabiler Angina pectoris (d. h. bei Zuständen mit erhöhtem Vasomotorentonus-Spasmus) von besonderer Bedeutung.

Unter der wissenschaftlichen Leitung von P. R. LICHTLEN hat 1980 das III. Nitrat-Symposium in Monaco stattgefunden. Es wurde in Englisch referiert und diskutiert. Die Ergebnisse wurden überarbeitet und liegen seit 1981 in Buchform vor. Dank der erneuten Beteiligung vieler Referenten ist die deutsche Version mehr als nur eine Übersetzung. Die Herausgeber und Organisatoren des III. Nitrat-Symposions möchten nicht nur den Sponsoren, sondern besonders den aktiven Teilnehmern aus aller Welt sehr herzlich danken. Diese Experten haben wieder einmal den wirklichen Geist einer wissenschaftlichen Gemeinschaft bewiesen, dies mit der gemeinsamen Suche nach mehr Kenntnis über die therapeutischen Wirkungen einer der ältesten und immer noch wirksamsten Substanzklassen für die Behandlung kardiovaskulärer Erkrankungen.

Die Herausgeber

Inhaltsverzeichnis

Teil III   Hämodynamik

Teil VI   Lungenkreislauf

Teil VII   Akuter Moykardinfarkt und instabile Angina pectoris

Teil VIII   Belastung

Teil IX   Chronische Herzinsuffizienz

Teil X   Bypass-Operationen; Herzklappenfehler

Teil XI Poster Session

Verzeichnis der aktiven Teilnehmer

A. L'ABBATE, Laboratorio del Consiglio, Nazionale delle Ricerche presso
l'Università, Via G. Savi 8, I-56100 Pisa

K. VAN ACKERN, Med. Klinik I, Klinikum Großhadern, Marchioninistraße 15,
D-8000 München 70

I. AMENDE, Med. Hochschule Hannover, Department für Innere Medizin,
Abt. für Kardiologie, Karl-Wiechert-Allee 9, D-3000 Hannover 61

E. ANJOU, Department Clinical Physiology, Thoracic Hospital,
S-10401 Stockholm

N. A. AWAN, Heart Failure Laboratory, Section of Cardiovascular Medicine,
University of California, Davis, CA 95616, USA

R. BALCON, The London Chest Hospital, Bonner Road, GB-London E2 9JX

S. BALIGADOO, Route de St. Paul, Vacoas, Mauritius

E. BASSENGE, Lehrstuhl für Angew. Physiologie der Universität,
Hermann-Herder-Straße 7, D-7800 Freiburg i. Br.

A. H. BECKETT, Department of Pharmacy, Chelsea College, University of London,
Manresa Road, GB-London SW3 6LX

W. BLEIFELD, Kardiol. Abteilung, Univ.-Krankenhaus Eppendorf,
II. Med. Klinik, Martinistraße 22, D-2000 Hamburg 20

M. G. BOGAERT, Heymans Inst. für Pharmakologie, Universität Gent,
De Pintelaan 135, B-9000 Gent

J. J. R. M. BONNIER, Catharina Ziekenhuis, Michelangelolaan 2, NL-Eindhoven

S. BONORON-ADÈLE, I.N.S.E.R.M., Unité de Recherches de Cardiologie (U8),
Avenue de Haut-Lévêque, F-33600 Pessac

J. S. BORER, New York Hospital, Cornell Medical Center, 525 East 68th Street,
New York, NY 10021, USA

J.-P. BROUSTET, Hôpital Cardiologique du Haut Lévêque, Av. de Magellan,
F-33604 Pessac

D. BRUNNER, Edith-Wolfssen-Hospital, IL-Holon

W.-D. Bussmann, Klinikum der Johann-Wolfgang-v.-Goethe-Universität,
Zentrum der Inneren Medizin, Theodor-Stern-Kai 7, D-6000 Frankfurt/M. 70

L. F. Chasseaud, Department of Metabolism and Pharmacokinetics,
Huntingdon Research Centre, GB-Huntingdon, Cambs. PE18 6ES

P. Chiche, Service de Cardiologie et Urgences Circulatoires, Hôpital Tenon,
4, Rue de la Chine, F-75970 Paris Cedex 20

J. N. Cohn, Cardiovascular Division, University of Minnesota Med. School,
Veterans Administration Hospital, 54, Street and 48th Avenue South,
Minneapolis, MN 55455, USA

C. R. Conti, Division of Cardiology, University of Florida, JHM Health Center,
Box J. 277, Gainesville, FL 32610, USA

P. Deeg, Med. Universitätsklinik, Abt. Kardiologie, Jos.-Schneider-Straße 2,
D-8700 Würzburg

H. Denolin, 178, avenue Winston Churchill, B-1180 Bruxelles

A. Distante, Laboratorio del Consiglio Nazionale delle Richerche presso
l'Università degli Studi di Pisa, Via G. Savi 8, I-56100 Pisa

W. Doering, Krankenhaus München-Schwabing, II. Medizinische Abteilung,
Kölner Platz 1, D-8000 München 40

R. M. Donaldson, Middlesex Hospital, GB-London

W. H. Down, Huntingdon Research Centre, GB-Huntingdon, Cambs. PE18 6ES

V. Draxler, Allgemeines Krankenhaus, Klinik für Anästhesie und Allgemeine
Intensivmedizin der Universität Wien, Spitalgasse 23, A-1090 Wien

H. J. Engel, Zentralkrankenhaus „Links der Weser", Senator-Weßling-Straße 1,
D-2800 Bremen 61

J. T. Flaherty, The Johns Hopkins Medical Institute, Baltimore, MD 21205, USA

J. A. Franciosa, V. A. Medical Center (IIIC), University & Woodland Avenues,
Philadelphia, PA 19104, USA

H. L. Fung, State University of New York at Buffalo, Department of
Pharmaceutics, 517 Hochstetter Hall, Buffalo, NY 14260, USA

W. Ganz, Cedars Sinai Medical Center, 8700 Beverly Boulevard,
Los Angeles, CA 90084, USA

J. A. Gascho, Cardiovascular Center, The University of Iowa Hospitals
and Clinics, Iowa City, Iowa, USA

L. S. Geisler, Innere Abteilung des St. Barbara-Hospitals, D-4390 Gladbeck

L. Georgiew, Zentrum für Kardiologie, III. Städt. Krankenhaus,
Miko-Papostz 65, Sofia, Bulgarien

U. GLEICHMANN, Gollwitzer-Meyer-Institut, Klinik für Herz- und
Kreislauferkrankungen, Herforder Straße 43, D-4970 Bad Oeynhausen

A. GRÜNTZIG, Emory University School of Medicine, 1364 Clifton Road,
Atlanta, GA 30322, USA

H. W. HEISS, Medizinische Klinik, Universität Freiburg, Hugstetter Straße 55,
D-7800 Freiburg i. Br.

A. HOLMGREN, Karolinska Sjikhuset, Fach 10401, S-60500 Stockholm

V. HOMBACH, Medizinische Klinik und Poliklinik der Universität Köln,
Abt. f. Kardiologie, Josef-Stelzmann-Straße 9, D-5000 Köln 41

V. HOSSMANN, II. Med. Klinik, Krankenhaus Merheim, Ostmerheimer Straße 200,
D-5000 Köln 91

P. G. HUGENHOLTZ, Department of Cardiology, Thoraxcenter, P.O. Box 1738,
NL-Rotterdam

P. R. IMHOF, Ciba Geigy Ltd., Research Department, Pharmaceuticals Division,
CH-4002 Basel

W. C. Jansen, III. Med. Universitätsklinik und Poliklinik Köln, Lehrstuhl für
Innere Medizin III, Josef-Stelzmann-Straße 9, D-5000 Köln 41

H. JUST, Med. Univ.-Klinik, Hugstetter Straße 55, D-7800 Freiburg i. Br.

F. KAINDL, Universitätsklinik, Abt. f. Kardiologie, Allgem. Krankenhaus
der Stadt Wien, Garnisonsgasse 13, A-Wien

M. KALTENBACH, Klinikum der Johann-Wolfgang-v.-Goethe-Universität,
Zentrum der Inneren Medizin, Abt. f. Kardiologie, Theodor-Stern-Kai 7,
D-6000 Frankfurt/M. 70

W. W. KLEIN, Med. Univ.-Klinik Graz, Kardiologische Abteilung,
Plattensteig 18a, A-8043 Graz

G. KOBER, Klinikum der Johann-Wolfgang-v.-Goethe-Universität, Zentrum der
Inneren Medizin, Abt. f. Kardiologie, Theodor-Stern-Kai 7,
D-6000 Frankfurt/M. 70

H. P. KRAYENBÜHL, Med. Poliklinik der Universität, Kantonspital,
CH-8006 Zürich

H. KREUZER, Kardiologische Univ.-Klinik, Neuklinikum der Universität,
Robert-Koch-Straße 40, D-3400 Göttingen

V. A. W. KREYE, II. Physiologisches Institut, Universität Heidelberg,
Im Neuenheimer Feld 326, D-6900 Heidelberg

W. KÜBLER, Med. Universitätsklinik, Abt. III, Kardiologie, Klinikum der
Universität, Bergheimer Straße 58, D-6900 Heidelberg

P. R. LICHTLEN, Med. Hochschule Hannover, Abt. f. Kardiologie,
Karl-Wiechert-Allee 9, D-3000 Hannover 61

F. LOOGEN, I. Med. Klinik B, Abt. f. Kardiologie, Moorenstraße 5,
D-4000 Düsseldorf 1

J. A. MANTLE, The University of Alabama, Birmingham – Medical Center,
Birmingham, AL 35294, USA

D. T. MASON, Cardiovascular Medicine, University of California,
Davis, CA 95616, USA

H. MATTHYS, Klinikum der Albert-Ludwigs-Univ., Med. Universitätsklinik,
Abt. Pulmologie, D-7800 Freiburg i. Br.

H. C. MEHMEL, Med. Universitätsklinik, Abt. III, Kardiologie,
Bergheimer Straße 58, D-6900 Heidelberg

W. MERX, Innere Medizin I d. Rhein.-Westf. Technischen Hochschule,
Goethestraße 27–29, D-5100 Aachen

H. N. NEUFELD, Heart Institute, Tel Hashomer Medical Center, IL-Tel Aviv

B. NIEHUES, Med. Klinik und Poliklinik. Lehrstuhl Innere Medizin III,
Abt. f. Kardiologie der Universität Köln, Josef-Stelzmann-Str. 9,
D-5000 Köln 41

H. OHLMEIER, Gollwitzer-Meier-Institut, Klinik für Herz- und
Kreislauferkrankungen, Herforder Straße 43, D-4970 Bad Oeynhausen

A. PAGE, Hôpital Cardiologique, Avenue du Haut-Lévêque, F-33604 Pessac

M. PANTZER, Bernische Höhenklinik, CH-3625 Heiligenschwendi

J. O. PARKER, Etherington Hall, Queen's University,
Kingston, Ontario K7L 3N6, Canada

W. W. PARMLEY, Division of Cardiology, Cardiovascular Medicine,
University of California, Moffitt-Hospital, San Francisco, CA 94143, USA

TH. PASCH, Institut für Anaethesiologie, Univ.-Krankenhaus Erlangen-Nürnberg,
Maximiliansplatz 1, D-8520 Erlangen

B. PITT, University of Michigan, Department of Medicine, Div. of Cardiology,
24th East Ridge Way, Ann Arbor, MI 48104, USA

P. PROBST, Kardiologische Univ.-Klinik, Allgemeines Krankenhaus
der Stadt Wien, Garnisonsgasse 14, A-1097 Wien

B. RABINOWITZ, Coronary Care Unit, Chaim Sheba Medical Center,
IL-52621 Tel Hashomer

W. RAFFLENBEUL, Med. Hochschule Hannover, Department für Innere Medizin,
Abt. f. Kardiologie, Karl-Wiechert-Allee 9, D-3000 Hannover 61

P. RENTROP, Mount Sinai Hospital, 1 Gustav-Levy-Place,
New York, NY 10029, USA

A. F. RICKARDS, National Heart Hospital, Westmoreland Street,
GB-London WIM 88A

M. ROTHLIN, Chirurgische Klinik A, Kantonsspital Zürich, CH-8091 Zürich

S. A. RUBIN, Cedars Sinai Medical Center, 8700 Beverly Boulevard,
Los Angeles, CA 90048, USA

W. RUDOLPH, Deutsches Herzzentrum, Lothstraße 11, D-8000 München 2

W. RUTSCH, Klinikum Charlottenburg der Freien Universität Berlin,
Abt. Innere Medizin – Kardiologie, Spandauer Damm 130, D-1000 Berlin 19

G. SAUER, Med. Univ.-Klinik Göttingen, Abt. Kardiologie,
Robert-Koch-Straße 40, D-3400 Göttingen

M. SCHARTL, Klinikum Charlottenburg der Freien Universität Berlin,
Abt. Innere Medizin – Kardiologie, Spandauer Damm 130, D-1000 Berlin 19

A. SCHINZ, Klinik Höhenried für Herz- und Kreislauferkrankungen
der LVA Oberbayern, D-8131 Bernried

F. W. SCHMAHL, Zentrum für Innere Medizin der Justus-Liebig-Universität,
Klinikstraße 36, D-6300 Gießen

R. SCHRÖDER, Med. Klinik und Poliklinik, Klinikum Steglitz d. Freien Universität,
Hindenburgdamm 30, D-1000 Berlin 45

F. SEIDEL, Stiftsklinik Augustinum, Innere Klinik, Stiftsbogen 74,
D-8000 München 70

P. K. SHAH, Cedars Sinai Medical Center, 8700 Beverly Boulevard,
Los Angeles, CA 90048, USA

U. SIGWART, Centre Hospitalier Universitaire Vaudois, Section Cardiologie,
CH-1011 Lausanne

H. SIMON, Med. Universitätsklinik Bonn, D-5300 Bonn-Venusberg

R. SIMON, Med. Hochschule Hannover, Abt. f. Kardiologie,
Karl-Wiechert-Allee 9, D-3000 Hannover 61

V. F. SMOLEN, Pharmacontrol Corporation, 661 Palisade Avenue,
P.O. Box 931, Englewood Cliffs, NJ 07632, USA

M. STRAUCH, Kardiologische Abteilung der Universität Ulm, Steinhövelstraße 9,
D-7900 Ulm

B. STEGARU, Städt. Kliniken Mannheim, I. Med. Klinik – Kardiologie,
Postfach 23, D-6800 Mannheim 1

P. STÜRZENHOFECKER, Benedikt-Kreutz-Rehabilitations-Zentrum
f. Herz- und Kreislaufkranke, Südring 15, D-7812 Bad Krozingen

H. J. C. SWAN, Department of Cardiology, Cedars Sinai Medical Center,
8700 Beverly Boulevard, Los Angeles, CA 90048, USA

T. TAYLOR, Huntingdon Research Center, GB-Huntingdon, Cambs. PE18 6ES

U. TEBBE, Med. Klinik der Universität, Abt. f. Kardiologie,
   Robert-Koch-Straße 40, D-3400 Göttingen

H. TILLMANNS, Med. Univ.-Klinik Heidelberg, Innere Medizin, Abt. III –
   Kardiologie, Bergheimer Straße 58, D-6900 Heidelberg 1

H. TYDÉN, Department of Anaesthesiology, University Hospital, S-75014 Uppsala

H. WEBER, Klinikum Charlottenburg der Freien Universität Berlin,
   Abt. Innere Medizin – Kardiologie, Spandauer Damm 130, D-1000 Berlin 19

K. W. WESTERMANN, Steendammswisch 3, D-2000 Hamburg 61

M. M. WINBURY, Warner-Lambert-Laboratories, 2800 Plymouth Road,
   Ann Arbor, MI 48109, USA

A. WIZEMANN, Universitätsklinik-Augenklinik, Friedrichstraße 18,
   D-6300 Gießen

R. WOLF, Herz-Kreislauf-Klinik, Römstedter Straße 25, D-3118 Bad Bevensen

Teil I   Grundlagen der Nitratwirkungen

Pharmakologie der Nitrate
in bezug auf ihre antianginöse Wirkung

M. M. WINBURY

Einleitung

Seit der ursprünglichen Entdeckung ihrer antianginösen Wirksamkeit vor mehr als einhundert Jahren wurden die Wirkungen der Nitrate eingehend erforscht. Während dieses Zeitraumes durchliefen wir einen vollständigen Kreis und noch etwas mehr. Als Wirkungsmechanismus wurde ursprünglich die Senkung des arteriellen Blutdrucks angenommen. Später kam es zur Entdeckung der koronarerweiternden Wirkung, und die Aufmerksamkeit wandte sich einer direkten Beeinflussung der myokardialen Durchblutung zu. Der Tatsache, daß die koronardilatierende Wirkung flüchtig war und es mehrere unterschiedliche Abschnitte des Koronararteriensystems gab, wurde wenig Beachtung geschenkt. Durch die Arbeiten von Gorlin, Brachfeld und ihren Mitarbeitern [2, 7], die bewiesen, daß die Koronardurchblutung nicht anstieg, wenn Nitroglycerin die pektanginösen Episoden beseitigte, wurde das Augenmerk wieder auf die peripheren Aspekte gelenkt. Auch neuere Arbeiten von Ganz u. Marcus [5] unterstreichen die Bedeutung der peripheren Wirkung. Eine durch Elektrostimulation induzierte Angina konnte durch intravenöses, nicht jedoch durch intrakoronares Nitroglycerin beseitigt werden, obwohl die Koronardurchblutung nach der intrakoronaren Injektion anstieg. Hinzu kam, daß viele der in den letzten Jahren entwickelten, hochwirksamen Koronardilatatoren in der Behandlung der Angina pectoris im allgemeinen nicht wirksam sind. Neue Untersuchungen weisen jedoch darauf hin, daß Nitroglycerin die Durchblutungsverteilung zwischen Epikard und Endokard sowie zwischen normalen und ischämischen Gebieten verändert.

Wirkungsmechanismus

Der neuerdings postulierte Wirkungsmechanismus der Nitrate bezieht sich u. a. auf eine Preload-Senkung als Ergebnis des verminderten venösen Rückstroms. Dies führt zu einer Abnahme der diastolischen Wandspannung und des myokardialen Sauerstoffverbrauchs. Außerdem kommt es zu einem Teileffekt auf der arteriellen Seite, mit einer mäßigen Afterload-Senkung. Schließlich erfolgt eine Umverteilung der Durchblutung zwischen Epikard und hypoxischem Endokard sowie in Richtung zu den ischämischen Gebieten. Diese Wirkung hängt wahrscheinlich mit der

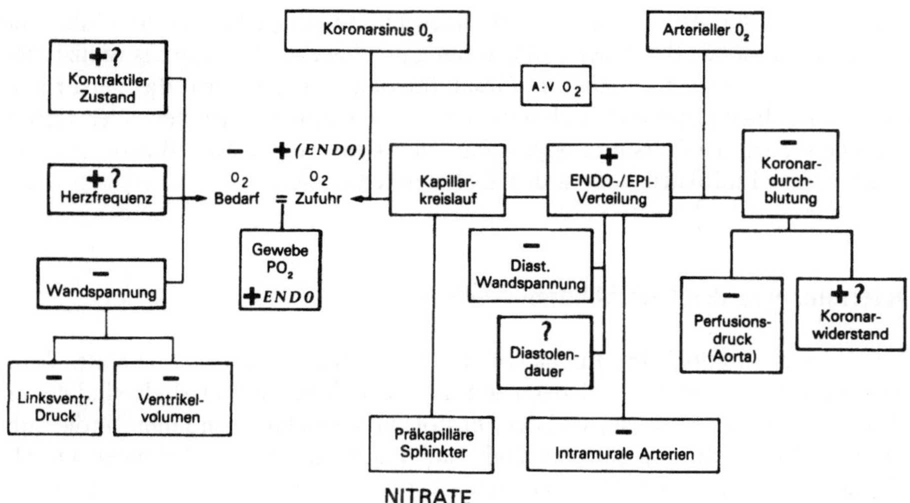

Abb. 1. Hämodynamische Wirkungen der Nitrate. *Rechts:* Determinanten der Sauerstoffversorgung. *Links:* Determinanten des Sauerstoffbedarfs. Ein + bedeutet einen Anstieg und ein − einen Abfall der betreffenden Faktoren

Dilatation der großen Koronararterien und der Kollateralgefäße sowie mit der reduzierten Wandspannung im linken Ventrikel zusammen.

Die entscheidende pharmakologische Wirkung der Nitrate besteht in der Erschlaffung der glatten Gefäßmuskulatur in bestimmten Gebieten, wie 1. den peripheren Venen, die empfindlicher reagieren als die Arterien, und 2. den großen Koronararterien, die auf Nitrate empfindlicher reagieren als die Arteriolen.

Hämodynamische Analyse

Die hämodynamischen Wirkungen von Nitroglycerin sind in Abb. 1 in Form einer Systemanalyse dargestellt. Den Mittelpunkt bildet die Sauerstoffspannung im Gewebe als Ausdruck des Gleichgewichtes zwischen Sauerstoffangebot und -verbrauch. Rechts: die Determinanten des Sauerstoffangebotes, insbesondere zum Endokard, und links: die Determinanten des Sauerstoffbedarfs im gesamten Myokard. Wichtige Nitroglycerin-Wirkungen bezüglich des Angebotes sind: a) Verminderung des Koronarflusses; b) Endo-/Epi-Verteilung begünstigt Perfusion des Subendokards infolge von c) Dilatation der intramuralen (großen) Arterien und d) verminderter diastolischer Wandspannung. Diese Faktoren tragen zur Aufrechterhaltung oder Vergrößerung der Sauerstoffversorgung des Subendokards oder der von Kollateralgefäßen versorgten ischämischen Gebiete bei. Der Sauerstoffbedarf wird durch folgende Faktoren reduziert: e) verminderte Wandspannung während der Diastole (Preload); f) Verminderung des Ventrikelvolumens und der Sarkomerlänge während der Systole und Diastole und g) Senkung des Blutdrucks und der systolischen Wandspannung (Afterload).

Nitrate verbessern somit das Gleichgewicht zwischen Sauerstoffzufuhr und -bedarf und erhöhen die Sauerstoffspannung im Gewebe als Folge des reduzierten Bedarfs (Sauerstoffverbrauchs) im Gesamtmyokard. Dabei wird die Versorgung der endokardialen und/oder ischämischen Gebiete aufrechterhalten oder verbessert. Die verbesserte Versorgung geht mit einer Umverteilung des Blutstroms vom Epikard zum Endokard und zu den Kollateralen einher.

Determinanten der Durchblutungsverteilung

Die Koronardurchblutung findet vorwiegend während der Diastole statt. Während der Systole wird der Blutstrom zum Epikard hingeleitet. Deshalb sind der effektive Perfusionsdruck während der Diastole und die Diastolendauer für die Subendokard-Durchblutung entscheidend. Ein Anstieg des enddiastolischen Drucks oder eine Verkürzung der Diastolendauer vermindert den effektiven diastolischen Perfusionsdruck-Zeit-Index. Die Verteilung des Blutstroms zwischen Endo- und Epikard wird auch von dem arteriolären Widerstand beider Regionen bestimmt. Normalerweise ist der Widerstand im Subendokard wegen der niedrigeren PO_2 minimal, und die arterioläre Dilatationsreserve ist sehr beschränkt. Dank Autoregulation besteht eine Tendenz zur Aufrechterhaltung eines angemessenen Verhältnisses von epi-/endoarteriolärem Widerstand. Ein wirksamer Arteriolen-Dilatator beeinflußt das Epikard in erheblichem Maß, da die endokardiale Arteriolenreserve begrenzt ist und somit der Blutstrom zu diesem Gebiet geleitet wird – „koronarer Steal-Effekt".

Schließlich ist der hohe Tonus der intramuralen Arterien zu beachten. Da der Widerstand distal zu den großen Arterien in den tieferen Regionen niedrig und in den oberflächlicheren Regionen hoch ist, können geringfügige Veränderungen des Widerstands in den großen Arterien eine tiefgreifende Wirkung auf die Blutverteilung innerhalb der linksventrikulären Wand ausüben. Die Dilatation der großen Arterien wird das Subendokard, insbesondere bei Vorliegen einer Stenose, begünstigen.

Transmurale Gradienten

Zum besseren Verständnis der Nitratwirkung sind einige Angaben zu den transmuralen Gradienten in der linken Ventrikelwand erforderlich. Die Sauerstoffspannung ist im Endokard niedriger, auch wenn die Perfusion in den tieferen Regionen homogen oder stärker ist. Die Kapillardichte ist in den tieferen Regionen ausnahmslos größer, vermutlich als autoregulatorischer Mechanismus zum Ausgleich der niedrigeren Gewebe-Sauerstoffspannung. Der Sauerstoffverbrauch ist in den tieferen Gebieten wegen größerer Spannungsentwicklung und verstärkter Sarkomer-Verkürzung größer. Die Wandspannung ist in den tieferen Gebieten sowohl während der Systole als auch der Diastole größer. Die Arteriolen-Dilatation ist in dem tiefen Gebiet ausgeprägter. Demnach ist die arterioläre Reserve bedeutend geringer. Das endokardiale Gebiet ist in einem kritischen Gleichgewicht, und wenn

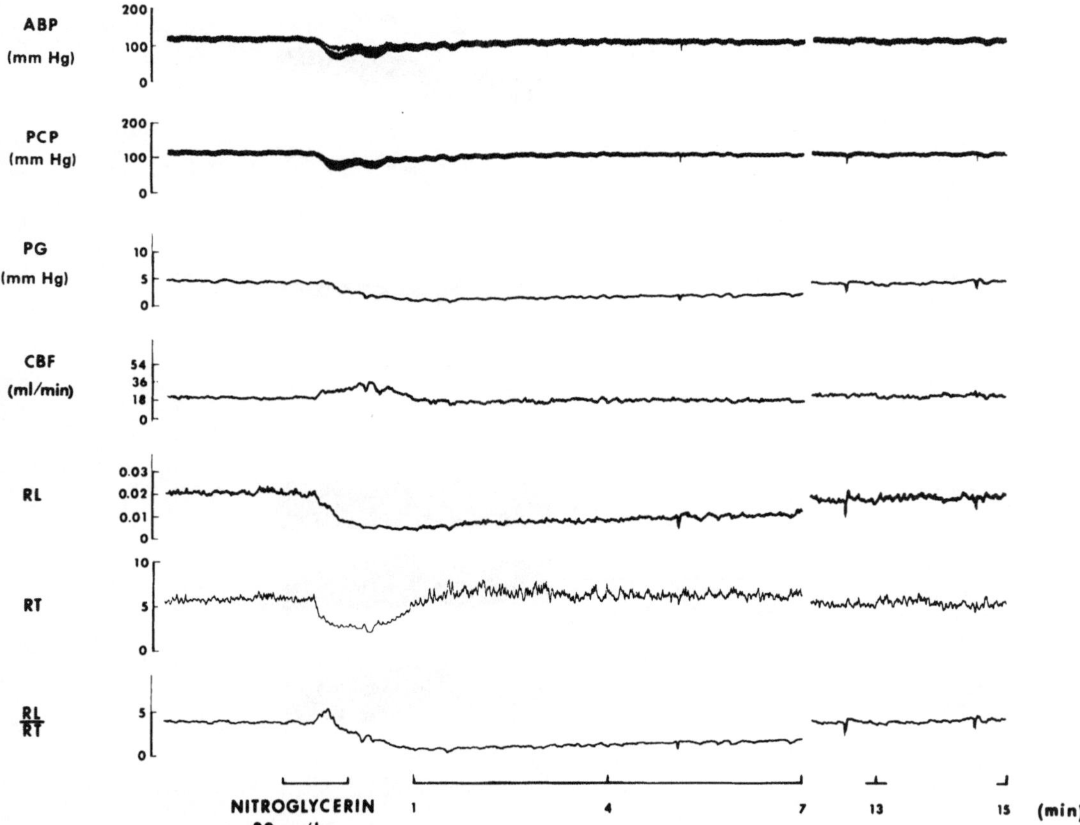

Abb. 2. Nitroglycerin-Wirkung auf den Widerstand der großen Arterien (*RL*) und der kleinen Arterien (*RT*). *ABP* Aortendruck; *PCP* peripherer Koronardruck im Bereich einer Arterie von 0,5 mm Durchmesser; *PG* Druckgradient *ABP-PCP*; *CBF* Koronardurchblutung; *RL = PG/CBF*; *RT = ABP/CBF*

eine oberflächliche epikardiale Arterie infolge von Atherosklerose und/oder Spasmus funktionsgeschädigt ist, wird das Endokard ischämisch und in seiner Funktion gestört.

Die großen Koronararterien

Nitrate bewirken eine Erweiterung der Koronararterien, die durch Cineangiographie sichtbar wird, doch wurde die Bedeutung dieser Beobachtung unterschätzt, bis man erkannte, daß Dipyridamol den Durchmesser dieser großen Arterien nur wenig verändert [6, 10, 16]. Nitroglycerin ist nicht nur fähig, die großen Koronararterien in Ruhe zu erweitern, es kann auch einen spontan entstehenden oder durch Ergonovin provozierten Spasmus lösen [3].

Wie in Abb. 2 gezeigt, konnte aufgrund dieser cineangiographisch dokumentierten Unterschiede zwischen Nitroglycerin und Dipyridamol die Wirkung der Nitrate auf die großen koronaren Versorgungsarterien sowie auf den arteriolären Wi-

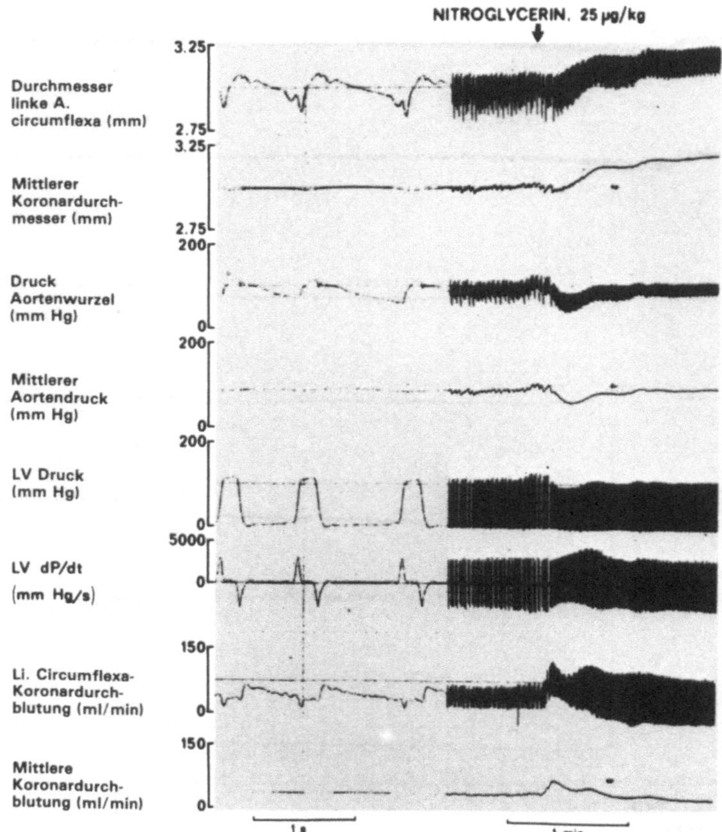

Abb. 3. Nitroglycerin-Wirkung auf den Durchmesser großer Koronararterien [14]

derstand beim Hund untersucht werden [4, 17]. Dargestellt ist die direkte Aufzeichnung des Widerstandes in den großen Arterien (RL) und des Gesamtwiderstandes (RT). Nitroglycerin bewirkte einen vorübergehenden Anstieg der Koronardurchblutung und einen vorübergehenden Abfall von RT, der für den Arteriolen-Widerstand steht, gefolgt von einem länger andauernden Anstieg. Der Widerstand in den großen Gefäßen (RL) blieb über 15 min vermindert. Dies ist ein Beweis für die anhaltende Vasodilatation der großen Koronararterien. Nitroglycerin ist jedoch ein schwacher und kurzwirkender Arteriolen-Dilatator, der lediglich einen vorübergehenden Durchblutungsanstieg bewirkt. Im Gegensatz dazu heben Dipyridamol und Carbochromen als starke und langwirkende Koronardilatatoren den Widerstand der großen Gefäße zu einem Zeitpunkt an, zu dem der Gesamtwiderstand deutlich reduziert ist. Dieses Verhalten unterscheidet sich von dem der Nitrate: Das Verhältnis RL/RT wird durch die stark wirksamen Arteriolen-Dilatatoren vergrößert, durch Nitroglycerin aber vermindert.

Die unterschiedlichen Reaktionen der großen und der kleinen Koronararterien konnten auch in vitro, an isolierten Segmenten von Koronargefäßen des Hundes, beobachtet werden. Größere Gefäße waren nitratempfindlicher, und kleinere Gefäße reagierten empfindlicher auf Adenosin [13]. In anderen Studien wurde die

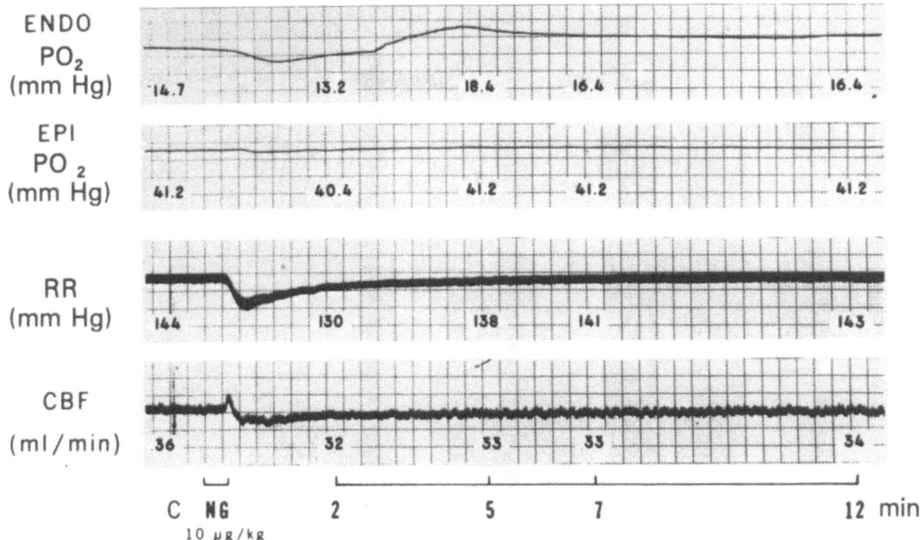

Abb. 4. Nitroglycerin-Wirkung auf endokardiale und epikardiale Sauerstoffspannung (PO₂). Zu bemerken: sekundärer Anstieg der Endo-PO₂ [18]. CBF/Koronardurchblutung

Wirkung auf das Aktionspotential kleiner und großer Koronargefäße verglichen. Nitroglycerin hebt die elektrische Aktivität der isolierten großen Koronararterien, nicht jedoch der kleinen Gefäße auf, während Adenosin die Aktivität der kleinen, nicht jedoch der großen Arterien aufhebt [8].

Von besonderem Interesse ist eine neuere Studie aus der Gruppe von Vatner, die den Durchmesser einer großen Koronararterie in vivo am wachen Hund mit piezoelektrischen Kristallen bestimmten [14]. Nitroglycerin bewirkte einen anhaltenden Anstieg des Durchmessers der A. circumflexa bis maximal 5 min (Abb. 3). Der Anstieg des inneren Querdurchmessers betrug 11%, entsprechend einer 18%-igen Reduzierung des Widerstandes in den großen Gefäßen. Diese Studien sowie die vorher beschriebenen Untersuchungen des segmentären Widerstandes bestätigen und beweisen, daß eine der Wirkungen von Nitroglycerin in der anhaltenden Dilatation der großen Koronararterien besteht. In den Arteriolen kommt es zu einer vorübergehenden Erschlaffung, gefolgt von einem Anstieg des Widerstandes.

Sauerstoffspannung und Perfusion

Wie in Abb. 4 gezeigt, konnte Nitroglycerin die endokardiale Sauerstoffspannung selektiv vergrößern. Die epikardiale Sauerstoffspannung blieb unverändert. Der anfängliche Abfall der Sauerstoffspannung ging mit einem Abfall des Blutdrucks und der Koronardurchblutung einher, doch folgte danach ein sekundärer Anstieg der endokardialen PO₂, der mindestens 15 min anhielt. Dies war eine Folge des verbesserten Gleichgewichts zwischen Sauerstoffzufuhr und -bedarf im Subendokard. Das geschieht zu einem Zeitpunkt, zu dem die Koronardurchblutung geringer als normal und der Koronarwiderstand tatsächlich erhöht ist.

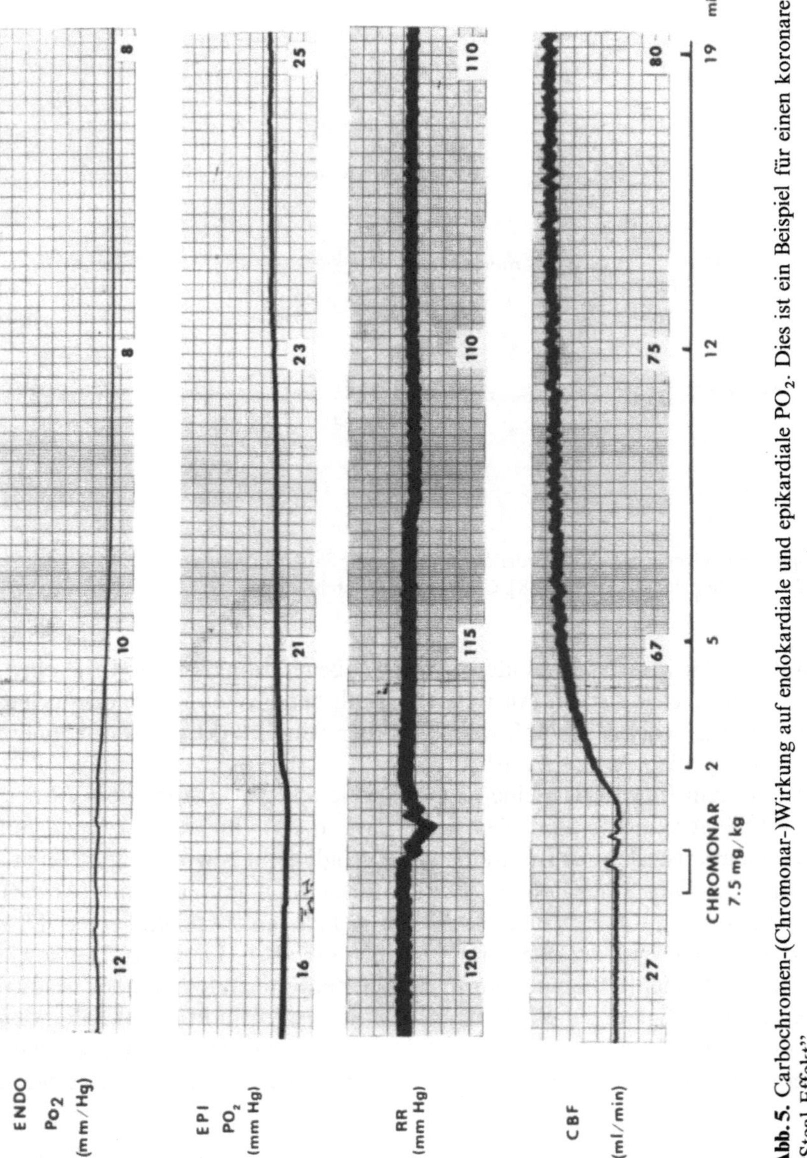

Abb. 5. Carbochromen-(Chromonar-)Wirkung auf endokardiale und epikardiale PO_2. Dies ist ein Beispiel für einen koronaren "Steal-Effekt"

Der starke Koronardilatator Carbochromen ist in Abb. 5 dargestellt. Das unterschiedliche Verhalten ist offensichtlich. Die epikardiale PO_2 wurde erhöht und die endokardiale PO_2 reduziert. Dies ist ein Beispiel eines koronaren „Steal-Effekts" und vermutlich mit dem deutlichen Durchblutungsanstieg, insbesondere im Subepikard, verbunden. Dipyridamol erzeugte ein ähnliches Bild. Es ist anzunehmen, daß die hochwirksamen Dilatatoren der Koronararteriolen infolge einer Blutumverteilung aus dem hypoxischen Endokard zu den normalen Gegenden hin,

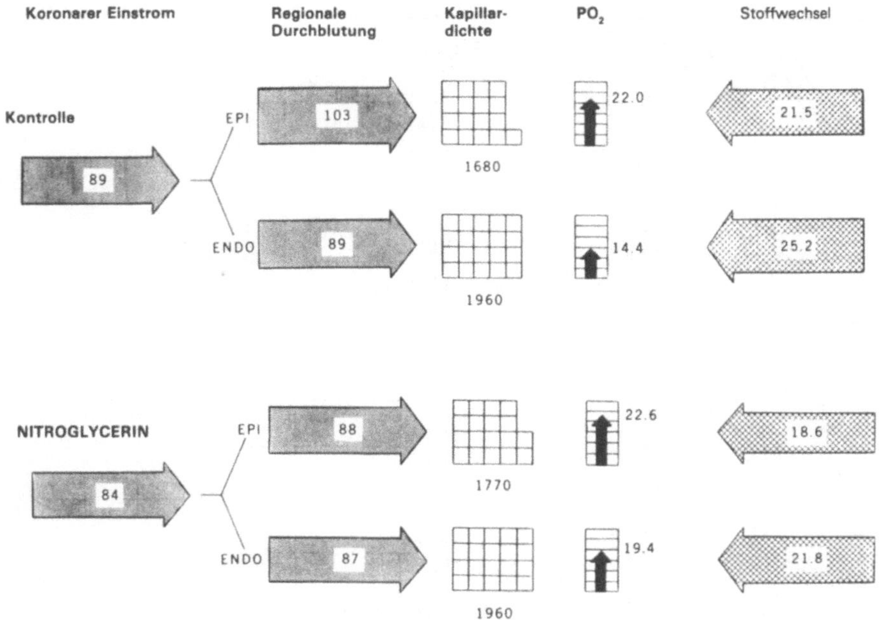

Abb. 6. Nitroglycerin-Gesamtwirkung auf Durchblutung und Stoffwechsel. Kapillardichte (Kap./mm^2) unverändert

wo es eine bedeutende arterioläre Reserve gibt, ein „Steal"-Phänomen erzeugen. Eine ähnliche Wirkung würde in einer von der Kollateraldurchblutung abhängigen Region entstehen. Die ischämische Region würde infolge der arteriolären Dilatation in den normalen Regionen noch verstärkt ischämisch.

Die nitroglycerininduzierten Veränderungen sind insgesamt in Abb. 6 gezeigt, einschließlich der Nitroglycerin-Wirkung auf regionale Perfusion und regionale PO_2. Die Sauerstoffspannung stieg im Subendokard selektiv an, doch blieb die Perfusion in diesem Gebiet unverändert. Die epikardiale Perfusion wurde als autoregulatorische Reaktion auf die Reduzierung des Sauerstoffverbrauches vermindert, und die PO_2 des Epikards blieb unverändert. Dies ist eine „günstige" Umverteilung. Dipyridamol und Carbochromen erhöhen die epikardiale PO_2 und vermindern die endokardiale PO_2. Der deutliche Anstieg der Gesamtdurchblutung war primär auf die epikardiale Region beschränkt. Auch die endokardiale Durchblutung ist erhöht, jedoch nur in begrenztem Umfang.

Widerstandsanalyse

Das Schema von Lichtlen [11] illustriert die Wirkungen von Nitroglycerin und Dipyridamol auf den Kollateralkreislauf (Abb. 7). Beim Menschen entwickelt sich ein effektives subendokardiales Kollateralnetz, wenn der Kreislauf in einem Gebiet durch kritische Stenose einer großen Koronararterie beeinträchtigt ist. Die Reaktion der Kollateralen ist ähnlich wie die der großen Arterien [12]. Das ischämische Gebiet A hat eine niedrigere PO_2 als das normale Gebiet B. Deshalb sind die Ar-

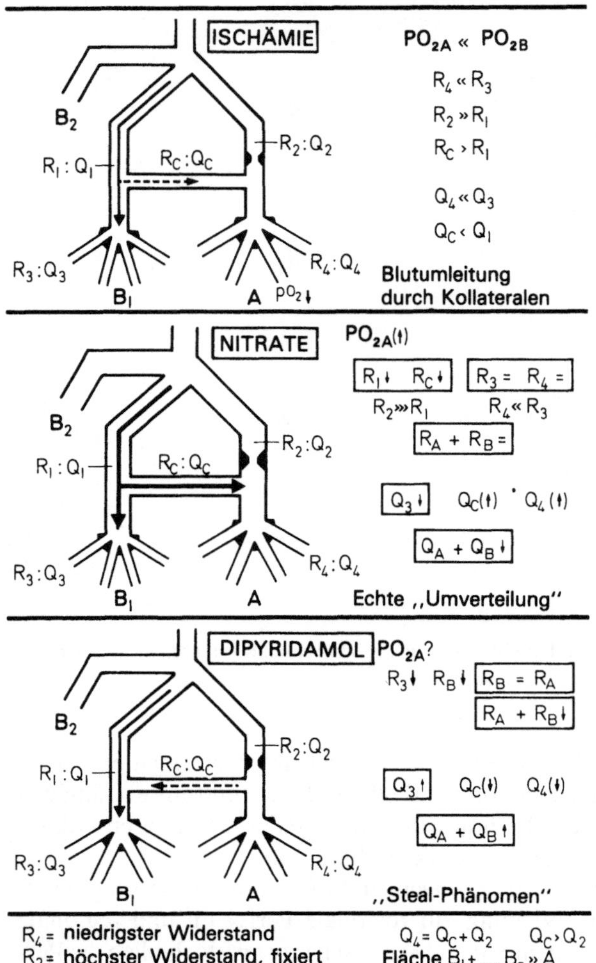

Abb. 7. Schema der Widerstände und Wirkungen von Nitraten und Dipyridamol. B_2 Oberflächliche Arterie; B_1 arterioläres Bett eines normalen Gebietes; A arterioläres Bett eines ischämischen Gebietes; R_3 und R_4 Widerstände dieser Gefäßbette; R_1 Widerstand in einer normalen großen Arterie; R_2 Widerstand einer stenosierten großen Arterie; R_C Kollateralen-Widerstand; Q Fluß [11]

teriolen in diesem Gebiet bedeutend stärker erweitert als in dem normalen Gebiet. Die Blutversorgung des ischämischen Gebietes erfolgt zum Teil über den Kollateralkreislauf. Der Kollateralwiderstand (R_C) ist höher als der der großen Gefäße im normalen Gefäßbett (R_1). Demnach ist die Strömung durch das Kollateralnetz Q_C (punktierte Linie) minimal. Nitrate erweitern die großen Gefäße und Kollateralen, wie aus dem Abfall von R_1 und R_C ersichtlich ist. Der arterioläre Widerstand bleibt sowohl in der normalen als auch in der ischämischen Region unverändert (R_3 und R_4). Die Durchblutung der normalen Region, Q_3, nimmt ab, doch nimmt sie in der ischämischen Region, Q_4, über die Verstärkung des Kollateralflusses, Q_C, zu. Der gesamte Fluß, $Q_A + Q_B$, ist leicht vermindert, doch bleibt der Widerstand für die

Gesamtregion unverändert. Dies steht im Gegensatz zu den durch Dipyridamol bewirkten Veränderungen. Hier ist der Primäreffekt eine Dilatation der Arteriolen in dem normalen Gebiet B_1. Wenn R_3 abfällt, steigt Q_3 an, Q_4 und Kollateraldurchblutung fallen ab. Dies ist ein „Steal"-Phänomen, und der Kollateralfluß kann in die entgegengesetzte Richtung laufen.

Schlußfolgerungen

Die Wirkung der Nitrate auf regionale Myokarddurchblutung und Stoffwechsel ist in Abb. 6 zusammengefaßt. Die subendokardiale Sauerstoffspannung stieg an, während die Perfusion unverändert blieb. Die subepikardiale Perfusion fiel, als Folge der Autoregulation, ab, und die Sauerstoffspannung blieb unverändert [1, 18]. Der Sauerstoffverbrauch ging im Subendokard stärker zurück als im Subepikard [9, 15]. Man kann daher abschließend folgern, daß Nitrate das Gleichgewicht zwischen Sauerstoffzufuhr und -bedarf, insbesondere im hypoxischen Subendokard ischämischer Gebiete, verbessern, indem sie die diastolische Wandspannung und den Sauerstoffverbrauch vermindern. Sie unterstützen ferner die Durchblutung ischämischer Gebiete durch eine Umverteilung des Blutstroms. Die Preload-Reduzierung ist ein Ergebnis der vergrößerten venösen Kapazität und die Umverteilung der Durchblutung ein Ergebnis der Erweiterung großer Koronararterien und/oder Kollateralgefäße.

Literatur

1. Becker LC, Fortuin NJ, Pitt B (1971) Effects of ischemia and antianginal drugs on the distribution of radioactive microspheres in the canine left ventricle. Circ Res 28:263–269
2. Brachfeld N, Bozer J, Gorlin R (1959) Action of nitroglycerin on the coronary circulation in normal and mild cardiac subjects. Circulation 19:697–704
3. Distante A, Maseri A, Serveri S, Biagini A, Chierchia S (1979) Management of vasospastic angina at rest with continuous infusion of isosorbide dinitrate. A double crossover study in a coronary care unit. Am J Cardiol 44:533–539
4. Fam WM, McGregor M (1968) Effect of nitroglycerin and dipyridamole on regional coronary resistance. Circ Res 22:649–659
5. Ganz W, Marcus HS (1972) Failure of intracoronary nitroglycerin to alleviate pacing-induced angina. Circulation 46:880–889
6. Gensini GG, DiGiorgi S, Murad-Netto S, Black A (1962) Arteriographic demonstration of coronary artery spasma and its release after the use of a vasodilator in a case of angina pectoris and in the experimental animal. Angiology 13:550–553
7. Gorlin R, Brachfeld N, MacLeod C, Bopp P (1959) Effect of nitroglycerin on the coronary circulation in patients with coronary artery disease or increased left ventricular work. Circulation 19:705–718
8. Harder DR, Belardinelli L, Sperelakis N, Rubio R, Berne RM (1979) Differential effects of adenosine and nitroglycerin on the action potentials of large and small coronary arteries. Circ Res 44:176–182
9. Howe BB, Weiss HR, Wilkes SB, Winbury MM (1975) Pentaerythritol trinitrate and glyceryl trinitate on intramyocardial oxygenation and perfusion in the dog. Krogh analysis of transmural metabolism. Clin Exp Pharmacol Physiol 2:529–530

10. Lehan PH, Oldewurtel HA, Weisse AB, Elliott MS, Regan TJ (1966) Relationship of angiographic coronary artery diameter to blood flow. Suppl III to Circulation 33:154–155
11. Lichtlen P, Halter J, Gattiker K (1974) The effect of isosorbide dinitrate on coronary flow, coronary resistance, and left ventricular dynamics under exercise in patients with coronary artery disease. Basic Res Cardiol 69:402–421
12. Schaper W (1971) The collateral circulation of the heart. North-Holland American Elsevier, Amsterdam London New York
13. Schnaar RL, Sparks HV (1972) Response of large and small coronary arteries to nitroglycerin, $NaNO_2$ and adenosine. Am J Physiol 223:223–228
14. Vatner SF, Pagani M, Manders WT, Pasipoularides AD (1980) Alpha adrenergic vasoconstriction and nitroglycerin vasodilation of large coronary arteries in the conscious dog. J Clin Invest 65:5–14
15. Weiss HR (1979) Regional oxygen consumption and supply in the rabbit heart – effect of nitroglycerin and propranolol. J Pharmacol Exp Ther 211:68–73
16. West JW, Guzman SV (1959) Coronary dilatation and constriction visualized by selective arteriography. Circ Res 1:527–36
17. Winbury MM, Howe BB, Hefner MA (1969) Effect of nitrates and other coronary dilators on large and small coronary vessels: an hypothesis for the mechanism of action of nitrates. J Pharmacol Exp Ther 168:70–95
18. Winbury MM, Howe BB, Weiss HR (1970) Effect of nitroglycerin and dipyridamole on epicardial and endocardial oxygen tension – further evidence for redistribution of myocardial blood flow. J Pharmacol Exp Ther 176:184–199

Pharmakokinetik, Pharmakodynamik und Bioverfügbarkeit organischer Nitratverbindungen

V. F. SMOLEN

Einleitung

Klinische Studien an Patienten mit Angina pectoris haben in der Vergangenheit widersprüchliche und wenig aufschlußreiche Ergebnisse über die antianginöse Wirksamkeit, insbesondere von oralen und retardierten Zubereitungsformen von Nitroglycerin, Isosorbiddinitrat und Pentaerythritol-Tetranitrat geliefert, was zur Klassifizierung dieser Pharmaka durch die Food and Drug Administration (FDA) der Vereinigten Staaten von Amerika als lediglich „möglicherweise wirksam" geführt hat. Auf Veranlassung der FDA wurden im damaligen Labor des Referenten an der Purdue University computerisierte Methoden zur quantitativen Ermittlung der zeitlichen Verläufe von medikamenteninduzierten Veränderungen biologischer Signale, wie z. B. die Fingerplethysmographie, entwickelt. Die durch die medikamenteninduzierten Veränderungen der Signale dargestellten physiologischen Vorgänge liegen den antianginösen Wirkungen der Substanzen zugrunde. Unter Verwendung solcher pharmakologischer Daten wird anhand von zwei verschiedenen Zubereitungsformen von sublingualem Nitroglycerin nachgewiesen, daß die relative Bioverfügbarkeit organischer Nitroverbindungen quantitativ erfaßbar ist. Die pharmakologische Wirksamkeit und die Bioverfügbarkeit verschiedener organischer Nitratverbindungen nach sublingualer, oraler und perkutaner Applikation werden untereinander verglichen.

Ableitung pharmakokinetischer/pharmakodynamischer Daten aus biologischen Signalen

Die Aktivität von z. B. Antihypertonika, Antidiabetika, antiglaukomatösen Substanzen, Mydriatika, Miotika, Adrenergika und Antikoagulantien kann direkt aus Messungen des Blutdrucks, des Blutzuckers, des Augeninnendrucks, der Pupillengröße, der Herzfrequenz bzw. der Gerinnungszeit ermittelt werden. Nachgewiesenermaßen [5] können solche Messungen zur quantitativen pharmakokinetischen Analyse und Errechnung absoluter Bioverfügbarkeitsdaten verwendet werden. Dort, wo direkte Messungen dieser Art nicht durchführbar sind, haben die zunehmende Verfeinerung biomedizinischer Registrier-Instrumente und Methoden zur Computer-Analyse biologischer Signale neue Möglichkeiten zur Quantifizierung von Arzneimittelwirkungen eröffnet. Dies wird durch die rechnergesteuerte Ermittlung medikamenteninduzierter Zeitvariationen von charakteristischen

Signalen realisiert. Die Endergebnisse der Analyse pharmakologisch beeinflußter Biosignale stellen sich als pharmakokinetische Profile dar, die den zeitlichen Verläufen der Blutkonzentrationen entsprechen. Häufig können mehrere Reaktions-Zeit-Muster durch die Registrierung eines einzelnen Signals ermittelt werden, wie z. B. durch spontane Elektroenzephalographie (EEG), Elektrokardiographie (EKG), Plethysmographie, Elektroenterogastrographie (EEnG), Elektromyographie (EMG), Mechano-Kardiographie (DCG) und Phonokardiographie (PCG).

Im Falle der organischen Nitrate ergab eine von der FDA in Auftrag gegebene Studie der Arzneimittelwirksamkeit [1, 6] dieser Gruppe antianginöser Substanzen eine Klassifikation, insbesondere oraler und retardierter Arzneiformen, als nur "möglicherweise wirksam". Dies war eine Folge klinischer Studien an Patienten, die mehrfach widersprüchliche und wenig aussagefähige Ergebnisse hatten, da die Patienten sehr unterschiedlich reagierten und die klinischen Parameter verhältnismäßig unempfindlich waren. Die von der FDA empfohlene Bioverfügbarkeitsmethodik zur Untersuchung dieser Stoffklasse (eine Entwicklung des Referenten) quantifiziert statt dessen die medikamenteninduzierten physiologischen Veränderungen, die durch die klinische Wirksamkeit der Substanzen entstehen. Dies geschieht durch Registrierung nichtinvasiver biologischer Signale bei normalen Versuchspersonen unter streng kontrollierten Bedingungen.

Experimentelles Procedere

Für alle Studien wurden gesunde, männliche freiwillige Versuchspersonen im Alter von 21 bis 35 Jahren herangezogen. Die Probanden lagen auf einem Bett mit 30° Neigung und waren mit einem EKG verbunden. Ein Phonokardiographie-(PCG-) Mikrofon wurde auf die Brust aufgesetzt, ein Stethoskop-Trichter an einen Drucküberträger über der A. carotis für Carotis-Plethysmographie (CPG) angebracht, und in den ersten Versuchen wurde ein elektromagnetisches Feld einer Sensorschlinge (Durchmesser 5 cm) über dem Herzen zur Überwachung der Mechano-Kardiographie angebracht. An einem Zeigefinger wurde ein piezoelektrischer Pulsdruck-Transducer zur Registrierung der Finger-Plethysmographie (DPG) angebracht. Die Sensoren waren mit einem physiologischen Registriergerät verbunden, und die Signale wurden auf Streifenkarten und Magnetband mittels eines FM-Analog-Bandgerätes registriert. Die Eintragungen erfolgten in einer vorgegebenen Reihenfolge zu bestimmten Zeitpunkten vor und nach Medikamentengabe. Diese waren:

Ein nicht registriertes Kontrollintervall, in dessen Verlauf der Proband ruhig lag und normal atmete; darauf folgte eine 10 s lange Registrierperiode, in der der Proband nach teilweiser Expiration den Atem anhielt. Diesem Intervall folgte ein weiteres Intervall normaler Atmung, wonach erneut ein Registrierintervall von 10 s bei angehaltenem Atem folgte. Die zeitlichen Variationen der medikamenteninduzierten Veränderung in Form von Signalen wurden durch rechnerische Verarbeitung quantitativ übertragen. Daraus ergaben sich pharmakodynamische Reaktionsprofile, ähnlich den Blutspiegel-Zeitkurven. Ein Hewlett-Packard 5451 B Fourier Analyzer/2/00 S Computersystem wurde verwendet.

Pharmakodynamische Reaktionsvariablen. Das Elektrokardiogramm und das Finger-Plethysmogramm wurden routinemäßig im Computer erfaßt. Die Reaktionsvariablen wurden in einem einzigen Arbeitsgang errechnet. Aus dem Elektrokardiogramm wurde die Herzfrequenz ermittelt, und die Positionen der R-Zacken wurden für nachfolgende Abgrenzung individueller digital-plethysmographischer Wellenformen in den jeweils 10 s dauernden Registrierperioden verwendet.

Wie in Abb. 1 und 2 gezeigt, konnten aus dem Digital-Plethysmogramm die folgenden Reaktionsvariablen abgelesen werden:

1. Kurvensteilheit vor (S_1) und nach dem Systolenmaximum (S_2) (als Ausdruck des netto-arteriellen Bluteinstroms bzw. der Ausflußgeschwindigkeit),
2. das apparente LVET bzw. das Zeitintervall zwischen dem Beginn der Systole und dem dikroten Knoten,
3. systolisches Pulsvolumen [Amplitude zwischen der DPG-Zacken-Ausgangslinie und der Linie (S_2) während der DPG-Welle nach dem Systolen-Maximum, die Linie (S_2) wird zum Ansatz der aufsteigenden Kurve des Systolen-Maximums extrapoliert],
4. Min.-Max.-Amplitude zwischen Systolen-Maximum und dikrotem Knoten,
5. Min.-Max.-Amplitude zwischen dem Systolen-Maximum und dem Anfang des Systolen-Anstiegs,
6. relatives Herzzeitvolumen (Produkt aus Pulsvolumen und Herzfrequenz),
7. Kurvensteilheit vor (D_1) und nach der diastolischen Pulswelle (D_2) (als Ausdruck des venösen Nettoeinstroms bzw. venösen Abflusses und somit als Hinweis auf den gesamten peripheren Widerstand),
8. diastolisches Pulsvolumen (analog zu 4., s. oben) und
9. Min.-Max.-Diastolen-Amplitude.

Das Vorgehen zur Ermittlung der systolischen Zeitintervalle (STI) und Auswertung des DPG-Signals setzte die gleichzeitige rechnerische Erfassung von EKG, PCG, CPG und DCG-Signalen voraus. Die EKG wurden kreuzweise korreliert und eine Drehung des Mechano-Kardiogramms vorgenommen, um die Wellenformen mit dem ersten EKG und PCG in Einklang zu bringen. Die DCG-Welle wurde durch Verwendung der Fourier-Transformation begradigt, indem alle Frequenzkomponenten von mehr als 15 Hz auf 0 gebracht und die umgekehrte Fourier-Transformation angewendet wurde. Das Computer-Programm extrahierte die elektromechanische Zeit (EMT), die linksventrikuläre Auswurfzeit (LVET) und Präejektionszeit (PEP), errechnete das Verhältnis dieser STI sowie anderer Reaktionen zum relativen myokardialen Energieverbrauch unter Verwendung der DPG-Signale. In Abb. 1 und 2 sind einige der 20 verschiedenen Reaktionsvariablen, die auf obige Weise gewonnen wurden, im Verhältnis zu den aufgezeichneten Signalen gezeigt.

Ergebnisse

Im Verlauf der Entwicklung und Anwendung physiologischer Registriermethoden zur Bewertung der pharmakologischen Wirksamkeit und Bioverfügbarkeit organischer Nitratverbindungen und -pharmaka entstand eine riesige Anzahl von

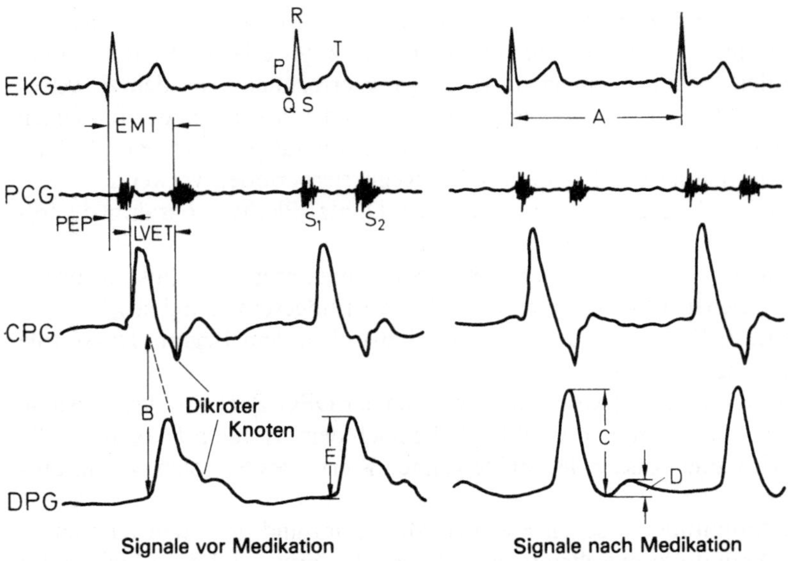

Abb. 1. Vergleich typischer Leerwerte und maximaler Reaktionen nach Medikamentengabe aus physiologischen Signalen, die zur Ermittlung der Wirkung organischer Nitrate auf die kardiovaskulären Funktionen verwendet wurden: *EKG* Elektrokardiogramm (Herzfrequenz = 60/A); *PCG* Phonokardiogramm; *CPG* Carotis-Plethysmogramm; *B* Pulsvolumen; *C* systolische DPG-Amplitude (Digital-Plethysmographie); *D* diastolische DPG-Amplitude; S_1 erster Herzton; S_2 zweiter Herzton; *EMT* elektromechanische Systole; *PEP* Präejektionszeit; *LVET* linksventrikuläre Auswurfzeit

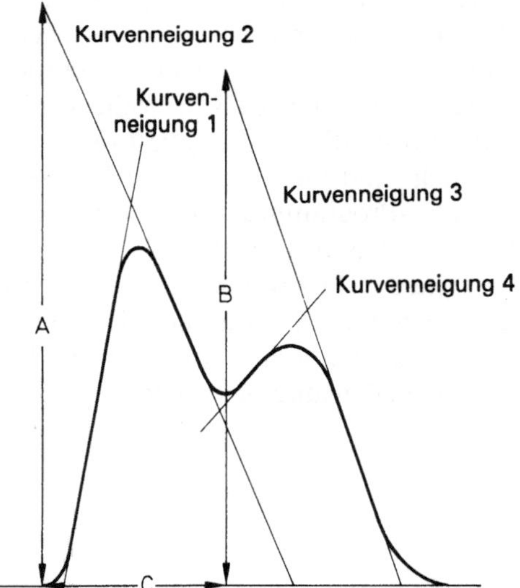

Abb. 2. Reaktionen des Fingerpulsdruckes: *A* systolisches Pulsvolumen; *B* diastolisches Pulsvolumen; *C* Systolendauer; *Kurvenneigung 1* arterielle Einströmungsgeschwindigkeit; *Kurvenneigung 2* arterielle Ausflußgeschwindigkeit; *Kurvenneigung 3* venöse Ausflußgeschwindigkeit; *Kurvenneigung 4* venöse Einströmgeschwindigkeit

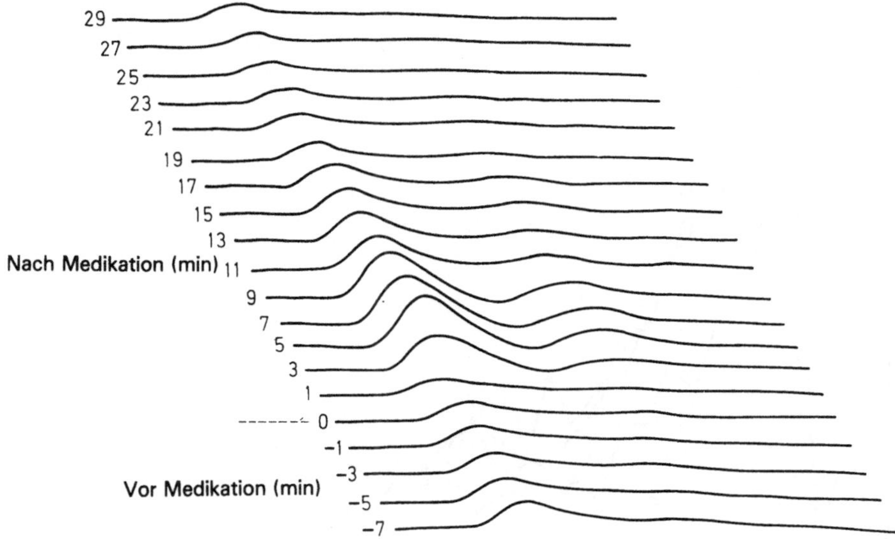

Abb. 3. Repräsentative individuelle Wellenformen der Fingerpuls-Plethysmographie vor und nach sublingualer Gabe von 0,9 mg Nitroglycerin bei einem menschlichen Probanden. Die Ergebnisse veranschaulichen das relativ große Ausmaß der medikamenteninduzierten Veränderungen in den DPG-Signalen

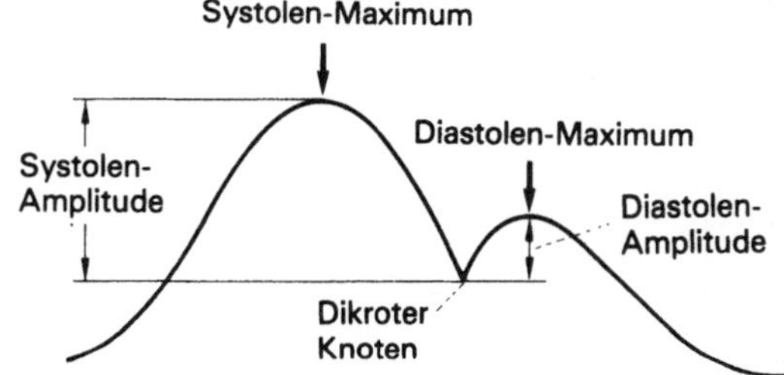

Abb. 4. DPG-Wellenform mit Angabe der systolischen und diastolischen Amplituden

Daten. In Vorversuchen wurde eine Anzahl von Transducern, biologischen Signalen und Analysemethoden geprüft und verworfen. Unter den verschiedenen Signalen erwies sich die DPG-Aufzeichnung als die empfindlichste und zuverlässigste Variable der pharmakodynamischen Reaktionen. Die ausgeprägten Wirkungen von sublingualem Nitroglycerin ergaben die Kurvensteilheit g. Die DPG-Wellenform ist in Abb. 3 dargestellt. Von den verschiedenen, aus dem DPG-Signal errechneten Reaktionsvariablen wurden die Systolen-Amplitude, DPG-SA und die Diastolen-Amplitude, DPG-DA, zur routinemäßigen Verwendung gewählt. Diese sind in Abb. 4 dargestellt. Die Reaktionsintensität, I, wird folgendermaßen definiert: $I = X/X_0$, in der X die Veränderung und X_0 den Leerwert vor Medikation darstellt. Abbildung 5 zeigt, als Mittelwert von 12 Probanden, die Abhängigkeit der DPG-Amplituden-Intensität von der Zeit nach Gabe von Placebo 0,3, 0,6 bzw. 0,9 mg Nitroglycerin sublingual beim Menschen. Die entsprechende Dosis-Wirkungs-

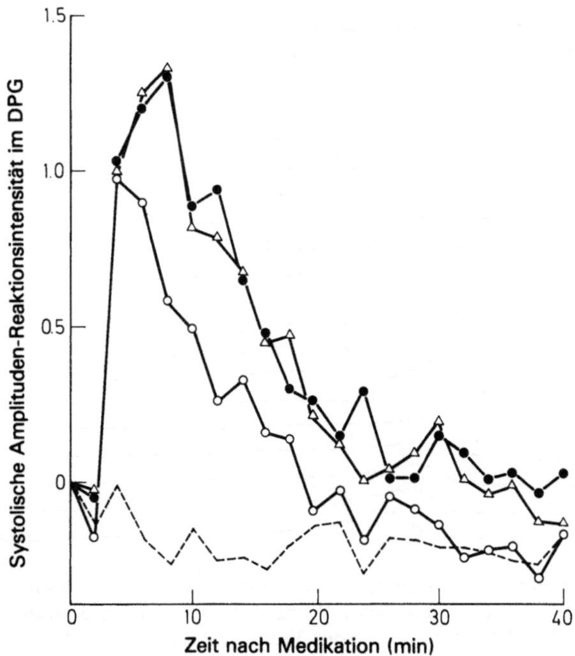

Abb. 5. Zeitliche Veränderungen der mittleren systolischen Amplituden-Reaktionsintensität im DPG bei 12 gesunden männlichen Versuchspersonen nach sublingualer Gabe von Nitroglycerin: − − − Placebo; ○ 0,3 mg; ● 0,6 mg; △ 0,9 mg

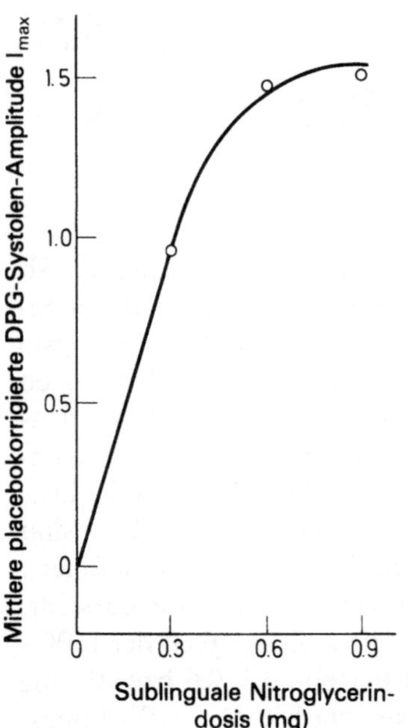

Abb. 6. Dosis-Wirkungs-Kurve für den mittleren Anstieg der DPG-Systolen-Amplitude bei 12 gesunden männlichen Versuchspersonen nach sublingualem Nitroglycerin, erstellt aus dem Verhältnis der maximalen Reaktionsintensität zu der Dosis

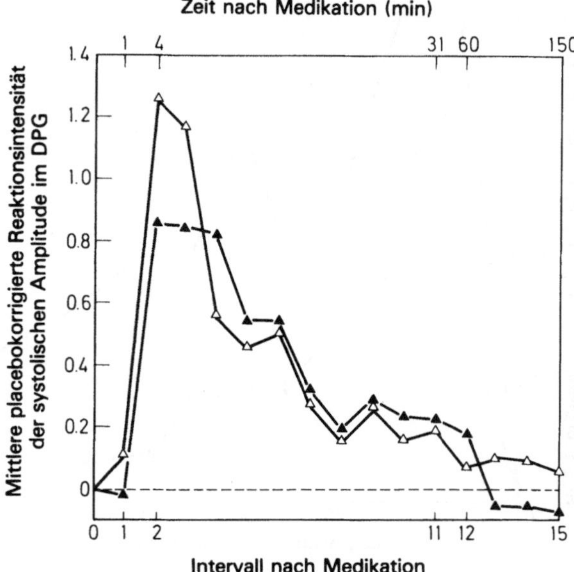

Abb. 7. Vergleich mittlerer placebokorrigierter Reaktionsintensität der Systolen-Amplituden im DPG bei 12 gesunden männlichen Versuchspersonen nach sublingualer Gabe von: △ 0,6 mg Nitroglycerin, ▲ 0,8 mg Nitroglycerin (Warner-Lambert)

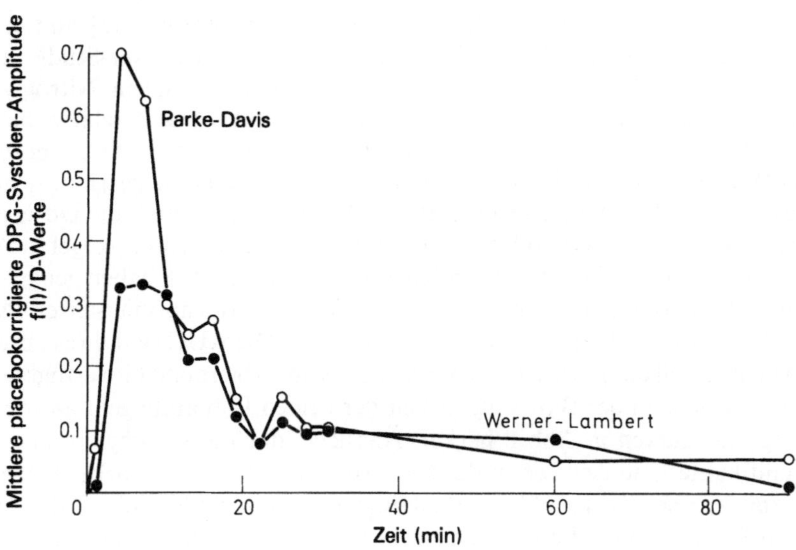

Abb. 8. Reaktionsintensität der Systolen-Amplitude im DPG, übertragen auf f(I)-Werte (relative biophasische Arzneimittelspiegel) unter Verwendung der sublingualen Nitroglycerin-Dosis-Wirkungs-Kurve als Kalibrierkurve, normalisiert durch Teilung durch die entsprechende Dosis: ○ 2 Nitroglycerin-Tabletten à 0,3 mg; ● 2 gepreßte 0,4-mg-Nitroglycerin-Tabletten enthaltend Popovin (GAF Corp., USA). Die Flächen unter den Kurven stellen die systemische Bioverfügbarkeit dar

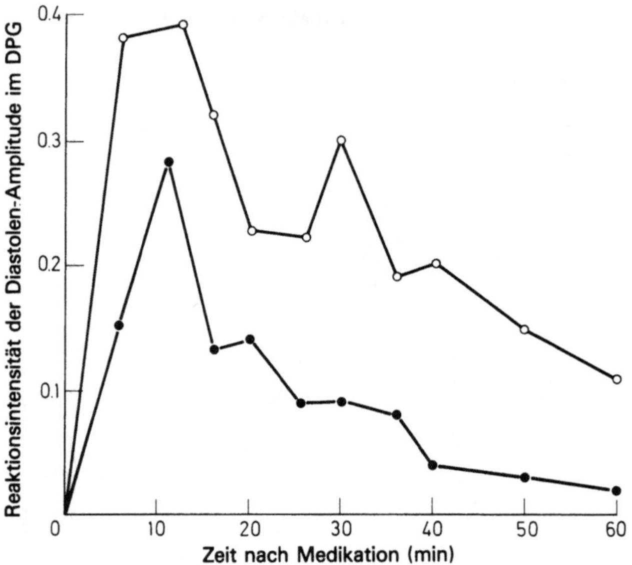

Abb. 9. Zeitlicher Verlauf der mittleren diastolischen Reaktionsintensität bei 6 gesunden männlichen Versuchspersonen nach sublingualer Gabe einer Tablette (5 mg) Isosorbiddinitrat. ○ Tablette Marke X; ● Tablette Marke Y

Kurve wird in Abb. 6 gezeigt. Daraus ist zu ersehen, daß eine maximale Reaktion zwischen 0,6 und 0,9 mg erzielt wird. In Abbildung 7 werden die gemittelten Ergebnisse der Medikation bei 12 Probanden in einer Cross-over-Studie mit 0,6 mg (Parke-Davis) bzw. 0,8 mg (Warner-Lambert) sublingualem Nitroglycerin verglichen. Jeder einzelne in Abb. 7 eingetragene Punkt wurde in relative biophasische Medikamentenspiegel übertragen unter Verwendung der in Abb. 6 gezeigten Dosis-Wirkungs-Kurve. Dieses Vorgehen ist an anderer Stelle [2–5, 7] ausführlich beschrieben. Die daraus resultierenden Werte wurden durch die Dosis geteilt und als Dosis-normalisierte relative biophasische Medikamentenspiegel in Abb. 8 eingetragen. Die Flächen unter den Kurven (AUC) in Abb. 8 haben genau die gleiche Bioverfügbarkeits-Signifikanz wie die AUC der Dosis-normalisierten Plasmakonzentrations-Zeit-Kurven. Mit anderen Worten: Die AUC sind direkt proportional zu dem Anteil der Dosis, der im Organismus absorbiert und bioverfügbar wird. Die Unterschiede in der Bioverfügbarkeit der beiden Präparate geht aus der Betrachtung der Kurven in Abb. 8 hervor. Ähnliche, doch ausgeprägtere und statistisch signifikante Unterschiede in der Bioverfügbarkeit zweier Markenpräparate (X = Sorbitrat und Y = Isordil) von sublingualen Isosorbiddinitrat-Tabletten sind in Abb. 9 dargestellt. Abbildungen 10, 11 und 12 veranschaulichen die Fähigkeit der DPG-Amplituden-Reaktion, zwischen verschiedenen oralen Dosen von Nitroglycerin, Isosorbiddinitrat bzw. Pentaerythritol-Tetranitrat zu unterscheiden. Der zeitliche Verlauf der durchschnittlichen DPG-Amplituden-Reaktionsintensität von 11 Probanden nach Nitroglycerin-Salbe (Nitrong) im Vergleich zu 0,6 mg Nitroglycerin sublingual bzw. Placebo wird in Abb. 13 gezeigt. Abbildung 14 zeigt einen

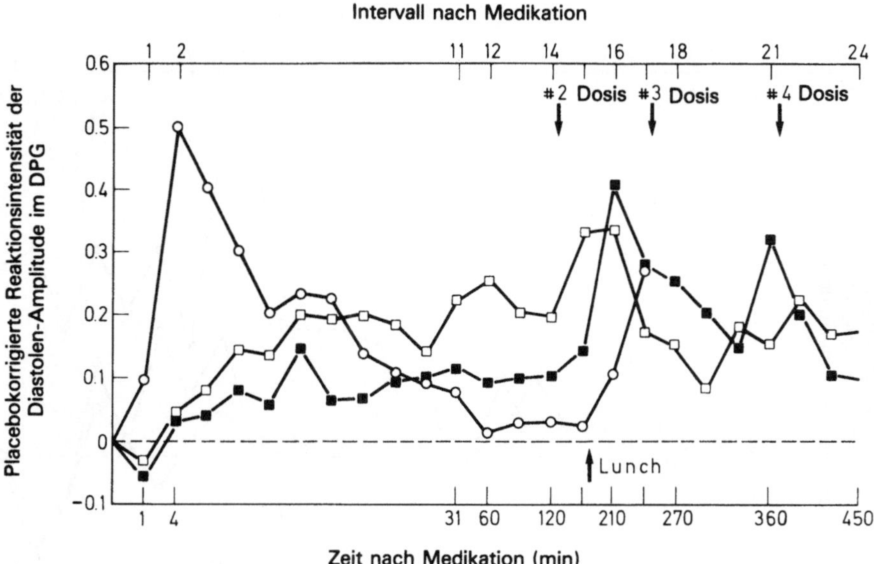

Abb. 10. Zeitlicher Verlauf der mittleren placebokorrigierten diastolischen Reaktionsintensität bei 12 männlichen Versuchspersonen nach Gabe von Nitroglycerin (NG) und Isosorbiddinitrat-(ISDN-)Tabletten. □ 10 mg ISDN oral in 2 stündlichen Abständen; ■ 40 mg ISDN retard oral; o 0,6 mg Nitroglycerin sublingual

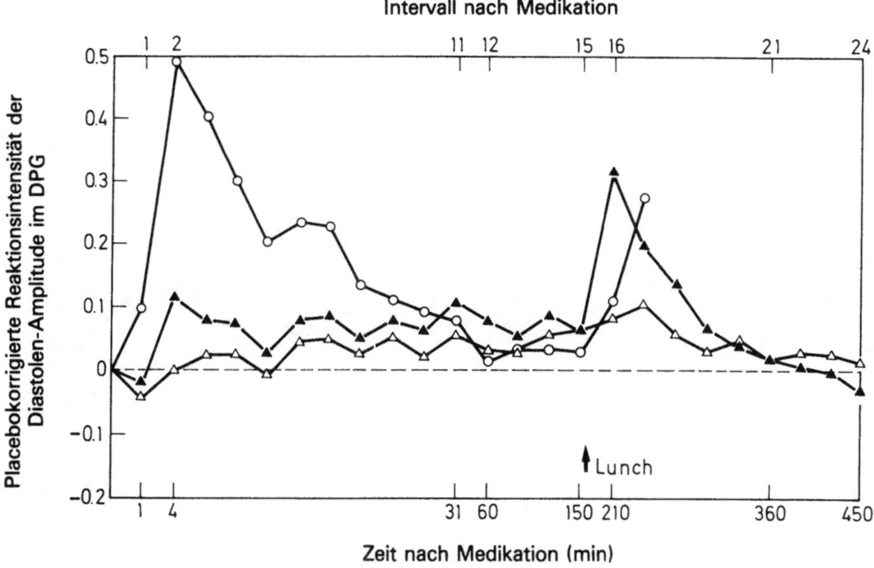

Abb. 11. Zeitlicher Verlauf der mittleren placebokorrigierten diastolischen Reaktionsintensität bei 12 gesunden männlichen Versuchspersonen nach Gabe von Nitroglycerin-Tabletten: △ 2,6 mg retard oral; ▲ 6,5 mg oral; o 0,6 mg sublingual

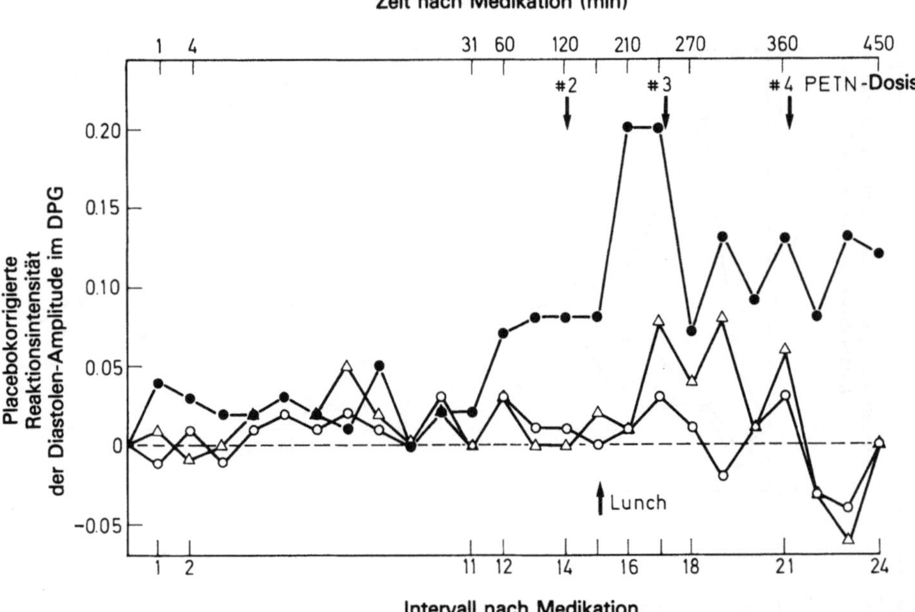

Abb. 12. Vergleich der mittleren placebokorrigierten diastolischen Reaktionsintensität bei 12 gesunden männlichen Versuchspersonen nach oraler Gabe von: △ 10 mg PETN-Tablette; ● 20 mg PETN-Tablette alle 2 Stunden, insgesamt 4 Dosen; ○ 80 mg PETN-(retard-)Tablette

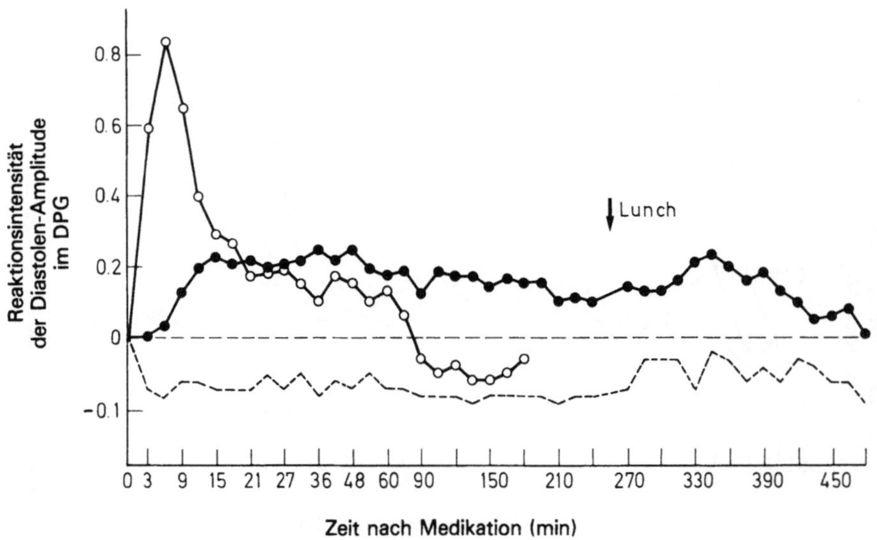

Abb. 13. Mittlere Intensitätswerte der diastolischen Amplitudenreaktion bei 11 gesunden männlichen Versuchspersonen nach Placebo (– –), 0,6 mg Nitrostat sublingual (○) und einem 5 cm langen Strang von Nitrong-2%-Salbe (●)

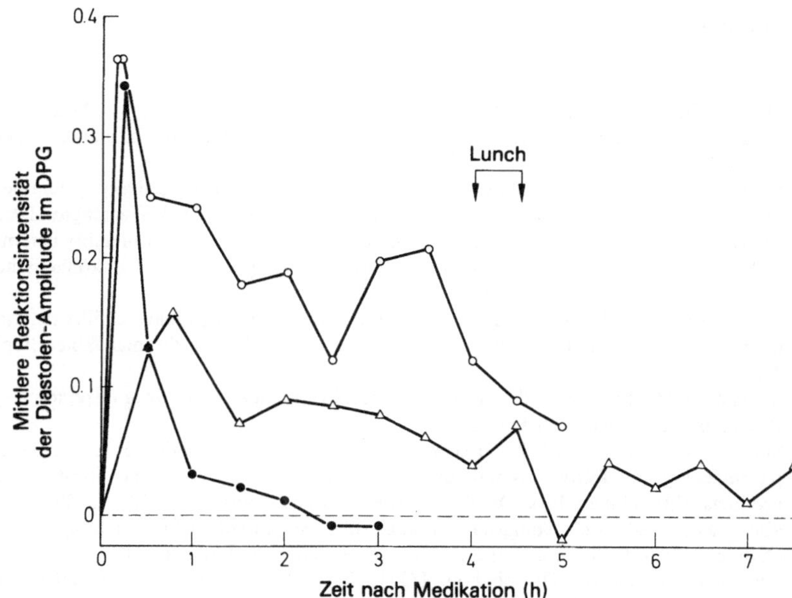

Abb. 14. Zeitlicher Verlauf der placebokorrigierten diastolischen Reaktionsintensität bei 12 gesunden männlichen Versuchspersonen nach Gabe von Nitroglycerin (NG): o 5 mg NG-bukkal-Tablette; ● 2 NG-sublingual-Tabletten à 0,3 mg; △ 10 mg NG-Tablette oral (Forest Laboratories)

Vergleich der Reaktion von 12 Probanden auf Erzeugnisse der Forest Laboratories, nämlich eine orale 10-mg- und eine bukkale 5-mg-Nitroglycerin-Tablette im Vergleich zu 0,6 mg Nitroglycerin sublingual. Wenn nicht anders vermerkt, wurden die Reaktionsintensitäten mit Placebo korrigiert, indem Placebo-Reaktionsintensitäten von den Medikations-Reaktionsintensitäten bei jedem Probanden zu jedem Meßzeitpunkt abgezogen wurden.

Schlußfolgerungen

Die beschriebenen Ergebnisse beweisen deutlich die Empfindlichkeit der aus Biosignalen abgeleiteten, klinisch relevanten pharmakodynamischen Messungen für die Erkennung von Bioverfügbarkeits-Unterschieden bei organischen Arzneimittel-Produkten, für die chemische Untersuchungsmethoden von vergleichbarer Empfindlichkeit bisher noch nicht vollständig ausgearbeitet sind. Wenn zuverlässige Meßmethoden entwickelt werden, würden die Ergebnisse ihrer Anwendung für die Klinik nicht die gleiche Bedeutung haben wie pharmakologische Messungen, solange nicht alle aktiven Metaboliten der Arzneisubstanz ebenfalls gemessen und die relativen Eigenschaften dieser Metaboliten in der Förderung und/oder Hemmung pharmakologischer und klinischer Wirkungen erkannt werden.

Literatur

1. Dep. Health, Ed. Welfare, FDA (1977) Single-entity coronary vasodilators: Drugs for human use: drug efficacy study implementation; permission for drugs to remain on the market; amendment. Fed Regist 42:43127–43131
2. Smolen VF (1976) Pharmacokinetic engineering approach to drug delivery system design and the optimization of drug effects. IEEE Proc Int Conf Cybern Soc Nov 1–3, Washington DC, pp 340–356
3. Smolen VF (1976) Theoretical and computational basis for drug bioavailability determinations using pharmacological data. I. General considerations and procedures. J Pharmacokinet Biopharm 4:337–353
4. Smolen VF (1976) Theoretical and computational basis for drug bioavailability determinations using pharmacological data. II. Drug input response relationships. J Pharmacokinet Biopharm 4:355–375
5. Smolen VF (1978) Bioavailability and pharmacokinetic analysis of drug responding systems. Ann Rev Pharmacol Toxicol 18:495–522
6. Smolen VF, Williams EJ (1977) Recommended guidelines and methodology for the evaluation of pharmacological effectiveness and comparative bioavailability of organic nitrate antianginal drug products. V.F. Smolen, Proj. Dr. Rep. Res. Prog. FDA Contract No. 223-73-3023. Drug bioavailability as related to physiological response, vol 1. Submitted to Bur. of Drugs. March 22, 1977 (Available from the author, Purdue Univ., West Lafayette, Indiana 47907)
7. Smolen VF, Barile RG, Theophanous TG (1972) Relationship between dose, effect, time, and biophasic drug levels. J Pharm Sci 61:467–470

Stoffwechsel der Isosorbid-Mononitrate beim Menschen

M. G. Bogaert, M. T. Rosseel und O. Teirlynck

Einleitung

Obwohl organische Nitrate in immer größerem Umfang für die Behandlung der Angina pectoris und der Herzinsuffizienz verwendet werden, stehen Fragen, wie die der optimalen Dosierung, der Wirkungsdauer sowie der Beziehung zwischen Plasmakonzentrationen und Wirkung immer noch zur Diskussion. In dem Versuch, einige dieser Fragen zu beantworten, wurde den nitrierten Metaboliten von Nitroverbindungen wie Glyceryltrinitrat und Isosorbiddinitrat eine pharmakologische und/oder therapeutische Rolle zugeschrieben.

Unsere ursprüngliche Beobachtung, daß Isosorbid-Mononitrate in hohen Konzentrationen im Plasma von Patienten nach Gabe von Isosorbiddinitrat vorhanden sind [6], wurde von mehreren Arbeitsgruppen bestätigt [3, 5, 9]; Isosorbid-5-Mononitrat (5-ISMN) wurde im Plasma in weitaus höheren Konzentrationen gefunden als Isosorbid-2-Mononitrat (2-ISMN).

Diese Mononitrate haben vasodilatatorische Eigenschaften dank ihrer Wirkung auf die glatte Gefäßmuskulatur beim Tier [1], doch ist ihr genaues pharmakologisches und therapeutisches Profil beim Menschen noch nicht vollständig erforscht, obwohl aus einigen Ergebnissen zu schließen ist, daß eine solche Wirkung besteht [s. z. B. 4, 10]. Über das Stoffwechselschicksal dieser Metaboliten wurden bisher lediglich Teilinformationen publiziert [2, 8]. Wir untersuchten das Schicksal dieser Stoffe bei gesunden, freiwilligen Probanden im Hinblick auf eine ergiebigere Diskussion über die Zusammenhänge zwischen Plasmakonzentrationen und Wirksamkeit von Isosorbiddinitrat sowie in Anbetracht einer möglichen therapeutischen Verwendung der Isosorbid-Mononitrate. Wir berichten auch über einige vorläufige Ergebnisse bezüglich des Schicksals dieser Substanzen bei Patienten.

Methodik

Venöses Blut wurde in heparinisierte Glasröhrchen abgenommen; nach Zentrifugierung bei 4 °C wurde das Plasma separiert und bis zur Untersuchung tiefgefroren aufbewahrt. Die Untersuchungen wurden nach der früher publizierten Methodik [7] mit geringfügigen Veränderungen ausgeführt. Nach Zugabe des internen Standard-Isoididmononitrat wurde das Plasma mit Äthylacetat extrahiert. Die organische Phase wurde bereinigt, und nach Verdampfen wurde ein Teil des Rückstandes in einen Gaschromatographen injiziert. Eine mit 3,5% QF-1 gefüllte Säule wurde verwendet, und der Nachweis wurde mittels eines linearen ^{63}Ni-Elektronenauffang-Detektors erbracht. Durch Hinzugabe bekannter Mengen der Mononitrate zum Leerplasma wurde eine Kalibrierungskurve aufgestellt. Bei Verwendung von 1 ml Plasma lag die untere Nachweisgrenze bei ca. 2 ng/ml für 2-ISMN und bei 10 ng/ml für 5-ISMN.

Zur oralen Einnahme wurden die Mononitrate in Pulverform in Gelatine-Kapseln verabreicht. Für die intravenöse Applikation standen Ampullen von 2-ISMN (5 mg/5 ml) und Ampullen von 5-ISMN (10 mg/10 ml) zur Verfügung. Pulver und Ampullen wurden von der Firma Sanol Schwarz, D-4019 Monheim, zur Verfügung gestellt.

Ergebnisse

Chromatogramme des präparierten Plasmas und des nach Applikation der Mononitrate gewonnenen Plasmas sind in Abb. 1 dargestellt.

Abbildung 2 zeigt die Ergebnisse repräsentativer Versuche an gesunden freiwilligen Versuchspersonen. 2-ISMN wird nach oraler Gabe schnell resorbiert. Nach intravenöser Gabe erfolgt eine rasche Verteilung. Bei den untersuchten Versuchs-

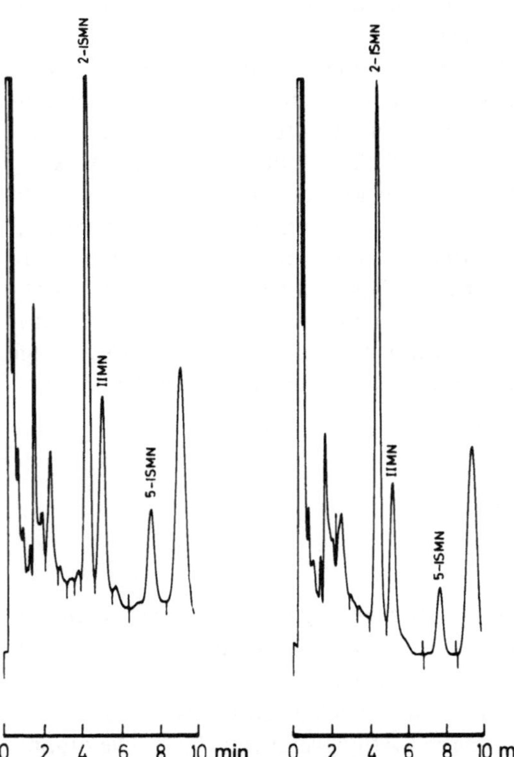

Abb. 1. Gaschromatographische Aufzeichnungen aus 1 ml menschlichem Plasmaextrakt. *Links:* Plasma mit Zugabe von 100 ng Isosorbid-2-Mononitrat (2-ISMN, Retentionszeit 4,39 min), 100 ng Isosorbid-5-Mononitrat (5-ISMN, Retentionszeit 7,70 min) und 40 ng des internen Standards Isoididmononitrat (IIMN, Retentionszeit 5,16 min). *Rechts:* Plasma eines Patienten mit chronischer Herzinsuffizienz, 2 h nach intravenöser Gabe von 5 mg 2- und 5 mg 5-Mononitrat

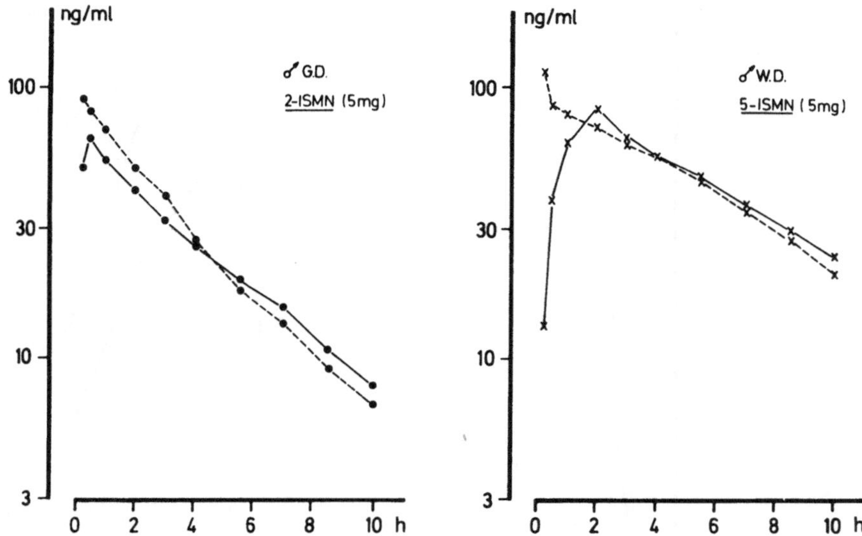

Abb. 2. Plasmakonzentrationen von Isosorbid-2-Mononitrat (2-ISMN) und Isosorbid-5-Mononitrat (5-ISMN) nach intravenöser (●---●) und oraler (●——●) Gabe von 2-ISMN bzw. 5-ISMN. Gesunde freiwillige Versuchspersonen, am Morgen nach 12stündigem Fasten

personen betrug die Halbwertzeit des 2-ISMN ca. 2,5 h. Die Berechnung der Flächen unter den Kurven weist auf eine gute Bioverfügbarkeit hin. Es wurden Verteilungsvolumina von ca. 50 l gefunden.

Absorptions- und Verteilungsgeschwindigkeit von 5-ISMN sind etwas langsamer. Bei den untersuchten Versuchspersonen wurde eine Halbwertzeit von ca. 5 h ermittelt. Auch hier ist die Bioverfügbarkeit gut. Die Verteilungsvolumina liegen ebenfalls bei 50 l.

In Abb. 3 sind die Ergebnisse eines Versuches dargestellt, bei dem die Mononitrate 3mal täglich einem gesunden Probanden verabreicht wurden. Die Plasmakonzentrationen der Mononitrate zeigen einen Verlauf, der aus den nach Einmalgabe der Substanzen gefundenen kinetischen Parametern vorhergesagt werden konnte. Dabei kumuliert das 5-Mononitrat, mit seiner längeren Halbwertzeit, in größerem Ausmaß als das 2-Mononitrat.

In einem weiteren Versuch wurden die Mononitrate als intravenöse Bolusinjektion innerhalb einer Minute, gefolgt von einer 2stündigen Infusion, verabreicht. Die Infusionsgeschwindigkeiten wurden aus den pharmakokinetischen Formeln, die Bolusdosis und chronische Dosis in Beziehung brachten, errechnet. Auch in diesem Versuch entsprachen die Plasmakonzentrationen den aufgrund der Einzeldosis-Kinetik vorhergesagten Werten. Steady-state-Plasmawerte waren ziemlich schnell erreicht.

Die Mononitrate wurden schließlich in einigen Vorversuchen bei Patienten mit Leberzirrhose, Patienten mit hochgradiger Herzinsuffizienz sowie Patienten mit verschiedenen Schweregraden einer Niereninsuffizienz verabreicht. Bei keinem der untersuchten Patienten unterschieden sich die pharmakokinetischen Parameter deutlich von den bei gesunden Versuchspersonen erhobenen Werten.

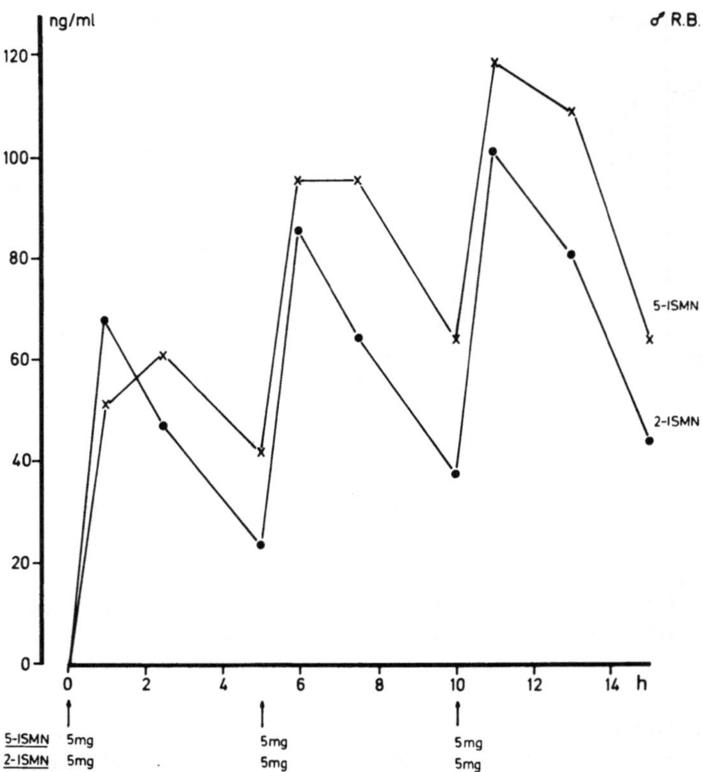

Abb. 3. Plasmakonzentrationen von Isosorbid-2-Mononitrat (2-ISMN) und Isosorbid-5-Mononitrat (5-ISMN) nach oraler Gabe (7 Uhr, 12 Uhr und 17 Uhr) von 5 mg 2-ISMN bzw. 5 mg 5-ISMN

Zusammenfassung

Das pharmakokinetische Verhalten der Isosorbiddinitrat-Metaboliten, Isosorbid-2-Mononitrat und Isosorbid-5-Mononitrat, wurde beim Menschen untersucht.

Versuche mit gesunden freiwilligen Probanden ergaben eine gute Absorption nach oraler Einnahme. Die Halbwertzeit von Isosorbid-2-Mononitrat liegt bei ca. 2,5 h; die Halbwertzeit von Isosorbid-5-Mononitrat bei 5 h. Die Plasmakonzentrationen, die nach mehrfachen oralen Dosen bzw. intravenöser Gabe eines Bolus, gefolgt von einer Infusion, gemessen wurden, entsprachen denjenigen, die aus den kinetischen Parametern nach Einmaldosierung vorausgesagt werden konnte.

Bei Patienten mit Leberzirrhose, Herzinsuffizienz und Niereninsuffizienz wurden ähnliche pharmakokinetische Parameter ermittelt wie bei gesunden Versuchspersonen.

Literatur

1. Bogaert MG, Rosseel MT (1972) Vascular effects of the dinitrate and mononitrate esters of isosorbide, isomannide and isoidide. Naunyn Schmiedebergs Arch Pharmacol 275:339–342
2. Caron M, Wright J, Chin D, Ruedy J, Davies RO (1977) Dose tolerance, plasma concentrations and pharmacological activity of isosorbide-2-mononitrate in normal adult men. Clin Res 25:547A
3. Chasseaud LF, Down WH, Grundy RK (1975) Concentrations of the vasodilator isosorbide dinitrate and its metabolites in the blood of human subjects. Eur J Clin Pharmacol 8:157–160
4. Michel D (1976) Der Einfluß von Metaboliten des Isosorbiddinitrats auf das Belastungs-EKG bei Koronarinsuffizienz. Herz Kreisl 8:444–447
5. Orr JM, Klein GP, Shaar SF (1978) Plasma concentrations of isosorbide dinitrate and two major metabolites following oral administration of two formulations of isosorbide dinitrate tablets. Can J Pharm Sci 13:45–47
6. Rosseel MT, Bogaert MG (1973) GLC Determination of nitroglycerin and isosorbide dinitrate in human plasma. J Pharm Sci 62:754–758
7. Rosseel MT, Bogaert MG (1979) Simultaneous determination of isosorbide dinitrate and its mononitrates in human plasma by capillary column GLC. J Pharm Sci 68:659–660
8. Seidel F, Michel D (1980) Hämodynamische Untersuchungen und Blutspiegelbestimmungen nach oraler Verabreichung von 2-Isosorbidmononitrat. In: Rudolph W, Schrey A (Hrsg) Nitrate II – Wirkung auf Herz und Kreislauf. 2. Nitrate Symposion Berlin, 1978. Urban & Schwarzenberg, S 415–417, München Wien Baltimore
9. Shane SJ, Iazzetta JJ, Chisholm AW, Berka JF, Leung D (1978) Plasma concentrations of isosorbide dinitrate and its metabolites after chronic high oral dosage in man. Br J Clin Pharmacol 6:37–41
10. Stauch M, Grewe N (1979) Die Wirkung von Isosorbiddinitrat, Isosorbid-2- und -5-Mononitrat auf das Belastungs-EKG und auf die Hämodynamik während Vorhofstimulation bei Patienten mit Angina pectoris. Z Kardiol 68:687–693

Toleranz gegenüber den Kreislauf- und klinischen Wirkungen der Nitrate

J. O. Parker und U. Thadani

Einleitung

Die Wirksamkeit oral verabreichter Nitrate bei der Behandlung der Angina pectoris ist angezweifelt worden. Nach anfänglicher Begeisterung für diese „Langzeit-Nitrate" wurde im Tierversuch nachgewiesen, daß Nitrate einem erheblichen First-pass-Metabolismus in der Leber unterliegen und daß die systemischen Plasmakonzentrationen der Substanzen niedrig sind [9]. Dennoch hatte die Erfahrung, daß orales Isosorbiddinitrat (ISDN) beim Menschen anhaltende hämodynamische Wirkungen hat [5] und die Belastungstoleranz bei Angina pectoris erhöht [6], die zunehmende Verwendung oraler Nitrate zur Folge. Es besteht jedoch noch immer eine Unsicherheit bezüglich ihrer Langzeitanwendung, da sich nachgewiesenermaßen bald eine Toleranz gegenüber den Kreislaufwirkungen der Nitrate entwickelt [7, 11]. Allgemein wird angenommen, daß eine solche Toleranz keine klinische Bedeutung hat, doch angesichts der Tatsache, daß die günstigen Wirkungen der Nitrate bei Angina pectoris zumindest teilweise mit ihrer systemischen Gefäßwirkung zusammenhängen, könnte die Kreislauftoleranz möglicherweise mit einer Veränderung der antianginösen Wirkung einhergehen. Die vorliegende Studie wurde zwecks Prüfung der Kreislauf- und klinischen Wirkungen einer akuten und einer Langzeittherapie mit oralem ISDN unternommen sowie um festzustellen, wie schnell sich eine Kreislauftoleranz gegenüber ISDN bzw. eine Kreuztoleranz gegenüber sublingualem Nitroglycerin (NTG) entwickelt. Über Teile dieser Studie wurde im einzelnen anderweitig berichtet [12–14].

Methodik

20 Patienten (18 Männer und 2 Frauen) mit stabiler Angina pectoris im Rahmen einer koronaren Herzkrankheit wurden in die Studie aufgenommen. Keiner von ihnen hatte vorher orale Nitrate eingenommen, und keiner erhielt eine andere Medikation als sublinguales NTG.

Kreislaufwirkungen von ISDN während Akut- und Langzeittherapie (6 Patienten)

In dieser Studie sollten die Wirkungen oraler Dosen von 15, 30, 60 und 120 mg ISDN auf den systolischen Blutdruck (RRs) und die Herzfrequenz (HF) nach akuter und verlängerter Behandlung verglichen werden.

Akuttherapie. Jeder Patient wurde in Ruhe, im Liegen und Stehen, zu 5 verschiedenen Zeitpunkten untersucht, wobei HF und RRs vor sowie 1, 2, 4 und 6 h nach ISDN bzw. Placebo registriert wurden. Placebo wurde in zufälliger Reihenfolge gegeben, während die ISDN-Dosis nur bei Fehlen einer symptomatischen Hypotension nach der vorangegangenen Dosisstufe erhöht wurde. Zu jedem Meßzeitpunkt wurden Blutproben zur Bestimmung der Plasma-ISDN-Konzentration abgenommen.

Langzeittherapie. Danach erhielten die Patienten 2 Wochen lang Placebo, gefolgt von einer einwöchigen Behandlung mit 4 × 15 mg ISDN/die. In den darauffolgenden Wochen wurde die Dosis für jeweils eine Woche verdoppelt bis zum Erreichen einer Höchstdosis von 4 × 120 mg ISDN/die. Am Ende jeder Behandlungsphase wurden HF und RRs vor sowie 1, 2, 4 und 6 h nach der letzten Dosis gemessen und Blutproben für ISDN-Plasma-Konzentrationsbestimmungen abgenommen.

Kreislauftoleranz gegenüber ISDN und Kreuztoleranz gegenüber NTG (8 Patienten)

In dieser Studie wurde die Zeit bestimmt, die bis zur Entwicklung einer Kreislauftoleranz unter Langzeitbehandlung verstreicht, sowie das Auftreten einer Kreuztoleranz gegenüber NTG untersucht. Die Medikation wurde an 6 aufeinanderfolgenden Tagen in 6stündigen Abständen verabreicht. Die täglichen Beobachtungen umfaßten Messung von HF und RRs im Liegen und Stehen vor bzw. ½, 1, 2, 4 und 6 h nach der um 8 Uhr eingenommenen Medikation. Am 1. Tag erhielten die Patienten 6 × 1 Placebo-Tablette, am 2. und 3. Tag 6 × 15 mg ISDN, am 4. Tag 6 × 30 mg ISDN und am 5. und 6. Tag 6 × 60 mg ISDN. Die Wirkung von Nitroglycerin auf HF und RRs innerhalb 15 min im Liegen und Stehen wurde 6 h nach der 1. Placebo-Gabe am Tag 1 sowie 6 h nach der Morgendosis von 60 mg ISDN am Tag 6 geprüft. Blutproben für ISDN-Konzentrationsbestimmungen wurden zu den Meßzeitpunkten an den Tagen 1, 2, 3 und 6, für NTG-Bestimmung vor sowie 2, 5 und 10 min nach den beiden NTG-Gaben abgenommen.

Antianginöse Wirkungen von ISDN während Akut- und Langzeit-Therapie (12 Patienten)

Belastungstoleranz. 12 Patienten, unter ihnen 6, die dem ersten Prüfungsabschnitt mit dem dort beschriebenen Protokoll zugeordnet wurden, unterzogen sich einer Belastungsprüfung 8 h nach Placebo sowie nach akuter und verlängerter ISDN-

Therapie. Die Belastung wurde bei Auftreten einer mittelschweren Angina pectoris abgebrochen. Wegen eines erheblichen Blutdruckabfalls konnten nur 7 der Patienten die 120 mg ISDN-Dosis in der akuten Untersuchung erhalten. Während der Langzeittherapie konnten die 12 Patienten alle 4 ISDN-Dosisstufen vertragen.

Ergebnisse

Kreislaufwirkungen von ISDN während Akut- und Dauertherapie

ISDN-Plasmawerte (Abb. 1)

Nach jeder Dosisstufe von ISDN war die Plasma-ISDN-Konzentration während der Langzeittherapie höher als nach der Akuttherapie ($p < 0,01$).

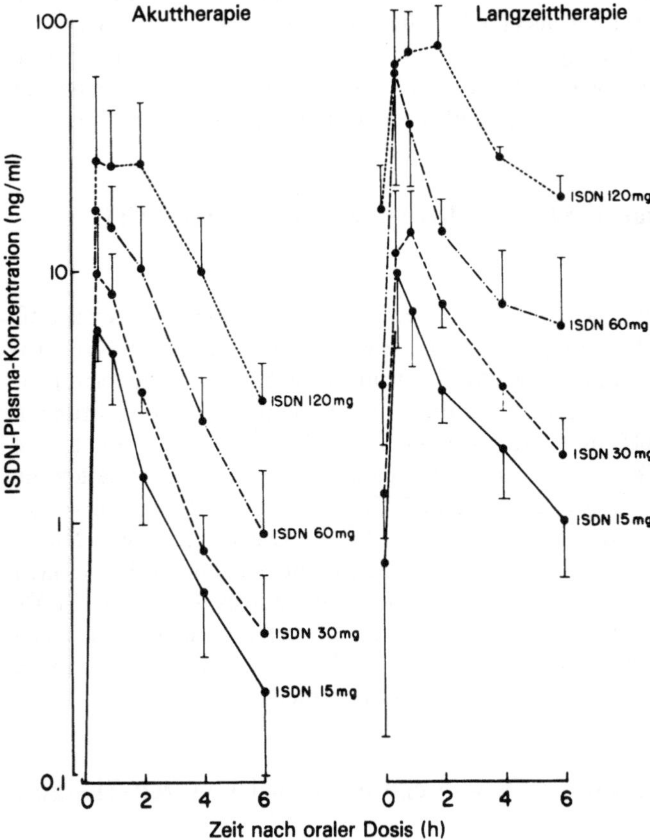

Abb. 1. Zeitlicher Verlauf der Plasma-Isosorbiddinitrat-Konzentrationen nach Gabe von 15, 30, 60 und 120 mg ISDN als Akut- bzw. Langzeittherapie. Die Ergebnisse sind als Mittelwerte $\pm$ SD angegeben. Während der Langzeittherapie lagen die Plasmakonzentrationen nach allen Dosierungen höher als nach der Akuttherapie ($p < 0,01$)

Systolischer Blutdruck und Herzfrequenz (Tabelle 1, Abb. 2)

Akuttherapie. Nach akuter oraler Gabe von 15 mg ISDN kam es innerhalb 1 h zu einem signifikanten RRs-Abfall im Liegen und Stehen, der 6 h lang andauerte. Die ISDN-Dosierungen von 30, 60 und 120 mg bewirkten einen noch größeren RRs-Abfall während der gesamten Beobachtungszeit. Die Reduzierung des RRs nach jeder einzelnen ISDN-Dosis war von einem HF-Anstieg begleitet, der sich nur im Stehen signifikant von den Placebo-Werten unterschied ($p < 0{,}01$).

Langzeittherapie. Nach der 7tägigen Behandlung mit 4×15 mg ISDN/die war der RRs nach der Morgendosis signifikant niedriger als der Placebowert im Liegen ($p < 0{,}05$) und Stehen ($p < 0{,}01$). Dennoch war zu jedem einzelnen Zeitpunkt die RRs-Reduzierung signifikant geringer als nach der Akutgabe ($p < 0{,}01$). Außerdem war der RRs-Rückgang nach jeweils einer Behandlungswoche mit 30, 60 und 120 mg ISDN $4 \times$ täglich nach der Dosis von 30, 60 bzw. 120 mg ebenso groß wie nach 15 mg ISDN. Im Vergleich zu Placebo war die RRs-Reduzierung nach 15, 30, 60 und 120 mg ISDN nach 1, 2 und 4 h, jedoch nicht danach, signifikant größer als nach Placebo. Die RRs-Veränderungen waren signifikant geringer als nach der Akuttherapie ($p < 0{,}01$). Die Veränderungen der HF während der Langzeit-ISDN-Therapie unterschieden sich nicht signifikant von den Placebowerten.

Kreislauftoleranz gegenüber ISDN und Kreuztoleranz gegenüber NTG

ISDN (Tabelle 2). Nach der ersten Dosis von 15 mg ISDN fiel der RRs signifikant ab ($p < 0{,}01$), und die im Stehen ausgeprägtere Wirkung hielt 6 h an (Abb. 3). Nach der ersten ISDN-Dosis stieg die HF in beiden Körperhaltungen an, signifikant jedoch nur im Stehen ($p < 0{,}01$). Nach Behandlung mit 15 mg ISDN in 6stündigen

Tabelle 1. Wirkungen von Placebo und Isosorbiddinitrat (ISDN) auf den systolischen Blutdruck im Stehen während Akut- und Langzeittherapie[a]

Präparat		Stunden nach Medikamenteneinnahme				
		0	1	2	4	6
Placebo	A	137 ± 15	135 ± 10	135 ± 10	135 ± 15	133 ± 12
	L	133 ± 15	130 ± 15	129 ± 12	133 ± 12	131 ± 12
ISDN 15 mg	A	145 ± 17	113 ± 17^{b}	106 ± 20^{b}	117 ± 20^{b}	116 ± 15^{b}
	L	137 ± 17	116 ± 22^{c}	122 ± 15^{c}	128 ± 17^{c}	131 ± 17
ISDN 30 mg	A	140 ± 15	101 ± 15^{b}	98 ± 12^{b}	113 ± 22^{b}	113 ± 20^{b}
	L	135 ± 15	114 ± 12^{d}	115 ± 10^{d}	123 ± 15^{d}	132 ± 20
ISDN 60 mg	A	137 ± 12	99 ± 22^{b}	92 ± 22^{b}	101 ± 7^{b}	103 ± 15^{b}
	L	139 ± 17	118 ± 15^{b}	113 ± 12^{b}	125 ± 17^{d}	133 ± 17
ISDN 120 mg	A	134 ± 10	91 ± 17^{b}	88 ± 17^{b}	93 ± 20^{b}	98 ± 17^{b}
	L	139 ± 17	118 ± 17^{d}	115 ± 15^{d}	128 ± 15^{c}	130 ± 17

[a] Die Zahlen sind Mittelwerte $\pm$ SD; p-Werte gelten im Vergleich zu den entsprechenden Placebowerten. A Akuttherapie, L Langzeittherapie

[b] $p < 0{,}001$ [c] $p < 0{,}05$ [d] $p < 0{,}01$

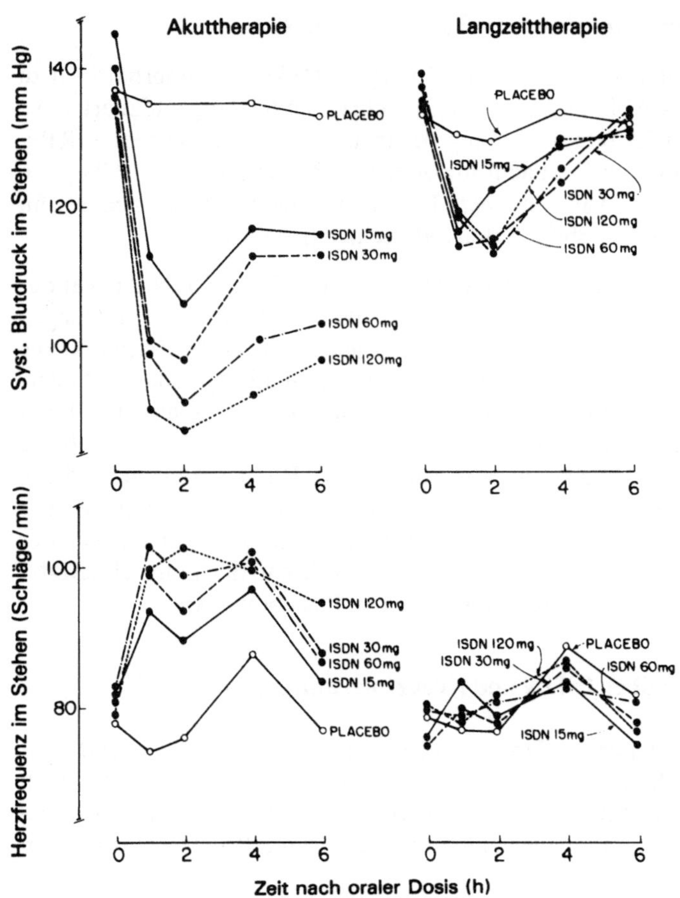

Abb. 2. Wirkungsdauer von Isosorbiddinitrat (ISDN) nach Akut- und Langzeittherapie. Die Zahlen sind Mittelwerte. Der systolische Blutdruck (RRs) fiel nach jeder ISDN-Dosis während der Akuttherapie ab, und die Wirkung dauerte 6 h an. Während der Langzeittherapie bewirkte die gleiche ISDN-Dosis eine weniger ausgeprägte Reduzierung des RRs, und die Wirkung hielt nur 4 h an

Tabelle 2. Wirkungen von Placebo und Isosorbiddinitrat, in 6stündlichen Gaben, auf den systolischen Blutdruck im Stehen[a]

Präparat	Stunden nach Medikamenteneinnahme					
	0	0,5	1	2	4	6
Placebo	123 ± 17	126 ± 14	122 ± 17	128 ± 14	128 ± 11	127 ± 14
ISDN						
15 mg 1. Dosis	131 ± 14	119 ± 11[b]	109 ± 20[c]	108 ± 20[c]	111 ± 11[c]	117 ± 14[b]
15 mg 5. Dosis	126 ± 17	120 ± 14	121 ± 14	124 ± 11	128 ± 17	132 ± 17
30 mg 1. Dosis	131 ± 11	122 ± 11[d]	120 ± 14[d]	118 ± 11[d]	125 ± 14	130 ± 11
60 mg 1. Dosis	126 ± 11	117 ± 14[d]	112 ± 11[d]	111 ± 11[d]	122 ± 11	127 ± 17
60 mg 5. Dosis	130 ± 11	126 ± 14	122 ± 14	121 ± 17[d]	128 ± 14	130 ± 14

[a] Die Zahlen sind Mittelwerte $\pm$SD; p-Werte gelten im Vergleich zu Placebo
[b] $p < 0,01$ [c] $p < 0,001$ [d] $p < 0,05$

Abb. 3. Toleranz gegenüber den Kreislaufwirkungen von Isosorbiddinitrat (ISDN) während einer ISDN-Behandlung in 6stündigen Abständen. Die Zahlen sind Mittelwerte ± SD. Der Rückgang des systolischen Blutdrucks (RRs) war nach der 1. Dosis ausgeprägter als nach der 5.

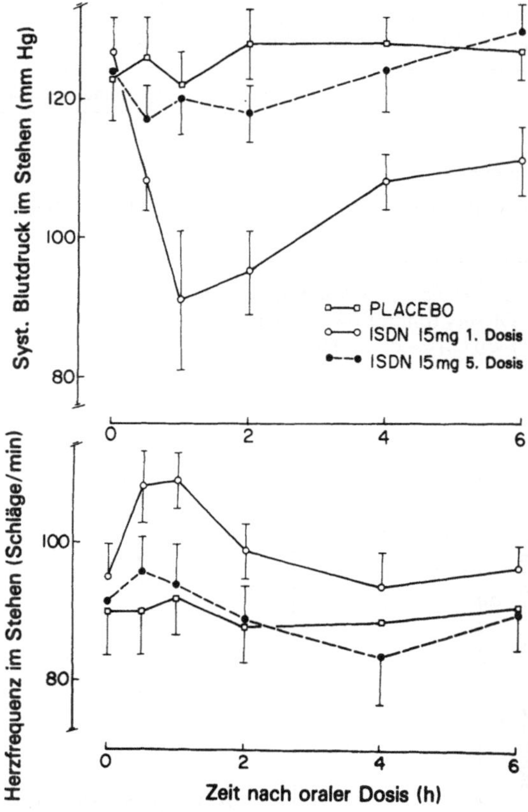

Abständen schwächte sich der RRs-Abfall innerhalb eines Tages bei 6 Patienten ab, und innerhalb 48 h im Verlauf der Behandlung hatte sich bei allen Patienten eine Kreislauftoleranz entwickelt. Der RRs lag nach der ersten 15 mg ISDN-Dosis niedriger als nach der 5. Dosis ($p < 0,01$). Der RRs-Abfall ging mit einem Anstieg der HF nach der 1., jedoch nicht nach der 5. Dosis von 15 mg ISDN einher. Weitere Erhöhungen der ISDN-Dosierungen auf 30 und 60 mg während der darauffolgenden 3 Tage bewirkten einen ähnlichen RRs-Abfall wie nach der 5. Dosis von 15 mg ISDN.

Kreuztoleranz gegenüber NTG (Tabelle 3, Abb. 4). Die 1. NTG-Dosis während der Placebo-Periode bewirkte einen signifikanten Abfall des RRs und einen HF-Anstieg innerhalb 2 min, die 15 min lang anhielten. Wenn NTG 6 h nach der letzten ISDN-Dosis von 60 mg gegeben wurde, war die RRs-Senkung sowohl im Liegen als auch im Stehen deutlich abgeschwächt.

Antianginöse Wirkungen von ISDN bei akuter und bei Langzeit-Therapie

Belastungstoleranz

Akuttherapie. Bei allen Patienten kam es nach Placebo unter Belastung zu Angina pectoris, und die mittlere Zeit bis zum Auftreten einer mittelschweren Angina war

Tabelle 3. Wirkung von sublingualem Nitroglycerin während Placebo- und Isosorbiddinitrat-Behandlung auf den systolischen Blutdruck im Stehen[a]

Präparat		Minuten nach Medikamentengabe				
		0	2	5	10	15
NTG (0,6 mg)	Dosis 1	131 ± 14	101 ± 28[b]	91 ± 28[b]	106 ± 26[b]	115 ± 11[b]
	Dosis 2	131 ± 9	121 ± 17[c]	122 ± 20[c]	127 ± 11	132 ± 11

[a] Die Zahlen sind Mittelwerte $\pm$ SD; p-Werte gelten im Vergleich zu Kontrollwerten 0 min vor Glyceryltrinitrat-(NTG-)Verabreichung
[b] $p < 0,001$ [c] $p < 0,01$

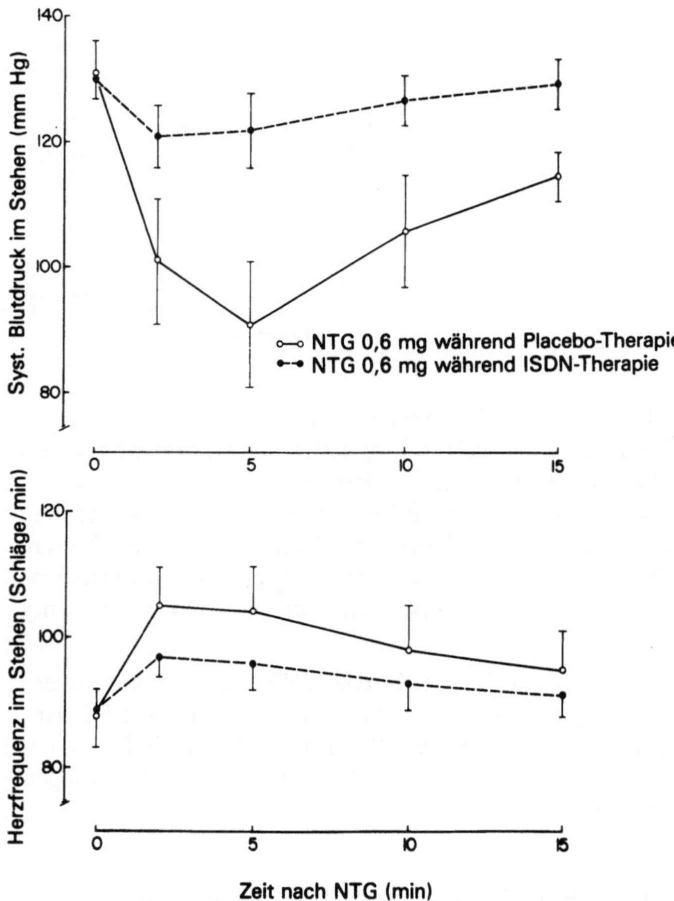

Abb. 4. Kreuztoleranz gegenüber den Kreislaufeffekten von Glyceryltrinitrat (NTG) während einer Behandlung mit Isosorbiddinitrat (ISDN) in 6stündigen Abständen. Die Zahlen sind Mittelwerte $\pm$ SD. Wenn NTG während der Placebophase gegeben wurde, kam es zu einem größeren Blutdruckabfall und stärkeren Frequenzanstieg als bei Gabe im Verlauf der ISDN-Therapie

in diesen beiden Placebo-Untersuchungen gleich. Alle Patienten hatten Belastungs-Angina nach jeder ISDN-Dosis. Nach jeder ISDN-Dosisstufe verlängerte sich die Belastungsdauer bis zum Auftreten einer mittelschweren Angina signifikant im Vergleich zu den Placebowerten ($p < 0,01$). Diese Besserung wurde innerhalb 1 h deutlich ($p < 0,01$) und hielt nach jeder ISDN-Dosis 8 h an ($p < 0,01$). Dennoch bestand keine Dosis-Wirkungs-Relation, da die mittlere Erhöhung der Belastungstoleranz nach 15, 30, 60 und 120 mg ISDN etwa gleich groß war.

Langzeittherapie. Nach einer 2wöchigen Placebo-Therapie hatten alle Patienten zu jedem Untersuchungszeitpunkt eine mäßig starke Belastungs-Agina-pectoris. Nach jeder ISDN-Dosis besserte sich die Belastungstoleranz signifikant im Vergleich zu Placebo. Die Verlängerung der Belastungsdauer war nach 1 und 2 h signifikant, nicht jedoch nach 4, 6 und 8 h. Ein Vergleich der Ergebnisse während der akuten und der Dauertherapie zeigte, daß die Verbesserung der Belastungstoleranz nach jeder einzelnen ISDN-Dosis während der Akuttherapie größer war als während der Langzeittherapie. Außerdem trat die Verbesserung der Belastungstoleranz nach der Akuttherapie innerhalb 1 h ein, und die Wirkung hielt 8 h an, während unter der Langzeittherapie die Verbesserung der Belastungstoleranz nur 2 h lang dauerte. Sowohl während der akuten als auch während der Langzeittherapie war das Produkt aus Herzfrequenz und systolischem Blutdruck zum Zeitpunkt der Angina pectoris nach allen Dosierungen gleich und glich auch den Kontrollwerten.

Besprechung

Diese Studie hat gezeigt, daß trotz höherer Plasmakonzentrationen während der Langzeittherapie die Kreislaufwirkungen von ISDN unter Langzeittherapie deutlich verändert waren. Nach Behandlung mit 15 mg ISDN in 6stündigen Abständen waren die Kreislaufwirkungen des Präparates bei allen Patienten innerhalb 24-48 h deutlich abgeschwächt. Außerdem reduzierte die ISDN-Langzeittherapie den blutdrucksenkenden Effekt des sublingual gegebenen NTG. Diese Befunde, die auf eine Kreislauftoleranz gegenüber Nitraten hinweisen, waren von einem teilweisen Verlust der antianginösen ISDN-Wirkung begleitet. So wurde eine geringere Verlängerung der Belastungstoleranz während der Langzeit- gegenüber der Akuttherapie beobachtet, und die Dauer dieser ISDN-Wirkung ging von 8 auf 2 h zurück.

Die Erscheinung der Kreislauftoleranz gegenüber Nitraten wurde im Tierexperiment eingehend studiert. Beim Tier konnte eine 10- bis 50fache Verschiebung der Dosis-Wirkungs-Kurve bezüglich des Blutdrucks unter Nitroglycerin nach wiederholten intravenösen oder subkutanen NTG-Gaben über 4–7 Tage erzeugt werden [8]. Die Toleranz gegenüber dem vasodepressorischen Effekt von NTG war bei Ratten dosis- und zeitabhängig [7]. Ferner konnten Rush et al. eine Verringerung des vasodepressorischen NTG-Effektes beim Hund nach einstündiger Nitroglycerin-Infusion nachweisen [10]. Needleman u. Johnson [8] stellten fest, daß alle Nitrate eine Toleranz gegenüber den Kreislaufwirkungen von NTG erzeugen, wobei Erythrityltetranitrat und Mannitolhexanitrat die größte und ISDN die geringste Toleranz aufwiesen.

Die Berichte über eine Toleranzentwicklung während der Nitrattherapie beim Menschen sind widersprüchlich. Die ersten Beobachtungen bezogen sich auf die Verwendung von Nitraten zur Behandlung der Hypertonie. Crandall et al. [2] berichteten, daß die wiederholte Anwendung von Erythrityltetranitrat, NTG, Äthylenglykoldinitrat, Methylnitrat und Amylnitrit eine Toleranzentwicklung sowie eine Kreuztoleranz gegenüber den kopfschmerzverursachenden Effekten dieser Präparate hervorrufen.

In einer Studie an 10 freiwilligen Versuchspersonen, die vor und nach einer 4wöchigen täglichen Behandlung mit Pentaerythrityltetranitrat mit sublingualem NTG getestet wurden, fanden Schelling u. Lasagna [11], daß die Reduzierung des Blutdrucks und der Anstieg der Herzfrequenz nach NTG deutlich abgeschwächt, doch nicht völlig aufgehoben waren. Auch in der vorliegenden Studie war die blutdrucksenkende Wirkung von NTG nach 5tägiger Therapie mit ISDN in 6stündigen Abständen deutlich abgeschwächt. Aronow u. Chesluk [1] konnten jedoch das Auftreten einer Kreislauftoleranz gegenüber NTG während einer Dauertherapie mit sublingualem ISDN nicht bestätigen.

Diese Veränderungen, die auf eine Toleranz gegenüber oralen Nitraten und eine Kreuztoleranz gegenüber Glyceryltrinitrat hinweisen, traten auf, obwohl die Blutspiegel von ISDN während der Langzeittherapie höher lagen als während der Akuttherapie. Auch wenn die Reaktion auf NTG nach Langzeittherapie mit ISDN abgeschwächt war, wurden keine niedrigeren NTG-Blutkonzentrationen gemessen.

Der Mechanismus der Nitrattoleranz ist unbekannt. Needleman und Johnson vertraten die Ansicht, daß die Kreislauftoleranz gegenüber organischen Nitraten mit der Oxydation einer kritischen Sulfhydryl-Gruppe in dem Glyceryltrinitrat-Rezeptor zusammenhängt [8]. Diese Hypothese wurde durch die Umkehr der In-vivo- und In-vitro-Toleranz durch das Disulfid-reduzierende Agens „Dithiothreitol" bestätigt. Neuere Beobachtungen, denen zufolge höhere ISDN-Plasmakonzentrationen während der Langzeittherapie mit hohen Plasmakonzentrationen der Metaboliten einhergehen [11], könnten ein Hinweis darauf sein, daß die Muttersubstanz aus den Rezeptoren verdrängt wird, und dies könnte die verminderte Ansprechbarkeit erklären.

Die Wirkung der Nitrate bei Angina pectoris beruht zumindest teilweise auf den Wirkungen dieser Substanzen auf die peripheren Arteriolen und venösen Kapazitätsgefäße. Der Nachweis einer peripheren Kreislauftoleranz müßte demnach mit einem gewissen Rückgang der antianginösen Wirksamkeit einhergehen. Die vorliegende Studie hat tatsächlich eine Verminderung der Wirkungsintensität und -dauer von ISDN auf die Belastungsangina im Verlauf von Langzeittherapie nachgewiesen. Frühere Studien haben allerdings nachgewiesen, daß eine Langzeittherapie mit ISDN die Belastungstoleranz über 5 h verlängert [3], und andere Untersuchungen konnten keine Kreuztoleranz gegenüber der antianginösen Nitroglycerin-Wirkung nachweisen [6]. Die Erklärung für diese unterschiedlichen Befunde könnte in der Patientenauswahl oder dem Prüfprotokoll liegen.

Die aus unserer Studie hervorgegangene Beobachtung, daß trotz höherer ISDN-Plasmakonzentrationen während einer Langzeittherapie eine nur 2stündige Verlängerung der Belastungstoleranz erfolgt, würde dafür sprechen, daß der Schutzeffekt des ISDN nur so lange wirksam ist, wie die Plasmakonzentrationen ansteigen, und daß ISDN zur Erzielung nachhaltiger günstiger Wirkungen am besten in 2- bis 3stündigen Abständen verabreicht werden sollte.

Literatur

1. Aronow WS, Chesluk HM (1970) Evaluation of nitroglycerin in angina in patients on isosorbide dinitrate. Circulation 42:61
2. Crandell LA Jr, Leake CD, Lovenhart AD et al. (1931) Acquired tolerance and cross tolerance between the nitrous and nitric acid and sodium nitrite in man. J Pharmacol Exp Ther 41:103
3. Danahy DT, Aronow WS (1977) Hemodynamic and antianginal effects of high dose oral isosorbide dinitrate after chronic use. Circulation 56:205
4. Fung HL, McNiff EF, Ruggirello D, Darke A, Thadani U, Parker JO (to be published) Kinetics of isosorbide dinitrate and relationships to pharmacological effects. Br J Clin Pharmacol (to be published)
5. Franciosa JA, Mikulic E, Cohn JM, Jose E, Fabic A (1974) Hemodynamic effects of orally administered isosorbide dinitrate in patients with congestive heart failure. Circulation 50:1020
6. Lee G, Mason DT, DeMaria AN (1978) Effects of long-term oral administration of isosorbide dinitrate on the antianginal response to nitroglycerin: absence of nitrate cross tolerance and self tolerance shown by exercise testing. Am J Cardiol 41:82
7. Needleman P (1970) Tolerance to the vascular effects of glyceryl trinitrate. J Pharmacol Exp Ther 171:98
8. Needleman P, Lang S, Johnson EM Jr (1972) Organic nitrates: relationship between biotransformation and rational angina pectoris therapy. J Pharmacol Exp Ther 181:489
9. Needleman P, Johnson EM Jr (1973) Mechanism of tolerance development to organic nitrates. J Pharmacol Exp Ther 184:709
10. Rush ML, Lang WJ, Rand MJ (1971) Studies on compensatory reflexes and tolerance to glyceryl trinitrate (GTN). Eur J Pharmacol 16:148
11. Schelling J, Lasagna L (1967) A study of cross tolerance to circulatory effects of organic nitrates. Clin Pharmacol Ther 8:256
12. Thadani U, Manyari D, Parker JO, Fung HL (1980) Tolerance to the circulatory effects of oral isosorbide dinitrate; its rate of development and cross tolerance to glyceryl trinitrate. Circulation 61:526
13. Thadani U, Fung HL, Darke AC, Parker JO (1980) Oral isosorbide dinitrate in the treatment of angina pectoris: Dose response relationship and duration of action during acute therapy. Circulation (to be published)
14. Thadani U, Darke AC, Fung HL, Parker JO (1980) Dose response and duration of action of oral isosorbide dinitrate during sustained therapy in angina pectoris. Am J Cardiol 45:478
15. Thadani U, Fung HL, Darke AC, Parker JO (in Vorbereitung) Comparison of antianginal and circulatory effects of isosorbide dinitrate during acute and sustained therapy in angina pectoris

Rundtischgespräch

Die Diskussion bestand aus zwei Teilen, der eine über Grundlagen der Nitratwirkung und der zweite über die pharmakologische Wirkungsweise der Nitrate.

Grundlagen der Nitratwirkung

Eine wichtige Frage ist heute, ob Nitrate, sublingual oder oral gegeben, neben ihrer peripheren Wirkung auch einen direkten Effekt auf den gestörten Koronarkreislauf ausüben, indem sie die Stenosen selbst erweitern, insbesondere, wenn diese exzentrisch gelegen sind und noch ein guter Teil der normalen Gefäßwand erhalten ist. Eine weitere Frage bezieht sich auf die mögliche direkte Wirkung durch Verminderung des Widerstandes in den großen extramuralen Gefäßen sowie durch Eröffnung von Kollateralgefäßen.

Winbury war der Meinung, daß diese Frage heute nicht beantwortet werden kann. Untersuchungen mit intrakoronarem Nitroglycerin bei frequenzinduzierter Angina pectoris haben gezeigt, daß dieses weniger wirksam ist als sublingual oder intravenös gegebenes Nitroglycerin. Deshalb scheint die periphere Wirkung notwendig und von größerer Bedeutung zu sein. Er neigte dennoch zu der Annahme, daß eine direkte Wirkung auf die großen Gefäße, zusätzlich zu einer Wirkung auf die Kontraktilität und den Tonus des linken Ventrikels, im Sinne eines Nachlassens der diastolischen Wandspannung, besteht.

Parker diskutierte die Wirkungsunterschiede zwischen Nitroglycerin und Dipyridamol und war der Meinung, daß diese auch ohne das von Winbury vorgetragene Konzept des „Steal"-Effektes zu erklären sind. Mißt man in einem experimentellen Versuch den distalen Koronardruck (poststenotischen Druck), dessen Abfall in direktem Zusammenhang mit dem arteriolendilatierenden Effekt in diesem Gefäßbett steht, so kann man nachweisen, daß der distale Druck nach Dipyridamol bedeutend abfällt, während die nach sublingualem Nitroglycerin gemessenen Veränderungen des distalen Drucks sehr gering sind. Bei Abfall des distalen Drucks geschieht zweierlei: 1. wird die Durchblutungsverteilung in dieser Gegend vom Endokard weggeleitet, was für die relative Unterperfusion des Subendokards nach Dipyridamol spricht; 2. steigt der Koronarwiderstand in der Stenose an, unabhängig von der zum Verschluß verwendeten Methode (Klammern, Ballon oder andere Verfahren zur Schaffung eines variablen Widerstandes), außer wenn ein Plastikschlauch als Stenose verwendet wird. So kann die Verstärkung der Ischämie nach maximaler poststenotischer Dilatation erklärt werden, ohne ein „Steal-Phänomen" durch die normalen Durchfluß-Arterien zu vermuten.

Winbury war der Meinung, daß diese Auffassung von einem passiven Effekt auf den Stenosenwiderstand noch problematisch ist und weiterer Klärung bedarf. Die direkte Wirkung auf die großen Gefäße sowie auf die Stenose ist jedoch ein weiterer Aspekt, der heute zu diskutieren ist.

Der Vorsitzende wies darauf hin, daß direkte gefäßerweiternde Wirkungen von Nitroglycerin auf den Koronarkreislauf, sowohl auf die großen extramuralen Gefäße als auch auf die Stenosen, tatsächlich bei der Koronarangiographie mit statistischer Sicherheit nachweisbar sind (s. Rafflenbeul et al., S. 250). Diese können auch durch Studien der Mikrozirkulation, wie von Tillmanns ausgeführt, nachgewiesen werden. Es stimmt allerdings, daß die intrakoronare Nitroglycerin-Gabe allein nicht ausreicht, um belastungs- oder frequenzinduzierte Angina zu beseitigen.

Ganz bestätigte aus seiner Erfahrung die Wirkungslosigkeit der intrakoronaren Nitroglycerin-Gabe während der frequenz- oder belastungsinduzierten Angina. Er führte aus, daß im Gegensatz hierzu bei der Ruhe-Angina-pectoris (Prinzmetal-Angina durch Koronarspasmus) eine Wirkung erwartet werden könnte, da es sich um einen unterschiedlichen Mechanismus handelt. Seine zweite Bemerkung bezog sich auf das „Steal-Phänomen": Seiner Ansicht nach hat beim völligen Verschluß eines Koronarastes der Anstieg des Sauerstoffbedarfs im normalen Myokard eine schädliche Wirkung auf die Durchblutung des ischämischen Myokards, ohne daß der Bedarf des ischämischen Gebietes tatsächlich ansteigt. Seiner Meinung nach kommt der Beziehung zwischen der normalen und ischämischen Zone eine große Bedeutung zu.

Grüntzig fügte hinzu, daß bei Messungen des distalen poststenotischen Drucks beim wachen Menschen während der Angioplastie ein Abfall des Druckgradienten nach intravenösem Nitroglycerin beobachtet wird.

Kaltenbach fragte, ob die von Parker genannte Wirkung auf die Kollateralen tatsächlich direkt und selektiv sei oder ob es sich lediglich um eine passive Erscheinung dank der verminderten diastolischen Wandspannung handele.

Parker meinte, diese Frage könne heute noch nicht beantwortet werden. Seiner Meinung nach würden Kollateralen eine glatte Muskulatur entwickeln und müßten daher auf Nitroglycerin reagieren. Es fehlen jedoch immer noch Daten zur Beantwortung dieser Frage, und daher müßten beide Faktoren in Betracht gezogen werden.

Schmahl erhob die Frage der stärkeren Wirkung organischer Nitrate auf die Venen als auf die Arterien einerseits und auf die großen extramuralen Koronargefäße als auf die Arteriolen andererseits. Insbesondere sollte geklärt werden, ob es diesbezügliche Wirkungsunterschiede zwischen den Wirkungen von Nitroglycerin, Isosorbiddinitrat und Nitroprussid-Natrium gäbe.

Winbury bestätigte das Bestehen solcher pharmakologischen Unterschiede beim Tier, konnte jedoch nicht sagen, ob sie auch beim Menschen vorkommen. Nitroprussid-Natrium ist kein organisches Nitrat; es weist dennoch eine gleichmäßigere Wirkung auf das arterielle und venöse System auf, während organische Nitrate vorwiegend auf der venösen Seite wirken.

Hugenholtz verlegte schließlich die Diskussion von der Wirkung auf die Gefäßwand selbst auf die mögliche Wirkung auf die zellulären Elemente des Blutes, indem er die Gesprächsrunde nach möglichen Thrombozyten-Antiaggregationseffekten von Nitroglycerin befragte, die kürzlich in der Literatur erwähnt worden waren.

Es wäre tatsächlich zu ermitteln, ob ein Teil der medikamentösen Wirkung in dieser Weise erklärt werden kann.

Die Gesprächsrunde hatte keinerlei Erfahrung auf diesem Gebiet vorzuweisen. Man gab jedoch der Erwartung Ausdruck, daß diese Aspekte in der nächsten Zukunft geklärt würden.

Pharmakokinetik

In den letzten Jahren hat die Erforschung der Nitrat-Pharmakokinetik an Bedeutung gewonnen, insbesondere seit der Einführung der sogenannten „Langzeit-Nitrate" zur oralen Verwendung bei Behandlung der Angina pectoris und der chronischen Herzinsuffizienz. Im Mittelpunkt des Interesses stehen heute die Untersuchungen der Arzneimitteltoleranz beim Menschen, ein bisher uneinheitlich definiertes und wenig verstandenes Thema. Die Studien sollten sich auf einen Vergleich zwischen wirksamen Plasmakonzentrationen der Medikamente und ihrer objektiven biologischen Wirkung konzentrieren. Im Mittelpunkt der Diskussion standen die Referate von Smolen und Parker.

Cohn stellte die methodologische Bearbeitung dieser Frage, sowohl durch Smolen als auch durch Parker, in Frage. Seiner Meinung nach ist das Modell für die Untersuchung früher Gefäßeffekte durch digitale Plethysmographie, wie von Smolen vorgestellt, eine schöne Methode, obwohl die Interpretation der Befunde schwierig ist. Die Fingerplethysmographie betrifft primär die Hautzirkulation, die nicht nur von dem Pharmakon, sondern auch durch die reflektorischen Kontrollsysteme beeinflußt wird: So kann z. B. der Einfluß des Sympathikus die Hautgefäße verengen und damit eine direkte Medikamentenwirkung maskieren. Die kutane Vasodilatation ist allerdings kein wichtiger Wirkungsmechanismus von Nitroglycerin, weder bei der Beseitigung der Angina pectoris noch bei der Besserung einer Herzinsuffizienz. Daher war Cohn der Meinung, daß das Modell nur zur Ermittlung des Wirkungseintritts und der Wirkungsdauer verwendet werden sollte, nicht jedoch zur Quantifizierung der Medikamentenwirkung oder zur Untersuchung der Toleranz nach hohen Dosen. Er meinte weiterhin, das Modell von Parker würde die Toleranz nach Herzfrequenz und Blutdruck allein beurteilen, wobei der letztere über Anpassungsmechanismen verfüge, durch die der Körper Reservemechanismen zur Aufrechterhaltung des Drucks entwickelt, obwohl die Medikamentenwirkung fortbesteht. Es wäre daher sinnvoller, z. B.

die venöse Kapazität oder den pulmonalen Keildruck zu untersuchen. Bei der Analyse dieser Parameter, insbesondere bei Patienten mit Herzinsuffizienz, war es ihm nicht möglich gewesen, das Auftreten irgendeiner Medikamenten-Tachyphylaxie zu beobachten. Es wäre daher sehr wohl möglich, daß die venendilatierende Wirkung des Medikamentes bzw. seine Wirkung auf die venöse Kapazität unvermindert besteht und daß beide Studien diese wichtige Wirkung außer acht gelassen hatten.

Smolen war der Meinung, daß die mit Finger-Plethysmographie erhobenen Wirkungen, d. h. Veränderung der beschriebenen Kurvenform, mit anderen Wirkungen des Medikamentes, z. B. den systemischen und kardialen, einhergehen, wie z. B. bezüglich der HZV-Bestimmungen durch systolische Zeitintervalle nachgewiesen werden konnte. Die Studie ist jedoch weniger überzeugend, da nur normale Versuchspersonen untersucht wurden, und sie sollte mit Koronarpatienten während Angina pectoris wiederholt werden, wobei zusätzliche Parameter, wie z. B. Erhöhung der Belastungstoleranz und Häufigkeit der pektanginösen Anfälle, aufgezeichnet werden sollten.

Parker gab zu, daß die Blutdruck-Reaktion auch durch andere Faktoren bestimmt wird, dennoch sei bei Patienten mit Angina pectoris die Toleranz hinsichtlich Blutdruck- und Herzfrequenz-Veränderungen von einer Verminderung der Belastbarkeit begleitet. Offensichtlich seien auch andere Mechanismen im Spiel; es sei jedoch auffällig, daß die Akutwirkung in einer 8 stündigen Verlängerung der Belastbarkeit bestünde und nach einwöchiger Medikamenteneinnahme diese Zeit auf 2 h zurückgehe.

Kaltenbach fragte sich ebenfalls, ob die Ergebnisse von Parker, die sich lediglich auf die Wirkungen auf Blutdruck und Herzfrequenz bezogen, tatsächlich von Bedeutung sind und auf die eigentliche antianginöse Wirkung bezogen werden könnten. Er habe über fünf Jahre lang, mit guten klinischen Ergebnissen, mit zunehmend höheren Isosorbiddinitrat-Dosen gearbeitet.

Teil II   Pharmakodynamik und -kinetik

Pharmakokinetik von Isosorbiddinitrat beim Menschen

T. Taylor und L. F. Chasseaud

Einleitung

Die Entwicklung empfindlicher Elektronen-Auffangmethoden der Gaschromatographie zur Messung der Konzentrationen von Isosorbiddinitrat (ISDN) im
Plasma [4, 5, 7, 10] hat das Studium der Pharmakokinetik dieser Substanz erleichtert. Die Plasmakonzentrationen, die nach oralen und sublingualen Dosen von
Standard- und Retard-Präparaten sowie nach lokaler Applikation von Salben erzielt werden, sind heute ausreichend belegt [1, 2, 8, 12].

Nach oraler Gabe von Standard-Tabletten können Spitzenwerte von ca. 1 ng/
ml/mg Dosis erwartet werden (Abb. 1). Nach sublingualer Gabe liegen die entsprechenden Plasmawerte 1,5- bis 2,5mal höher, während die Salben-Applikation verhältnismäßig hoher Dosen von 80 mg Spitzenkonzentrationen von 3 ng/ml bis
11 ng/ml (im Mittel 6,2 ng/ml) ergeben hat. Nach sublingualer Gabe ist die relative
Bioverfügbarkeit von ISDN ca. 1,5mal höher als nach gleichen oralen Dosen.

Bioverfügbarkeitsstudien sowie einfache Untersuchungen der Plasmaspiegel
nach enteralen ISDN-Dosen sagen relativ wenig über die Pharmakokinetik der

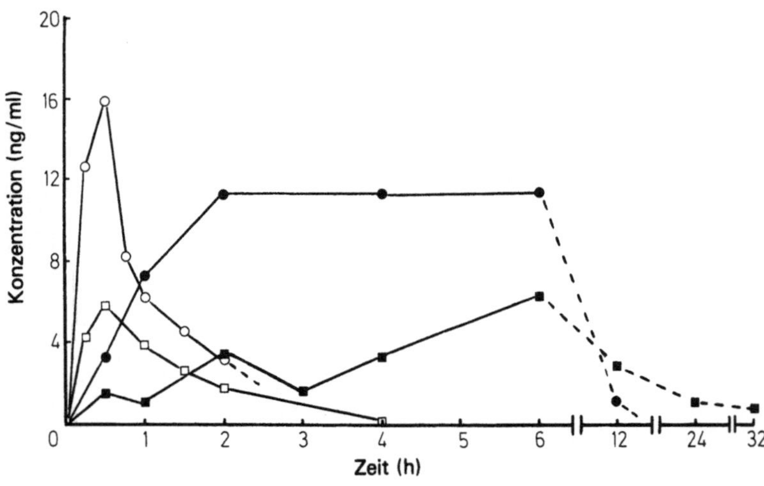

Abb. 1. Mittlere Plasmakonzentrationen von Isosorbiddinitrat nach oraler Gabe (5-mg-Tablette □–□),
sublingualer Gabe (5-mg-Tablette o–o), perkutaner Applikation (78 mg Salbe auf die Haut des Thorax
■–■) und oraler Gabe einer Retardform (60-mg-Tabletten ●–●)

Substanz aus, da das Vorliegen einer Absorptionsphase die Interpretation der Plasmakonzentrationswerte erschwert und In-vitro-Ergebnisse aus Perfusionsstudien [9] auf das Eingreifen präsystemischer Ausscheidungsvorgänge hinweisen. Durch intravenöse Gabe können diese Nachteile vermieden werden, und intravenöse ISDN-Infusionen werden zur Behandlung der koronaren Herzkrankheit verwendet, wobei relativ hohe Arzneimittel-Konzentrationen schnell zustande kommen.

Versuchsanordnung

12,5 mg ISDN wurden als Infusion in physiologischer Kochsalzlösung bei zwei normalen Versuchspersonen mit einer Geschwindigkeit von 5,0 mg/h über 2,5 h appliziert. Diese Infusionsgeschwindigkeit wurde gewählt, weil sie in der Therapie üblich ist. Eine Woche danach erhielt jeder Proband eine gleiche orale Einzeldosis von 12,5 mg ISDN in 50 ml Wasser. Diese Darreichungsform wurde gewählt, weil sie sich der Absorptionsoberfläche des Darms in optimaler Weise darbietet und von den Einflüssen der Zubereitungsformen unabhängig ist. Die beiden Probanden hatten zuvor ihre schriftliche Zustimmung gegeben. Sie wurden vor und nach der Studie klinisch untersucht, und es wurden keinerlei negative Reaktionen gefunden. Die Studie war vom Ethik-Komitee genehmigt worden.

Ergebnisse und Besprechung

Blutproben wurden zu mehreren Zeitpunkten nach der Medikation entnommen und die Plasmakonzentrationen von ISDN mit einer gaschromatographischen Methode [5] bestimmt. Während der Infusion näherten sich die ISDN-Plasmakonzentrationen nach ca. 30 min einem unregelmäßigen Plateau (Abb. 2). Bei Proband 1 betrug das berechnete „durchschnittliche Steady state" der Plasmakonzentrationen 258 ng/ml. Nach Abbruch der Infusion fiel die Plasma-ISDN-Konzentration sehr schnell ab, und auf der Konzentrations-Zeit-Kurve wurde keine α- oder Distributionsphase sichtbar. Die terminale Halbwertzeit des ISDN im Plasma, die der Eliminationshalbwertzeit entsprach, lag bei 9,2 min. Die Plasmawerte lagen 75 min nach Infusionsende in der Nähe der Nachweisgrenze von 0,2 ng/ml, doch waren danach noch niedrige Werte bis zu 2 ng/ml über 60 min meßbar. Diese erneut auftretende („rebound") Plasmakonzentration war unerwartet und reflektiert vermutlich eine Umverteilung der Substanz, doch ist ihre Bedeutung unklar. Die Plasmakonzentrationswerte in Abb. 2 sind auf einer semilogarithmischen Skala aufgetragen, auf der der Beitrag dieser Phase zu der gesamten Konzentrations-Zeit-Kurve stark übertrieben zur Darstellung kommt.

Nach einer gleichhohen oralen Einzeldosis von 12,5 mg, als Lösung verabreicht, war die Plasma-Spitzenkonzentration bei Proband 1 mit 26,6 ng/ml ungewöhnlich hoch. Nach Erreichen des Höchstwertes, der bei der ersten Blutentnahme nach 10 min vorlag, fielen die Plasmakonzentrationen von ISDN mit einer termi-

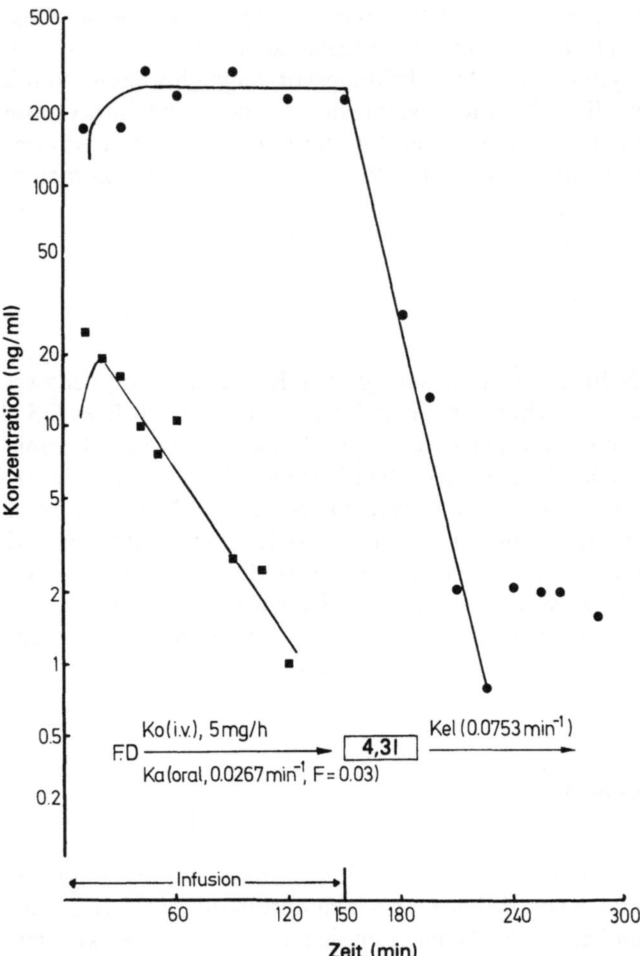

Abb. 2. Konzentrationen von Isosorbiddinitrat im Plasma eines Menschen (Proband 1) während und nach Infusion mit einer Geschwindigkeit von 5 mg/h über 150 min (●—●) und nach gleichhoher oraler Einzeldosis von 12,5 mg (■—■). Die durchgezogenen Linien stellen nach einem Ein-Kompartiment-Modell vorausberechnete Konzentrationen mit Parametern aus den Plasmakonzentrationsdaten dar

nalen Halbwertzeit von 25 min ab. Diese terminale Halbwertzeit ist viel länger als die nach der Infusion gemessene Eliminationshalbwertzeit von 9 min und wurde daher als Absorptions-(Bioverfügbarkeits-)Halbwertzeit interpretiert. Die mit dem aufsteigenden Schenkel der Konzentrations-Zeit-Kurve zusammenhängende Halbwertzeit wurde als Eliminationshalbwertzeit interpretiert. Es war nicht möglich, diese Halbwertzeit aus den nach oraler Gabe in dieser Studie erzielten Daten zu berechnen, doch wird in der Literatur [1] ein Wert von 6 min angegeben, der ziemlich gut mit dem nach Beendigung der Infusion gemessenen Wert von 9 min übereinstimmt.

Die kürzere Eliminationshalbwertzeit von ISDN wird durch die Zeit bestätigt, in der Steady-state-Werte im Verlauf der Infusion erreicht wurden, die

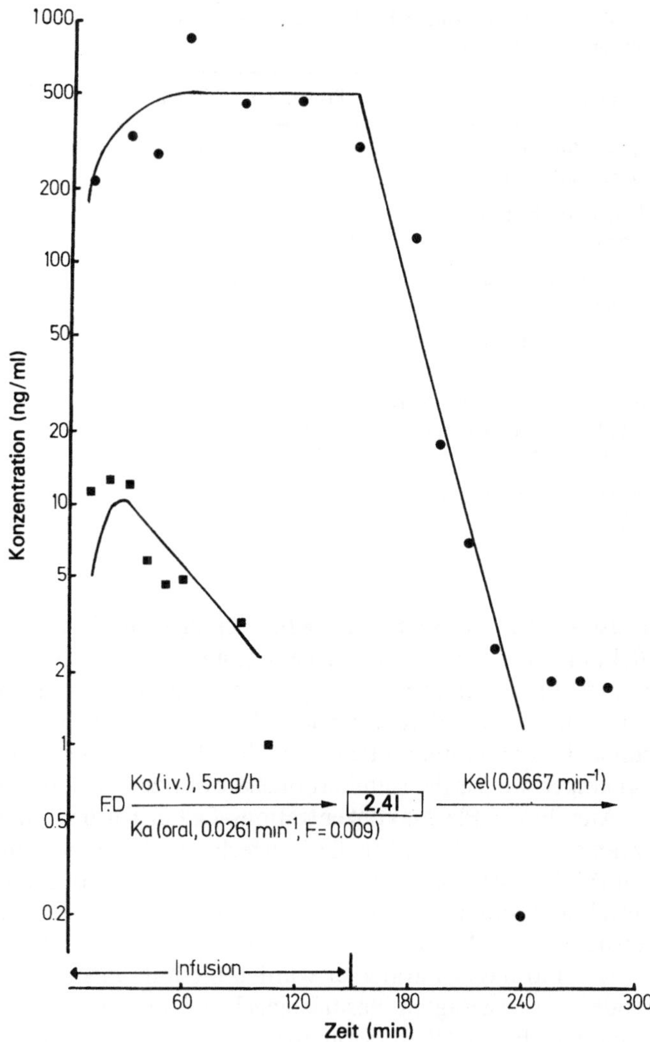

Abb. 3. Konzentrationen von Isosorbiddinitrat im Plasma eines Menschen (Proband 2) während und nach Infusion mit einer Geschwindigkeit von 5 mg/h über 150 min (●—●) und nach gleichhoher oraler Einzeldosis von 12,5 ng (■—■)

ausschließlich von der Eliminationshalbwertzeit abhängen. Bei einer Halbwertzeit von 9 min sollte nach ca. 30 min 90% der Steate-state-Konzentration erreicht worden sein. Dies steht in Einklang mit den Befunden. Bei einer längeren Halbwertzeit von 25 min wäre dieses Ausmaß der Steady-state-Konzentration nicht eher als nach ca. 80 min erreicht worden.

Die bei Proband 2 aufgestellten Plasmakonzentrations-Zeit-Kurven nach intravenöser und oraler Gabe waren ähnlich wie die von Proband 1, doch waren hier die Plasmawerte im Verlauf der Infusion variabler (Abb. 3). Das berechnete Steady-state-Niveau bei diesem Probanden lag bei 514 ng/ml und wurde während der

Tabelle 1. Pharmakokinetische Parameter von Isosorbiddinitrat beim Menschen

Parameter	Proband 1	Proband 2
Mittlere Steady-state-Konzentration (ng/ml)	258	514
Eliminationshalbwertzeit (min)	9,2	10,4
Systemische Clearance (l/min)	0,32	0,16
Verteilungsvolumen (l)	4,3	2,4
Terminale (Bioverfügbarkeits-) Halbwertszeit nach oraler Gabe (min)	25,1	26,6
Systemische Verfügbarkeit (%)	3,0	0,9

Infusion über ca. 30 min erreicht. Bei Proband 2 wurde eine Halbwertzeit von 10,4 min nach der Infusion gemessen, und auch hier wurden nach 90 min die "Rebound"-Plasmakonzentrationsphasen beobachtet. Bei Proband 2 war der Spitzenwert von 12,7 ng/ml 20 min nach Medikation erreicht, und die Plasmakonzentrationen des Medikaments fielen mit einer Halbwertzeit von 26 min ab, die auch hier viel länger war als die Eliminationshalbwertzeit nach der Infusion.

Aus diesen Plasmakonzentrations-Daten wurden einige pharmakokinetische Parameter von ISDN (Tabelle 1) errechnet [6]. Die systemische Gesamt-Clearance von ISDN betrug 0,32 l/min bei Proband 1 bzw. 0,16 l/min bei Proband 2 und das Verteilungsvolumen 4,3 bzw. 2,4 l. Die systemische Bioverfügbarkeit von ISDN betrug 3% bei Proband 1 bzw. 0,9% bei Proband 2 [13].

Anhand dieser Parameter wurden die mit einem offenen Ein-Kompartiment-Modell vorhergesagten Plasmaspiegel berechnet [6]. Bei Proband 1 (Abb. 2) wurde eine ziemlich gute Übereinstimmung zwischen den gemessenen und vorhergesagten Konzentrationen nach Infusion und oraler Gabe gefunden.

Bei Proband 2 war die Übereinstimmung zwischen beobachteten und vorher berechneten Werten weniger gut (Abb. 3), doch war die allgemeine Form der vorhergesehenen und gemessenen Plasmakonzentrations-Zeit-Kurven ähnlich. In diesem Modell sind die "Rebound"-Phasen selbstverständlich nicht vorhergesehen, doch ist die Pharmakokinetik von ISDN im allgemeinen und für praktische Zwecke durch dieses offene Ein-Kompartiment-Modell in angemessener Weise beschrieben.

Die nach Infusion erzielten Daten können zur Voraussage der Bioverfügbarkeit von ISDN nach oraler Gabe dienen [11]. Diese Vorausberechnung erfordert die Kenntnis des Blutflusses durch die Leber, der bei diesen Probanden nicht gemessen wurde. Setzt man jedoch die normalerweise akzeptierte mittlere Flußrate von 1,5 l/min voraus und ferner, daß keine extrahepatische Elimination stattfindet, ist eine orale Bioverfügbarkeit von 75% vorauszusehen. Dieser Wert ist um vieles höher

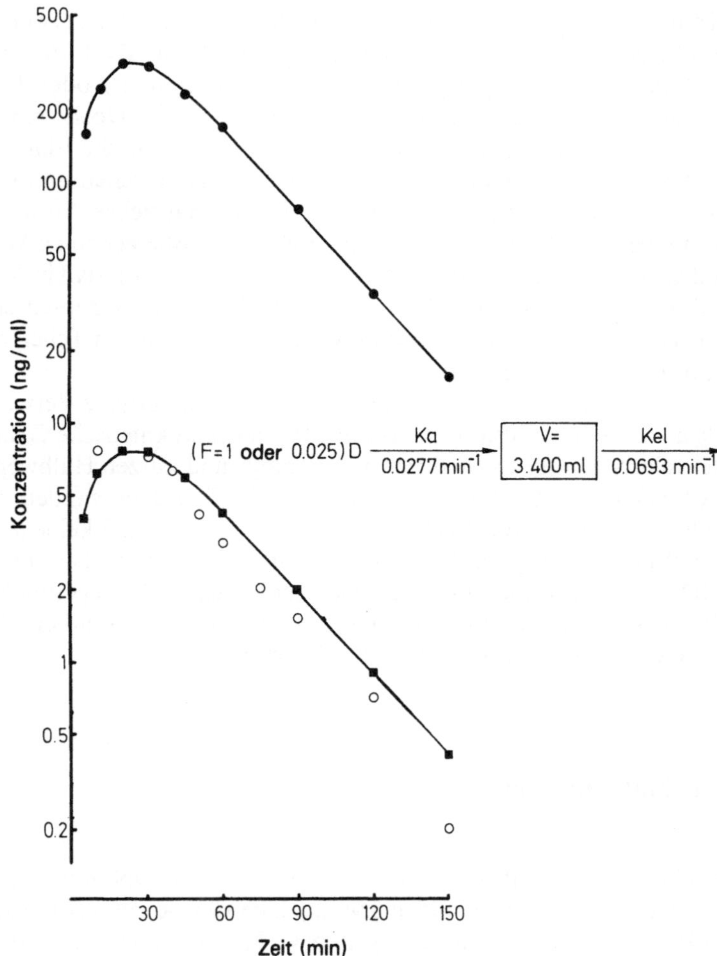

Abb. 4. Gemessene mittlere Plasmakonzentrationen von Isosorbiddinitrat nach sublingualer Gabe von 5 mg (o–o) und vorausberechnete Werte nach einem offenen Ein-Kompartiment-Modell für $F = 1$ (●–●; keine präsystemische Elimination) und für $F = 0{,}025$ (■–■; 1,5mal höhere Bioverfügbarkeit als nach oraler Gabe gemessen)

als die gemessene Verfügbarkeit von bis zu 3%, was auf einen zusätzlichen präsystemischen Eliminationsvorgang hindeutet, der vermutlich auf einer Metabolisierung vor oder während der Absorption beruht, da die ^{14}C-Markierung nach oralen Dosen von ^{14}C-ISDN vollständig absorbiert wird. Bekanntlich sind die Glutathion-S-Transferasen, die ISDN denitrieren, im Darm und anderen extrahepatischen Geweben weit verbreitet [3]. Das Modell liefert eine interessante Voraussage bezüglich des Schicksals von sublingual gegebenem ISDN, da diese Art der Anwendung zur Vermeidung einer möglichen präsystemischen Elimination durch die Leber benutzt wird.

Abbildung 4 zeigt die gemessenen mittleren Plasmawerte nach sublingualen Dosen von 5 mg ISDN (umpubliziert Daten) zugleich mit den aus einem Ein-

Kompartiment-Modell vorausberechneten Werten unter Verwendung der in dieser Studie gewonnenen mittleren Parameter sowohl für $F=1$ (das für komplette Bioverfügbarkeit ohne präsystemische Elimination steht) oder $F=0,025$ (das eine 1,5 fache Bioverfügbarkeit gegenüber der nach oraler Dosis gemessenen bedeutet). Wenn nach sublingualer Einnahme keine präsystemische Elimination stattfindet, besteht ein großer Unterschied zwischen den gemessenen und vorausberechneten Werten. Findet eine präsystemische Elimination gleichen Ausmaßes wie nach oraler Gabe statt, liegen die gemessenen und vorausberechneten Werte einander viel näher. Eine alternative Erklärung dieser Diskrepanz ist, daß in Anbetracht der verhältnismäßig langsamen Absorption von ISDN der Großteil einer sublingualen Dosis heruntergeschluckt und in weiter unten gelegenen Teilen des Gastrointestinaltraktes absorbiert wird.

Abschließend ist zu bemerken, daß die therapeutische Verwendung von ISDN als intravenöse Infusion eine rationelle pharmakokinetische Grundlage hat. Dank der relativ geringen systemischen Clearance und kurzen Halbwertzeit können verhältnismäßig hohe stabile Plasmawerte schnell erreicht werden. Das niedrige Verteilungsvolumen von ISDN ist ein Hinweis darauf, daß keine ausgedehnte Gewebeaufnahme erfolgt und das Pharmakon fast ausschließlich im Plasma erscheint. ISDN ist nach oraler und auch nach sublingualer Dosis gering bioverfügbar, und die präsystemischen Eliminationsvorgänge führen vermutlich zu seiner Biotransformation vor oder während der Absorption.

Zusammenfassung

Bei intravenöser Infusion von Isosorbiddinitrat (ISDN) mit einer Geschwindigkeit von 5,0 mg/h bei 2 Probanden über 2,5 h betrug die mittlere berechnete Steady-state-Plasmakonzentration 258 ng/ml bzw. 514 ng/ml bei den beiden Versuchspersonen. Nach Beendigung der Infusion lag die Eliminationshalbwertzeit des Pharmakons bei ca. 10 min. Die systemische Clearance von ISDN wurde mit 0,32 l/min bzw. 0,16 l/min und das apparente Verteilungsvolumen mit 4,3 l und 2,4 l bei den beiden Probanden berechnet. Die durchschnittlichen Steady-state-Plasmakonzentrationen waren nach ca. 30 minütiger Infusionsdauer nahezu (90%) erreicht.

Nach einer oralen Einzeldosis von 12,5 mg in Lösung wurden die ISDN-Spitzenwerte im Plasma nach 10 min bei Proband 1 (26,6 ng/ml) und nach 20 min bei Proband 2 (12,7 ng/ml) erreicht. Die terminale Halbwertzeit von ISDN im Plasma nach oraler Gabe (ca. 25 min) war weitaus länger als die Eliminationshalbwertzeit nach der Infusion und wurde als Halbwertzeit einer Absorptionsphase interpretiert. Die systemische Verfügbarkeit (absolute Bioverfügbarkeit) von ISDN nach oraler Gabe betrug 3 bzw. 0,9% bei den beiden Probanden.

Die aus den Infusionsdaten vorausberechnete systemische Bioverfügbarkeit von ISDN lag weitaus höher als die gemessenen Werte, was für das Vorkommen präsystemischer Eliminationsvorgänge im Darm und in der Leber, vermutlich durch Metabolisierung vor oder während der Absorption, spricht. Diese Vorgänge können auch die sublingual applizierte Substanz beeinflussen.

Literatur

1. Assinder DF, Chasseaud LF, Taylor T (1977a) Plasma isosorbide dinitrate concentrations in human subjects after administration of standard and sustained-release formulations J Pharm Sci 66:775–778
2. Assinder DF, Chasseaud LF, Hunter JO, Jung RJ, Taylor T (1977b) Plasma concentrations of isosorbide dinitrate after oral administration of a sustained-release formulation to human subjects. Arzneim Forsch 27:156–158
3. Chasseaud LF (1979) The role of glutathione and glutathione S-transferases in the metabolism of chemical carcinogens and other electrophilic agents. Adv Cancer Res 29:175–274
4. Chin DA, Prive DG, Michelucci J, Kho DT, Warner CR (1977) Quantitative determination of isosorbide dinitrate and two metabolites in plasma J Pharm Sci 66:1143–1145
5. Doyle E, Chasseaud LF, Taylor T (1980) Measurement of plasma concentrations of isosorbide dinitrate. Biopharm Drug Dispos 1:141–147
6. Gibaldi M, Perrier D (1975) In: Pharmacokinetics. Dekker, New York, pp 27–31
7. Malbica JO, Monson K, Neilson K and Sprissler R (1977) Electron-capture GLC determination of nanogram to picogram amounts of isosorbide dinitrate. J Pharm Sci 66:384–386
8. Mansel-Jones D, Taylor T, Doyle E, Chasseaud LF, Darragh A, O'Kelly DA, Over H (1978) Plasma concentrations of isosorbide dinitrate after cutaneous and sublingual doses to human subjects. J Clin Pharmacol 18:544–548
9. Needleman P (1975) Biotransformation of organic nitrates. In: Needleman P (ed) Organic nitrates. Springer, Berlin Heidelberg New York, pp 57–95
10. Rosseel MT, Bogaert MG (1973) GLC determination of nitroglycerin and isosorbide dinitrate in human plasma. J Pharm Sci 62:754–755
11. Rowland M (1972) Influence of route of administration on drug availability J Pharm Sci 61:70–74
12. Taylor T, Major R, O'Kelly DA, Darragh A, Chasseaud LF (1978) Plasma concentrations of isosorbide dinitrate after administration of increasing doses of a sustained-release formulation to human subjects. Arzneim Forsch 28:1426–1428
13. Taylor T, Chasseaud LF, Doyle E, Darragh A, O'Kelly DA, Fitzgerald D (1980) Pharmacokinetics of isosorbide dinitrate after intravenous infusion in human subjects. Biopharm Drug Dispos 1:149–156

Pharmakokinetik der Isosorbid-Mononitrate beim Menschen

L. F. Chasseaud und T. Taylor

Einleitung

Die Denitrierung des Isosorbiddinitrat durch Glutathion-S-Transferase (EC 2.5.1.18) [5] ergibt zunächst zwei Biotransformationsprodukte: Isosorbid-5-Mononitrat und Isosorbid-2-Mononitrat (Abb. 1) [2]. Beide Mononitrate sind pharmakologisch aktiv [6]. Beim Menschen werden ca. 10% einer oralen Isosorbiddinitrat-Dosis als freies und konjugiertes Isosorbid-5-Mononitrat und ca. 1% als -2-Mononitrat ausgeschieden [2]. Nach oraler Einnahme von Isosorbiddinitrat zirkuliert der Metabolit Isosorbid-5-Mononitrat im Plasma, lange nachdem die Konzentrationen von Isosorbiddinitrat auf Werte unterhalb der Meßgrenze abgefallen sind [1]. Folglich könnte Isosorbid-5-Mononitrat erheblich zu der antianginösen Langzeitwirkung von Isosorbiddinitrat beitragen. Diese Möglichkeit erforderte eine eingehendere Untersuchung der Pharmakokinetik von Isosorbid-5-Mononitrat.

Untersuchungen bei gesunden freiwilligen Probanden

Vier gesunde freiwillige Versuchspersonen wurden klinisch untersucht und gaben ihre Zustimmung zur Teilnahme an der pharmakokinetischen Studie von Isosorbid-5-Mononitrat. Eine Lösung mit 10 mg Isosorbid-5-Mononitrat wurde mit einer Geschwindigkeit von 4 mg/h über 2,5 h (100 ml Flüssigkeit/h) intravenös in-

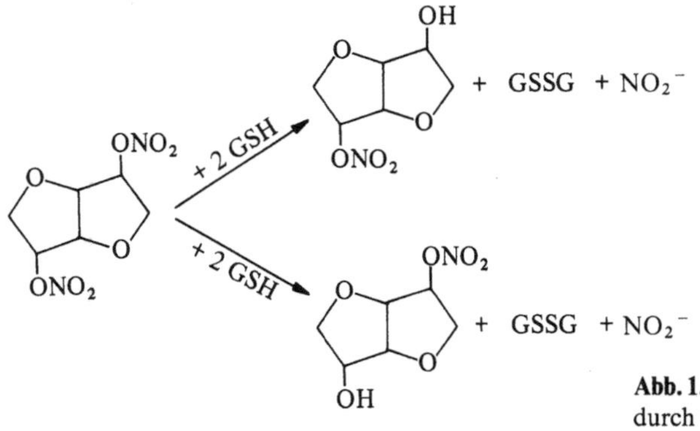

Abb. 1. Denitrierung von Isosorbiddinitrat durch Glutathion-S-Transferasen

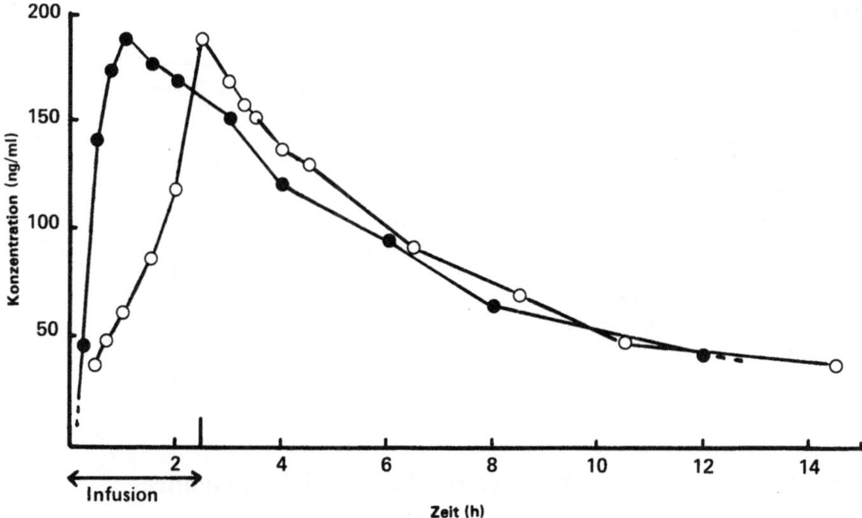

Abb. 2. Plasmakonzentrationen von Isosorbid-5-Mononitrat nach intravenöser Infusion mit einer Geschwindigkeit von 4 mg/h über 2,5 h (o–o) und nach oraler Einzeldosis von 10 mg (•–•)

fundiert. Eine Woche später erhielt jeder Proband eine orale Einzeldosis von 10 mg Isosorbid-5-Mononitrat. Nach weiteren Wochen erhielten die Probanden auch orale Einzeldosen von 10 mg Isosorbiddinitrat sowie intravenöse Infusion bzw. orale Einzeldosen von Isosorbid-2-Mononitrat unter den gleichen Bedingungen wie oben. Blutproben wurden zu festgesetzten Zeiten entnommen, und die Plasmakonzentrationen der betreffenden Substanz mittels gaschromatographischer Verfahren einschließlich der Elektronenauffang-Detektion bestimmt [z. B. 3].

Plasmakonzentrationen von Isosorbid-5-Mononitrat

Im Verlauf der Infusion von 10 mg Isosorbid-5-Mononitrat mit einer Geschwindigkeit von 4 mg/h stieg die mittlere Plasmakonzentration der Substanz langsam an und erreichte nach 2,5 h bei Beendigung der Infusion 185 ng/ml (Abb. 2). Im Verlauf dieser Infusion wurde kein Steady-state-Niveau erreicht. Dies war aber in Anbetracht der plasmatischen Halbwertzeit von Isosorbid-5-Mononitrat nicht zu erwarten. Nach der Infusion fiel die mittlere Plasmakonzentration der Substanz mit einer Halbwertzeit von ca. 4 h allmählich ab. Eine Verteilungsphase (α-Phase) auf der Plasmakonzentrations-Zeit-Kurve nach Infusion wurde nicht beobachtet, und die Halbwertzeit der terminalen linearen Phase dieser Kurve wurde daher als der Eliminationsphase entsprechend angenommen.

Nach der oralen Einzeldosis von 10 mg Isosorbid-5-Mononitrat verliefen die Plasmakonzentrationen der Substanz ähnlich wie nach der intravenösen Infusion (Abb. 2). Allerdings wurde hier die mittlere Spitzenkonzentration von 186 ng/ml früher erreicht, und zwar 1 h nach der Einnahme. Nach Erreichen der Spitzenwerte fielen die mittleren Konzentrationen mit einer Halbwertzeit von ca. 5 h ab.

Tabelle 1. Mittlere pharmakokinetische Parameter von Isosorbid-5-Mononitrat beim Menschen

Parameter	Intravenöse Infusions-dosen ($\pm$ V.K.)	Orale Dosen
Eliminationshalbwertzeit (h)	4,2 $\pm$ 6	4,9 $\pm$ 8
Systemische Clearance (l/min)	0,13 $\pm$ 18	–
Verteilungsvolumen (l)	48 $\pm$ 16	
Maximale Plasmawerte (ng/ml)	185[a] $\pm$ 6	191 $\pm$ 16
Zeitpunkt d. max. Werte (min)	–	64 $\pm$ 8
System. Bioverfügbarkeit (%)	–	111
Berechnetes Steady-state-Niveau (ng/ml)	515 $\pm$ 16	–

[a] am Ende der Infusion

Pharmakokinetische Parameter von Isosorbid-5-Mononitrat

Einige pharmakokinetische Parameter von Isosorbid-5-Mononitrat wurden aus dem Verhältnis der Plasmakonzentration zur Zeit errechnet [4]. Die mittlere Eliminationshalbwertzeit von Isosorbid-5-Mononitrat nach intravenöser Infusion betrug 4,2 h (Tabelle 1). Die höchste nach 2,5stündiger Infusion erreichte Plasmakonzentration lag bei 185 ng/ml. Die systemische Gesamt-Clearance nach der Infusion betrug 0,13 l/min. Das Verteilungsvolumen betrug 48,4 l. Dieses Volumen entspricht 68% des Körpergewichtes, und Isosorbid-5-Mononitrat könnte demnach im gesamten Körperwasser verteilt worden sein. Die bei dieser Infusionsgeschwindigkeit berechnete mittlere Steady-state-Plasmakonzentration betrug 515 ng/ml; 90% dieses Wertes wäre erst nach einer 14 stündigen Infusionsdauer erreicht worden. Clearance-Werte ($r = 0,98$, $p < 0,01$) und Verteilungsvolumina ($r = 0,90$, $p < 0,05$) wurden mit dem Körpergewicht korreliert (Abb. 3).

Bei oraler Gabe von 10 mg Isosorbid-5-Mononitrat waren die mittleren Spitzenwerte der Plasmakonzentration bzw. 191 ng/ml durchschnittlich nach 64 min erreicht. Die mittlere terminale Halbwertzeit nach oraler Gabe betrug 4,9 h (Tabelle 1). Die systemische Verfügbarkeit von 111% wies darauf hin, daß Isosorbid-5-Mononitrat nach oraler Einnahme vollständig bioverfügbar ist und keinen präsystemischen Eliminationsvorgängen unterliegt.

Die mittels eines offenen Ein-Kompartiment-Modells vorhersehbaren Plasmakonzentrationen wurden mit Hilfe der pharmakokinetischen Parameter aus dem Verhältnis Plasmakonzentration/Zeit errechnet. Zwischen den tatsächlich beobachteten und den vorhergesehenen Konzentrationen bestand eine gute Übereinstimmung, obwohl die im Verlauf der Infusion gemessenen Konzentrationen durchweg unterhalb der vorhergesehenen Werte lagen (Abb. 4).

Plasmakonzentrationen von Isosorbid-5-Mononitrat nach oralen Einzeldosen von Isosorbiddinitrat

Nach oralen Einzeldosen von 10 mg Isosorbiddinitrat lag der mittlere Spitzenwert der Plasmakonzentration von Isosorbid-5-Mononitrat bei 69,2 ng/ml. Er wurde

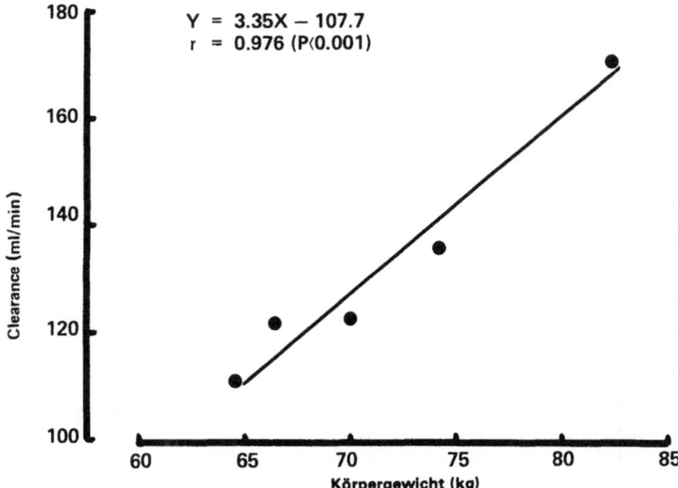

Abb. 3. Korrelation der systemischen Clearance von Isosorbid-5-Mononitrat (Y) mit dem Körpergewicht (X)

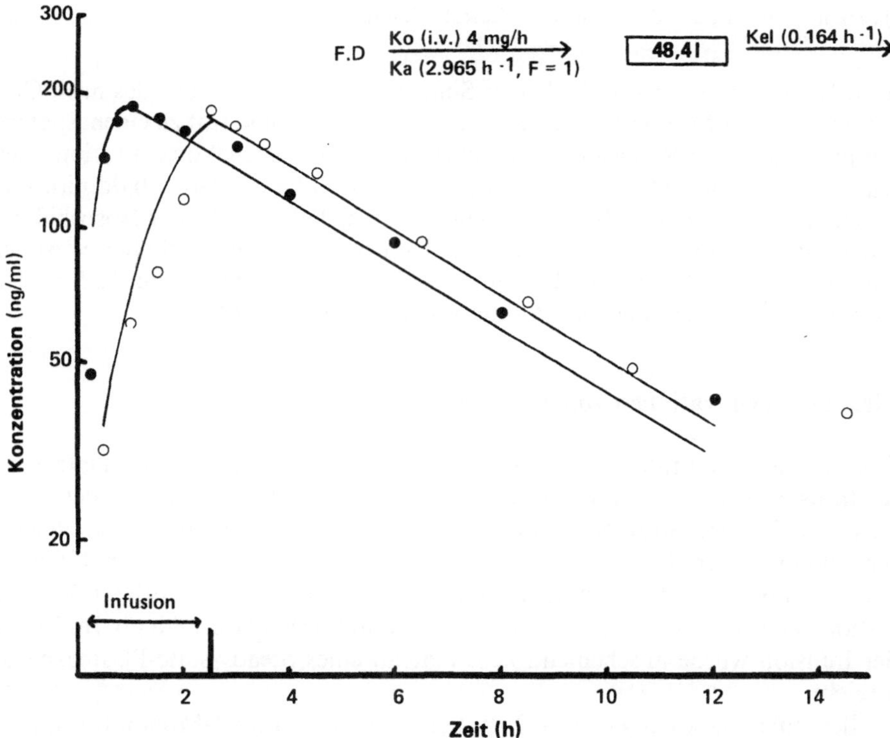

Abb. 4. Mittlere Plasmakonzentrationen von Isosorbid-5-Mononitrat nach intravenöser Infusion von 10 mg mit einer Geschwindigkeit von 4,0 mg/h (o–o) und nach oraler Einzeldosis von 10 mg (●–●). Die durchzogene Linie stellt die mit einem offenen Ein-Kompartiment-Modell vorausberechneten Konzentrationen dar

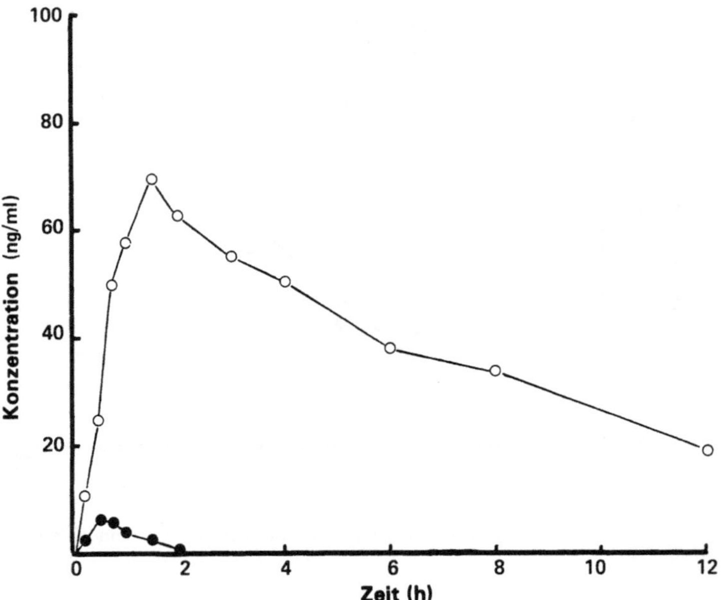

Abb. 5. Mittlere Konzentrationen von Isosorbiddinitrat (●–●) und Isosorbid-5-Mononitrat (○–○) im Plasma nach oraler Einzeldosis von 10 mg Isosorbiddinitrat

nach 1,5 h gemessen (Abb. 5). Dieser Spitzenwert betrug ca. 36% des nach Gabe von Isosorbid-5-Mononitrat gemessenen Spitzenwertes und trat zu einem späteren Zeitpunkt auf. Ein Vergleich der Flächen unter den Plasmakonzentrations-Zeit-Kurven von Isosorbid-5-Mononitrat nach oraler Gabe von Isosorbiddinitrat mit denen nach Isosorbid-5-Mononitrat selbst erwies, daß ca. 50% der Isosorbiddinitrat-Dosis in Form von Isosorbid-5-Mononitrat im Plasma zirkulierte. Andere Untersuchungen [7] ergaben, daß nur ca. 3% einer oralen Dosis von 12,5 mg Isosorbiddinitrat unverändert im Plasma wiedergefunden werden.

Plasmakonzentrationen von Isosorbid-2-Mononitrat

Die Plasmakonzentrationen von Isosorbid-2-Mononitrat nahmen nach intravenöser Infusion einen zeitlich etwas unterschiedlichen Verlauf gegenüber denen von Isosorbid-5-Mononitrat. Nach Infusion von Isosorbid-2-Mononitrat mit einer Geschwindigkeit von 4 mg/h trat die mittlere Spitzenkonzentration von 120 ng/ml nach 2,5 h bzw. bei Beendigung der Infusion auf (Abb. 6). Die mittleren Konzentrationen fielen nach der Infusion mit einer Halbwertzeit von 1,8 h ab. Im Verlauf der Infusion wurde anscheinend kein Plateau eines Steady-state-Plasmaspiegels erreicht.

Bei oraler Gabe der gleichen Dosis von 10 mg Isosorbid-2-Mononitrat war der mittlere Spitzenwert der Plasmakonzentration, 139 ng/ml, nach 0,75 h erreicht (Abb. 6). Die terminale Halbwertzeit von Isosorbid-2-Mononitrat im Plasma nach oraler Gabe betrug 1,8 h, ebenso wie nach der infundierten Dosis. Diese Halbwertzeit wurde mit der Eliminationshalbwertzeit von Isosorbid-2-Mononitrat gleichgesetzt.

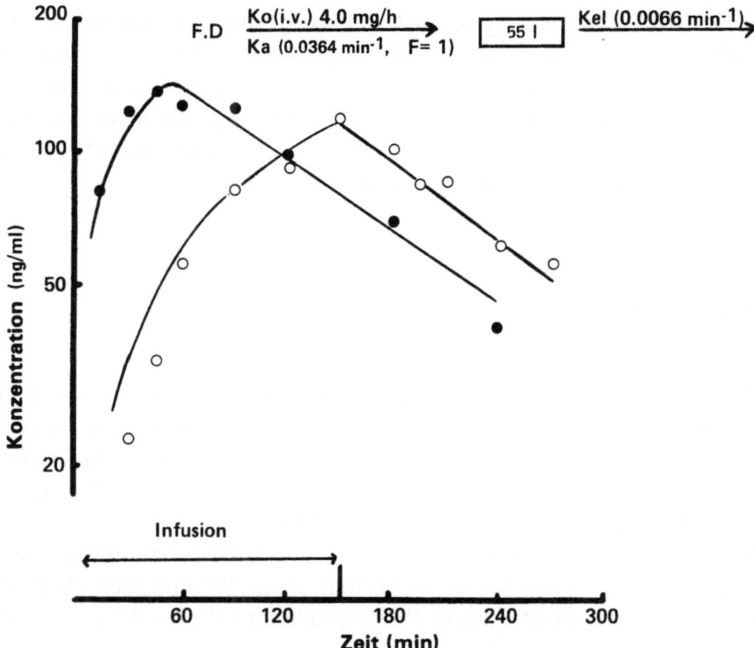

Abb. 6. Mittlere Plasmakonzentrationen von Isosorbid-2-Mononitrat nach intravenöser Infusion von 10 mg mit einer Geschwindigkeit von 4,0 mg/h (o–o) und nach oraler Einzeldosis von 10 mg (●–●). Die durchgezogene Linie stellt die mit einem offenen Ein-Kompariment-Modell vorausberechnete Konzentration dar

Tabelle 2. Mittlere pharmakokinetische Parameter von Isosorbid-2-Mononitrat beim Menschen

Parameter	Intravenöse Infusionsdosen	Orale Dosen
Eliminationshalbwertzeit (h)	1,8	1,8
Systemische Clearance (l/min)	0,36	–
Verteilungsvolumen (l)	55	–
Maximale Plasmawerte (ng/ml)	120[a]	147
Zeitpunkt d. max. Werte (min)	–	55
System. Bioverfügbarkeit (%)	–	101
Berechnetes Steady-state-Niveau (ng/ml)	184	–

[a] am Ende der Infusion

Pharmakokinetische Parameter von Isosorbid-2-Mononitrat

Die pharmakokinetischen Parameter des Isosorbid-2-Mononitrat wurden ebenfalls aus den Plasmakonzentrations-Zeit-Daten errechnet. Die mittlere systemische Clearance der Substanz lag bei 0,36 l/min (Tabelle 2). Das Verteilungsvolumen betrug 55 l. Dieses Volumen entsprach ca. 79% des gesamten Körpergewichtes, und somit kann auch Isosorbid-2-Mononitrat im Körperwasser verteilt sein. Die berechnete mittlere Steady-state-Plasmakonzentration von Isosorbid-2-Mononitrat betrug 184 ng/ml, und 90% dieses Wertes wären nach einer 6stündigen Infusion bei gleicher Geschwindigkeit erreicht worden. Die systemische Verfügbarkeit des Präparates nach oraler Einnahme (Tabelle 2) beweist, daß – ebenso wie der 5-Mononitrat-Isomer – Isosorbid-2-Mononitrat vollständig bioverfügbar ist und keinem präsystemischen Eliminationsvorgang unterliegt.

Schlußfolgerungen

Die nach 2,5 stündiger Infusion mit einer Geschwindigkeit von 4 mg/h erreichten Plasmakonzentrationen der Isosorbid-Mononitrate waren ebenso hoch wie die nach oralen Einzeldosen gemessenen Werte, doch waren die Spitzenkonzentrationen nach oraler Gabe früher erreicht. Ein offenes Ein-Kompartiment-Modell scheint für die Beschreibung der Kinetik beider Substanzen geeignet zu sein. Beide Mononitrate sind nach oraler Gabe vollständig bioverfügbar und sind wahrscheinlich im gesamten Körperwasser verteilt. Dank der längeren Halbwertzeit von Isosorbid-5-Mononitrat sind die Plasmakonzentrationen dieses Isomers länger meßbar als die des IS-2-Mononitrat.

Die Ergebnisse dieser Untersuchungen weisen darauf hin, daß die intravenöse Infusion der beiden Mononitrate keinerlei Vorteile gegenüber der konventionellen oralen Gabe darstellen würde, außer bei Verwendung höherer Infusionsgeschwindigkeiten oder Bolus-Gaben oder in Fällen, in denen die orale Anwendung nicht möglich ist. Obwohl Isosorbid-5-Mononitrat eine relativ lange Halbwertzeit von 4–5 h hat, wären Retardzubereitungen dieser Substanz vermutlich ebenfalls von Nutzen.

Literatur

1. Chasseaud LF, Down WH, Grundy RK (1975) Concentrations of the vasodilator isosorbide dinitrate and its metabolites in the blood of human subjects. Eur J Clin Pharmacol 8:157–160
2. Down WH, Chasseaud LF, Grundy RK (1974) Biotransformation of isosorbide dinitrate in humans. J Pharm Sci 63:1147–1149
3. Doyle E, Chasseaud LF, Taylor T (1980) Measurement of plasma concentrations of isosorbide dinitrate. Biopharm Drug Dispos 1:141–147
4. Gibaldi M, Perrier D (1975) In: Pharmacokinetics. Dekker, New York, pp 27–31
5. Keen JH, Habig WH, Jakoby WB (1976) Mechanism for the several activities of the glutathione S-transferases. J Biol Chem 251:6183–6188
6. Stauch M, Grewe N (1980) Die Wirkung von Isosorbiddinitrat, Isosorbid-2- und -5-Mononitrat auf das Belastungs-EKG und auf die Hämodynamik während Vorhofstimulation bei Patienten mit Angina pectoris. In: Rudolph W, Schrey A (Hrsg.) Nitrate II. Urban and Schwarzenberg, München, S. 378–385
7. Taylor T, Chasseaud LF, Doyle E (1980) Pharmacokinetics of isosorbide dinitrate after intravenous infusion in human subjects. Biopharm Drug Dispos 1:149–156

Vergleichende Untersuchungen über Hämodynamik und Pharmakokinetik nach oraler Applikation von Isosorbid-2-Mononitrat und Isosorbid-5-Mononitrat

F. Seidel und D. Michel

Einleitung

Nach oraler Verabreichung von Isosorbiddinitrat (ISDN) sind die Metaboliten Isosorbid-2-Mononitrat (IS-2-MN) und Isosorbid-5-Mononitrat (IS-5-MN) im Gegensatz zur Muttersubstanz über mehrere Stunden in nur gering abnehmender Konzentration im Plasma nachweisbar [1]. Versuche, die Plasmaspiegelkinetik des ISDN mit der Wirkungskinetik zu korrelieren, brachten in der Mehrzahl negative Ergebnisse [2]. Nach intravenöser und oraler Applikation beider Mononitrate konnte von zwei Arbeitsgruppen eine Reduktion der ST-Streckensenkung im Belastungs-EKG [3,4] nachgewiesen werden. Auch hämodynamische Wirkungen wurden bereits beobachtet [5,6]. Die vorliegende Untersuchung befaßt sich mit der Frage, ob sich die beschriebenen hämodynamischen Wirkungen nach oraler Gabe der Mononitrate IS-2-MN und IS-5-MN bestätigen lassen und ob sie mit den gemessenen Plasmaspiegeln in Zusammenhang zu bringen sind.

Patienten

Von 26 teilnehmenden Patienten waren 12 Männer und 14 Frauen; 9 erhielten IS-2-MN, 13 IS-5-MN und 4 Kontrollpatienten Placebo. In der Kontrollgruppe wurden während des Untersuchungszeitraumes keine wesentlichen Änderungen der hämodynamischen Werte registriert, so daß in beiden Verumgruppen die Ausgangswerte vor Applikation des Medikamentes als Kontrollen dienen konnten. Die Indikation zur invasiven kardiologischen Diagnostik stellte 20mal ein Klappenvitium, 4mal eine Kardiomyopathie und je einmal eine unklare arterielle Embolie und ein Mitralklappenprolaps dar. Die Mittelwerte für Lebensalter, Größe, Gewicht und Körperoberfläche unterschieden sich nicht wesentlich in beiden Verumgruppen.

Methoden

Es wurden gleichzeitig Links- und Rechtsherzkatheter eingeführt und hierbei Pulmonalkapillarmittldruck (PCP), Pulmonalarteriendruck (PAP), linksventrikulärer systolischer (LVSP) und enddiastolischer Druck (LVEDP), Aortendruck (AOP), Herzindex in Thermodilutionstechnik (HI), Herzfrequenz (HF) und arteriovenöse Sauerstoffdifferenz ($AVDO_2$) gemessen. Die Widerstandswerte wurden für den großen und kleinen Kreislauf errechnet. Alle Messungen erfolgten vor sowie 10, 20 und 30 min nach oraler Gabe von 10 mg IS-2-MN, IS-5-MN oder Placebo. Zu den gleichen Zeitpunkten wurden Plasmaproben gewonnen, die später in tiefgefrorenem Zustand zur Bestimmung der Mononitrat-Plasmaspiegel verschickt wurden. Für die Durchführung der gaschromatographischen Bestimmung der Mononitrat-Plasmaspiegel sind wir Herrn Chasseaud vom Huntingdon-Institut, England, zu besonderem Dank verpflichtet.

Ergebnisse

Hämodynamik

Pulmonalarteriendruck (Abb. 1). Der systolische Pulmonalarteriendruck wurde durch beide Substanzen in der gleichen Größenordnung, d. h. um jeweils etwa 20% des Ausgangswertes, gesenkt. Die Druckreduktion wurde nach 20 und 30 min statistisch signifikant.

Der diastolische Pulmonalarteriendruck sank ebenfalls unter beiden Mononitraten ab. Das Ausmaß der Drucksenkung war nach IS-2-MN mit 27% etwa doppelt so groß wie nach IS-5-MN mit 14%. Auch der mittlere Pulmonalarteriendruck sank unter IS-2-MN mit 30% etwa doppelt so stark ab wie unter IS-5-MN mit 14%.

Pulmonalkapillarmitteldruck und linksventrikulärer enddiastolischer Druck. Wie zu erwarten, verhalten sich der PCP und der LVEDP ebenso wie der diastolische Pulmonalarteriendruck. Auch hier war die Verlängerung nach IS-2-MN etwa doppelt so stark ausgeprägt wie nach IS-5-MN.

Aortendruck (Abb. 2). Die Reduktion des systolischen Aortendrucks konnte nach beiden Mononitraten statistisch gesichert werden. Sie betrug unter IS-2-MN 18% und unter IS-5-MN wiederum die Hälfte, nämlich 8%. Der diastolische Aortendruck zeigte unter beiden Substanzen gegensätzliches Verhalten. Unter IS-2-MN kam es zu einer zunehmenden Drucksenkung, die nach 30 min signifikant wurde und 11% des Ausgangswertes erreichte. Unter IS-5-MN kam es schon nach 10 min zu einem geringen, aber statistisch zu sichernden Druck*anstieg* um 5,3%. In der 2. und 3. Zehnminutenperiode näherte sich der diastolische Aortendruck wieder dem Ausgangswert.

Der mittlere Aortendruck war nach 30 min um 14% (unter IS-2-MN) bzw. um 6% (unter IS-5-MN) abgesunken. Die statistische Signifikanz konnte bei letzterem Wert nicht mit Hilfe des bisher benutzten Wilcoxon-U-Tests, sondern nur mit dem effektiveren Student-*t*-Test nachgewiesen werden, der allerdings eine Normalverteilung voraussetzt.

Herzindex (Abb. 3). Er nahm unter beiden Substanzen um etwa 12% ab. Die stärkste Abnahme wurde unter IS-5-MN nach 30 min, unter IS-2-MN nach 20 min be-

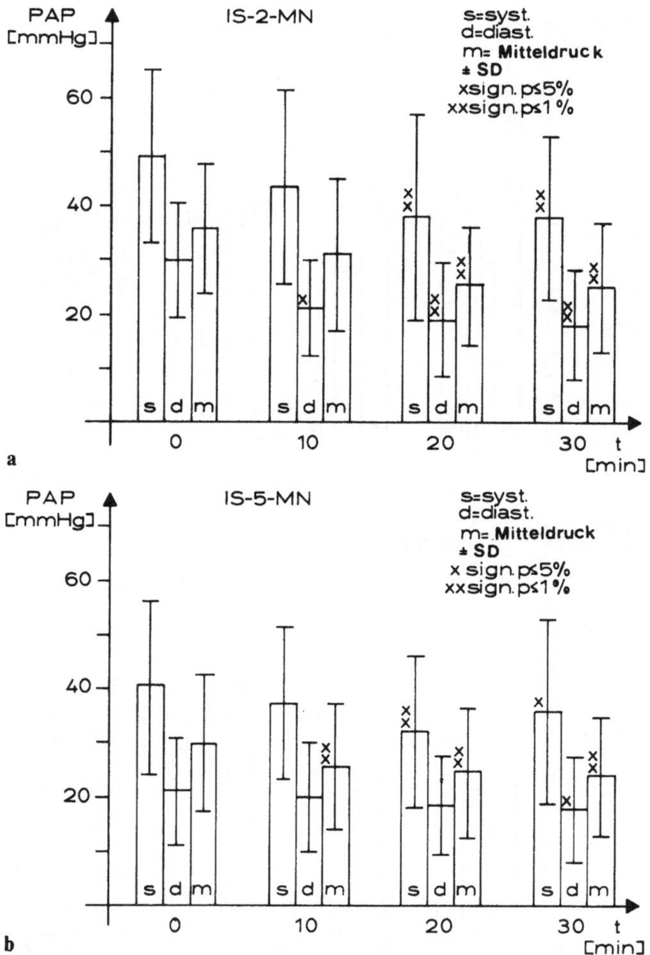

Abb. 1 a, b. Pulmonalarteriendruck (*PAP*) während 30 min nach oraler Gabe von IS-2-MN (*a*) und IS-5-MN (*b*) (× , × × = signifikant nach Wilcoxon-U-Test)

obachtet, wobei es in den folgenden 10 min zu einem deutlichen Wiederanstieg in die Nähe des Ausgangswertes kam.

Herzfrequenz. Sie wurde von keiner der beiden Substanzen sicher beeinflußt.

Widerstandswerte im kleinen und großen Kreislauf. Der Gesamtwiderstand im kleinen Kreislauf nahm unter beiden Mononitraten signifikant ab, und zwar nach IS-2-MN um 23%, nach IS-5-MN um 17%. Ähnlich verhielt sich der Lungenarteriolenwiderstand. Keine wesentliche Veränderung zeigte der Widerstand im großen Kreislauf.

Arteriovenöse Sauerstoffdifferenz. Die $AVDO_2$ wurde durch beide Substanzen unterschiedlich beeinflußt. IS-2-MN führte zu einer Abnahme des Wertes um 6%, die

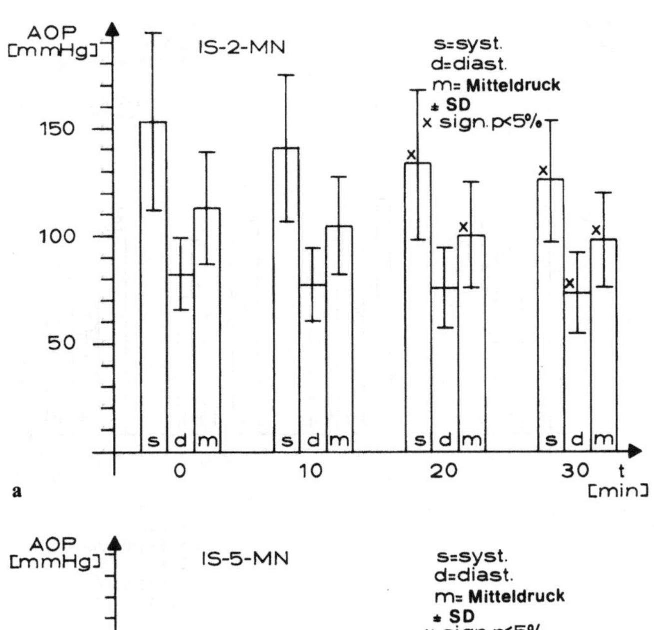

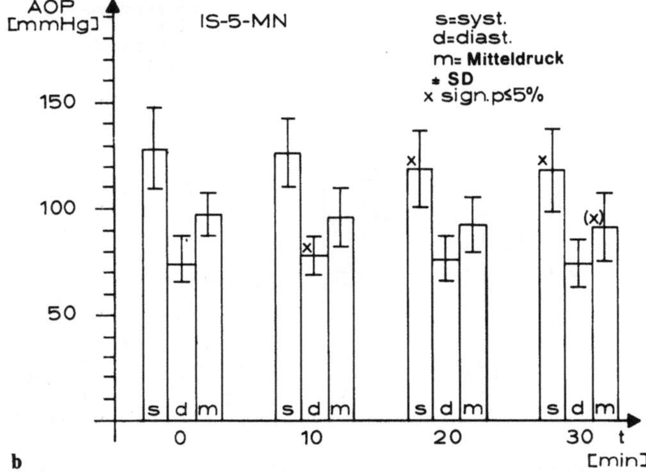

Abb. 2a, b. Aortendruck (*AOP*) während 30 min nach oraler Gabe von IS-2-MN (**a**) und IS-5-MN (**b**) [×, × ×, signifikant nach Wilcoxon-U-Test; (×) = signifikant nach Student-*t*-Test]

statistisch allerdings nicht zu sichern war. IS-5-MN führte zu einer hochsignifikanten Zunahme um fast 17%. Diese gegensinnigen Veränderungen sind um so unverständlicher, als nach beiden Substanzen eine Abnahme des Herzindex nachgewiesen werden konnte.

Plasmaspiegel der Mononitrate (Abb. 4)

Sowohl IS-2-MN als auch IS-5-MN wurden in den ersten 20 min nach oraler Gabe resorbiert, so daß Plasmaspiegel meßbar wurden. Die nach 10 min entnommenen Proben wurden nicht untersucht.

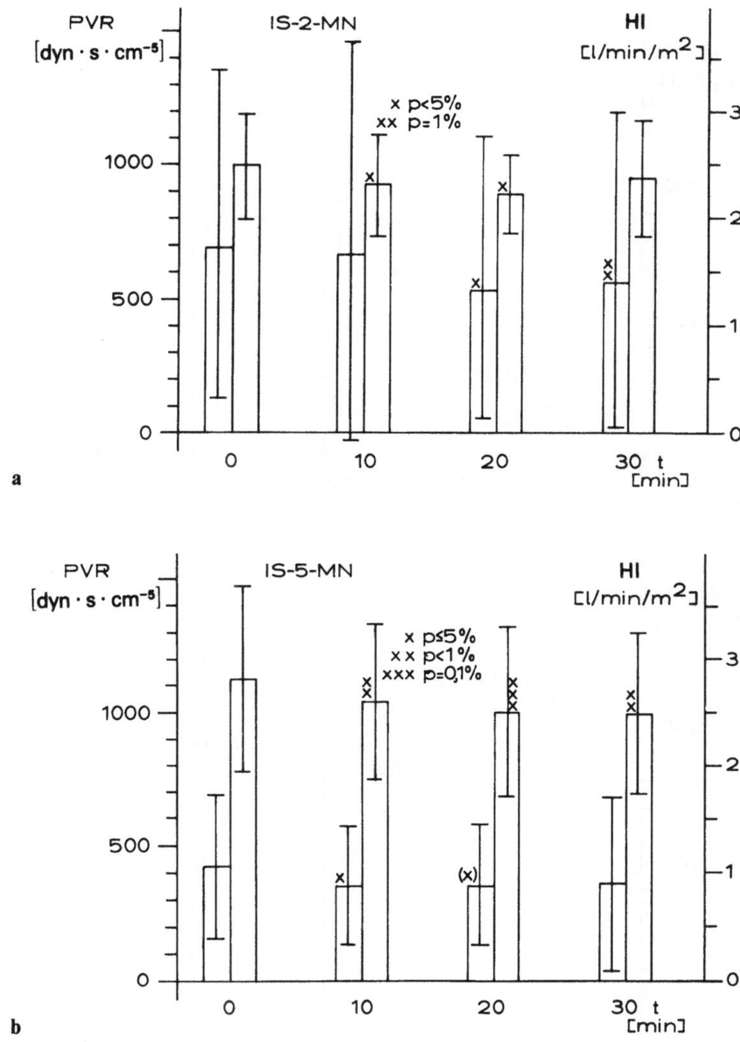

Abb. 3a, b. Gesamtwiederstand im Pulmonalkreislauf (*PVR*), *HI* Herzindex [×, × × = signifikant nach Wilcoxon-U-Test; (×) = signifikant nach Student-*t*-Test]

Die Plasmaspiegel beider Mononitrate lagen nach 20 und 30 min in einem vergleichbaren Konzentrationsbereich zwischen 170 und 190 ng/ml. Korreliert man die Plasmaspiegel mit der prozentualen Änderung des diastolischen Pulmonalarteriendrucks, so ergibt sich insgesamt bei beiden Mononitraten keine signifikante Korrelation (Abb. 5). Läßt man jedoch bei IS-2-MN Druckänderungen im niedrigen Bereich unter 18% außer Betracht, so ergibt sich eine hochsignifikante Korrelation zwischen der Höhe des Plasmaspiegels und dem Ausmaß der Druckreduktion.

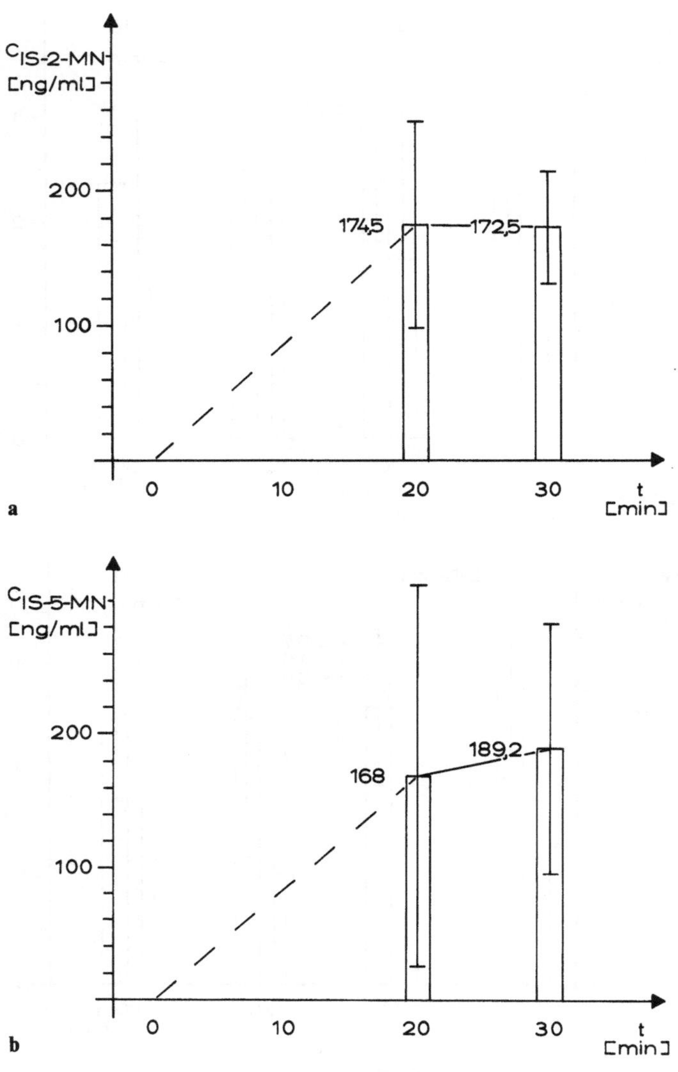

Abb. 4a, b. Plasmakonzentration (*C*) von IS-2-MN (**a**) und IS-5-MN (**b**)

Diskussion

Beide Mononitrate zeigen Wirkungen, die mit den bekannten Wirkungen des ISDN vergleichbar sind. Quantitativ liegt die Drucksenkung unter IS-2-MN in der gleichen Größenordnung wie unter ISDN. Unter IS-5-MN ist sie bei gleicher Dosierung etwa halb so stark ausgeprägt.

Die Untersuchung hat Hinweise auf eine Beziehung zwischen den Plasmaspiegeln und der Drucksenkung bei IS-2-MN ergeben. Allerdings bestehen hier Vorbe-

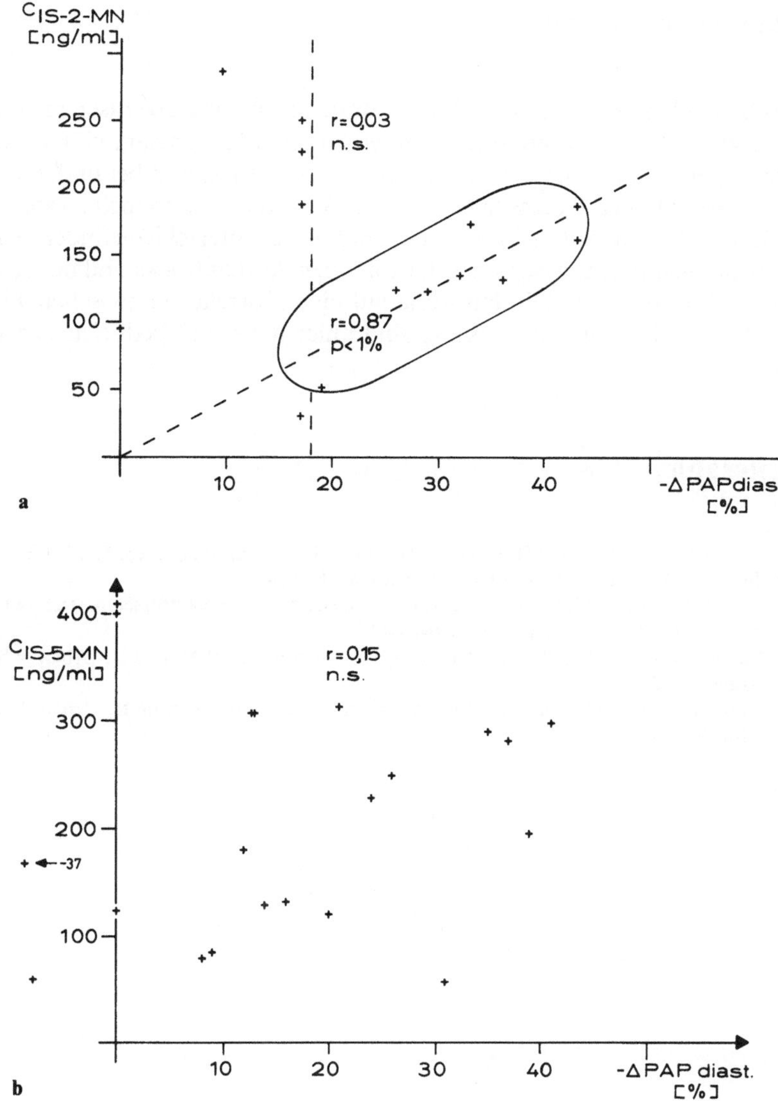

Abb. 5a, b. Korrelation von Plasmakonzentration (*C*) und diastolischer Pulmonalarteriendrucksenkung von IS-2-MN (**a**) und IS-5-MN (**b**) (% von den Kontrollwerten) ($-\Delta$ PAP$_{\text{diast}}$); *r* Korrelationskoeffizient; *n. s.* nicht signifikant

halte: Die Beziehung zeigt sich nur bei einem Teil der Patienten, und zwar nur dann, wenn Patienten mit geringer Druckreduktion unter 18% nicht in die Korrelationsanalyse einbezogen werden. Es könnte sich um Patienten handeln, die nicht oder nur wenig auf das Mononitrat ansprechen. Es können aber auch Fehler bei der Messung der hämodynamischen Werte oder bei der Lagerung oder Analyse der Plasmaproben aufgetreten sein.

Zusammenfassung

Es ließ sich zeigen, daß beide Mononitrate bei oraler Gabe rasch resorbiert werden und zu meßbaren Plasmaspiegeln sowie zu signifikanten hämodynamischen Veränderungen führen. Diese sind bei gleicher Dosierung und bei in den ersten 30 min etwa gleichhohen Plasmaspiegeln nach IS-2-MN etwa doppelt so stark ausgeprägt wie nach IS-5-MN. Qualitative und unerklärte Unterschiede finden sich bei der gegensinnigen Beeinflussung des diastolischen Aortendrucks und der $AVDO_2$ durch beide Mononitrate. Die Hinweise auf eine Korrelation zwischen Plasmaspiegel und hämodynamische Wirkung sind anfechtbar und bedürfen der Bestätigung.

Literatur

1. Chasseaud LF, Down WH, Grundy RK (1975) Eur J Clin Pharmacol 8:157–160
2. Bogaert MG et al. (1970) Eur J Clin Pharmacol 12:244
3. Stauch M, Grewe U, Nissen H (1975) Verh Dtsch Ges Kreislaufforsch 41:182–184
4. Michel D (1976) Herz Kreislauf 8:444–447
5. Stauch M, Grewe U (1980) In: Rudolph W, A Schrey (Hrsg) Nitrate II. Urban & Schwarzenberg, München, S 378
6. Seidel F, Michel D (1980) In: Rudolph W, A Schrey (Hrsg) Nitrate II. Urban & Schwarzenberg, München, S 415

Neuere Applikationsformen von Nitraten in der Humanmedizin zur Erzielung besser vorhersehbarer Wirkungen

A. H. BECKETT

Nach oraler Einnahme wird Isosorbiddinitrat (ISDN) durch den First-pass-Metabolismus weitgehend abgebaut. Bei dieser Art der Anwendung tauchen weniger als 3% der unveränderten Substanz im Blut auf. Die beiden Mononitrat-Metaboliten sind jedoch aktiv und tragen somit vermutlich in großem Maße zu den nach oral gegebenem ISDN beobachteten Wirkungen bei.

Bei Substanzen, die einem erheblichen First-pass-Metabolismus unterliegen, entstehen sehr unterschiedliche Blutspiegel des unveränderten Pharmakons nach gleichen Dosen und Einnahmezeiten, wie dies z. B. bei Propranolol der Fall ist (Abb. 1) [3].

Deshalb führt der First-pass-Metabolismus in vielen Fällen zu individuell äußerst unterschiedlichen biologischen Wirkungen. Im Falle des ISDN sind die interindividuellen Unterschiede in der Wirkung, vermutlich dank der nach oraler Einnahme von ISDN entstehenden Mononitrat-Blutspiegel, weniger ausgeprägt.

Die Absorption von Arzneimitteln, die in den üblichen Tabletten- oder Kapselformen verabreicht werden, unterliegt zahlreichen Einflüssen, wie Magenentleerung, Nüchtern-Zustand oder Nahrungs- und Flüssigkeitsaufnahme, körperliche Aktivität, andere gleichzeitig eingenommene Medikamente usw. Um den Einfluß dieser verschiedenen Faktoren möglichst zu reduzieren, ist eine kontrollierte Wirk-

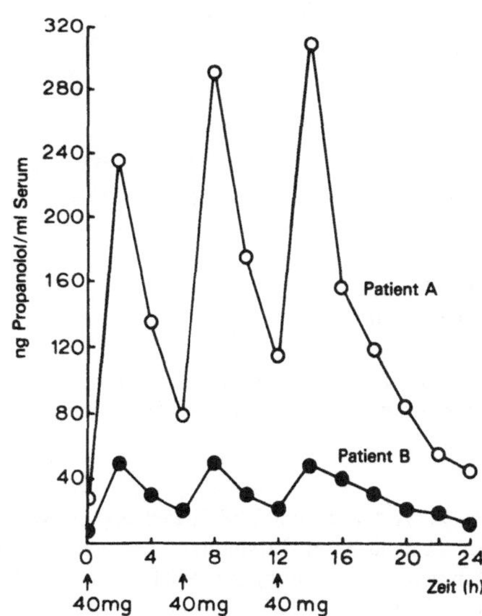

Abb. 1. Propranolol-Serumkonzentrationen bei 2 Patienten nach Einnahme der gleichen Dosis (3 × 40 mg/die) über 24 h [3]

Tabelle 1. Orale kontrollierte Abgabesysteme

Einheitsdosis	Mehrfache Einheitsdosis

Magen

1. Durchgang von Magenentleerung abhängig	1. Durchgang praktisch unabhängig von Magen-entleerung
2. Verweildauer im Magen beeinflußt durch Nahrung und Flüssigkeit	2. Verweildauer im Magen nicht von Nahrung und Flüssigkeit abhängig

Darm

1. Passagedauer erheblich durch Darmmotalität und Nahrungsmittelpassage beeinflußt	1. Passagedauer nur wenig von Darmmotalität und Nahrungsmittelpassage beeinflußt
2. Wirkstoff-Freigabe vom Sitz der Tablette abhängig	2. Pellets über gesamten Gastrointestinaltrakt verteilt, keine hohen lokalen Arzneimittel-Konzentrationen
3. Kurze und variable Durchlaufzeit	3. Längere und weniger variable Durchlaufzeit
4. Risiko lokaler Akkumulation bei aufeinander-folgenden Dosen	4. Kein Risiko lokaler Akkumulation
5. Risiko lokaler Irritation wegen hoher Arzneimittel-Konzentration	5. Kein Risiko lokaler Irritation oder lokaler Arzneimittel-Konzentration
6. Verschiedene Anwendung ergibt ver-schiedene Plasma-Konzentrationen des Medikaments	6. Reproduzierbare Plasma-Konzentrationen des Medikaments

Tabelle 2. Dauer (h) bis zum Verlassen des Dünndarms von 50% der Pellets nach oraler Einnahme bei Patienten mit Ileostomie

Patienten	Kleine Pellets[a]		Große Pellets[b]	
	Leicht[c]	Schwer[d]	Schwer[d]	Leicht[c]
1	6,6	7,6	7,8	7,0
2	4,6	22,9	23,2	4,7
3	4,5	23,0	23,5	4,6
4	10,3	25,3	27,8	12,4
5	6,9	25,1	25,8	7,0
6	8,8	26,5	27,0	8,4
6	6,2	24,9	25,3	6,8
Mittelwert[e]	6,9	24,6	25,4	7,3

[a] 0,3–0,7 mm
[b] 1,2–1,7 mm
[c] Dichte 1,0
[d] Dichte 1,6
[e] Patient 1 wurde nicht eingeschlossen, da er während der Untersuchung eine große Menge Bier zu sich nahm

Abb. 2. Verteilung von $BaSO_4$-Pellets (Charge 46-A-79; Dichte 2,0) nach oraler Gabe bei zwei Proban- ▶ den. Schematische Darstellung der gastrointestinalen Röntgenaufnahmen zu verschiedenen Zeiten. Man sieht die Verteilung der Pellets zu verschiedenen Zeitpunkten nach Einnahme. *a* 2 h vor dem Früh-stück (Proband AN, 36, 2 g Pellets), *b* Unmittelbar nach dem Frühstück (Proband RN, 26, 1 g Pellets)

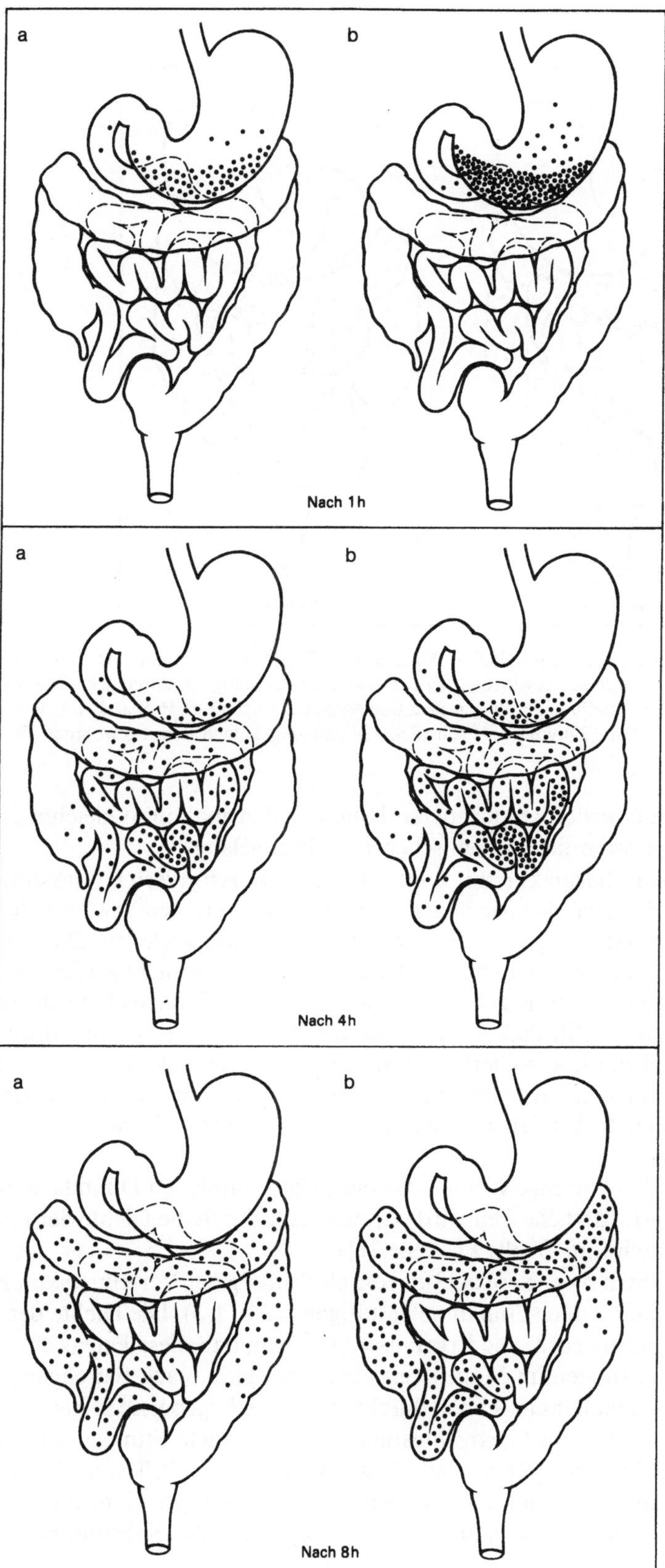

a
b
Nach 1h
a
b
Nach 4h
a
b
Nach 8h

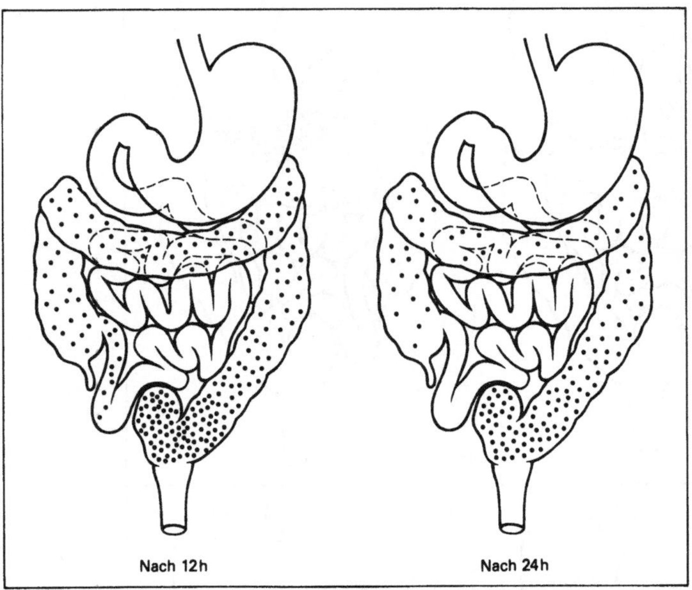

Abb. 3. Verteilung von BaSO$_4$-Pellets (Charge 46-A-79; Dichte 1,97) nach oraler Gabe. Der Gastrointestinaltrakt wurde zu verschiedenen Zeitpunkten röntgenologisch untersucht. Die Abbildung zeigt schematisch die Verteilung der Pellets nach Einnahme der Dosis (2 g). Proband AN, 36 Jahre alt, nahm die Pellets um 8 Uhr (2 h vor dem Frühstück) ein und ging danach seinen gewohnten Tätigkeiten nach

stoffabgabe erforderlich, mit deren Hilfe das Pharmakon in gleichmäßiger Weise zur Absorption in den systemischen Kreislauf gelangt.

Bei einem Pharmakon mit kontrollierter bzw. retardierter Wirkstoffabgabe ist es günstig, die Dosis in viele kleine Einheiten zu unterteilen bzw. in Pellets, die sich nach oraler Gabe im gesamten Gastrointestinaltrakt verteilen. Dies ist einer Dosisform von der Art einer einzigen Retard-Tablette, die nicht zerfällt, vorzuziehen. Die unterschiedlichen Ergebnisse nach diesen beiden Darreichungsformen sind in Tabelle 1 dargestellt. Pellets, bei denen die Wirkstoff-Freisetzung durch eine Diffusionsmembran kontrolliert wird, die eine konstante Wirkstoffabgabe in einem wäßrigen Milieu gestattet, zeigen ein günstigeres und besser reproduzierbares Verhalten als Pellets, bei denen die Membran zur Wirkstoff-Freisetzung zerstört werden muß [82].

Die für den Durchgang von 50% der Pellets durch den Dünndarm nach oraler Einnahme erforderliche Zeit wird weitaus mehr durch die Dichte der Pellets beeinflußt als durch ihre Größe (Tabelle 2) [1].

Wir konnten diese Beobachtung durch Prüfung der Verteilung von Bariumsulfat-Pellets nach oraler Einnahme bestätigen (Abb. 2, 3). Die Dichte der verwendeten Pellets betrug ca. 2. Die Ergebnisse beweisen, daß diese Pellets eine bestimmte Anzahl von Stunden im Magen verweilen und dann, nach Durchgang durch den Pylorus, das Duodenum schnell durchlaufen. Die Ergebnisse zeigen die weite Verteilung der Pellets im Gastrointestinaltrakt über viele Stunden nach der oralen Einnahme. Das Ergebnis ist unabhängig davon, ob die Pellets nüchtern oder nach den Mahlzeiten eingenommen wurden. Bei gleichzeitiger Nahrungsmittelaufnahme müssen sich die Pellets natürlich im Magen um die Nahrung herum bewegen

Tabelle 3. Verteilung der BaSO$_4$-Pellets (Charge 46-A-79; Dichte 1,97) im Gastrointestinaltrakt[a]

Zeit (Std)	Magen	Dünndarm			Dickdarm			Exkretion
		Duodenum	Jejunum	Ileum	Ascendens	Transversal	Descendens	
1	100	*	*	–	–	–	–	–
2	98–99	1–2	*	*	–	–	–	–
3	90–92	1–2	5– 6	*	–	–	–	–
4	45–50	1–2	40–45	3– 5	*	–	–	–
5	–	*	65–70	30–35	1– 2	*	–	–
6	–	–	40–45	45–50	5–10	1– 2	*	–
8	–	–	5–10	15–20	40–50	10–15	*	–
12	–	–	*	*	15–20	50–60	20–25	–
24	–	–	–	*	1– 2	4– 5	50–60	40–50
30	–	–	–	–	–	–	1– 2	98–99

[a] * Eine kleine Anzahl von Pellets (5–20) wurde gesehen. Der Gastrointestinaltrakt wurde zu verschiedenen Zeiten geröntgt. Die aufgelisteten Zahlen zeigen ungefähr den Prozentsatz der Dosis zu verschiedenen Zeitpunkten nach Einnahme (2 g). Der Patient (AN, 36 J.) nahm die Pellets um 8 h morgens (2 h vor dem Frühstück) und ging dann seinen gewohnten Tätigkeiten nach. In 2 g sind ca. 1 000 ± 50 Pellets enthalten

und, wie auf den Abbildungen gezeigt, zum Fundus hin wandern. Auch 24 h danach sind nur 50% der Pellets mit dem Stuhl ausgeschieden (Tabelle 3). Ähnliche Wirkungen wurden erzielt, wenn Pellets von 1,5 Dichte (d. h. ähnlich wie die Dichte von ISDN) oral gegeben wurden.

Vorläufige Ergebnisse weisen darauf hin, daß die orale Gabe von ISDN in Form von Retard-Pellets zu gleichmäßigen Plasmakonzentrationen der Muttersubstanz und ihrer Metaboliten führt. Dies steht im Gegensatz zu den konventionellen ISDN-Tablettenformen, bei denen zu verschiedenen Zeitpunkten nach wiederholter Einnahme des Pharmakons Spitzen- und Niedrigwerte entstehen.

Die Pellets erwiesen sich als chemisch stabil, und die Zerfallgeschwindigkeit der Profile bleibt auch bei längerer Aufbewahrung erhalten. Es ist ferner möglich, eine gute Korrelation zwischen den in vivo gefundenen Freisetzungsprofilen der Plasma-Konzentrationen zur Zeit und dem Wirkungsprofil zur Zeit herzustellen.

Da die Pellets in wäßrigem Milieu eine vorhersehbare Wirkstoff-Freisetzung ermöglichen, können sie auch rektal verwendet werden, wobei das Pharmakon im unteren Rektum freigesetzt und dort in die untere Hämorrhoidalvene absorbiert wird. Auf diese Weise kann der First-pass-Metabolismus in der Leber in erheblichem Maße umgangen werden.

Literatur

1. Bechgaard H, Ladefoged K (1978) Distribution of pellets in the gastrointestinal tract. The influence on transit time exerted by the density or diameter of pellets. J Pharm Pharmacol 30:690–692
2. Becket AH (1980) Towards better safety of drugs and pharmaceutical products. In: Breimer DD (ed) Alternative routes of drug administration and new drug delivery systems. pp 247–263
3. Merkus FWHM (1976) F.I.P. Conf.

Plasmakonzentrationen und hämodynamische Wirkungen von perkutan appliziertem Nitroglycerin und Isosorbiddinitrat bei gesunden Versuchspersonen

P. R. Imhof, B. Ott, A. Weiss, L.-C. Chu und L. F. Chasseaud

Einleitung

Die zunehmende Bedeutung der kutanen Anwendung von Nitraten für die Behandlung der Angina pectoris und der Herzinsuffizienz veranlaßten uns zu einer Untersuchung an gesunden freiwilligen Versuchspersonen, bei denen Plasmakonzentrationen und hämodynamische Wirkungen sowie die Verträglichkeit von Nitroglycerin (NTG) und Isosorbiddinitrat (ISDN) in Salbenform ermittelt wurden.

Methodik

Die Studie umfaßte zwei Gruppen von je 6 männlichen normalen Versuchspersonen. Die NTG-Gruppe bestand aus Probanden im Alter von 24–48 Jahren (im Mittel 30,5), mit einem Körpergewicht zwischen 66 und 78 kg (im Mittel 72,8) und einer Körpergröße von 170–184 cm (im Mittel 175). Die Probanden der ISDN-Gruppe waren 26–30 Jahre alt (im Mittel 28), zwischen 70 und 90 kg schwer (im Mittel 76,3) und zwischen 173 und 185 cm groß (im Mittel 178,5). Zwischen Alter und Körpermaßen der beiden Probandengruppen bestanden keine statistisch signifikanten Unterschiede.

Die verwendeten NTG- und ISDN-Salben waren handelsübliche Präparate (Nitro Mack 2%, Mack, Illertissen, Bayern, und Isoket 10%, Pharma Schwarz GmbH, D-4019 Monheim). Beide Präparate wurden gemäß den Herstellerangaben appliziert. Ein Salbenstrang von 2 cm Länge des 2%igen NTG-Präparates (= 12 mg NTG) wurde 4 × täglich, 2 Tage lang, unterhalb des linken Rippenrandes auf ein Hautfeld von 11 × 11 cm aufgetragen und mit einem Okklusivverband abgedeckt. Die folgenden Dosen wurden an der gleichen Stelle appliziert. Die Haut wurde vor jeder neuen Applikation nicht gereinigt, doch wurde der Verband jedes Mal erneuert.

ISDN wurde nur einmal täglich (um 8 Uhr morgens) ohne Deckverband appliziert, wobei 1 g der Salbe (= 100 mg ISDN) auf eine abgegrenzte Hautfläche von 20 × 20 cm unter dem linken Rippenbogen aufgetragen wurde. Die Haut wurde vor der Applikation der nächsten Dosis an der gleichen Stelle nicht gereinigt.

Die hämodynamischen Parameter wurden mit nichtinvasiven Methoden ermittelt, und Blutproben wurden zu verschiedenen Zeitpunkten während eines Zeitraumes von 2 ½ Tagen abgenommen. So wurden insgesamt 16 Meßreihen während der Beobachtungszeit von 50 h gewonnen. Zu jedem Zeitpunkt wurde die Herzfrequenz nach passivem Aufrichten auf 70° gemessen. Die Fingerpulskurve wurde im Liegen, mit einem piezoelektrischen Pulsfühler, aufgezeichnet. Der a/b-Quotient, der die Position der dikroten Welle auf dem absteigenden Schenkel der Pulswelle bezeichnet, wurde durch Dividieren der Höhe des systolischen Gipfels (a) durch die Höhe der dikroten Welle (b) ermittelt. Ein Anstieg des a/b-Quotienten deutet auf einen Abfall des peripheren arteriellen Widerstandes hin [5, 7, 8, 10]. Die venöse Dilatation und der arterielle Blutstrom im Unterschenkel wurden mittels Impedanz-Plethysmographie im Liegen und Stehen gemessen. Die Werte wurden mit der Kubicek-Formel ausgerechnet [6].

Die NTG-Konzentrationen wurden mittels Flüssiggas-Chromatographie mit ECD, unter Verwendung von ISDN als internem Standard [11], bestimmt und die ISDN-Konzentrationen mit einer von der Abteilung für Stoffwechsel und Pharmakokinetik des Huntingdon-Forschungsinstitutes entwickelten gaschromatographischen Methode bestimmt [12].

Zur statistischen Auswertung der Ergebnisse wurden die Mittelwerte ($\bar{x}$) und Standardabweichungen (s_x) der Differenzen zwischen den vor und nach Medikation gewonnenen Werten ausgerechnet. Die Signifikanz der Veränderungen wurde aus den absoluten Werten mit Hilfe des Student-t-Tests für gepaarte Messungen analysiert und wird in Abb. 1–5 durch $* = p < 0,05$, $** = p < 0,01$ und $*** = p < 0,001$ angegeben.

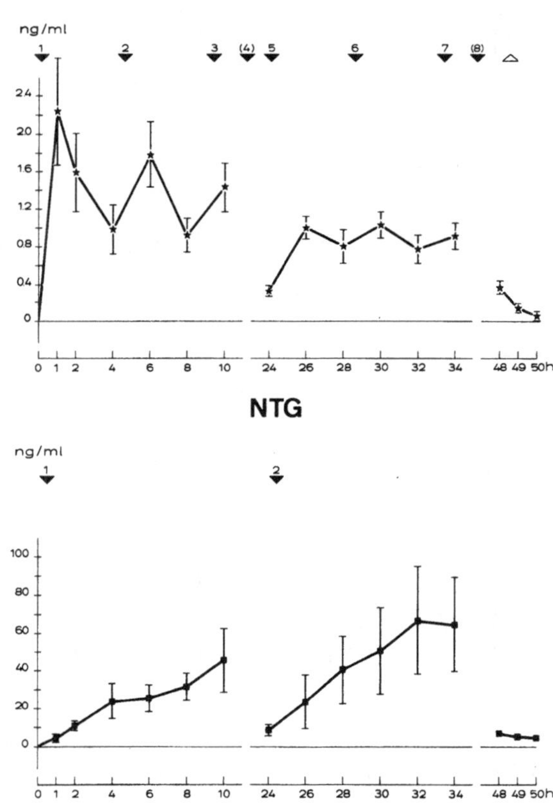

Abb. 1. Plasmakonzentrationen von NTG und ISDN (ng/ml) nach wiederholten Salbenapplikationen (▼).
(4)
▼ Applikation ohne nachfolgende Messungen, △ Entfernung der NTG-Salbe

Ergebnisse

Plasmakonzentrationen (Abb. 1)

Die NTG-Plasmakonzentrationen erreichten eine Stunde nach Applikation ihren Höchstwert (2,24 ± 0,57 ng/ml) und fielen dann während der darauffolgenden 2–3 h schnell ab. Die nach jeder der aufeinanderfolgenden Applikationen gemessenen Höchstkonzentrationen wurden allmählich niedriger, bis zum Erreichen eines Steady state (0,77 ± 0,15 bis 1,03 ± 0,14 ng/ml) am 2. Tag. Am 3. Tag betrug die Konzentration vor Entfernung des Deckverbandes 0,37 ± 0,07 ng/ml. Nach ISDN-Applikation stiegen die Plasmakonzentrationen allmählich während des Tages an, um am Abend des 1. bzw. 2. Tages Werte von 46,3 ± 16,84 bzw. 66,12 ± 28,51 ng/ml zu erreichen. ISDN war noch 24 h nach der Applikation im Plasma meßbar (8,47 ± 3,04 ng/ml am 2. und 6,97 ± 1,78 ng/ml am 3. Tag). Es gab erhebliche interindividuelle Variationen, insbesondere am 2. Tag.

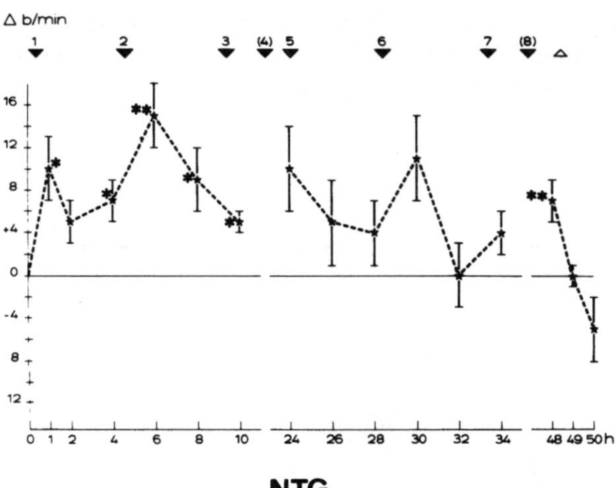

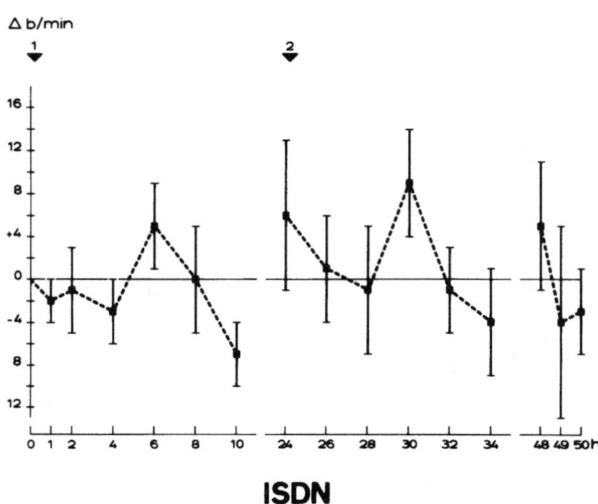

Abb. 2. Veränderungen der orthostatischen Herzfrequenz (Δb/min) nach Applikation von NTG- und ISDN-Salbe

Herzfrequenz (Abb. 2)

Die Applikation der NTG-Salbe war von einer deutlichen, wenn auch unregelmäßigen Verstärkung des orthostatischen Frequenzanstieges gefolgt, die während der gesamten Beobachtungszeit bestehenblieb. Am 1. Tag wurde ein maximaler Anstieg von $+15\pm3$ Schlägen/min nach 6 h beobachtet. Am nächsten Tag, vor der erneuten NTG-Applikation, war die Herzfrequenz immer noch um 10 ± 4 Schläge/min gegenüber dem Leerwert erhöht. Der maximale Frequenzanstieg von 11 ± 4 Schlägen/min am 2. Tag wurde ebenfalls nach 6 h registriert. Am 3. Tag, 10 h nach der letzten NTG-Applikation am vorangegangenen Abend, war die Herzfrequenz immer noch um 7 ± 2 Schläge/min erhöht. Eine Stunde nach Entfernung des Deckverbandes und Reinigung der Haut hatte sie ihren Vormedikationswert wieder erreicht.

Die nach ISDN beobachteten Veränderungen waren geringfügig, ebenfalls unregelmäßig und nicht signifikant. Ein maximaler Anstieg der Herzfrequenz nach 6 h um 5 ± 4 Schläge/min wurde am 1. Tag und um 9 ± 5 Schläge/min am 2. Tag verzeichnet.

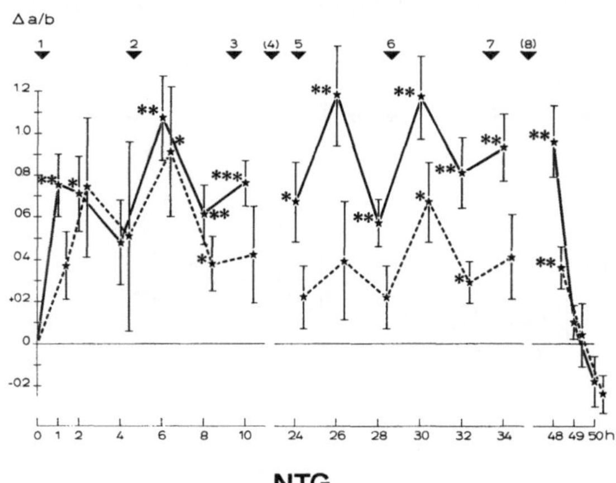

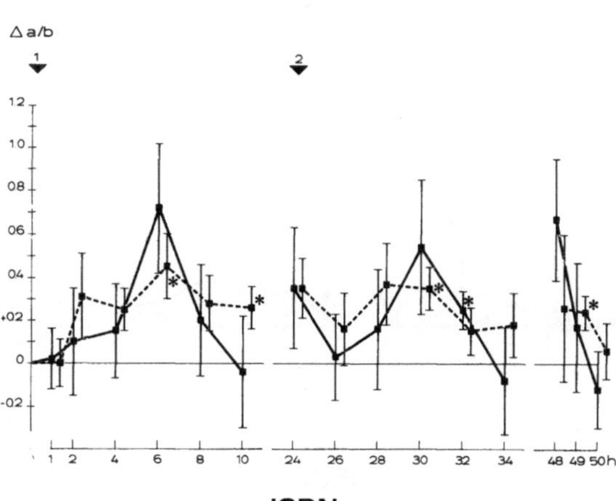

Abb. 3. Veränderungen des a/b-Quotienten in der Fingerpulskurve ($\Delta a/b$) nach Applikation von NTG- und ISDN-Salbe; ———— liegend, – – – aufgerichtet

Fingerpuls (Abb. 3)

Nach Applikation von NTG-Salbe kam es zu einem signifikanten bis hochsignifikanten Anstieg des a/b-Quotienten, der während der gesamten Beobachtungszeit fortbestand. Nach jeder neuen Applikation waren die Werte höher als die unmittelbar davor gemessenen. Nach Entfernung des Deckverbandes und Reinigung der Haut am 3. Tag fiel der Quotient schnell auf die Kontrollwerte ab.

Nach ISDN war der Anstieg des a/b-Quotienten weniger ausgeprägt. Am 1. Tag wurde nach 6 h ein Maximum vom $+0,72\pm0,30$ erreicht. Diese Wirkung war 10 h danach nicht mehr nachweisbar, doch war 24 h später der Quotient wieder höher ($+0,35\pm0,28$). Das Maximum am darauffolgenden Tag betrug $0,54\pm0,31$ nach 6 h. Der Quotient war 2 h später immer noch signifikant erhöht ($0,25\pm0,09$), doch war diese Wirkung nach weiteren 2 h nicht mehr nachweisbar.

Venöse Dilatation (Abb. 4)

Nach NTG-Applikation war die venöse Dilatation im Verlauf der gesamten Beobachtungszeit verstärkt und unterlag nur geringen Schwankungen. Am 1. Tag wurde, 6 h nach Salbenapplikation, ein Maximum von $+34,6\%$ verzeichnet und am

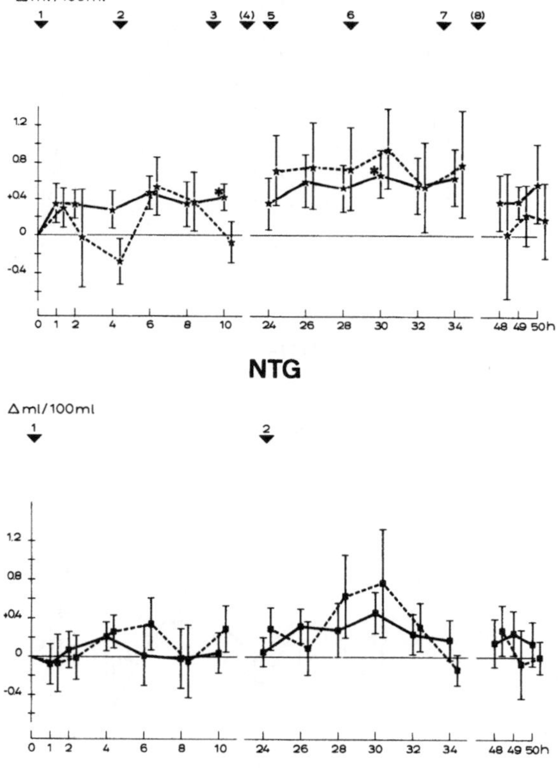

Abb. 4. Veränderung der venösen Dilatation (Δ ml/100 ml) nach Applikation von NTG- und ISDN-Salbe; ——— liegend, – – – aufgerichtet

2. Tag ein Maximum von +50,0% nach 30 h. Diese Wirkung war am 3. Tag, 2 h nach Entfernung des Deckverbandes, immer noch nachweisbar.

Nach ISDN konnte nur eine leichte Veränderung beobachtet werden: Ein Maximum von +14,1% wurde nach 4 h am 1. Tag und ein Maximum von +30,9% nach 6 h am 2. Tag registriert. Am 3. Tag war die venöse Dilatation immer noch leicht nachweisbar.

Arterieller Blutfluß (Abb. 5)

Der im Liegen gemessene arterielle Fluß war weder nach NTG noch nach ISDN verändert. Im Stehen waren Wirkungen allerdings deutlich zu beobachten. NTG bewirkte maximale Veränderungen nach 6 h am 1. Tag (+32,7%) und nach 8 h am 2. Tag (+52,2%). Die Veränderungen waren jedoch statistisch nicht signifikant.

Die Applikation von ISDN war von einem ständigen Anstieg bis zu maximal +39,9% nach 8 h gefolgt. Am 2. Tag kam es ebenfalls zu einem allmählichen Anstieg bis auf +42,9% nach 6 h.

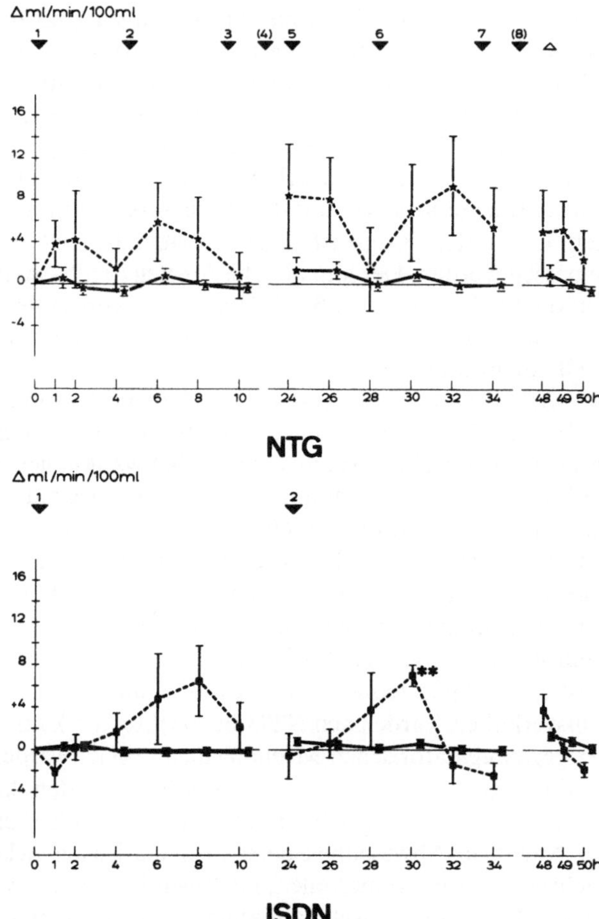

Abb. 5. Veränderungen des arteriellen Blutflusses im *Liegen* und bei *passiver Orthostase* (Δ ml/min/ 100 ml) nach NTG- und ISDN-Salbe (——— liegend, – – – orthostatisch)

Nebenwirkungen (Tabelle 1)

Bei drei Probanden mußte der NTG-Versuch am 1. Tag wegen anhaltender Übelkeit, Brechreiz und Blutdruckabfall mit Kollapsanzeichen abgebrochen werden. Diese Probanden wurden durch drei andere ersetzt. Bei der ISDN-Studie gab es keine Drop-outs. Die bei den Probanden, die bis zuletzt in der Studie verblieben, beobachteten Nebenwirkungen sind in der Tabelle 1 aufgelistet. Typische Nitrat-Nebenwirkungen wurden sowohl nach NTG als auch nach ISDN beobachtet, doch waren sie nach NTG deutlich häufiger und ausgeprägter.

Besprechung

Obwohl die NTG-Dosis, die in Salbenform appliziert wurde, der unteren Grenze der empfohlenen therapeutischen Dosierung entsprach, waren die erreichten Plasmakonzentrationen im Vergleich zu den nach sublingualer Gabe gefundenen erstaunlich hoch [1–4, 9]. Bis zum Erreichen eines mehr oder weniger gleichbleibenden Steady state auf einem niedrigeren Niveau, im Verlauf des 2. Tages, kam es nach den einzelnen aufeinanderfolgenden Applikationen jeweils zu einer beträchtlichen Verminderung der maximalen Konzentrationen. Dies könnte darauf zurückzuführen sein, daß die Salbe jedesmal auf die gleiche Stelle, ohne vorherige Reinigung der Haut, appliziert wurde, so daß die perkutane NTG-Absorption zunehmend durch die sich überlagernden Schichten der Salbengrundlage verhindert wurde. Der zeitliche Verlauf der Plasmakonzentrationen nach ISDN-Applikation steht in scharfem Kontrast zu den Werten, die nach NTG-Salbe mit Deckverband gemessen wurden. Der allmähliche Anstieg der Plasmakonzentration im Tagesverlauf deutet darauf hin, daß ISDN mit einer konstanten Geschwindigkeit durch die Haut diffundiert. Allerdings zeigten die Plasmakonzentrationen große interindividuelle Schwankungen.

Mit Ausnahme des Anstiegs der Venendilatation, die sowohl nach NTG als auch nach ISDN ziemlich gleichmäßig erfolgte, zeigten die hämodynamischen Wirkungen von NTG weitaus größere Schwankungen als die von ISDN. In keinem Fall waren diese Schwankungen allerdings in irgendeiner Weise eng mit den Plasmakonzentrationen verbunden. Die am 2. Tag nach NTG-Applikation beobachteten Wirkungen waren z. B., trotz der niedrigeren Plasmakonzentrationen, nicht weniger deutlich als am 1. Tag, und während die Wirkungen von ISDN nach 10 h fast völlig abgeklungen waren, trotz immer noch hoher Plasmawerte, produzierten die niedrigen ISDN-Konzentrationen am nächsten Morgen dennoch einen deutlichen Anstieg der Herzfrequenz und des a/b-Quotienten. Das gleiche besondere Reaktionsverhalten wurde nach NTG beobachtet. Es kann am besten als eine Wirkung der gegenregulatorischen Mechanismen erklärt werden, die im Verlauf des Tages in Aktion treten, um dem venösen Pooling und den darauf folgenden Orthostase-Reaktionen entgegenzuwirken. Offensichtlich ruhen diese Mechanismen während der Nacht, in Abwesenheit einer orthostatischen Belastung, und so sind die am nächsten Morgen gemessenen, niedrigen Plasmakonzentrationen der Nitrate ausreichend, um ihre hämodynamischen Wirkungen unangefochten auszuüben. Diese

Tabelle 1. Anzahl der Probanden, die über Nebenwirkungen bei wiederholter Applikation von NTG-Salbe ($n=6$) und ISDN-Salbe ($n=6$) berichteten. Bei 3 weiteren Probanden, die in der Tabelle nicht aufgeführt sind, mußte der Versuch nach NTG am 1. Tag wegen Kreislaufkollaps, Übelkeit und Brechreiz abgebrochen werden. $+$ = leicht; $++$ = störend; $+++$ = unerträglich

Nebenwirkungen	NTG						ISDN					
	1. Tag			2. Tag			1. Tag			2. Tag		
	+	++	+++	+	++	+++	+	++	+++	+	++	+++
Kopfschmerzen			5	4		1	2	2		3	1	
Druckgefühl im Kopf	2	1	1	1	2			2		1		
Übelkeit	1	1	1					1				
Schwindel	1	1	1					1				
Müdigkeit	4			3	1		3			1		
Schwächegefühl	2							1				
Schwindel mit Kopfschmerz und Sehstörungen	1	1	1					1				
Lokaler Pruritus	1			1								
Lokales Hautbrennen	3	1		2								
Nervosität	1											
Schüttelfrost	1			1								
Schwellung der Nasenschleimhaut	2											

Vergleichsstudie von NTG und ISDN in Salbenform, in den von den Herstellern empfohlenen Dosierungen, hat gezeigt, daß die hämodynamischen Wirkungen von ISDN zwar weniger ausgeprägt als die von NTG sind, doch einen etwas glatteren Verlauf bei deutlich weniger unerwünschten Nebenwirkungen nehmen.

Zusammenfassung

Eine NTG-Salbe (12 mg NTG), auf die laterale Thoraxgegend von sechs gesunden freiwilligen Versuchspersonen appliziert und mit einem Okklusivverband abgedeckt, ergab schon 1 h nach Applikation maximale Plasmakonzentrationen ($2,24 \pm 0,57$ ng/ml). Da die Plasmakonzentrationen ziemlich schnell abfielen, wurden die Applikationen in 4- bis 5stündigen Abständen wiederholt. Die nach jeder aufeinanderfolgenden Applikation gemessenen Spitzenkonzentrationen wurden allmählich niedriger, bis am 2. Tag ein Steady state ($0,77 \pm 0,15$ bis $1,03 \pm 0,14$ ng/ml) erreicht war. Die morphologischen Veränderungen der Fingerpulskurve, die vermutlich auf einem Abfall des peripheren arteriellen Widerstandes beruhten, spiegelten die Schwankungen der NTG-Konzentrationen wider, während die Wirkungen der venösen Dilatation schon bei niedrigeren Plasmakonzentrationen des Pharmakons ihr Maximum erreicht hatten und die nachfolgenden Schwankungen der Wirkung auf den venösen Kreislauf entsprechend geringer waren.

Ähnliche, wenn auch weniger ausgeprägte hämodynamische Wirkungen wurden nach einer ISDN-Salbe (100 mg ISDN) beobachtet, die einmal täglich, ohne Deckverband, angewandt wurde. Die Plasmakonzentrationen, die große interindividuelle Schwankungen aufwiesen, stiegen allmählich im Laufe des Tages an, um am Ende des 1. bzw. 2. Tages Werte von $46,3 \pm 16,84$ bzw. $66,12 \pm 28,51$ ng/ml zu erreichen. ISDN war im Plasma noch 24 h nach der Applikation ($8,47 \pm 3,04$ ng/ml) meßbar.

Nach ISDN waren die Nebenwirkungen weniger ausgeprägt als nach NTG.

Es wurde ziemlich häufig beobachtet, daß, trotz deutlich nachweisbarer Plasmakonzentrationen, die hämodynamischen Wirkungen von NTG wie von ISDN am späten Nachmittag, vermutlich infolge von Gegenregulationsmechanismen, weniger ausgeprägt waren.

Literatur

1. Armstrong PW, Armstrong JA, Marks GS (1978) Plasma levels following sublingual nitroglycerin. Clin Res 26:286 A
2. Armstrong PW, Armstrong JA, Marks GS (1979) Blood levels after sublingual nitroglycerin. Circulation 59:585–588
3. Blumenthal HP, Fung HL, McNiff EF, Yap SK (1977) Plasma nitroglycerin levels after sublingual, oral and topical administration. Br J Clin Pharmacol 4:241–242
4. Brymer JF, Stetson PL, Walton JA Jr, Lucchesi BR, Pitt B (1979) Correlation of hemodynamic effects and plasma levels of nitroglycerin. Clin Res 27:229 A

5. Imhof P (1973) Die Herzfrequenz als Meßgröße bei Phase-I-Studien. Drug Res 23:1640–1643
6. Kubicek WG, Patterson MEE, Witsoe DA (1970) Impedance cardiography as a noninvasive method of monitoring cardiac function and other parameters of the cardiovascular system. Ann NY Acad Sci 170:724–732
7. Morikawa Y (1967) Characteristic pulse wave caused by organic nitrates. Nature 218:841–842
8. Morikawa Y, Muraki K, Ikoma Y, Honda T, Takamatsu H (1967) Organic nitrate poisoning at an explosives factory. Plethysmographic study. Arch Environ Health 14:614–621
9. Wei JY, Reid PR (1979) Quantitative determination of trinitroglycerin in human plasma. Circulation 59:588–592
10. Wetzler K (1941) Vegetative Steuerung und Umstimmung. Pflügers Arch 244:622–636
11. Yap PSK, McNiff EF, Fung HL (1978) An improved GLC assay for the determination of nitroglycerin in plasma. J Pharm Sci 67:582–584
12. Doyle E, Chasseaud LF, Taylor T (1980) Measurement of plasma concentrations of isosorbide dinitrate. Biopharm Drug Dispos 1:141–147

Wirkung von akuter und chronischer Behandlung mit Isosorbiddinitrat in Retardform bei Patienten mit Angina pectoris

W. Rudolph, R. Blasini, K.-L. Froer, U. Brügmann,
A. Mannes und D. Hall

Einleitung

Auf Grund klinischer Studien, die bei Patienten mit koronarer Herzerkrankung eine Reduktion der Angina-pectoris-Anfallshäufigkeit, des Nitratverbrauchs und der ST-Streckensenkung sowie einen Anstieg der Belastungstoleranz unter Langzeittherapie mit oral verabreichten Nitraten nachwiesen, wurde diese Therapieform als effektiv zur Angina-pectoris-Prophylaxe angesehen [2, 4, 8, 12].

Darüber hinaus wurde beschrieben, daß die akute Gabe einer zusätzlichen Nitratdosis – ungeachtet der Darreichungsform – unter chronischer Nitrattherapie unverändert wirksam Angina-pectoris-Anfallshäufigkeit, ST-Streckensenkung und Belastungsdauer beeinflußt [1, 3, 9].

Andererseits sind Toleranzentwicklungen und Entzugssymptome bei Beschäftigten der nitratverarbeitenden Industrie bekannt, die auf eine Veränderung der Reaktionslage des Gefäßsystems unter Nitratdauerexposition hinweisen [7].

Hämodynamische Untersuchungen von Herzfrequenz, system- und pulmonalarteriellen Drücken und Widerständen, Pulmonalkapillardruck, Herzzeitvolumen, venöser Kapazität und anderer Parameter ergaben uneinheitliche Ergebnisse. Einige Autoren berichten über die unveränderte Wirksamkeit unter chronischer mehrmonatiger Nitratgabe [4–6, 8] sowie über ein gutes Ansprechen auf eine akute zusätzliche Gabe des gleichen oder eines anderen Nitrats, andere Untersucher beschrieben hingegen die Entwicklung einer Toleranz- bzw. Kreuztoleranz, wobei die gemessenen Parameter unterschiedlich beeinflußt sein können [3, 5, 9–13]. Trotz der beobachteten Abschwächung der hämodynamischen Wirksamkeit wird die klinische Wirkung der Nitrate bei Dauerbehandlung als gegeben angesehen. Diese Aussage impliziert jedoch ein ungleiches Verhalten hämodynamischer und klinischer Effekte. Auch widerlegt die unverminderte Wirkung einer akuten Nitratgabe unter chronischer Behandlung nicht eine Toleranzentwicklung, da sich die Reagibilität des Erfolgsorgans auf einer neuen Homöostase eingestellt haben kann, die durchaus ein akutes Ansprechen ermöglicht. Zudem erfüllt die Mehrzahl der Untersuchungen, die zum Nachweis der Wirksamkeit einer Dauerbehandlung mit Nitraten herangezogen werden, nicht strenge methodische Anforderungen oder basiert ausschließlich auf subjektiven Angaben über Angina-pectoris-Anfallshäufigkeit oder Nitratverbrauch.

Die vorliegende Studie wurde deshalb zur Überprüfung der akuten und chronischen Wirkung von Isosorbiddinitrat in Retardform (ISDN ret.) nach einem den heutigen methodischen Anforderungen entsprechenden Protokoll randomisiert, doppelblind und cross-over an Patienten mit angiographisch nachgewiesener koronarer Herzerkrankung, stabiler Angina pectoris und reproduzierbarer ST-Streckensenkung im Elektrokardiogramm durchgeführt. Neben der Angina-pectoris-Anfallshäufigkeit und dem Nitratverbrauch wurden als objektive Kriterien das Verhalten von Herzfrequenz und arteriellem Blutdruck sowie der ST-Streckensenkung bei Belastung analysiert.

Patienten und Methodik

Zur Ermittlung der Akutwirkung von Isosorbiddinitrat in Retardform wurde 9 Patienten an 4 aufeinanderfolgenden Tagen 20, 40 bzw. 60 mg ISDN ret. sowie Placebo verabreicht. Vor sowie 1, 3, 5 und 8 h nach Tabletteneinnahme erfolgte ein standardisierter Belastungstest an einem drehzahlunabhängigen Fahrradergometer in liegender Position. Herzfrequenz und Blutdruck wurden in Ruhe, bei Belastungsabbruch sowie in minütlichen Abständen bis zu 10 min nach Belastung vom gleichen Untersucher registriert, die ST-Streckensenkung 80 ms nach dem J-Punkt in Abl. V 4 beurteilt.

Zur Überprüfung der Wirkung einer Langzeittherapie mit ISDN ret. erhielten nach einer 4 wöchigen Run-in-Phase 13 Patienten 3 × täglich 20 oder 40 mg ISDN ret. bzw. Placebo sowie weitere 10 Patienten 3 × täglich 60 mg ISDN ret. bzw. Placebo, wobei 8 Patienten der letzten Gruppe zusätzlich den β-Rezeptorenblocker Metoprolol in unterschiedlicher, aber für den einzelnen Patienten konstanter Dosierung einnahmen. Sämtliche kardial wirksamen Medikamente außer Isosorbiddinitrat 5 mg sublingual bei Bedarf waren abgesetzt. Nach jeder der 8 wöchigen Behandlungsphasen wurde ein Belastungstest nach dem gleichen Prüfprotokoll wie bei der Akuttestung im nüchternen Zustand 3 h nach der letzten Einnahme des Prüfpräparats und mindestens 12 h nach der letzten Metoprolol-Dosis durchgeführt. Jeder Patient registrierte täglich Angina-pectoris-Anfallshäufigkeit sowie Nitratverbrauch. Die Patientencompliance wurde auf Grund zurückgegebener Tabletten und der Patientenprotokolle überprüft.

Ergebnisse

Akutversuch. Die akute Gabe einer Einzeldosis von ISDN ret. führte zu einem signifikanten und in der Tendenz dosisabhängigen Anstieg der Herzfrequenz in Ruhe (Abb. 1). Die Abnahme des systolischen Blutdrucks (Abb. 2) war in Ruhe ausgeprägter als am Ende der Belastung und zeigte ein dosisabhängiges Verhalten. Die Reduktion der ST-Streckensenkung (Abb. 3) lag zwischen 40 und 70%. Zum Zeitpunkt 3 und 5 h nach Tabletteneinnahme ließen sich die deutlichsten Wirkungen auf Herzfrequenz, systolischen Blutdruck und ST-Streckensenkung nachweisen.

Chronische Therapie. Unter Langzeit-Therapie konnte weder bei 3 × 20, 3 × 40 noch 3 × 60 mg ISDN ret. ein signifikanter Rückgang der Angina-pectoris-Anfallshäufigkeit (Abb. 4) beobachtet werden. Der Nitratverbrauch war ebenfalls nicht signifikant reduziert (Abb. 4). Die Herzfrequenz (Abb. 5) unterschied sich weder in Ruhe noch am Ende der Belastung signifikant von der Placebo-Phase. Das gleiche gilt für das Blutdruckverhalten (Abb. 5). Auch ergab sich unter aktiver Medikation keine signifikante Reduktion der ST-Streckensenkung (Abb. 6).

Diskussion

Nach akuter Gabe von Isosorbiddinitrat in Retardform ließ sich eine signifikante Wirkung noch nach 5 h, bei Verwendung höherer Dosen bis 8 h erkennen. Zum Zeitpunkt 3 h nach Verabreichung von 20, 40 bzw. 60 mg ISDN ret. war ein signifikanter Effekt auf ST-Streckensenkung und Kreislaufparameter nachweisbar. Diese Beobachtungen rechtfertigten eine Langzeitstudie mit 3 × täglicher Gabe der genannten Dosen und Belastungsuntersuchungen zum Zeitpunkt 3 h nach Medikation.

Die unter Dauertherapie festgestellte Reduktion der ST-Streckensenkung um 5% nach 20 mg sowie um 12–13% nach 40 bzw. 60 mg ISDN ret. kann bestenfalls als Tendenz interpretiert werden. Ein statistisch signifikanter Unterschied zu Placebo besteht nicht. Ein β-Blocker-Effekt auf ST-Streckensenkung, Herzfrequenz und Blutdruckverhalten war bei der mit 3 × 60 mg ISDN ret. behandelten Gruppe wohl auf Grund der mindestens 12 stündigen Einnahmepause von Metoprolol vor der Belastungsuntersuchung nicht nachweisbar.

Die Ergebnisse zeigen, daß mit ISDN ret. in der geprüften Dosierung weder eine effektive Angina-pectoris-Anfallsprophylaxe noch eine Verminderung der Ischämiereaktion oder eine dauerhafte Veränderung der hämodynamischen Para-

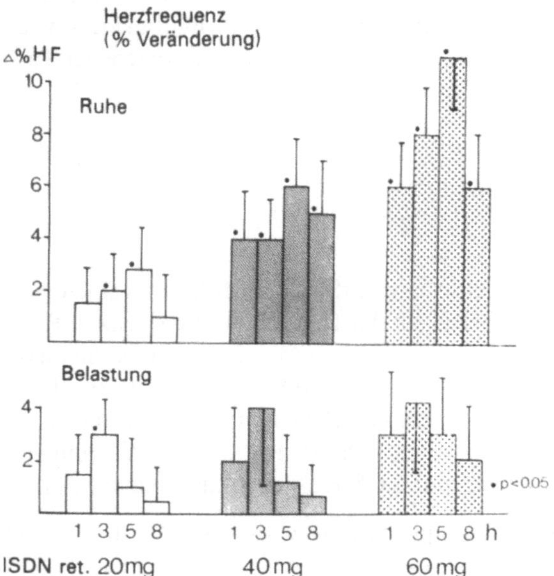

Abb. 1. Signifikanter dosisabhängiger Herzfrequenzanstieg nach akuter Gabe einer Einzeldosis von ISDN ret.

Abb. 2. Signifikanter dosisabhängiger Abfall des systolischen Blutdrucks nach akuter Gabe einer Einzeldosis von ISDN ret.

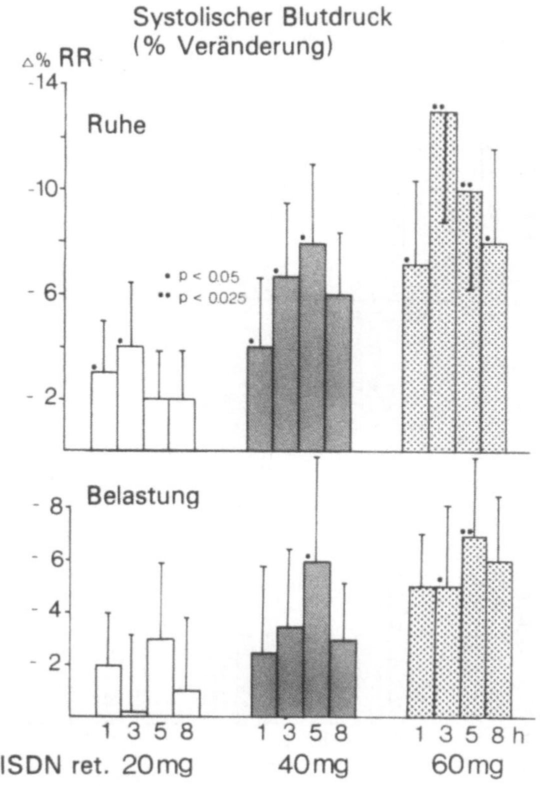

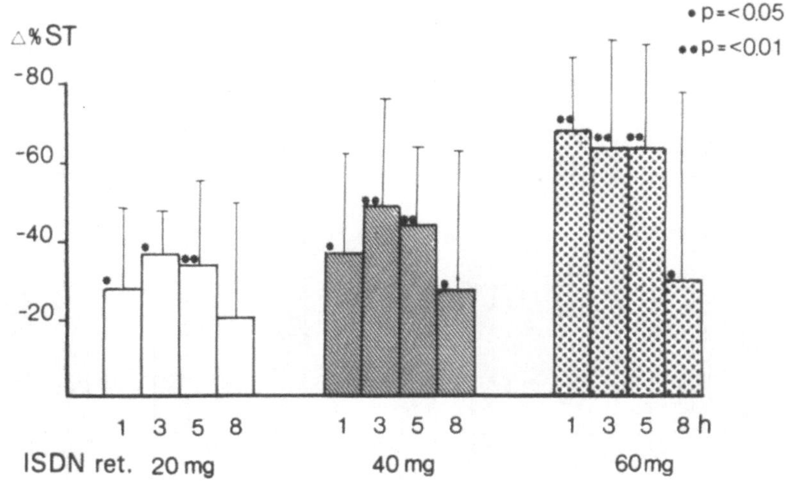

Abb. 3. Signifikanter dosisabhängiger Rückgang der ST-Streckensenkung nach einer Einzeldosis von ISDN ret. Die deutlichsten Veränderungen wurden generell zum Zeitpunkt 3 und 5 h nach Verabreichung beobachtet

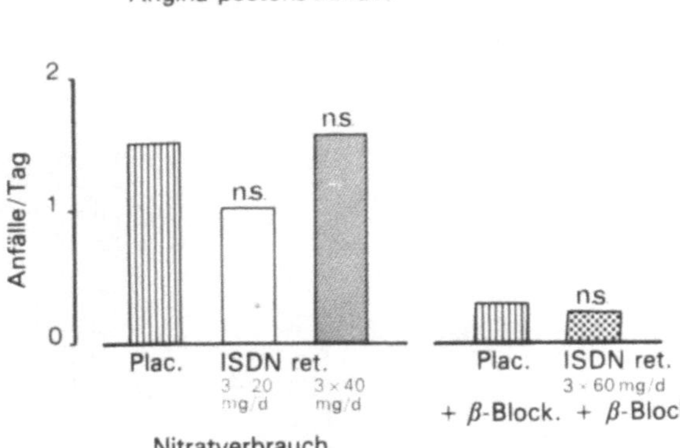

Abb. 4. Im Vergleich zu Placebo ist die Angina-pectoris-Anfallshäufigkeit und der Nitratverbrauch unter Langzeittherapie mit 3×20, 3×40 bzw. 3×60 mg ISDN ret. nicht verändert

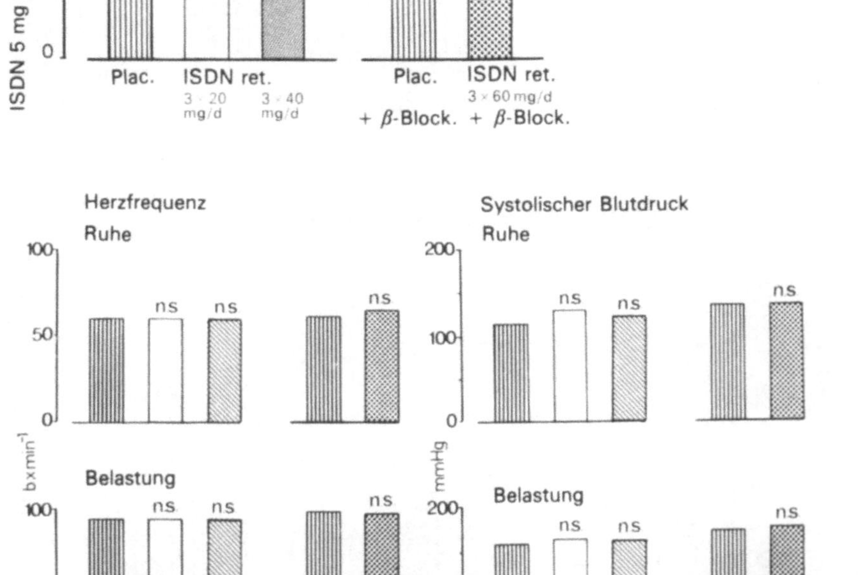

Abb. 5. Weder Herzfrequenz noch Blutdruck unterscheiden sich während Langzeittherapie mit ISDN ret. von den Placebo-Werten

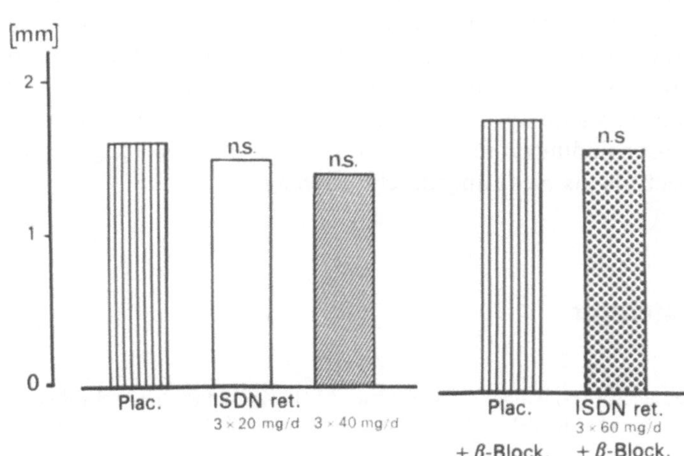

Abb. 6. Die ST-Streckensenkung 3 h nach der letzten Einnahme von ISDN ret. unter Langzeittherapie unterscheidet sich nicht signifikant von der unter Placebo

meter erzielt werden kann. Dies muß bei dokumentierter Wirkung von ISDN ret. vor Langzeitbehandlung als Toleranzentwicklung aufgefaßt werden. Eine Non-Compliance kann als Ursache dieser Befunde ausgeschlossen werden, da die Einnahmezuverlässigkeit bei der 20 und 40 mg Phase 97%, bei der 60 mg Phase 86% betrug und die chemische Analyse der zurückgebrachten Tabletten die erwartete Zusammensetzung bestätigte. Obwohl die Wirkung der zur Anfallskupierung zusätzlich verabreichten sublingualen Nitrate nicht untersucht wurde, kann von einer anhaltenden Wirksamkeit ausgegangen werden, da der Nitratverbrauch während der Langzeittherapie unverändert blieb und die Patienten keinen Wirkungsverlust angaben.

Auf Grund der vorliegenden Ergebnisse erscheint die Verabreichung von 20, 40 bzw. 60 mg Isosorbiddinitrat in retardierter Form 3 × täglich zur Prophylaxe der Angina pectoris auf Grund einer Toleranzentwicklung nicht angebracht.

Zusammenfassung

Die Wirkung von 20, 40 bzw. 60 mg Isosorbiddinitrat retard wurde als einmalige akute Gabe und chronische, 3mal tägliche Verabreichung über 2 Monate im Rahmen einer randomisiert, doppelblind und cross-over durchgeführten Studie an Patienten mit angiographisch dokumentierter koronarer Herzerkrankung, stabiler Angina pectoris und reproduzierbarer ST-Streckensenkung untersucht. Nach akuter Gabe konnte ein statistisch signifikanter und in der Tendenz dosisabhängiger Herzfrequenzanstieg und Blutdruckabfall sowie Rückgang der ST-Streckensenkung beobachtet werden. Unter chronischer Therapie mit 3 × täglich 20, 40, 60 mg

Isosorbiddinitrat retard bzw. Placebo war weder eine signifikante Reduktion von Angina-pectoris-Anfallshäufigkeit und Nitratverbrauch noch eine signifikante Änderung von Herzfrequenz, Blutdruck und ST-Streckensenkung bei Belastungsuntersuchung 3 h nach Medikation nachweisbar. Die Ergebnisse müssen als Toleranzentwicklung interpretiert werden und lassen die chronische Verabreichung von Isosorbiddinitrat retard in der überprüften Dosierung zur Behandlung der Angina pectoris als nicht angebracht erscheinen.

Literatur

1. Becker HJ, Walden G, Kaltenbach M (1976) Gibt es eine Tachyphylaxie beziehungsweise Gewöhnung bei der Behandlung der Angina pectoris mit Nitrokörpern. Verh Dtsch Ges Inn Med 82:1208–1210
2. Cole SL, Kaye H (1977) Antianginal effects of oral, controlled-release nitroglycerin in patients with coronary artery disease: double-blind, randomized, multiple cross-over study. Clin Res 23:177A
3. Danahy DT, Aronow WS (1977) Hemodynamics and antianginal effects of high dose oral isosorbide dinitrate after chronic use. Circulation 56:205–212
4. Davidov ME, Mroczek WJ (1977) Effect of sustained release nitroglycerin capsules on anginal frequency and exercise capacity: A double-blind evaluation. Angiology 28:181–189
5. Franciosa JA, Cohn JN (1980) Sustained hemodynamic effects without tolerance during long-term isosorbide dinitrate treatment of chronic left ventricular failure. Am J Cardiol 45:648–654
6. Kovick RB, Tillisch J, Berens SC, Bramowity AD, Shine KI (1976) Vasodilator therapy for chronic left ventricular failure. Circulation 53:322–328
7. Lange RI, Reid MS, Tresch DD, Keelan MH, Bernhard VM, Coolidge G (1972) Nonatheromatous ischemic heart disease following withdrawal from chronic industrial nitroglycerin exposure. Circulation 46:666–678
8. Lee G, Mason DT, Amsterdam EA, Miller RR, DeMaria AN (1978) Antianginal efficacy of oral therapy with isosorbide dinitrate capsules. Chest 73:327–332
9. Lee G, Mason DT, DeMaria AN (1978) Effects of long-term oral administration of isosorbide dinitrate on the antianginal response to nitroglycerin. Am J Cardiol 41:82–85
10. Schelling JL, Lasagna L (1967) A study of cross-tolerance to circulatory effects of organic nitrates. Clin Pharmacol Ther 8:256–260
11. Thadani U, Manyari D, Parker JO, Fung H (1980) Tolerance to the circulatory effects of oral isosorbide dinitrate. Circulation 61:526–535
12. Winsor T, Berger HJ (1975) Oral nitroglycerin as a prophylactic antianginal drug: Clinical, physiologic, and statistical evidence of efficacy based on a three-phase experimental design. Am Heart J 90:611–626
13. Zelis R, Mason DT (1975) Isosorbide dinitrate: Effect on the vasodilator response to nitroglycerin. JAMA 234:166–170

Kann eine hochdosierte Langzeit-Therapie mit Nitraten zu Toleranz führen?
Vorläufige Ergebnisse hinsichtlich der Wirkung zusätzlicher intravenöser Gaben

A. DISTANTE, A. L'ABBATE, C. PALOMBO, C. MICHELASSI, D. ROVAI,
M. A. MORALES, F. SABINO, E. MOSCARELLI, M. LOMBARDI und A. MASERI

Einleitung

In einer früheren Studie konnten wir zeigen, daß bei Patienten mit instabiler vaso-spastischer Angina pectoris eine Dauerinfusion mit hochdosiertem Isosorbiddini-trat (ISDN) die ischämischen Episoden in Ruhe, sowohl mit ST-Streckenhebung als auch mit ST-Streckensenkung mit oder ohne Schmerzen, weitgehend zu redu-zieren oder völlig zu beseitigen vermag [2]. Die intravenöse Anwendung von ISDN kann allerdings nicht zur Langzeit-Therapie der Angina pectoris dienen, und das Problem ausreichend hoher ISDN-Blutspiegelwerte bleibt bestehen.

Nachgewiesenermaßen hat die perkutane Anwendung von ISDN eine über mehrere Stunden (8 h oder mehr) anhaltende Plasmakonzentration der Substanz zur Folge, wobei dem Patienten keinerlei Unannehmlichkeit erwächst [3]. Wir ver-schreiben deshalb für die Langzeit-Therapie von Patienten mit Angina pectoris ei-ne hohe Dosis dieses Präparates, entweder allein oder zusammen mit anderen Pharmaka. Es gibt jedoch eine Anzahl von Berichten [1, 5, 6, 8], aus denen hervor-geht, daß die Langzeit-Therapie mit Nitraten zur Toleranz führen kann, die ihrer-seits die Wirksamkeit dieser Arzneimittel vermindern oder aufheben kann.

Diese Studie hatte zum Ziel, die Möglichkeit des Auftretens verminderter hä-modynamischer Wirkungen (Kreislauftoleranz) gegenüber einer akuten intravenö-sen ISDN-Infusion bei einer Gruppe von Patienten unter hochdosierter perkutaner Langzeit-Therapie mit diesem Pharmakon zu ermitteln.

Material und Methodik

Auswahl der Patienten

Für die Langzeit-Therapie mit ISDN in Salbenform (hochdosiert: 100–200 mg 3 × täglich) wurden 11 Patienten mit häufigen nachgewiesenen Episoden von myo-kardialer Ischämie ausgewählt. Alle Patienten wurden über die Zielsetzung der Un-tersuchung informiert und gaben ihre Zustimmung. Vor Beginn der Langzeit-The-rapie wurde ein Akutversuch mit einer intravenösen Gabe von ISDN ausgeführt.

Nach dem ersten Behandlungsmonat schied ein Patient wegen starker Kopf-schmerzen aus dem Versuch aus. Ein weiterer Patient mußte wegen einer basalen

Hypotonie ausgeschlossen werden, und ein dritter Patient schied nach dem 3. Monat wegen einer Leberinsuffizienz aus, die anscheinend mit der Therapie zusammenhing.

Die wichtigsten klinischen, elektrokardiographischen und angiographischen Daten der übrigen 8 Patienten sind in Tabelle 1 zusammengestellt. Keiner der Patienten hatte Anzeichen einer gestörten Leber- oder Nierenfunktion.

Protokoll der Studie

Die Langzeit-Therapie mit ISDN-Salbe wurde mit einer Tagesdosis von 3×100 bis 3×200 mg täglich ausgeführt. Die Salbe wurde auf die Haut der Unterarme oder des Bauches aufgetragen. Alle Patienten wurden vor und zu verschiedenen Zeitpunkten nach Beginn der Therapie untersucht. Zwischen der letzten perkutanen Anwendung und der akuten intravenösen Infusion lagen zwei bis acht Stunden (4,5 h im Mittel). Vor jedem Akutversuch ruhten die Patienten in einem lärmgeschützten Raum und elektrokardiographische Aufzeichnungen und Blutdruckmessungen wurden in einminütigen Abständen ausgeführt. Nach mindestens 20minütiger Ruhe im Liegen und nach Stabilisierung der Herzfrequenz und des Blutdrucks wurde ISDN mit einer Infusionsgeschwindigkeit von 1 mg/min intravenös appliziert. Die Infusion wurde nach Gabe von 10 mg abgebrochen, oder wenn der systolische Blutdruck unterhalb 100 mm Hg bzw. 30 mm Hg unter den Ausgangswert abfiel oder bei einem Anstieg der Herzfrequenz über 100 Schläge/min.

Ergebnisse

Von den 11 ausgewählten Patienten schieden 3 aus der Studie aus, und die übrigen 8 wurden über 12–18 Monate lang beobachtet. Bei einem Patienten betrug die Beobachtungsdauer 12 Monate, zwei wurden 15 Monate und fünf 18 Monate lang beobachtet. Die Gesamtzahl der Untersuchungen betrug 40, davon 8 Leer-Untersuchungen, 3 nach 1 Monat, 6 nach 3 Monaten, 7 nach 6 Monaten, 2 nach 9 Monaten, 7 nach 12, 2 nach 15 und 5 nach 18 Monaten.

Zu Beginn eines jeden Akutversuches bestanden für die gemessenen Parameter (Herzfrequenz und Blutdruck) keine statistischen Unterschiede gegenüber den vor Beginn der Therapie ermittelten Werten. Dies weist darauf hin, daß eine Kreislaufanpassung an die Langzeitanwendung gefäßaktiver Substanzen, wie z.B. von Nitraten, stattfindet (Tabellen 2, 4, 6).

In den Tabellen 3, 5, 6 und 7 sind die hämodynamischen Ergebnisse der akuten ISDN-Infusionen bezüglich der Herzfrequenz, des systolischen und diastolischen Blutdrucks zusammengestellt.

In Tabelle 3 wird der Anstieg der Herzfrequenz bei jedem einzelnen Patienten als prozentuale Größe gegenüber den Kontrollwerten bei den in Abständen von mehreren Monaten ausgeführten Akutversuchen dargestellt. Daraus ist ersichtlich, daß es weder bei den einzelnen Patienten noch in der Gesamtgruppe zu einer einheitlichen Verminderung der tachykarden Reaktion auf die Nitratinjektion kam.

Tabelle 1. Die wichtigsten elektrokardiographischen und angiographischen Befunde bei 8 Patienten unter Dauertherapie mit hohen Dosen von ISDN-Salbe. DP: Doppelprodukt; RCA: rechte Koronararterie; LAD: linke vordere absteigende Arterie; LCF: linke Zirkumflex-Arterie

Patient Alter/ Geschlecht	Angina	Elektrokardiogramm			Angiographische Befunde	
		In Ruhe	EKG während der Schmerzattacke	Belastungstest	Links-Ventrikulogramm	Koronararterien
1 Lu Pa 42/M	In Ruhe Unter Belastung	Q in III, aVF negative T-Zacken in III, aVF	Negative T-Zacken in II, III, aVF	– ST $\downarrow$ in V_4 – DP 19800 – kein Schmerz	Hinterwand-Asynergie	RCA: Verschluß LAD: 80% proximale Stenose LCF: Unregelmäßigkeiten
2 Br Ne 54/M	In Ruhe Unter Belastung	LVH	ST $\downarrow$ in V_2–V_5	– ST $\uparrow$ in II, III aVF, V_4–V_5 – DP 23400	Mitralinsuffizienz	RCA: Unregelmäßigkeiten LAD: 90%ige Stenose LCF: Normal
3 Gi To 55/M	In Ruhe Unter Belastung	Qs in II, III aVF	Keine Veränderung	– ST $\downarrow$ V_4–V_6 – DP 22000	Hinterwand-Asynergie	RCA: Multiple Stenosen LAD: Multiple Stenosen LCF: Multiple Stenosen
4 Fe Mo 39/M	In Ruhe	ST $\downarrow$ in II, III	ST $\downarrow$ in I, II, III, aVF, V_4–V_6 ST $\uparrow$ in V_1–V_3	– ST $\downarrow$ in II, III, aVL, aVF, V_6 – DP 20400	Septum- und Apex-Asynergie	RCA: Unregelmäßigkeiten LAD: Multiple Stenosen LCF: Unregelmäßigkeiten
5 Fe Ag 29/M	In Ruhe	Negative T-Zacken in I, aVL, V_2–V_6	ST $\uparrow$ in I, aVL, V_2–V_6	– ST $\downarrow$ in V_4–V_6 – DP 25000	Normal	RCA: Unregelmäßigkeiten LAD: 90%ige Stenose LCF: Normal
6 Fe De 56/M	In Ruhe	QS in D_3	Keine Veränderung	– ST $\downarrow$ in V_4–V_6 – DP 14500	Normal	RCA: Unregelmäßigkeiten LAD: 90%ige Stenose LCF: Normal
7 Fo Fa 58/M	In Ruhe Unter Belastung	QS in V_1–V_3	ST $\downarrow$ in V_4–V_6	– ST $\downarrow$ in V_4–V_6 – DP 18000	Diffuse Asynergie	RCA: 75%ige Stenose LCF: 90%ige Stenose LAD: Proximaler Verschluß
8 Ma En 48/M	In Ruhe	Normal	ST $\downarrow$ in V_4–V_6	– ST $\downarrow$ 2 mm in V_4–V_6 – DP 24000	Vorderwand-Asynergie	RCA: Normal LAD: 90% proximal LCF: Normal

Angaben zu den Patienten. Klinisch: Alter 48 Jahre (29–58) – Männer –. Angina: Nur in Ruhe (4 Patienten); nur bei Belastung (4 Patienten). EKG: Ruhe: Q-Zacken (4 Patienten); Ischämie (2 Patienten); normal (2 Patienten); Während Schmerzen: ST $\uparrow$ (1 Patient); ST $\downarrow$ (4 Patienten); keine Veränderungen (3 Patienten). Belastungstest: ST-Veränderungen bei allen Patienten. Koronarangiographie: Eingefäßerkrankung: 4 Patienten, Zweigefäßerkrankung: 2 Patienten, Dreigefäß-erkrankung: 2 Patienten

Tabelle 2. Herzfrequenz. Kontrollwerte vor den einzelnen akuten ISDN-Infusionen. Die statistische Analyse (lineare Regression) bei den einzelnen Patienten ergab keine signifikanten Veränderungen (mit Ausnahme von Patient Nr. 1) in den Kontrollwerten. Auch bei Analyse der Gesamtergebnisse zeigte sich keine signifikante Variation (*)

Patient	Therapie (Monate)								Mittel	SEM ±	r	p
	0	1	3	6	9	12	15	18				
1	85		82	82		82		78	81,8	1,11	−0,89	<0,05
2	94		86	90		90		76	87,2	3,09	−0,78	NS
3	75		70	70	75	70		70	71,7	1,06	−0,42	NS
4	70	68	80	70		88		68	74,0	3,36	+0,17	NS
5	90	62	75	75		80		86	78,0	4,01	+0,36	NS
6	70		60	65		65			65,0	2,05	−0,24	NS
7	90	58		60		70	72		70,0	5,69	−0,04	NS
8	58				63		53		58,0			
Mittel	79	62,7	75,5	73,1	69,0	77,9	62,5	75,6	73,2*	1,66*	−0,03*	NS*
SEM ±	4,47		3,84	3,85		3,65		3,18				

Tabelle 3. Herzfrequenz. Prozentuale Veränderungen gegenüber den Kontrollwerten nach einer akuten ISDN-Infusion bei Patienten unter Langzeit-Therapie mit ISDN-Salbe. Zwischen den zu verschiedenen Zeitpunkten (von 1–18 Monate) der Langzeit-Therapie erhobenen Befunden bezüglich der tachykarden Reaktion besteht weder bei den einzelnen Patienten noch bei der Gesamtgruppe ein statistisch signifikanter Unterschied (*)

Patient	Therapie (Monate)								Mittel	SEM ±	r	p
	0	1	3	6	9	12	15	18				
1	3		2	4		6,1		5	4,0	0,72	0,78	NS
2	17		16,2	11,1		16,6		12	14,5	1,25	−0,47	NS
3	33,3		28,5	7,1	5,3	23,1		15,9	19,5	4,31	−0,47	NS
4	28,6	10,2	0	14,2		18,2		33,8	17,5	5,05	0,51	NS
5	2,2	12,9	6,6	6,6		6,2		16,2	8,4	2,09	0,55	NS
6	43		37	30		36			36,5	2,66	−0,53	NS
7	22,2	12,2		20		11,4	5,6		14,2	3,04	−0,76	NS
8	29				11		9		16,3	6,35		
Mittel	22,4	11,7	15	13,2	8,15	16,8	7,3	16,5	15,8*	2,50*	−0,12*	NS*
SEM %	5,05		6,08	3,40		4,00		4,78				

Tabelle 4. Systolischer Blutdruck. Kontrollwerte vor den einzelnen akuten ISDN-Infusionen. Die statistische Analyse (lineare Regression) zeigte bei den einzelnen Patienten keine signifikanten Schwankungen (mit Ausnahme von Patient Nr. 3) in den Kontrollwerten. Auch bei Analyse der Gesamtergebnisse wurden keine signifikanten Variationen gefunden (*)

Patient	Therapie (Monate)								Mittel	SEM ±	r	p
	0	1	3	6	9	12	15	18				
1	110		130	120		110		120	118	3,75	−0,05	NS
2	155		150	125		145		140	143	5,16	−0,35	NS
3	130		140	130	130	150		185	144	8,82	+0,83	<0,05
4	130	130	105	120		130		148	127	5,80	+0,60	NS
5	140	130	130	130		135		125	132	2,12	−0,53	NS
6	140		140	140		124			136	4,00	−0,87	NS
7	130	140		140		140	140		138	2,00	+0,57	NS
8	125				180		135		146			
Mittel	132,5	133,3	132,5	129,3	155,0	132,7	137,5	143,6	135*	2,46*	+0,21*	NS
SEM ±	4,63		6,30	3,16		4,89		11,5				

Tabelle 5. Systolischer Blutdruck. Prozentuale Veränderungen gegenüber den Kontrollwerten nach akuter ISDN-Infusion bei Patienten unter Dauertherapie mit ISDN-Salbe. Es besteht keine statistisch signifikante Differenz bezüglich der hypotensiven Reaktion zu verschiedenen Meßzeitpunkten (1–18 Monate) im Verlauf der Therapie sowohl bei den einzelnen Patienten als auch in der Gesamtgruppe (*)

Patient	Therapie (Monate)								Mittel	SEM ±	r	p
	0	1	3	6	9	12	15	18				
1	0		− 8	− 4		− 9,9		−17	− 7,7	2,87	−0,91	<0,05
2	− 13		− 3,4	−12		−10,4		− 7	− 9,1	1,76	0,21	NS
3	−38,5		−32,2	−38,5	−19,3	−40		−37,5	−34,3	3,20	−0,03	NS
4	−11,5	−19,3	− 9,6	− 8,4		−11,6		−12,2	−12,1	1.56	0,20	NS
5	− 7,1	−7,7	− 3,9	− 7,7		−11,2		− 8	− 7,6	0,95	−0,48	NS
6	−21,4		−14,3	−21,5		−24,2			−20,3	2,12	−0,53	NS
7	−30,8	−14,3		−14,3		−10,1	−7,4		−15,4	4,08	0,77	NS
8	−17				−19		−5		−13,6	4,33		
Mittel	−17,4	−13,7	−11,9	−15,2	−19,1	−16,7	−6,2	−16,3	−15,2*	2,41*	0,01*	NS*
SEM ±	4,45		4,38	4,42		4,30		5,57				

Tabelle 6. Diastolischer Blutdruck. Kontrollwerte vor den einzelnen akuten ISDN-Infusionen. Abwesenheit signifikanter Variationen in den Kontrollwerten sowohl bei den Einzelpatienten als auch in der Gesamtgruppe (*)

Patient	Therapie (Monate)								Mittel	SEM ±	r	p
	0	1	3	6	9	12	15	18				
1	70		90	85		70		80	79,0	3,99	−0,08	NS
2	80		100	80		80		90	86,0	4,00	+0,02	NS
3	90		80	80	85	98		120	92,0	6,24	+0,80	NS
4	90	90	75	90		95		113	92,0	2,79	+0,34	NS
5	90	95	90	90		95		90	92,0	1,06	−0,01	NS
6	90		85	90		80			86,0	2,39	−0,76	NS
7	80	95		90		95	90		90,0	2,75	+0,40	NS
8	80				110		90		93,0			
Mittel	83,7	93,3	86,7	86,4	97,5	87,6	90	98,6	89.0*	1,61*	−0,32*	NS*
SEM ±	2,63		3,58	1,79		4,07		7,60				

Tabelle 7. Diastolischer Blutdruck. Prozentuale Veränderungen gegenüber den Kontrollwerten nach akuter ISDN-Infusion bei Patienten unter Dauertherapie mit ISDN-Salbe. Es besteht keine statistisch signifikante Differenz bezüglich der hypotensiven Reaktion zu verschiedenen Meßzeitpunkten (1–18 Monate) im Verlauf der Therapie sowohl bei den einzelnen Patienten als auch in der Gesamtgruppe (*)

Patient	Therapie (Monate)								Mittel	SEM ±	r	p
	0	1	3	6	9	12	15	18				
1	0		− 5,6	−11		− 7,1		−12	− 7,1	2,14	−0,76	NS
2	0		− 5	−12,5		−12,5		0	− 6	2,81	−0,03	NS
3	−22,2		−12,5	−18,8	−17,7	−28,6		−41,7	−23,6	4,24	−0,81	NS
4	−16,5	−11,2	− 6,7	−11,2		− 5,3		− 7,1	− 9,7	1,72	0,66	NS
5	5	−15,8	−11,2	− 5,6		− 5,3		−11,2	− 7,2	3,03	−0,22	NS
6	−11,1		−17,7	−11,2		−12,5			−13,1	1,56	0,11	NS
7	−25	− 5,3		−20,9		−10,6	−5,5		−13,5	4,05	−0,51	NS
8	− 7				−17		−2		− 8,6	4,39		
Mittel	− 9,6	−10,7	− 9,7	−13	−17,3	−11,7	−3,7	−14,4	−11,4	1,80	−0,10	NS
SEM ±	3,89		1,96	1,96		3,09		7,19				

Tabelle 8. ISDN-Dosierungen bei den jeweiligen Akutversuchen[a]

Patient	Therapie (Monate)								Mittel	SEM ±	r	p
	0	1	3	6	9	12	15	18				
1	4		8	7		7		8	6,8	0,74	+0,60	NS
2	5		4	6		6		4	5	0,44	−0,10	NS
3	4		7	5	6	5		6	5,5	0,43	+0,26	NS
4	6	6	6	6		5		9	6,33	0,56	+0,59	NS
5	10	10	10	10		10		10	10	0	0	NS
6	6		6	6		6			6	0	0	NS
7	7	5		6		6	7		6,2	0,37	+0,37	NS
8	6				7		9		7,3	0,88		
Mittel	6	7	6,8	6,57	6,50	6,43	8	7,40	6.7*	1,06*	+0,16*	NS*
SEM ±	0,68		0.83	0,61		0,65		1,08				

[a] Die ISDN-Dosis (mg) war bei den einzelnen Patienten zu den verschiedenen Zeitpunkten nicht signifikant unterschiedlich und mußte nicht erhöht werden, um eine mögliche Toleranz zu überwinden

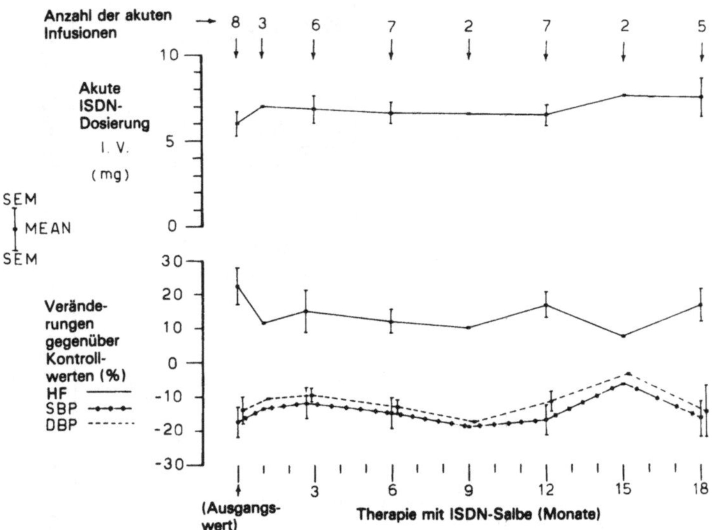

Abb. 1. Mittlere prozentuale Veränderungen der Herzfrequenz, des systolischen und diastolischen Blutdrucks gegenüber den Kontrollwerten bei den akuten ISDN-Infusionen zu verschiedenen Zeitpunkten nach Beginn der Dauertherapie mit hochdosierter ISDN-Salbe. Es ist deutlich zu sehen, daß die Reaktion der hauptsächlichen hämodynamischen Parameter auf die akuten ISDN-Infusionen keine statistisch signifikante Abschwächung, auch nach Langzeit-Therapie mit einer hohen ISDN-Dosis in Langzeitform, aufweist. *ISDN* Isosorbiddinitrat; *SBP* systolischer Blutdruck; *DBP* diastolischer Blutdruck; *HF* Herzfrequenz; *mean ± SEM* Mittelwerte ± Standardfehler der Mittelwerte

Tabelle 5 zeigt den systolischen Blutdruckabfall bei den einzelnen Patienten in Prozent gegenüber den Kontrollwerten. Es besteht keine gerichtete Verminderung der hypotensiven Reaktion auf die Nitratinjektion bei den einzelnen Patienten (mit Ausnahme von Patient Nr. 1, der mit der Zeit mit immer ausgeprägterer Hypotension reagierte) bzw. bei der Gesamtgruppe.

In Tabelle 7 sind die individuellen diastolischen Blutdruckwerte prozentual gegenüber den Kontrollwerten dargestellt. Auch bezüglich dieses Parameters besteht keine einheitliche Abschwächung der hypotensiven Reaktion auf die Nitratinjektion bei den einzelnen Patienten bzw. in der Gesamtgruppe.

Tabelle 8 gibt eine Aufstellung der intravenös verabreichten ISDN-Dosierungen (in mg) bei jedem Patienten bzw. der einzelnen Infusionen. Daraus ist ersichtlich, daß zur Erzielung gleicher oder größerer hämodynamischer Reaktionen gegenüber den Kontrollwerten keine einheitliche Erhöhung der ISDN-Dosis zu den verschiedenen Zeitpunkten erforderlich war. Es besteht auch keine direkte Beziehung zwischen den verwendeten Dosierungen und der hämodynamischen Gesamtwirkung, wie auch in Abb. 1 zu sehen ist.

Abbildung 1 gibt eine graphische Gesamtübersicht der wichtigsten Befunde dieser Studie in Mittelwerten. Auch nach einer Langzeit-Therapie mit ISDN-Salbe kommt es bei dieser Patientengruppe zu keiner gerichteten Abschwächung der hämodynamischen Reaktionen.

Besprechung

Aufgrund dieser Ergebnisse ist festzustellen, daß die hämodynamischen Reaktionen (Anstieg der Herzfrequenz und Abfall des systolischen oder diastolischen Blutdrucks) nach einer akuten intravenösen ISDN-Gabe bei Patienten mit Angina pectoris im Verlauf einer Langzeit-Therapie mit hohen Dosen des gleichen Präparates in Salbenform nicht abgeschwächt wurden.

In dieser Hinsicht unterscheiden sich unsere Ergebnisse von denen der kürzlich bekanntgewordenen Untersuchungen von Thadani et al. [8] und von Danahy u. Aronow [1], denen zufolge bei Patienten mit Angina pectoris unter Langzeit-Therapie mit oralen langwirkenden Nitraten trotz fortbestehender antianginöser Wirkung eine Kreislauftoleranz beobachtet wurde. Aus tierexperimentellen Studien [5] wurde geschlossen, daß die Toleranz gegenüber den Kreislaufwirkungen subkutan oder intravenös verabreichter Nitrate zu einem ziemlich frühen Zeitpunkt an der glatten Muskulatur der Gefäßwand nachweisbar ist und nicht mit der Biotransformation der Nitrate zusammenhängt.

Unseres Wissens gibt es bisher keine Studien, in denen akute intravenöse ISDN-Gaben (in so hoher Dosierung wie 1 mg/min) zur Prüfung der hämodynamischen Toleranz gegenüber kutaner Langzeit-Therapie mit hohen Dosen der gleichen Substanz verwendet wurden.

Unsere Befunde, die sich von den anderen vermutlich durch die verwendete Dosis sowie die Methode der akuten Anwendung unterscheiden, weisen darauf hin, daß nicht alle „Glyceryl-Trinitrat-Rezeptoren" während der chronischen Therapie beteiligt sind, da eine zusätzliche Dosis eine Kreislaufreaktion auszulösen vermag.

Wie immer diese Ergebnisse auch interpretiert werden, ist es dennoch angebracht, darauf hinzuweisen, daß Untersuchungen bezüglich der Toleranz gegenüber der Kreislaufwirkungen von Nitraten auf der Vermutung beruhen, daß die Wirksamkeit der Nitrate bei Angina pectoris eine Folge der arteriolären und venösen Tonusherabsetzung ist [4], die ihrerseits eine erwünschte Verminderung des Ventrikelvolumens und des Afterload bewirkt. Demzufolge würde die Wirksamkeit der Nitrate im Verlauf einer Langzeit-Therapie nachlassen, wenn solche peripheren Effekte durch das Auftreten einer Toleranz abgeschwächt oder gänzlich aufgehoben würden.

Diese Annahme scheint nicht gültig zu sein. Aus früheren Ergebnissen unserer Arbeitsgruppe [2] ist ersichtlich, daß – ohne eine günstige Nitratwirkung über den peripheren Mechanismus, wie sie bei einigen Patienten mit extrem herabgesetzter Koronarreserve beobachtet wird, ausschließen zu wollen – der hauptsächliche Mechanismus der Nitratwirkung ein zentraler ist. Sie steht in direktem Zusammenhang mit der vasodilatorischen Wirkung auf die großen Koronargefäße. Die antianginöse Wirkung kann demnach durch die systemischen Kreislaufveränderungen weder vermittelt noch ihnen gleichgesetzt werden.

Nach unseren Erfahrungen bleibt die antianginöse Wirkung von Isosorbiddinitrat erhalten, wie aus den Langzeit-Beobachtungen von Patienten mit spontaner Angina pectoris hervorgeht, die entweder mit Nitraten allein oder in Kombination mit einem Calcium-Antagonisten [7] behandelt wurden.

Danksagung. Wir möchten Fräulein Daniela Banti und Herrn Rino Antonelli für technische Assistenz danken.

Literatur

1. Danahy DT, Aronow WS (1977) Hemodynamics and antianginal effects of high dose oral isosorbide dinitrate after chronic use. Circulation 56:205–217
2. Distante A, Maseri A, Severi S, Biagini A, Chiercha S (1979) Management of vasospastic angina at rest with continuous infusion of isosorbide dinitrate. Am J Cardiol 44:533–539
3. Down WH, Chasseaud LF (1976) The percutaneous absorption of ^{14}C-isosorbide dinitrate in rats, rabbits and man. In: Rudolph W, Siegenthaler W (Hrsg) Nitrate: Wirkung auf Herz und Kreislauf. Nitrat-Symposion Stockholm (1975). Urban & Schwarzenberg, München, S 14–17
4. Mason DT, Braunwald E (1965) The effects of nitroglycerin and amylnitrite on arteriolar and venous tone in the human forearm. Circulation 32:755–766
5. Needleman P, Johnson EM (1973) Mechanism of tolerance development to organic nitrates. J Pharmacol Exp Ther 184:709
6. Schelling JL, Lasagna L (1960) A study of cross tolerance to circulatory effects of organic nitrates. Clin Pharmacol Ther 8:256–260
7. Severi S, Davies G, Maseri A, Marzilli P, L'Abbate A (1980) Long-term prognosis of "variant" angina with medical treatment. Am J Cardiol 46:226–232
8. Thadani U, Manyari D, Parker JO, Fung HL (1980) Tolerance to the circulatory effects of oral isosorbide dinitrate. Circulation 61:526–535

Ein neues lokales Wirkstoff-Abgabesystem für Nitroglycerin

B. Pitt, H. Colfer, A. Keith, P. Stetson, J. Walton, J. Brymer, A. Golub und B. Lucchesi

Einleitung

Seit mehr als hundert Jahren ist Nitroglycerin das Mittel der Wahl für die Behandlung der Angina pectoris. In neuerer Zeit wurden einige Langzeitnitrate zur Prophylaxe der Angina pectoris und neuerdings auch zur Langzeit-Therapie von Patienten mit linksventrikulärer Insuffizienz eingeführt. Diese langwirkenden Präparate, zu denen auch Nitroglycerin-Salbe, orale Nitroglycerin-Retardpräparate sowie „Langzeitnitrate" vom Typ des Isosorbiddinitrat und des Pentaerythritoltrinitrat gehören, sind heute allgemein im Gebrauch. Die Verwendbarkeit und Akzeptanz dieser Präparate ist jedoch dadurch begrenzt, daß sie alle vier bis sechs Stunden verabreicht werden müssen. Daraus ergeben sich Unzulänglichkeiten in der Patienten-Compliance sowie variable Absorptionsverhältnisse. Die Absorption nach Einnahme oraler Präparate ist variabel; sie kann jedoch bei Verwendung von Salben, die oft in verschiedener Weise von Anwendung zu Anwendung appliziert werden, noch unterschiedlicher sein. Im folgenden soll über die Entwicklung und erstmalige Verwendung eines neuen lokalen Wirkstoff-Abgabesystems für Nitroglycerin beim Menschen, mit einer Wirkungsdauer von mindestens 24 h, berichtet werden.

Zubereitung

In eine spezielle Polymer-Matrix werden 2% Nitroglycerin eingearbeitet. Die Matrix wird aus wäßrigem Glycerin bei einer Temperatur von ca. 90 °C hergestellt. Die Polymer-Lösung wird auf 60 °C abgekühlt und Nitroglycerin, bis zum Erhalt einer homogenen 2%igen Konzentration, hinzugefügt. Die Mischung wird danach in Formen gegossen und geliert beim Abkühlen.

Danach wird die Polymer-Matrix in gewünschter Größe zugeschnitten. Für diese Studie wurden Fragmente von 3 × 3 cm verwendet, die mit einem Okklusionsverband auf der Haut fixiert wurden.

Methodik und Ergebnisse

In-vitro-Versuche

Versuche wurden mit nichtmarkiertem wie auch mit tritiummarkiertem Nitroglycerin in der Polymer-Matrix ausgeführt (A. Keith). Bei den Versuchen mit tritiummarkiertem Nitroglycerin betrug die ^{3}H-Aktivität 5×10^6 Impulse/min/g der Matrix. Die Polymer-Matrix wurde danach auf Kadaverhaut eines kaukasischen Menschen appliziert. Die Hornschicht der Haut war mit der Polymer-Matrix in Berührung und die Dermis mit einer Filterscheibe oder mit Agar-Gel. Die Versuche wurden bei 32 °C ausgeführt. Zu verschiedenen Zeitpunkten innerhalb 24 h wurde das Nitroglycerin in der Filterscheibe bzw. dem Agar-Gel bestimmt.

Es wurden 8 Hautfragmente verwendet, und es ergab sich, daß 40–60 mcg/cm^2/ h durch die Haut hindurchgingen. Bis zum Erreichen von Steady-state-Nitroglycerin-Konzentrationen in der Filterscheibe oder dem Gel vergingen 1–4 h. Nach Erreichen der Steady-state-Werte wurde Nitroglycerin relativ konstant sowohl auf der Scheibe als auch in dem Gel während der übrigen Zeit bis zu 24 h wiedergefunden.

In-vivo-Studien

Nitroglycerin-Bestimmung

Die Bestimmungen wurden von P. Stetson mit Hilfe eines Gaschromatographen und eines ^{63}Ni-Elektronen-Auffang-Detektors durchgeführt. Die untere Nachweisgrenze von Nitroglycerin betrug bei diesem System 10 pg des injizierten Standard-Nitroglycerins bzw. 100–200 pg Nitroglycerin/ml Plasma, welches den Extraktionsvorgang durchlief.

Die Blutproben wurden unmittelbar nach Abnahme in einer Glasspritze auf Eis gelegt und innerhalb 20 min bei 0–4 °C abzentrifugiert. Das Plasma (2,0 ml) wurde in Extraktionsröhren gefüllt und mit Dimethyldichlorasilon inaktiviert. Die Plasmaproben wurden dann mit n-Pentan, das 5,0 ng des internen Standards Meta-Dinitrobenzol enthielt, extrahiert. Die Plasmaproben wurden dann teilweise eingetrocknet und 50 μl Benzol hinzugefügt. Eine kleine Menge dieses Gemisches wurde dann zur Nitroglycerin-Bestimmung in einen Elektronen-Auffang-Detektor (Hewlett-Packard 4610 A Gaschromatograph) eingebracht. Die Trennung erfolgte auf einer 4′ Glassäule mit innerem Durchmesser von 2 mm, die mit 10% SE-54 auf 100/120 maschigem Chromosorb W beladen war. Aus Leerplasma mit Beimischung verschiedener Mengen Nitroglycerin wurde dann eine Nitroglycerin-Kalibrierungskurve erstellt.

Tierversuche

Auf die rasierte Haut des Tieres wurde ein 10 cm^2 großer Streifen der Polymer-Matrix mit 2% Nitroglycerin appliziert. Venöses Blut wurde 1, 2, 3, 4, 8 und 24 h nach Applikation des Streifens abgenommen und die Proben auf Nitroglycerin untersucht. Die Ergebnisse der Bestimmungen bei 6 Versuchstieren sind in Tabelle 1 zusammengestellt.

Tabelle 1. Plasma-Nitroglycerin-Konzentrationen nach Applikation einer Polymer-Matrix von 10 cm^2 mit 2% Nitroglycerin (TNG) bei 6 Versuchstieren

	1 h	2 h	3 h	4 h	8 h	24 h
Plasma TNG g/ml	0,21±0,1	0,26±0,2	0,71±0,8	0,40±0,3	0,82±0,9	0,35±0,1

Humanversuche

Fünf normale freiwillige Versuchspersonen wurden für die Studie ausgewählt und gaben nach eingehender ärztlicher und Laboruntersuchung ihre Zustimmung zur Teilnahme.

Die Probanden wurden im Liegen untersucht. Zunächst wurde eine Vormedikations-Blutprobe aus der in der Armbeuge liegenden Dauerkanüle zur Untersuchung von Nitroglycerin-Werten entnommen. Danach erhielten die Probanden 0,4 mg Nitroglycerin sublingual. Weitere Blutproben wurden 1, 2, 4, 8 und 16 min nach der sublingualen Gabe entnommen.

Die Ergebnisse sind in Abb. 1 dargestellt.

Ein Spitzenwert von 1,6 ng/ml Nitroglycerin trat 1–2 min nach Einnahme auf. Nach 16 min konnten keine Nitroglycerin-Werte mehr im Plasma bestimmt werden.

Danach wurde eine nitroglycerinhaltige Polymer-Matrix von 10 cm² auf den Unterarm der Probanden gelegt und mit einem Okklusionsverband befestigt. Blutproben zur Nitroglycerin-Bestimmung wurden 1, 2, 3, 4, 8 und 24 h nach Applikation der Polymer-Matrix entnommen sowie 1 h nach Entfernung der Matrix.

Die Ergebnisse sind in Abb. 2 zusammengestellt. Etwa 4 h nach der Applikation tauchten die Spitzenwerte auf. Die nach 24 h entnommene Probe beweist, daß vom Erreichen des Steady state bis zur 24. Stunde, zu der die Matrix entfernt wurde, konstante Plasmawerte bestanden. Die Steady-state-Nitroglycerin-Konzentration im Plasma während der Applikation der lokalen Polymer-Matrix betrug 1,0 ng/ml. Dies sind etwa 60% des Spitzenwertes, der 1–2 min nach sublingualer Gabe von 0,4 mg Nitroglycerin erreicht wurde. Nach Entfernen der Matrix von der Haut fielen die Nitroglycerin-Werte innerhalb der nächsten Stunde schnell ab.

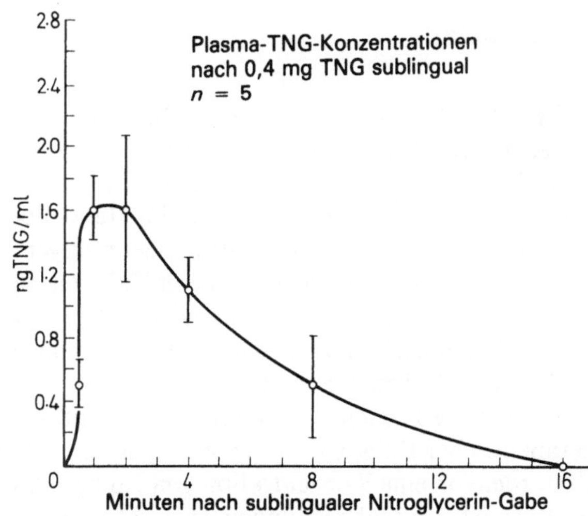

Abb. 1. Plasma-Nitroglycerin-Konzentrationen, Mittelwerte ±SD, bei 5 gesunden, freiwilligen Probanden nach 0,4 mg Nitroglycerin sublingual. Zu bemerken: Spitzenwerte von 1,6 ng/ml 1–2 min nach Applikation; das Fehlen meßbarer Werte nach 16 min

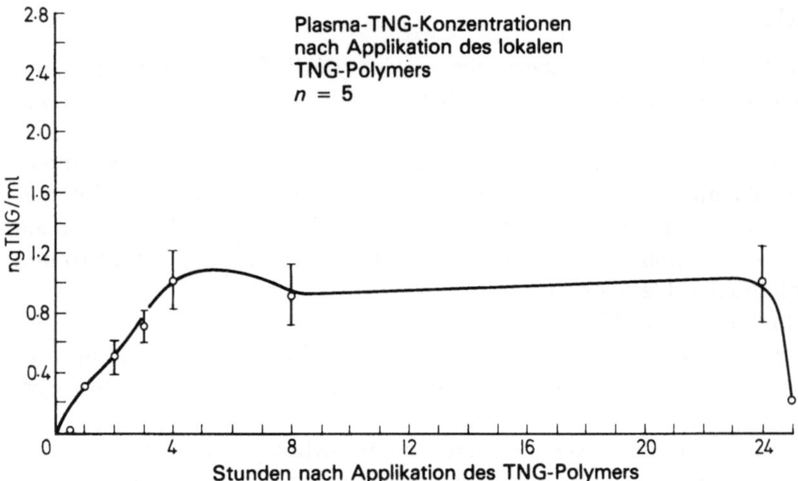

Abb. 2. Plasma-Nitroglycerin-Konzentrationen, Mittelwert $\pm$ SD, bei den gleichen 5 Probanden wie in Abb. 1 nach Applikation der 10-cm^2-Polymer-Matrix mit 2%igem Nitroglycerin-Gehalt. Zu bemerken: Steady-state-Konzentrationen von ca. 1,0 ng/ml werden nach 4 h erreicht und bleiben 24 h konstant. Nach Entfernung der Polymer-Matrix nach 24 h rascher Abfall der Nitroglycerin-Konzentrationen

Die einzige Nebenwirkung der Polymer-Matrix war das Auftreten von leichten Kopfschmerzen. Keiner der Probanden hatte Hautirritationen oder sonstige unerwünschte Wirkungen, die mit der Applikation der Polymer-Matrix auf die Haut in Zusammenhang standen.

Besprechung

Aus den Ergebnissen dieser Studie geht hervor, daß die neue Polymer-Matrix mit 2%igem Nitroglycerin-Gehalt in der Lage ist, nach Erreichen des Steady state konstante Plasma-Nitroglycerin-Spiegel bis zu 24 h aufrechtzuerhalten. Dies ist ein deutlicher Fortschritt gegenüber den im Handel befindlichen lokalen oder oralen Nitroglycerin- oder sonstigen Nitratzubereitungen. Die Steady-state-Werte, die bei normalen Versuchspersonen mit dieser Zubereitungsform erzielt werden, betragen ca. 60% des 1–2 min nach sublingualer Gabe von 0,4 mg Nitroglycerin erreichten Wertes. Außer leichten Kopfschmerzen traten nach Applikation der Polymer-Matrix keinerlei Nebeneffekte auf.

Die genaue Plasma-Nitroglycerin-Konzentration, die zur Erzielung optimaler therapeutischer Effekte erforderlich ist, steht noch nicht fest. Es muß noch ermittelt werden, ob eine Konzentration von 1,6 ng/ml, wie sie 1–2 min nach sublingualer Nitroglycerin-Gabe gefunden wird, oder ein niedrigerer Wert, wie nach Applikation der Polymer-Matrix in dieser Studie, ideal ist. Es soll auch darauf hingewiesen werden, daß es bisher noch ungenügende Daten über das Bestehen einer linearen Relation zwischen den Plasma-Nitroglycerin-Werten und der klinischen Wirksamkeit in der Therapie der Angina pectoris oder der Linksherzinsuffizienz gibt. Dennoch geht aus dieser Studie hervor, daß es möglich ist, relativ konstante Nitroglycerin-Konzentrationen bis zu 24 h aufrechtzuerhalten. Dies könnte dazu beitragen, die Variabilität der Wirksamkeit oraler Nitroglycerin- oder anderer Nitropräparate infolge variabler Absorption sowie die variable Absorption von Nitratsalben infolge ungleichmäßiger Applikation zu reduzieren.

Bei dieser Darreichungsform sind noch einige Punkte zu klären, so z. B. die optimale Dosis, das Dosierungsschema, die klinische Wirksamkeit sowie die Toleranz. Der letztere Punkt, Toleranz, ist sowohl bei dieser Darreichungsform als auch bei allen verfügbaren langwirkenden Nitroglycerin- und Nitratpräparaten von Interesse.

Aus dem sorgfältigen Studium der Korrelationen zwischen Plasmakonzentrationen und klinischer Wirksamkeit gibt es noch viel zu lernen. Die Analyse der jetzt verfügbaren klinischen Daten weist jedoch darauf hin, daß keine nennenswerte Toleranz gegenüber der klinischen Wirksamkeit von Nitroglycerin bei Patienten mit Angina pectoris beobachtet wird [1], obwohl eine gewisse Toleranz gegenüber dem Auftreten von Kopfschmerzen sowie von arteriellen hämodynamischen Nitroglycerin-Wirkungen entsteht.

Literatur

1. Danahy DT, Aronow WS (1977) Hemodynamics and antianginal effects of high dose oral isosorbide dinitrate after chronic use. Circulation 56:205–212

Echokardiographische Untersuchungen verschiedener Dosen von peroral appliziertem Isosorbiddinitrat bei Patienten mit und ohne Herzinsuffizienz: Zunahme der Wirkung in Abhängigkeit von der Dosis

S. Baligadoo, J. P. Denizeau, P. Bitan und P. Chiche

Die Wirksamkeit von sublingualem Nitroglycerin und Isosorbiddinitrat bei der Behandlung der Herzinsuffizienz ist inzwischen mittels Herzkatheteruntersuchungen und Untersuchungen unter Verwendung von Isotopen einwandfrei nachgewiesen [1–6, 9]. Ähnliche Studien haben die günstigen Wirkungen oral gegebener Nitrate gezeigt; es bleibt aber die Notwendigkeit für Dosis-Wirkungs-Untersuchungen und Untersuchungen möglicher Toleranz mit der Konsequenz steigender Dosen im Verlauf der Zeit. Solche Untersuchungen sind notwendig, um reproduzierbare, wiederholbare und nichtinvasive Bestimmungsmethoden hämodynamischer Wirkungen der Nitrate zu erhalten.

Bereits früher wurde die Echokardiographie für die Untersuchung der Wirkungen von Nitraten verwendet [7], aber die relative Sensitivität verschiedener echokardiographischer Parameter ist nicht geprüft worden. Das Vorhandensein von Asynergie in verschiedenen Ebenen macht die Volumenberechnung durch Diametermessungen bei Patienten mit koronarer Herzkrankheit unmöglich [10], und der Wert der echokardiographischen Veränderungen bei der Untersuchung der Nitratwirkungen bei dieser Krankheit ist noch nicht bestätigt.

Ziel dieser Studie war die Untersuchung der Sensitivität mehrerer echokardiographischer Parameter zur Bestimmung der hämodynamischen Wirkungen von Nitraten bei Patienten mit und ohne koronare Herzkrankheit und die Ermittlung der Wirkungen verschiedener Dosen von oral gegebenem Isosorbiddinitrat.

Methodik

Protokoll der echokardiographischen Untersuchungen

Alle echokardiographischen Untersuchungen wurden mit einem Ekoline-System mit einer Papierlaufgeschwindigkeit von 20, 50 und 100 mm/s durchgeführt. Die Patienten befanden sich in Rückenlage oder in leicht linkslateraler Lage. Die Untersuchung begann nach einer Ruheperiode von 30 min. Sie blieben 2 h lang in der gleichen Position.

Nach einer Aufzeichnung der Mitralklappenbewegung wurde der Transducer seitwärts in Richtung Herzspitze verschoben, um so nur den Teil des DE-Ausschlages der Mitralklappe zu erhalten. Wenn einmal das gewünschte Bild erzielt war, nachdem die Untersuchungsapparatur so eingestellt worden war, daß das Subendokard besonders deutlich abgebildet war, wurde diese Einstellung während der späteren Untersuchungen unverändert beibehalten.

Die nachstehenden Messungen wurden entsprechend den Standardmethoden durchgeführt:
- enddiastolischer Durchmesser des linken Ventrikels (Dd);
- endsystolischer Durchmesser des linken Ventrikels (Ds);
- enddiastolische Dicke der Hinterwand des linken Ventrikels (Td);
- endsystolische Dicke der Hinterwand des linken Ventrikels (Ts).

Die folgenden Parameter wurden entsprechend den üblichen Formeln berechnet: VCF, Prozentsatz der systolischen Verdickung der Hinterwand; enddiastolisches (Vd) und endsystolisches (Vs) Volumen nach der Teichholz-Gleichung [10] und Auswurffraktion aus den Volumina.

Diastolische und systolische linksventrikuläre Wandspannung wurde gemessen, indem die Gleichung von Falsetti [8] für Streß und die Teichholz-Gleichung für die Berechnung der größten ventrikulären Achse aus der kurzen Achse benutzt wurden. Die Kombination dieser beiden Gleichungen führt zu der folgenden neuen Gleichung:

$$\text{Spannung: } P \times \frac{d^2}{4h} \times \frac{392 - (2{,}4 + d)^2}{196\, d + h\, (2{,}4 + d)^2},$$

$P =$ Druck (mm Hg); $h =$ Dicke der Kammerhinterwand; $d =$ Durchmesser des Ventrikels, mittels Echo gemessen (kleine Achse).

Systolische und diastolische Blutdruckwerte wurden mittels Sphygmomanometer am Oberarm gemessen. Bei fehlender Aortenstenose wurde angenommen, daß diese Druckwerte die linksventrikulären Drucke widerspiegeln.

Patienten und Methodik

Es wurden zwei Patientengruppen untersucht. Die Gruppe I bestand aus 6 Patienten mit ischämischer Herzkrankheit. Jeder Patient wurde nach einem leichten Frühstück in Ruhe untersucht, und zwar in Rückenlage oder in leicht linkslateraler Lage. Jeder Patient erhielt 5 mg Isosorbiddinitrat sublingual am 1. Tag, 10 und 20 mg peroral an den beiden nächsten Tagen. Die Reihenfolge der Anwendung erfolgte randomisiert.

Messungen wurden bei Beginn der Studie, 10 min vor der Applikation der Substanz, 5, 10, 15 und 30 min nach sublingualer Applikation und 15, 30, 60 und 90 min nach peroraler Applikation ausgeführt. Isosorbiddinitrat und alle anderen Nitrate wurden eine Woche lang vor der Basisuntersuchung abgesetzt, um eine Beeinträchtigung der Wirkung durch vorausgehende Daueranwendung auszuschließen.

In der Gruppe II befanden sich 10 Patienten ohne koronare Herzkrankheit mit eindeutigen klinischen und röntgenologischen Zeichen schwerer linksventrikulärer Insuffizienz. In dieser Gruppe hatten 8 Patienten eine Kardiomyopathie und 2 eine rheumatische Herzerkrankung mit Mitralinsuffizienz; 7 Patienten hatten eine isolierte linksventrikuläre Insuffizienz, 3 außerdem Zeichen einer rechtsventrikulären Insuffizienz.

Tabelle 1. Echokardiographische Ergebnisse verschiedener Dosen von oralem Isosorbiddinitrat. Zusammenfassung der Ergebnisse

Patienten ohne Herzinsuffizienz – Gesamtresultate

	Kon-trolle	10 mg oral	20 mg oral	5 mg sublin-gual	p-Wert (10 mg)	p-Wert (20 mg)	p-Wert (5 mg)
Enddiast. Durchmesser (cm)	4,45	4,27	3,97	3,9	N.S.	<0,02	<0,02
Endsyst. Durchmesser (cm)	2,58	2,53	2,38	2,35	N.S.	N.S.	N.S.
Syst. Wandspannung (dyn/cm^2)	83,93	75,63	63,72	61,31	<0,01	<0,001	<0,001
Syst. art. Blutdruck (mm Hg)	124,17	114,17	105,83	107,5	<0,001	<0,001	<0,001
Herzfrequenz (Schläge/min)	78,33	80,00	76,00	82,6	N.S.	N.S.	N.S.

Wirkungen auf linksventrikuläre enddiastolische Durchmesser und systolische Wandspannung

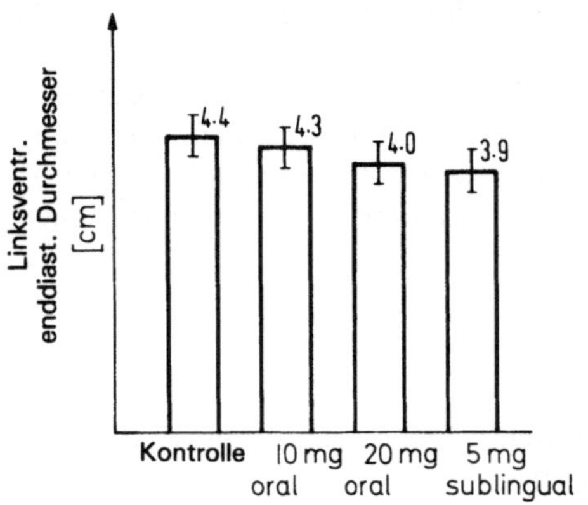

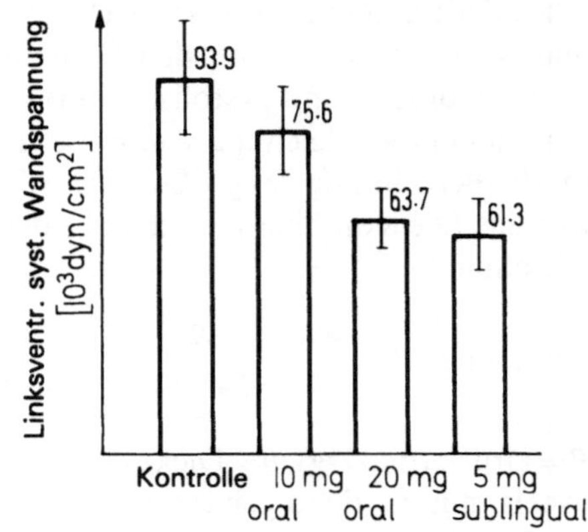

Patienten mit schwerer Herzinsuffizienz – Gesamtresultate

	Kon-trolle	10 mg oral	40 mg oral	p-Wert (Kontrolle/10 mg)	p-Wert (Kontrolle/40 mg)
Enddiast. Durchmesser (cm)	5,9	5,9	5,3	N.S.	<0,01
Enddiast. Volumen (ml)	175	174	137,5	N.S.	<0,02
Endsyst. Durchmesser (cm)	4,3	4,2	3,6	N.S.	<0,01
Endsyst. Volumen (ml)	84,4	82,1	56,4	N.S.	<0,01
Syst. Verdickung (%)	34	34	38	N.S.	<0,01
% Verkürzung (%)	31	28	32,5	N.S.	N.S.
VCF (circ/s)	0,85	0,86	1,05	N.S.	<0,001
Auswurffraktion (%)	52	53	60	N.S.	N.S.
Syst. Wandspannung (dyn/cm^2)	127	117	96	<0,02	<0,001
Syst. art. Blutdruck (mm Hg)	125,5	121,5	116,6	N.S.	N.S.
Herzfrequenz (Schläge/min)	101	96	96	N.S.	N.S.

Wirkungen auf linksventrikuläre Durchmesser und systolische Wandspannung

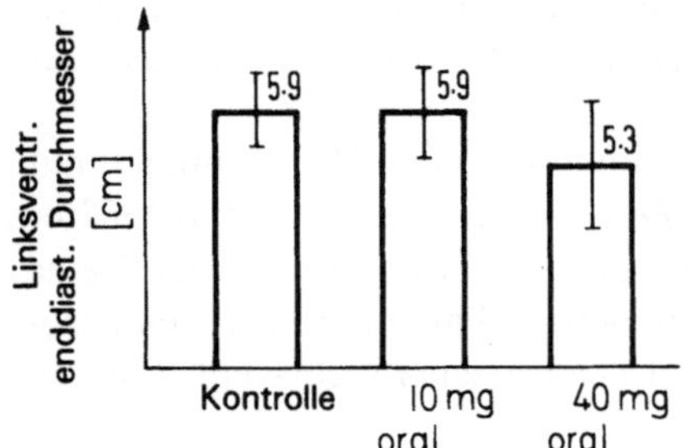

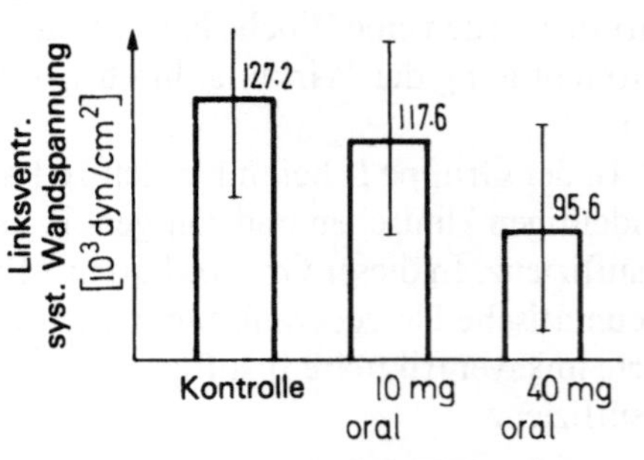

Ergebnisse

Die Ergebnisse zum Zeitpunkt der Maximalwirkungen auf die Parameter, meist mit signifikanten Veränderungen, sind in Tabelle 1 zusammengestellt.

Gruppe I

Die 3 meist signifikant veränderten Parameter nach Applikation von 5 mg sublingual waren in der Reihenfolge abnehmender Signifikanz: systolische Wandspannung ($p < 0,001$), systolischer arterieller Blutdruck ($p < 0,001$) und linksventrikulärer enddiastolischer Durchmesser ($p < 0,02$), welche alle abnahmen. Die Maximalwirkungen traten 10 min nach Applikation auf.

Nach Applikation von 20 mg Isosorbiddinitrat peroral wurde eine signifkante Abnahme der systolischen Wandspannung ($p < 0,002$), des systolischen Blutdrucks ($p < 0,001$) und des enddiastolischen Durchmessers ($p < 0,02$) gefunden. Das Ausmaß dieser Änderungen zum Zeitpunkt des Maximaleffektes war ähnlich wie diejenigen Veränderungen, die mit 5 mg Isosorbiddinitrat sublingual erzielt wurden.

Gruppe II

Nach Applikation von 10 mg Isosorbiddinitrat oral wurde keine signifikante Änderung der gemessenen Parameter außer systolischer Wandspannung ($p < 0,02$) gefunden, die von 127 auf 96 dyn/cm^2 abnahm.

Nach Applikation von 40 mg Isosorbiddinitrat oral wurde eine hochsignifikante Abnahme der systolischen Wandspannung ($p < 0,001$) sowie der enddiastolischen und endsystolischen Durchmesser und Volumen gefunden. Eine geringe, aber signifikante Zunahme wurde bei denjenigen Parametern beobachtet, welche die linksventrikuläre Leistungsfähigkeit widerspiegeln (Prozentsatz der systolischen Verdickung und VCF).

Besprechung

Die Echokardiographie stellt eine nützliche Technik zur Beurteilung der Nitratwirkungen und zum Vergleich verschiedener Dosen dar. Unter den verschiedenen untersuchten Parametern erscheint die linksventrikuläre systolische Wandspannung als ein sensitiver Index der Nitratwirkungen sowohl bei Patienten mit als auch ohne Herzinsuffizienz und mit und ohne koronare Herzkrankheit. Die Messung dieses Parameters in dieser Studie hat zwei Fehlerquellen: bei den Druckmessungen (der Unterschied zwischen systolischen *ventrikulären* und *arteriellen* Drücken; das Zeit-Verlaufs-Verhältnis von maximalem systolischem arteriellem Druck und echokardiographischer Bestimmung der Endsystole) und bei der Messung der linksventrikulären Hauptachse (die Teichholz-Gleichung [10] kann nicht bei allen Patienten exakt genau sein). Trotzdem stellt die Messung – wenn Veränderungen durch eine Substanz verursacht werden – ein nützliches Maß für die Intensität der Änderung dar und erlaubt einen Vergleich ähnlich wirkender Substanzen oder verschiedener Dosen der gleichen Substanz.

Bei dieser Studie zeigen echokardiographische Messungen bei Patienten mit Herzinsuffizienz signifikante Änderungen nach 40 mg Isosorbiddinitrat peroral, während nach 10 mg nur eine geringe Änderung der systolischen Wandspannung beobachtet wurde. Bei Patienten ohne Herzinsuffizienz wird unter der geringeren Dosis von 10 mg Isosorbiddinitrat peroral eine hochsignifikante Veränderung beobachtet.

Wenn jedoch Wirkungen erzielt werden sollen, die denjenigen einer Referenzdosis von 5 mg Isosorbiddinitrat sublingual entsprechen, werden bei Patienten ohne Herzinsuffizienz 20 mg Isosorbiddinitrat oral benötigt. Eine Zunahme der Wirkungen mit Erhöhung der Dosis ist eindeutig.

Der linksventrikuläre enddiastolische Durchmesser – ein Parameter, der bisher häufig zur Beurteilung der Nitratwirkungen benutzt wurde [7] – ist ein wenig sensitiver Parameter im Vergleich zur systolischen Wandspannung, einer Hauptdeterminante des myokardialen Sauerstoffverbrauchs, der üblicherweise durch Ventrikulographie gemessen wird [8]. Die genaue Beziehung des letztgenannten Parameters, sofern durch Echokardiographie gemessen, zum Ausmaß des myokardialen Sauerstoffverbrauchs, muß jedoch noch bestimmt werden.

In dieser Studie wurde gezeigt, daß eine höhere Dosis benötigt wird, um eine signifikante Wirkung auf die ventrikuläre Wandspannung bei Patienten mit Herzinsuffizienz zu erreichen, wenn mit Patienten ohne Herzinsuffizienz verglichen wird. Diese Ergebnisse sollten nicht auf Dauertherapie mit Nitraten extrapoliert werden, da das Auftreten von Toleranz die Dosis-Wirkungs-Beziehungen bei einzelnen Patienten unterschiedlich ändern kann.

Literatur

1. Baligadoo S, Barritault L, Chiche P (1976) The influence of initial hacmodynamic parameters on the haemodynamic response to isosorbide dinitrate. VIIth European Congress of Cardiology (Abstr)
2. Baligadoo S, Barritault L, Chiche P (1980) The influence of initial haemodynamic parameters on the haemodynamic response to isosorbide dinitrate and intravenous nitroglycerin. International Symposium on Nitrates, Berlin 1978 (Abstr). In: Nitrate II. Urban & Schwarzenberg, München, S 275–285
3. Bussmann WD, Lohner J, Kaltenbach M (1977) Orally administered isosorbide dinitrate in patients with and without left ventricular failure due to acute myocardial infarction. Am J Cardiol 39:91–96
4. Chiche P, Baligadoo S (1976) Traitement vasodilateur de l'oedème aigu du poumon, de l'insuffisance cardique réfractaire et de l'insuffisance cardiaque chronique des cardiopathies ischémiques par un dérivé nitré administré par voie sublinguale. Coeur Méd Interne 15:381–392
5. Chiche P, Baligadoo S (1976) Etude hémodynamique et isotopique des effets de l'administration sublinguale et orale de l'isosorbide dinitrate dans l'insuffisance cardiaque. Coeur Méd Interne 15:361–377

6. Chiche P, Baligadoo S, Barritault L (1976) Etude isotopique de l'effet d'un dérivé nitré sur le volume sanguin pulmonaire. Application au traitment de l'oedème pulmonaire cardiogénique. Nouv Presse Méd 31:1975–1978
7. Demaria AN, Vismara L, Auditore K, Amsterdam EA, Mason DT (1974) Effects of nitroglycerin on left ventricular cavity size and cardiac performance determined by ultrasound in man. Am J Med 57:754–760
8. Falsetti HL, Mates RE, Grantz C (1980) LVW stress calculated from one-plane cineangiography. Circ Res 26:71–83
9. Gold HK, Leinbach RC, Sanders CH (1972) Use of sublingual nitroglycerin in congestive failure following acute myocardial infarction. Circulation 46:839
10. Teicholz LE, Kreulen T, Herman MV, Gorlin R (1976) Problems in echocardiographic volume determinations, echocardiographic-angiographic correlations in the presence or absence of asynergy. Am J Cardiol 37:7

Unveränderte Wirksamkeit schnellwirkender sublingualer Nitrate während perkutaner Langzeit-Therapie mit Isosorbiddinitrat-Salbe

D. Brunner, J. Weisbord, N. Meshulam und S. Margulis

Einleitung

Die antianginöse Wirksamkeit von Isosorbiddinitrat-Retardpräparaten ist durch zahlreiche Studien erwiesen [1, 2, 6].

Vor kurzem berichteten wir über unsere Beobachtungen mit perkutan appliziertem Isosorbiddinitrat (ISDN-S). Bei wiederholten Belastungsversuchen am Fahrrad-Ergometer kam es zu einem vollständigen Verschwinden oder einem signifikanten Rückgang der belastungsinduzierten ST-Streckensenkung 3, 5 und 7 h nach Applikation der ISDN-Salbe [3].

Zielsetzung dieser Studie war festzustellen, ob bei Patienten während einer Langzeit-Therapie mit ISDN-S eine Toleranz gegenüber rasch wirkenden, sublingual applizierten Nitraten entsteht.

Patienten und Methodik

In die Studie wurden 8 ambulante Patienten, 7 Männer und 1 Frau, im Alter von 50–68 Jahren, mit Belastungs-Angina-pectoris aufgenommen. Die Angina pectoris war durch ausgeprägte ST-Streckensenkung bei der Fahrrad-Ergometrie objektiviert. Zwei der Patienten hatten einen Myokardinfarkt durchgemacht; bei sechs Patienten war das Ruhe-EKG normal, und bei zwei von ihnen wies es eine ST-Streckensenkung von 0,5 bzw. 1,0 mm auf. Bei keinem Patienten bestand eine klinisch manifeste Herzinsuffizienz.

Nach einem angemessenen nitratfreien Intervall wurde jeweils eine Leer-Ergometrie ausgeführt, und danach begannen die Patienten mit der regelmäßigen ambulanten Therapie, die in der Applikation von 150–200 mg ISDN aus einer 10%-igen Salbe (ISOKET-Salbe, Pharma-Schwarz GmbH, D-4019 Monheim) auf die Bauchhaut, alle 12 h, gemäß den Hersteller-Anweisungen bestand. Die Belastungsuntersuchungen wurden nach 1½- bis 3 monatiger bzw. 4- bis 5 monatiger Dauertherapie sowie am Ende der Beobachtungszeit (6–8 Monate) wiederholt.

Die Elektrokardiogramme wurden im Sitzen, vor Belastung, in 1 minütigen Abständen während der Belastung, unmittelbar nach Belastungsabbruch und nach 1, 3 und 5 min Ruhe bzw. bis zum Wiederauftreten des Ruhe-EKG-Bildes aufgezeichnet. Die belastungsinduzierte Myokardischämie wurde jeweils in Ableitung V_5 abgelesen. Die Belastung wurde bis zum Auftreten von Angina pectoris oder Erschöpfung bzw. bis zum Auftreten einer ST-Streckensenkung von 5,0 mm fortgeführt. Die ST-Streckensenkung wurde 0,08 s nach dem j-Punkt gemessen.

Vier Patienten erhielten bei der 2. Kontrolluntersuchung 4–5 Monate nach Dauerbehandlung mit ISDN-S eine sublinguale Dosis eines rasch wirkenden ISDN-Präparates zum Zeitpunkt des Auftretens einer ausgeprägten ST-Streckensenkung oder/und Angina pectoris. Die Patienten fuhren dann mit der Belastung am Ergometer-Fahrrad fort, wobei die Wirkung des schnell wirkenden sublingualen ISDN-Präparates untersucht wurde. Zum Zeitpunkt des letzten Belastungsversuches, 6–8 Monate nach Beginn der Langzeit-Therapie, erhielten alle Patienten eine sublinguale Dosis von 5 mg ISDN, ebenfalls zwecks Beobachtung ihrer Reaktion auf das schnell wirkende Präparat.

Ergebnisse

In Tabelle 1 sind belastungsinduzierte Angina pectoris und elektrokardiographische Zeichen bei der Leer-Ergometrie sowie bei den drei nachfolgenden Belastungsuntersuchungen im Verlauf der Behandlungszeit mit ISDN-S aufgelistet. Bei allen 8 Patienten kam es bei der Leer-Ergometrie zu einer ausgeprägten ST-Streckensenkung. Bei 6 Patienten waren die EKG-Veränderungen mit starken pektanginösen Schmerzen verbunden. Bei Wiederholung der Belastungsuntersuchungen im Verlauf der ISDN-S-Langzeittherapie waren die Symptome entweder völlig verschwunden oder signifikant reduziert. Diese Besserung wurde durch sublinguale Gabe des schnell wirkenden ISDN-Präparates noch verstärkt. Die 3 Patienten, die erst am Ende der Beobachtungszeit eine sublinguale ISDN-Dosis erhielten, reagierten in gleicher Weise wie die 4 Patienten, die nach 4–5 Monaten und danach am Ende der Beobachtungszeit untersucht wurden. Eine Patientin konnte die abschließende Belastungsuntersuchung nicht mehr ausführen, da sich ihr Zustand in der Zwischenzeit plötzlich verschlechtert hatte, was durch einen steilen Blutdruckanstieg bis zu 230/130 mm Hg und pektanginöse Beschwerden bei geringster Belastung zum Ausdruck kam.

Bei der Verwendung von ISDN-Salbe in Dosierungen, die zur Anhebung der Angina-Schwelle sowie der Belastbarkeit ausreichten, trat keine Toleranz gegenüber den antianginösen Wirkungen von ISDN auf (Tabelle 1). Bei 4 der 8 Patienten waren nicht nur EKG-Verläufe und Angina pectoris gebessert, es kam zusätzlich zu einer höheren Belastungstoleranz. So konnte z.B. Patient D.A., der bei der Leer-Ergometrie eine ST-Streckensenkung von 3,0 mm bei 50 W Belastung aufwies, nach 3 ½ monatiger Dauertherapie 75 W mit einer ST-Streckensenkung von 1,0 mm leisten. Diese Besserung blieb während der darauffolgenden 2 Monate unverändert bestehen.

Patient N.S., der beim Leerversuch nicht mehr als 25 W leisten konnte (ST-Streckensenkung von 2,0 mm), leistete nach 4- bzw. 6 monatiger Dauertherapie 75 W mit einer ST-Streckensenkung von 1,0 mm, und diese wurde zusätzlich auf

Tabelle 1. Arbeitsbelastung und ST-Streckenveränderung bei Leerversuch und wiederholten Nachuntersuchungen während der Therapie mit Isosorbiddinitrat-Salbe

Patient Alter Geschl.	Diagnose	Leerergometrie	Therapiebeginn ISDN-Salbe	1. Nachuntersuchung	2. Nachuntersuchung	3. Nachuntersuchung	Schlußfolgerungen

1. D.A.
63
M
	KHK
	+
	Angina pectoris
		Datum: 30. 10. 1978
		ST-Streckensenkung
		
		Ruhe Belastung
		W min mm
		0 25 3 2,0
		    50 3 3,0
		Angina pectoris
			1. 11. 1978	Nach ca. 6 Wochen
				ST-Streckensenkung
				
				Ruhe Belastung
				W min mm
				0 25 5 0
				    50 5 0,5
					Nach ca. 3 Monaten
					ST-Streckensenkung
					
					Ruhe Belastung
					W min mm
					0 50 5 0,5
					    75 3 1,0
					Angina pectoris
					ISDN 5 mg s.l.
					75 3 0,5
					schmerzfrei
						Nach ca. 5 Monaten
						ST-Streckensenkung
						
						Ruhe Belastung
						W min mm
						0 50 5 0,5
						    75 3 1,5
						Angina pectoris
						ISDN 5 mg s.l.
						75 3 1,0
						schmerzfrei
							Besserung der Belastbarkeit während der gesamten Beobachtungszeit. Gutes Ansprechen auf schnellwirkendes ISDN nach 5- und 7monatiger Dauertherapie mit ISDN-Salbe

2. N.S.
50
M
	KHK
	+
	Angina pectoris
		Datum: 5. 10. 1978
		ST-Streckensenkung
		
		Ruhe Belastung
		W min mm
		0 25 3 2,0
			6. 10. 1978	Nach ca. 10 Wochen
				ST-Streckensenkung
				
				Ruhe Belastung
				W min mm
				0 25 5 0
				    50 5 0,5
				    75 3 2,0
				leichte Angina pectoris
					Nach ca. 4 Monaten
					ST-Streckensenkung
					
					Ruhe Belastung
					W min mm
					0 50 3 0
					    75 3 1,0
					Angina pectoris
					ISDN 5 mg s.l.
					75 3 0,5
						Nach ca. 6 Monaten
						ST-Streckensenkung
						
						Ruhe Belastung
						W min mm
						0 50 3 0
						    75 3 1,0
						leichte Angina pectoris
						ISDN 5 mg s.l.
						75 3 0,5
							Belastungstoleranz im Verlauf der perkutanen ISDN-Therapie gebessert. Zusätzlich symptomatische Besserung. Gute Reaktion auf sublinguale ISDN nach 5- und/bzw. 8monatiger Dauertherapie

3. K. M. 60 M	KHK + schwere Belastungs- Angina- pectoris	Datum: 29.8.1978 ST-Streckensenkung Ruhe Belastung W min mm 0 50 3 5,0 schwere Angina pectoris	30.8.1978	Nach ca. 3 Monaten ST-Streckensenkung Ruhe Belastung W min mm 0 50 3 3,0 leichte Angina pectoris ISDN 5 mg s.l. 50 3 0	Nach ca. 5 Monaten ST-Streckensenkung Ruhe Belastung W min mm 0 50 3 3,0 leichte Angina pectoris ISDN 5 mg s.l. 50 3 0	Nach ca. 7 Monaten ST-Streckensenkung Ruhe Belastung W min mm 0 50 3 3,0 leichte Angina pectoris ISDN 5 mg s.l. 50 3 0	Signifikante, subjektive Besserung (Rückgang der pektanginösen Anfälle und der Nitroglyceringaben von 4–5/Tag auf 0 oder 1/Tag). Gute Reaktion auf schnellwirkendes ISDN nach 7,5-monatiger Dauertherapie mit ISDN-Salbe

4. B. M.
S.
68
W
	KHK
	+
	Belastungs-
	Angina-
	pectoris
		Datum: 25.8.1978
		ST-Streckensenkung
		
		Ruhe Belastung
		
		W min mm
		
		1,0 25 3 0,5
		      50 3 1,0
		Angina pect.
		
		75 3 1,5
		Angina pect.
			26.8.1978	Nach ca. 3 Monaten
				ST-Streckensenkung
				
				Ruhe Belastung
				
				W min mm
				
				1,0 25 3 0,5
				      50 3 1,0
				Angina pect.
				
				75 3 1,5
				Angina pect.
					Nach ca. 8 Monaten
					ST-Streckensenkung
					
					Ruhe Belastung
					
					W min mm
					
					0,5 25 3 0,5
					      50 3 0,5
					Angina pect.
					
					RR:
					230/130 mm Hg
							Signifikanter Rückgang der pektanginösen Beschwerden ohne Veränderung der belastungsinduzierten ST-Streckensenkung. Wegen starken Blutdruckanstiegs (diast. Druck 130 mm Hg) wurde die Patientin keinen weiteren Belastungstests unterzogen

Tabelle 1 (Fortsetzung)

Patient Alter Geschl.	Diagnose	Leerergometrie	Therapie-beginn ISDN-Salbe	1. Nachuntersuchung	2. Nachuntersuchung	3. Nachuntersuchung	Schlußfolgerungen
5. K. J. 56 M	KHK + Angina pectoris	Datum: 5.3.1978 ST-Streckensenkung Ruhe / Belastung W min mm 0 / 50 5 0,5 75 4 3,0	6.9.1978	Nach ca. 5 Monaten ST-Streckensenkung Ruhe / Belastung W min mm 0 / 50 5 1,5	Nach ca. 5 Monaten ST-Streckensenkung Ruhe / Belastung W min mm 0 / 50 3 1,0 75 3 3,0	Nach ca. 7 Monaten ST-Streckensenkung Ruhe / Belastung W min mm 0 / 50 3 0 75 3 1,5 ISDN 5 mg s.l. 75 3 0	Perkutane ISDN-Langzeittherapie ergab symptomatische Besserung, doch keine vollständige Wiederherstellung der Belastungstoleranz. Sublinguales ISDN reduziert ST-Senkung von 1,5 auf 0 mm
6. Z. D. 55 M	Myokard-infarkt Mai 1978	Datum: 20.9.1978 ST-Streckensenkung Ruhe / Belastung W min mm 0 / 50 3 2,0 Angina pectoris	22.9.1978	Nach ca. 6 Wochen ST-Streckensenkung Ruhe / Belastung W min mm 0 / 75 3 1,0 Angina pectoris 100 3 0,5	Nach ca. 5 Monaten ST-Streckensenkung Ruhe / Belastung W min mm 0 / 75 3 1,0 100 3 0,5	Nach ca. 7 Monaten ST-Streckensenkung Ruhe / Belastung W min mm 0 / 50 3 0 75 3 0 Angina pectoris ISDN 5 mg s.l. 100 3 0 schmerzfrei	Erheblich gebesserte Belastungstoleranz (ST-Strecke von 2,0 mm bei 50 Watt Leistung auf 0 mm bei 75–100 Watt Leistung) nach Langzeittherapie mit ISDN-Salbe. Keine pektanginösen Beschwerden. Nach 7monatiger Behandlung gutes Ansprechen auf sublinguale Gabe von ISDN

Pat.	Diagnose	Datum		Verlauf			Beurteilung
7. W.J. 66 M	Postinfarkt-stadium + schwere Angina pectoris	Datum: 15.8.1978 ST-Streckensenkung Ruhe | Belastung W min mm 0,5 | 25 3 5,0	16.8.1978	Nach ca. 2 Monaten ST-Streckensenkung Ruhe | Belastung W min mm 0,5 | 25 4 5,0 Angina pectoris	Nach ca. 5 Monaten ST-Streckensenkung Ruhe | Belastung W min mm 0,5 | 25 4 5,0 Angina pectoris ISDN 5 mg s.l. 25 3 0,5 50 3 2,9 schmerzfrei	Nach ca. 8 Monaten ST-Streckensenkung Ruhe | Belastung W min mm 0,5 | 25 4 5,0 Angina pectoris ISDN 5 mg s.l. 25 3 0,5 50 3 2,0 schmerzfrei	Symptomatische Besserung (keine Angina pectoris) während Langzeittherapie mit ISDN-Salbe, doch keine bedeutende ST-Streckenbesserung. Gutes Ansprechen auf sublinguales ISDN nach 5- und/bzw. 8 monatiger Behandlung
8. S.G. 52 M	KHK + Angina pectoris	Datum: 20.9.1978 ST-Streckensenkung Ruhe | Belastung W min mm 0 | 25 3 3,0	22.9.1978	Nach ca. 3 Monaten ST-Streckensenkung Ruhe | Belastung W min mm 0 | 25 3 0,5 50 3 3,0	Nach ca. 4 Monaten ST-Streckensenkung Ruhe | Belastung W min mm 0 | 50 3 0,5	Nach ca. 6 Monaten ST-Streckensenkung Ruhe | Belastung W min mm 0 | 25 3 0 50 3 1,0 75 3 3,0 Angina pectoris ISDN 5 mg s.l. 75 3 0,5 schmerzfrei	Gute symptomatische Besserung im Verlauf der kutanen ISDN-Langzeittherapie. Pektanginöse Beschwerden und zusätzlicher Nitroverbrauch reduziert. Schnellwirkendes sublinguales ISDN wirksam nach 7,5 Monaten

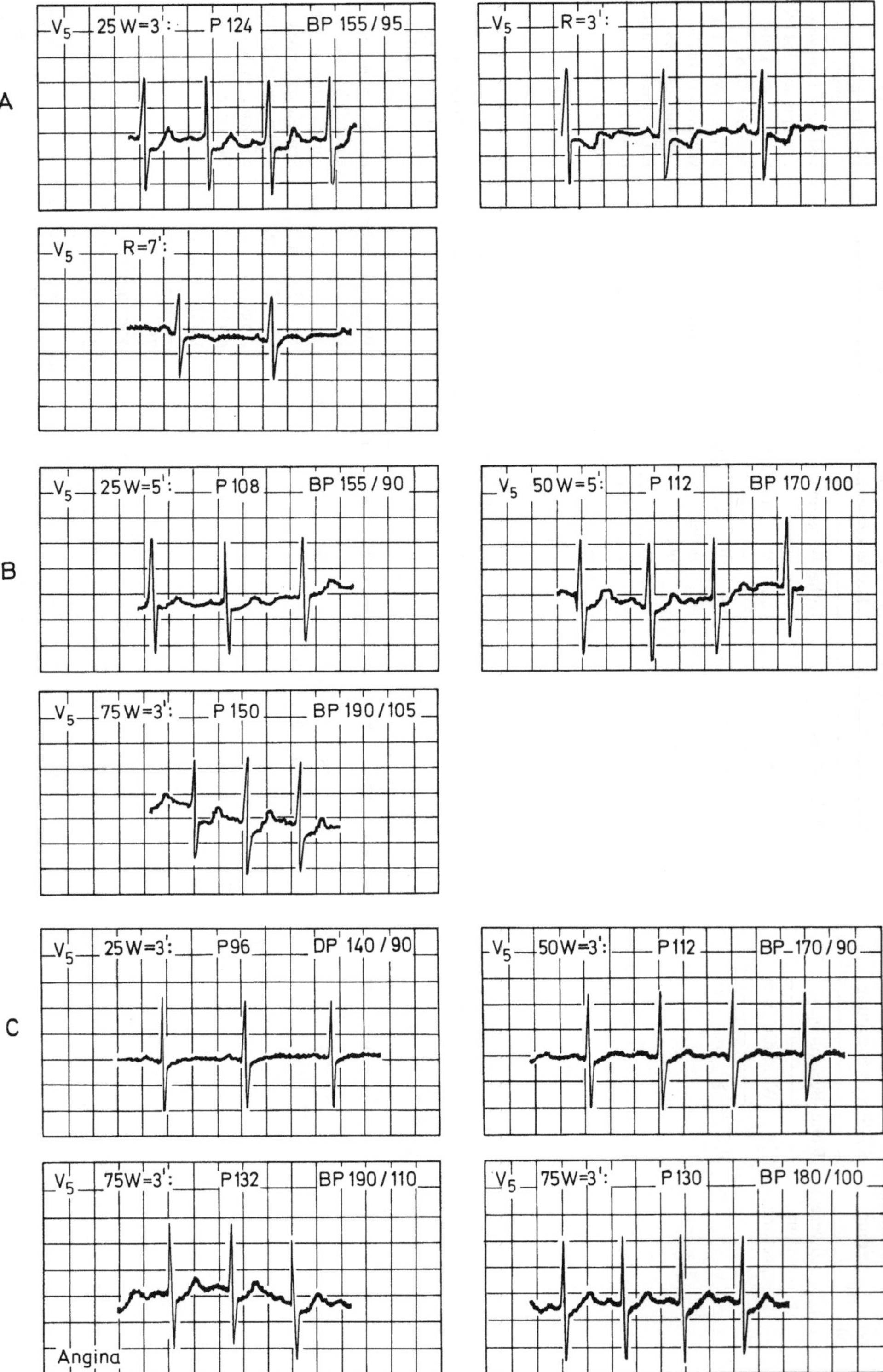
A
V_5 25 W=3': P 124 BP 155 / 95
V_5 R=3':
V_5 R=7':
B
V_5 25 W=5': P 108 BP 155 / 90
V_5 50 W=5': P 112 BP 170 / 100
V_5 75 W=3': P 150 BP 190 / 105
C
V_5 25 W=3': P 96 DP 140 / 90
V_5 50 W=3': P 112 BP 170 / 90
V_5 75 W=3': P 132 BP 190 / 110
V_5 75 W=3': P 130 BP 180 / 100
Angina

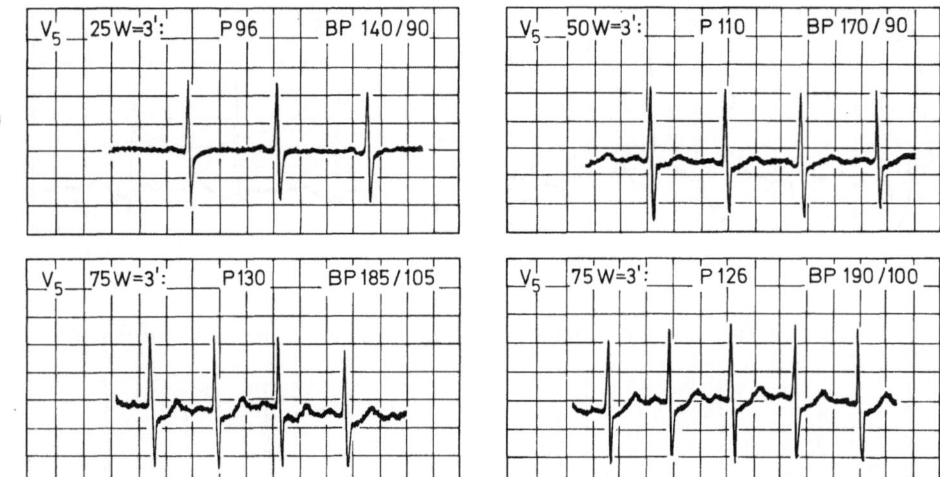

Abb. 1 A–D. EKG von Patient N.S. (Patient Nr. 2). **A** Leerergometrie. **B** 1. Nachuntersuchung (1,5–3 Monate nach Behandlung mit ISDN-Salbe). **C** 2. Nachuntersuchung (4–5 Monate nach Behandlung mit ISDN-Salbe). **D** 3. Nachuntersuchung (6–8 Monate nach Behandlung mit ISDN-Salbe). V_5 Ableitung V_5; *25 W=3'* 25 W 3 min lang; *P* Puls; *BP* Blutdruck; *R=3'* nach 3 min Ruhe; ... nach 5 mg Isosorbiddinitrat sublingual

0,5 mm nach der akuten sublingualen ISDN-Dosis gesenkt (Abb. 1). Patient S.G., der vor der Therapie bei 25 W eine ST-Streckensenkung von 3,0 mm hatte, leistete nach 4- bzw. 6½ monatiger Therapie 50 W mit einer ST-Streckensenkung von 0,5 mm und 75 W mit einer ST-Streckensenkung von 3,0 mm nach 6½ Monaten, wobei die sublinguale Gabe von 5 mg ISDN die ST-Streckensenkung auf 0,5 mm reduzierte (Abb. 2). Patient K.M., der eine Ausgangs-ST-Streckensenkung von 5,0 mm bei 50 W im Leerversuch aufwies, konnte die gleiche Arbeit nach 3-, 5- bzw. 7 monatiger Dauertherapie mit einer ST-Streckensenkung von nur 3,0 mm leisten, wobei die sublinguale Dosis von 5 mg ISDN jedesmal von einer völligen Normalisierung der ST-Strecke gefolgt war.

Im Verlauf der Langzeit-Therapie mit ISDN-Salbe berichteten die Patienten über einen erheblichen Rückgang in der Häufigkeit ihrer Angina-pectoris-Anfälle. Der Bedarf an schnell wirkenden Nitraten war völlig oder in erheblichem Maße zurückgegangen. Mit einer Ausnahme konnten alle an der Studie teilnehmenden Patienten ohne pektanginöse Anfälle ihren normalen täglichen Aktivitäten nachgehen. Der Zustand der einen Patientin verschlechterte sich allerdings so sehr, daß der abschließende Belastungstest ausfiel. Abbildung 1 A–D illustriert die Elektrokardiogramme zweier Patienten.

Besprechung

Die aus dieser Studie resultierenden Beobachtungen weisen auf das Fehlen einer Toleranz nach Langzeit-Therapie mit ISDN-Salbe sowie auf die erhaltengebliebene Reaktion auf sublingual verabreichte, rasch wirkende Nitropräparate hin.

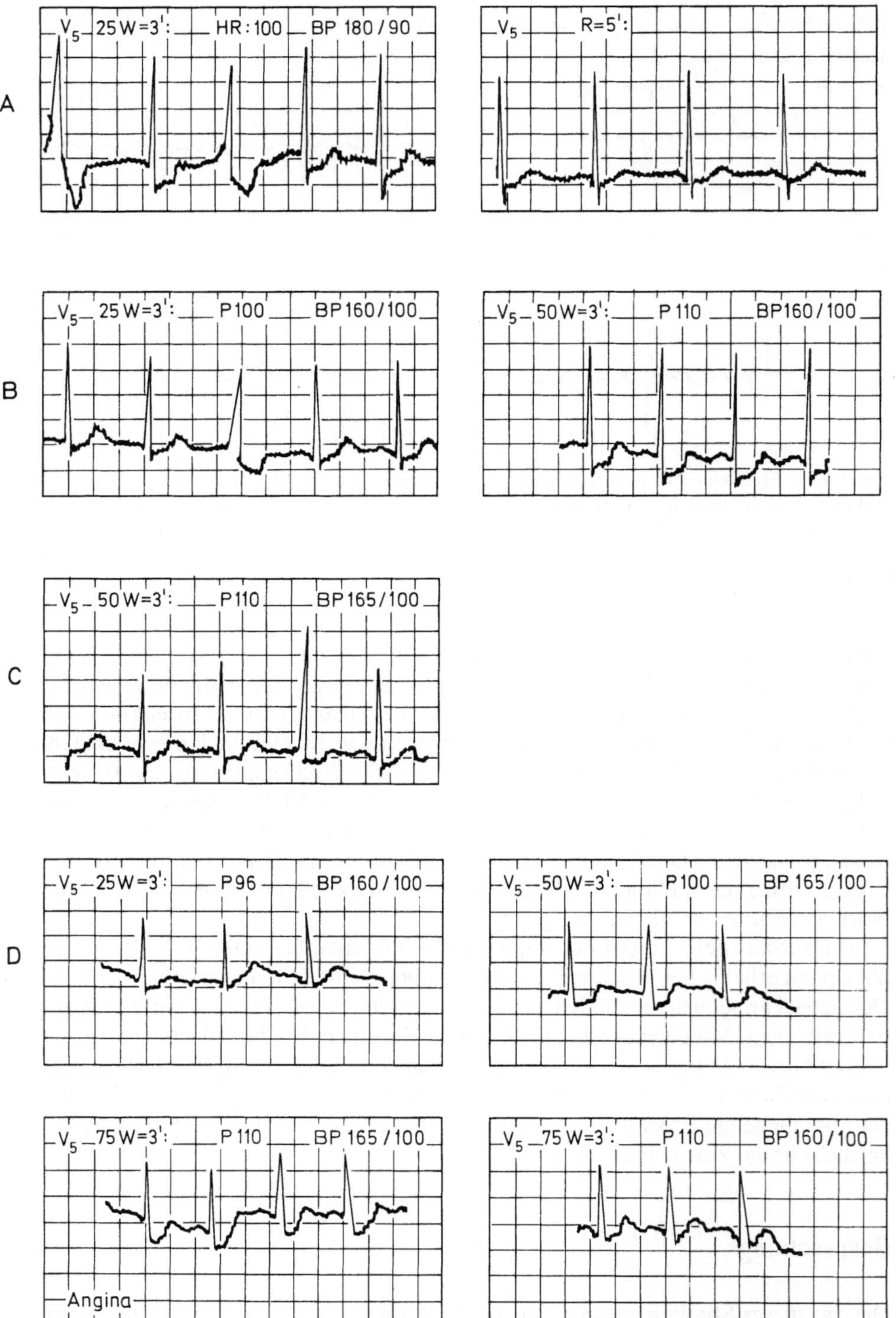

Abb. 2 A–D. EKG des Patienten S.G. (Patient Nr. 8). Legende s. Abb. 1

Acht Patienten mit nachgewiesener koronarer Herzkrankheit erhielten eine ambulante Langzeit-Therapie mit Tagesdosen von 150–200 mg ISDN in Form einer Salbe. Die Behandlung wurde 6–8 Monate fortgeführt. Während dieser Zeit wurde die Fahrrad-Ergometrie in 2- bis 3 monatigen Abständen wiederholt. Von den 8 Patienten wiesen 7 einen deutlichen Rückgang oder gänzliches Verschwinden der Angina pectoris sowie Normalisierung oder signifikante Verminderung der ST-Streckensenkung auf.

Bei 4 Patienten war die Belastungstoleranz erheblich erhöht. Der Zustand der einen Patientin verschlechterte sich im Verlauf der Beobachtungszeit, und sie wurde daher aus der Prüfung ausgeschlossen, da sie den abschließenden Belastungstest nicht mehr durchführen konnte. Von den übrigen 7 Patienten waren 6 so gut wie frei von Angina pectoris und konnten während des ganzen Beobachtungszeitraumes ihren normalen täglichen Aktivitäten nachgehen, ohne zusätzliche, schnell wirkende Nitrate zu benötigen. Bei keinem Patienten kam es zu Toleranzerscheinungen gegenüber Isosorbiddinitrat-Salbe.

Eine wichtige Beobachtung war die prompte Reaktion auf sublinguale Einzeldosen eines rasch wirkenden Nitrates (5 mg ISDN), die 4–5 Monate nach Beginn der Therapie sowie am Ende der 6- bis 8 monatigen Beobachtungszeit erfolgte. In allen diesen Fällen bewirkte das sublinguale ISDN einen weiteren Rückgang der ST-Streckensenkung und eine Verbesserung der Belastungstoleranz bei der Ergometrie, was darauf hinweist, daß eine perkutane Langzeit-Therapie mit ISDN keine "self-tolerance" gegenüber schnell wirkendem ISDN erzeugt.

Bezüglich einer "cross-tolerance" gegenüber sublingualem Nitroglycerin im Verlauf einer oralen Langzeit-Therapie mit ISDN gibt es widersprüchliche Berichte [4, 5, 7, 8]. Unsere Erfahrung bezieht sich auf das Fehlen einer "self-tolerance" gegenüber sublingual gegebenem ISDN nach einer 6- bis 8 monatigen Dauertherapie mit ISDN-Salbe. Unsere Ergebnisse weisen ferner auf die fortbestehende Fähigkeit von ISDN-Salbe zur Reduzierung der elektrokardiographischen Anzeichen einer myokardialen Hypoxie und der Angina pectoris unter Belastung hin.

Zusammenfassung

Acht Patienten mit nachgewiesener koronarer Herzkrankheit, häufigen Anfällen von Angina pectoris und reproduzierbarer ST-Streckensenkung im Belastungs-EKG wurden während einer 6- bis 8 monatigen perkutanen Langzeit-Therapie mit einer Isosorbiddinitrat-Salbe beobachtet. Die Patienten wurden vor Beginn der Therapie und anschließend in 2- bis 3 monatigen Abständen am Fahrradergometer belastet.

Auf die Therapie reagierten 7 der 8 Patienten mit einer erheblichen Besserung der pektanginösen Erscheinungen und Normalisierung oder signifikantem Rückgang der belastungsinduzierten ST-Streckensenkung. Am Ende des Beobachtungszeitraumes war die antianginöse Wirkung voll erhalten.

Um eine Toleranzentwicklung auszuschließen, wurde rasch wirkendes ISDN sublingual gegeben, wenn beim Erreichen der maximalen Belastungsstufe Angina pectoris und/oder Erschöpfung bzw. ausgeprägte ST-Streckensenkung auftraten. Die Patienten reagierten ausnahmslos mit einer weiteren Reduzierung der ST-Streckensenkung und/oder mit gesteigerter Ergometerleistung.

Diese Beobachtungen sprechen gegen das Auftreten einer "self-tolerance" bei Langzeit-Therapie mit ISDN-Salbe.

Literatur

1. Aronow WS, Kapla MA (1969) Evaluation of propranolol and of isosorbide dinitrate in angina pectoris. Curr Ther Res 11:80
2. Brunner D, Meshulam N, Zerikier F (1974) Effectiveness of sustained-action isosorbide dinitrate on exercise-induced myocardial ischemia. Chest 66:282
3. Brunner D, Weisbord J, Nissenman G, Klinger J (1980) Sustained effect of isosorbide dinitrate ointment on angina and exercise-induced electrocardiographic changes in patients with ischemic heart disease. Cardiologia
4. Danahy DT, Aronow WS (1977) Hemodynamics and antianginal effects of high dose oral isosorbide dinitrate after chronic use. Circulation 56:205
5. Lee G, Mason DT, DeMaria AN (1978) Effects of long-term oral administration of isosorbide dinitrate on the antianginal response to nitroglycerin. Am J Cardiol 41:82
6. Winsor T, Kaye H, Mills B (1972) Hemodynamic response of oral long-acting nitrates. Chest 62:407
7. Zelis R, Mason DT (1975) Isosorbide dinitrate effect on the vasodilator response to nitroglycerin. JAMA 234:166
8. Zelis R, Flaim ST, Moskowitz RM, Nellis SH (1979) How much can we expect from vasodilator therapy in congestive heart failure? Circulation 59:1092

Induktion und Inhibition des Metabolismus organischer Nitrate

W. H. Down, L. F. Chasseaud und S. A. Ballard

Einleitung

Gefäßerweiternde organische Nitrate, wie Glyceryl-Trinitrat (GTN) oder Isosorbiddinitrat (ISDN) werden durch Glutathion-(GSH-)S-Transferasen (EC 2.5.1.18) nach dem allgemeinen Schema

$$RONO_2 + 2GSH \rightarrow ROH + HNO_2 + GSSG \text{ (Glutathiondisulfid) [3]}$$

denitriert.

Es wurde behauptet [5], daß die wiederholte Gabe von organischen Nitraten beim Menschen und bei der Ratte zu einem verminderten pharmakologischen Ansprechen auf diese Medikamente, möglicherweise durch verstärkte Metabolisierung, führe.

Neuere Studien haben eine gewisse Kumulation von ISDN im Plasma von Patienten nach chronischer oraler Gabe erwiesen [6], die möglicherweise durch Hemmung der enzymvermittelten ISDN-Denitrierung zustande kommt.

Dies veranlaßte uns zur Untersuchung der Kinetik der GSH- S-Tranferase-Aktivität gegenüber ISDN an Cytosol-Zubereitungen von unbehandelten bzw. ISDN-behandelten Ratten, zugleich mit den durch ISDN-Denitrierung entstandenen Abbauprodukten, die als Enzym-Inhibitoren wirken könnten.

Versuchsablauf

Versuchstiere. Erwachsene, männliche CD-(Sprague-Dawley-)Ratten mit einem Gewicht von ca. 250 g wurden für diese Studien verwendet.

ISDN-Behandlung. Die Test-Ratten erhielten orale Dosen von 10 mg/kg/Tag ISDN über 14 Tage. Die Kontroll-Ratten erhielten oral die Trägersubstanz (Olivenöl) über einen gleichlangen Zeitraum.

Zubereitung des Supernatants aus dialysierter Rattenleber (DRLS). Die Ratten wurden 22 h nach der letzten ISDN-Tagesdosis durch Halswirbelbruch getötet und die Leber in eisgekühlte, gepufferte physiologische Kochsalzlösung gebracht. DRLS wurde durch Homogenisierung und Differential-Ultrazentrifugierung nach Standardmethoden [1] zubereitet.

Enzymaktivität. In dem von den Kontroll- und ISDN-behandelten Ratten gewonnenen DRLS wurde die Aktivität der GSH-S-Transferase bezüglich Isosorbiddinitrat (ISDN), den Isosorbid-Mononitraten, Isosorbid und Glyceryl-Trinitrat gemessen. Das Standard-Reagenzien-Gemisch enthielt Glutathion (GSH), ISDN (oder ein alternatives Substrat), DRLS sowie Orthophosphatpuffer pH 7,4 in einem Gesamtvolumen von 4,0 ml. Nach 5 minütiger Vorinkubation bei 37 °C wurde die Reaktion durch Hinzufügen des Substrats und 20 minütiger weiterer Inkubation eingeleitet. Die Reaktion wurde durch Hinzufügen von 0,4 ml Essig-Anhydrid, gefolgt von 1 %igem (w/v) Sulfanylamid in 20% (v/v) HCl (2 ml), gestoppt. Nach Durchmischen wurde wäßriges 0,05 %iges (w/v) Naphthyl-Äthylendiamin-Hydrochlorid (2 ml) hinzugefügt und die Absorption der resultierenden Lösung bei 540 nm nach 15 min abgelesen. Die Enzymaktivität wurde durch Referenz zu einer Standardkurve errechnet, die nach der oben beschriebenen Methode aus Natriumnitrit erstellt wurde. Die Reaktionsgeschwindigkeit wurden in μMol $NaNO_2$/ h/g Leber ausgedrückt.

Ergebnisse und Besprechung

Messungen der GSH-S-Transferase-Aktivität

Wiederholte orale Anwendungen der bekannten enzyminduzierenden Substanzen, z. B. Phenobarbiton (PB) oder DDT bei Ratten, Pavian- und Rhesusaffen, waren von signifikanten Anstiegen der hepatischen mikrosomalen Cytochrom-P_{450}-Konzentrationen gefolgt, die auf eine gesteigerte Monooxygenase-Aktivität hinweisen (Tabelle 1). Bei Ratten war die hepatische GSH-S-Transferase-Aktivität ebenfalls nach Behandlung mit DDT oder PB gesteigert, nicht aber bei Pavianen und Rhesusaffen [2].

Bei Ratten, die über 28 Tage mit ISDN (in Dosierungen von 10 und 100 mg/ kg/Tag) behandelt wurden, blieb die hepatische mikrosomale Monooxygenase-Aktivität völlig unbeeinflußt (Tabelle 2). Bei diesen Tieren war die hepatische GSH-S-Transferase-Aktivität nach wiederholten Dosen von 10 mg ISDN/kg/Tag, nicht jedoch nach 100 mg ISDN/kg/Tag, signifikant reduziert (Tabelle 3).

Untersuchungen der Kinetik der GSH-S-Transferase-Aktivität gegenüber ISDN

Messungen der K_m und V_{max} der enzymkatalysierten ISDN-Denitrierung

Die Denitrierungsgeschwindigkeit des ISDN war sowohl im ISDN-behandelten als auch im unbehandelten Rattenleber-Supernatant gleich groß (Abb. 1). Da die ISDN-Denitrierung eine Zwei-Substrat-Reaktion ist, wurden K_m und V_{max} für beide Substrate, ISDN wie GSH, separat bestimmt. Die Messungen von K_m und V_{max} für GSH wurden nur bei einer maximalen ISDN-Konzentration von 4 mM wegen der begrenzten Löslichkeit von ISDN ausgeführt. Daher können die K_m- und V_{max}-Werte von GSH bei Verwendung von kontroll- und ISDN-behandelten DRLS als scheinbare Werte betrachtet werden (Abb. 2, Tabelle 4). Die in dieser Studie gefun-

Tabelle 1. Wirkung wiederholter oraler Gaben von DDT (15 mg/kg/Tag) und Phenobarbiton (15 mg/kg/Tag) auf die Aktivität der hepatischen GSH-S-Transferase-Aktivität und die Cytochrom-P_{450}-Konzentration bei Ratten und Affen

Spezies	Behandlung	Substrat				
		Diethyl-maleat[a]	1,2-Di-chloro-4-nitrobenzen[b]	Cyclohex-2-en-1-on[a]	Benzyliden-aceton[a]	Cytochrom P_{450}[c]
Ratte	Kontrolle $(n=16)$	$6,4 \pm 0,4$	492 ± 27	$23,0 \pm 2,5$	$2,7 \pm 0,3$	$0,30 \pm 0,01$
	DDT $(n=6)$	$10,0 \pm 0,6$[d,g]	722 ± 31[d,g]	$46,5 \pm 5,5$[d,g]	$4,5 \pm 0,4$[d,g]	$0,54 \pm 0,03$[d,g]
	Pheno-barbiton $(n=6)$	$7,3 \pm 0,4$	695 ± 63[d,e]	$36,5 \pm 2,5$[d,f]	$2,6 \pm 0,2$	$0,28 \pm 0,01$
Pavian	Kontrolle $(n=5)$	$1,6 \pm 0,4$	64 ± 16	$< 1,0$	$0,2 \pm 0,1$	$0,30 \pm 0,03$
	DDT $(n=4)$	$1,9 \pm 0,6$	57 ± 6	$< 1,0$	$0,3 \pm 0,2$	$0,58 \pm 0,06$[d,f]
	Pheno-barbiton $(n=4)$	$1,9 \pm 0,8$	74 ± 8	$< 1,0$	$0,2 \pm 0,2$	$0,87 \pm 0,10$[d,g]
Rhesus-affe	Kontrolle $(n=6)$	$2,5 \pm 0,2$	129 ± 15	$< 1,0$	$0,4 \pm 0,1$	$0,36 \pm 0,02$
	DDT $(n=4)$	$2,6 \pm 0,3$	133 ± 2	$< 1,0$	$0,6 \pm 0,1$	$0,64 \pm 0,03$[d,g]
	Pheno-barbiton $(n=4)$	$2,6 \pm 0,2$	189 ± 15[d,e]	$< 1,0$	$0,4 \pm 0,1$	$0,67 \pm 0,07$[d,g]

[a] Ausgedrückt in μmol GSH-aktivierten/h/mg lösliches Protein ± Standardfehler der Mittelwerte
[b] Ausgedrückt in μmol des gebildeten Konjugats/h/mg lösliches Protein ± Standardfehler der Mittelwerte
[c] Ausgedrückt in μmol Cytochrom P_{450}/mg mikrosomales Protein ± Standardfehler der Mittelwerte
[d] Signifikanz-Niveau (t-test), Prüfung gegenüber Kontrollen
[e] $p < 0,05$ [f] $p < 0,01$ [g] $p < 0,001$

Tabelle 2. Wirkung wiederholter oraler Anwendung (28 Tage) von ISDN auf die hepatische mikrosomale Aktivität des arzneimittelabbauenden Enzyms bei Ratten

Parameter[a]	Kontrolle $(n=8)$	ISDN-behandelt	
		10 mg/kg/Tag $(n=8)$	100 mg/kg/Tag $(n=8)$
Mikrosomales Protein (mg/g Leber)	$34,1 \pm 1,3$	$33,0 \pm 2,0$	$34,9 \pm 2,1$
Cytochrom P_{450} (nmol/g Leber)	$11,2 \pm 0,2$	$10,3 \pm 0,7$	$8,7 \pm 0,4$[b,c]
Anilin-Hydroxylase (nmol/g Leber/h)	319 ± 24	320 ± 17	296 ± 20
Äthylmorphin-N-demethylase (nmol/g Leber/h)	850 ± 181	947 ± 406	588 ± 127

[a] Die Werte sind Mittelwerte ± Standardfehler der Mittelwerte
[b] Signifikanz-Niveaus (t-Test oder Varianzanalyse) gegenüber Kontrollwerten
[c] $p < 0,01$

Tabelle 3. Wirkung wiederholter oraler Gaben (28 Tage) von ISDN auf die hepatische Cytosol-abbauende Enzymaktivität bei der Ratte

Parameter[a]	Kontrolle ($n=8$)	ISDN-behandelt	
		10 mg/kg/Tag ($n=8$)	100 mg/kg/Tag ($n=8$)
Lösliches Protein (mg/g Leber)	$69,8 \pm 0,8$	$62,5 \pm 1,8$[c,d]	$65,0 \pm 2,7$
1,2-Dichloro-4-nitrobenzen.Konjugierung[b] (µmol/g Leber/h)	$31,1 \pm 1,1$	$29,1 \pm 1,6$	$32,0 \pm 1,4$
Benzyliden-Aceton-Konjugierung[b] (µmol/g Leber/h)	215 ± 12	186 ± 11	202 ± 15
Glyceryltrinitratdenitrierung[b] (µmol/g Leber/h)	$10,0 \pm 0,7$	$8,0 \pm 0,8$[c,d]	$10,1 \pm 0,5$

[a] Mittelwerte ± Standardfehler der Mittelwerte
[b] Glutathion-S-Transferase-Aktivität
[c] Signifikanz-Niveau (t-Test oder Varianzanalyse) gegenüber Kontrollwerten
[d] $p < 0,05$

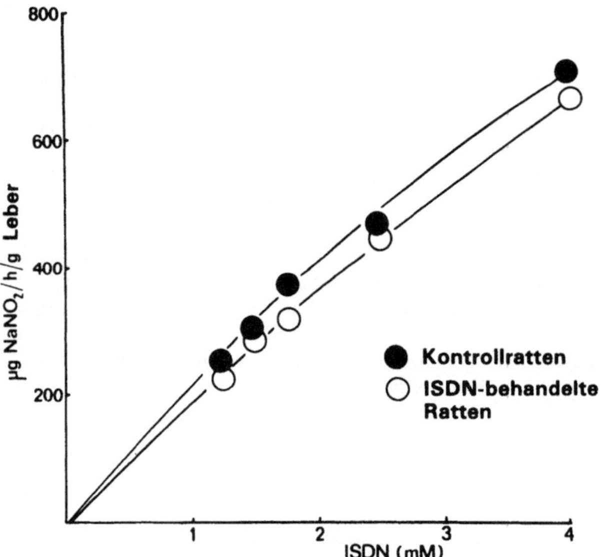

Abb. 1. Aktivität der Glutathion-S-Transferase gegenüber ISDN im Rattenleber-Supernatant

dene K_m für GSH (ca. 0,25 mM) entsprach völlig der von anderen Untersuchern gefundenen [3]. K_m und V_{max} für ISDN wurden jedoch bei GSH-Überkonzentrationen (4 mM) bestimmt und glichen insgesamt denen der kontroll- und der ISDN-behandelten Ratten (Abb. 3, Tabelle 4). Bei diesen Versuchstier-Gruppen wurden V_{max}-Werte von 55 bzw. 86 µmol NaNO$_2$/h/g Leber gefunden. Diese Befunde wiesen darauf hin, daß die chronische orale Gabe von ISDN keinen nennenswerten Einfluß auf die Geschwindigkeit oder das Ausmaß der ISDN-Denitrierung bei der

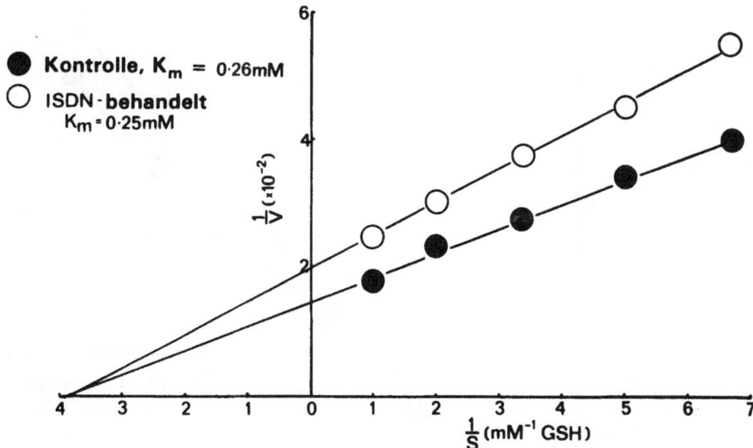

Abb. 2. Bestimmung des scheinbaren K_m für GSH bei der enzymvermittelten ISDN-Denitrierung

Tabelle 4. K_m- und V_{max}-Bestimmungen für GSH und ISDN bei der enzymvermittelten ISDN-Denitrierung

Substrat	Enzym-herkunft	K_m (mM)	V_{max} (µmol NaNO$_2$/h/g Leber)
GSH[a]	Kontrollratten	0,26	3,9
	ISDN-behandelte Ratten	0,25	2,9
ISDN	Kontrollratten	17,4	55,0
	ISDN-behandelte Ratten	30,8	85,7

[a] Siehe auch Abb. 2
[b] Siehe auch Abb. 3

Ratte ausübte und daß die beobachtete Akkumulation von ISDN im Plasma höchstwahrscheinlich nicht auf eine Hemmung des Denitrierungsvorgans zurückzuführen ist.

Vergleich der Denitrierung von ISDN, Isosorbid-2-Mononitrat (2-ISMN), Isosorbid-5-Mononitrat (5-ISMN) und Glyceryl-Trinitrat (GTN)

Die enzymvermittelte Denitrierung der beiden ISMN-Isomere ging weitaus langsamer vor sich als die des ISDN und lag im allgemeinen in der Nähe der Bestimmungsgrenze der verwendeten Methode. Glyceryl-Trinitrat (GTN) erwies sich als besseres Substrat für die GSH-S-Transferase als ISDN, indem es unter völlig gleichen Bedingungen eine 4fache Nitratmenge ergab (Tabelle 5). Da GTN ein effektives Substrat für die GSH-S-Transferase war und das Produkt (NO$_2$) der Reaktion für beide Substrate gleich war, konnte die Wirkung von GTN auf die In-vitro-ISDN-Denitrierung nur mit Schwierigkeit untersucht werden. Aus diesem Grund

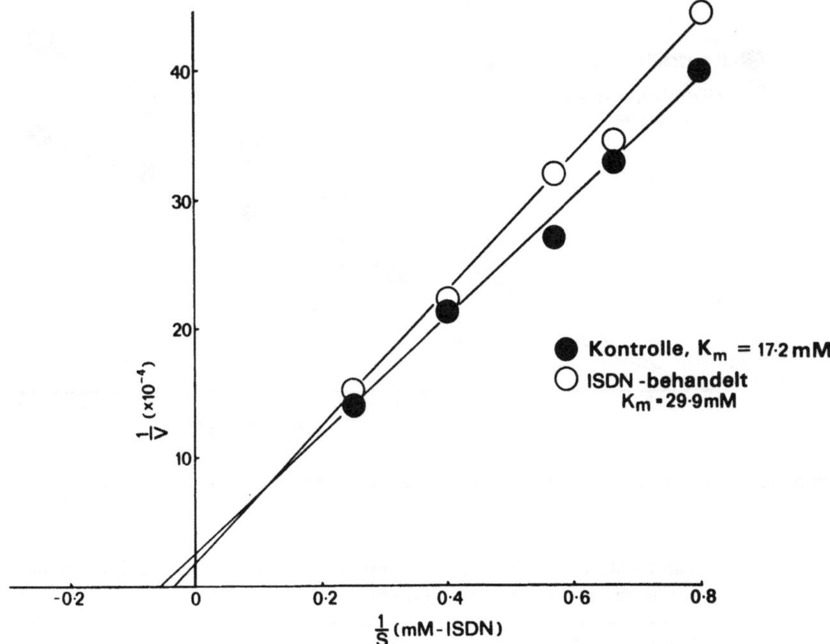

Abb. 3. Bestimmung von K_m für ISDN bei der enzymvermittelten ISDN-Denitrierung

Tabelle 5. Enzymvermittelte Denitrierung von ISDN und verwandten Substanzen

Substrat	Geschwindigkeit (μmol $NaNO_2$/h/g Leber)
ISDN[a]	2,19
2-ISMN[a]	<0,1
5-ISMN[a]	<0,1
Glyceryltrinitrat (GTN)[b]	9,09

[a] Substratkonzentration 1 mM
[b] Substratkonzentration 0,88 mM (GSH-Konzentration 0,5 mM bei allen Versuchen)

wäre GTN wahrscheinlich ein kompetitiver Hemmer der GSH-S-Transferase-vermittelten ISDN-Denitrierung.

Wirkung der Reaktionsprodukte auf die enzymvermittelte ISDN-Denitrierung

Durch Hinzufügen von 2-ISMN oder 5-ISMN zu dem Reagenzien-Gemisch der enzymvermittelten In-vitro-ISDN-Denitrierung kam es zu einer scheinbaren Stimulation der Nitritproduktion (obwohl dies an der begrenzten Nitritproduktion aus ISMN selber liegen mag). Durch Hinzufügen von Isosorbid (IS) wurde die Nitritproduktion aus ISDN nicht beeinflußt (Tabelle 6). Andererseits verursachte das Hinzufügen von Glutathiondisulfid (GSSG) in einer Konzentration von 5 mM ei-

Tabelle 6. Wirkung der Reaktionsprodukte auf die enzymvermittelte ISDN-Denitrierung

Reaktionsprodukt[a]	Geschwindigkeit (μmol $NaNO_2$/h/g Leber)		Wirkung auf Nitritproduktion (%)
	Kontrolle	„Inhibitiert"	
2-ISMN	2,38	3,18	+34
5-ISMN	2,70	3,40	+26
Isosorbid (IS)	2,86	2,94	+ 3
Glutathion-Disulfid (GSSG)	2,68	0,90	−66

[a] Die Endkonzentration jedes „Reaktionsproduktes" betrug $2\,\mathrm{m}M$, außer GSSG ($5\,\mathrm{m}M$)

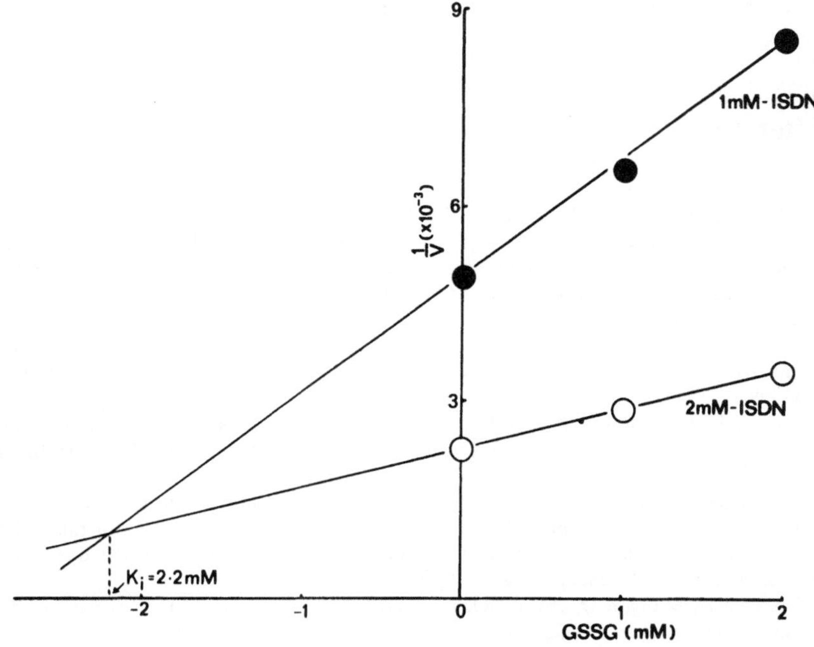

Abb. 4. Bestimmung von K_i für Glutathiondisulfid (GSSG). Dixon-Schema

ne deutliche Hemmung (ca. 70%) der Nitritproduktion. Deshalb wurde die Kinetik der durch GSSG verursachten Inhibition der durch GSH-S-Transferase vermittelten ISDN-Denitrierung weiter untersucht.

Inhibition der enzymvermittelten ISDN-Denitrierung durch GSSG

Die Untersuchung der Enzymkinetik der GSH-S-Transferase-Aktivität gegenüber ISDN in Anwesenheit von GSSG erwies, daß letzteres mit großer Wahrscheinlichkeit ein kompetitiver Hemmstoff ist und daß der K_i für GSSG 2,2 mM betrug (Abb. 4). Die Inhibitionsstudien wurden unter Verwendung eines GSH-Überschusses (4 mM) und einer GSSG-Konzentrationsreihe von 0–2 mM in Anwesenheit von 1 mM oder 2 mM ISDN ausgeführt.

Schlußfolgerungen

Aufgrund der vorgelegten Daten erscheint es unwahrscheinlich, daß ISDN und/
oder seine Metaboliten den ISDN-Stoffwechsel nach chronischer, oraler ISDN-
Gabe hemmen oder verstärken. Von den als mögliche Inhibitoren untersuchten
Reaktionsprodukten hemmten 2-ISMN, 5-ISMN und Isosorbid die ISDN-Denitrierung nicht, sie könnten jedoch die Denitrierung teilweise stimuliert haben. Glutathiondisulfid (GSSG) verursachte eine deutliche Hemmung der Enzymaktivität. Da GSSG, obwohl als Reaktionsprodukt entstanden, durch die Glutathion-
Reduktase in der Leber schnell zu GSH reduziert wird [4], erscheint es höchst unwahrscheinlich, daß GSSG jemals in genügend hoher Konzentration anwesend
wäre, um in vivo einen hemmenden Effekt auszuüben.

Literatur

1. Chasseaud LF, Down WH, Sacharin RM (1978) Effect of repeated oral administration of isosorbide
   dinitrate on hepatic glutathione S-transferase activity in the rat. Biochem Pharmacol 27:1695
2. Down WH, Chasseaud LF (1979) Effect of repeated oral administration of phenobarbitone or DDT
   on hepatic glutathione S-transferase activity in non-human primates: comparison with the rat. Biochem Pharmacol 28:3525
3. Jakoby WB, Habig WH, Ketley JN, Pabst MJ (1976) Glutathione S-transferases: Catalytic aspects.
   In: Arias IM, Jakoby WB (eds) Glutathione: Metabolism and function. Raven Press, New York,
   p 189
4. Kosower EM, Kosower NS (1976) Chemical basis of the perturbation of glutathione-glutathione di-
   sulphide status of biological systems by diazenes. In: Arias IM, Jakoby WB (eds) Glutathione: Metabolism and function. Raven Press, New York, p 139
5. Needleman P, Johnson EM (1975) The pharmacological and biochemical interaction of organic nitrates with sulfhydryls: possible correlations with the mechanism for tolerance development,
   vasodilation and mitochondrial and enzyme reactions. In: Needleman P (ed) Organic nitrates.
   Springer, Berlin Heidelberg New York, p 97
6. Thadani U, Manyari D, Parker JO, Fung HL (1980) Tolerance to the circulatory effects of oral
   isosorbide dinitrate. Circulation 61:526

Fingerpulsplethysmographie – Eine empfindliche Methode zur Ermittlung der Nitrat-Bioverfügbarkeit. Reproduzierbarkeit und Quantifizierung der Technik

A. Schinz, A. Gottsauner und K. Schnelle

Einleitung

Nach Nitratmedikation wurden Schwankungen der arteriellen und der digitalen Pulskurve beschrieben [1, 2, 4]. Nach Einnahme von Nitraten wird eine Vergrößerung der Fläche unterhalb der Pulskurve sowie eine Vertiefung der Inzisur beobachtet. Diese Schwankungen erfolgen nach einem charakteristischen Zeit-Wirkungs-Verhältnis nach Gabe verschiedener Nitropräparate. Daraus wurde geschlossen, daß diese Schwankungen die Bioverfügbarkeit der Nitrate anzeigen können. Zur Untersuchung der Verwendbarkeit der Methode für pharmakologische Untersuchungen an Nitraten haben wir die Reproduzierbarkeit der Messungen sowie die Dosis-Wirkungs-Beziehung mittels Fingerpulsplethysmographie bewertet.

Methodik

Zehn gesunde freiwillige Versuchspersonen im Alter von 18–27 Jahren wurden in die Studie aufgenommen. Um den linken Mittelfinger wurde eine Gummimanschette gelegt, die an ein dosierbares Aufblasgerät und einen Tieftonaufnehmer angeschlossen war. Für die Messung wurde die Manschette auf 30 Torr aufgeblasen. Die Schwankungen des Fingerpulses wurden auf den Aufnehmer und, nach Verstärkung, auf ein direktes Registriersystem übertragen.

Die Steilheit der ersten negativen Schwankungen der Pulskurve (b) wurde als Maß der pharmakologischen Wirkung genommen. Von hier aus wurde die erste Ableitung der Pulskurve mit einem Analoggerät berechnet und zusammen mit der Originalkurve aufgezeichnet. In der differenzierten Kurve wurde b als die Entfernung vom tiefsten Punkt der b-Welle zur elektrischen Null-Linie gemessen (Abb. 1).

Nach dem Aufblasen wurden die 10 ersten verwendbaren Zyklen zur Messung von b verwendet, und der Mittelwert dieser Messungen wurde als b genommen. Nach der Messung wurde die Luft aus der Manschette herausgelassen. Signal und Differential wurden elektrisch kalibriert.

Die Probanden wurden einem Protokoll unterzogen, in dem sie in randomisierter Reihenfolge an 6 verschiedenen Tagen jeweils 2 Dosen von 2,5, 5 und 10 mg Isosorbiddinitrat sublingual einnahmen. Die Messungen wurden in 5minütigen Abständen während 1 h nach Medikation und nach 4 vorangegangenen Kontrollmessungen ausgeführt.

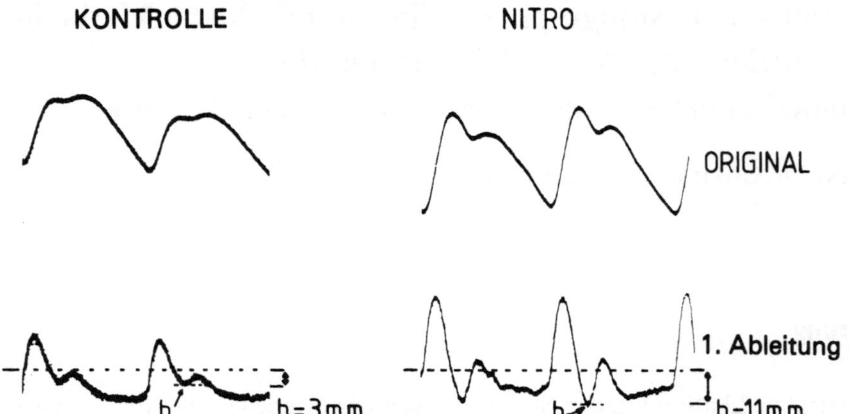

Abb. 1. Fingerpulsplethysmographie. Originalregistrierung und 1. Ableitung vor und 10 min nach Einnahme von 2,5 mg ISDN sublingual. Der b-Wert wird aus der Messung der Distanz vom Tiefstpunkt der b-Welle zur elektrischen Null-Linie (*gestrichelte Linie*) abgeleitet

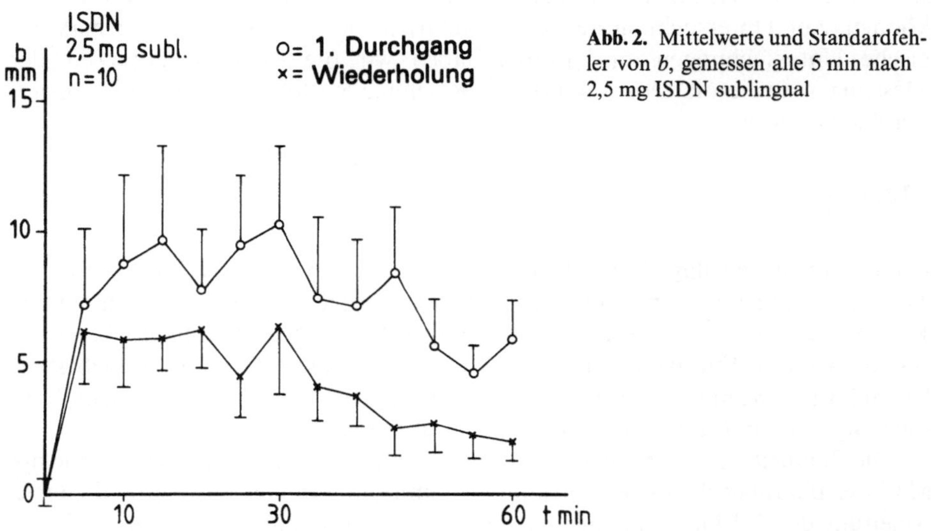

Abb. 2. Mittelwerte und Standardfehler von b, gemessen alle 5 min nach 2,5 mg ISDN sublingual

Die b-Werte (in mm) wurden gegen die Zeit aufgetragen. Diese Kurven wurden bezüglich der maximalen b-Werte (b_{max}), Zeit bis zu b_{max} [$t(b_{max})$] sowie Fläche unter der Kurve F ausgewertet (Abb. 2).

Ergebnisse

Reproduzierbarkeit (Abb. 3, 4). Zur Beurteilung der Reproduzierbarkeit der Messungen wurden b_{max} und F aus dem ersten Test mit der untersuchten Dosis gegen b_{max} und F aus dem 2. Test aufgetragen und durch Korrelationsanalyse bewertet.

Abb. 3. b_{max} der 1. Untersuchung gegenüber b_{max} der 2. Untersuchung nach Einnahme von 10 mg ISDN sublingual

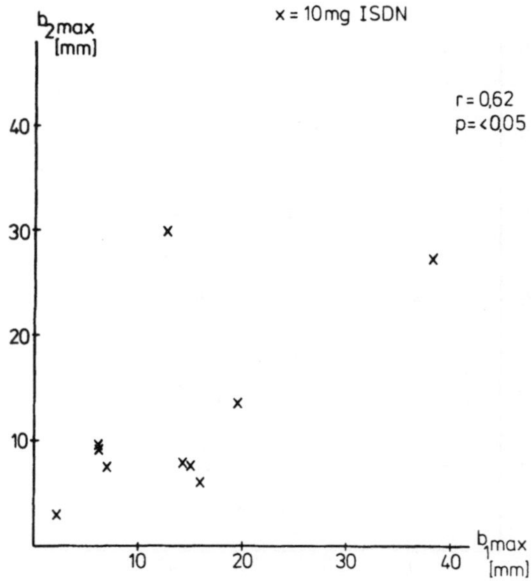

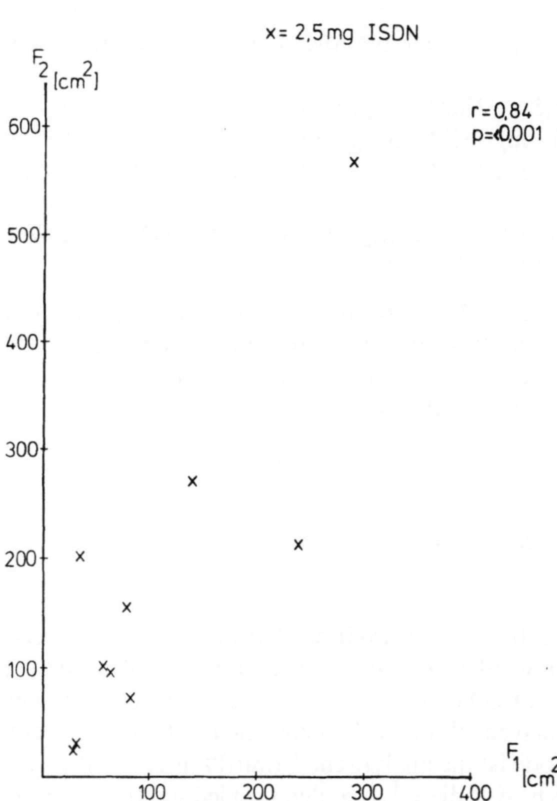

Abb. 4. Fläche unter der Kurve F der Erstuntersuchung gegenüber F der Zweituntersuchung nach Einnahme von 2,5 mg ISDN sublingual

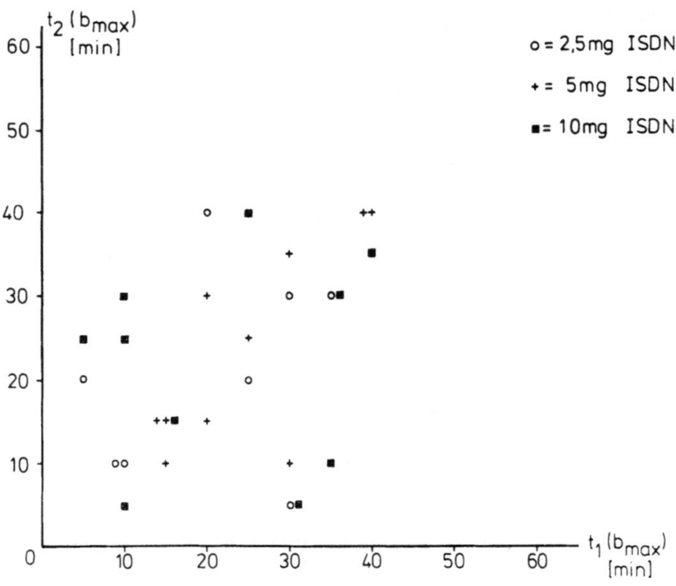

Abb. 5. Zeit bis $b_{max}[t(b_{max})]$ aller Erstuntersuchungen gegenüber $t(b_{max})$ aller Zweituntersuchungen. Zeichenerklärung s. oben rechts

Es ergaben sich die folgenden Korrelations-Koeffizienten:

2,5 mg ISDN: b_{max}: $r = 0,68$, $p < 0,05$, F: $r = 0,84$, $p < 0,001$
5   mg ISDN: b_{max}: $r = 0,47$, $p = $ n.s., F: $r = 0,37$, $p = $ n.s.
10   mg ISDN: b_{max}: $r = 0,63$, $p < 0,05$, F: $r = 0,74$, $p < 0,01$.

Die Zeit bis zu b_{max} war nicht korrelierbar, alle Werte wurden innerhalb 45 min gewonnen (Abb. 5).

Dosis-Wirkungs-Beziehung. Weder für b_{max} noch für F konnten statistisch signifikante Dosis-Wirkungs-Beziehungen hergestellt werden; die Mittelwerte steigen zwischen 2,5 und 5 mg unerheblich an und fallen in gleichem Maße zwischen 5 und 10 mg ab (Abb. 6).

Diskussion

Die Bioverfügbarkeit der Nitrate kann durch verschiedene Methoden nachgewiesen werden, z. B. durch Messung der linksventrikulären, arteriellen und pulmonalen Drücke, durch Messung des Herzzeitvolumens, des Schlagvolumens oder der linksventrikulären Dimensionen mittels Echokardiographie [3]. Eine weitere Methode ist die analytische Ermittlung der Muttersubstanz und ihrer Metaboliten im Blut. Alle diese Methoden sind jedoch entweder invasiv oder kostspielig und erfor-

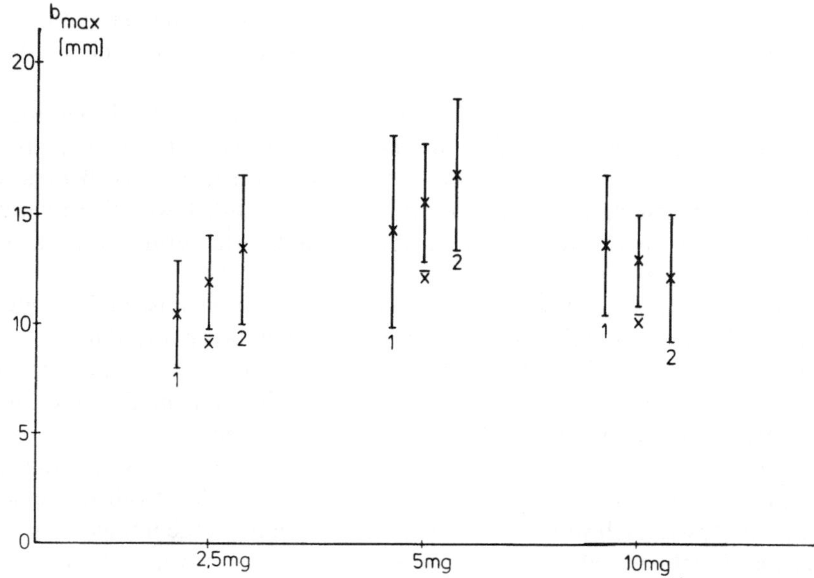

Abb. 6. Dosis-Wirkungs-Kurven von b_{max}. Mit Veränderung der Dosis werden keine signifikanten Wirkungsveränderungen erzielt. *Links* von jeder Dosis: Mittelwerte und Standardabweichung (SD) der Erstuntersuchung; in der *Mitte*: Mittelwerte und SD beider Untersuchungen und *rechts*: Mittelwerte und SD der Zweituntersuchung

dern geschultes Personal und spezielle Ausrüstung. Außerdem sind diese Methoden nur bedingt empfindlich im Hinblick auf pharmakologische Fragestellungen wie Wirkungseintritt, -maximum und -dauer.

Die Fingerpulsplethysmographie ist von angelernten Hilfskräften leicht durchführbar, erfordert keine kostspielige Ausrüstung und ist völlig nichtinvasiv. Sie ist daher für langdauernde und häufig wiederholte Untersuchungen geeignet. Ihre Empfindlichkeit hat sich als gut erwiesen [4].

Zur Ausführung von Studien, in denen verschiedene Substanzen oder verschiedene Zubereitungsformen (kurz- und langwirkend) verglichen werden, war es wünschenswert, die Reproduzierbarkeit der Technik sowie ihre Möglichkeiten zur Darstellung der Dosis-Wirkungs-Beziehungen zu kennen.

Im Hinblick darauf muß die physiologische Bedeutung des gemessenen Parameters besprochen werden.

Die Fingerpulskurve ist im wesentlichen eine Übertragung der Pulsationen der Fingerarterien, die funktionell zu den großen Muskelarterien gehören. Diese Übertragung wird durch die Amplitude des arteriellen Druckpulses sowie die Compliance der Gefäßwand beeinflußt. Ein Anstieg der Druckpuls-Amplitude und der Gefäßwand-Compliance bewirkt einen Anstieg der Fingerpulskurve. Dies bedeutet, daß die Herzfunktion (Schlagvolumen) wie auch lokale hormonelle oder medikamentöse Einflüsse das Ausmaß des gemessenen Parameters b bestimmen.

Durch ihre bekannte Wirkung auf Schlagvolumen und Druckpuls-Amplitude müßten Nitrate eigentlich eine Verminderung der Pulskurve bewirken, die vermutlich durch eine reflexe Norepinephrin-Freisetzung unterstützt wird. Offensichtlich übersteigt jedoch die Fähigkeit der Nitrate zur Erschlaffung der glatten arteriellen Muskulatur diese konstriktiven Wirkungen, und es kommt zu einem Anstieg der Pulskurve.

Betrachtet man die obigen Ergebnisse in diesem Licht, ist die Reproduzierbarkeit der Messungen bei der 2,5- und der 10-mg-Dosis gut. Die Ergebnisse des 5-mg-Tests sind durch 2 Probanden, die bei extrem niedrigen Außentemperaturen zur Zweituntersuchung kamen, deformiert. Offensichtlich war die Erwärmungszeit (1 h) zu kurz, um die durch die kalte Außentemperatur verursachte Vasokonstriktion aufzuheben.

Die Zeit bis b_{max} ist nicht reproduzierbar, möglicherweise auf Grund verschiedener Absorptionsbedingungen. Geht man jedoch davon aus, daß alle maximalen Meßwerte innerhalb der ersten 45 min erzielt wurden, so kann man die maximale Medikamentenwirkung in dieser Zeitspanne lokalisieren und dies gestattet die Differenzierung von langwirkenden Darreichungsformen.

Mit dieser Technik ist es nicht möglich, Dosis-Wirkungs-Beziehungen nachzuweisen. Eine maximale Gefäßwand-Relaxation kann höchstwahrscheinlich mit der 2,5-mg-Dosis erzielt werden. Darüber hinaus könnten gegenregulatorische Mechanismen überhand nehmen und eine weitere Relaxation verhindern.

Zusammenfassung

Abschließend kann die Fingerpulsplethysmographie als eine einfache und empfindliche Methode zur Bewertung der Bioverfügbarkeit von Nitropräparaten beim Menschen verwendet werden. Zur guten Reproduzierbarkeit sind möglichst identische Untersuchungsbedingungen zwecks Ausschluß physiologischer Unterschiede in der Gefäßwand-Reaktivität unbedingt erforderlich.

Eine Beurteilung der Dosis-Wirkungs-Beziehungen scheint innerhalb der therapeutischen Dosisspanne nicht möglich zu sein. Ein Vergleich verschiedener Substanzklassen hinsichtlich des Ausmaßes der pharmakologischen Wirkung erscheint somit unzulässig.

Literatur

1. Hirshleifer I (1960) A pharmacodynamic approach to the evaluation of nitrites in the treatment of angina pectoris. Am J Cardiol 5:66
2. Hirshleifer I (1973) Peripheral hemodynamic effects of oral controlled release nitroglycerin in man. Curr Ther Res 15:4
3. Schinz A, Schnelle K, Klein G (1978) Hemodynamic effects of cutaneously administered isosorbide dinitrate ointment. Int J Pharmacol 16:297
4. Winsor T, Kaye H, Mills B (1972) Hemodynamic response of oral long acting nitrates: evidence of gastrointestinal absorption. Chest 62:407

Diskussion

Referate Taylor und Chasseaud

Zum Bericht von Chasseaud kommentierte Bogaert, daß beim First-pass nicht nur die Leber, sondern auch der Darm beteiligt sein könnte.

Nach den Erfahrungen von Chasseaud et al. kam es weder nach i.v. ISDN noch nach i.v. und oral gegebenem IS-5-Mononitrat zu Kopfschmerzen, doch wurden diese nach IS-2-Mononitrat beobachtet.

Fung kommentierte den Aspekt der Umverteilung. Nach Nitroglycerin wird 99% der Substanz in den Geweben festgehalten, und nur 1% geht ins Plasma über. Deshalb kann jede geringfügige Veränderung der Gewebebindung zu einer Umverteilung führen. Dies scheint sich nach Chasseaud bei den Mononitraten ähnlich zu verhalten.

Referat Seidel

In Anbetracht der Erfahrungen von Stauch, der über klinische Befunde mit 5- und 2-Mononitrat berichtete, sollte daran gedacht werden, daß die unterschiedlichen Wirkungen eher auf die inhomogene Patientenauswahl als auf die Substanzen selbst zurückzuführen seien. Stauch fand bei höheren Pulmonaldrücken ausgeprägtere Druckabfälle.

Seidel et al. fanden dagegen unterschiedliche pharmakodynamische Verhaltensweisen. Die beiden Mononitrate ergaben einen unterschiedlichen Rückgang der ST-Streckensenkung.

Reifart et al. bestätigten dies, indem sie einen signifikanten antianginösen Effekt 4 h nach Gabe von 5-Mononitrat allein beobachteten, während nach 2-Mononitrat zu diesem Zeitpunkt keine Wirkung mehr nachweisbar war. Das Ausmaß der Verminderung der ST-Streckensenkung betrug nach ISDN und nach 5-Mononitrat 70% und nach der gleichen oralen Dosis von 2-Mononitrat 63%.

Vortrag Imhof

Armstrong berichtete über seine Ergebnisse mit Nitroglycerin-Salbe bei Patienten mit Herzinsuffizienz. Unter Verwendung ähnlicher Dosen wie bei Imhof fand er einen parallelen Abfall der Nitroglycerin-Plasmakonzentrationen sowie der pharmakodynamischen Wirkung.

Im arteriellen Blut war die Nitroglycerin-Konzentration höher als im peripher-venösen Blut. Dies wurde von Imhof bestätigt, der die höchste Konzentration von Nitroglycerin im zentralvenösen Blut fand, während die Konzentration im arteriellen Blut niedriger und im peripher-venösen Blut am niedrigsten war.

Hinsichtlich der Nitroglycerin-Plasmakonzentration und -dynamik zeigte Imhof, daß nach Erreichen eines nahe Null gelegenen Plasmawertes ein sofortiges Nachlassen der arteriellen Wirkung erfolgte, während die Wirkungen auf das venöse System 2–3 h danach immer noch meßbar waren. Imhof behauptete andererseits, daß die bei Patienten und bei gesunden freiwilligen Versuchspersonen erhaltenen Effekte nicht miteinander vergleichbar seien.

L'Abbate fragte, ob die von Imhof erzielten Ergebnisse mit Nitroglycerin nicht durch die im Tagesverlauf vorkommenden spontanen Schwankungen der Herzfrequenz beeinflußt worden seien.

Imhof erwiderte, daß angesichts seiner Placebo-Kontrollwerte kein Einfluß der Nitrate auf die Biorhythmik der Herzfrequenz gefunden worden sei.

Kraupp et al. fanden eine dosisabhängige Erhöhung der Plasma-Renin-Aktivität 2 h nach intravenöser Gabe von Isosorbiddinitrat. Kraupp wollte mehr über das Risiko einer zunehmenden Gegenregulation bei der langwirkenden ISDN-Salbe sowie über ein Nachlassen der Wirksamkeit dieser Therapie erfahren.

Imhof fand derartige Effekte lediglich am ersten Tag nach der morgendlichen Applikation, doch waren diese Wirkungen am nächsten Morgen nicht mehr zu beobachten. Auf Grund dieser Ergebnisse sah Imhof kein Risiko einer nachlassenden Wirksamkeit über Tage und Wochen.

Referat Rudolph

Kaltenbach bezog sich auf eine ähnliche klinische Studie, die zwei Jahre zuvor von seiner Gruppe ausgeführt worden war und bei der 60–100 mg ISDN in Normalform verwendet wurden. Nach 9 wöchiger Behandlung fand die Gruppe den gleichen antianginösen Effekt, zumindest die gleiche Reaktion auf eine erneute Akutgabe von Isosorbiddinitrat. Kaltenbach bemerkte ferner, daß in der Patientengruppe von Rudolph, die eine kombinierte Nitrat-Betablocker-Therapie erhielt, die 12 stündige Unterbrechung der Therapie vor der erneuten Kontrolle möglicherweise zu kurz war.

Rudolph behauptete, seine Studie über die antianginösen Wirkungen der chronischen Nitratgabe sei von der Kaltenbach-Studie verschieden. Bei der mit Nitraten und Betablockern behandelten Patientengruppe wäre es zu einem zahlenmäßigen Rückgang der pektanginösen Anfälle und auch des Bedarfs an sublingualen Nitraten gekommen, nicht jedoch bei den mit Nitraten allein behandelten Patienten.

Parker kommentierte, daß die Ergebnisse von Rudolph mit seinen eigenen, zuvor präsentierten Daten übereinstimmten und fragte nach den Ergebnissen bezüglich der pektanginösen Schmerzen. Rudolph antwortete, alle seine Patienten hätten pektanginöse Schmerzen auf der gleichen Belastungsstufe unter Nitraten wie unter Placebo verspürt.

Franciosa hatte die Wirkung von 2×40 mg ISDN/die bei 12 Patienten mit chronischer Herzinsuffizienz untersucht. Nach einer 6 monatigen Therapie bestand immer noch eine signifikante Senkung des Keildrucks. Dieser Druck betrug vor der Behandlung 20 mm Hg und blieb während der gesamten ISDN-Medikation auf einem niedrigeren Niveau. Bei Gabe einer zusätzlichen Akutdosis von ISDN fiel der Druck auf die gleiche Stufe ab wie beim Akutversuch. Deshalb seien die Prüfer der Ansicht, es gebe keine Toleranz.

Brunner berichtete über eine klinische Studie mit perkutaner ISDN-Salbenbehandlung (150 mg $2 \times$ täglich). Vor sowie 2, 4 und 6 Monate danach wurden bei 12 Patienten Belastungsuntersuchungen ausgeführt. In fast allen Fällen blieb die Besserung über diesen Zeitraum bestehen. Nach einer zusätzlichen sublingualen ISDN-Dosis konnten die Patienten den gleichen Belastungstest mit geringerer ST-Streckensenkung ausführen oder die Belastung sogar erhöhen.

Der Vorsitzende wies erneut auf die Definition des Begriffes „Toleranz" hin: „Keine Reaktion auf eine Substanz nach wiederholten Dosen".

Kraupp bemerkte, daß seine Arbeitsgruppe einen Anstieg der Renin-Aktivität bei Hunden nach chronischer ISDN-Gabe gefunden habe. Es sei daher eine erhöhte Wasser-Reabsorption und sekundärer Hyperaldosteronismus zu erwarten.

Rudolph et al. hatten keinen angestiegenen Keildruck nach mehrwöchiger ISDN-Therapie gefunden, was gegen eine Flüssigkeitsretention sprach.

Referat Distante

Kaltenbach fragte, wie man eine Toleranzentwicklung nach langer Nitrattherapie untersuchen könnte.

Nach Meinung von Imhof sollten die Studien nach der gleichen Methode wie der von Rudolph et al. ausgeführt werden, doch müssen alle Bedingungen absolut identisch sein. Franciosa bemerkte, daß keine Vergleiche mit heterogenen Patientenpopulationen angestellt werden sollten. Eine Gruppe von Patienten mit chronischer Herzinsuffizienz könnte in völlig anderer Weise auf einen Vasodilatator reagieren als Patienten mit koronarer Herzkrankheit. Sogar innerhalb einer Patientengruppe mit koronarer Herzkrankheit würden solche mit und ohne linksventrikuläre Insuffizienz unterschiedlich auf Nitrate ansprechen.

Nach Meinung von Swan ist die nachlassende Wirkung einer verlängerten Nitrattherapie den zunehmenden Gegenregulationsmechanismen und nicht der Toleranz zuzuschreiben. Es wurde bemerkt, daß der lebenslang anhaltende Nitratkopfschmerz der Arbeiter in den Nitroglycerin-Fabriken ein Argument gegen Toleranzentwicklung sei. Eine wirkliche Toleranz wäre eine Rezeptor-Toleranz, die nicht eindeutig nachgewiesen werden könne. Pharmakologen haben sehr hohe Nitratdosen an isolierten Geweben verwendet. Kliniker behandeln Patienten mit verschiedenartigen Erkrankungen und unterschiedlichen Schweregraden und messen verschiedene Parameter. Oft verwenden sie auch verschiedene Dosen. Deshalb sollte man nur äußerst vorsichtige Schlüsse ziehen.

Swan gab ferner der Meinung Ausdruck, daß es noch viele Jahre dauern müsse, bis die Bedeutung der nachlassenden Nitratwirkungen nach Langzeittherapie erkannt sei. Die heutigen Kenntnisse beschränken sich auf die Tatsache, daß die Reaktion auf eine bestimmte Nitratdosis nach längerer Verwendung nicht mehr die gleiche sei.

Teil III Hämodynamik

Direkte und indirekte Nitroglycerin-Wirkungen auf die systolische und diastolische linksventrikuläre Funktion

I. Amende, R. Simon, W. P. Hood Jr., W. Daniel und P. R. Lichtlen

Einleitung

Die grundlegende pharmakologische Eigenschaft der Nitrate ist ihre Fähigkeit, die glatte Muskulatur zu erschlaffen, und die bekannten hämodynamischen Effekte dieser Stoffgruppe wurden generell als Folgeerscheinungen ihrer Wirkung auf die glatte Gefäßmuskulatur betrachtet [5, 11]. Die direkten kardialen Wirkungen blieben lange Zeit ungewiß oder umstritten. Wir untersuchten den Einfluß von Nitroglycerin (NTG) auf die linksventrikuläre (LV) Funktion beim Menschen nach sublingualer (sl) Gabe [1] und nach intrakoronarer (ik) Injektion [6]. Diese Prüfmethode gestattete eine Unterscheidung der direkten (kardialen) von den indirekten (peripheren) Arzneiwirkungen.

Patienten und Methodik

Die Studie umfaßte 19 Patienten. Alle hatten eine nachgewiesene, signifikante Stenose ($>75\%$) in mindestens einem großen Koronargefäß. Bei keinem der Patienten bestanden linksventrikuläre akinetische Myokardareale.

Eine linksventrikuläre Kineangiographie ($40°$ RAO-Projektion mit 80 Filmbildern/s) wurde vor und 5 min nach sl Gabe von 0,8 mg NTG und/bzw. 2 min nach Injektion von 0,15 mg NTG direkt in den linken Koronar-Hauptstamm (LMCA) durchgeführt. Über einen Millar-Tip-Manometer erfolgte die High-fidelity-LV-Druckmessung synchron mit der Filmbildbelichtung.

Die Nitroglycerin-Lösung wurde durch Auflösen einer 0,5-mg-Standard-Nitroglycerin-Tablette in 10 ml physiologischer Kochsalzlösung hergestellt. Diese wurde dann durch einen Millipore-Filter bakteriologisch sterilisiert [4]. Eine 0,15 mg entsprechende Lösungsmenge wurde für die intrakoronare Injektion verwendet.

Bei 7 der Patienten, bei denen NTG intrakoronar appliziert wurde, wurden 3 ml Röntgenkontrastmittel vor dem ersten Ventrikulogramm und erneut 1 min nach dem intrakoronaren NTG in die LMCA injiziert, um den Koronardurchmesser zu bestimmen. Bei den 6 letzten Patienten wurde eine 2. Kontrastmittelinjektion von 3 ml 30 s nach dem 2. Ventrikulogramm ausgeführt. Zum Vergleich des Ausmaßes der Koronardilatation nach sublingualem und nach intrakoronarem NTG wurde die Veränderung der Koronardurchmesser bei weiteren 7 Patienten, 5 min nach 0,8 mg NTG sublingual, registriert. Der Durchmesser des R. interventr. ant. (LAD) wurde mit Hilfe eines Mikrometers an 5 oder mehr verschiedenen anatomischen Punkten des proximalen und mittleren Segmentes mit der Hand ausgemessen. Bei jedem Patienten erfolgten die Messungen an genau den gleichen Stellen vor und nach NTG-Gabe.

Die hämodynamischen Wirkungen des sublingualen und intrakoronaren NTG wurden anhand der Herzfrequenz (HF) und des enddiastolischen Drucks (EDP) beurteilt. Aus den angiographisch ermittelten Volumina oder Dimensionen sowie aus der Auswurfzeit wurden die folgenden Indices der globalen LV-Funktion abgeleitet: enddiastolischer (EDVI) und endsystolischer Volumenindex (ESVI), mittlere Faserverkürzungs-Geschwindigkeit ($\bar{V}_{CF}$) sowie mittlere systolische Auswurfrate (MNSER). Durch die High-fidelity-Druckmessung wurde die Geschwindigkeit des Druckanstieges (max dP/dt) errechnet. Die diastolische Funktion wurde nach der sog. „*Volumen*-Steifigkeit" [3] und „*Muskel*-Steifigkeit" [8] beurteilt. Für die erstere wurde der natürliche Logarithmus des Drucks zur linearen Druck- und Volumen-Regressionsanalyse verwendet, aus der eine Steigung k abgeleitet wurde. Die Veränderung von k wurden als Veränderungen der Volumen-Steifigkeit angenommen. Die Muskel-Steifigkeit wurde aus dem Verhältnis der zirkumferentiellen Wandspannung und dem Kammerumfang am Äquator errechnet. Der natürliche Logarithmus der Spannung wurde in linearer Regressionsanalyse von Spannung und Kammerumfang verwendet. Die Veränderungen der Steigung α wurden als Veränderungen der Muskel-Steifigkeit angenommen.

Zur Beurteilung der Beeinflussung der diastolischen Funktion durch die medikamentenbedingten Veränderungen der linksventrikulären Geometrie wurde die Geometrie im Verlauf der gesamten Diastole als Steigung q und Schnittpunkt r der linearen Relation als Verhältnis von kurzer zu langer Kammerachse zum diastolischen Volumen ausgedrückt [1].

Ergebnisse

Die sublinguale NTG-Dosis bewirkte einen durchschnittlichen Diameter-Anstieg von 17% in der LAD. Die intrakoronare Applikation war von einem 22%igen Anstieg gefolgt. Ungeachtet der etwas stärkeren Koronardilatation hatte die intrakoronare NTG-Gabe weniger sonstige kardiale Wirkungen als die sublinguale NTG-Applikation. In Abb. 1 sind die Wirkungen der sublingualen und der intrakoronaren NTG-Gabe auf Hämodynamik, Volumina und globale linksventrikuläre systolische Funktion dargestellt.

Fünf Minuten nach sublingualer NTG-Gabe kam es zu einem signifikanten HF-Anstieg und Abnahme von EDP, EDVI und ESVI. Die mittlere zirkumferentielle Faserverkürzungs-Geschwindigkeit ($\bar{V}_{CF}$) und MNSER stiegen deutlich an. Eine Minute nach intrakoronarer NTG-Injektion stieg die HF leicht, doch signifikant an. Nach 2 min bestand kein Unterschied mehr gegenüber dem Kontrollwert. Nach intrakoronarem NTG kam es zu keinerlei Veränderungen des EDP, EDVI, ESVI, $\bar{V}_{CF}$ oder MNSER. Dagegen war dP/dt$_{max}$ sowohl nach sublingualer als auch nach intrakoronarer Gabe leicht, doch signifikant erhöht (Abb. 2).

  I. Amende et al.

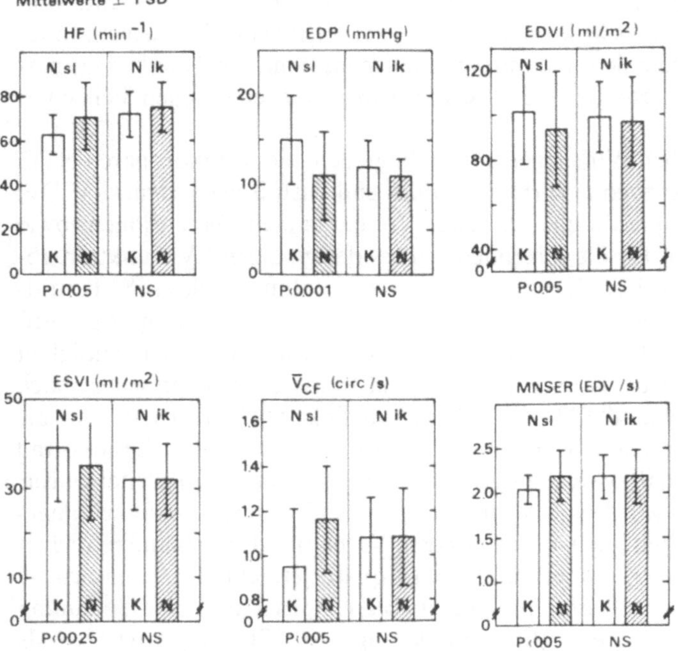

Abb. 1. Wirkungen 5 min nach sublingualer (sl) und 2 min nach intrakoronarer (ik) Nitroglycerin-Gabe auf Hämodynamik, linksventrikuläre Volumina und globale systolische Funktion bei Patienten mit koronarer Herzkrankheit (KHK). *K* Kontrolle; *N* Nitroglycerin; *HF* Herzfrequenz; *EDP* linksventrikulärer enddiastolischer Druck; *EDVI* enddiastolischer Volumenindex; *ESVI* endsystolischer Volumenindex; $\overline{V}_{CF}$ mittlere zirkumferentielle Faserverkürzungs-Geschwindigkeit; *MNSER* mittlere systolische Auswurf-Geschwindigkeit

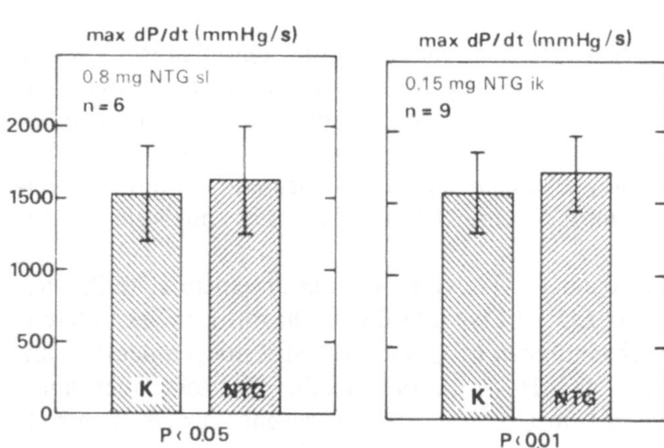

Abb. 2. Wirkung von sublingualem (sl) und intrakoronarem (ik) Nitroglycerin auf dP/dt$_{max}$. *K* Kontrolle; *NTG* Nitroglycerin

Die Wirkungen des sublingualen und intrakoronaren NTG auf Volumen-Steifigkeit, Muskel-Steifigkeit und diastolische Geometrie sind in Abb. 3 zusammengestellt. Nach sublingualem NTG erfolgte ein signifikanter Anstieg der Muskel-Steifigkeit, jedoch nicht der Volumen-Steifigkeit: Die Steigung α nahm signifikant zu, während die Steigung k unverändert blieb. Die fehlenden Veränderungen der Volumen-Steifigkeit nach sublingualem NTG scheinen mit den durch das Medikament induzierten Veränderungen der diastolischen Geometrie zusammenzuhängen. Der Ordinatenabstand r, der die Beziehung zwischen kurzem und langem Achsenverhältnis und diastolischem Volumen darstellt, war signifikant verkleinert (Abb. 4). Dies weist auf eine Verschiebung in Richtung einer weniger kugelförmigen Herzkonfiguration hin. Nach intrakoronarem NTG wurden keine Veränderungen der Volumen-Steifigkeit (Abb. 5), der Muskel-Steifigkeit (Abb. 6) und der diastolischen Geometrie (Abb. 7) beobachtet.

Kommentar

Die Mehrzahl der gemessenen hämodynamischen und Volumen-Parameter sowie der Indices der globalen linksventrikulären Funktion waren nach sublingualem, nicht jedoch nach intrakoronarem NTG verändert. Allein dP/dt_{max} stieg leicht, doch signifikant nach beiden Applikationsarten an. Die Betrachtung möglicher Mechanismen dieses dP/dt_{max}-Anstiegs ist interessant. Diese Zunahme könnte mit dem HF-Anstieg zusammenhängen [7]. Wir beobachteten die HF-Beschleunigung 5 min nach sublingualem NTG und 1 min (nicht aber 2 min) nach intrakoronarem NTG. Die Steigerung des dP/dt_{max} könnte auch durch eine Zunahme der Koronardurchblutung zustande kommen, die bekanntlich mit einer Zunahme der myokardialen Kontraktilität einhergeht [10]. Eine weitere Möglichkeit wäre, daß die NTG-induzierte Zunahme der diastolischen Myokard-Dicke eine Veränderung des dP/dt_{max} verursacht.

Zur weiteren Untersuchung dieser Frage führten wir simultane Messungen der Koronarsinus-Durchblutung mittels Thermodilution, der Septumdicke mittels Echokardiographie sowie des linksventrikulären Drucks mittels Tip-Manometer über eine 5minütige Zeitspanne nach Injektion von 0,15 mg NTG in koronaren Bypass-Grafts aus. Abbildung 8 zeigt die Veränderungen bei einem repräsentativen Patienten. Nach intrakoronarem NTG stieg die HF leicht an; 5 s nach Injektion stieg dP/dt_{max} an und blieb 2 min lang erhöht. Die maximalen Veränderungen in der Koronarsinus-Durchblutung erfolgten nach 15 s. Der maximale Anstieg der enddiastolischen und endsystolischen Septumdicke wurde im Verlauf der nachfolgenden Abnahme der Koronarsinus-Durchblutung zu den Ausgangswerten hin beobachtet. Somit kann der anhaltende Anstieg von dP/dt_{max} z. T. durch eine Dehnung erklärt werden, die auf der NTG-induzierten Myokardverdickung (Kongestion) beruht, und z. T. durch den Anstieg der Herzfrequenz.

Nach unseren Beobachtungen verändert sublinguales NTG zwar die Muskel-Steifigkeit, nicht jedoch die Volumen-Steifigkeit, und intrakoronares NTG verändert keinen dieser beiden Parameter. Das unterschiedliche Verhalten könnte auf medikamenteninduzierte Veränderungen der diastolischen Geometrie des linken

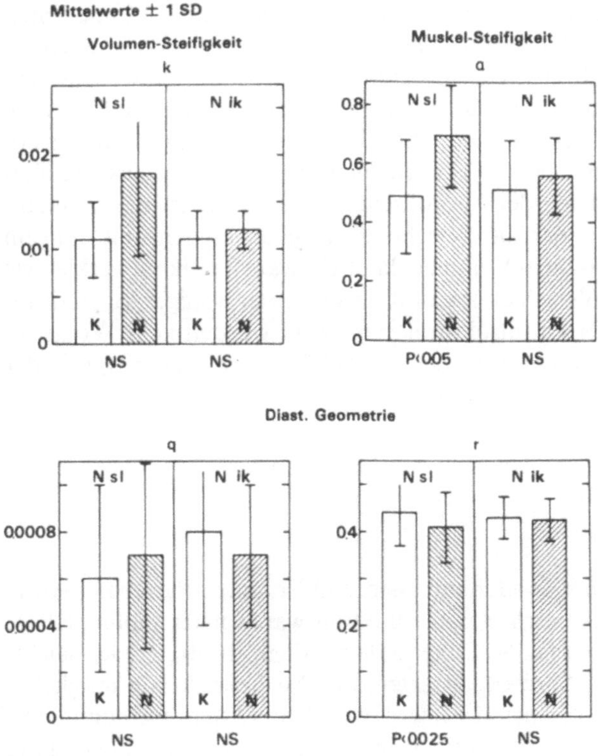

Abb. 3. Wirkungen von sublingualem (sl) und intrakoronarem (ik) Nitroglycerin auf die diastolische Funktion (Volumen-Steifigkeit und Muskel-Steifigkeit) und die diastolische Geometrie (Steigung q und Schnittpunkt r der linearen Relation zwischen dem kurzen/langen Achsenverhältnis und Volumen. *K* Kontrolle; *N* Nitroglycerin

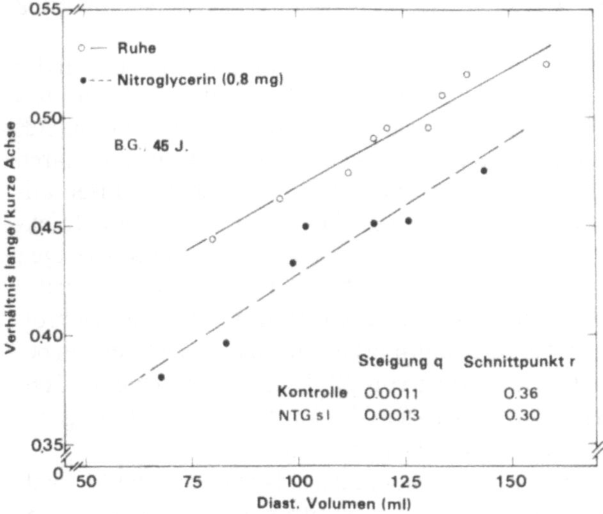

Abb. 4. Wirkung von sublingualem (sl) Nitroglycerin auf die diastolische Geometrie bei einem repräsentativen Patienten

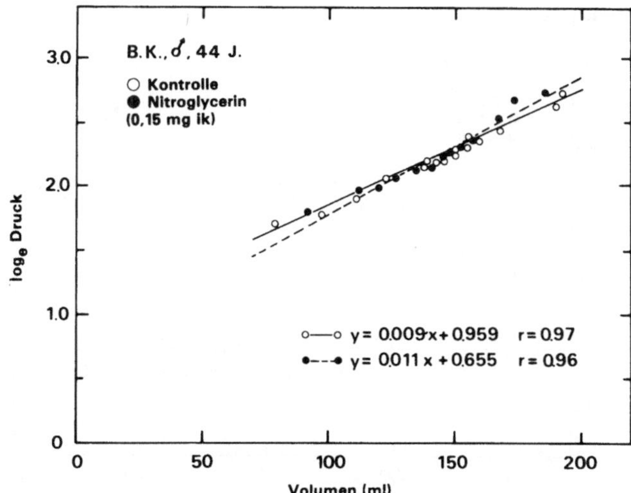

Abb. 5. Wirkung von intrakoronarem (ik) Nitroglycerin auf die diastolischen logarithmischen Druck-Volumen-Relationen bei einem repräsentativen Patienten

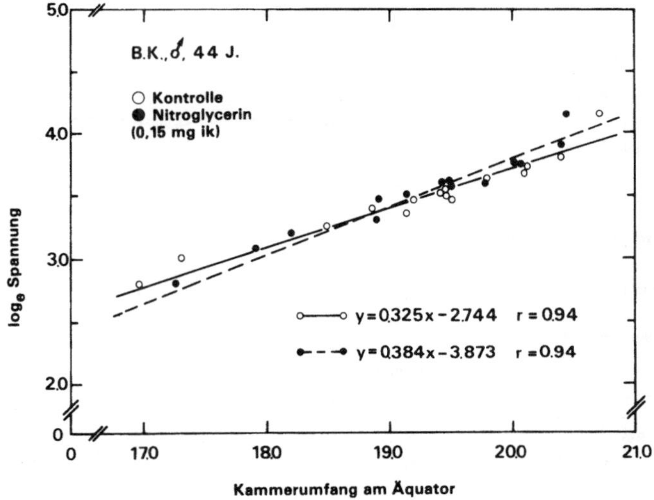

Abb. 6. Wirkung von intrakoronarem (ik) Nitroglycerin auf die diastolischen logarithmischen Spannungs-Zirkumferenz-Relationen bei einem repräsentativen Patienten

Ventrikels nach sublingualem, aber nicht nach intrakoronarem NTG zurückzuführen sein. In Tierversuchen [2] wurde ein signifikanter Anstieg der diastolischen Wanddicke nach intrakoronarem NTG beobachtet. Die Autoren vermuteten, daß die linksventrikuläre Steifigkeit als Folge einer erhöhten Gefäßfüllung auftrat [9]. Interessanterweise waren in der vorliegenden Studie vergleichbare Veränderungen der Myokarddicke nicht von meßbaren Auswirkungen auf die diastolische Steifigkeit nach intrakoronarem NTG begleitet. Unsere Beobachtungen stehen im Ein-

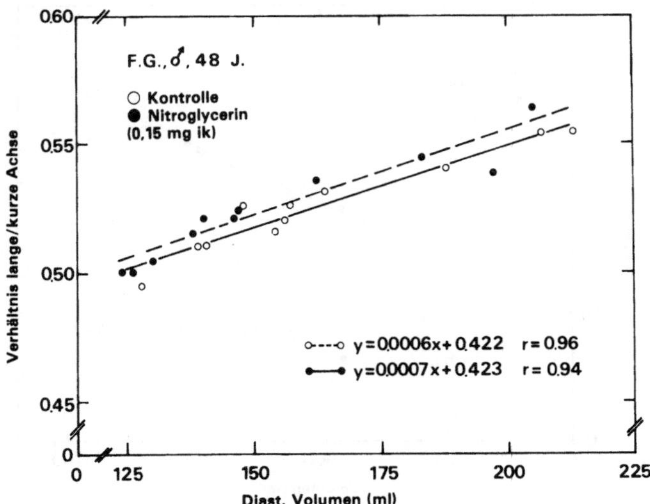

Abb. 7. Wirkung von intrakoronarem (ik) Nitroglycerin auf die diastolische Geometrie bei einem repräsentativen Patienten

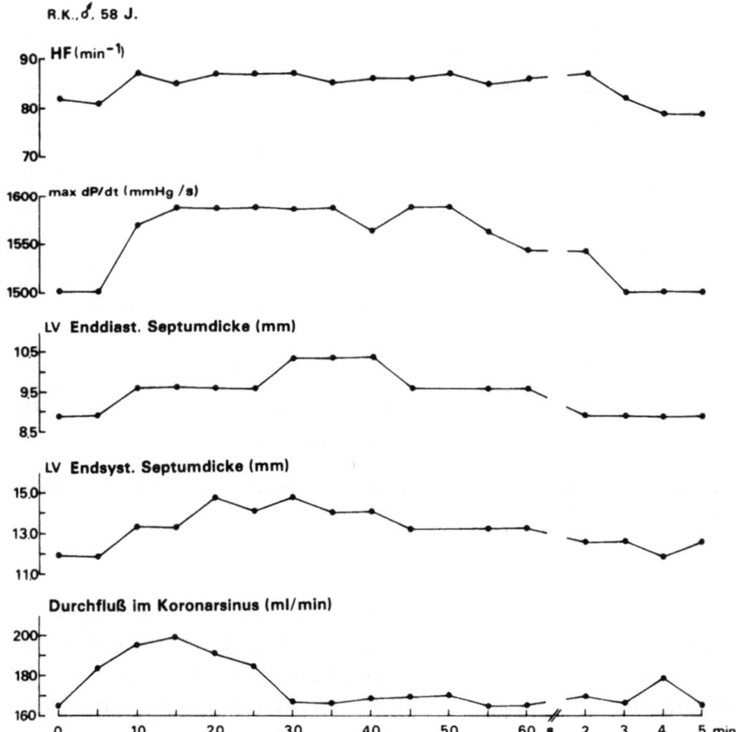

Abb. 8. Wirkung der Injektion von 0,15 mg Nitroglycerin in den Bypass auf Hämodynamik, Septumdicke und Koronardurchblutung bei einem repräsentativen Patienten. *HF* Herzfrequenz

klang mit der Auffassung, daß NTG die LV-Steifigkeit primär über periphere Mechanismen beeinflußt.

Abschließend kann gesagt werden, daß die überwiegend negativen Resultate der intrakoronaren NTG-Applikation im Gegensatz zu den signifikanten Effekten der sublingualen NTG-Gabe bezüglich systolischer und diastolischer linksventrikulärer Funktion und Geometrie stehen. Dies deutet darauf hin, daß die wichtigsten kardialen Effekte des Medikamentes indirekter (peripherer) und nicht direkter (kardialer) Natur sind.

Zusammenfassung

Die Wirkungen von Nitroglycerin (NTG) auf die systolische und diastolische linksventrikuläre (LV) Funktion wurden bei 19 Patienten mit fortgeschrittener koronarer Herzkrankheit untersucht. Sechs Patienten erhielten 0,8 mg NTG sublingual (sl), und bei 13 Patienten wurden 0,15 mg NTG intrakoronar (ik) injiziert. LV-Kineangiogramme (40° RAO) wurden vor und 5 min nach sl NTG- bzw. 2 min nach ik NTG-Gabe aufgezeichnet, und die angiographisch ermittelten Daten wurden auf die simultan gemessenen High-fidelity-LV-Druckwerte bezogen. Hämodynamik und globale systolische Funktion wurden anhand der folgenden Parameter ermittelt: Herzfrequenz (HF), enddiastolischer Druck (EDP), dP/dt_{max}, enddiastolischer Volumenindex (EDVI), endsystolischer Volumenindex (ESVI), mittlere Faserverkürzungs-Geschwindigkeit ($\bar{V}_{CF}$) und systolische Auswurfgeschwindigkeit (MNSER). Zur Beurteilung der diastolischen Funktion wurden herangezogen: 1. Volumen-Steifigkeit: Steigung k der linearen Relation zwischen logarithmischem Druck und Volumen, 2. Muskel-Steifigkeit: Steigung α der linearen Relation zwischen logarithmischer Wandspannung und Kammer-Umfang. Die Veränderungen der Geometrie im Verlauf der gesamten Diastole wurden aus der linearen Relation zwischen dem kleinen/großen Achsenverhältnis und dem diastolischen Volumen (D_M/L–V) errechnet. Nach sl NTG kam es zu einem signifikanten Anstieg von HF und dP/dt_{max} sowie zu einem Abfall von EDP, EDVI und ESVI. $\bar{V}_{CF}$ und MNSER stiegen deutlich an. Die Steigung k der Druck-Volumen-Relation blieb unverändert, während die Steigung α der Spannungs-Zirkumferenz-Relation signifikant anstieg. Die dynamische Analyse der diastolischen LV-Geometrie wies auf eine signifikante Abwärts-Verschiebung der D_M/L-V-Relation hin. Intrakoronares NTG bewirkte zwar eine signifikante Erweiterung des linken Koronarsystems (22%), doch kam es lediglich zu einer vorübergehenden HF-Beschleunigung, einem anhaltenderen Anstieg von dP/dt_{max} und keiner Veränderung von EDP, EDVI oder ES VI. Die globale systolische LV-Funktion blieb unverändert.

Druck-Volumen-Relation, Spannungs-Zirkumferenz-Relation sowie diastolische Geometrie blieben ebenfalls unverändert.

Zusammenfassend: Sublinguales NTG verändert die Muskel-Steifigkeit, doch nicht die Volumen-Steifigkeit. Dieser Unterschied kann den medikamenteninduzierten Veränderungen der linksventrikulären diastolischen Geometrie zugeschrieben werden. Die überwiegend negativen Ergebnisse nach ik NTG stehen im Gegen-

satz zu den signifikanten Wirkungen von sl NTG auf die systolische und diastolische LV-Funktion und die LV-Geometrie. Dies weist darauf hin, daß die hauptsächlichen kardialen Wirkungen des Medikamentes eher indirekter als direkter
Natur sind.

Literatur

1. Amende I, Simon R, Hood WP Jr, Lichtlen P (1979) The effects of the betablocker atenolol and nitroglycerin on left ventricular function and geometry in man. Circulation 60:836
2. Gaasch WH, Bernard SA (1977) The effect of acute changes in coronary blood flow on left ventricular enddiastolic wall thickness: an echocardiographic study. Circulation 56:593
3. Gaasch WH, Levine HJ, Quinones MA, Alexander JK (1976) Left ventricular compliance: mechanisms and clinical implications. Am J Cardiol 38:645
4. Ganz W, Marcus HS (1972) Failure of intracoronary nitroglycerin to alleviate pacing-induced angina. Circulation 46:880
5. Hickerson M (1970) Vasodilator drugs. In: Goodman LS, Gilman A (eds) The pharmacological basis of therapeutics, 4th edn. MacMillan, New York, p 745
6. Hood WP Jr, Amende I, Simon R, Lichtlen PR (1980) The effects of intracoronary nitroglycerin of left ventricular systolic and diastolic function in man. Circulation 61:1098
7. Mason DT (1969) Usefulness and limitations of the rate of rise of intraventricular pressure (dP/dt) in the evaluation of myocardial contractility in man. Am J Cardiol 23:516
8. Mirsky I (1976) Assessment of passive elastic stiffness of cardiac muscle: mathematical concepts, physiologic and clinical considerations, directions of future research. Prog Cardiovasc Dis 18:277
9. Salisbury PF, Cross CE, Rieben PA (1980) Influence of coronary artery pressure upon myocardial elasticity. Circ Res 8:794
10. Templeton GH, Wildenthal K, Michell JH (1972) Influence of coronary blood flow on left ventricular contractility and stiffness. Am J Physiol 223:1216
11. Vatner SF, Heyndrickx GR (1975) Mechanisms of action of nitroglycerin: coronary, cardiac and systemic effects. In: Born GVR, Eichlen O, Farah A, Herken H, Welch AD (eds) Handbook of experimental pharmacology, vol 40. Springer, Berlin Heidelberg New York, p 131

Linksventrikuläre Funktion und regionale Wandbewegung nach intrakoronarer Applikation von Nitraten bei koronarer Herzkrankheit

W. RUTSCH und H. SCHMUTZLER

Einleitung

Die hämodynamischen Veränderungen nach systemischer Nitratapplikation repräsentieren den summarischen Effekt dreier verschiedener Angriffspunkte, einen koronarvaskulären, einen myokardialen und einen peripher-extrakardialen. Zur Differenzierung der zentral-kardialen von den peripher-vaskulären Wirkungen applizieren wir Isosorbiddinitrat koronarselektiv und systemisch und untersuchten unter Ruhebedingungen Veränderungen der regionalen Wandbewegung, Kontraktilität und Pumpfunktion des linken Ventrikels.

Methodik

Untersucht wurden 11 Patienten mit koronarer Herzkrankheit unterschiedlichen Schweregrades. In allen Fällen bestand eine Koronarinsuffizienz mit unterschiedlicher Leistungsbreite. Während bei 2 Patienten koronarangiographisch unauffällige Gefäße nachweisbar waren, bestanden bei 3 Patienten eine 1-Gefäß-Erkrankung, bei 1 Patienten eine 2-Gefäß-Erkrankung und bei 5 Patienten eine 3-Gefäß-Erkrankung. Drei Patienten wiesen sowohl elektrokardiographisch als auch ventrikulographisch Zeichen einer transmuralen Infarzierung auf.

Über ein Millar-TIP-Manometer wurden der linksventrikuläre systolische und enddiastolische Druck gemessen, die Druckanstiegsgeschwindigkeit (dP/dt max), die Relaxationsgeschwindigkeit (dP/dt min) sowie die Aortendrücke und mit einem Swan-Ganz-Thermodilutionskatheter die Druckveränderungen im Pulmonalisbereich und das Herzminutenvolumen. Errechnet wurden das Schlagvolumen, die Schlagvolumenarbeit und der myokardiale Sauerstoffverbrauch mit der Bretschneider-Formel. Die Herzfrequenz wurde über eine Vorhofstimulation während aller Messungen konstant gehalten. Die Ventrikelvolumina sowie die Auswurffraktion wurden cineangiographisch bestimmt und die linksventrikuläre Wandbewegung mit Hilfe einer kontinuierlichen Kurve der mittleren zirkumferentiellen Faserverkürzungsgeschwindigkeit ($\bar{V}_{CF}$) für den gesamten Ventrikelumfang quantifiziert.

Der Untersuchungsgang war in vier Abschnitte unterteilt:

1. Messung der Hämodynamik und Ventrikulogramm in Ruhe-Ausgangsbedingungen.

2. Intraarterielle Injektion von 50 µg Isosorbiddinitrat innerhalb von 2 min, Wiederholung der hämodynamischen Messungen zum Ausschluß systemischer Effekte der gewählten Dosierung.

3. Koronarselektive Injektion von 50 µg Isosorbiddinitrat in den Hauptstamm der linken Koronararterie über 2 min. Messung der Hämodynamik und zweites Ventrikulogramm innerhalb von 5 min nach Injektionsende.

4. Intravenöse Injektion von 500 µg Isosorbiddinitrat innerhalb von 2 min. Messung der Hämodynamik und drittes Ventrikulogramm innerhalb von 5 min nach Injektionsende.

Ergebnisse

Die koronarselektive Injektion von 50 µg Isosorbiddinitrat veränderte die kardiale Hämodynamik deutlich und abhängig von der Schwere der Koronargefäßveränderungen, dem Myokardzustand und präexistenter Kollateralen, so daß drei in sich einheitliche Reaktionsformen beobachtet wurden:

1. Bei unauffälligem Koronargefäßbefund oder Stenosen kleiner als 75% und intaktem Myokard nahm die regionale Wandbewegung, Kontraktilität und Pumpfunktion unter Anstieg des LVEDP und des Pulmonalisdrucks zu.

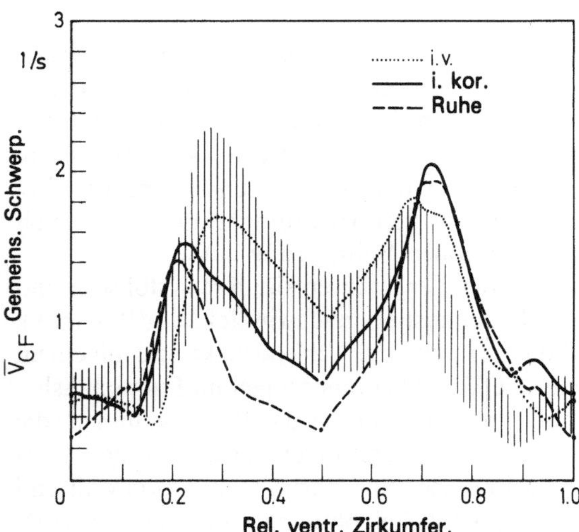

Abb. 1. Regionale Wandbewegung des linken Ventrikels in Ruhe, nach intrakoronarer Injektion von ISDN und nach intravenöser ISDN-Gabe bei einem Patienten mit fast normalen Koronararterien und ohne vorangegangenen Myokardinfarkt. Die regionale Wandbewegung ist als mittlere zirkumferentielle Faserverkürzungsgeschwindigkeit in der gesamten linksventrikulären Zirkumferenz dargestellt, mit Schwerpunktzentrum als Referenzpunkt der systolischen Verkürzungsrichtung. *Links:* Aortenklappe und anterolaterale Wand; *Mitte:* Herzspitze; *rechts:* inferiore und posteriore Wand mit Mitralklappe. Nach intrakoronarer und intravenöser Nitratgabe wird ein Anstieg der regionalen Wandbewegung beobachtet

Abb. 2. Nach intrakoronarer Nitrat-injektion kommt es zu einer ausgedehnten Akinesie im anterolateralen Gebiet des linken Ventrikels mit schwerer Angina pectoris. Als Entstehungsmechanismus ist ein Steal-Effekt zu vermuten. Hochgradige 1-Gefäß-Erkrankung

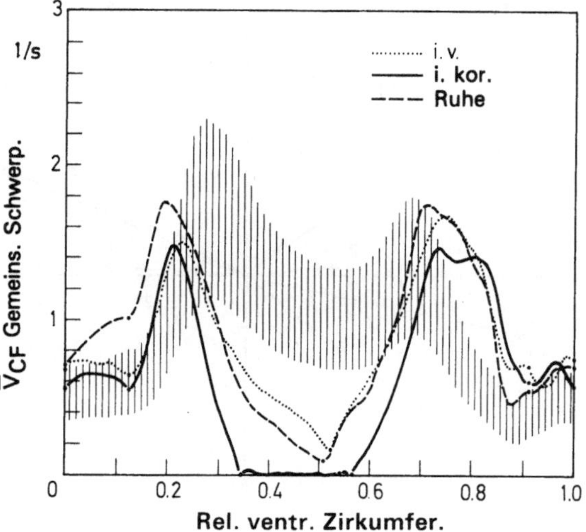

Abb. 3. Bei hochgradiger koronarer Herzkrankheit kommt es nach Nitraten nicht zu Veränderungen der regionalen Wandbeweglichkeit, wenn zuvor ein Myokardinfarkt bestanden hat. Die linksventrikuläre Leistung ist auch in Ruhe vermindert

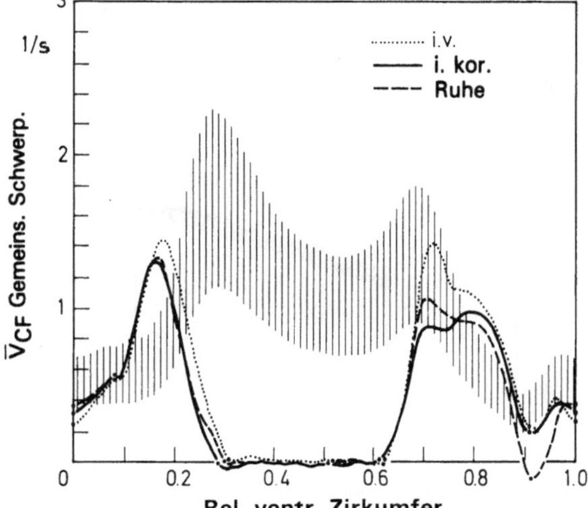

2. Bei subtotalen, singulären Stenosen ohne Myokardinfarzierung und schwerer Angina pectoris wurde in zwei Fällen die Symptomatik einer schweren Koronarinsuffizienz mit Angina pectoris, ST-Senkung und Entwicklung einer großen akinetischen Zone provoziert.

3. Bei Mehrgefäßerkrankungen mit totalen Verschlüssen und transmuralen Infarkten waren zur Gruppe 1 entgegengesetzte Veränderungen zu registrieren. Ohne wesentliche Änderung der regionalen Wandbewegung nahm die Kontraktilität und Pumpfunktion unter gleichzeitiger Senkung des LVEDP und des Aortendruckes ab.

Die in der Gruppe 1 registrierten Reaktionen auf die intrakoronare Nitrat-Applikation stehen im Gegensatz zu den Effekten, die von systemischer Applikation bekannt sind. In Abb. 4 ist die prozentuale Abweichung des Schlagvolumens und

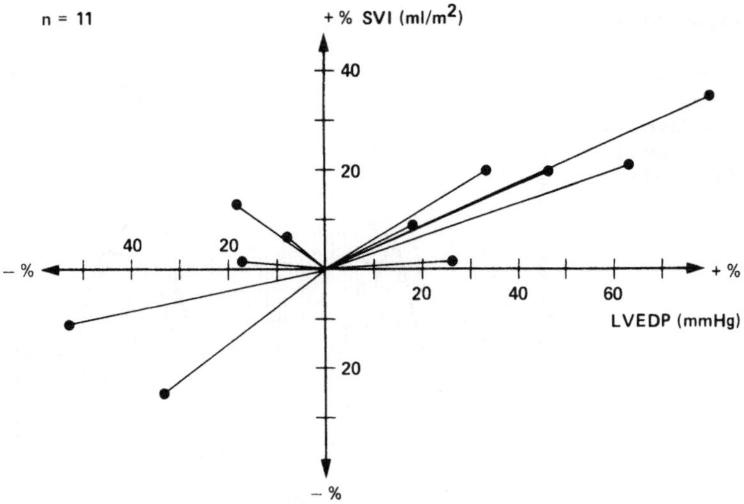

Abb. 4. Schlagvolumenindex und linksventrikulärer enddiastolischer Druck (LVEDP) bei 11 Patienten nach intrakoronarer Nitratinjektion, ausgedrückt in Prozent im Vergleich zu Ruhewerten

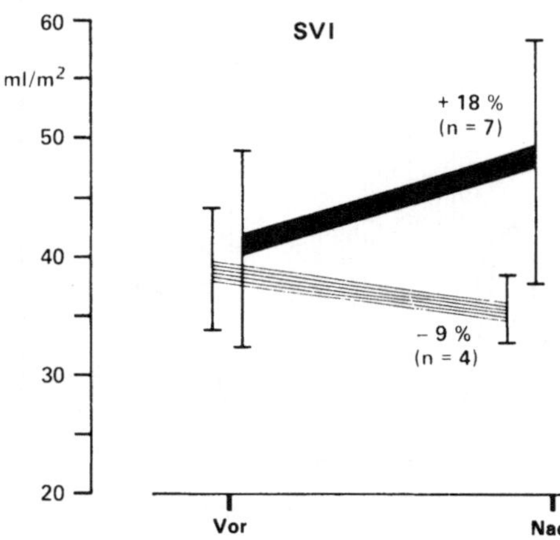

Abb. 5. Schlagvolumenindex. *Schwarzer Strich* Ergebnisse der Gruppe 1; *schraffierter Strich* Ergebnisse der Gruppe 2

des LVEDP nach intrakoronarer Nitratinjektion dargestellt. Bei den Patienten der Gruppe 1 kam es zu einem gleichzeitigen Anstieg des Schlagvolumenindex SVI und des LVEDP von 41 ± 7 auf 49 ± 10 ml/m^2 um 18% bzw. von 11 ± 3 auf 15 ± 3 mm Hg um 48%. dP/dt max stieg von im Mittel 1 645 auf 1 990 mm Hg/s um 21% an, während dP/dt min von $1 755 \pm 252$ auf $1 869 \pm 324$ mm Hg/s um 7% zunahm. In allen Fällen kam es zu einem Anstieg sowohl des diastolischen als auch des systolischen Aortendrucks von 76 ± 7 auf 81 ± 9 mm Hg um 7% bzw. von 127 ± 17 auf 135 ± 20 mm Hg um 6%. Entsprechend der Zunahme der kardialen Lastbedingungen, der Kontraktilität und Pumpfunktion stieg die linksventrikuläre Schlagarbeit von 54 ± 11 auf 66 ± 12 g·m/m^2 um 22% und der nach der Bretschneider-Formel berechnete myokardiale Sauerstoffverbrauch um 21% an. Der linke Ventrikel nahm tendenziell, jedoch statistisch nicht signifikant von enddiastolisch

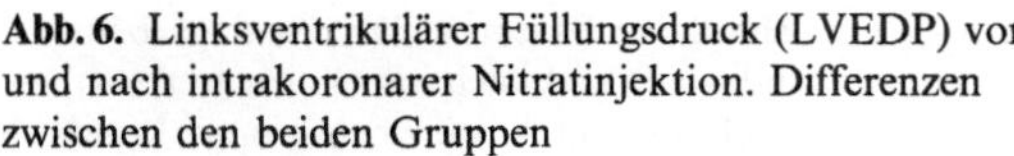

Abb. 6. Linksventrikulärer Füllungsdruck (LVEDP) vor und nach intrakoronarer Nitratinjektion. Differenzen zwischen den beiden Gruppen

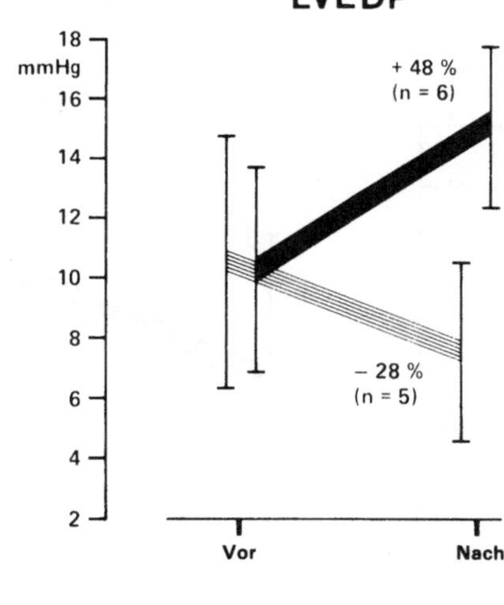

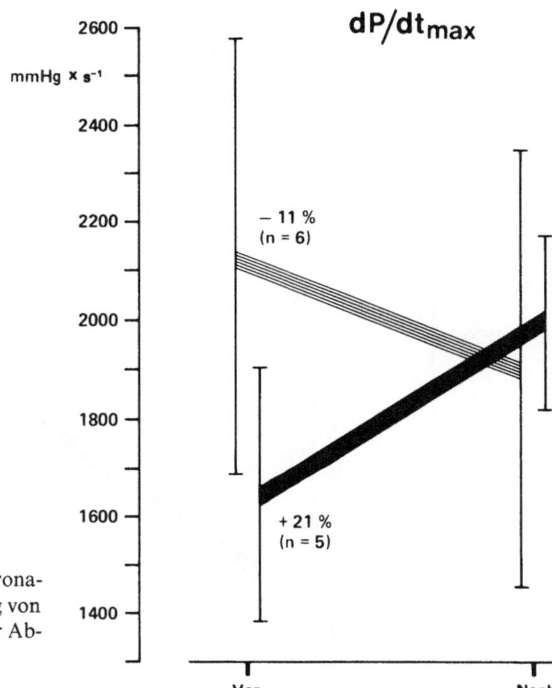

Abb. 7. dP/dt max vor und nach intrakoronarer Nitratinjektion. Signifikanter Anstieg von dP/dt max in Gruppe 1 und signifikanter Abfall in Gruppe 2

78 ± 20 auf 84 ± 15 ml/m² um 8% und endsystolisch von 21 ± 6 auf 24 ± 13 ml/m² um 14% zu. Die Ejektionsfraktion war entsprechend der Gruppendefinition in Ruhe hoch normal und stieg von 74 ± 6 auf 76 ± 5% tendentiell an.

Die beiden Patienten der Gruppe 2, bei denen sich unter koronarselektiver Nitratinjektion eine schwere Myokardischämie entwickelte, wurden aus der vergleichenden hämodynamischen Bewertung herausgenommen, sie zeigten das Bild der ischämischen Linksherzinsuffizienz.

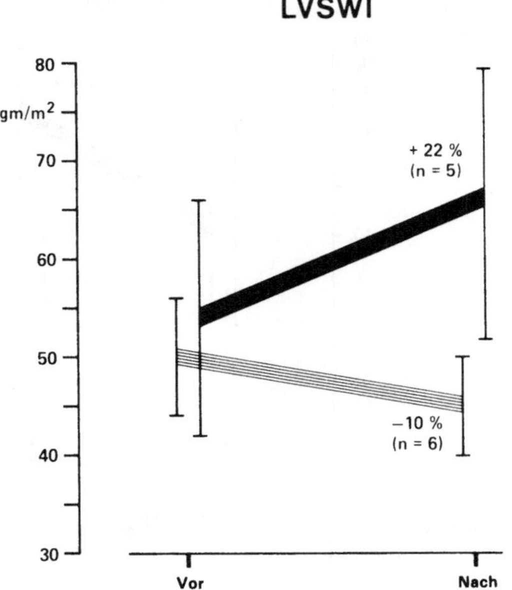

Abb. 8. Linksventrikulärer Schlagarbeits-index vor und nach intrakoronarer Nitrat-injektion, mit Anstieg bei Gruppe 1 und signifikanter Differenz zwischen beiden Gruppen nach intrakoronarer Medika-mentengabe

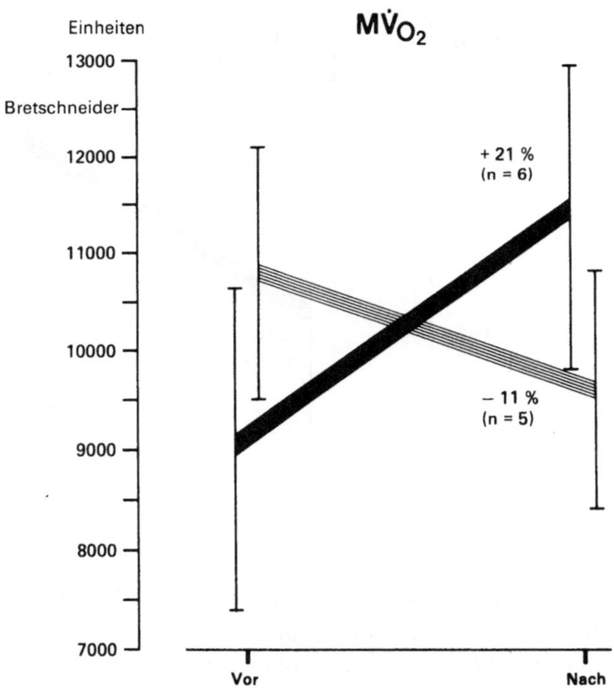

Abb. 9. Myokardialer Sauerstoffverbrauch, nach der Bretschneider-Formel berechnet, vor und nach intrakoronarer Nitratapplikation

In der Gruppe 3 befanden sich die Patienten mit Mehrgefäßerkrankungen und teilweise erlittenen Myokardinfarzierungen. Hier wurden zur Gruppe 1 entgegengesetzte hämodynamische Befunde registriert. Es wurde eine Verminderung der linksventrikulären Kontraktilität und Pumpfunktion unter gleichzeitiger Reduktion der Lastbedingungen beobachtet. LVEDP und Pulmonalisdruck fielen von 11 ± 4 auf $7,5 \pm 3$ mm Hg um 28% bzw. von 15 ± 3 auf 12 ± 4 mm Hg um 17% ab. dP/dt max nahm von $2\,120 \pm 420$ auf $1\,900 \pm 400$ mm Hg/s um 11% und dP/dt min veränderte sich mit $1\,708 \pm 293$ auf $1\,695 \pm 215$ mm Hg/s nicht. Der systolische wie diastolische Aortendruck fiel von 132 ± 8 auf 117 ± 3 mm Hg um 11% bzw. von 81 ± 6 auf 79 ± 5 mm Hg ab, wobei die Verminderung des systolischen Aortendruckes hoch signifikant war. Entsprechend der Abnahme des Schlagvolumens, der Kontraktilität und der Lastbedingungen wurde die linksventrikuläre Schlagarbeit von 50 ± 11 auf 45 ± 5 g·m/m^2 um 10% und der nach der Bretschneider-Formel bestimmte myokardiale Sauerstoffverbrauch um 11% erniedrigt.

Diskussion

Die kardiale Wirkung einer intrakoronaren Nitratinjektion wird vom Schweregrad der Koronargefäßerkrankung und vom Zustand des Myokards bestimmt. Bei der milden Form der koronaren Herzkrankheit bewirkt eine einmalige Kurzinfusion von 50 µg Isosorbiddinitrat in die linke Koronararterie eine Zunahme des SVI, des LVSWI, der Kontraktilität und des myokardialen Sauerstoffverbrauches um durchschnittlich 20%. Gleichzeitig kommt eine Zunahme der diastolischen und systolischen ventrikulären Lastbedingungen zur Beobachtung. Zu folgern ist, daß die Zunahme des myokardialen Sauerstoffverbrauchs mit einer Steigerung des Koronarflusses und Abnahme der vaskulären Flußwiderstände parallel geht, solange die hämodynamischen Auswirkungen gegebener Koronarstenosen dem nicht limitierend entgegenwirken. Aus der Zunahme des SVI, des LVSWI und des myokardialen Sauerstoffverbrauchs ist in Relation zum linksventrikulären enddiastolischen Druck eine Änderung der Ventrikelfunktionskurve anzunehmen und auf einen direkten myokardialen Wirkort mit positiv inotropem Effekt zu schließen. Diese Befunde entsprechen einmal der Arbeit von Ganz u. Marcus [2], die durch intrakoronare Nitroglycerininjektion eine durch Pacing induzierte Angina pectoris nicht beseitigen konnten, sowie den Ergebnissen von Cohen et al. [1] und Strauer [4] aus dem Jahre 1973, die bei In-vitro-Versuchen an menschlicher und tierischer Papillarmuskulatur sowie beim Experiment am intakten Tier einen positiv inotropen Effekt von Nitroglycerin nachweisen konnten, der wie bei unseren Untersuchungen in einem Bereich von 12–26% der Ausgangswerte lag. Bei der schweren Form der koronaren Herzkrankheit, Mehrgefäßerkrankung, Myokardinfarzierung und Angina pectoris auf niedriger Belastungsstufe bewirkte die intrakoronare Nitratinjektion einen gegenteiligen Effekt mit Abnahme der Verkürzungsgeschwindigkeit, der Schlagarbeit und des myokardialen Sauerstoffverbrauches sowie Abnahme der Ventrikelgröße und der ventrikulären Lastbedingungen.

Die vorliegenden Ergebnisse erlauben keinen Schluß auf die Dosis-Wirkungs-Beziehung intrakoronar applizierten Isosorbiddinitrats, und der Effekt auf einen präexistenten Kollateralkreislauf ist nicht abschätzbar.

Die Zunahme der inneren und äußeren Herzarbeit mit Zunahme des diastolischen Füllungsdrucks und Ventrikelvolumens bei der milden Form der koronaren Herzkrankheit läßt als Erklärung den Schluß zu, daß der myokardiale Effekt der Nitrate möglicherweise auf einer Katecholaminfreisetzung mit Stimulation kardialer Rezeptoren, z. B. β_1-Rezeptoren, beruht und der zentrale Nitrateffekt einem β-Rezeptoren-Agonisten entspricht. Dies befindet sich in Übereinstimmung mit Korth [3], der nachweisen konnte, daß Betablockade mit Propranolol oder Noradrenalinverarmung durch Reserpin-Vorbehandlung der Tiere die positiv inotropen Wirkungen von Nitroglycerin verhindert. Demgegenüber sind die rein vaskulären, Koronargefäßweite und Kollateralfluß bestimmenden Wirkungen untergeordnet. Bei systemischer Nitratapplikation scheinen die kardialen Effekte bilanzmäßig jedoch geringe oder keine Bedeutung zu haben.

Literatur

1. Cohen MU, Dauney JM, Sonnenblick EA, Kirk ES (1973) The effects of nitroglycerin on coronary collaterals and myocardial contractility. J Clin Invest 52:2836–2847
2. Ganz W, Marcus HS (1972) Failure of intracoronary nitroglycerin to alleviate pacing-induced angina. Circulation 56:880–889
3. Korth M (1975) Influence of glyceryl trinitrate on force of contraction and action potential of Guinea-pig myocardium. Naunyn-Schmiedebergs Arch Pharmacol 287:329–347
4. Strauer BE (1973) Der Mechanismus der Nitroglycerinwirkung vom Aspekt der Myokardkontraktilität. Z Kardiol 62:97–111

Unterschiedliche Wirkungen intrakoronarer und intravenöser Nitroglycerin-Gabe auf die Mikrozirkulation des Ventrikelmyokards der Katze und Ratte

H. Tillmanns, M. Steinhausen, H. Leinberger, H. Thederan, R. Jauernig und W. Kübler

Einleitung

Im Jahre 1867 berichtete Sir Lauder Brunton erstmalig über die Verwendung von Nitraten zur Beseitigung einer hypertonen Krise und des Status anginosus [3]. Es bleibt jedoch noch immer unklar, in welchem Ausmaß Nitroglycerin den pektanginösen Schmerz durch seine Wirkung auf den Koronarkreislauf bzw. seine Wirkung auf den systemischen Kreislauf beseitigt. Bezüglich der Nitratwirkung auf die Gesamt-, regionale sowie nutritive Koronardurchblutung liegen widersprüchliche Daten vor. Nach sublingualer oder intravenöser Nitroglycerin-Gabe wurde gelegentlich eine Zunahme der Myokarddurchblutung beobachtet [2, 6]; in der Mehrzahl der Studien wurden jedoch nur geringfügige und inkonstante Veränderungen [4, 8] oder eine Verminderug des Gesamt-Koronarflusses berichtet [1, 5, 7]. In klinischen und experimentellen Studien bewirkte die intrakoronare Injektion von Nitroglycerin hingegen eine Zunahme der Myokarddurchblutung [1, 4, 7]. Diese divergierenden Resultate sind hauptsächlich auf Unterschiede in der Verabreichung von Nitroglycerin, weiterhin auf methodische Schwierigkeiten zurückzuführen, da die meisten Schlußfolgerungen über regionalen bzw. nutritiven Koronarfluß nur indirekt gezogen werden können.

In der vorliegenden Studie sollte die direkte Wirkung von Nitroglycerin auf die Mikrozirkulation oberflächlicher Schichten des Ventrikelmyokards des Ratten- und Katzenherzens ermittelt werden, im Gegensatz zu den systemischen Wirkungen dieses Pharmakons. Mikrovaskuläre Durchmesser, intravasale Drücke, phasische und mittlere Strömungsgeschwindigkeiten in der terminalen Strombahn sowie die Anzahl der durchbluteten Kapillaren wurden als Parameter der koronaren Mikrozirkulation bestimmt.

Methodik

Bestimmung der Durchmesser und Strömungsgeschwindigkeiten in kleinen Gefäßen

Die intravital mikroskopischen Untersuchungen wurden mittels Epiillumination des linksventrikulären Myokards [9–11] ausgeführt. Mit Hilfe eines hochempfind-

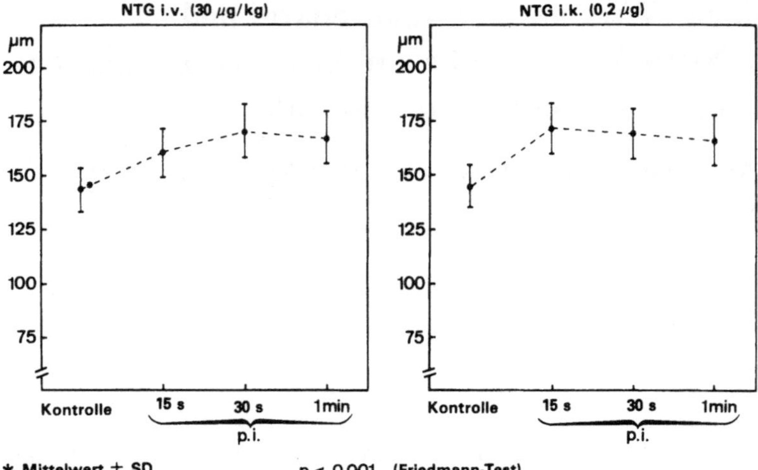

Abb. 1. Wirkung von intravenösen und intrakoronaren Nitroglycerin-(NTG-)Applikationen auf die mittleren Durchmesser großer Koronar-Arteriolen (85–328 μm) im Ventrikelmyokard des Rattenherzens. *Links:* Werte nach intravenöser Gabe (30 μg/kg); *rechts:* Ergebnisse nach intrakoronarer Injektion (0,2 μg Nitroglycerin). Sowohl nach i.v. als auch nach i.k. Injektion kam es zu einer deutlichen Zunahme der Durchmesser großer Koronar-Arteriolen

lichen Fernseh-Videosystems wurden kinematographische Aufnahmen registriert. Zusätzlich wurden fluoreszenzmikroskopische Methoden – Injektion fluoreszierender Dextrane bzw. Latex-Partikel – zur kontrastreicheren Darstellung der terminalen Strombahn des Herzens verwendet.

Intravasale Druckmessungen

Der intravasale Druck in der myokardialen Endstrombahn wurde durch Mikropunktion der Arteriolen und Venolen des schlagenden linksventrikulären Myokards [10, 11] gemessen. Die Druckwerte wurden über eine Mikropipette mit Hilfe des Servo-Null-Systems nach Wiederhielm registriert [12].

Ergebnisse und Besprechung

Durchmesser kleiner Gefäße

Nach intravenöser Gabe von 30 μg/kg oder intrakoronarer Gabe von 0,2 μg Nitroglycerin kam es zu keinen signifikanten Veränderungen der mittleren Binnen-Durchmesser von Kapillaren und Venolen des linksventrikulären Myokards.

Die Wirkung von Nitroglycerin auf die Durchmesser größerer Koronar-Arteriolen (Bereich 85–328 μm) ist in Abb. 1 dargestellt. Links: Daten nach intravenöser Gabe; rechts: Daten nach intrakoronarer Nitroglycerin-Injektion. Nach beiden

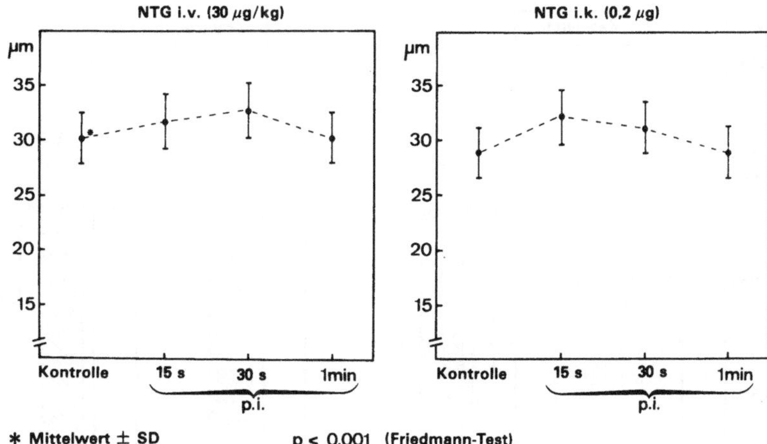

Abb. 2. Wirkung von intravenös und intrakoronar appliziertem Nitroglycerin auf die mittleren Durchmesser kleiner und terminaler Koronar-Arteriolen (15–62 µm) im Ventrikelmyokard des Rattenherzens. *Links:* Meßdaten nach intravenöser Injektion (30 µg/kg); *rechts:* Meßdaten nach intrakoronarer Injektion (0,2 µg). Sowohl nach i.v. als auch nach i.k. Injektion wurde nur eine geringe Dilatation dieser kleineren Koronar-Arteriolen festgestellt

Applikationsformen kam es zu einer ausgeprägten Arteriolen-Erweiterung. Die maximale arterioläre Dilatation (um 19%) erfolgte 30 s nach intravenöser und schon 15 s nach intrakoronarer Nitroglycerin-Injektion. Die größeren Koronar-Arteriolen waren 1 min nach Applikation des Pharmakons immer noch um 15–16% erweitert.

In Abb. 2 ist die Nitroglycerin-Wirkung auf Durchmesser kleinerer und terminaler Koronar-Arteriolen (Größenordnung 15–62 µm) dargestellt. Rechts: Ergebnisse der intrakoronaren Injektion; links: Ergebnisse nach intravenöser Injektion. Sowohl nach i. k. als auch nach i. v. Applikation erfolgte eine geringe Dilatation dieser Gefäße; der maximale Effekt wurde 15–30 s nach Applikation erreicht. Diese Wirkung war jedoch mit 8% weit weniger ausgeprägt, verglichen mit der dilatierenden Wirkung auf die größeren Koronar-Arteriolen.

Intravasale Drücke

Die intravenöse Verabreichung von Nitroglycerin (30 µg/kg) bewirkte einen deutlichen Abfall des Aorten- und koronararteriolären Drucks. Die niedrigsten Werte wurden 30–40 s nach Beginn der pharmakologischen Intervention beobachtet. In größeren Koronargefäßen entsprach das Ausmaß des Druckabfalls demjenigen in der Aorta. In kleineren Koronar-Arteriolen mit einem Durchmesser von weniger als 50 µm war die Drucksenkung hingegen signifikant geringer ausgeprägt. Die intravenöse Gabe von Nitroglycerin führte ferner zu einem Druckabfall in den Koronar-Venolen.

Nach intrakoronarer Applikation kam es zu keinen signifikanten Änderungen des Drucks in der Aorta, den Koronar-Arteriolen und Koronar-Venolen.

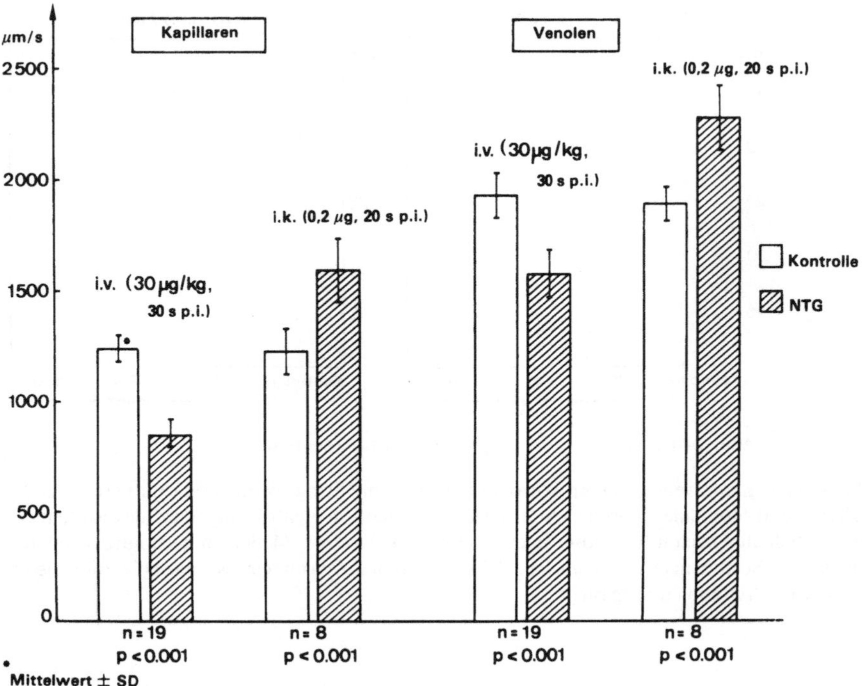

Abb. 3. Wirkung intravenöser bzw. intrakoronarer Nitroglycerin-Gabe auf mittlere Strömungsgeschwindigkeiten in der Endstrombahn des Ventrikelmyokards. *Weiße Säulen* Kontrollwerte; *schraffierte Säulen* Werte nach Gabe von Nitroglycerin

Strömungsgeschwindigkeiten in der terminalen Strombahn

In Abb. 3 ist die Wirkung der intravenösen und intrakoronaren Gabe von Nitroglycerin auf die Strömungsgeschwindigkeiten in der Endstrombahn des linken Ventrikelmyokards dargestellt. Sowohl in den Kapillaren (links) als auch in den Venolen (rechts) bewirkte intravenös appliziertes Nitroglycerin einen signifikanten Abfall der Strömungsgeschwindigkeit; die stärkste Abnahme der Strömungsgeschwindigkeit wurde 30 s nach Injektion beobachtet.

Intrakoronare Applikation von Nitroglycerin hatte dagegen eine deutliche Zunahme der Strömungsgeschwindigkeit in Kapillaren und Venolen zur Folge. In Abb. 4 ist der zeitliche Verlauf der Nitroglycerin-Wirkung auf die mittlere Strömungsgeschwindigkeit in den Kapillaren des Ventrikelmyokards dargestellt. Schon 10 s nach intravenöser Injektion konnte eine Abnahme der Strömungsgeschwindigkeit beobachtet werden. Der niedrigste Wert wurde 30 s nach Gabe des Pharmakons erreicht. Anschließend stieg die Strömungsgeschwindigkeit wieder an, und die kapillare Strömungsgeschwindigkeit unterschied sich nach 5 min nicht signifikant von den Ausgangswerten. Intrakoronar appliziertes Nitroglycerin bewirkte einen deutlichen Anstieg der Strömungsgeschwindigkeit in myokardialen Kapillaren. Die höchsten Werte wurden zu einem früheren Zeitpunkt bzw. 20 s nach i. k. Applikation erreicht. Bereits 5 min später konnte kein signifikanter Unterschied mehr gegenüber den Kontrollwerten gemessen werden.

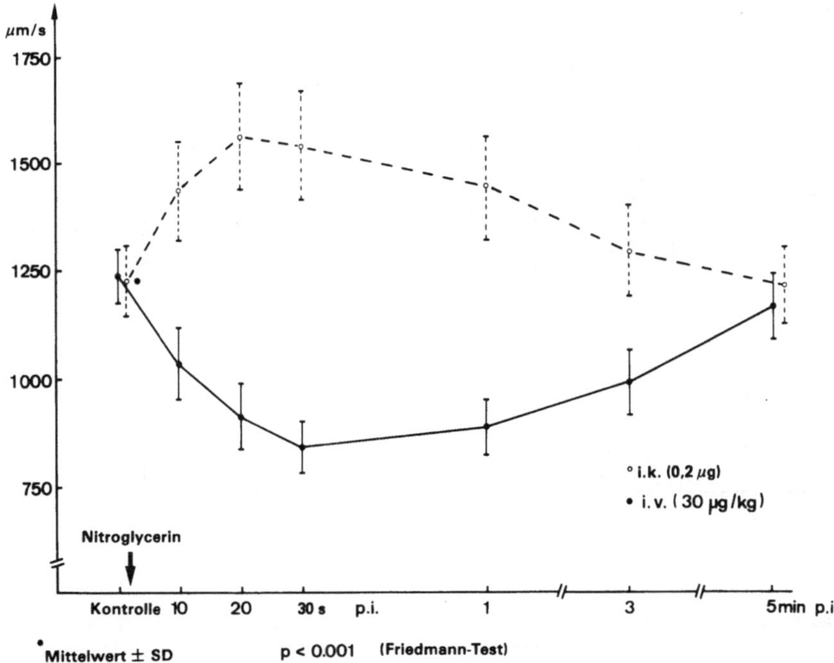

Abb. 4. Zeitlicher Verlauf der Auswirkung intravenöser (*durchgezogene Linie*) und intrakoronarer (*gestrichelte Linie*) Nitroglycerin-Gabe auf mittlere Strömungsgeschwindigkeiten in Kapillaren des Ventrikelmyokards des Rattenherzens. Die Ergebnisse sind als Mittelwerte (± Standardabweichung) angegeben

Abstände perfundierter Kapillaren

Nach intravenöser Gabe von Nitroglycerin nahm die Dichte der Kapillaren im Ventrikelmyokard gering zu (Abb. 5). Im Katzen- und Rattenherz wurde eine leichte, jedoch signifikante Verringerung der Abstände perfundierter Kapillaren verzeichnet. Die intrakoronare Applikation von Nitroglycerin (rechts) bewirkte keine signifikante Veränderung der Abstände zwischen durchbluteten Kapillaren. Die Abnahme der Distanzen perfundierter Kapillaren im Gefolge intravenöser Nitroglycerin-Gabe führt zu einer Verbesserung der myokardialen Sauerstoffversorgung, da – gemäß dem Krogh-Modell – eine Verringerung der Diffusionszwischenräume eine Verbesserung der Sauerstoffzufuhr (in der dritten Potenz) bedeutet. Diese Wirkung wird durch die nitratinduzierte Verminderung des Sauerstoffverbrauchs noch verstärkt.

Zusätzlich zu den bekannten systemischen Nitratwirkungen, wie z. B. Preload- und Afterload-Reduktion mit nachfolgender Verminderung des myokardialen Energieverbrauchs und der myokardialen Komponente des Koronarwiderstandes, werden nach Gabe von Nitroglycerin auch spezifische Änderungen der myokardialen Mikrozirkulation beobachtet, die eine Verbesserung der regionalen Sauerstoffversorgung mit sich bringen.

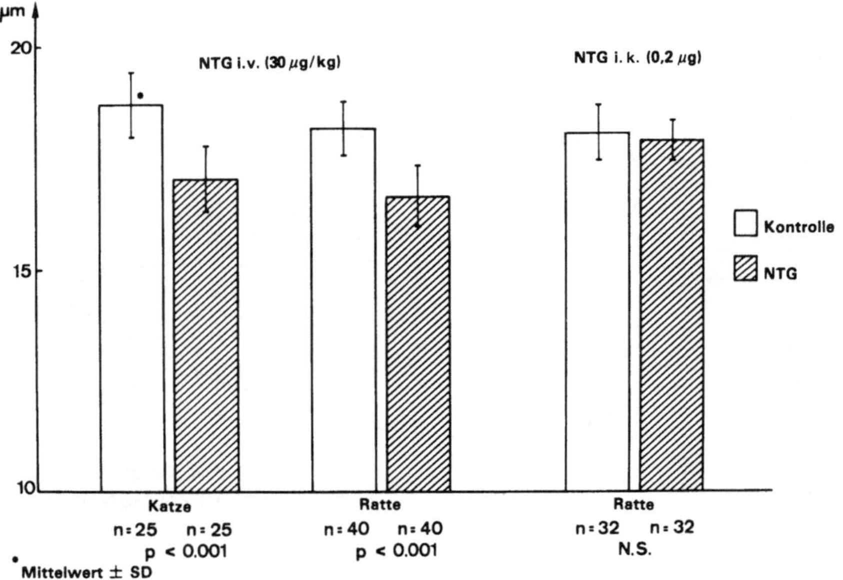

Abb. 5. Wirkung von Nitroglycerin auf Distanzen perfundierter epimyokardialer Kapillaren des Katzen- und Rattenherzens. *Links:* Meßwerte nach intravenöser Applikation; *rechts:* Meßwerte nach intrakoronarer Applikation. *Weiße Säulen* Kontrollwerte; *schraffierte Säulen* Werte nach Gabe von Nitroglycerin. Im Gegensatz zur intravenösen Applikation bewirkte die intrakoronare Injektion von Nitroglycerin keine signifikanten Änderungen der Distanzen zwischen perfundierten epimyokardialen Kapillaren

Zusammenfassung

Die intravenöse Applikation von Nitroglycerin bewirkte:

1. eine Dilatation der großen Koronar-Arteriolen mit maximalem Effekt 30 s nach Applikation; nur leichte Dilatation der kleinen Arteriolen, keine Dilatation der Kapillaren und Venolen;

2. einen geringeren Druckabfall in kleinen Arteriolen im Vergleich zum Druckabfall in Aorta und großen Koronar-Arteriolen; Abnahme des Koronarvenolen-Drucks;

3. eine vorübergehende Abnahme der Strömungsgeschwindigkeit in myokardialen Kapillaren und Venolen (mit niedrigsten Meßwerten 30 s nach Nitroglycerin-Applikation);

4. eine leichte Abnahme der Distanzen perfundierter Myokardkapillaren.

Nach intrakoronarer Nitroglycerin-Applikation wurden folgende Veränderungen beobachtet:

1. Dilatation der großen Koronar-Arteriolen (maximaler Effekt 15 s nach Applikation); nur geringe Dilatation der kleinen Arteriolen. Keine Dilatation der Kapillaren und Venolen des Ventrikelmyokards;

2. keine signifikanten Änderungen des Aorten-, Koronar-Arteriolen- und -Venolen-Drucks;

3. ein vorübergehender Anstieg der Strömungsgeschwindigkeit in myokardialen Kapillaren und Venolen (mit maximalem Effekt 20 s nach Applikation von Nitroglycerin);
4. keine signifikante Änderung der Distanzen perfundierter Kapillaren.

Literatur

1. Bernstein L, Friesinger GC, Lichtlen PR, Ross RS (1966) The effect of nitroglycerin on the systemic and coronary circulation in man and dogs. Circulation 33:107
2. Brachfeld N, Bozer J, Gorlin R (1959) Action of nitroglycerin on the coronary circulation in normal and in mild cardiac subjects. Circulation 19:697
3. Brunton TL (1867) On the use of nitrate of amyl in angina pectoris. Lancet II:97
4. Eckstein RW, Newberry WB, McEachern JA, Smith G (1951) Studies of the antiadrenergic effects of nitroglycerin on the dog heart. Circulation 4:534
5. Lichtlen P (1975) Die Wirkung von Nitriten und Nitraten auf die linksventrikuläre und koronare Dynamik in Ruhe und während dynamischer Belastung. In: Rudolph W, Siegenthaler W (Hrsg) Nitrate – Wirkung auf Herz und Kreislauf. Urban & Schwarzenberg, München, p 80
6. Luebs ED, Cohen A, Zaleski EJ, Bing RJ (1966) Effect of nitroglycerin, intensain, isoptin und papaverine on coronary blood flow in man. Am J Cardiol 17:535
7. Rudolph W, Dacian S, Dirschinger J, Fleck E, Loracher C, Redl A (1975) Änderung der regionalen Myokarddurchblutung und der linksventrikulären Wandbewegung nach Nitraten. In: Rudolph W, Siegenthaler W (Hrsg) Nitrate – Wirkung auf Herz und Kreislauf. Urban & Schwarzenberg, München, S 94
8. Sarnoff SJ, Case RB, Macruz R (1958) Observations on the vasodilating properties of urine. I. Comparison of the effect of human urine and nitroglycerin on coronary resistance and myocardial oxygen consumption in the isolated supported heart preparation. Circ Res 6:522
9. Steinhausen M, Tillmanns H, Thederan H (1978) Microcirculation of the epimyocardial layer of the heart. I. A method for in vivo observation of the microcirculation of superficial ventricular myocardium of the heart and capillary flow pattern under normal and hypoxic conditions. Pfluegers Arch 378:9
10. Tillmanns H, Leinberger H, Steinhausen M, Thederan H (1978) The effect of nitroglycerin on the microcirculation of the beating cat and rat ventricular myocardium. J Mol Cell Cardiol [Suppl] 10:123
11. Tillmanns H, Steinhausen M, Leinberger H, Thederan H (1979) Different response of the ventricular microcirculation to coronary vasodilators. Circulation [Suppl II] 59/60:142
12. Wiederhielm CA, Woodbury JW, Kirk ES, Rushmer RF (1964) Pulsatile pressures in the microcirculation of the frog's mesentery. Am J Physiol 207:173

Diastolische Druck-Volumen-Beziehung und linksventrikuläre Muskelmasse beim Menschen nach autonomer Blockade und nach Afterload-Veränderungen mit Isosorbiddinitrat und Methoxamin

H. C. MEHMEL, K. RUFFMANN, K. V. OLSHAUSEN, G. SCHULER, F. SCHWARZ und W. KÜBLER

Einleitung

Afterload-Schwankungen verändern die diastolische Druck-Volumen-Beziehung des linken Ventrikels. Diese Wirkung kann durch extramyokardiale Faktoren wie z. B. das Perikard oder durch den rechtsventrikulären Füllungsdruck hervorgerufen werden. Außerdem können Veränderungen der Koronarperfusion die diastolische Druck-Volumen-Beziehung durch Schwankungen der Koronargefäßfüllung verändern, die von Veränderungen der angiographisch bestimmten linksventrikulären Muskelmasse begleitet sind. In der vorliegenden Studie wurde die Wirkung akuter Afterload-Schwankungen auf die linksventrikuläre Muskelmasse und die diastolische Druck-Volumen-Beziehung untersucht.

Methodik

Sieben Patienten wurden während einer diagnostisch indizierten Katheter-Untersuchung studiert. Am Tage zuvor hatten sie schriftlich ihre Zustimmung gegeben. Fünf Patienten hatten eine koronare Herzkrankheit ohne Myokardinfarkt. Bei 2 Patienten bestand eine kongestive Kardiomyopathie. Der linksventrikuläre enddiastolische Druck war normal. Ein Patient mit Kardiomyopathie wies den Höchstwert von 17 mm Hg in Ruhe auf.

Vor der Koronarangiographie wurde ein auch zur Injektion des Kontrastmittels verwendbarer Tip-Manometer-Katheter in den linken Ventrikel eingeführt. In den rechten Vorhof wurde ein Stimulationskatheter gelegt. Zur Dämpfung autonomer Reflexe wurden 0,15 mg/kg Propranolol und 1,5 mg Atropin intravenös gegeben; 15 min nach Propranolol und 5 min nach Atropin wurde das erste ventrikuläre Angiogramm gemacht. Danach erhielten die Patienten 20 mg Isosorbiddinitrat (ISDN) sublingual. Nach Absinken des systolischen linksventrikulären Höchstdrucks um mindestens 15 mm Hg unter den Kontrollwert wurde ein zweites linksventrikuläres Angiogramm angefertigt. In einigen Fällen war eine zusätzliche sublinguale Nitroglycerin-Gabe zum Erreichen des gewünschten Blutdruckabfalls erforderlich. Anschließend wurde der linksventrikuläre systolische Spitzendruck durch eine Methoxamin-Infusion (2 mg/min) um mindestens 15 mm Hg

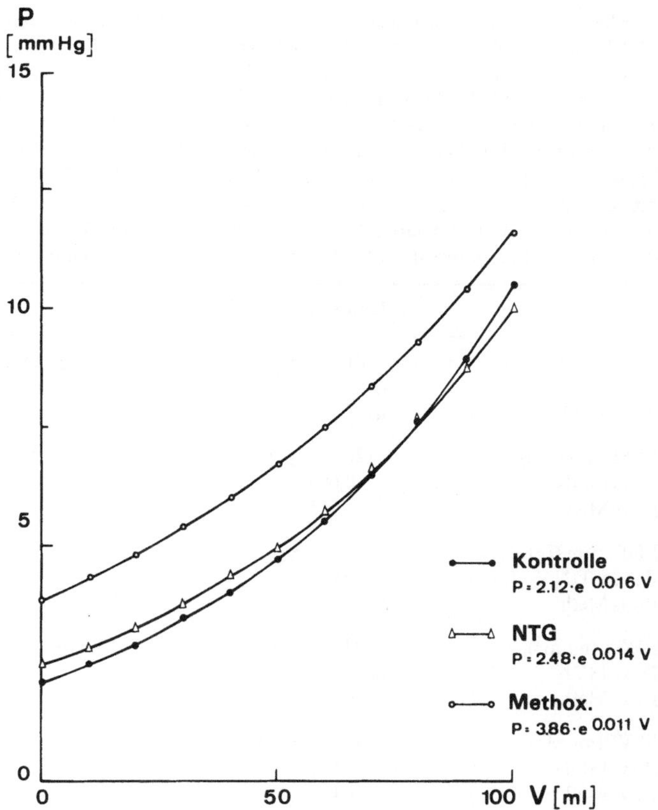

Abb. 1. Mittlere diastolische Druck-Volumen-Beziehung unter Kontrollbedingungen, nach Nitraten (NTG) und unter Methoxamin-Infusion. Der Druck P auf der Ordinate entspricht dem gleichzeitig gemessenen linksventrikulären Volumen V auf der Abszisse. Die exponentielle Korrelationsgleichung ist für jede Kurve angegeben

über den Kontrollwert angehoben und ein drittes linksventrikuläres Angiogramm registriert. Zwischen den einzelnen Angiogrammen verstrichen mindestens 15 min. Bei 2 Patienten ging die Herzfrequenz unter der Druckbelastung um mehr als 5 Schläge/min zurück, so daß durch Vorhofstimulation die Herzfrequenz auf den Ausgangswert gehoben wurde.

Die linksventrikulären Volumina wurden mit Hilfe der Flächen-Längen-Methode [2] für das Monoplan-Verfahren bestimmt. Der jeweilige linksventrikuläre Druck, über Tip-Manometer ermittelt, wurde in Digitalform auf jedes cinematographische Bild projiziert, um Volumen und Drücke exakt zu korrelieren.

Ausgehend von dem cinematographischen Bild mit dem niedrigsten frühdiastolischen Druckwert wurden die einzelnen Bilder bis zum Beginn der A-Welle analysiert [3]. Die diastolische Druck-Volumen-Beziehung wurde als exponentielle Gleichung: $P = a \cdot e^{k \cdot V}$ berechnet. P = linksventrikulärer Druck (mm Hg); a = Schnittpunkt der diastolischen Druck-Volumen-Beziehung mit der Ordinate; k = Faktor, der die Steilheit der Relation bestimmt; V = momentanes linksventrikuläres Volumen (ml). Die Konstante a definiert Position und Steilheit der Kurve. Der niedrigste Korrelationskoeffizient für die Regressionsanalyse war 0,92.

Tabelle 1. LVSP linksventrikulärer systolischer Druck; EDP linksventrikulärer enddiastolischer Druck; EDVI linksventrikulärer enddiastolischer Volumenindex; ESVI linksventrikulärer endsystolischer Volumenindex; EF Auswurffraktion; k Faktor in der exponentiellen Relation zwischen Druck und Volumen während der Diastole, der die Steilheit der Kurve bestimmt (s. Text); a Schnittpunkt der diastolischen Druck-Volumen-Relation mit der Ordinate, der Position und Steilheit der Kurve bestimmt (s. Text); h linksventrikuläre enddiastolische Wanddicke; LVMMI Index der linksventrikulären Muskelmasse; min dP/dt maximale linksventrikuläre Druckabfall-Geschwindigkeit; Pc vs ISDN P-Wert des gepaarten t-Tests zum Vergleich der Kontrollwerte und der Werte nach Isosorbiddinitrat; Pc vs Meth P-Wert des gepaarten t-Tests zum Vergleich der Leerwerte mit den Werten unter Methoxamin-Infusion. Alle Ergebnisse sind als Mittelwerte $\pm$ Standardabweichung angegeben ($n=7$)

	Kontrolle	ISDN	Methoxamin
Herzfrequenz (min^{-1})	81 $\pm$ 7	81 $\pm$ 9	81 $\pm$ 8
Pc vs ISDN	ns		
Pc vs Meth	ns		
LVSP (mm Hg)	128 $\pm$ 17	100 $\pm$ 14	177 $\pm$ 29
Pc vs ISDN	0,005		
Pc vs Meth	0,005		
EDP (mm Hg)	11,7 $\pm$ 5,1	7,3 $\pm$ 4,3	15,3 $\pm$ 6,9
Pc vs ISDN	0,01		
Pc vs Meth	ns		
EDVI (ml/m^2)	92 $\pm$ 47	75 $\pm$ 34	103 $\pm$ 51
Pc vs ISDN	ns		
Pc vs Meth	0,05		
ESVI (ml/M^2)	46 $\pm$ 31	33 $\pm$ 18	56 $\pm$ 37
Pc vs ISDN	0,05		
Pc vs Meth	0,01		
EF (%)	58 $\pm$ 13	62 $\pm$ 12	56 $\pm$ 14
Pc vs ISDN	ns		
Pc vs Meth	ns		
k	0,016 $\pm$ 0,010	0,014 $\pm$ 0,006	0,011 $\pm$ 0,005
Pc vs ISDN	ns		
Pc vs Meth	ns		
a (mm Hg)	2,12 $\pm$ 0,72	2,48 $\pm$ 0,76	3,86 $\pm$ 1,00
Pc vs ISDn	ns		
Pc vs Meth	0,05		
h (mm)	9,7 $\pm$ 1,5	9,7 $\pm$ 1,0	10,2 $\pm$ 1,3
Pc vs ISDN	ns		
Pc vs Meth	0,05		
LVMMI (g/m^2)	89 $\pm$ 28	84 $\pm$ 19	99 $\pm$ 32
Pc vs ISDN	ns		
Pc vs Meth	0,05		
min dP/dt (mm Hg)	1790 $\pm$ 480	1670 $\pm$ 560	2010 $\pm$ 720
Pc vs ISDN	ns		
Pc vs Meth	ns		

Ergebnisse (Tabelle 1)

Während der gesamten Studie blieb die Herzfrequenz konstant bei 81 Schlägen/min als Folge der vegetativen Blockade. Der linksventrikuläre systolische Maximaldruck fiel von dem Kontrollwert von 128 mm Hg auf 100 mm Hg nach ISDN ab und stieg unter Methoxamin auf 177 mm Hg an. Der enddiastolische Druck fiel von 11 mm Hg bei der Kontrollmessung auf 7 mm Hg nach ISDN und stieg auf 15 mm Hg unter Methoxamin an. Die Indices der enddiastolischen und endsystolischen Volumina verhielten sich ähnlich. Die Auswurffraktion zeigte nur geringfügige Schwankungen.

Die mittlere diastolische Druck-Volumen-Beziehung war nach ISDN nicht verändert, unter Methoxamin jedoch nach oben verschoben (Abb. 1): Der Faktor a in der exponentiellen Druck-Volumen-Beziehung betrug unter Kontrollbedingungen 2,12 mm Hg (Tabelle 1), nach ISDN 2,48 mm Hg und stieg unter Methoxamin signifikant auf 3,9 mm Hg an. Die linksventrikuläre Wanddicke blieb im Kontrollangiogramm und nach ISDN unverändert und war unter Methoxamin nur leicht, von 9,7 auf 10,2 mm, vergrößert. Die linksventrikuläre Muskelmasse blieb nach ISDN praktisch konstant (89 bzw. 84 g/m^2), stieg jedoch unter der Methoxamin-Infusion signifikant auf 99 g/m^2 an (Tabelle 1). Diese Reaktion der linksventrikulären Muskelmasse auf akute Afterload-Veränderungen wurde auch von anderen Autoren bestätigt [1].

Die Maximalgeschwindigkeit des linksventrikulären Druckabfalls (min dP/dt) ist ebenfalls Afterload-abhängig (Tabelle 1), zeigt jedoch keine Anzeichen einer beeinträchtigten Relaxation unter diesen Bedingungen [4].

Schlußfolgerungen

1. Die diastolische Druck-Volumen-Beziehung des linken Ventrikels mit normalen Füllungsdrücken wird durch ISDN nicht verändert.

2. Unter akuter Druckbelastung mit normaler Relaxation (min dP/dt) kann der koronare Perfusionsdruck die diastolische Druck-Volumen-Relation durch Veränderung der Koronargefäßfüllung und somit der linksventrikulären Muskelmasse verändern. Der Einfluß anderer extramyokardialer Faktoren (z. B. Perikard, rechtsventrikuläre Füllung) kann nicht ausgeschlossen werden.

Literatur

1. Brodie BR, McLaurin LP (1979) Effects of acute changes in systemic arterial pressure on left ventricular diastolic stiffness and mass. Br Heart J 42:65
2. Greene DG, Carlisle R, Grant C, Bunnell IL (1967) Estimation of left ventricular volume by one-plane cineangiography. Circulation 35:61
3. Ludbrook PA, Byrne JD, McKnight RC (1979) Influence of right ventricular hemodynamics on left ventricular diastolic pressure-volume relations in man. Circulation 59:21
4. Weisfeldt ML, Scully HE, Frederiksen J, Rubenstein JJ, Pohost GM, Beierholm E, Bello AG, Dagett WM (1974) Hemodynamic determinants of negative dP/dt and periods of diastole. Am J Physiol 227:613

Hämodynamische Sofortwirkung einer intravenösen Nitroglycerin-Einzeldosis: Zeitlicher Verlauf

C. R. Conti, L. G. Christie Jr., W. W. Nichols, R. L. Feldman, C. J. Pepine und J. Mehta

Einleitung

Ballon-Einschwemmkatheter und Messungen des Herzzeitvolumens mittels Thermodilution liefern wichtige Auskünfte über die Zusammenhänge zwischen Herzzeitvolumen und linksventrikulärem Füllungsdruck (pulmonaler Keildruck) bei Patienten im akuten Krankheitsstadium. Mehta und Mehta [2] berichteten über die Wirkung von intravenösem Nitroglycerin auf diese Zusammenhänge bei Patienten mit Herzinsuffizienz in einer kardiologischen Intensivstation. Sie verwendeten für ihre Beobachtungen eine Dauerinfusion mit verschieden hoch dosiertem Nitroglycerin (20–70 µg/min, im Mittel 55 ± 7 µg/min). Vor und nach 15 minütiger Infusion wurde das Herzzeitvolumen mittels Thermodilution bestimmt. Unter diesen Bedingungen fiel der linksventrikuläre Füllungsdruck bei allen Patienten ab, das Herzzeitvolumen war nicht signifikant verändert, die Herzfrequenz stieg an, und der mittlere arterielle Blutdruck fiel leicht ab. Über die Reihenfolge der nitroglycerininduzierten Wirkungen wurde nicht berichtet.

Die immer weiter verbreitete Verfügbarkeit von Nitroglycerin zur intravenösen Applikation, zugleich mit dem nun allgemein anerkannten Bestehen des Koronararterienspasmus, hat zur Verwendung dieses Pharmakons als intravenöser Bolus veranlaßt.

Im folgenden berichten wir über unsere vorläufigen Beobachtungen bezüglich des zeitlichen Verlaufs der hämodynamischen Sofortwirkung einer einzigen intravenösen Injektion von 150 µg Nitroglycerin. Sofort- und Dauermessung des phasischen Drucks und der Durchblutung erfolgten über 60 s, wobei die Herzleistung in der initialen, mittleren und Spätphase der Medikamentenwirkung beurteilt wurde.

Patienten

An dieser Studie nahmen nichtsedierte Patienten teil, bei denen ein Herzkatheder zur Diagnose von Thoraxschmerzen klinisch indiziert war. Bei allen Patienten bestanden eine angiographisch nachgewiesene koronare Herzkrankheit sowie objektive Zeichen einer myokardialen Ischämie unter Belastung. Alle hatten bereits Nitroglycerin sublingual eingenommen, und keiner von ihnen wies klinische Anzeichen einer Herzinsuffizienz, einer systemischen Hypertonie oder einer ungewöhnlichen Empfindlichkeit gegenüber dem sublingualen Nitroglycerin auf.

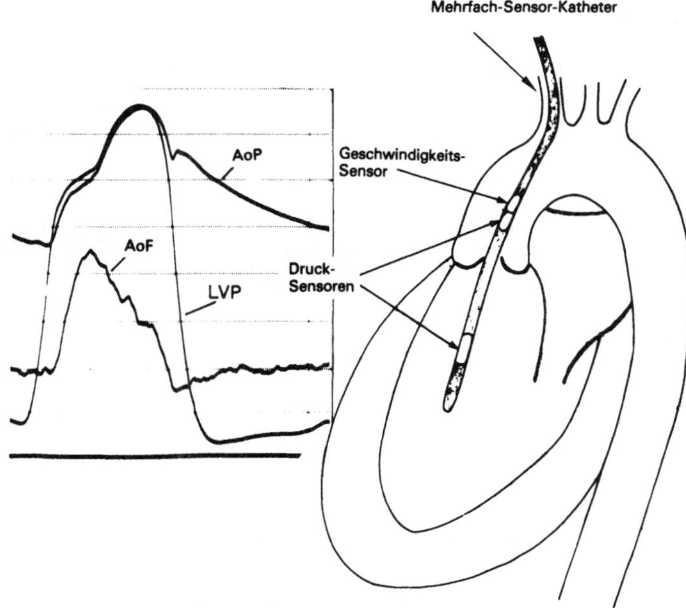

Abb. 1. Schematische Darstellung des Millar-Katheters mit einem Drucküberträger an der Spitze und in der Aortenwurzel und einem Geschwindigkeitsüberträger in der Nähe des proximalen Drucküberträgers. Die erzielten Signale sind links dargestellt. *AoF* Aortenwurzel-Durchflußgeschwindigkeit; *LVP* linksventrikulärer Druck; *AoP* Aortendruck

Die Untersuchungen erfolgten an 6 normotensiven männlichen Patienten im mittleren Alter von 65 Jahren (39–68). Das EKG war bei 2 Patienten normal und bei 4 verändert (Q-Zacken, die auf einen durchgemachten Myokardinfarkt in 2 Fällen hinwiesen, sowie unspezifische ST-T-Zacken-Veränderungen bei 2 weiteren). Der mittlere systolische Aortendruck vor der Therapie betrug 122 ± 7 mm Hg. Der mittlere linksventrikuläre enddiastolische Druck lag bei 13 ± 1 mm Hg.

Protokoll

Am liegenden Patienten wurden die Leerwerte der Herzfrequenz, des Aortendrucks, des linksventrikulären Drucks sowie die Durchflußgeschwindigkeit an der Aortenwurzel bestimmt. Die Druck- und Durchflußmessungen erfolgten über einen einzigen Katheter mit doppelten Mikromanometer-Drucküberträgern (einer an der Spitze und einer 7 cm proximal von der Spitze) sowie einem elektromagnetischen Geschwindigkeitsüberträger, der in der Nähe des proximalen Drucküberträgers lag (Millar Instruments, Houston, Texas) [3] (Abb. 1).

Nach Messung der Ausgangswerte wurden 150 µg Nitroglycerin als Bolus in den rechten Vorhof injiziert, wobei kontinuierliche Aufzeichnungen der Herzfrequenz, des Aortendrucks, des linksventrikulären enddiastolischen Drucks und der

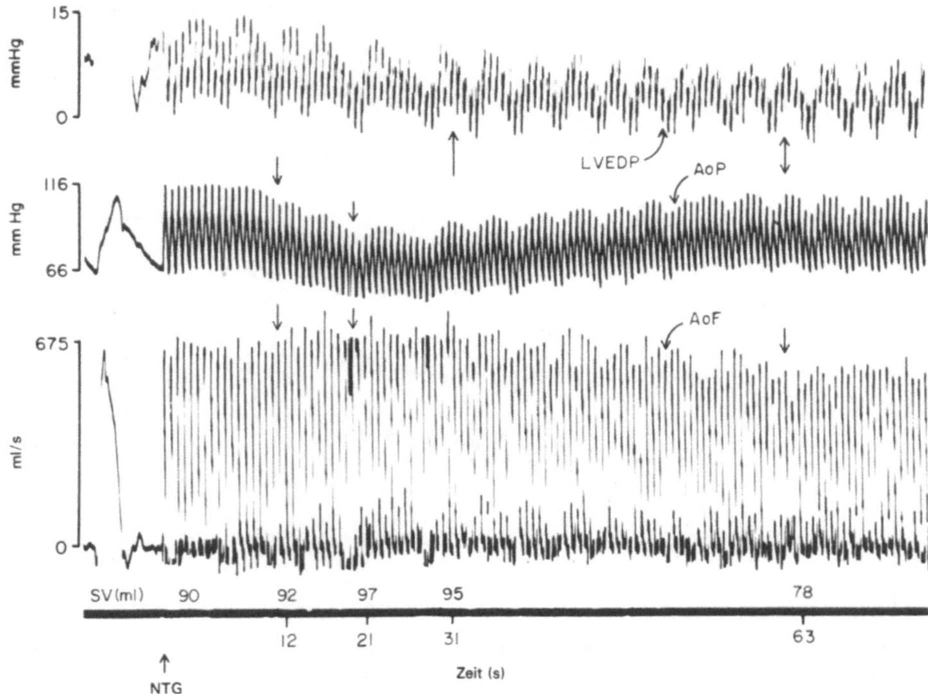

Abb. 2. Repräsentativer Versuch mit intravenösem Nitroglycerin. *Oben:* linksventrikulärer Druck. *Mitte:* Aortendruck. *Unten:* Aortenwurzel-Durchflußgeschwindigkeit. *NTG* Zeitpunkt der intravenösen Nitroglycerin-Injektion. Nach der intravenösen Nitroglycerin-Injektion wurde die Papiergeschwindigkeit reduziert, um die Veränderungen des linksventrikulären enddiastolischen Drucks, des systolischen und diastolischen Aortendrucks sowie der Aortenwurzel-Durchflußgeschwindigkeit besser darzustellen. *SV* Schlagvolumen (s. Text)

Durchflußgeschwindigkeit an der Aortenwurzel während 60 s ausgeführt wurden. Der Millar-Katheter ermöglicht die Analyse momentaner Druck- und Durchflußveränderungen im Gesamtverlauf der Beobachtung. Geht man von einem unveränderten Durchmesser der Aortenwurzel aus, so stellen die Veränderungen der Flußgeschwindigkeit an der Aortenwurzel die Veränderungen des linksventrikulären Schlagvolumens dar.

Ergebnisse

Die Untersuchungen wurden an 6 Patienten ausgeführt. Ein repräsentativer Versuch ist in Abb. 2 dargestellt. Die erste signifikante hämodynamische Veränderung bestand in einem Abfall des systolischen Drucks (116 auf 95 mm Hg), zugleich mit einem Anstieg des Schlagvolumens (90 auf 97 ml). Dies wurde 21 s nach der Injektion von 150 µg Nitroglycerin in den rechten Vorhof verzeichnet; 10 s später (31 s nach der intravenösen Injektion) fiel der linksventrikuläre enddiastolische Druck

Abb. 3. Gesamtbefunde von 6 Patienten. Senkrecht (von oben nach unten): *LVEDP* linksventrikulärer enddiastolischer Druck; *C-Länge* Zyklusdauer (Herzfrequenz); *SAoP* systolischer Aortendruck; *DAoP* diastolischer Aortendruck; *PAoF* maximaler Aortendurchfluß; *SV* Schlagvolumen. Die horizontale Achse stellt die Zeit (s) dar. *NTG* Zeitpunkt der intravenösen Injektion von 150 µg Nitroglycerin

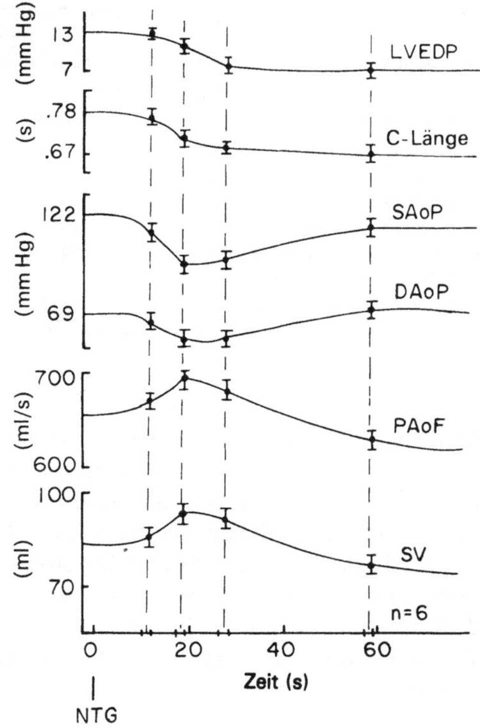

ab (von 12 auf 9 mm Hg), ohne merkbaren Einfluß auf das Schlagvolumen. In der 63. Sekunde stieg der systolische Blutdruck von 95 auf 110 mm Hg an, während der linksventrikuläre enddiastolische Druck weiter, auf 7 mm Hg, abfiel, gleichzeitig mit einem Abfall des Schlagvolumens von 97 auf 78 ml. Der zeitliche Verlauf der Wirkungen bei diesem Patienten kann folgendermaßen zusammengefaßt werden:

	Fallbeispiel		
	AoP	SV	LVEDP
21 s	↓↓	↑↑	↔
31 s	↓↓	↔	↓
63 s	↑	↓	↓↓

In Abb. 3 sind die Veränderungen des linksventrikulären enddiastolischen Drucks, der Herzfrequenz, des Aortendrucks, des maximalen Aorten-Durchflusses sowie des Schlagvolumens bei allen 6 Patienten zusammengestellt. Bei den Leermessungen betrugen die Ruhewerte des Aortendrucks 122 ± 7 mm Hg, des linksventrikulären enddiastolischen Drucks 13 ± 1 mm Hg, des maximalen Aortendurchflusses 654 ± 21 ml/s und das R-R-Intervall $0,78 \pm 0,1$ s.

Die erste hämodynamische Veränderung nach intravenöser Nitroglycerin-Gabe bei dieser Gruppe bestand in einem Abfall des Aortendrucks bei gleichzeitigem

Tabelle 1. Hämodynamische Auswirkungen einer intravenösen Einzeldosis von Nitroglycerin (150 µg)

Hämodynamik	Kontrolle	30 s	60 s
1. R-R-Intervall (s)	$0,78 \pm 0,1$	$0,71 \pm 0,1$	$0,67 \pm 0,1$
2. Aortendruck			
systolisch (mm Hg)	122 ± 7	99 ± 5	109 ± 7
diastolisch (mm Hg)	69 ± 1	56 ± 2	66 ± 3
3. LVEDP (mm Hg)	13 ± 1	$8 \pm 0,2$	$7 \pm 0,5$
4. Max. Aortendurchfluß (ml/s)	654 ± 21	681 ± 18	610 ± 17
5. Schlagvolumen (ml)	86 ± 3	88 ± 2	72 ± 2
6. Herzzeitvolumen (l/min)	6,6	7,4	6,4

Anstieg des Aortendurchflusses. Diese initialen Veränderungen des Aortendrucks und -durchflusses erfolgten nach 13 ± 1 s und erreichten ihre Maximalwerte nach 18 ± 2 s zu dem Zeitpunkt, zu welchem das R-R-Zeitintervall sich zu verkürzen begann. Erst danach fiel der enddiastolische Druck ab und erreichte nach 27 ± 2 s seinen niedrigsten Wert. Diese enddiastolische Druckverminderung hielt trotz des Wiederanstiegs des Aortendrucks und -durchflusses in die Nähe der Kontrollwerte nach 59 ± 1 s weiter an. In Tabelle 1 sind die Ergebnisse der Gesamtgruppe vor Medikation sowie 30 bzw. 60 s nach der intravenösen Nitroglycerin-Gabe zusammengestellt.

Besprechung

Bassenge et al. (S. 257) konnten beim wachen Hund eine unterschiedliche Wirkung von Nitroglycerin auf Arterien und Venen in Zusammenhang mit der verwendeten Dosis nachweisen. Aus ihrem Bericht geht hervor, daß die Dauerinfusion mit niedrigen Nitroglycerin-Dosen (0,5 µg/kg/min bis 2 µg/kg/min) vorwiegend eine Venendilatation verursacht, während die Dauerinfusion höherer Nitroglycerin-Dosen (> 2 µg/kg/min) hauptsächlich eine arterielle Dilatation bewirkt.

Flaherty et al. [1] konnten bei Patienten im Rekonvaleszenzstadium nach einem koronaren Bypass eine ausgeprägte arterielle Vasodilatation nach hohen Nitroglycerin-Dosen nachweisen. Nach intravenöser Infusion von 111 ± 29 µg/min Nitroglycerin kam es bei hypertensiven Patienten zu einem erheblichen Blutdruckabfall.

Unsere Befunde bei den Patienten, denen 150 µg Nitroglycerin intravenös als Bolus injiziert wurde, stimmen mit den Beobachtungen von Bassenge und Flaherty überein. So reflektiert z. B. die Sofortwirkung der Bolusinjektion (150 µg) einen Abfall des systemischen Gefäßwiderstandes und die daraus resultierende Blutdrucksenkung mit Anstieg des Schlagvolumens. Dies könnten die Folgen der hohen Nitroglycerin-Dosis sein. Etwa 30–40 s nach der Injektion kam es zu einem anhaltenden Blutdruckabfall bei unverändertem Schlagvolumen, jedoch bei absinkendem linksventrikulären Füllungsdruck, die sowohl die arterielle als auch die venöse Dilatation widerspiegelten. Da eine Bolus-Injektion appliziert wurde, könnte man vermuten, daß die Blutspiegel 30–40 s nach Injektion etwa bei der mittleren „Dosis" lagen; 60 s nach der Injektion war der systemische Gefäßwiderstand auf die Kontrollwerte zurückgekehrt (Blutdruckanstieg, Schlagvolumen-Abfall), und dennoch sank der linksventrikuläre enddiastolische Druck weiter ab — ein Hinweis auf die zu diesem Zeitpunkt vorherrschende venöse Dilatation; 60 s nach Injektion kann man vermuten, daß der Nitroglycerin-Blutspiegel auf niedrige „Dosis"-Werte abgefallen war. Da bei diesen Patienten keine Messungen der Nitroglycerin-Plasmakonzentration ausgeführt wurden, können wir weder über die Dosis-Wirkungs-Kurve, noch über die Zeitdauer, in der eine intravenöse Nitroglycerin-Dosis physiologisch aktiv bleibt, etwas aussagen. Dennoch deuten unsere Ergebnisse auf eine kurzzeitige arterielle Dilatation und eine längerwährende Venendilatation hin. Aus den Ergebnissen an diesen Patienten mit ischämischer Herzerkrankung und „normalem" linksventrikulären Füllungsdruck geht folgendes hervor:

1. Eine hochdosierte intravenöse Bolus-Injektion von Nitroglycerin hat einen initialen, vorübergehenden Effekt auf den peripheren arteriellen Widerstand, der sich in einem Abfall des Blutdrucks und einem vorübergehenden Anstieg des Schlagvolumens reflektiert.

2. Eine mittelhohe Nitroglycerin-Dosis hat ähnliche Wirkungen wie Natrium-Nitroprussid bzw. einen ausgewogenen Effekt auf die arteriellen und venösen Gefäße, reflektiert in einem unveränderten Schlagvolumen zugleich mit einem verminderten Füllungsdruck.

3. Niedrige Nitroglycerin-Dosen haben einen dauerhaften Effekt auf das venöse Gefäßsystem, was sich in einer anhaltenden Verminderung des linksventrikulären enddiastolischen Drucks, einem Anstieg der Herzfrequenz sowie einer Verminderung des Schlagvolumens ausdrückt. Wegen des Frequenzanstiegs bleibt das Herzzeitvolumen in l/min gegenüber dem Kontrollwert unverändert. Demnach sind die beobachteten Veränderungen des Schlagvolumens von den wechselnden Beziehungen zwischen peripherem arteriellem Widerstand und linksventrikulärem Füllungsdruck abhängig. Nach intravenöser Nitroglycerin-Gabe scheinen die Veränderungen des peripheren Gefäßwiderstandes vorübergehend zu sein, während die Veränderungen des Füllungsdrucks nach einer einzelnen Bolus-Injektion länger anhalten. Die hier vorgestellten Ergebnisse stimmen mit Daten nach Dauerinfusion von hohen, mittelhohen oder niedrigen intravenösen Nitroglycerin-Dosen überein.

Die klinischen Folgerungen aus diesen Beobachtungen sind, daß eine niedrige intravenöse Nitroglycerin-Dosis bei bestimmten Patienten mit Herzinsuffizienz, die hohe Füllungsdrücke zur Aufrechterhaltung oder Erhöhung des Schlagvolumens benötigen (Frank-Starling-Mechanismus), eine ungünstige Wirkung hat. Andererseits kann Nitroglycerin in niedriger Dosierung bei Patienten mit Herzinsuffizienz durch myokardiale Ischämie eine günstige Wirkung ausüben bzw. den linksventrikulären enddiastolischen Druck senken und so die subendokardiale Myokarddurchblutung begünstigen und die systolische Ventrikelfunktion verbessern.

Diese Ergebnisse deuten auch darauf hin, daß hohe Nitroglycerin-Dosen verwendet werden sollten, wenn eine Verminderung des systemischen Gefäßwiderstandes zur Erhöhung des Herzzeitvolumens erforderlich ist.

Aus den obigen Befunden ergibt sich, daß die effektive klinische Verwendung von intravenösem Nitroglycerin Messungen des Blutdrucks, des linksventrikulären Füllungsdrucks und des Herzzeitvolumens erfordert, wenn diese Therapie dem individuellen Fall in optimaler Weise angepaßt werden soll.

Literatur

1. Flaherty JT, MacAllister N, Magee P, Gardner T (1979) Usefulness of intravenous nitroglycerin as an arterial vasodilator in patients developing hypertension following coronary bypass surgery. Circulation 60:11–84
2. Mehta J, Mehta P (1980) Comparative effects of nitroprusside and nitroglycerin on platelet aggregation in patients with heart failure. J Cardiovasc Pharmacol 2:25–33
3. Nichols WW, Pepine CJ, Conti CR, Christie LG, Feldman RL (1980) Evaluation of a new catheter-mounted electromagnetic velocity sensor during cardiac catheterization. Cathet Cardiovasc Diagn 6:97–113

Nachweis eines tatsächlichen inotropen Effektes von Nitraten auf die myokardiale Kontraktilität während Anoxie und Reoxygenation: Ein Versuch zur Bestimmung des Wirkungsortes mit Hilfe von Calcium-Antagonisten

S. Bonoron-Adèle, L. Tariosse, H. Bricaud und P. Besse

Einleitung

Während der letzten Jahre befaßte sich eine Anzahl von Studien mit den hämodynamischen Wirkungen der Nitrate [1, 11]. Darin war insbesondere die Rede davon, daß Nitrate unmittelbar für das Gleichgewicht zwischen einem verminderten Sauerstoffbedarf und einem größeren Sauerstoffangebot verantwortlich sind, wodurch die myokardiale Kontraktilität verbessert wird. Diese Befunde wiesen darauf hin, daß Nitrate möglicherweise eine direkte Wirkung auf die Kontraktilität ausüben.

Anhand dieser Daten haben wir in der vorliegenden Studie folgendes untersucht und demonstriert: 1. den inotropen Effekt verschiedener Konzentrationen von Nitroglycerin und Natrium-Nitroprussid innerhalb der in der klinischen Kardiologie verwendeten Dosen hinsichtlich der Kontraktion und Erschlaffung des hypoxischen und anschließend wieder mit Sauerstoff versorgten Papillarmuskels der Katze; 2. die tatsächliche totale Integrität dieses inotropen Effektes; 3. einen möglichen Zusammenhang zwischen dieser Erscheinung und den intrazellulären, im Verlauf der Hypoxie veränderten Calciumströmungen mit Hilfe einiger calciumantagonistischer Substanzen wie Nifedipin (Bay a 1 040) und einer verapamilähnlichen Substanz (RO11–1 781) [5].

Material und Methodik

Für die Versuche wurde Papillarmuskel aus dem rechten Ventrikel von Katzen verwendet. Die Gewebefragmente wurden unmittelbar nach Entnahme in ein Bad gebracht, das aus 50 ml normotoner Krebs-Ringer-Lösung bestand, durchströmt von einem Gasgemisch aus 95% O_2 und 5% CO_2, bei pH 7,4 und einer konstanten Temperatur von 29 °C. Es wurden dünne und lange Muskelfragmente gewählt, um eine gute Diffusion des Sauerstoffs und der verwendeten Pharmaka zu gestatten. Die Muskelfragmente wurden elektrisch stimuliert. Durch schnelles Auswechseln des Gasgemisches aus 95% O_2 und 5% CO_2 mit 95% N_2 und 5% CO_2 wurden Hypoxie-Bedingungen geschaffen. Für jede Versuchssituation wurden die folgenden Variablen in aufeinanderfolgenden zwei isotonen und einer isometrischen Kontraktion nach einer Reihe von stabilen isotonen Schlägen bei l_{max} erhoben [3]:

Verkürzung (dl), höchste Verkürzungsgeschwindigkeit bei Preload l_{max} (dl/dt), maximale unbeladene Verkürzungsgeschwindigkeit (V_{max}), höchste Relaxationsgeschwindigkeit (V_{relax}), Gesamtkraft (P.F.), ihr erstes Derivat (dF/dt), Zeit bis zur maximalen Kraft (T.P.F.) und Zeit bis zur halben Relaxation (T.H.R.).

Als erstes wurden die direkten Wirkungen von Nitroglycerin ($10^{-6}\,M$/l) und Natrium-Nitroprussid ($3 \times 10^{-5}\,M$/l) auf die Kontraktilitäts- und Relaxations-Parameter während 30minütiger Hypoxie und 60minütiger Reoxygenation an 20 Muskeln untersucht und mit einer Kontrollreihe verglichen.

Als zweites wurde die Integrität des inotropen Effektes in folgender Weise überprüft: In einer Gruppe von 20 Papillarmuskeln, die 30 min lang hypoxisch und 60 min reoxygeniert waren, wurde dieser Zyklus nach Auswaschen der Muskel mit Krebs-Ringer-Lösung wiederholt. In 10 dieser Versuche wurde vor Beginn der zweiten Hypoxie-Periode Nitroglycerin hinzugefügt und bei den übrigen 10 wurde Nitroglycerin vor Beginn der ersten Hypoxie-Periode hinzugefügt.

Die dritte Untersuchung betraf die Wirkungen von Nifedipin allein (5×10^{-8} M/l) und anschließend in Kombination mit Nitroglycerin während Hypoxie und Reoxygenation an 30 Papillarmuskeln. Die gleichen Versuche wurden mit RO 11–1781 durchgeführt. Die individuellen Befunde sowie die Daten aus jeder Serie wurden mit dem individuellen, gepaarten und ungepaarten t-Test miteinander verglichen. Die Differenzen galten als signifikant bei $p \leq 0,01$.

Ergebnisse

Wirkung von Nitroglycerin und Natrium-Nitroprussid auf Kontraktilität und Relaxation von Papillarmuskeln während Hypoxie und Reoxygenation (Abb. 1)

Unter Hypoxie-Bedingungen war P.F. unter beiden Nitraten in der 20. Minute im Vergleich zu den Kontrollwerten signifikant gesenkt ($p \leq 0,01$). Dabei wurde V_{max} gesenkt, jedoch ohne signifikanten Unterschied zu den Kontrollwerten. T.P.F. wurde nicht signifikant beeinflußt. Der hypoxiebedingte Abfall von V_{relax} und T.H.R. war reduziert ($p \leq 0,01$). Allerdings hatte Natrium-Nitroprussid, im Gegensatz zu Nitroglycerin, ab der 20. Minute einen günstigen Einfluß auf V_{relax} ($p \leq 0,01$), das weniger verlangsamt erschien.

Während der Reoxygenation blieb die hypoxiebedingte Senkung von P.F. und V_{max} während der ersten 10 min bestehen. Ab der 30. Minute kam es zu einer plötzlichen und mehr als 100%igen Erholung, und die Werte stiegen dann über die Kontrollwerte hinaus ($p \leq 0,01$). Unter Natrium-Nitroprussid war die T.P.F.-Verlängerung weniger schnell als in den Leerversuchen und in der Nitroglycerin-Serie, ohne Rückkehr zu den Kontrollwerten. V_{relax} stieg erheblich an und erreichte über den Kontrollwerten gelegene Werte ($p \leq 0,01$), T.H.R. reagierte auf Natrium-Nitroprussid empfindlicher.

Demnach waren die ähnlichen Befunde mit Natriumnitrit (unpublizierte Ergebnisse), Nitroglycerin und Natrium-Nitroprussid von Interesse, da sie bewiesen, daß in der letzten Reoxygenationsphase ein positiv inotroper Effekt, mit erheblicher Verbesserung der Relaxation, auftritt.

Integrität der inotropen Wirkung

Abbildungen 2 und 3 illustrieren den signifikanten positiv inotropen Gesamteffekt am Ende der 2. Reoxygenationsphase, ungeachtet des Zeitpunktes, zu dem Nitroglycerin (10^{-6} M/l) dem Bad hinzugefügt wurde.

Die genannten Versuche wiesen darauf hin, daß – unabhängig von dem Zustand des Muskels (zwei Hypoxie-Phasen) und von dem Zeitpunkt, zu dem die Nitrate in das Muskelgewebe diffundieren – der oben beschriebene signifikante positiv inotrope Effekt sowie die Relaxationsverbesserung tatsächlich existieren.

Wirkung von Calcium-Antagonisten allein und in Kombination mit Nitraten auf Kontraktilität und Relaxation des hypoxischen und reoxygenierten Myokards

Wirkungen von Nifedipin allein und in Kombination mit Nitroglycerin (Abb. 4)

Unter Hypoxie-Bedingungen wurde mit Nifedipin allein sowie in Kombination mit anderen Pharmaka eine protektive Wirkung auf P.F. beobachtet ($p \leqq 0,01$). V_{max} war in allen Versuchsreihen gleich. Die Senkung von V_{relax} war bei kombinierter Anwendung weniger ausgeprägt. T.H.R. erwies sich als unempfindlich.

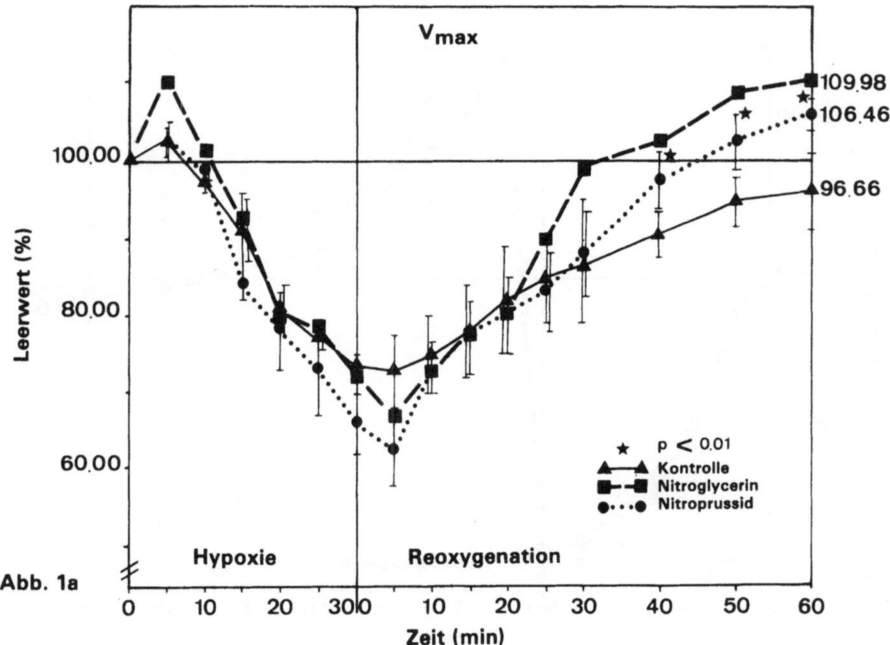

Abb. 1 a–e. Wirkungen von Nitroglycerin (10^{-6} M/l) und Natrium-Nitroprussid (3×10^{-5} M/l) auf Kontraktilität (V_{max}, P.F., T.P.F.) und Relaxation (V_{relax}, T.H.R.) im hypoxischen und reoxygenierten Myokard

                                                              S. Bonoron-Adèle et al.

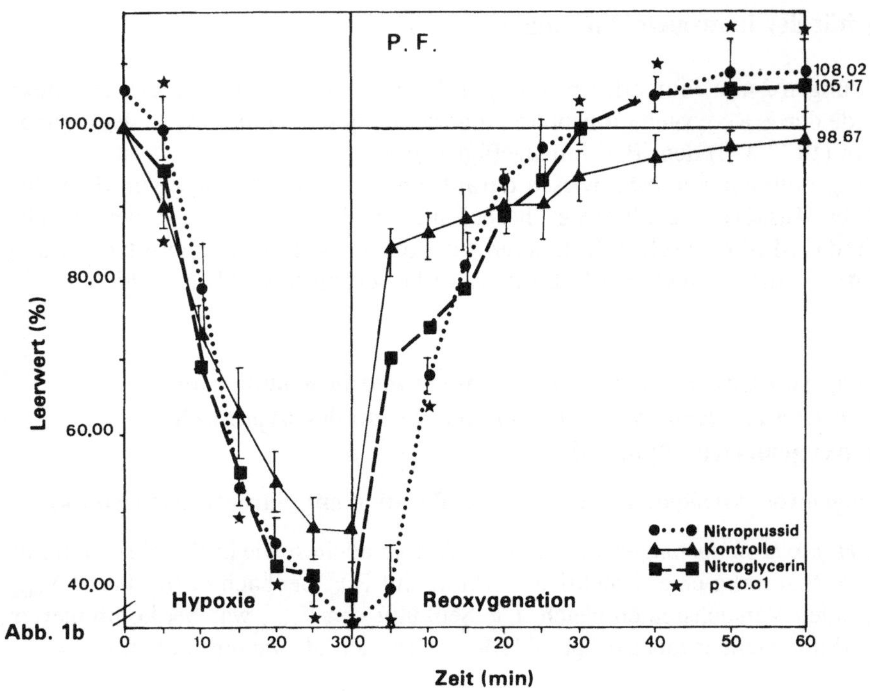

Abb. 1b

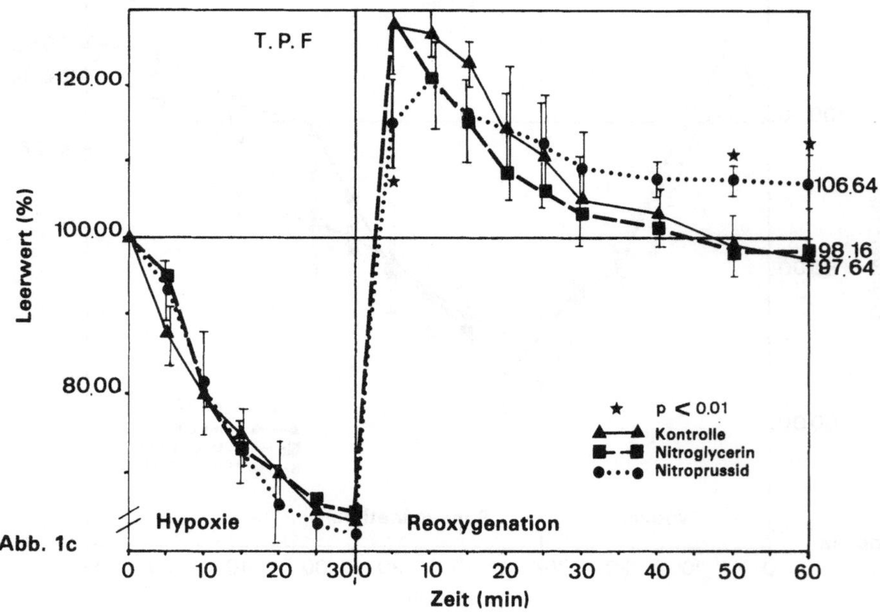

Abb. 1c

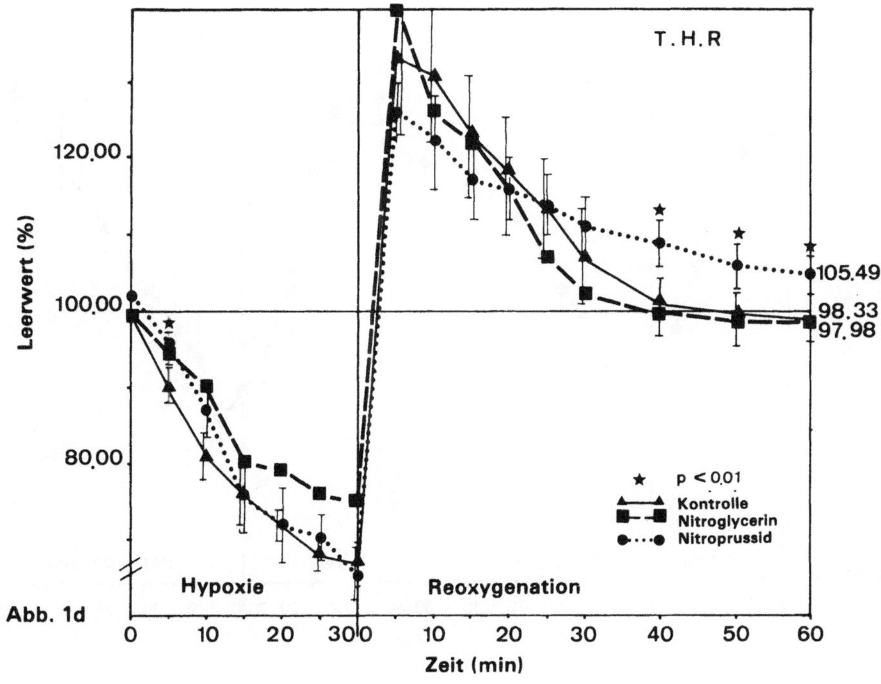
T.H.R
120,00
Leerwert (%)
100,00
80,00
★ p < 0,01
Kontrolle
Nitroglycerin
Nitroprussid
Hypoxie
Reoxygenation
Abb. 1d
0 10 20 30 0 10 20 30 40 50 60
Zeit (min)
105.49
98.33
97.98

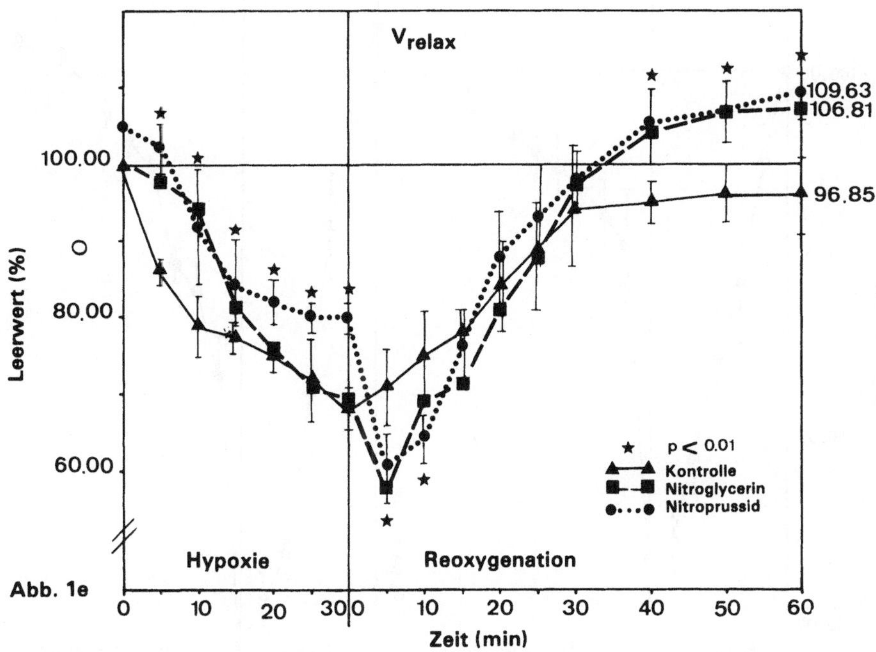
V_relax
100,00
Leerwert (%)
80,00
60,00
★ p < 0,01
Kontrolle
Nitroglycerin
Nitroprussid
Hypoxie
Reoxygenation
Abb. 1e
0 10 20 30 0 10 20 30 40 50 60
Zeit (min)
109.63
106.81
96.85

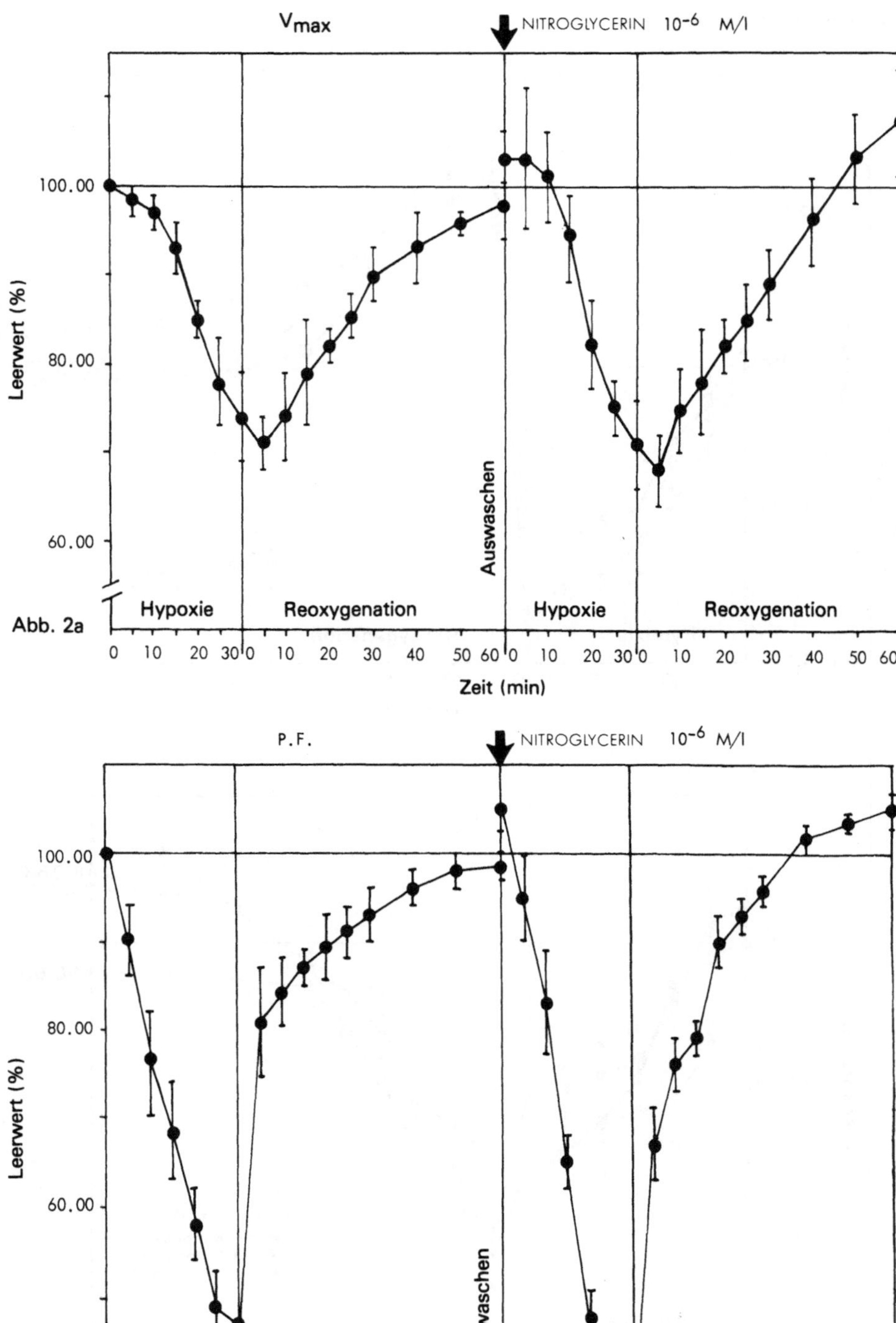

Abb. 2a–c. Bestätigung der Integrität des positiv inotropen Effektes von Nitraten: Nitroglycerin (10^{-6} M/l) wurde vor Beginn der zweiten Hypoxie-Periode hinzugefügt

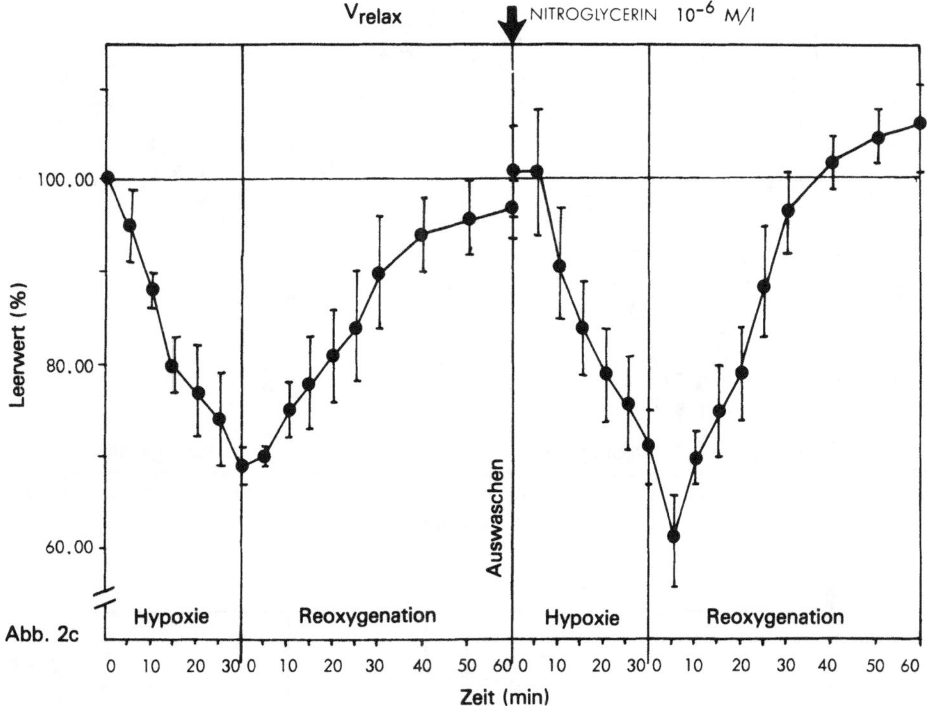

Während Reoxygenation übte Nifedipin allein sowie in Kombination einen negativ inotropen Effekt auf die mechanische Leistung aus, der dem positiv inotropen Effekt des Nitroglycerin entgegenwirkte: V_{relax}, das durch Nitroglycerin verbessert wurde, war unter Nifedipin sowie unter Nifedipin in Kombination mit Nitrat vermindert. T.H.R. blieb unverändert.

Wirkung von RO 11–1781 (Abb. 5)

In ähnlicher Weise wie oben wurde die positiv inotrope Nitratwirkung durch Hinzufügen der verapamilähnlichen Substanz aufgehoben.

Diese Ergebnisse weisen darauf hin, daß die positiv inotrope Wirkung von Nitraten durch Hinzufügen jedweder calciumantagonistischer Pharmaka gänzlich aufgehoben und die Kontraktilität schließlich noch vermindert werden kann.

Schlußfolgerungen

Die vorgelegten experimentellen Ergebnisse weisen darauf hin, daß – im Gegensatz zu anderen Untersuchungen [2] – die myokardiale Kontraktilität und Relaxation in intakten, elektrisch stimulierten Papillarmuskeln von Katzen während Hypoxie und nachfolgender Reoxygenation durch eine direkte Wirkung von Nitroglycerin und Natrium-Nitroprussid in Konzentrationen, die den in der klinischen Kardiologie verwendeten Dosierungen entsprechen, kaum beeinflußt werden. Der Wirkungsmechanismus der Nitrate und ihre Rolle bei dem beobachteten positiv ino-

Abb. 3a

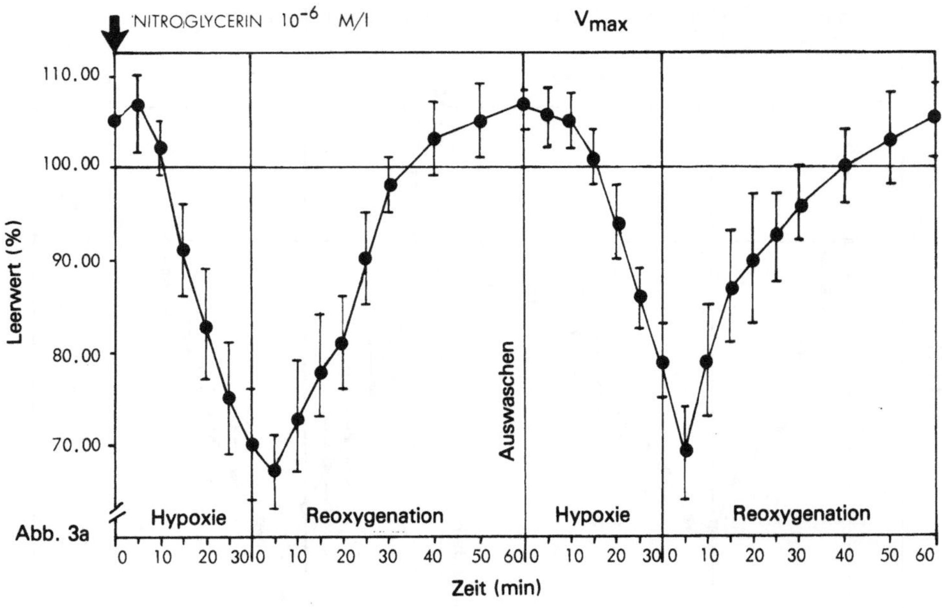

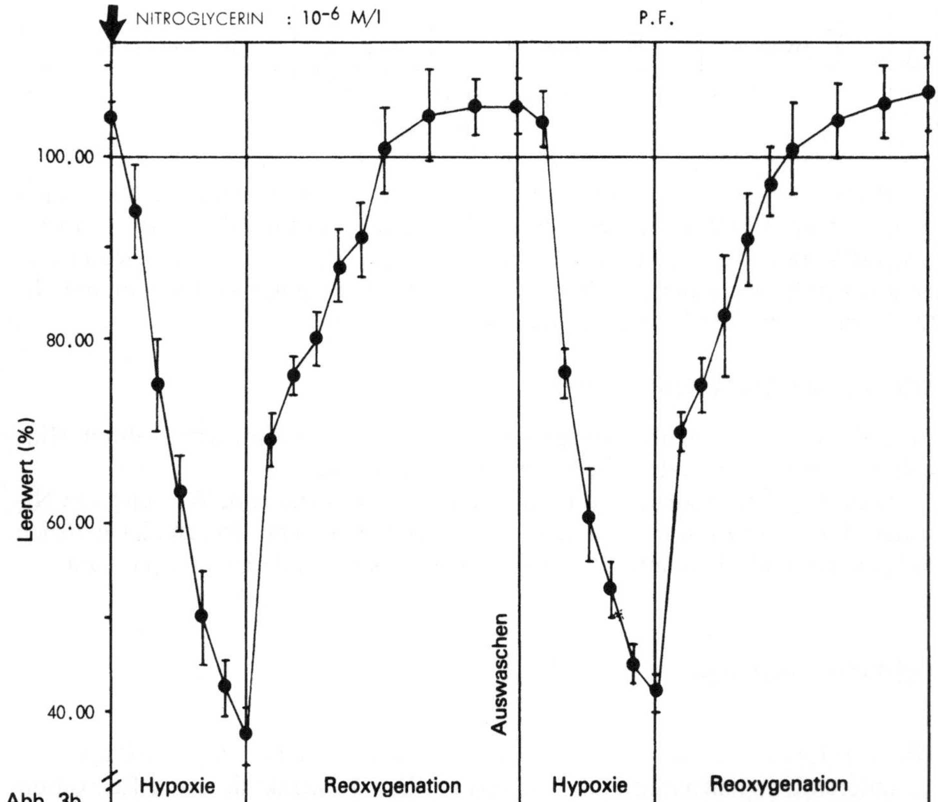

Abb. 3b

Abb. 3a–c. Bestätigung der Integrität des positiv inotropen Effektes von Nitraten: Nitroglycerin (10^{-6} *M*/l) wurde vor Beginn der ersten Hypoxie-Periode hinzugefügt

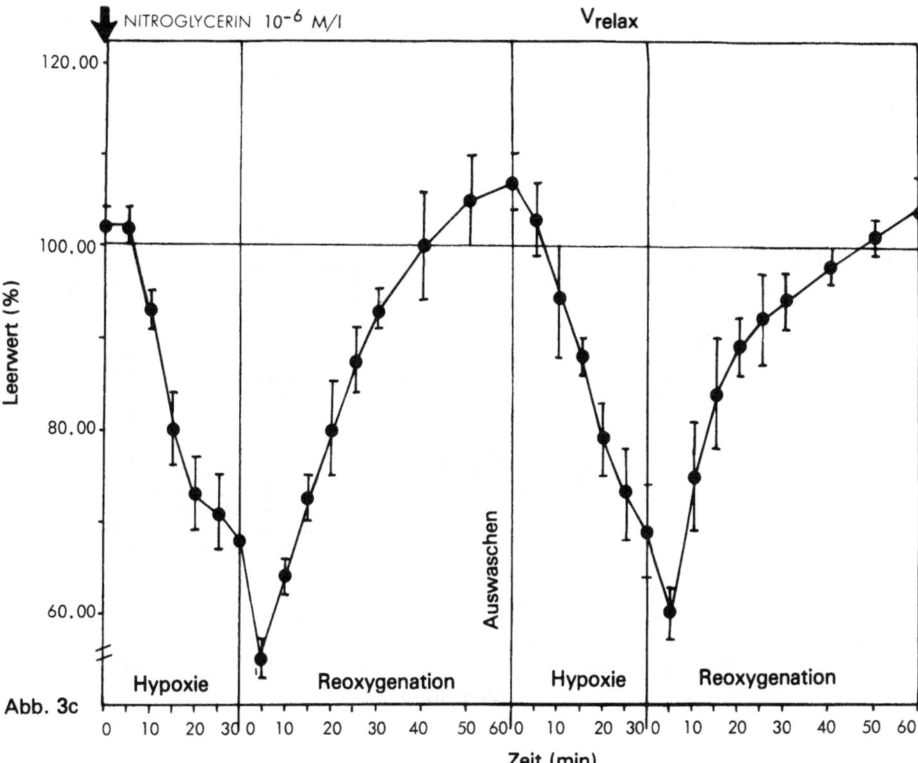

tropen Effekt sowie der Verbesserung der Relaxation bleiben ungeklärt. Dennoch weisen einige Ergebnisse aus dieser Studie darauf hin, daß der tatsächliche positiv inotrope Effekt der Nitrate, der durch Hinzufügen von Calcium-Antagonisten völlig aufgehoben und dann unter die Kontrollwerte gebracht wird, mit den intrazellulären, unter Hypoxie-Bedingungen veränderten Calciumströmungen in Zusammenhang stehen dürfte. Möglicherweise können Nitrate während der Reoxygenation, zugleich mit der A.T.P.-Resynthese, zunächst die Calciumströmung zwischen dem sarkoplasmatischen Retikulum und den kontraktilen Proteinen [4, 8, 12] und danach die oxydative Phosphorylationsaktivität der kardialen Mitochondrien verstärken [6, 7]. Jedenfalls kann die positiv inotrope Wirkung der Nitrate für kardiologische Patienten von Bedeutung sein, da sie eine direkte Verbesserung bestimmter Kontraktilitäts-Anomalien der Herzwand erzeugen kann. Andererseits haben die Calcium-Antagonisten trotz ihrer negativ inotropen Wirkung [9, 10] eine protektive Wirkung auf die Kontraktilität des hypoxischen Myokards, und ihre Kombination mit Nitraten kann daher während eines pektanginösen Anfalls äußerst günstig sein.

Zusammenfassung

In der vorliegenden Studie haben wir folgendes untersucht:

1. Die Wirkungen von Nitroglycerin (10^{-6} M/l) und Natrium-Nitroprussid (3×10^{-5} M/l) auf Kontraktilität und Relaxation elektrisch stimulierter Katzen-

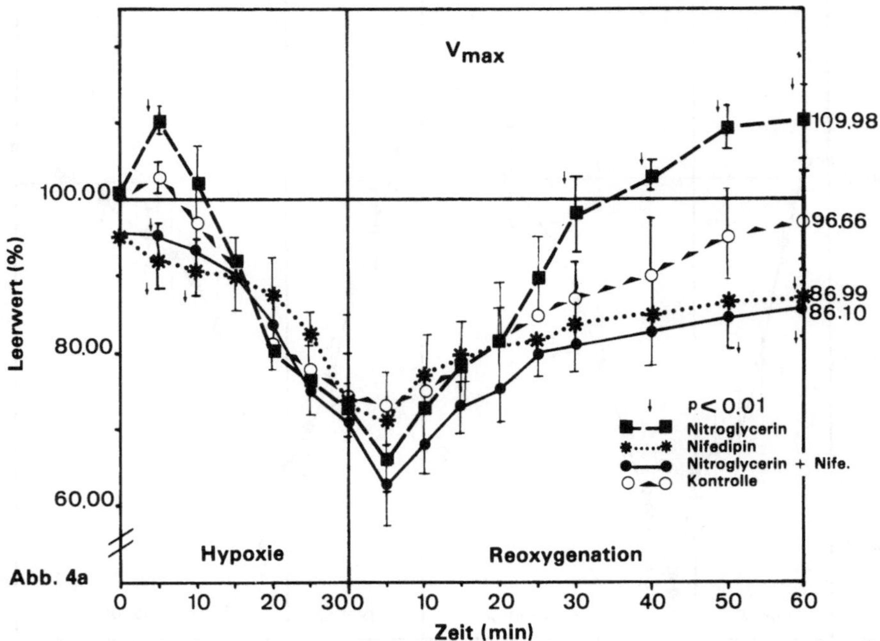

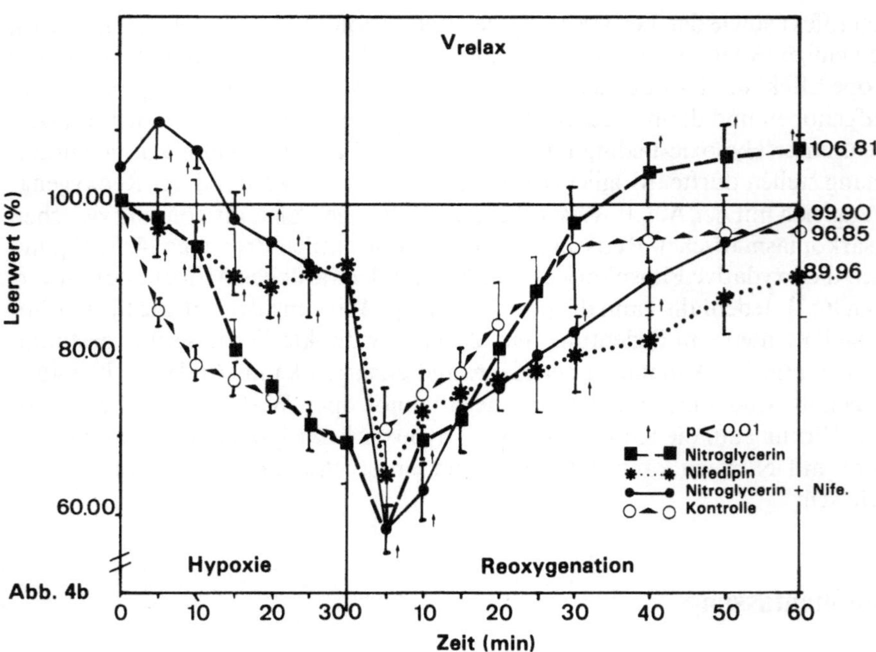

Abb. 4a–d. Wirkungen von Nifedipin allein und in Kombination mit Nitroglycerin auf Kontraktilität und Relaxation des hypoxischen und reoxygenierten Myokards

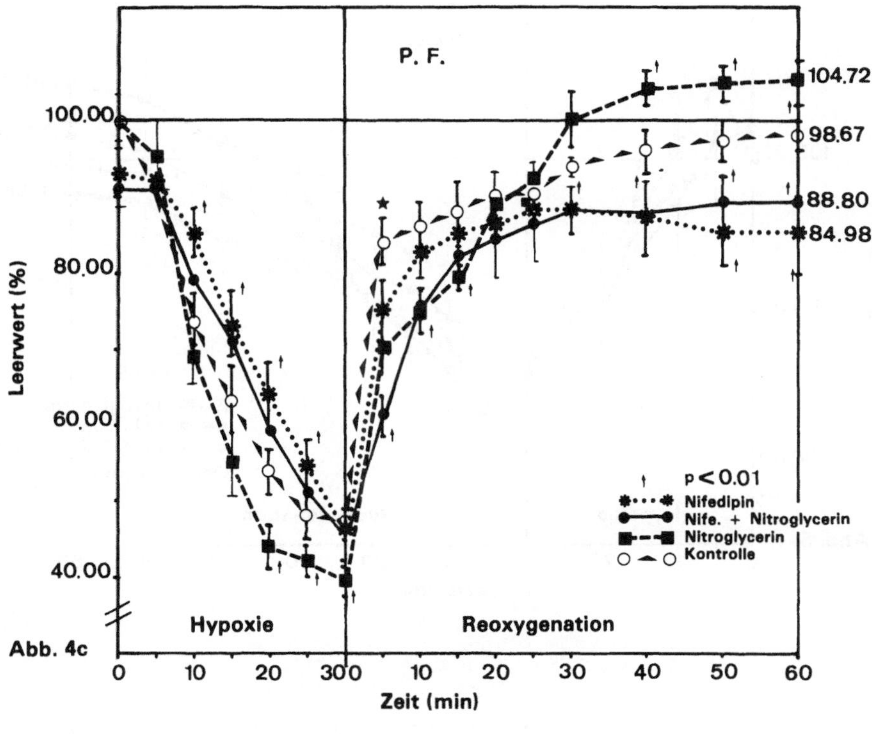

P. F.
Leerwert (%)
100.00
80.00
60.00
40.00
104.72
98.67
88.80
84.98
p < 0.01
Nifedipin
Nife. + Nitroglycerin
Nitroglycerin
Kontrolle
Hypoxie
Reoxygenation
Abb. 4c
0   10   20   30   10   20   30   40   50   60
Zeit (min)

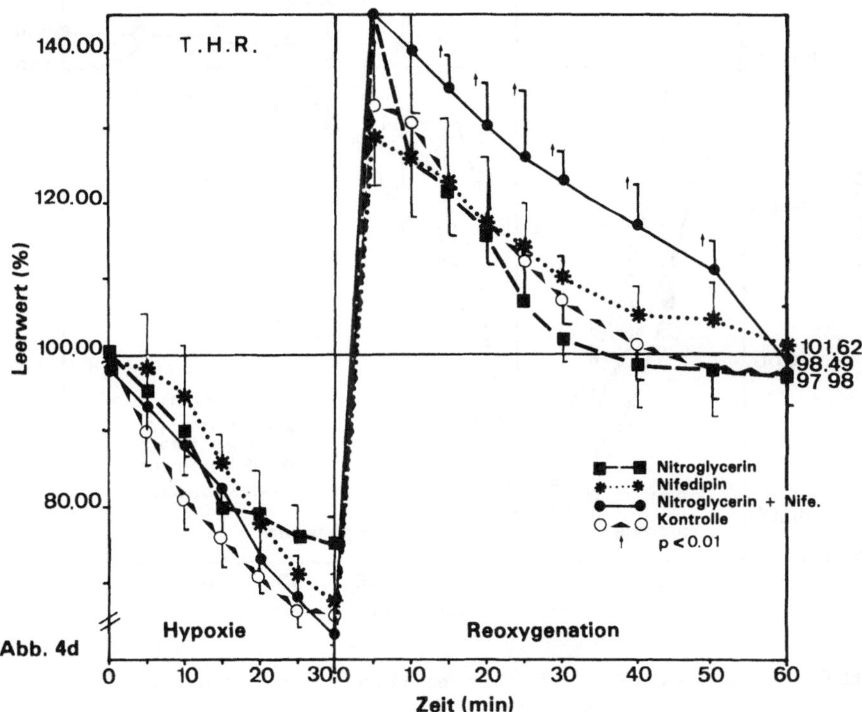

140.00
T.H.R.
Leerwert (%)
120.00
100.00
80.00
101.62
98.49
97.98
Nitroglycerin
Nifedipin
Nitroglycerin + Nife.
Kontrolle
p < 0.01
Hypoxie
Reoxygenation
Abb. 4d
0   10   20   30   10   20   30   40   50   60
Zeit (min)

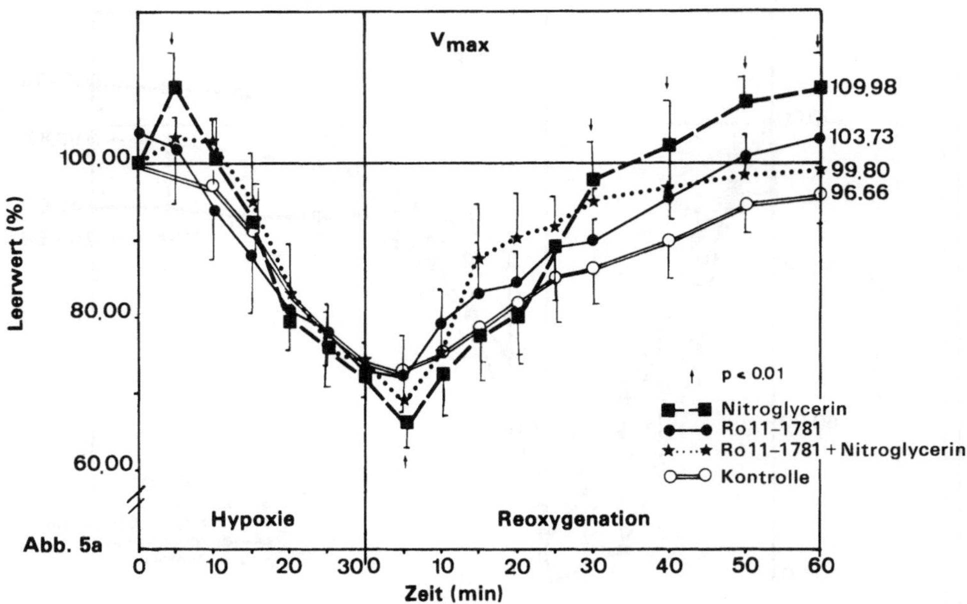

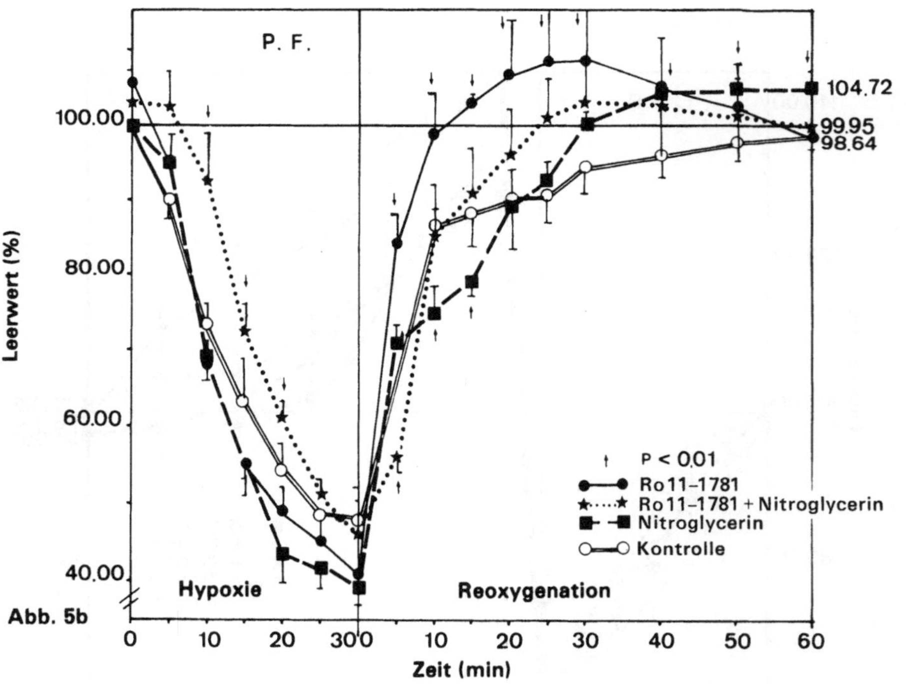

Abb. 5 a, b. Wirkungen von RO 11–1781 allein und in Kombination mit Nitroglycerin auf die Kontraktilität des hypoxischen und reoxygenierten Myokards

Papillarmuskeln während 30 minütiger Hypoxie und nachfolgender 60 minütiger Reoxygenation. Eine direkte Wirkung, gekennzeichnet durch positiv inotrope Effekte, zeigte sich hinsichtlich der mechanischen Leistung während der letzten Erholungsphase, gefolgt von einer erheblichen Verbesserung der Relaxation.

2. Die völlige Integrität dieses inotropen Effektes wurde bestätigt, indem sein Vorhandensein, unabhängig von dem Zustand des Muskels und von dem Zeitpunkt der Nitratdiffusion durch den Muskel, nachgewiesen wurde.

3. Wir konnten zeigen, daß dieser reale inotrope Effekt der Nitrate, der durch Hinzufügen calciumantagonistisch wirkender Pharmaka gänzlich aufgehoben und unter Kontrollwerte gesenkt wurde, zweifellos mit der Veränderung zellulärer Calciumströmungen unter Hypoxie-Bedingungen (Einwärtsbewegung und Akkumulation von Calcium in der Zelle) in Zusammenhang steht.

Abschließend weisen die Befunde die klinische Bedeutung des positiv inotropen Effektes von Nitraten für kardiologische Patienten aus und bestätigen, daß – trotz ihrer negativ inotropen Wirkung – die Calcium-Antagonisten eine protektive Wirkung auf die Kontraktilität des hypoxischen Myokards ausüben, und daß demnach ihre Kombination mit Nitraten während eines Angina-pectoris-Anfalls günstig sein kann.

Literatur

1. Amstrong PW, Walker DC, Berton JR, Parker JO (1975) Vasodilatator therapy in acute myocardial infarction. A comparison of sodium nitroprusside and nitroglycerin. Circulation 52:1118–1122
2. Brodie BR, Chuck L, Klausner S, Grossman W, Parmley W (1976) Effects of sodium nitroprusside and nitroglycerin on tension prolongation of cat papillary muscle during recovery from hypoxia. Circ Res 39:596–602
3. Brutsaert DL, Claes VA (1974) Onset of mechanical activation of mammalian heart muscle in calcium and strontium containing media. Circ Res 35:345–357
4. Fabiato A, Fabiato F (1979) Calcium and cardiac excitation-concentration coupling. Am Rev Physiol 41:473–484
5. Gmeiner R, Choi'Keung Ng, Simma H, Gstöttner M (1979) The effect of a new antagonist (RO 11–1781) on the cardiac conduction system in man. Eur J Cardiol 9/1:77–86
6. Henri PD, Schuchleib R, Davis J, Weiss ES, Sobel BE (1977) Myocardial contracture and accumulation of mitochondrial calcium in ischemic rabbit heart. Am J Physiol H 677–H 684
7. Nayler WG, Fassold E, Yepez G (1978) Pharmacological protection of mitochondrial function in hypoxic heart muscle: effect of verapamil, propranolol, and methylprednisolone. Cardiovasc Res 12:152–161
8. Nayler WG, Poole-Wilson PA, Williams A (1979) Hypoxia and calcium. J Mol Cell Cardiol 11:683–706
9. Refsum H, Glomstein A, Landmark K (1976) The effect of nifedipine on the isolated rat heart. Acta Pharmacol Toxicol 38:326–335
10. Refsum H, Landmark K, Bjerve KS (1979) Calcium, nifedipine, and arrythmias in isolated rat atria. Acta Pharmacol Toxicol 44:71–74
11. Strauer BE, Schaper A (1978) Ventricular function and coronary hemodynamics after intravenous nitroglycerin in coronary artery disease. Am Heart J 95:210–219
12. Tada M, Yamamoto T, Tanomura Y (1978) Molecular mechanism of active calcium transport by sarcoplasmic reticulum. Physiol Rev 58(1):79–80

Verwendung von intravenösem Isosorbiddinitrat zur Ermittlung der Reversibilität myokardialer Asynergien nach Myokardinfarkt

J. J. R. M. Bonnier und M. I. H. el Gamal

Einleitung

Bei 8 Patienten mit Herzinsuffizienz oder Angina pectoris nach Myokardinfarkt wurde mittels Herzkatheter die hämodynamische Reaktion auf intravenös verabreichtes Isosorbiddinitrat und die Wirkung der Substanz auf die linksventrikuläre Leistung hinsichtlich ihrer Fähigkeit, die Kontraktilität asynerger Bezirke zu verbessern, untersucht.

Die Patienten wurden in 2 Gruppen eingeteilt: Die eine Gruppe reagierte auf Isosorbiddinitrat mit verbesserter Kontraktilität der asynergen Bezirke; die zweite Gruppe zeigte keinerlei Reaktion. In der positiv reagierenden Gruppe waren Herzfrequenz ($p < 0,05$), Herzzeitvolumen ($p < 0,05$), Schlagvolumen ($p < 0,01$), Schlagarbeitsindex ($p < 0,05$) und Auswurffraktion ($p < 0,05$) signifikant gebessert, während bei der Gruppe der Nichtreagenten keinerlei Veränderungen der hämodynamischen Parameter verzeichnet wurden. Daraus wird geschlossen, daß Isosorbiddinitrat für die Erkennung reversibler myokardialer Asynergien nach Myokardinfarkt von Nutzen ist.

Neuere Untersuchungen mit Nitroglycerin [3] haben gezeigt, daß dieses Präparat die Unterscheidung zwischen asynergen Bezirken mit und ohne residuale Kontraktilität ermöglicht. In weiteren Untersuchungen wurde gezeigt, daß das Auftreten pathologischer Q-Zacken im Elektrokardiogramm und der Schweregrad der Koronarstenosen einen ungünstigen Effekt auf die potentielle Reversibilität der myokardialen Asynergien haben, während das Vorhandensein von Kollateralen die Reversibilität begünstigt.

Die Wirkung von Nitroglycerin und Isosorbiddinitrat auf die Reversibilität myokardialer Asynergien und auf die Hämodynamik der linksventrikulären Funktion ist noch nicht vollständig geklärt. Die vorliegende Studie sollte dazu dienen, die hämodynamischen Wirkungen von intravenös verabreichtem Isosorbiddinitrat in Fällen mit reversibler bzw. irreversibler myokardialer Asynergie zu beurteilen.

Material und Methodik

Es wurden 8 Patienten, 2 Frauen und 6 Männer, im Alter von 45–61 Jahren untersucht. Alle hatten einen Myokardinfarkt durchgemacht, hatten einen SGOT-Wert von über 200 E (normal: unter 20 E) und befanden sich entweder in Herzinsuffizienz oder hatten Angina pectoris.

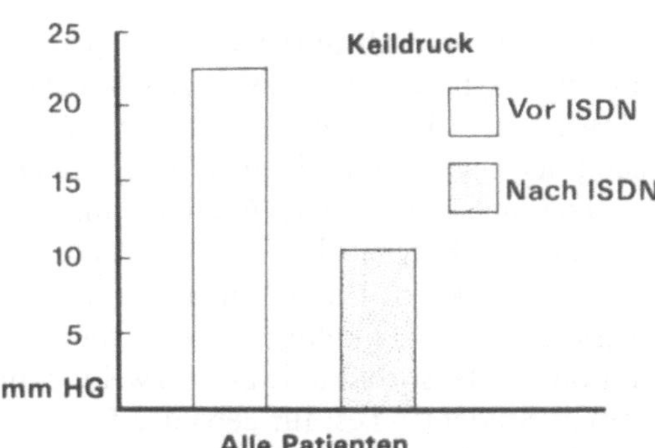

Abb. 1

Mit der Seldinger-Technik wurden Rechts- und Linksherzkatheterisierung über die V. und A. femoralis, nach Prämedikation mit 10 mg Diazepam oral, durchgeführt. Nach Messung des linksventrikulären Drucks mit einem Statham-P 23-db-Transducer und des Herzzeitvolumens mit der Thermodilutions-Methode wurde ein Ventrikulogramm in 30° rechts-anteriorer, schräger und 60° links-anteriorer, schräger Position aufgenommen, wobei 40 ml Urografin mittels eines Medrad-Volumen-Injektors in den linken Ventrikel gespritzt wurde.

Die Ventrikulographien wurden nicht während oder unmittelbar nach einem pektanginösen Anfall ausgeführt. Beim Auftreten einer Asynergie wurde Isosorbiddinitrat in einer Dosis zwischen 2 und 20 mg/h intravenös gegeben. Dabei wurde der Keildruck ständig überwacht, bis zum Erreichen von Werten zwischen 10 und 15 mm Hg über mindestens 5 min (Abb. 1). Die ventrikulographischen Untersuchungen wurden danach in den gleichen Positionen und mit der gleichen Menge des Kontrastmittels wiederholt. Der Abstand zwischen dem Röntgengerät und dem Tisch blieb unverändert. Eine Koronarangiographie wurde abschließend über einen in unserer Abteilung entwickelten Katheter [2] ausgeführt. Die Ventrikulogramme wurden hinsichtlich der Asynergien in Zusammenhang mit den von den drei Koronar-Hauptästen versorgten Myokardsegmenten ausgewertet. Dies bedeutet, daß dem links-anterioren absteigenden Segment der antero-apikale Bezirk zugeordnet wurde, das rechte Koronarsegment entsprach dem Gebiet zwischen Mitralklappe und posteriorem Papillarmuskel, und das linke Circumflexa-Segment der inferioren Ventrikelwand zwischen dem posterioren Papillarmuskel und dem Apex. Der Schweregrad einer lokalen Kontraktionsanomalie wurde als Hypokinesie (verminderte Kontraktion), Akinesie (fehlende Kontraktion) oder Dyskinesie (paradoxale systolische Bewegung) klassifiziert. Die quantitative Analyse der Unterschiede zwischen den Ventrikulogrammen vor und nach intravenösem Isosorbiddinitrat erfolgte durch Überlagerung der Diagramme endsystolischer und enddiastolischer Aufnahmen, wobei Apex und Mitte der Aortenklappe als fixe Bezugspunkte verwendet wurden. Es wurden Halbachsen gezogen, die die Längsachse in rechtem Winkel in drei Fragmente unterteilten. Jede Halbachse wurde ausgemessen, und die prozentuale Veränderung in der Enddiastole wurde zur Ermittlung des Außmaßes der regionalen Kontraktion aufgezeichnet. Die Apexbewegung wurde aufgrund der prozentualen Verkürzungsveränderung von Apex zu Herzbasis errechnet. Der Vergleich zwischen den Ventrikulogrammen vor und nach Isosorbiddinitrat diente zur Beurteilung der Wirkung von Isosorbiddinitrat auf die Asynergie. Die asynergen Bezirke wurden als reaktiv bzw. nicht reaktiv klassifiziert. Eine asynerge Zone wurde als reaktiv eingestuft, wenn eine Verkürzung der betreffenden Halbachse um mehr als 10% vorlag.

Die linksventrikuläre Auswurffraktion wurde mit der Methode von Sandler und Dodge (Flächen-Längen-Methode, monoplan) bestimmt.

Keildruck und Herzfrequenz wurden 5 min nach Erreichen des Steady state gemessen. Die Ventrikulogramme wurden, je nach Auftreten oder Fehlen einer Reaktion auf Isosorbiddinitrat, in zwei Gruppen unterteilt. Die Ergebnisse wurden mittels Student-t-Test für gepaarte Daten statistisch ausgewertet. Alle Ergebnisse wurden als Mittelwerte ($\pm$SD) angegeben.

Ergebnisse

Bei 3 der 8 Patienten bestanden Asynergien in einem Segment. Bei den übrigen 5 Patienten bestanden, im Kontroll-Ventrikulogramm, Asynergien in mehreren Segmenten. Die Wirkung von ISDN auf den Keildruck ist in Abb. 1 dargestellt.

Herzfrequenz. Bei 5 Patienten mit reversibler Asynergie stieg die Herzfrequenz signifikant von 78 ± 4 auf 86 ± 4 Schläge/min ($p<0,05$) an. Bei den übrigen 3 Patienten mit irreversiblen Asynergien stieg die Herzfrequenz von 58 ± 3 auf 60 ± 2 Schläge/min (n.s.) an (Abb. 2).

Herzzeitvolumen. Bei den 5 Patienten, die auf Isosorbiddinitrat reagierten, stieg das Herzzeitvolumen von 4,2 auf $5,4\pm0,5$ l/min an ($p<0,05$), während die Patienten mit irreversibler Asynergie keinen signifikanten Anstieg aufwiesen: $3,9\pm0,4$ auf $3,95\pm0,35$ l/min (n.s.) (Abb. 3).

Schlagvolumen. In der Gruppe der Reagenten stieg dieses von $58,4\pm6$ auf $72,4\pm5$ ml/Schlag ($p<0,01$), während es bei den Nichtreagenten von $68,6\pm6$ auf $68,0\pm7$ ml/Schlag ging (n.s.) (Abb. 4).

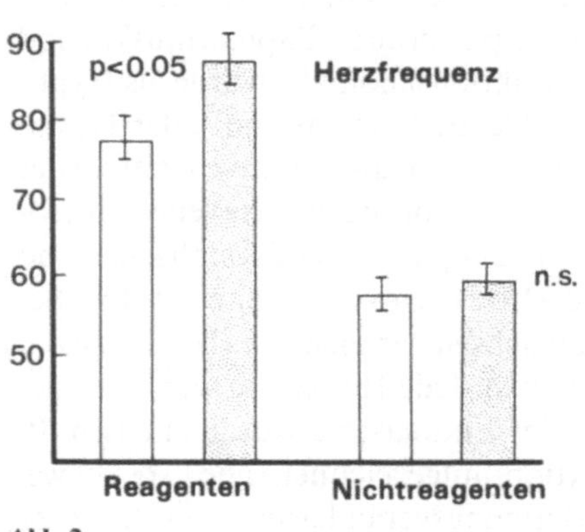

Abb. 2

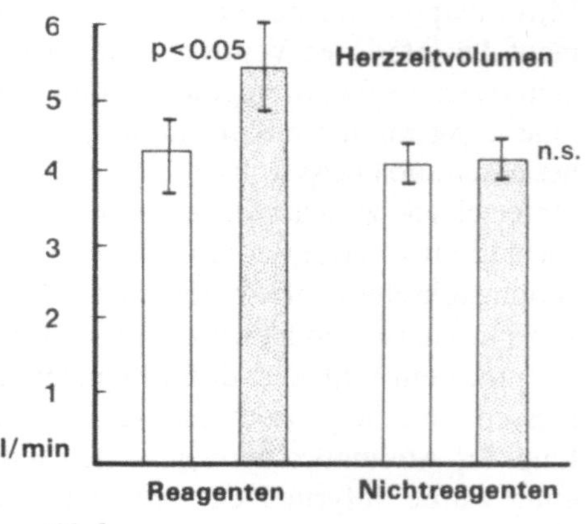

Abb. 3

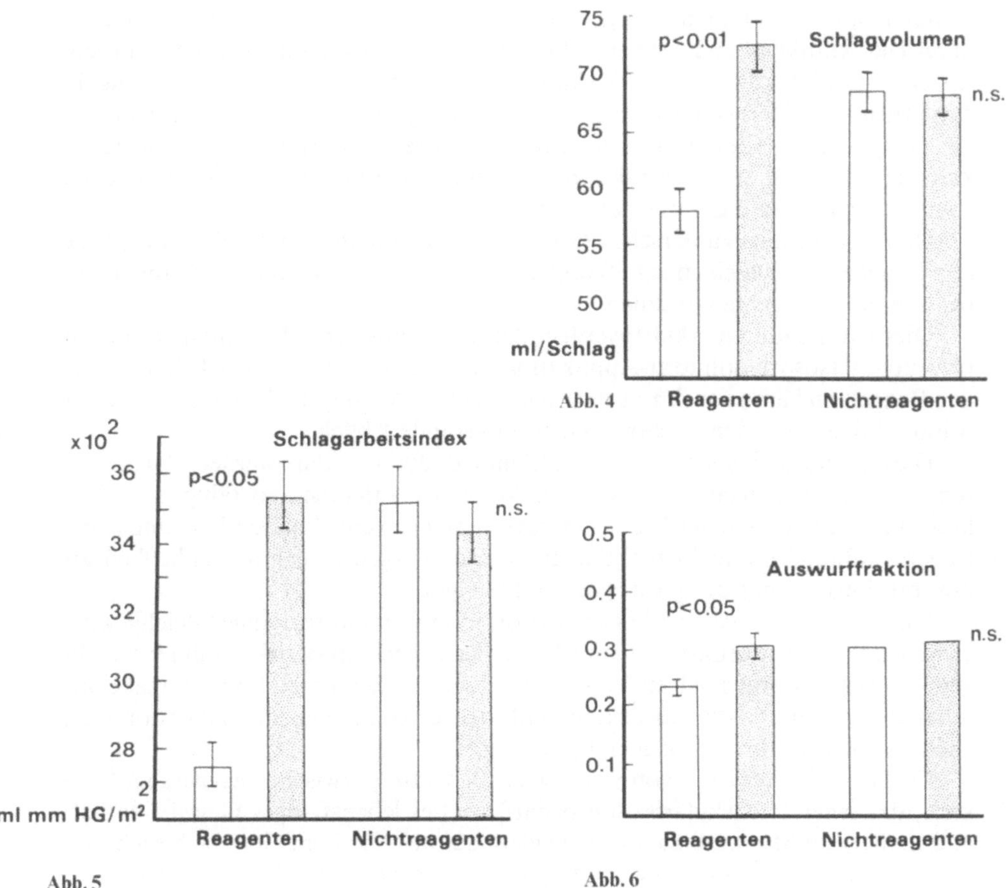

Abb. 5   Abb. 6

Schlagarbeitsindex. Bei der Gruppe, die auf Isosorbiddinitrat reagierte, stieg der Schlagarbeitsindex signifikant an: Von $2\,734 \pm 375$ auf $3\,543 \pm 337$ ml · mm Hg/ m² ($p < 0{,}05$). In der Gruppe der Nichtreagenten blieb er praktisch unverändert: $3\,511 \pm 523$ auf $3\,401 \pm 423$ ml · mm Hg/m² (n. s.) (Abb. 5).

Auswurffraktion. Bei den Patienten, deren Asynergie auf Isosorbiddinitrat reagierte, stieg die Auswuffraktion von $23{,}8 \pm 2{,}6$ auf $29{,}6 \pm 2{,}9$ an ($p < 0{,}05$), während sich in der Gruppe der Nichtreagenten keine Unterschiede zeigten ($30{,}3 \pm 2{,}1$ gegenüber $31{,}0 \pm 2{,}3$) (Abb. 6).

Besprechung und Schlußfolgerungen

Aus früheren Studien an Koronarpatienten [1, 3] ist bekannt, daß Nitroglycerin und Isosorbiddinitrat den linksventrikulären enddiastolischen Druck senken, das Volumen vermindern und die Herzfrequenz beschleunigen. Unsere Ergebnisse stimmen mit diesen Beobachtungen überein, sofern es sich um Patienten mit koronarer Herzkrankheit und Asynergie handelt. Ungeachtet der kleinen Fallzahl zeigte sich in dieser Studie, daß die Wirkung von Isosorbiddinitrat auf die Leistung des asynergen Ventrikels von der Reaktion des asynergen Myokardbezirks abhängt. In der Gruppe mit verbesserter myokardialer Kontraktilität sahen wir einen signifikanten Anstieg der Auswurffraktion, während bei der Gruppe der Nichtreagenten keine derartige Veränderung stattfand.

Unsere Ergebnisse unterscheiden sich insofern von anderen Studien, als wir bei den Reagenten auch einen signifikanten Anstieg des Schlagvolumens fanden, der bei den Nichtreagenten ausblieb.

Dies kann dadurch erklärt werden, daß 6 von unseren 8 Patienten vor der intravenösen Isosorbiddinitrat-Applikation einen erhöhten Keildruck hatten. Bei den Reagenten kam es auch zu einem signifikanten Anstieg des Schlagarbeitsindex, während dieser bei den Nichtreagenten unverändert blieb.

Dieses unterschiedliche Verhalten könnte dadurch erklärt werden, daß reagierende asynerge Segmente lebensfähiges Myokard enthalten, das fähig ist, sich zu kontrahieren und in dieser Weise zur gesamten linksventrikulären Leistung beizutragen, während die nicht reaktionsfähigen asynergen Zonen ausschließlich aus kontraktionsunfähigem Narbengewebe bestehen.

Unserer Ansicht nach verbessert Isosorbiddinitrat das regionale Gleichgewicht zwischen Sauerstoffbedarf und -angebot in den asynergen Bezirken mit lebensfähigem Myokard, woraus sich eine verbesserte Kontraktilität ergibt. In den reaktionsunfähigen Zonen ist kein lebensfähiges Myokard vorhanden, und daher kommt es nach Isosorbiddinitrat zu keiner Besserung.

Für den Kliniker ist es von praktischer Bedeutung, zwischen asynergem Myokard, das einer Revaskularisation bedarf, weil es lebensfähiges Gewebe enthält, und asynergem Myokard zu unterscheiden, das aus fibrösem Gewebe besteht und keine Revaskularisation, sondern möglicherweise eine Resektion erfordert.

Isosorbiddinitrat ist für die Feststellung einer reversiblen myokardialen Asynergie äußerst wertvoll.

Danksagung. Wir bedanken uns bei Herrn Berry van Gelder und dem Personal des Herzkatheter-Labors für die technische Hilfe sowie bei Fräulein Annie Keyzers für das Schreiben dieses Manuskriptes.

Literatur

1. Cottrell JE, Turndorf H (1978) Intravenous nitroglycerin. Am Heart J 96/4:550–553
2. Gamal MIH el, Slegers L, Bonnier H, Borsje P, Relik Th, Gelder L van, Vries D de (1980) Selective coronary arteriography with a performed single catheter. Percutaneous femoral technique. A J R 135:630–632
3. Shah R, Bodenheimer MM, Banka VS, Helfant RH (1967) Nitroglycerin and ventricular performance. Chest 70/4:473–479

Hämodynamische Wechselwirkungen von Beta-Blockern und Nitraten bei der koronaren Herzkrankheit

W. Doering, H. Hacker, W. Reiser und E. König

Einleitung

Die Bedeutung der Nitrate und der β-Blocker für die Behandlung von Patienten mit Angina pectoris ist allgemein anerkannt. Während die Wirkungsmechanismen dieser beiden Pharmaka einzeln ausführlich untersucht wurden [4, 8–10], gibt es nur wenige Aussagen über die hämodynamischen Auswirkungen ihrer kombinierten Anwendung. Dabei wurden die kombinierten Wirkungen dieser Arzneimittel in den existierenden Studien entweder durch nichtinvasive Methoden [2, 5, 7, 11] oder nach intravenöser Applikation [1, 6] untersucht.

Die vorliegende Studie hatte zum Ziel, die hämodynamischen Reaktionen auf die kombinierte orale Gabe beider Arzneimittel zu prüfen.

Patienten und Methodik

Die Studie wurde an 11 männlichen Patienten (mittleres Alter 57 J.) mit angiographisch nachgewiesener, signifikanter koronarer Herzkrankheit (KHK) ausgeführt. Jegliche herzaktive Therapie wurde mindestens 24 h vor Beginn der Untersuchung abgesetzt. Die zentrale Hämodynamik in Ruhe und während Fahrradergometer-Belastung im Liegen wurde über einen Swan-Ganz-Thermodilutionskatheter ermittelt. Es wurde eine konstante Belastung gewählt, die Angina pectoris (AP) und/oder signifikante ST-Streckensenkungen ($\geq 1,5$ mm) bei der Leerergometrie erzeugte.

Die Belastungstests wurden, unter gleicher Arbeitsleistung, 60 min nach Einnahme von 5 mg Methypranol (M) und weitere 60 min nach Einnahme von 10 mg eines nicht retardierten Isosorbiddinitrat-Präparates (ISDN) wiederholt.

Statistische Auswertung

Zur Prüfung der Signifikanz der erhobenen Befunde wurde der Student-t-Test für gepaarte Werte verwendet.

Tabelle 1. Hämodynamische Befunde in Ruhe bei 11 Patienten (Mittelwerte ± 1 SD) vor Medikation (K), 60 min nach Methypranol (M) und weitere 60 min nach Isosorbiddinitrat (ISDN). Die p-Werte in der Spalte M beziehen sich auf Vergleiche gegenüber Leerwerten, in der ISDN-Spalte auf Vergleiche mit M. HR Herzfrequenz; SV Schlagvolumen; CO Herzminutenvolumen; CI Herzindex; RAM mittlerer rechter Vorhofdruck; PCP Pulmonalkapillardruck; PAM mittlerer Pulmonalarteriendruck

HR (min^{-1})	79,3 $\pm 15,9$	60,6 $\pm 14,7^c$	64,9 $\pm 13,5$
SV (ml)	88,6 $\pm 20,9$	86,4 $\pm 18,8$	73,1 $\pm 17,3^a$
CO (l/min)	6,81 $\pm$ 1,08	5,38 $\pm$ 0,77^c	4,59 $\pm$ 0,77^c
CI (l/min/m^2)	3,56 $\pm$ 0,56	2,78 $\pm$ 0m39^c	2,39 $\pm$ 0,42^c
RAM (mm Hg)	3,2 $\pm$ 1,5	4,3 $\pm$ 1,8^b	2,6 $\pm$ 1,7^b
PCP (mm Hg)	5,9 $\pm$ 1,8	7,8 $\pm$ 1,6^c	5,6 $\pm$ 3,2^a
PAM (mm Hg)	13,8 $\pm$ 2,4	15,2 $\pm$ 2,1^a	13,6 $\pm$ 3,8

[a] $p < 0,05$ [b] $p < 0,01$ [c] $p < 0,001$

Tabelle 2. Hämodynamische Befunde unter Belastung. Abkürzungen s. Tabelle 1

	K	M	ISDN
Hr (min^{-1})	123,6 $\pm 21,3$	110,2 $\pm 17,1^c$	108 $\pm 19,2$
SV (ml)	104,2 $\pm 23,8$	95,9 $\pm 23,9^b$	98,3 $\pm 21,6$
CO (l/min)	12,45 $\pm$ 3,07	10,24 $\pm$ 2,94^c	10,45 $\pm$ 2,85
CI (l/min/m^2)	6,4 $\pm$ 1,4	5,26 $\pm$ 1,4^b	5,34 $\pm$ 1,32
RAM (mm Hg)	7,3 $\pm$ 3,1	12,8 $\pm$ 3,3^c	8,7 $\pm$ 4,4^c
PCP (mm Hg)	22,6 $\pm$ 5,8	30,7 $\pm$ 7,2^a	20,8 $\pm$ 8,4^c
PAM (mm Hg)	33,2 $\pm$ 6,8	41,5 $\pm$ 8,3^b	34,3 $\pm$ 9,1
Angina pectoris	7/11	5/11	1/11
ST-Segment ↓	9/11	5/11	4/11

[a] $p < 0,05$ [b] $p < 0,01$ [c] $p < 0,001$

Ergebnisse

Bei der Leerergometrie kam es bei 9 der 11 Patienten zu ischämischen ST-Streckensenkungen; 7 Patienten gaben typische Angina-pectoris-Symptome an. Bei 2 dieser Patienten wurde die Angina durch β-Blockade allein, bei weiteren 4 durch Hinzufügen von ISDN (Tabelle 2) beseitigt. Die mittlere ST-Streckensenkung fiel von 1,8 mm im Leerversuch auf 0,7 mm nach Methypranol ($p < 0,01$) und 0,4 mm nach ISDN (nicht signifikant) ab. Die nach Medikamenteneinnahme beobachteten Veränderungen der Ruhe- und Belastungs-Hämodynamik sind in Tabellen 1 und 2 dargestellt.

Methypranol zeigte die üblichen Wirkungen der β-Blockade bzw. einen signifikanten Frequenzabfall (um 24% in Ruhe und 11% unter Belastung), Abfall des Herzminutenvolumens (um 21% bzw. 18%) sowie einen signifikanten Anstieg des

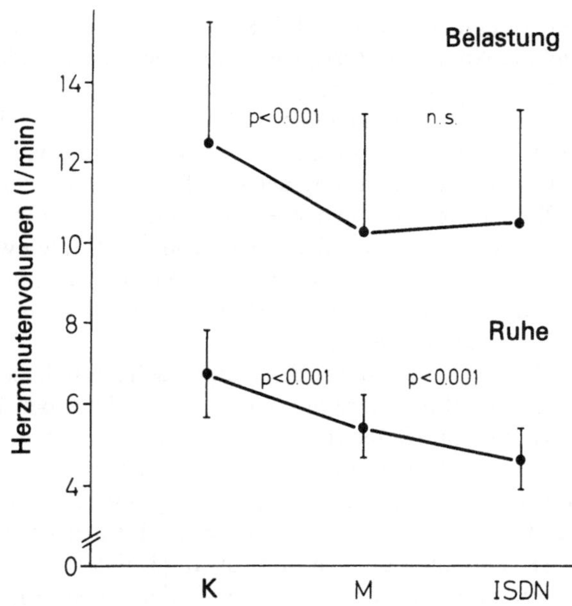

Abb. 1. In Ruhe führt die zusätzliche ISDN-Gabe zu einem weiteren signifikanten Abfall der β-Blocker-induzierten Verminderung des Herzminutenvolumens. Unter Belastung wird das Herzminutenvolumen durch die zusätzliche ISDN-Gabe nicht beeinflußt (Abkürzungen s. Tabelle 1)

Pulmonalkapillardrucks (um 31 bzw. 36%), des mittleren rechten Vorhofdrucks (um 36% bzw. 76%) und des mittleren Pulmonalarteriendrucks (um 10 bzw. 25%). Das Schlagvolumen ging in Ruhe nur leicht und nicht signifikant zurück (3%), unter Belastung aber um 8% ($p < 0{,}01$).

Die zusätzliche Gabe von ISDN führte zu keiner signifikanten Veränderung der Herzfrequenz, was auf ein Fortbestehen der β-Blockade hinwies. Obwohl die ausgeprägteste Wirkung von ISDN in der Reduzierung der Füllungsdrücke unter Belastung bestand (Tabellen 1 und 2), ist seine Wirkung auf das Schlagvolumen und das Herzminutenvolumen von besonderem Interesse (Abb. 1).

In Ruhe verminderte ISDN das Schlagvolumen um weitere 15%, und dies hatte einen weiteren signifikanten Abfall des Herzminutenvolumens um 15% ($p < 0{,}001$) zur Folge. Unter Belastung wurde die ausgeprägte β-Blocker-induzierte Verminderung des Herzminutenvolumens und des Schlagvolumens durch gleichzeitige Gabe von ISDN nicht weiter verstärkt. Die zusätzliche ISDN-Gabe bewirkte im Gegenteil einen leichten Anstieg des Schlagvolumens und des Herzminutenvolumens.

Diskussion

Die günstige Wirkung der β-Blocker auf den myokardialen Sauerstoffverbrauch beruht auf einem Rückgang der Herzfrequenz und der Kontraktilität, während ISDN das Preload reduziert [6]. Die Kombination dieser beiden Arzneimittel resultiert in einem günstigen Effekt auf die belastungsinduzierte ST-Streckensenkung und die Angina pectoris, wie auch in der vorliegenden Studie erneut nachgewiesen werden konnte [2, 5, 6, 11].

Dennoch ist diese günstige Wirkung, mit Hinblick auf die hämodynamischen Interaktionen der beiden Präparate in Ruhe, nicht ohne weiteres verständlich. Durch die Verminderung der Herzfrequenz und des Schlagvolumens bewirkte die β-Blockade einen erheblichen Abfall des Herzminutenvolumens. Dieser wurde in Ruhe durch die zusätzliche Gabe von ISDN noch weiter vertieft, und der Herzindex unserer Patienten fiel unter die Normalwerte ab (auf 2,4 l/min/kg). Unter Belastung wäre diese ISDN-Wirkung höchst unerwünscht, da sie die Belastungskapazität reduzieren würde.

Jedoch kam es unter Belastung, nach zusätzlicher ISDN-Gabe, zu keinem weiteren Abfall des Herzminutenvolumens. Dies beruht auf einer unterschiedlichen Wirkung von ISDN auf das Herzminutenvolumen in Abhängigkeit von den normalen oder/bzw. erhöhten Füllungsdrücken. Die durch ISDN bewirkte Reduzierung der normalen Füllungsdrücke hat einen Rückgang des Herzminutenvolumens zur Folge, während dieses durch die Reduzierung erhöhter Füllungsdrücke bei KHK-Patienten unbeeinflußt bleibt [3, 6, 9].

Dies konnte auch bei unseren Patienten bestätigt werden, auch dann, wenn die Füllungsdrücke in Ruhe nach β-Blockade innerhalb der normalen Werte verblieben. Unter Belastung verursachte die β-Blockade einen erheblichen Anstieg der Füllungsdrücke, die nach ISDN-Gabe auf annähernd normale Werte abfielen, und auf diese Weise blieb das Herzminutenvolumen unbeeinflußt. β-Blocker reduzieren einerseits den myokardialen Sauerstoffbedarf durch ein Senken der Herzfrequenz und der Kontraktilität, andererseits erhöhen sie aber den Sauerstoffbedarf durch Anheben der Füllungsdrücke und folglich der Wandspannung und des diastolischen Ventrikelvolumens [9]. In dieser hämodynamischen Situation sind die Nitrate von besonderem Wert, da sie das Preload senken. Es ist allerdings angezeigt, die Dosis der beiden Präparate sorgfältig anzupassen.

Schlußfolgerungen

β-Blocker und Nitrate reduzieren den myokardialen Sauerstoffverbrauch durch verschiedene Wirkungsmechanismen. Unter Belastung führt die β-Blockade zu einem Anstieg der Füllungsdrücke, die ihrerseits die Wandspannung und somit den Sauerstoffverbrauch erhöhen und die diastolische Koronardurchblutung vermindern.

In dieser Situation ist ISDN besonders wirksam, da es die unerwünschten Wirkungen der β-Blockade durch Reduzierung des Preload aufhebt. Trotz der nach zusätzlicher ISDN-Gabe erfolgenden Reduzierung der Füllungsdrücke kommt es nicht zu einem weiteren Abfall des Herzminutenvolumens unter Belastung.

Die kombinierte orale Therapie mit beiden Präparaten ist in der Behandlung der KHK hochwirksam. Die hämodynamischen Veränderungen, die dieser klinischen Beobachtung zugrunde liegen, werden durch die oben erwähnten Befunde dokumentiert.

Zusammenfassung

Bei 11 Patienten mit nachgewiesener koronarer Herzkrankheit kam es nach oraler Gabe eines β-Blockers zu einem signifikanten Abfall der Herzfrequenz und des Herzminutenvolumens sowie zu einem Anstieg der Füllungsdrücke in Ruhe und unter Belastung. Die zusätzliche orale Gabe von ISDN verstärkte den Rückgang des Herzminutenvolumens in Ruhe durch die Reduzierung *normaler* Füllungsdrücke. Unter Belastung reduzierte die zusätzliche ISDN-Gabe den β-Blocker-induzierten *erhöhten* Füllungsdruck auf annähernd normale Werte, wobei das Herzminutenvolumen unbeeinflußt blieb. Die hämodynamischen Wechselwirkungen dieser beiden Medikamente erklären ihre günstige Wirkung auf die Belastungs-Angina-pectoris und ST-Streckensenkung.

Literatur

1. Amende, I., Simon R, Hood W, Lichtlen PR (1979) The effects of the β-blocker atenolol and nitroglycerin on left ventricular function and geometry in man. Circulation 60:836–849
2. Battock D, Alvarez H, Chidsey CH (1969) Effects of propranolol and isosorbide dinitrate on exercise performance and adrenergic activity in patients with angina pectoris. Circulation 39:157–169
3. Bussmann WD (1975) Neue Aspekte zur Behandlung der Linksinsuffizienz. Die Wirkung von Nitroglycerin. Med Klin 70:1697–1707
4. Cyran J, Hellwig H, Bolte D, Karabensch F, Krüger R, Lüderitz B (1978) Einfluß von Nitroglycerin auf die myokardiale Pumpfunktion bei Linksinsuffizienz. Herz Kreislauf 10:116–123
5. Kappenberger L, Fellmann H, Nager F (1973) Die Therapie der Angina pectoris mit Betarezeptorenblockern und einem Isosorbiddinitrat-Depotpräparat. Schweiz Med Wochenschr 103:1789–1792
6. Lichtlen P (1972) Zur Therapie der Angina pectoris in heutiger Sicht. Z Kreislaufforsch 61:193–221
7. Raff U, Jeschke D (1977) Vergleichende Belastungsuntersuchungen bei Patienten mit koronarer Herzkrankheit unter Betasympathikolyse mit Betadrenol und Isoket. Med Welt 28:1518–1521
8. Simon G, Dickhut H, Lindscheidt U, Kindermann W, Keul J (1979) Hämodynamische und metabolische Auswirkungen der Betarezeptorenblockade durch Methypranol. Herz Kreislauf 11:134–140
9. Stephens J, Camm J, Spurrell R (1978) Improvement in exercise hemodynamics by isosorbide dinitrate in patients with severe congestive cardiac failure secondary to ischemic heart disease. Br Heart J 40:832–837
10. Wolf R, Beck O, Habel F, Hochrein H (1977) Sublinguale Nitratwirkung auf die Hämodynamik bei Koronarpatienten mit und ohne Herzinsuffizienz. Z Kardiol 66:459–464
11. Zetterquist S, Furberg C, Ringquist J (1975) Separate and combined effects of pindolol and isosorbide dinitrate in patients with angina pectoris. Curr Ther Res Clin Exp 17:139–148

Diskussion

Die drei ersten Referate befaßten sich mit dem Vergleich der intravenösen und intrakoronaren Nitroglycerin- bzw. Nitratgabe. Offensichtlich fehlt bei intrakoronarer Nitroglycerin-Gabe eine Wirkung auf das periphere venöse und arterielle System. Andererseits führt die verhältnismäßig hohe Dosis von 0,1–0,2 mg Nitroglycerin intrakoronar, die von den meisten Untersuchern verwendet wurde, zu einer erheblichen Dilatation des arteriolären Koronarbettes, der großen extramuralen Koronararterien und möglicherweise auch des venösen Koronarbettes.

Bezüglich der Kontraktilität bzw. der linksventrikulären Motilität wurde eine unterschiedliche Reaktion auf die intrakoronare Nitratgabe beschrieben. Während Rutsch eine deutliche Verbesserung der Wandmotilität sowohl in normalen als auch in poststenotischen, von weniger als 50% stenosierten Arterien versorgten Gebieten fand, beobachteten Amende et al. einen zwar nur kurzen, jedoch regelmäßig auftretenden Anstieg von dP/dt_{max}. Das sehr ansprechende Modell von Tillmanns, der die anatomischen Verhältnisse im Katzen- und Rattenmyokard durch Epiillumination darstellte und kinematographisch analysierte, bestätigt den dilatatorischen Nitroglycerineffekt auf die kleinen und großen Arteriolen, sowohl nach intravenöser als auch nach intrakoronarer Injektion. Die Strömungsgeschwindigkeit des Blutes verhielt sich jedoch unterschiedlich: Sie stieg nach der intrakoronaren an und fiel nach der intravenösen Injektion ab.

Amende war der Meinung, daß der Anstieg von dP/dt_{max} hauptsächlich auf einer vermehrten Gefäßfüllung bzw. einem Anstieg des intravasalen Volumens beruhte und schließlich zu einem vorübergehenden Anstieg der Wandspannung führte. Während der Diskussion wurden ähnliche „positiv inotrope" Wirkungen nach intrakoronarer Nitroglycerin-Gabe auch von Conti berichtet, obwohl nicht bezüglich dP/dt_{max}, sondern bezüglich der Schlaggeschwindigkeit. Amende wurde gefragt, wie er die fehlende Veränderung der diastolischen Druck-Volumen-Beziehung erkläre, da Gaasch et al. (Circulation 56:593, 1977) in experimentellen Studien (allerdings mit höheren Nitroglycerin-Dosen) sehr wohl Veränderungen der diastolischen Wanddicke beobachtet hatten. Amende antwortete, daß Gaasch et al. nicht die Druck-Volumen-Relation untersucht hatten, sondern lediglich Veränderungen der Wandsteifigkeit postulierten, die auch sie durch einen Gefäßstau erklärten, in Übereinstimmung mit der Auffassung von Salisbury über den Einfluß des Koronararteriendrucks auf die Elastizität des Myokards bzw. des „erektilen" Effektes auf das Myokard (Circulation Research 8:794, 1960).

Parmley führte aus, daß die Veränderungen der Druck-Volumen-Relation auch auf die Interaktion des rechten und linken Ventrikels bei einem steifen Perikard zurückzuführen sein könnten, da der intraperikardiale Druck während der Diastole verändert würde. Somit spiegeln die intraventrikulären Drücke nicht die tatsächlichen transmuralen Druckverhältnisse zu jedem Zeitpunkt wider und erschweren die Berechnung der Belastungs-Spannungs-Relation. Amende gab zu, daß viele Faktoren die diastolische Funktion beeinflussen, insbesondere die Veränderungen der Wanddicke. Nach sublingualem Nitroglycerin, wenn linksventrikuläres Volumen und Druck sowie Wandspannung reduziert sind (wodurch auch der Widerstand gegenüber der Koronarfüllung nachläßt), könnte ebenfalls eine vermehrte Gefäßfüllung begünstigt werden.

Die Beobachtungen von *Tillmanns* über die Mikrozirkulation wurden von Bing, hauptsächlich bezüglich der Methodik, insbesondere der Bestimmung der Erythrozyten-Geschwindigkeit, in Frage gestellt. Tillmanns verwendete indessen fluoreszierende Partikel (Größe 2,1 µm) und keine Erythrozyten zur Geschwindigkeitsbestimmung. In seinem Bericht war nicht von der Erythrozytengeschwindigkeit die Rede. Er führte jedoch aus, es sei wichtig, eine spezielle Untersuchungstechnik zu verwenden, die es gestattet, kurze Phasen zu analysieren, in denen die Partikel deutlich sichtbar werden. Auch sollte die Vergrößerung nicht allzugroß sein. Er verwende eine zehnfache lineare Vergrößerung für die Geschwindigkeit und eine hundertfache für die Messung der Durchmesser und der Interkapillar-Zwischenräume.

Mehmel führte aus, daß bei Patienten mit normalen Füllungsdrücken eine akute Druckbelastung mit Methoxamin aufgrund von Veränderungen des koronaren Perfusionsdrucks und möglicherweise der koronaren Gefäßfüllung und somit der linksventrikulären Masse zu einer Veränderung des diastolischen Druck-Volumen-Verhältnisses führen könnte. Isosorbiddinitrat beeinflußt diese Relation nicht. Er wurde gefragt, ob diese Verschiebung der Druck-Volumen-Relation nach Methoxamin möglicherweise nur auf dem Anstieg des diastolischen Drucks und nicht der linksventrikulären Masse oder diastolischen Steifigkeit beruhen könnte. Mehmel – wie auch Amende – schloß nicht aus, daß das Perikard, die rechtsventrikuläre Füllung oder die erhöhte Stauung den diastolischen Druck beeinflußt haben könnten.

Parmley hob hervor, daß die entscheidende Messung die Wanddicke betreffe. Offensichtlich würde man bei Messung der gleichen Wanddicke bei Veränderungen des enddiastolischen Volumens eine andere linksventrikuläre Masse berechnen. Er schlug daher vor, diese Studien an einem besser kontrollierten Modell zu wiederholen, an dem die Wanddicke genauer bestimmt werden könnte. In seiner Antwort sagte Mehmel, die Wanddicke wäre in der RAO-Projektion an der Vorderwand gemessen worden. Genaue Messungen hätten gezeigt, daß die Veränderungen der Masse parallel zu denen des enddiastolischen Volumens verliefen. Es sei jedoch wichtig zu betonen, daß die Veränderungen der Wanddicke sehr gering waren; die Unterschiede zwischen Kontroll- und Methoxamin-Werten betrügen lediglich 0,5 mm.

Eine Anzahl von Fragen bezog sich auf den Bericht von *Conti* über den zeitlichen Verlauf verschiedener i.v. Nitroglycerin-Wirkungen, die 1. einen deutlichen Abfall des Blutdrucks und des Schlagvolumens bei hohen Dosen und 2. einen ausgewogenen Effekt auf das arterielle und venöse System bei mittleren Dosen sowie einen anhaltenden Effekt auf das venöse System bzw. den enddiastolischen Druck nur bei niedrigen Dosen ergaben.

Rutsch fragte nach dem zeitlichen Verlauf der kardialen und peripheren Wirkungen und ob eine frühe Wirkung auf das Herz beobachtet worden sei. Er fragte ferner, warum das Schlagvolumen ansteigen sollte und der Aortendruck abfiele.

Conti meinte, es käme nach einer großen intravenösen Bolus-Dosis zunächst zu einem vorübergehenden Abfall des peripheren Widerstandes, der einen Anstieg des Herzzeitvolumens verursache. Nach Rückkehr des Widerstandes zu den Kontrollwerten würde das Schlagvolumen ebenfalls auf die vorherigen Werte abfallen. Aortenimpedanz und Wandsteifigkeit könnten eine zusätzliche Rolle spielen. In dieser Hinsicht seien die Auswirkungen auf den kleinen Kreislauf noch nicht bekannt. Dennoch habe er in einer Studie beobachtet, daß der Abfall des peripheren Widerstandes und des Aortendrucks der Drucksenkung in der Pulmonalarterie um einige Sekunden vorangehe.

Mantle hob hervor, daß die Nitroglycerin-Wirkung auch von dem kontraktilen Zustand des Herzmuskels abhängig sein könnte, wobei die Ergebnisse ähnlich wie nach Isosorbiddinitrat oder Nitroprussid-Natrium wären. Patienten mit einer eher normalen linksventrikulären Leistung, wie die von Conti, haben eine Funktionskurve mit ziemlich guter Neigung bzw. auf einer niedrigen diastolischen Druckstufe. Dagegen könne bei Patienten mit Herzinsuffizienz eine flachere linksventrikuläre Funktionskurve beobachtet werden. In diesen Fällen erfolgt die therapeutische Reduzierung des Füllungsdrucks auf eine günstigere Stufe ohne Beeinträchtigung der linksventrikulären Funktion; diese würde sogar verbessert. Wenn der Druck auf sehr niedrige Werte abfällt, wie bei den Patienten von Conti, könne auch das Schlagvolumen zurückgehen. Dies unterstreiche nochmals die Bedeutung einer exakten hämodynamischen Überwachung dieser Patienten während der Behandlung. Conti stimmte zu, daß diese Studien bei Patienten mit Herzinsuffizienz bzw. mit erhöhten enddiastolischen Drücken wiederholt werden sollten.

Flaherty wies darauf hin, daß man nach Beendigung einer Langzeit-Nitroglycerin-Infusion einen differenzierten zeitlichen Verlauf hinsichtlich des Abklingens der hämodynamischen Wirkungen beobachte, wobei die arteriolären Wirkungen weitaus schneller verschwänden, während die venösen Wirkungen erhalten blieben. Auch dies weise auf unterschiedliche Rezeptor-Eigenschaften in der arteriellen und der venösen Gefäßwand hin. Bei langsam ansteigender Infusionsgeschwindigkeit und niedriger Dosis verändere sich die Herzfrequenz nicht. Bei den Patienten von Conti war die Dosis mit 150 μg/min ziemlich hoch. Nach den Erfahrungen von Flaherty schwankt die Dosis von einem Patienten zum anderen erheblich (von 10–200 μg/min). Es wäre daher besser, jeden Patienten einzeln vorher zu testen, anstatt die gleiche Dosis für alle zu verwenden.

Krayenbühl bat schließlich um Erläuterungen hinsichtlich der Kalibrierung der Flußsonde. Conti gab zu, daß dies nicht geschehen sei, da es sich um eine Geschwindigkeitssonde gehandelt habe und der Durchmesser der Aortenwurzel als konstant angesehen wurde, obwohl er sich im Verlauf eines Herzzyklus natürlich ändere.

Als kontrovers wurde der Bericht von *Bonoron-Adèle* über den Nachweis eines echten inotropen Nitrateffektes auf die Kontraktilität isolierter Papillarmuskeln beurteilt. Es wurde zunächst gezeigt, daß V_{max} sehr unempfindlich gegenüber Veränderungen des intrazellulären Aktivators, Calcium, sei. Daher veränderten Calcium-Antagonisten, wie Verapamil und Nifedipin, V_{max} nicht erheblich, während diese Größe andererseits auf Noradrenalin sehr empfindlich reagiert. Die Tiere sollten daher mit Reserpin oder Betablockern vorbehandelt werden. Ferner wird Ro 11–1781 nicht als Calcium-Antagonist betrachtet, da es den langsamen Calcium-Einstrom nicht hemmt. Außerdem sollte Bonoron Adèle, wenn sie einen Antagonismus zwischen Calcium-Blockern und Nitroglycerin fände, spezifische Rezeptoren an der Herzmembran bezüglich der letzteren Substanz nachweisen. Die Diskutanten hatten Mühe zu glauben, daß Nitroglycerin in einer 10 000- bis 100 000 fach höheren Konzentration als der verwendete Calcium-Antagonist in seiner Wirkung aufgehoben worden sei.

Bonoron-Adèle gab zu, daß die Studie durch elektrophysiologische Untersuchungen ergänzt werden müsse.

Teil IV Koronarfluß und Myokarddurchblutung

Wirkung von Nitraten auf die Myokard-Durchblutung während Angina pectoris: Vergleich der mit der [133]Xenon-Auswasch-Technik und der Thallium-Szintigraphie erhobenen Befunde

H. J. Engel, R. Wolf, P. Pretschner, H. Hundeshagen und P. R. Lichtlen

Einleitung

Trotz zahlreicher Untersuchungen an Versuchstieren und an Menschen bleibt die Bedeutung von Veränderungen der Myokard-Durchblutung am antianginösen Effekt der Nitrate immer noch umstritten. Widersprüchliche Ergebnisse gehen hauptsächlich auf unterschiedliche Anlagen der Prüfungen und die Verschiedenheit der zur Messung der Myokard-Durchblutung verwendeten Techniken zurück.

In der vorliegenden Studie wurde die Nitrat-Wirkung auf die Myokard-Durchblutung bei Koronarpatienten zum Zeitpunkt der myokardialen Ischämie untersucht, wobei Angina pectoris und/oder eine ST-Streckensenkung von $\geq 0,1$ mV als Ischämie bezeichnet wurden [3, 11].

Methodik

Zur Messung wurden zwei Verfahren mit grundlegend verschiedenen Prinzipien und Limitationen verwendet:
1. Die präkordiale [133]Xenon-Clearance-Technik und
2. die [201]Thallium-Szintigraphie.

Zu 1. Die präkordiale [133]Xenon-Clearance-Technik ist gegenwärtig die einzig verfügbare Methode zur quantitativen Beurteilung der regionalen Myokard-Durchblutung beim Menschen. Es handelt sich um eine Modifikation der Inert-Gas-Techniken [6], die generell zur Quantifizierung der globalen Myokard-Durchblutung beim Menschen verwendet werden. Sie beruht auf der präkordialen Aufzeichnung mehrerer Auswasch-Kurven nach intrakoronarer Injektion des frei diffusiblen Indikators. Die Myokard-Durchblutung wird aus dem Neigungsgrad der Auswasch-Kurven errechnet, wobei eine schnelle Auswaschung hohe Durchblutungswerte und eine langsame Auswaschung niedrige Flußraten anzeigen. Die quantitative Berechnung des Flusses erfolgt allgemein nach der Kety-Schmidt-Formel [6] unter Anwendung eines monoexponentiellen Modells für den ersten Teil der Clearance-Kurve. Die nuklearmedizinische Apparatur bestand aus einer abgeänderten Pho 3-Nuclear-Chicago-Gamma-Kamera mit niederenergetischem

Kollimator, angeschlossen an ein CDC 1700-Computersystem (32 k, 16 bit, 2 Scheiben und Magnetband-Einheiten). Die Datenverarbeitung umfaßte die Korrektur der Hintergrundaktivität und Elimination extrakardialer Strahlenaktivität mit Hilfe eines Computer-Programms.

Die Xenon-Untersuchungen wurden im Anschluß an eine diagnostische Koronarangiographie ausgeführt. Zur Vermeidung von Durchblutungsveränderungen infolge der Kontrastmittelinjektion wurde eine mindestens 20 minütige Pause zwischen der letzten Kontrastmittelinjektion und dem Beginn der Durchblutungsstudien eingelegt. In dieser Serie wurden die Xenon-Untersuchungen immer in einer 40° LAO-Projektion ausgeführt, die eine deutliche räumliche Trennung zwischen der arteriellen Verteilung der drei großen Koronarstämme gestattet. Da ausschließlich Patienten mit isolierter $\geq 70\%$iger Stenose des R. interventr. ant. (LAD), der linken A. circumflexa (LCx) oder der rechten Koronararterie (RCA) für diese Studie ausgewählt wurden, konnte bei jedem Patienten ein poststenotisches und ein normales linksventrikuläres Areal dargestellt werden. Vor- und Nachteile der präkordialen Xenon-Clearance-Technik wurden anderweitig ausführlich besprochen [2].

Zu 2. Im Gegensatz zu obigem Verfahren beruht die ^{201}Thallium-Szintigraphie auf der myokardialen Extraktion des kaliumanalogen Anions aus dem zirkulierenden Blut. Obwohl die Thallium-Extraktionsfraktion bei sehr hohen und sehr niedrigen Flußwerten gewissen Schwankungen unterliegt und obwohl die Thallium-Aufnahme durch metabolische und pharmakologische Effekte beeinflußt wird, kann die Thallium-Speicherung im Myokard innerhalb der ersten 5–10 min nach intravenöser Injektion der Markiersubstanz für praktische Zwecke als proportional zur Myokarddurchblutung gelten [5, 8, 10]. Die Thallium-Szintigraphie stellt demnach eine Veränderung des Sapirsteinschen Prinzips der Indikator-Fraktionierung dar [9]. Die von den einzelnen Matrix-Punkten in der Gamma-Kamera/Minute registrierte Impulsrate gestattet keine unmittelbaren Schlüsse bezüglich der Myokarddurchblutung, da die bei der Thallium-Aufnahme registrierte Impulsrate nicht nur von der Aufnahme des Indikators durch das Myokard, sondern auch von der Masse des Myokards im Gesichtsfeld der betreffenden Matrix-Elemente sowie von der Strahlungsabschwächung durch Gamma-Strahlen-Adsorption abhängig ist. Dennoch gestatten die vor und nach Interventionen erfolgenden intraindividuellen Veränderungen der regionalen Impulszahl Rückschlüsse bezüglich der Richtung von Durchblutungsveränderungen, sofern eine Auswirkung der Intervention selber auf den Thallium-Extraktionskoeffizienten ausgeschlossen werden kann und völlig gleiche ^{201}Thallium-Dosen injiziert werden.

Für die Aufnahmen wurde eine Picker-Dyna-Kamera 4/15, verbunden mit einem DEC pdp 11/34-Computersystem, verwendet. Die Darstellung der präkordialen Impulsverteilung erfolgte analog und digital, letzteres nach 30% Hintergrund-Subtraktion. Es wurden routinemäßig anteriore LAO 30°, LAO 60° und seitliche Projektionen verwendet. Aus diesen Projektionen wurden 6 linksventrikuläre Standard-Segmente definiert: vorderes, apikales, unteres, septales, laterales und posteriores Segment. Eine verminderte Impulsrate in einem dieser 6 Segmente wurde als Defekt bezeichnet, wenn sie in mindestens 2 Projektionen von mindestens 3 unabhängigen Beobachtern entdeckt wurde, was im allgemeinen einer $\geq 25\%$igen Aktivitätsverminderung entsprach.

Zur quantitativen Auswertung der Thallium-Bilder wurde jedes Szintigramm mit einem Computerprogramm in 8 radiale Segmente eingeteilt, und dies ergab für jeden Patienten (4 Projektionen) eine Gesamtzahl von 32 Gebieten. Aus den Koronarangiogrammen der einzelnen Patienten konnten die betreffenden poststenotischen und normalen Segmente in jeder Projektion unterschieden werden. Aus den Belastungsbildern vor und nach ISDN konnten die mittleren Impulsraten (Impulse/Matrix-Punkt/min) der poststenotischen und der normalen Segmente berechnet werden.

Patienten

1. Die Xenon-Studie wurde an 15 männlichen Koronarpatienten (mittleres Alter 51,3 Jahre) mit Ein-Gefäß-Erkrankung (LAD: $n = 10$; LCx: $n = 3$; RCA: $n = 2$) ausgeführt, bei denen jeweils eine poststenotische und eine normale Zone deutlich zu unterscheiden waren.

2. Die Thallium-Untersuchungen erfolgten an 14 männlichen Koronarkranken (mittleres Alter 49,5 Jahre); 6 Patienten hatten eine Ein-Gefäß-Erkrankung, 5 eine Zwei-Gefäß-Erkrankung und 3 eine Drei-Gefäß-Erkrankung (Stenosen $\geq 70\%$ des Lumen-Durchmessers).

Protokoll

Vor der Untersuchung wurden alle herzaktiven Medikamente, mit Ausnahme von Nitroglycerin, abgesetzt. Nitroglycerin wurde 4 h vor der Untersuchung ebenfalls vermieden.

1. Bei den Untersuchungen mit der Xenon-Clearance-Technik wurde die Ischämie durch schnelle Vorhofstimulation erzeugt, wobei die Herzfrequenz schrittweise in 2 minütigen Abständen bis zum Erreichen einer Angina pectoris und/oder ST-Streckensenkung von mindestens $\geq 0,1$ mV gesteigert wurde. Die höchste erreichte Herzfrequenz wurde 2 min lang aufrechterhalten, dann wurde Xenon injiziert und die Stimulation über weiter 2 min fortgesetzt. Nach vollständigem Rückgang der Ischämie wurden 0,8 mg Nitroglycerin sublingual gegeben und Stimulation sowie Xenon-Injektion in gleicher Weise wiederholt.

2. Das [201]Thallium-Belastungsszintigramm wurde nach Fahrrad-Ergometrie im Sitzen aufgezeichnet. Die Belastung wurde in 2 minütigen Abständen, beginnend mit 50 W, erhöht. Zum Zeitpunkt der Ischämie ($\geq 0,1$ mV ST-Streckensenkung; Angina) wurden genau 2 mCi [201]Thallium injiziert und die Belastung über weitere 2 min fortgesetzt. Unmittelbar danach wurden die Aufnahmen gemacht, und nach 4 stündiger Ruhe wurde eine weitere Reihe von Aufnahmen zur Analyse der Umverteilung [7] ausgeführt.

Das gleiche Belastungs- und Aufnahme-Programm wurde 4–6 Wochen später 30 min nach sublingualer Gabe von Isosorbiddinitrat wiederholt.

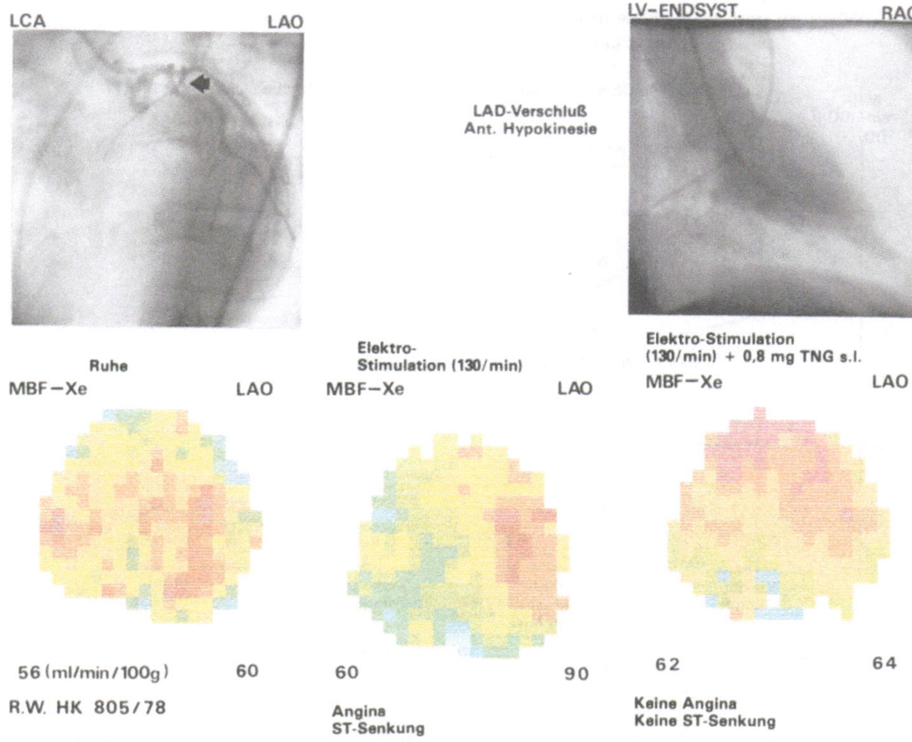

Abb. 1. Wirkung von Nitroglycerin auf die Myokarddurchblutung (ml/min/100 g) bei stimulationsinduzierter Angina. *LCA* linke Koronararterie; *LAD* R. interventr. ant.; *LAO* links-anteriore Schrägprojektion; *RAO* rechts-anteriore Schrägprojektion; *MBF-Xe* Myokarddurchblutung, dargestellt als funktionelles Bild (rot und gelb = hohe Flußraten, grün und blau = niedrige Flußraten) und numerisch (ml/min/100 g) für das poststenotische LAD- und das normale LCx-(Circumflexa-)Gebiet (Einzelheiten s. Text)

Ergebnisse

1. In Abb. 1 ist ein typisches Beispiel einer Xenon-Untersuchung dargestellt. Die Ruhe-Myokarddurchblutung war homogen. Während der durch schnelle Vorhofstimulation induzierten Ischämie stieg die Durchblutung in den normalen Gebieten deutlich an, blieb jedoch in den poststenotischen Segmenten fast unverändert. Nach Nitroglycerin verursachte die Stimulation bei gleicher Herzfrequenz keine Ischämie, obwohl die Durchblutung sowohl in den normalen als auch in den poststenotischen Gebieten deutlich unterhalb der im Leerversuch beobachteten Werte lag.

Eine ähnliche Nitroglycerin-Wirkung wurde bei 12 der 15 Patienten verzeichnet, während die Ischämie bei 3 Patienten nicht verhindert werden konnte.

Die bei den 12 Nitroglycerin-Respondern und den Nitroglycerin-Non-Respondern erzielten Ergebnisse sind in Abb. 2 zusammengestellt.

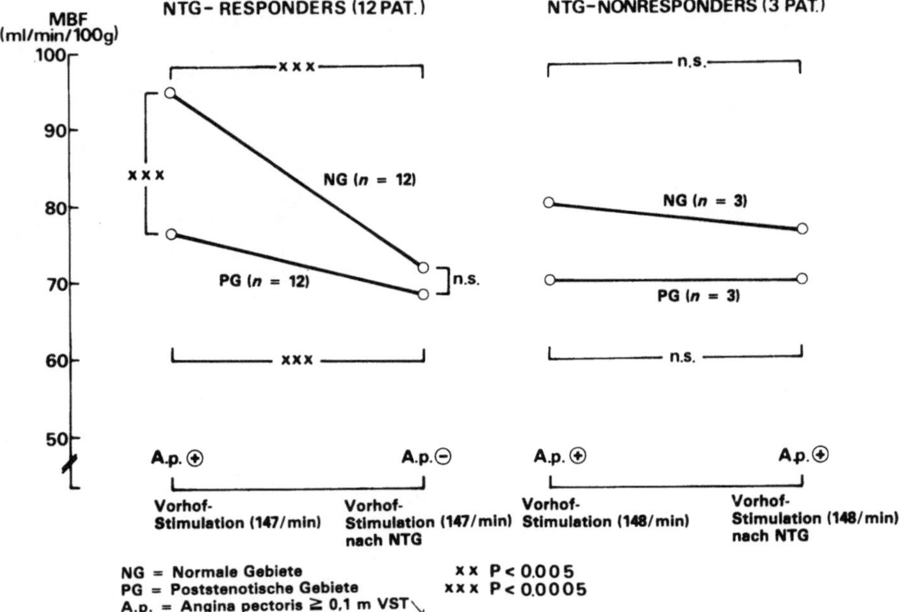

Abb. 2. Myokarddurchblutung in poststenotischen und normalen Gebieten von 12 Nitroglycerin-Respondern und 3 Nitroglycerin-Nonrespondern während schneller Vorhofstimulation und während Stimulation nach Nitroglycerin (Zahlen und Standardabweichungen s. Text)

Bei den 12 *Nitroglycerin-Respondern* (links in Abb. 2) war die Myokarddurchblutung während der stimulationsinduzierten Ischämie im poststenotischen Bereich signifikant geringer (76,9 ± 12,1 ml/min/100 g) als in den normalen Gebieten (95,0 ± 14,5 ml/min/100 g). Nach 0,8 mg Nitroglycerin kam es bei schneller Stimulation nicht mehr zu Ischämie, obwohl die Durchblutung in den poststenotischen (68,1 ± 11,6) und insbesondere in den normalen Gebieten (72,1 ± 16,1 ml/min/ 100 g) deutlich niedriger war. Dank der ausgeprägteren Durchblutungsverminderung in den normalen gegenüber den poststenotischen Gebieten kam es nach Nitroglycerin zu einem homogenen Durchblutungsbild.

Tabelle 1. Häufigkeit belastungsinduzierter Defekte im ^{201}Thallium-Belastungsszintigramm vor und nach ISDN

LV Region	Kontrolle	Nach ISDN
Mit neuem Defekt	39	14
Ohne neuen Defekt	45	70

$\chi = 17{,}23$ $p < 0{,}0005$

Bei den 3 *Nitroglycerin-Non-Respondern* (rechts in Abb. 2) kam es unter Elektrostimulation nach Nitroglycerin zu keiner Verminderung der Durchblutung (vor Nitroglycerin: Normalgebiete $80,4 \pm 13,4$; poststenotische Gebiete $70,6 \pm 15,0$; nach Nitroglycerin: Normalgebiete $76,5 \pm 16,1$; poststenotische Gebiete $70,5 \pm 11,2$ ml/min/100 g), und die Durchblutung der normalen und poststenotischen Gebiete blieb ungleichmäßig.

2. Die Wirkung von ISDN auf die ^{201}Thallium-Belastungsszintigraphie ist durch das Beispiel in Abb. 3 illustriert. Diese stammt von demselben Patienten, dessen Xenon-Untersuchung in Abb. 1 dargestellt ist. Die Ruhe-(Umverteilungs-) Szintigramme auf der linken Seite waren nahezu normal. Die Leerergometrie (mittlere Bilder) verursachte einen anteroseptalen Durchblutungsdefekt und klinische Zeichen der Ischämie. Nach ISDN (Bilder rechts) verursachte die Belastung keine klinisch erkennbare Ischämie oder abnorme Veränderungen im Szintigramm (im Vergleich zu den links abgebildeten Ruhe-Umverteilungs-Szintigrammen).

Die Häufigkeit der belastungsinduzierten szintigraphischen Defekte bei der Leerergometrie (mittlere Belastung 130,4 W) und nach ISDN (mittlere Belastung 136,9 W) ist in Tabelle 1 zusammengestellt. Von den insgesamt 84 Gebieten (14 Patienten mit je 6 Gebieten) kam es unter Belastung vor Medikation zu 39 neuen oder vergrößerten Durchblutungsdefekten. Nach 10 mg ISDN sublingual wiesen nur 14 Gebiete belastungsinduzierte Defekte auf, während 25 zuvor ischämische Gebiete normal blieben.

Bei 11 Patienten wurden die belastungsinduzierten ST-Streckensenkungen durch ISDN verhindert, während bei 3 Patienten die ischämischen EKG-Veränderungen nach ISDN fortbestanden. Eine *quantitative Analyse* der Thallium-Szintigramme wurde bei 7 der 11 ISDN-Responder sowie bei den 3 ISDN-Non-Respondern ausgeführt. Die quantifizierten Ergebnisse der Thallium-Daten sind in Abb. 4 graphisch dargestellt. Bei den ISDN-Respondern (links in der Abbildung) war die mittlere Impulszahl in den normalen Gebieten unter Belastung nach ISDN deutlich niedriger als während der Leerergometrie, und die mittlere Impulszahl in den poststenotischen Gebieten war etwas vermindert. Obwohl die Belastung nach ISDN keine Ischämiezeichen und -symptome mehr verursachte, waren somit die Impulszahlen nach ISDN niedriger, und es wurden keine sichtbaren (obwohl statistisch immer noch signifikante) Unterschiede zwischen den Impulszahlen der normalen und der poststenotischen Gebiete beobachtet.

Im Gegensatz dazu wurde bei den ISDN-Non-Respondern (rechts in Abb. 4) keine Verminderung der Impulszahlen verzeichnet, und die inhomogene Thallium-Verteilung blieb auch nach ISDN bestehen.

Ein Vergleich der Abb. 2 und 4 erweist eine bemerkenswerte qualitative Übereinstimmung der Ergebnisse, die mit zwei völlig verschiedenen Verfahren erzielt wurden: mit einer Inert-Gas-Technik (dynamische Aufzeichnung der Auswaschung eines frei diffusiblen Indikators) einerseits und einer speziellen Anwendung des Prinzips der Indikatorfraktionierung (statische Darstellung der Verteilung eines kaliumanalogen Ions) auf der anderen Seite. Bekanntlich reduzieren Nitrate die Größe des linken Ventrikels und erhöhen somit die Dicke der linken Ventrikelwand [1]. Dies würde, wenn alle anderen Parameter unverändert blieben, die Impulszahl/Matrix-Punkt erhöhen [4]. Demnach wird das Ausmaß der Durchblu-

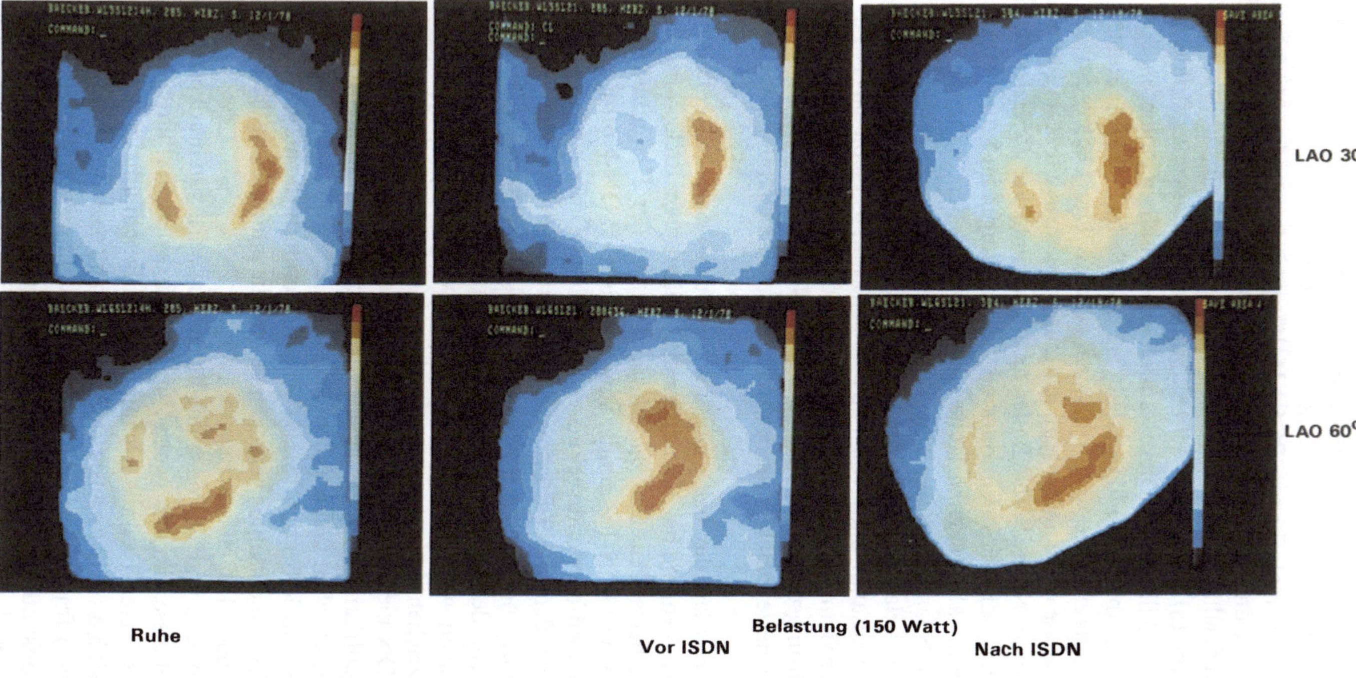

Abb. 3. [201]Thallium-Myokardszintigramm eines Patienten mit LAD-Stenose und Vorderwand-Hypokinesie vor und nach 10 mg ISDN s.l. (gleicher Patient wie in Abb. 1). *Links:* Ruhe-(=Umverteilungs-)Szintigramme; *Mitte:* Belastungsszintigramme vor Medikation; *rechts:* Belastungsszintigramme nach Isosorbiddinitrat. Bei Leerbelastung (*Mitte*) ist ein reversibler anteroseptaler Defekt zugleich mit der ST-Streckensenkung und Angina sichtbar. Nach ISDN (*rechts*) unter gleicher Belastung kein szintigraphischer Defekt, keine Angina oder ST-Streckensenkung

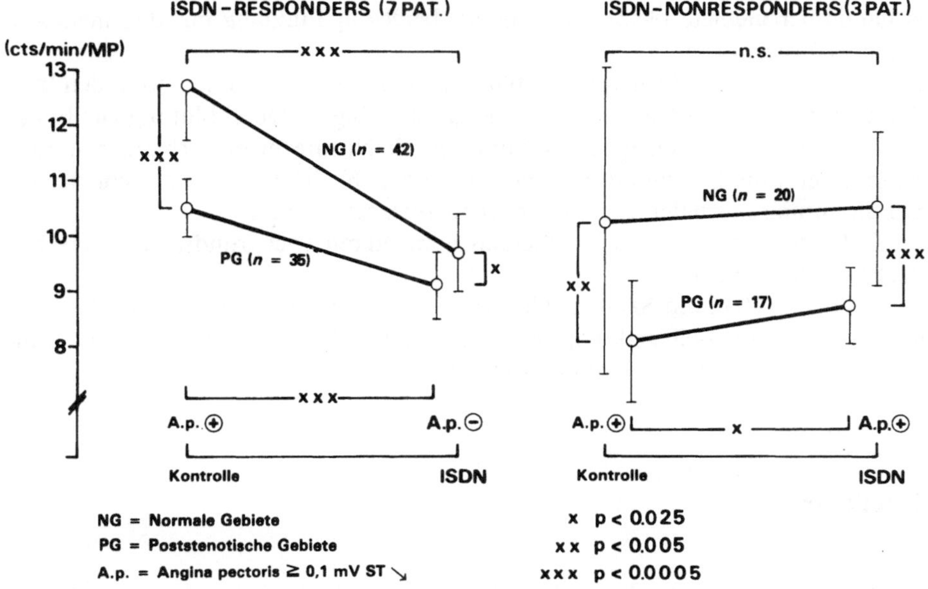

Abb. 4. Impulszahlen/Matrix-Punkt/min in normalen und poststenotischen Gebieten der ^{201}Thallium-Belastungs-Szintigramme vor und nach ISDN (Einzelheiten s. Text)

tungsverminderung durch die Reduzierung der durchschnittlichen Impulszahl/Matrix-Punkt nach Nitraten eher noch unterschätzt.

Die klinische Bedeutung der ^{201}Thallium-Szintigraphie für die Diagnostik der koronaren Herzkrankheit ist unbestritten. Ein Vergleich der in Abb. 2 und 4 dargestellten Ergebnisse deutet darauf hin, daß die sequentielle Thallium-Belastungsszintigraphie auch für die Ermittlung der Wirkung pharmakologischer oder physikalischer Interventionen auf die regionale Myokarddurchblutung von Nutzen sein kann.

Schlußfolgerungen

Die vorgelegten Ergebnisse gestatten die nachstehenden Schlußfolgerungen:

1. Die Prävention einer belastungsinduzierten Ischämie geht mit einer Verminderung der Myokarddurchblutung einher. Diese Feststellung schließt andersartige Wirkungen bei der Prinzmetal-Angina nicht aus und steht nicht in Widerspruch zu der intramuralen Umverteilung zugunsten des Subendokards, da keines der verwendeten Verfahren die Feststellung intramuraler Durchblutungsveränderungen gestattet.

2. Der hauptsächliche antianginöse Wirkungsmechanismus der Nitrate besteht in einer Verminderung des myokardialen Sauerstoffbedarfs. Die Durchblutung normaler Myokardgebiete wird vermindert, und die Durchblutung vormals ischämischer Gebiete bleibt unverändert, beides in Einklang mit den metabolischen Erfordernissen.

3. Die unterschiedlichen Durchblutungsveränderungen in den normalen bzw. den poststenotischen Gebieten hat eine gleichmäßigere Durchblutung zur Folge.

4. In Fällen, in denen die Ischämie durch Nitrate nicht verhindert werden kann, nimmt die Durchblutung nicht ab, und es bleibt bei der unterschiedlichen Durchblutung normaler und bzw. poststenotischer Gebiete.

5. Diese Ergebnisse wurden übereinstimmend mit zwei grundsätzlich verschiedenen Verfahren erzielt.

6. Die [201]Thallium-Szintigraphie kann somit zur intraindividuellen Feststellung der Wirkung pharmakologischer oder physikalischer Interventionen auf die Myokarddurchblutung verwendet werden.

Literatur

1. Dumesnil JG, Ritman EL, Davis GD, Gau GT, Rutherford BD, Frye RL (1975) Regional left ventricular wall dynamics before and after sublingual administration of nitroglycerin. Am J Cardiol 36:419–425
2. Engel HJ (1979) Assessment of regional myocardial blood flow by the precordial 133 Xenon clearance technique. In: Schaper W (ed) The pathophysiology of myocardial perfusion. Elsevier/North-Holland, Amsterdam New York Oxford, pp 58–92
3. Engel H-J, Wolf R, Hundeshagen H, Lichtlen PR (1980) Regional myocardial blood flow at rest and during angina induced by atrial pacing before and after nitroglycerin. Adv Clin Cardiol I:327–341
4. Gewirtz H, Grötte GJ, Strauss HW, O'Keefe DD, Akins CW, Daggett WM, Pohost GM (1978) Influence of left ventricular volume and wall motion on myocardial images. Circulation 58/II:129
5. Hamilton GW, Trobaugh GB, Ritchie JL, Williams DL, Gould KL (1978) Myocardial imaging with Thallium-201: effect of cardiac drugs on myocardial images and absolute tissue distribution. J Nucl Med 19:10–16
6. Kety SS, Schmidt CF (1945) The determination of cerebral blood flow in man by the use of nitrous oxide in low concentrations. Am J Physiol 143:53–66
7. Pohost GM, Zir LM, Moore RH, McKusick KA, Guiney TE, Beller GA (1977) Differentiation of transiently ischemic from infarcted myocardium by serial imaging after a single dose of Thallium-201. Circulation 55:294–302
8. Prokop EK, Strauss HW, Shaw J, Pitt B, Wagner HN Jr (1974) Comparison of regional myocardial perfusion determined by ionic potassium-43 to that determined by microspheres. Circulation 50:978–984
9. Sapirstein LA (1958) Regional blood flow by fractional distribution of indicators. Am J Physiol 193:161–168
10. Strauss HW, Harrison K, Langan JK, Lebowitz E, Pitt B (1975) Thallium-201 for myocardial imaging: Relation of Thallium-201 to regional myocardial perfusion. Circulation 51:641–645
11. Wolf R, Pretschner P, Engel H-J, Hundeshagen H, Lichtlen PR (1979) Die Wirkung von Isosorbiddinitrat auf die belastungsinduzierte abnorme Myokardperfusion bei koronarer Herzkrankheit, objektiviert anhand der 201-Thallium-Myokard-Szintigraphie. Z Kardiol 68:676–686

Drücke in Kollateralen distal von Koronarstenosen – Wirkung von Nitraten

A. Grüntzig

Koronardrücke distal chronischer atherosklerotischer Stenosen konnten bei 83 Patienten während perkutaner transluminaler Koronarangioplastik gemessen werden. Kineangiographische Untersuchungen vor der Dilatation ergaben bei 45 Patienten (Gruppe A) das Vorhandensein von Kollateralen, während bei 38 Patienten (Gruppe B) solche Gefäße nicht nachgewiesen werden konnten.

Die Drücke wurden mittels Führungskatheter (systemischer Druck) an der Koronararterienöffnung gemessen und gleichzeitig distal der Stenose mittels Hauptlumen des doppellumigen Dilatierungskatheters während des Aufblasens des Ballons [koronarer Keildruck (CoP)].

Die mittlere Koronarstenose wurde aus mindestens drei Projektionen berechnet. Sie betrug bei der Gruppe A $87 \pm 9\%$ und bei der Gruppe B $77 \pm 12\%$.

Der mittlere systemische Druck war bei beiden Gruppen nicht verschieden, während der koronare Keildruck sich signifikant unterschied, und zwar 29 ± 8 mm Hg bei der Gruppe A und 12 ± 7 mm Hg bei der Gruppe B ($p < 0,01$). Der mittlere Druckgradient (ΔP) betrug 56 ± 15 mm Hg bzw. 72 ± 13 mm Hg.

Bei 5 Patienten der Gruppe A und 4 der Gruppe B wurde Nitrat in die Pulmonalarterie injiziert. Innerhalb 12–14 s trat eine Abnahme des systemischen Drucks (Nachlast) auf, praktisch ohne Änderung des koronaren Keildrucks. Bei der Gruppe A nahm ΔP von 53 ± 7 mm Hg auf 39 ± 10 mm Hg ab (Abnahme um 28%) und bei der Gruppe B von 71 ± 13 auf 56 ± 16 mm Hg (21%).

Schlußfolgerungen

1. Der koronare Keildruck ist höher, wenn Kollateralen sichtbar sind.
2. Die Abnahme von Vor- und Nachlast nach Anwendung von Nitraten beeinflußt den koronaren Keildruck nicht, verursacht dagegen eine Abnahme von ΔP.
3. Diese Wirkung kann auch dann beobachtet werden, wenn bei koronarer Angiographie Kollateralen nicht sichtbar gemacht werden konnten.

Systemische Nitroglycerin-Wirkungen auf die Durchblutung des ischämischen Myokards bei koronarer Herzkrankheit

D. T. MASON, R. C. KLEIN und N. A. AWAN

Einleitung

Die antianginösen Wirkungen der Nitrate bei Patienten mit ischämischer Herzerkrankung bestehen bekanntlich darin, daß diese Substanzen das Gleichgewicht zwischen dem kardialen Sauerstoffbedarf und der eingeschränkten ventrikulären Perfusion verbessern, indem sie die erkrankten Koronargefäße direkt erweitern [15, 23, 27] und/oder den myokardialen Energiebedarf durch Reduzierung der äußeren Arbeit herabsetzen [20–22, 28]. Die konventionelle und vordergründige Auffassung ist, daß diese therapeutische Wirkung der Nitrate hinsichtlich der Belastungs-Angina-pectoris vorwiegend auf einer systemischen Venendilatation beruht [8, 21, 22, 28, 29], die ein peripheres Blutpooling und eine Verminderung der Herzgröße bewirkt (Preload-Senkung), wodurch die systolische Wandspannung (Afterload) und der Sauerstoffverbrauch des ischämischen linken Ventrikels zurückgehen [19]. Es ist jedoch nicht ausgeschlossen, daß diese Substanzen auch die behinderte segmentale Durchblutung erhöhen, indem sie auch erkrankte Gefäße dilatieren und/oder die Durchblutung über das Kollateralsystem verbessern. In diesem Zusammenhang wurde bei Patienten mit angiographisch nachgewiesenen fixierten Koronarstenosen ohne Gefäßspasmus der Einfluß von systemisch angewandtem Nitroglycerin auf die regionale koronare Kreislaufdynamik durch die objektive Messung des antegraden Blutstroms durch intakte Bypass-Brücken aus V.-saphena-Segmenten direkt erhoben.

Untersuchungsprotokoll

Bei 24 Patienten (22 Männer, 2 Frauen, mittleres Alter 54 Jahre) wurden intraoperative Studien gemacht. Vor der Operation hatten alle Patienten eine Belastungs-Angina-pectoris mit angiographisch nachgewiesener, fixierter koronarer Herzkrankheit. Die koronare Bypass-Operation wurde wegen medikamentös nicht beherrschbarer Mehr-Gefäß-Erkrankung mit häufigen Schmerzen ausgeführt. Siebzehn Patienten hatten mindestens 75%ige Stenosen (über 50%ige Lumeneinengung) der drei großen Koronararterien, und die übrigen 7 Patienten hatten solche Verschlüsse in zwei Hauptgefäßen. Zwölf Patienten hatten lange vor der Chirurgie einen Myokardinfarkt durchgemacht, und es bestanden regionale Kontraktilitätsstörungen im Linksventrikulogramm.

An 56 oder 60 V.-saphena-Bypass-Brücken aller 24 Patienten wurden komplette Untersuchungen vorgenommen. Von den 56 untersuchten Venensegmenten waren 18 an die rechte oder die posteriore deszendierende Koronararterie anastomosiert, 20 zur linksanterioren deszendierenden, 9 zur A. circumflexa, 6 zu den linksanterioren deszendierenden diagonalen Ästen und 3 zu marginalen Circumflexa-Ästen. Elf Patienten hatten jeweils drei Venenbrücken, 9 hatten zwei, 2 hatten vier, und ein Patient hatte einen einzigen Bypass. Die Bypass-Operation wurde unter kaltem ischämischen Herzstillstand bei den Distalvenen-Koronararterien-Anastomosen ausgeführt. Die proximalen Aorta-Venenimplant-Anastomosen wurden bei schlagendem Herzen mit kardiopulmonalem Bypass ausgeführt. Die Untersuchungen begannen während des Eingriffs nach Plazierung aller V.-saphena-Brücken, mindestens 10 min nach Absetzen des kardiopulmonalen Bypass, wenn die Patienten eine stabile und zufriedenstellende Hämodynamik, ohne pharmakologische oder mechanische Unterstützung, aufwiesen.

Zu diesem Zeitpunkt wurde eine elektromagnetische Flußsonde um den Venen-Bypass gelegt. Die Ausgangswerte des mittleren und phasischen Bypass-Durchflusses sowie des systemischen und pulmonalarteriellen Drucks wurden registriert. Dann wurde Nitroglycerin i.v. (32 µg/min) über ca. 5 min infundiert, bis eine hämodynamische Reaktion durch Abfall des systemischen Blutdrucks um 10 mm Hg erfolgte. Ein Abfall des systolischen Blutdrucks unter 100 mm Hg wurde vermieden. Der systemische Blutdruck und der linksventrikuläre Füllungsdruck wurden danach durch Blutinfusion über die Hohlvenen auf die Ausgangswerte zurückgebracht. Nachdem die Kontroll-Druckwerte 5 min stabilisiert waren, wurden Bypass-Durchfluß und Hämodynamik erneut gemessen und die Nitroglycerin-Infusion dann abgebrochen. Die Messungen des Bypass-Durchflusses unter Nitroglycerin erfolgten ohne Kenntnis der koronaren Anatomie. Die Angiogramme wurden von mindestens zwei Untersuchern gelesen, und die erreichte Übereinstimmung wurde nach zweierlei verschiedenen Obstruktionsgraden klassifiziert (75–90%ige und 90–100%ige Stenose). Ebenfalls untersucht wurde die Duchlässigkeit des distalen Gefäßes (Durchmesser in Millimeter) sowie Vorhandensein und Ausmaß der Kollateralisierung zum distalen Teil des nativen Gefäßes unterhalb der Stenose. Der Student-t-Test wurde zur statistischen Analyse dieser Daten in gepaarten Gruppen verwendet. Die Ergebnisse sind als Mittelwerte $\pm$ 1 Standardfehler der Mittelwerte angegeben.

Nitroglycerin-Wirkungen

1. Kontroll-Hämodynamik. Bei allen 24 Patienten waren die hämodynamischen Kontrollwerte vor Nitroglycerin bei den beiden Obstruktionsgraden des mit einem Bypass versehenen Koronargefäßes statistisch gleich. Der systemische Blutdruck betrug $118 \pm 2{,}5$ mm Hg (syst.), $70 \pm 2{,}5$ mm Hg (diast.) und $83 \pm 2{,}2$ mm Hg (mittel). Der Pulmonalarteriendruck lag bei $26 \pm 1{,}3$ mm Hg (syst.) und $12 \pm 1{,}0$ mm Hg (diast.). Der mittlere Pulmonalkapillar-Keildruck betrug $11 \pm 1{,}1$ mm Hg. Die Herzfrequenz lag bei $96 \pm 3{,}8$ Schläge/min. Die Anzahl der bei den einzelnen Pa-

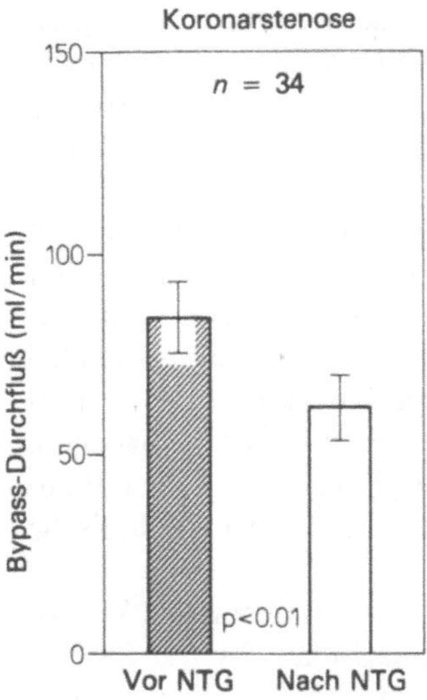

Abb. 1. Wirkung von intravenösem Nitroglycerin (NTG) auf antegraden Blutfluß durch 34 verschiedene V.-saphena-Segmente, die als Bypass auf Koronararterien mit 75–90%iger Querschnittsstenose angelegt wurden

tienten angebrachten Bypasse hatte keinerlei Einfluß auf diese Ruhe-Hämodynamik. In allen 56 untersuchten Venenimplanten waren die Ausgangswerte des V.-saphena-Segmentflusses vor Nitroglycerin statistisch gleichgroß in bezug auf das überbrückte Koronargefäß. Deshalb wurden diese Kontrollmessungen mit dem mittleren ausgänglichen Bypass-Durchfluß von $80 \pm 5,8$ cc/min kombiniert. Es gab außerdem keine signifikanten Unterschiede zwischen der Durchblutung von Bypassen zu Arterien mit einer unter 90%igen proximalen Stenose (mittlere Durchflußrate $82 \pm 4,9$ cc/min) und Bypassen zu Arterien mit über 90%iger Stenose (mittlerer Durchfluß $77 \pm 9,7$ cc/min) sowohl mit als auch ohne Kollateralisierung.

2. Hämodynamik nach Nitroglycerin. Bei allen 24 Patienten fiel der systemische systolische Blutdruck nach Nitroglycerin-Infusion um 10 mm Hg ab. Gleichzeitig kam es zu geringfügigen Abfällen des pulmonalarteriellen und des Pulmonalkapillar-Keildrucks. Durch Infusion von Blut konnten die Prämedikations-Werte bei allen Patienten wieder hergestellt werden. Die Herzfrequenz wurde durch Nitroglycerin mit $97 \pm 3,8$ Schlägen/min nicht signifikant verändert. Von den 56 untersuchten Bypassen bewirkte die Nitroglycerin-Infusion einen Abfall der mittleren Flußrate von $87 \pm 6,2$ auf $63 \pm 4,8$ cc/min ($p < 0,001$) in 38 Fällen. In 16 Gefäßbrücken stieg die Durchblutung von $67 \pm 12,2$ auf $82 \pm 13,6$ cc/min ($p < 0,001$) an. In 2 Implanten blieb die Durchblutung durch Nitroglycerin unbeeinflußt.

In den 34 Gefäßbrücken über Koronararterien mit 75–90%iger Stenose fiel die Durchblutung – für die Gesamtgruppe – von $82 \pm 7,1$ auf $63 \pm 5,5$ cc/min ($p < 0,01$) ab (Abb. 1). In 28 Bypassen war die Flußrate vermindert, in 5 erhöht und in 1 unverändert. Von den 22 Bypassen zu Koronargefäßen mit 90–100%igem Verschluß fiel der Bypass-Fluß in 10 Fällen nach Nitroglycerin von $87 \pm 11,1$ auf $67 \pm 9,2$ cc/min ($p < 0,01$) ab. Er stieg in 11 weiteren Bypassen von $75 \pm 15,1$ auf $92 \pm 17,3$ cc/min ($p < 0,05$) an und blieb in 1 Fall unverändert.

Ein Kollateral-Kreislauf zum ursprünglichen Gefäß, distal von der Bypass-Anastomose gelegen, bestand in nur 2 der 34 Gefäße mit 75–90%iger Stenose. In

Abb. 2. Wirkung von intravenösem Nitroglycerin auf antegrade Durchblutung von 11 verschiedenen V.-Saphena-Gefäßbrücken, die als Bypass auf Koronararterien mit proximalem subtotalem Verschluß (mehr als 90%ige Lumeneinengung) oder totalem Verschluß angelegt wurden und bei denen gut entwickelte Kollateralen distal zu der Anastomose bestehen

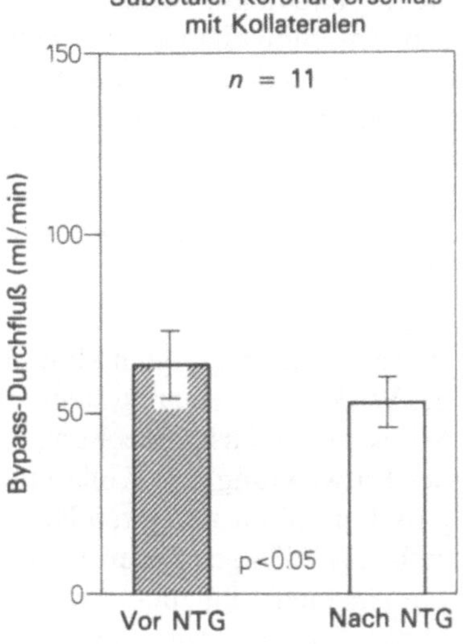

Abb. 3. Wirkung von intravenösem Nitroglycerin auf antegrade Durchblutung von 11 verschiedenen V.-saphena-Bypass-Brücken zu Koronararterien mit subtotalem proximalem Verschluß (über 90%iger Lumeneinengung) oder totalem Verschluß bei fehlendem Kollateralkreislauf zum Koronargefäß distal zur Anastomose

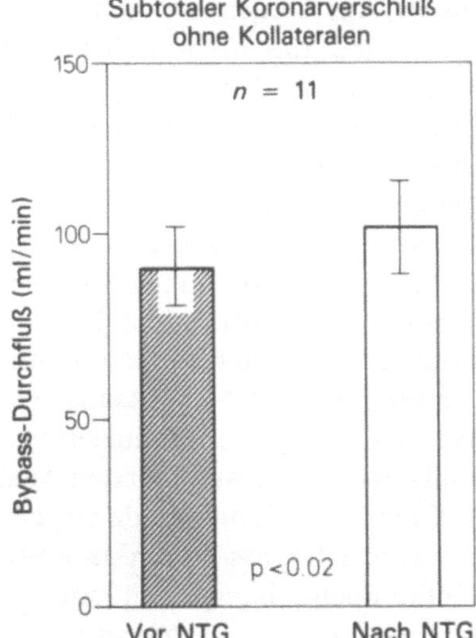

einem Bypass zu diesen beiden Gefäßen stieg die Durchblutung an, und in dem zweiten fiel sie ab. Von den 22 Koronargefäßen mit 90—100%igem Verschluß hatten 11 einen Kollateral-Kreislauf distal zu den fixierten Läsionen sowie zum Bypass, und weitere 11 hatten keine Kollateralen. In den 11 Gefäßbrücken zu Koronarien mit Kollateral-Kreislauf fiel die mittlere Flußrate von $64 \pm 10,7$ auf $53 \pm 7,1$ cc/min ($p < 0,05$) ab (Abb. 2). Davon wurde in 8 Fällen eine verminderte, in 1 Fall eine unveränderte und in nur 2 Fällen eine erhöhte Flußrate gemessen. Die mittlere Durchblutung der Gefäßbrücken zu Koronarien mit 90–100%igem Verschluß und ohne Kollateralen stieg nach Nitroglycerin von $91 \pm 15,1$ auf $101 \pm 16,8$ cc/min ($p < 0,02$) an (Abb. 3). Hier wurde in 9 Fällen ein Durchblutungsanstieg und in nur 2 Fällen ein -abfall gemessen. Es gab keine statistisch zu sichernden Zusammenhänge zwischen der Durchgängigkeit des distalen Gefäßes sowie der Ventrikelkontraktilität und der Reaktion der Bypass-Durchblutung nach Nitroglycerin in den 22 Koronargefäßen mit 90–100%igen Verschlüssen.

Besprechung

Wie aus den vorgelegten klinischen Ergebnissen ersichtlich, gibt es drei verschiedene Wirkungen einer systemischen Nitroglycerin-Infusion auf das ischämische Myokard in Zusammenhang mit dem Schweregrad des Koronarverschlusses und der Entwicklung von Kollateralgefäßen. Beim ersten Reaktionstyp wurde die Bypass-Durchblutung durch Nitroglycerin bei Patienten ohne Kollateralen mit einer mehr als 50%igen (über 75%igen), jedoch nicht größer als 90%igen proximalen Lumeneinengung des ursprünglichen Koronargefäßes erheblich vermindert (Abb. 1). Beim zweiten Typ bewirkte Nitroglycerin eine weniger ausgeprägte Flußverminderung in den mit Bypass versehenen Koronararterien, bei denen eine mehr als 90%ige Lumenverengung proximal bestand, sofern ein gut entwickeltes Kollateralennetz das ursprüngliche Gefäß distal zur Anastomose versorgte (Abb. 2). Beim dritten Reaktionstyp bewirkte Nitroglycerin dagegen einen erheblichen Durchblutungsanstieg in den Gefäßbrücken über Koronarien mit mehr als 90%iger Lumenverengung oberhalb des Bypass und mit fehlender distaler Kollateralversorgung (Abb. 3).

Systemisch appliziertes Nitroglycerin verminderte den Bypass-Durchfluß bei Patienten mit proximaler Stenose ohne Kollateralen sowie bei Patienten mit subtotalem Verschluß und mit Kollateralen. Die Reaktionen dieser beiden anatomisch unterschiedlichen Gruppen beruhen auf verschiedenen Mechanismen. Bei den Patienten mit 75–90%iger Stenose ohne Kollateralen fiel der Bypass-Durchfluß wegen der nitroglycerininduzierten Dilatation des ursprünglichen Koronargefäßes und des daraus resultierenden Anstiegs des antegraden Flusses durch das stenosierte Gefäß ab. Die antegrade Durchblutung steigt erwartungsgemäß an, während die gemessene Bypass-Durchblutung abnimmt, sofern das proximal z. T. verschlossene Gefäß noch fähig ist, sich trotz atherosklerotischer Veränderungen nach Nitraten zu dilatieren. Dadurch kommt es zu einer Verminderung des Perfusionsgradienten in der Gefäßbrücke mit reduzierter Bypass-Durchblutung, und dies wurde bei den Patienten mit einem weniger als subtotalen Gefäßverschluß festgestellt (Abb. 1).

Bei Patienten mit einem höhergradigen Befall der nativen Koronararterie und über 90%iger Lumenverengung bei Vorhandensein distaler Kollateralen kam es dagegen wegen der gesteigerten Durchblutung dieser Nebengefäße durch Nitroglycerin zum Abfall des Bypass-Durchflusses (Abb. 2). Dieser Mechanismus wird hier wirksam, weil die fast vollständig oder gänzlich verschlossene Koronararterie zu sehr geschädigt ist, um sich noch unter der Nitratwirkung proximal zu dilatieren. Während der gesteigerte antegrade Fluß durch das kranke ursprüngliche Koronargefäß verhindert wird, resultiert die Steigerung des Kollateralflusses in einem Abfall des Perfusionsgradienten im Bypass, und so kommt es bei dieser Patientengruppe zu der gemessenen Flußverminderung in der Gefäßbrücke (Abb. 2).

Im Gegensatz zu den beiden obigen Patientengruppen, bei denen der Bypass-Durchfluß nach Nitraten abnimmt, fanden wir bei Patienten mit subtotaler Stenose oder komplettem Verschluß des ursprünglichen Gefäßes und fehlenden Kollateralen einen Anstieg des Bypass-Durchflusses nach Nitroglycerin (Abb. 3). Wie auch bei der vorangegangenen Gruppe mit besonders ausgeprägten atherosklerotischen Veränderungen (Abb. 2) sind solche stark geschädigten Gefäße unfähig, sich nach Nitraten zu dilatieren. Die nitroglycerininduzierte Dilatation des nativen Koronargefäßes distal zum Bypass resultiert daher in einer Verminderung des regionalen Koronarwiderstandes, weil ein antegrader Fluß unmöglich ist und Kollateralgefäße fehlen. Dadurch erhöht sich der Perfusionsgradient in der Gefäßbrücke durch verstärkten Durchfluß, wie bei dieser Patientengruppe nachgewiesen werden konnte (Abb. 3). Im Gegensatz zur fehlenden Kollateralisierung der Gefäße mit fast vollständigem oder gänzlichem proximalen Verschluß (Abb. 3) hatte die Durchlässigkeit des distalen Ursprungsgefäßes keinen ausschlaggebenden Einfluß auf die Bypass-Durchblutung nach Nitroglycerin bei Patienten mit weniger als subtotalen Stenosen (Abb. 1) sowie bei Patienten mit subtotalen Verschlüssen und vorhandenen Kollateralen (Abb. 2).

In Zusammenhang mit diesen Mechanismen, die bei den drei Gruppen mit verschiedener pathologischer Koronaranatomie zum Tragen kamen, ist zu bemerken, daß die hauptsächlichen Determinanten der Koronardurchblutung und des myokardialen Sauerstoffbedarfs vor der Nitroglycerin-Gabe stabil waren und auch unter der Nitroglycerin-Wirkung unverändert blieben. So waren die Leerwerte des mittleren systemischen und pulmonalarteriellen Drucks sowie die phasischen Blutdruckwerte, der linksventrikuläre Füllungsdruck und die Herzfrequenz mehrere Minuten nach Abstellen des kardiopulmonalen Bypass stabil, und diese hämodynamischen Parameter wurden durch Blutinfusionen während der systemischen Nitrat-Gabe aufrechterhalten. Die einzige unabhängige Variable, die in dieser Studie wirksam wurde, war die Nitroglycerin-Wirkung auf die Koronargefäße, die sich in den gemessenen Veränderungen der Bypass-Durchblutung ausdrückte.

Zahlreiche Faktoren, die den Durchfluß in koronaren Bypass-Brücken beeinflussen, wurden bisher intraoperativ bewertet. Den wichtigsten anatomischen Einfluß auf die Bypass-Durchblutung hat der Grad der proximalen Stenose in dem überbrückten Koronargefäß. Gefäßbrücken, die distal zu dem komplett verschlossenen Koronargefäß angelegt werden, haben höhere Flußraten als Bypasse, die teilweise stenosierte Gefäße überbrücken [5, 12, 18, 26]. Dies wurde durch einen fortbestehenden antegraden Fluß durch die stenosierte Arterie erklärt, der bei einem völlig verschlossenen Gefäß fehlt, und steht in Einklang mit den Überlegungen und Befunden unserer Studie über die Wirkung von Nitroglycerin bei den drei beschriebenen Varianten der koronaren Herzkrankheit. Die während der Operation gemessenen Bypass-Durchflußraten werden auch von dem Verhältnis Bypass-Durchmesser/Arterien-Durchmesser beeinflußt [10], nicht jedoch durch den Koronargefäß-Durchmesser selbst, den Zustand der Gefäßwand oder den funktionellen Zustand des regionalen Myokards [26]. Bei proximaler Koronarstenose kommt es zu einer Hyperämie-Reaktion auf einen kurzen Bypass-Verschluß und danach zu einer Reperfusion mit erhöhtem Bypass-Durchfluß [26]. Die Intensität dieser Reaktion hängt von dem Ausmaß des Gefäßverschlusses ab, wobei die größten Bypass-Durchflußraten in Fällen mit totalem Verschluß gefunden wurden. Die Beobachtung, daß die direkte Injektion von Vasodilatatoren in Bypass-Brücken einen verstärkten Bypass-Durchfluß wegen der Relaxation der Arteriolen im distal zur Bypass-Anastomose gelegenen Koronargefäß zur Folge hat [2, 13], stimmt ebenfalls mit unseren Befunden und den beschriebenen Mechanismen überein.

Die Nitratwirkungen auf das koronare Gefäßsystem und die regionale Durchblutung sind vielfältig und unterliegen einer Anzahl von Faktoren, einschließlich dem systemischen arteriellen Perfusionsdruck, dem linksventrikulären diastolischen Druck und den metabolischen Anforderungen des Herzmuskels. Außerdem hängt die Reaktion des Koronarbettes davon ab, ob das Nitrat systemisch oder intrakoronar appliziert wird [4, 20]. Die Wechselwirkungen dieser Faktoren erklären die unterschiedlichen Ergebnisse früherer tierexperimenteller und klinischer Studien über die Wirkung von Nitraten auf die myokardiale Kreislaufdynamik bei bestehender Koronarstenose. Während Nitrate die Myokarddurchblutung im normalen intakten menschlichen Herzen insgesamt erhöhen [11], gibt es eine Anzahl von früheren Berichten über die Anwendung verschiedener Techniken zur Messung der globalen und regionalen Koronardurchblutung, die aussagen, Nitrate würden die Durchblutung ischämischer Myokardbezirke nicht in jedem Fall erhöhen [3, 14, 25].

Andererseits sammeln sich immer mehr Beweise dafür an, daß Nitrate den Blutstrom zum ischämischen Myokard bei koronarer Herzkrankheit erhöhen, und diese basieren auf neueren tierexperimentellen und klinischen Studien mit verbesserter Methodik, die eine genauere Analyse der regionalen ventrikulären Durchblutung ermöglicht. So wiesen z. B. Studien an Hunden mit offenem Thorax unter Verwendung der Mikrosphären-Technik sowie Bestimmung der intramyokardialen Sauerstoffspannung und direkter Messung der Koronar-Perfusionsdrücke auf eine Umverteilung des Blutstroms in Richtung auf das ischämische Endokard nach Nitroglycerin hin, als Folge der nitratinduzierten Dilatation größerer transmuraler Gefäße sowie des angestiegenen transmyokardialen diastolischen Perfusionsgradienten [6, 9, 17, 27, 30].

Neuere Untersuchungen an Patienten mit koronarer Herzkrankheit stimmen mit diesen tierexperimentellen Befunden nach partiellem Koronarverschluß überein. So konnte durch intraoperative Bewertung der regionalen Durchblutung durch Radioisotopen-Abklingkurven bei Patienten vor der Revaskularisation gezeigt werden, daß die intrakoronare Nitroglycerin-Injektion die Durchblutung des ischämischen Ventrikelmyokards erhöht [16], insbesondere durch direkte Dilatation des erkrankten Koronargefäßes. Diese Befunde stehen im Einklang mit unseren kürzlich erfolgten klinischen Beobachtungen, daß sublinguales Nitroglycerin die stenotische Verengung erkrankter Koronargefäße zu dilatieren vermag, wie durch selektive Arteriographie gezeigt werden konnte [24]. Bei intakten Patienten ergab sublinguales Nitroglycerin bei der Herzkatheter-Untersuchung eine verbesserte Kontraktion der linksventrikulären ischämischen Gebiete [1], anscheinend dank einer verbesserten Durchblutung solcher Gebiete mit reversibler Dyssynergie, über Kollateralwege entlang fast verschlossener Koronararterien. Die Tatsache, daß systemisch appliziertes Nitroglycerin die koronare Kollateralversorgung ischämischer Herzmuskelgebiete bei obstruktiver koronarer Herzkrankheit verbessert, wurde auch durch intraoperative Befunde an Patienten bestätigt, bei denen die retrograde Füllung durch venöse Gefäßbrücken über Koronararterien mit totalem Verschluß proximal zur Anastomose verbessert wurde [11]. Außerdem wurde die segmentale Durchblutung ischämischer Ventrikelbezirke nach sublingualem Nitroglycerin über die Kollateralgefäße bei intakten Patienten mit koronarer Herzkrankheit verbessert, wie durch Myokard-Darstellungen [7], kombiniert mit computerberechneten regionalen Xenon^{133}-Auswaschkurven des intrakoronar injizierten Radionuclids bewiesen wurde.

Die vorliegende Studie beweist demnach direkt und objektiv, daß systemisch appliziertes Nitroglycerin die Durchblutung erkrankter Koronargefäße beeinflußt, und sie zeigt ferner, daß die Nitratwirkung auf die regionale Durchblutung des ischämischen Myokards von dem Grad der Gefäßstenose sowie von dem Ausmaß der Kollateralisierung des distalen Gefäßsegmentes unterhalb der Stenose abhängt. Unsere Ergebnisse bestätigen und erweitern außerdem vorangegangene Studien, die eine nitratinduzierte Dilatation stenotisch verengter großer Koronargefäße sowie eine nitratinduzierte günstige Umverteilung der Myokarddurchblutung in Richtung auf ischämische Ventrikelgebiete bei Patienten mit koronarer Herzkrankheit vermuten ließen. Schließlich geht daraus die Fähigkeit von Nitroglycerin hervor, die verminderte Myokarddurchblutung im ischämischen Herzmuskel bestimmter pathologisch-anatomischer Kategorien von koronarer Herzkrankheit zu verbessern, und dies unterstützt die Behauptung, daß die antianginöse Wirksamkeit der Nitrate bei vielen Koronarkranken zumindest teilweise auf diesem Mechanismus der pharmakologischen Revaskularisation, zusätzlich zu der Hauptwirkung dieser Pharmaka bzw. der Reduzierung des myokardialen Sauerstoffbedarfs, beruht [8, 20–22, 28, 29].

Zusammenfassung

Zur Ermittlung der Wirkungen von systemisch appliziertem Nitroglycerin auf die reduzierte Durchblutung ischämischer Myokardbezirke bei klinisch manifester koronarer Herzkrankheit wurden die Effekte von intravenös gegebenem Nitroglycerin auf die koronare Kreislaufdynamik intraoperativ während einer aortokoronaren Bypass-Operation direkt beobachtet. Der antegrade Fluß wurde in 56 einzelnen, intakten V.-saphena-Bypass-Brücken gemessen, zwecks Analyse der Nitroglycerin-Wirkung auf die Durchblutung des stenosierten Koronargefäßes. In 34 mit Bypass versehenen Koronararterien mit 75–90%iger proximaler Lumenverengung reduzierte Nitroglycerin die Bypass-Durchblutung von 82 auf 63 cc/min ($p < 0,01$), woraus geschlossen wird, daß Nitroglycerin die proximalen Stenosen dilatierte und die Koronararterien-Durchblutung erhöhte. In allen 11 über 90% stenosierten und mit Bypass versehenen Koronararterien mit gut entwickeltem distalen Kollateralkreislauf verminderte Nitroglycerin die Bypass-Durchblutung von 64 auf 53 cc/min ($p < 0,05$), was auf einen verstärkten Kollateralfluß hinweist. Bei weiteren 11 über 90% stenosierten Koronararterien ohne Kollateralen verstärkte Nitroglycerin die Bypass-Durchblutung von 91 auf 101 cc/min ($p < 0,01$), woraus auf die Reaktionsunfähigkeit dieser hochgradig befallenen Koronararterien geschlossen wurde. Demnach verbessert systemisches Nitroglycerin die Durchblutung ischämischer Myokardbezirke, die von erkrankten Koronargefäßen mit weniger als 90%-iger Stenose oder von Gefäßen mit mehr als 90%iger, subtotaler Stenose mit gut ausgebildeten distalen Kollateralen versorgt werden.

Literatur

1. Banka VS, Bodenheimer MM, Helfant RH (1975) Determinants of reversible asynergy: The native coronary circulation. Circulation 52:810–816
2. Barner HB, Kaiser GC, Wellman VI (1974) Effect of nitroglycerin and papaverine on coronary flow in man. Am Heart J 88:13–17
3. Becker L, Fortuin NJ, Pitt B (1969) Regional myocardial blood flow in the conscious dog. Circulation [Suppl III] 39/40:41
4. Bernstein L, Friesinger GC, Lichtlen PR, Ross RS (1966) The effect of nitroglycerin on the systemic and coronary circulation in man and dogs. Circulation 33:107–116
5. Bourassa MG, Lespérance J, Campeau L, Simard P (1972) Factors influencing patency of aortocoronary vein grafts. Circulation [Suppl I] 45/46:79–85
6. Cohen MV, Sonnenblick ED, Kirk ES (1976) Comparative effects of nitroglycerin and isosorbide dinitrate on coronary collateral vessels and ischemic myocardium in dogs. Am J Cardiol 37:244–249
7. Cohn PF, Maddox D, Holman BL, Markis JE, Adams DF, See JR, Idoine J (1977) Effect of sublingually administered nitroglycerin on regional myocardial blood flow in patients with coronary artery disease. Am J Cardiol 39:672–678
8. DeMaria A, Vismara L, Auditore K, Amsterdam EA, Zelis R, Mason DT (1974) Effects of nitroglycerin on left ventricular cavitary size and cardiac performance determined by ultrasound in man. Am J Med 57:754–760
9. Fam WM, McGregor M (1968) Effect of nitroglycerin and dipyridamole on regional coronary resistance. Circ Res 22:649–659
10. Furuse A, Klopp EH; Brawley RK, Gott VL (1972) Hemodynamics of aorta-to-coronary artery bypass. Experimental and analytical studies. Ann Thorac Surg 14:282–293
11. Ganz W, Marcus HS (1972) Failure of intracoronary nitroglycerin to alleviate pacing-induced angina. Circulation 46:880–889
12. Goldstein RE, Stinson EB, Scherer JL, Senincen RP, Grehl TM, Epstein SE (1974) Intraoperative coronary collateral function in patients with coronary occlusive disease. Nitroglycerin responsiveness and angiographic correlations. Circulation 49:298–308
13. Gosselin AJ, Swaye PS (1976) Sodium nitroprusside as a coronary vasodilator in man: a comparison of the effects of sodium nitroprusside and papaverine hydrochloride on aortocoronary saphenous vein graft flow. Ann Thorac Surg 21:16–18
14. Hollander W, Madoff IM, Chobanian AV (1963) Local myocardial blood flow as indicated by the disappearance of NA I^{131} from the heart muscle: Studies at rest, during exercise and following nitrite administration. J Pharmacol Exp Ther 139:53–59
15. Honig CR, Tenney SM, Gabel PV (1960) The mechanism of cardiovascular action of nitroglycerin: an example of integrated response during the unsteady state. Am J Med 29:910–915
16. Horwitz LD, Gorlin R, Taylor WJ, Kemp HG (1971) Effects of nitroglycerin on regional myocardial blood flow in coronary artery disease. J Clin Invest 50:1578–1584
17. Jett GK, Dengle SK, Platt MR, Eberhardt RC, Willerson JT, Watson JT (1978) The influence of isosorbide dinitrate on regional myocardial blood flow during acute coronary occlusion in the dog. Cardiovasc Res 12:497–506
18. Kakos GS, Oldham HN, Dixon SH, Davis RW, Hagen PO, Sabiston DC (1972) Coronary artery hemodynamics after aorto-coronary artery vein bypass: an experimental evaluation. J Thorac Cardiovasc Surg 63:849–852
19. Mason DT, Braunwald E (1965) The effects of nitroglycerin and amyl nitrite on arteriolar and venous tone in the human forearm. Circulation 32:755–766
20. Mason DT, Spann JF Jr, Zelis R, Amsterdam EA (1969) Physiologic approach to the treatment of angina pectoris. N Engl J Med 281:1225–1228

21. Mason DT, Zelis R, Amsterdam EA (1971) Actions of the nitrites on the peripheral circulation and myocardial oxygen consumption: significance in the relief of angina pectoris. Chest 59:296–305
22. Mason DT (1978) Afterload reduction and cardiac performance: physiologic basis of systemic vasodilators as a new approach in treatment of congestive heart failure. Am J Med 65:106–125
23. Müller O, Rørvik K (1958) Haemodynamic consequences of coronary heart disease with observations during angina pain and on the effect of nitroglycerin. Br Heart J 20:302–305
24. Oravetz R, Lee G, Baker L, Titus P, Joye JA, Kaku R, Bogren H, Mason DT (1978) Prominent dilation of stenotic coronary artery lesions following sublingual nitroglycerin by quantitative arteriography. Circulation [Suppl II] 58:25
25. Parker JO, West RO, DiGiorgi S (1971) The effect of nitroglycerin on coronary blood flow and the hemodynamic response to exercise in coronary artery disease. Am J Cardiol 27:59–65
26. Stinson EB, Olinger GN, Glancy DL (1973) Anatomical and physiological determinants of blood flow through aortocoronary vein bypass grafts. Surgery 74:390–400
27. Weisse AB, Regan TJ (1969) The current status of nitrites in the treatment of coronary artery disease. Prog Cardiovasc Dis 12:72–75
28. Williams DO, Amsterdam EA, Mason DT (1975) Hemodynamic effects of nitroglycerin in acute myocardial infarction: decrease in ventricular preload at the expense of cardiac output. Circulation 51:421–427
29. Williams DO, Bommer WJ, Miller RR, Amsterdam EA, Mason DT (1977) Hemodynamic assessment of oral peripheral vasodilator therapy in chronic congestive heart failure: prolonged effectiveness of Isosorbide Dinitrate. Am J Cardiol 39:84–90
30. Winbury MM (1971) Redistribution of left ventricular blood flow produced by nitroglycerin. An example of integration of the macro- and micro-circulation. Circ Res [Suppl I] 28/29:140–147

Wirkungen von Nitroglycerin auf Strömungsgeschwindigkeit und Blutfluß in Koronararterien und Bypass-Grafts beim Menschen

R. Simon, I. Amende und P. R. Lichtlen

Einleitung

Trotz zahlreicher Studien über die Wirkungen von Nitraten auf die myokardiale Kapillardurchblutung und den koronarvenösen Fluß gibt es nur sehr wenige Daten über die Nitratwirkungen auf die Hämodynamik im arteriellen Teil des Koronarkreislaufs beim Menschen [4]. Dies ist z. T. auf das Fehlen einer verwendbaren Technik für die Ermittlung hämodynamischer Parameter in den nativen Koronargefäßen des Menschen zurückzuführen. Die einzige Methode, die eine direkte Fluß- und Geschwindigkeitsmessung in den einzelnen Koronararterien sowie in den aortokoronaren Bypass-Grafts von Patienten ermöglicht, ist die Röntgen-Videodensitometrie. Wir verwendeten diese Technik zur Untersuchung der direkten und indirekten Wirkungen von Nitroglycerin auf die Hämodynamik der Koronararterien beim Menschen.

Patienten

Sechsunddreißig Patienten im Alter von 25–60 Jahren (1 Frau, 35 Männer), die sich in unserem Labor einem Herzkatheterismus zu diagnostischen Zwecken unterzogen, wurden in die Studie aufgenommen. Bei 6 Patienten zeigte die selektive Angiographie normale Koronararterien; 30 Patienten hatten eine koronare Herzkrankheit: bei 4 bestand eine Ein-Gefäß-Erkrankung des linken R. circumflexus oder der rechten Koronararterie und ein normaler R. interventr. ant. (LAD); 11 hatten proximale LAD-Stenosen, die 30–95% des Durchmessers betrugen, und die übrigen 15 Patienten hatten im Verlauf einer koronaren Bypass-Operation einen venösen Bypass-Graft (ACVB) zur Überbrückung einer signifikant stenosierten LAD (>75% des Durchmessers) erhalten.

Methodik

Die koronare Hämodynamik wurde bei 21 Patienten in der nativen LAD und bei 15 Patienten im LAD-Bypass-Graft durch Messung der mittleren Strömungsgeschwindigkeit, des Flusses und des peripheren Koronarwiderstandes ermittelt. Unter stabilisierter kontinuierlicher Durchleuchtung wurden während in der Mitte der

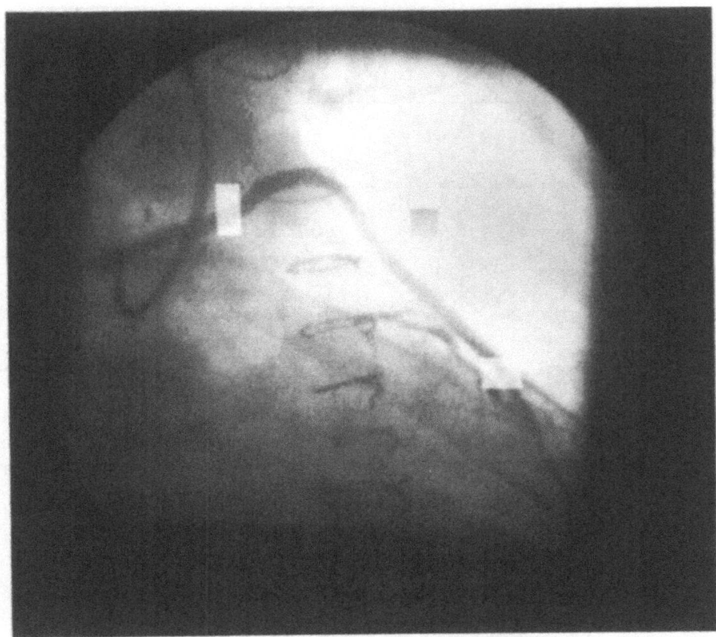

Abb. 1. Video-Angiogramm eines LAD-Bypass-Grafts. Zwei Meßfenster (*hellere Rechtecke*) sind proximal und distal über dem Bypass positioniert. Ein 3. Fenster neben dem Bypass (*dunkles Rechteck*) wird zur Kompensierung unspezifischer Hintergrund-Veränderungen verwendet (Einzelheiten bei [9, 10])

Inspiration angehaltener Atmung 2–3 ml des Kontrastmittels (Urografin 76%) in das zu untersuchende Gefäß in einer 40° RAO-Projektion injiziert und der Vorgang auf Videoband gespeichert. Gleichzeitig wurden 35- oder 70-mm-Cineangiogramme in zwei orthogonalen Einstellungen (40° RAO-/50° LAO-Projektion) des Gefäßes ausgeführt und sowohl Video- als auch Cineangiogramme mit einem Gitter (Abstände von 1 cm) kalibriert, um Größenmessungen sowie die exakte Korrelation der Bildpunkte in den Video- und Cineangiogrammen zu ermöglichen. Nach Entfernung des Patienten wurden die Video-Angiogramme erneut abgespielt, und zwei Meßfenster eines logarithmischen Videodensitometers [6, 9, 10] wurden über dem Gefäß in einer Entfernung von einigen Zentimetern positioniert (Abb. 1). Während des Durchgangs des Kontrastmittel-Bolus durch das Gefäß wurden in beiden Fenstern Verdünnungskurven des Kontrastmittels gemessen (Abb. 2), und die mittlere Durchlaufzeit des Bolus zwischen den beiden Fenstern wurde als Zeitintervall zwischen den Schwerelinien beider Kurven nach den früher beschriebenen Prinzipien [8, 10, 11] berechnet. Aus dem Cineangiogramm in beiden Ebenen wurde der mittlere Gefäßdurchmesser zwischen den beiden Fenstern als Mittelwert der äquidistanten Gefäßdurchmesser abgeleitet (Abb. 3). Für jedes zwischen den äquidistanten Durchmessern gelegene Segment wurde die tatsächliche Länge des Gefäßes aus der Länge in beiden Projektionen und dem aus Segmentlänge und Längsachse in LAO-Projektion gebildeten Winkel, gemäß der zur quantitativen Ventrikulographie verwendeten Technik [2], berechnet. Die gesamte räumliche Länge be-

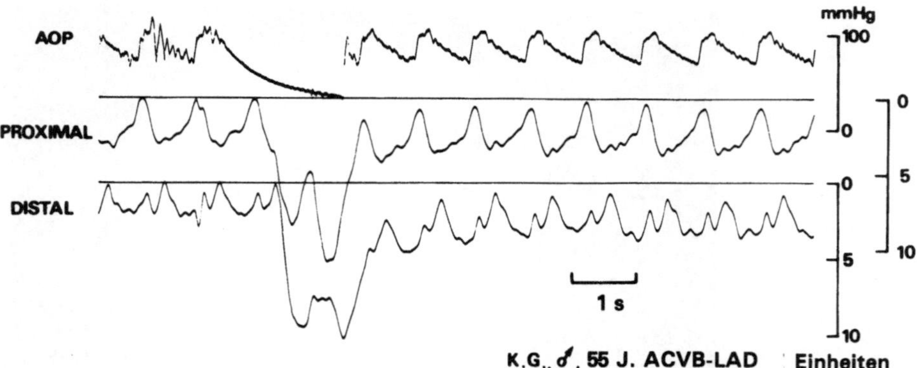

Abb. 2. Original-Videodensitogramme eines LAD-Bypass-Grafts bei einem 55 jährigen Patienten. Von oben nach unten sind der Aortendruck und die proximale und distale Kontrastmittel-Verdünnungskurve zu sehen. Die Kontrastmittel-Injektion in den Bypass ist durch suspendierten Aortendruck gekennzeichnet

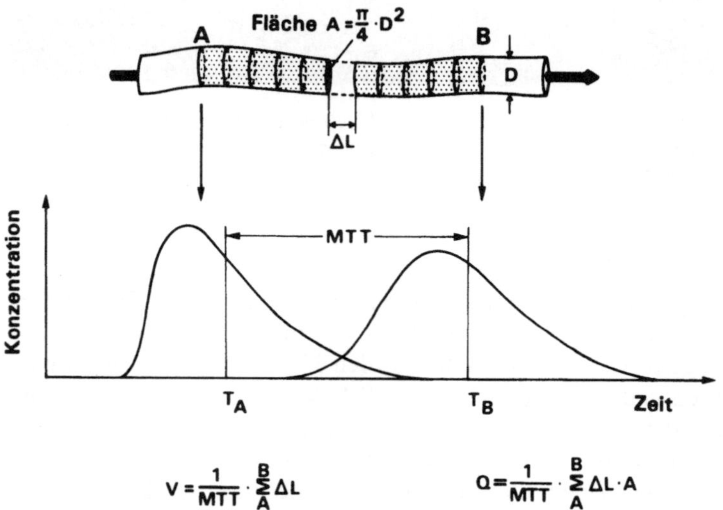

$$V = \frac{1}{MTT} \cdot \sum_{A}^{B} \Delta L$$

$$Q = \frac{1}{MTT} \cdot \sum_{A}^{B} \Delta L \cdot A$$

Abb. 3. Prinzipien der Fluß- und Strömungsgeschwindigkeitsmessung durch Videodensitometrie. *Oben:* Ermittlung der Gefäßdimensionen im Cineangiogramm. *Unten:* Messung der Durchflußzeit aus den Kontrastmittel-Verdünnungskurven im proximalen und distalen Meßfenster. *V* mittlere Strömungsgeschwindigkeit; *Q* mittlerer Fluß; *MTT* mittlere Durchflußzeit zwischen den Meßfenstern; *ΔL* Länge eines Gefäßsegmentes. Die Punkte *A* und *B* beziehen sich auf die Lage der Meßfenster

stand aus der Summe der Segmentlängen, und das Gesamtvolumen zwischen den Fenstern wurde aus der räumlichen Länge, multipliziert mit dem durchschnittlichen Querschnitt des Gefäßes, abgeleitet (Abb. 3). Aus diesen Daten wurden Strömungsgeschwindigkeit und Fluß nach den in Abb. 3 gezeigten Formeln berechnet. Mit dieser Technik ist es möglich, die Strömungsgeschwindigkeit in unverzweigten wie in verzweigten Koronargefäßen und den Blutfluß in Absolutwerten in unverzweigten Gefäßen, z. B. im Bypass-Graft, zu bestimmen. In den verzweigten Koronararterien kann der Fluß allerdings nur in relativen Werten, im Verhältnis zum zentralen Teil des Gefäßes, angegeben werden, wobei der Fluß durch die Nebenäste vernachlässigt wird. Dennoch werden medikamentös verursachte Flußänderungen in den dargestellten Teilen der Arterie korrekt wiedergegeben.

Der gesamte periphere Widerstand des untersuchten Gefäßes wurde aus dem mittleren Aortendruck (P) und dem arteriellen Fluß (Q) nach der Formel: $R = P/Q$ (mm Hg/ml/min) abgeleitet.

Protokoll

Nach Aufzeichnung der Herzfrequenz, der Aortendrücke und Angiogramme vor Medikation wurde eine mindestens 10 minütige Pause zur Wiederherstellung der Steady-state-Bedingungen eingelegt. Danach erhielten 21 Patienten (9 LAD, 12 ACVB) 0,8 mg Nitroglycerin sublingual, und bei 15 Patienten (12 LAD, 3 ACVB) wurden 0,15 mg Nitroglycerin direkt in das untersuchte Gefäß injiziert. Alle Messungen wurden 1 min nach intrakoronarer bzw. 3–5 min nach sublingualer Nitroglycerin-Gabe wiederholt. Die Veränderungen der koronaren Hämodynamik wurden als prozentuale Abweichungen von den Kontrollwerten ausgedrückt, und ein p-Wert von $< 0,05$ (gepaarter Student-t-Test) wurde als signifikant betrachtet.

Ergebnisse

In der Gruppe von 21 Patienten, die Nitroglycerin sublingual erhielten, stieg die Herzfrequenz von im Mittel 77 ± 7 auf 82 ± 8 Schläge/min an ($p < 0,005$), und der mittlere Aortendruck fiel von 100 ± 13 auf 91 ± 14 mm Hg ab ($p < 0,001$). Bei den übrigen 15 Patienten stieg die Herzfrequenz gleichermaßen von 75 ± 11 auf 79 ± 11 Schläge/min an ($p < 0,02$), während die Aortendrücke nach intrakoronarer Nitroglycerin-Gabe unverändert blieben (93 ± 12 mm Hg vor und nach Nitroglycerin).

Wie aus Abb. 4 ersichtlich, stieg nach sublingualem Nitroglycerin der mittlere Durchmesser der nativen LAD zwischen den beiden Fenstern mit 13% signifikant an. Die Strömungsgeschwindigkeit in der LAD fiel um 25% ab, während der Fluß bei 2 Patienten anstieg, bei 1 Patienten unverändert blieb und bei weiteren 6 Patienten abfiel. In der Gesamtgruppe war der Fluß jedoch nicht signifikant verändert. Bemerkenswerterweise wurde bei den beiden Normalpersonen, die einen Flußanstieg in der LAD zeigten, keine Veränderungen des mittleren Aortendruckes nach Nitroglycerin beobachtet.

In den Bypass-Grafts wurde keine Wirkung auf den Bypass-Durchmesser beobachtet. Sowohl Strömungsgeschwindigkeit als auch Fluß fielen nach sublingualer Nitroglycerin-Gabe um durchschnittlich 14% ab.

Die Ergebnisse der intrakoronaren Nitroglycerin-Applikation sind in Abb. 5 dargestellt. Die Wirkung auf die Gefäßdurchmesser war mit der nach sublingualer

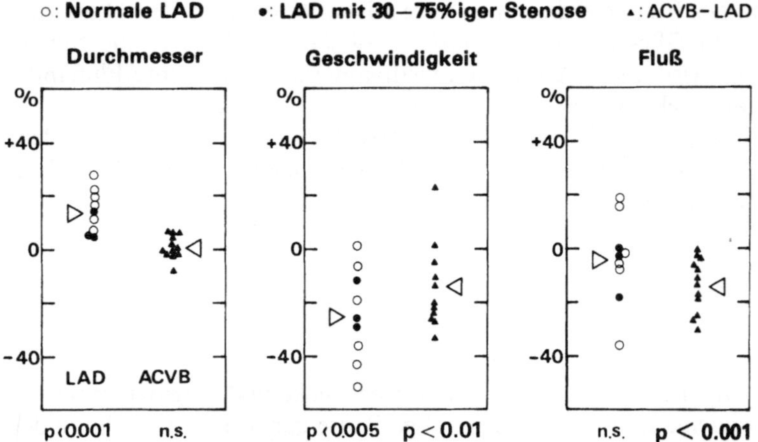

Abb. 4. Veränderungen (in % der Kontrollwerte) des Durchmessers, der Strömungsgeschwindigkeit und des Flusses in der linken anterioren deszendierenden Koronararterie (*LAD*) und in Bypass-Grafts nach 0,8 mg Nitroglycerin sublingual

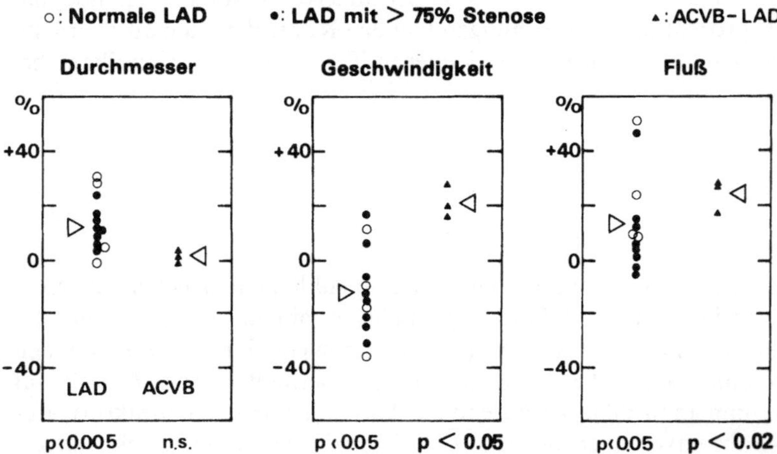

Abb. 5. Veränderungen (in % der Kontrollwerte) des Durchmessers, der Strömungsgeschwindigkeit und des Flusses in der linken anterioren deszendierenden Koronararterie (*LAD*) und in Bypass-Grafts 1 min nach direkter Injektion von 0,15 mg Nitroglycerin in die linke Koronararterie bzw. den Bypass

Nitroglycerin-Gabe vergleichbar; es kam zu einem mittleren Anstieg des LAD-Durchmessers um 12% bei unverändertem ACVB-Durchmesser. Die Strömungsgeschwindigkeit in der nativen LAD fiel ebenfalls ab (im Mittel um 12%), während sie in den drei ACVB signifikant anstieg (im Mittel um 21%). Im Gegensatz zur Wirkung des sublingualen Nitroglycerins stieg der Fluß sowohl in der nativen LAD (14%) als auch im ACVB (25%) an.

Da die Wirkung auf den Fluß in den nativen Arterien und in den Bypass-Grafts ähnlich war, wurde der periphere Widerstand für die Gesamtgruppen, die Nitroglycerin sublingual bzw. intrakoronar erhielten, berechnet (Abb. 6). Während der

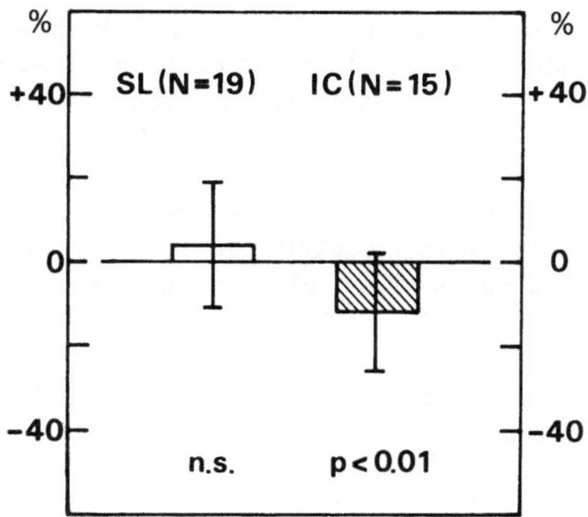

Abb. 6. Veränderungen (in % des Kontrollwertes) des peripheren Koronarwiderstandes nach sublingualer (SL) und intrakoronarer (IC) Nitroglycerin-Gabe

Widerstand nach sublingualer Gabe unverändert blieb, kam es nach der direkten Nitroglycerin-Injektion in das untersuchte Gefäß zu einem leichten, doch signifikanten Abfall (im Mittel 12%). Dies weist auf unterschiedliche, direkte und indirekte Wirkungen der Substanz auf das koronare arterioläre Gefäßbett hin.

Kommentar und Zusammenfassung

Durch direkte und systemische Nitroglycerin-Gabe wurde die Strömungsgeschwindigkeit in den nativen Koronararterien vermindert, während ein unterschiedlicher Effekt in den Bypass-Grafts beobachtet wurde. Nach direkter Applikation kam es zu einem Anstieg und nach sublingualer Applikation zu einem Abfall. Es gibt bisher nur eine einzige Studie, in der über die Bestimmung der Nitratwirkungen auf die Strömungsgeschwindigkeit in den Koronararterien des Menschen berichtet wird [4]. Diese Arbeitsgruppe beobachtete einen Anstieg der maximalen Geschwindigkeit während 3 min nach sublingualer Nitroglycerin-Gabe bei 4 von 8 Patienten. Sie berichtete jedoch nicht über die Durchschnittswerte der Strömungsgeschwindigkeit und gab keine Interpretation der Ergebnisse bei den übrigen 4 Patienten dieser Gruppe. Ihre Ergebnisse können demnach nicht mit unserer Studie verglichen werden.

In unserer Studie waren die Wirkungen der direkten und der sublingualen Nitroglycerin-Gabe auf den arteriellen Fluß gegensätzlich. Nach sublingualer Applikation fiel der Fluß in der LAD bei den meisten Patienten ab und war in der Gesamtgruppe der Bypass-Transplante signifikant vermindert. Nach direkter Injektion der Substanz stieg der Fluß sowohl in den nativen Koronararterien als auch in den Bypass-Transplanten an.

Über ähnliche gegensätzliche Wirkungen von sublingualem und intrakoronarem Nitroglycerin auf den myokardialen Kapillarfluß und den Koronarsinusfluß wurde anderweitig berichtet [5, 7]. Durch die vorliegende Studie wurden diese Beobachtungen erstmalig durch direkte Messungen an einzelnen Koronararterien

beim Menschen bestätigt und mögliche entgegenwirkende Effekte des Kollateralflusses in den poststenotischen Gebieten ausgeschlossen.

Die Korrelation zwischen diesen Daten und den Veränderungen der Perfu-
sionsdrücke zeigte, daß trotz einer fast gleichgroßen dilatierenden Wirkung auf die
proximalen epikardialen Arterien in beiden Situationen nach systemischer Applikation keine Veränderung des Gefäßwiderstandes erfolgte, während es nach direkter Applikation der Substanz zu einem leichten, doch signifikanten Abfall kam.
Demnach sind die Flußveränderungen nach sublingualer Nitroglycerin-Gabe
hauptsächlich auf die peripheren Wirkungen des Pharmakons auf den aortalen
Perfusionsdruck zurückzuführen, während die nach intrakoronarer Applikation
beobachteten Veränderungen einer direkten Wirkung auf das arterioläre Bett des
Koronarkreislaufs zu entsprechen scheinen.

Es ist schließlich von Interesse, daß weder die sublinguale noch die intrakoronare Nitroglycerin-Gabe eine Veränderung der ACVB-Durchmesser bewirkte, obwohl diese Substanz bekanntlich die venöse Kapazität durch eine direkte Wirkung
auf die glatte Venenmuskulatur erhöht [1]. Dies könnte z. T. auf eine Intima-Ver-
dickung und eine allmähliche Degeneration der glatten Muskulatur zurückzuführen sein, wie sie in venösen Gefäßbrücken nach der Bypass-Operation beobachtet
werden [3]. Man kann aber auch vermuten, daß infolge des „unphysiologischen"
arteriellen Drucks die venösen Bypass-Grafts bereits maximal dilatiert und daher
zu keiner weiteren Kapazitätsvergrößerung fähig sind.

Literatur

1. Abrams J (1980) Nitroglycerin and long-acting nitrates. N Engl J Med 302:1234
2. Arvidsson H (1961) Angiographic determination of left ventricular volume. Acta Radiol Scand
   56:321
3. Batayias GE, Barboriak SD, Korns ME, Pintar K (1977) The spectrum of phatologic changes in
   aortocoronary saphenous vein grafts. Circulation [Suppl II] 56:18
4. Benchimol A, Stegall HF, Gratlan JL (1971) New method to measure phasic coronary blood velocity in man. Am Heart J 81:93
5. Bernstein L, Friesinger GC, Lichtlen PR, Ross RS (1966) The effect of nitroglycerin on the systemic
   and coronary circulation in man and dogs. Myocardial blood flow measured with xenon^{133}. Circulation 33:107
6. Bürsch JH, Ritman EL, Wood EH, Sturm RE (1974) Roentgen videodensitometry. In: Bloomfield
   DA (ed) Dye curves: The theory and practice of indicator dilution. University Park Press, Baltimore, Maryland, p 313
7. Ganz W, Marcus HS (1972) Failure of intracoronary nitroglycerin to alleviate pacing-induced
   angina. Circulation 46:880
8. Rutishauser W, Noseda G, Bussmann WD, Pretter B (1970) Blood flow measurement through
   single coronary arteries by roentgen densitometry. AJR 109:21
9. Simon R, Ziegler K, Grimm J (1979) Videodensitometer mit automatischer Regelung des Videoein-
   gangs. Biomed Techn [Suppl] 24:156
10. Smith HC, Sturm RE, Wood EH (1973) Videodensitometric system for measurement of vessel
    blood flow, particularly in the coronary arteries in man. Am J Cardiol 32:144
11. Smith HC, Robb RA, Ritman EL (1978) Roentgen videodensitometric assessment of myocardial
    blood flow: Clinical applications. In: Heintzen PH, Bürsch JH (eds) Roentgen-video-techniques.
    Thieme, Stuttgart, p 39

Wirkung von Nitraten auf Druck-Zeit-Parameter und Koronar-Bypass-Durchfluß beim Menschen

R. M. DONALDSON und A. F. RICKARDS

Einleitung

Die antianginöse Wirkung der Nitrate besteht vorwiegend in ihrer Fähigkeit, durch venöse und arterielle Vasodilation das Preload und das Afterload zu senken [4]. Auf diese Weise wird der myokardiale Sauerstoff vermindert. Dennoch wird ihre Wirkung auf die Angina pectoris nicht allein durch diese Mechanismen erklärt, und in Zusammenhang mit dem Sauerstoffangebot an ischämische Myokardbezirke [1] muß zwischen den antianginösen und den gefäßerweiternden Eigenschaften unterschieden werden. Experimentell konnte gezeigt werden, daß Nitrate eine Umverteilung der Durchblutung über Kollateralen, vom Epikard zum Endokard hin, bewirken [7], und somit sind Nitrate „effektive" Vasodilatatoren bei der Angina pectoris.

Ziel unserer Untersuchungen war es, die Wirkung der Nitrate auf Parameter des myokardialen Angebot-Bedarf-Verhältnisses und auf die Durchblutung von koronaren Venenbrücken beim Menschen zu ermitteln.

Patienten

Die Untersuchungen wurden an 16 männlichen Patienten im Alter von 29–68 (im Mittel 52) Jahren ausgeführt, bei denen ein V.-saphena-Koronar-Bypass angelegt wurde. Ihre Auswahl erfolgte aufgrund normaler präoperativer Ventrikelfunktion und des Fehlens diffuser Koronarstenosen distal zu dem venösen Bypass. Die untersuchten Venenbrücken gingen in 10 Fällen zur vorderen absteigenden Koronararterie (LAD) und in 6 Fällen zur rechten Koronararterie (RCA). Bei 2 Patienten waren 2, bei 8 Patienten 3 und bei 6 Patienten 4 Venen-Bypasse angelegt worden. Die absolute Bypass-Durchflußrate in Ruhe, gemessen zum Zeitpunkt der Operation, lag zwischen 23 und 160 ml/min (im Mittel 79 ml/min). Vor der Operation wurden die Patienten über die Untersuchung informiert und gaben ihre Zustimmung. Die Untersuchung verursachte keinerlei Komplikationen.

Technik

Die Verwendung eines herausnehmbaren elektromagnetischen Flußmessers (Carolina Medical Electronics) zur Messung postoperativer Durchflußraten im V.-saphena-Bypass wurde von uns zu einem früheren Zeitpunkt beschrieben [3, 5]. Eine flexible elektromagnetische Flußsonde in einer dünnen Silicon-Gummihülle wird an den Bypass angelegt und das Kabel durch die Brustwand nach außen gezogen. Drei bis fünf Tage nach der Operation wurde die Sonde durch vorsichtiges Ziehen entfernt. Die Patienten wurden 2–3 Tage nach der Operation untersucht; zu jenem Zeitpunkt waren sie wach, extubiert, hämodynamisch stabil und ohne inotrope Hilfsmaßnahmen. Der zentrale Aortenfluß (AO), der linksatriale (LA) sowie der phasische Durchfluß in dem venösen Bypass (VGF) und das Elektrokardiogramm wurden gleichzeitig registriert (Abb. 1).

Aufgelöste Nitroglycerin-Tabletten (NG) und Isosorbiddinitrat-Tabletten (ISDN) wurden in den üblichen therapeutischen Dosen (0,5 bzw. 5 mg) an aufeinanderfolgenden Tagen den in sitzender Haltung ruhenden Patienten sublingual verabreicht. Bei 6 Patienten wurden 2, 4, 8 und 16 min danach Blutproben zur Bestätigung der Arzneimittel-Absorption entnommen. Die Nitratkonzentrationen im Plasma wurden mit Hilfe der flüssigen Gaschromatographie (GLC) mit Elektronenauffang-Detektor [6] bestimmt. Die Werte wurden vor und bis 45 min nach Tabletteneinnahme gemessen.

Datenverarbeitung

Die Daten wurden von einem FM-Band auf einen Mehrkanalschreiber (Hewlett Packard 4568 C) übertragen. Die Ergebnisse der Leeruntersuchung sowie der Untersuchungen 2, 4, 8, 16 und 32 min nach Medikamenteneinnahme wurden analysiert. Die Messungen erfolgten aus der Papierregistrierung mit Hilfe eines Ultraschall-Koordinaten-Transformators (Graf Pen), der an einen Digital-Computer angeschlossen war (Hewlett Packard 2100 A). Jeder Meßwert stellte einen Mittelwert aus fünf aufeinanderfolgenden Herzschlägen dar.

Der systolische Druck-Zeit-Index (TTI) wurde zur Bestimmung des Sauerstoffbedarfs verwendet. Dieser wurde definiert als Druck-Zeit-Produkt der Fläche zwischen dem Aorten- und linksatrialen Druck vom Beginn des schnellen Anstiegs der Aortenkurve bis zur dikroten Zacke. Der diastolische Druck-Zeit-Index (DPTI), der die übriggebliebene Fläche zwischen Ao- und LA-Druck während eines Herzzyklus darstellt, wurde zur Beurteilung der myokardialen Sauerstoffzufuhr verwendet (Abb. 1). Der diastolische Bypass-Widerstand wurde in arbiträr festgelegten Einheiten berechnet, indem der mittlere Druckwert auf den mittleren diastolischen Durchflußwert bezogen und in prozentualen Abweichungen gegenüber den Kontrollwerten ausgedrückt wurde.

In einem früheren Bericht [3] wird die Datenverarbeitung sowie die Kritik dieser Technik im einzelnen beschrieben. Der gepaarte Student-t-Test wurde zum statistischen Vergleich der Daten mit den Ausgangswerten verwendet.

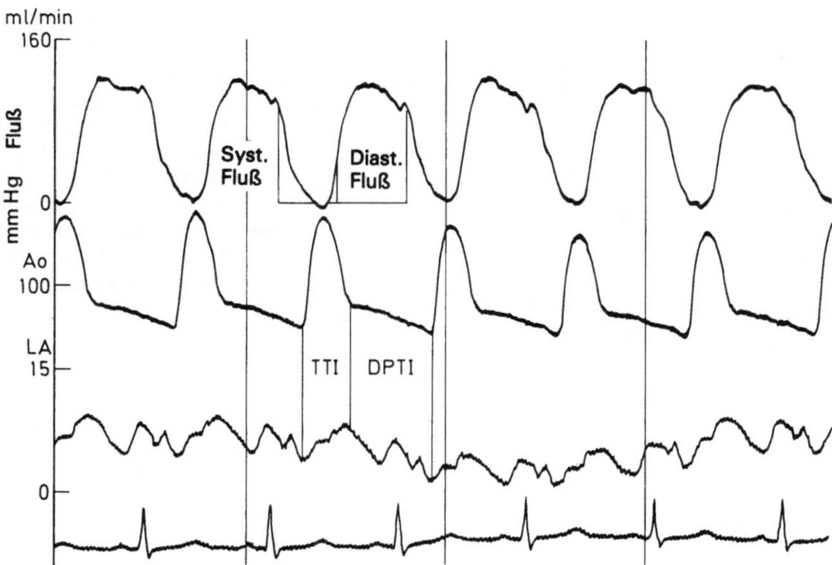

Abb. 1. Aufzeichnungen des Bypass-Durchflusses, des Aorten- und des linksatrialen Drucks und des Elektrokardiogramms. Zu bemerken: Zusammenhänge zwischen Aortendruck und Bypass-Durchfluß sowie Flächen des systolischen, diastolischen Durchflusses, TTI und DPTI

Ergebnisse

Beide Nitrate führten zu einer signifikanten, durch Vasodilatation verursachten Verminderung des systolischen und des mittleren Aortendrucks. Trotz des verminderten Perfusionsdrucks kam es zu keinen signifikanten Veränderungen des LA-Drucks und des diastolischen Bypass-Durchflusses (DGF). Der diastolische Bypass-Widerstand (DGR) war jedoch signifikant reduziert. Der maximale Abfall erfolgte 4 min nach NG ($p < 0,05$); nach ISDN kam es zwischen der 4. und 16. min zum maximalen Abfall des Widerstandes ($p < 0,01$) (Abb. 2, 3). Das Verhältnis zwischen myokardialem Sauerstoffangebot und -bedarf (DPTI/TTI) wurde durch Verminderung des Sauerstoffbedarfs (TTI) günstig beeinflußt ($p < 0,01$). Der höchste Anstieg dieses Verhältnisses erfolgte 4 und 8 min nach NG bzw. 8 und 16 min nach ISDN, trotz des reflektorischen Anstiegs der Herzfrequenz. Diese Reaktionen verliefen parallel zu den Plasmakonzentrationen der Substanzen bei den 6 Patienten, bei denen diese bestimmt wurden.

Besprechung

Die Verwendbarkeit des Verhältnisses zwischen diastolischem und systolischem Druck-Frequenz-Produkt zur Beurteilung der Relation zwischen myokardialer Sauerstoffzufuhr und myokardialem Sauerstoffbedarf wurde im Tierexperiment

 R. M. Donaldson u. A. F. Rickards

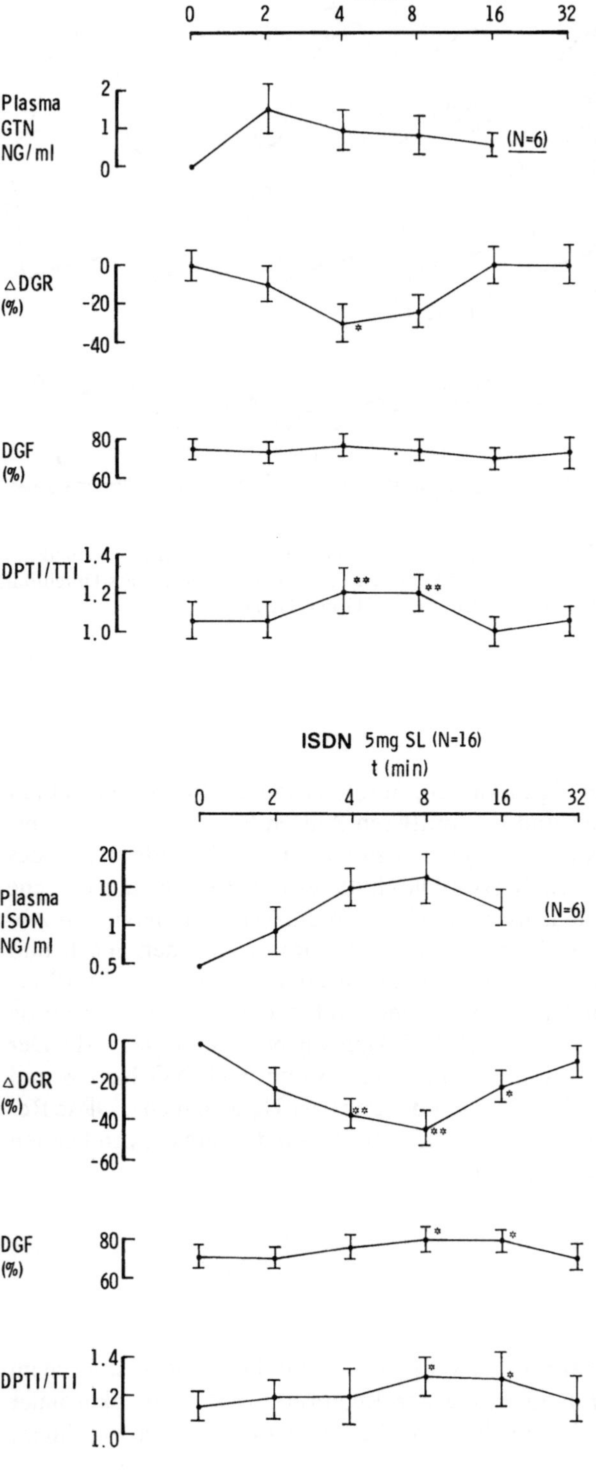

Abb. 2. Hämodynamische Veränderungen nach sublingualem Nitroglycerin (*NG*). *DGR* prozentuale Veränderungen des diastolischen Bypass-Widerstandes; *DGF* prozentualer diastolischer Bypass-Durchfluß; *DPTI/TTI* diastolischer Druck-Zeit-Index/systolischer Druck-Zeit-Index. * Signifikant auf dem 5%-Niveau; ** signifikant auf dem 1%-Niveau

Abb. 3. Hämodynamische Veränderungen nach sublingualer Gabe von Isosorbiddinitrat (ISDN). Legende wie in Abb. 2

[2] und beim Menschen [3] bestätigt. Dieses Verhältnis steht in guter Korrelation zu der endokardialen Perfusion und dem Prozentsatz der diastolischen Durchblutung. Eine Reduzierung dieses DPTI/TTI-Verhältnisses jenseits des Punktes der maximalen koronaren Vasodilatation verursacht Veränderungen der ventrikulären Leistung durch subendokardiale Ischämie. Die Verbesserung der subendokardialen Perfusion geht mit einem Anstieg dieses Verhältnisses einher. In dieser Studie konnten wir nachweisen, daß sublinguale Nitrate in der üblichen Dosierung den Sauerstoffbedarf (TTI) mehr herabsetzen als die Koronarperfusion (DPTI) und auf diese Weise die meßbaren Determinanten des myokardialen Angebot-Bedarf-Verhältnisses günstig beeinflussen. Trotz des reflektorischen Frequenzanstieges wurde der myokardiale Sauerstoffbedarf herabgesetzt.

Beide Nitrate bewirkten einen signifikanten Rückgang des Widerstandes im koronaren Bypass. Diese hämodynamischen Veränderungen traten 2 min nach Medikamentengabe auf und hielten nach Nitroglycerin 10 min und nach ISDN länger (30–45 min) an. Diese Ergebnisse weisen darauf hin, daß NG und ISDN imstande sind, die endokardiale Perfusion in Abwesenheit einer signifikanten Steigerung des gesamten Koronarflusses zu verbessern. Die „effektiven" vasodilatatorischen Eigenschaften der Nitrate wurden zu einem früheren Zeitpunkt am Tier nachgewiesen [7]. Obwohl der hauptsächliche therapeutische Effekt der Nitrate in der Verminderung des myokardialen Sauerstoffbedarfs besteht, bestätigen diese Studien, daß auch das Sauerstoffangebot zum ischämischen Myokard durch diese Substanzen verbessert werden kann.

Nitrate wirken somit durch Aufrechterhaltung des Bypass-Durchflusses bei gleichzeitig reduziertem Perfusionsdruck, wobei die hauptsächlichen Determinanten des Sauerstoffbedarfs vermindert werden. Alle diese Wirkungen sind für die Behandlung der Angina pectoris erwünscht.

Literatur

1. Bernstein L, Friesinger GC, Lichtlen PR, Ross RS (1966) The effect of nitroglycerine on the systemic and coronary circulation in man and dog: myocardial blood flow measured with Xenon. Circulation 33:107–116
2. Buckberg GD, Fixler DE, Archie JP, Hoffman JE (1972) Experimental subendocardial ischaemia in dogs with normal coronary arteries. Circ Res 30:67–81
3. Donaldson R, Rickards AF, Wright JEC, Williams BT, Russell D, Balcon R (1976) Effect of isoprenaline and nitroglycerine on pressure time indices and coronary graft blood flow in man. Cardiovasc Res 10:169–175
4. Mason DT, Braunwald E (1965) The effects of nitroglycerine and amyl nitrite on arteriolar and venous tone in the human forearm. Circulation 32:755–766
5. Rickards AF, Williams BT, Wright JEC, Balcon R (1974) (abstr.) Br Heart J 36:1039
6. Rosseel MT, Bogaert MG (1973) GLC determination of nitroglycerine and isosorbide dinitrate in human plasma. J Pharm Sci 62:754–758
7. Winbury MM (1971) Redistribution of left ventricular blood flow produced by nitroglycerine: an example of integration of the macro- and micro-circulation. Circulation Res [Suppl I] 28:140–147

Angina pectoris und andere Auswirkungen der intrakoronaren Gabe von Nitroglycerin

P. DEEG und K. W. SCHNEIDER

Einleitung

Angeregt durch Berichte von Lichtlen [6], Mathes [8] und Strauer [11], untersuchten wir die Wirkungen der intrakoronaren Gabe von Nitroglycerin auf die Funktion des linken Ventrikels bei Patienten mit koronarer Herzkrankheit. Wir wollten der Frage nachgehen, ob die intrakoronare Nitroglycerin-Gabe eine Veränderung der Inotropie bewirkt und ob ein Zusammenhang mit Veränderungen des myokardialen Ca^{++}- und Katecholamin-Umsatzes besteht.

Im Verlauf dieser Untersuchungen fiel uns auch auf, daß die intrakoronare Nitroglycerin-Injektion erhebliche Störungen im Koronarkreislauf verursachen kann. Bei einem Patienten kam es, einige Sekunden nach der intrakoronaren Nitroglycerin-Injektion, zu Angina pectoris, während bei einem anderen Patienten trotz des Nitroglycerins ein Koronarspasmus auftrat.

Patienten

Der Zustand des Koronarsystems wurde bei 30 Patienten (mittleres Alter 52,2 Jahre) mit klinisch manifester koronarer Herzkrankheit angiographisch ermittelt. Vor der Untersuchung erhielten die Patienten keine Prämedikation. Nitro-Präparate wurden 24 h vor der Untersuchung und Betarezeptorenblocker mindestens 48 h vorher abgesetzt.

Methodik

Die Druckmessungen im linken Ventrikel und in der Aorta wurden mit Hilfe eines 7 F-Millar-Katheter-Tipmanometers vom Typ PC 771/146 ausgeführt. Der Pulmonalarteriendruck wurde über ein P 23 DB-Statham-Element über einen 7 F-Thermokatheter des Typs 93 A 131 übertragen. Alle Druckkurven sowie das EKG wurden mit einem UV-Recorder mit 6 Kanälen (Honeywell, Typ Visicorder 3508) auf fotografischem Papier bei einer Papiergeschwindigkeit von 100 mm/s registriert.

Die Blutproben zur Bestimmung der Ca^{++}-Konzentration vor bzw. 60, 120, 180, 300 und 600 s nach Nitroglycerin-Gabe wurden mit einem 7 F-Positrol-Katheter des Typs USCI Nr. 3583, der in den Koronarsinus gelegt wurde, entnommen. Die Messungen erfolgten mit Hilfe einer Ca^{++}-selektiven Plattenelektrode, die mit einem elektrisch neutralen synthetischen Ca^{++}-Transporter nach Schindler [10] versehen war. Die Meßgenauigkeit betrug 0,01 mEq im Serum, die Analysenabweichung lag bei 0,8%.

Aus dem Koronarsinus wurden 2 ml Blut vor sowie 2, 5 und 10 min nach der Nitroglycerin-Injektion mit dem Positrol-Katheter entnommen und anschließend in Röhrchen gefüllt, die 40 µl einer Hemmlösung enthielten. Diese Lösung bestand aus 95 mg/ml Äthylenglykol-Tetraessigsäure (EGTA) und 60 mg/ml Glutathion. Die Norepinephrin-Konzentration wurde radioenzymatisch aus 50 µl Plasma nach der Methode von Peuler und Johnson [9] bestimmt. Die Bestimmungsgenauigkeit bei diesen Messungen betrug 5% bei einem Versuch und 7% bei mehreren weiteren Versuchen.

In den linken Koronar-Hauptstamm wurde ein Bolus von 0,2–0,4 mg einer 1%-igen alkoholischen Nitroglycerin-Lösung innerhalb weniger als 15 s injiziert.

Ergebnisse

In der Folge der intrakoronaren Nitroglycerin-Gabe stieg dP/dt_{max} an und erreichte in der 30. Sekunde den signifikant oberhalb des Ausgangswertes von 1388 gelegenen Wert von 1509 mm Hg/s ($p < 0,005$). In der 50. Sekunde lag $dP/dt\,max$ erneut unterhalb des Normalwertes. In der 50. Sekunde war $dP/dt\,max/IP$ signifikant von 19,9/s auf 21,6/s angestiegen ($p < 0,05$). Anschließend fiel dieser Wert unter den Kontrollwert ab. Auch der LVEDP und der mittlere AoP sanken ab, wobei LVEDP von 17,7 auf 15,1 mm Hg ($p < 0,05$) und der mittlere AoP von 108 auf 105 mm Hg (nicht signifikant) zurückgingen. Die Frage, ob diese Reduzierung einen Anstieg der Kontraktilität bewirkte, konnte mit Hilfe der linearen Regressionsanalyse negativ beantwortet werden, da diese ergab, daß weder dP/dt_{max} noch $dP/dt_{max}/IP$ mit dem LVEDP-Wert korrelierte. Der Korrelations-Koeffizient war $r = -0,19$.

In den beiden unmittelbar auf die intrakoronare Nitroglycerin-Gabe folgenden Minuten kam es zu einem signifikanten Anstieg der Norepinephrin-Konzentration im koronarvenösen Blut von 420 auf 580 pg/ml ($p < 0,05$). Danach stieg die Norepinephrin-Konzentration bis zur 5. Minute nur geringfügig an, um schließlich bis zur 10. Minute auf den Ausgangswert zurückzukehren.

Innerhalb der 1. Minute nach intrakoronarer Nitroglycerin-Gabe stieg die Ca^{++}-Konzentration im koronarvenösen Blut nicht signifikant an, doch kam es zwischen der 1. und 5. Minute zu einem signifikanten Anstieg vom Ausgangswert von 2,105 mEq/l auf 2,30 mEq/l in der 5. Minute ($p < 0,01$).

Bei einem 49jährigen Patienten mit Zustand nach Vorderwand-Infarkt und 90%iger LAD-Stenose sowie diffusen atherosklerotischen Veränderungen in den übrigen Gefäßen kam es in der 30. Sekunde nach intrakoronarer Nitroglycerin-Injektion zu Angina pectoris mit ST-Streckenhebungen im EKG (Tabelle 1, Abb. 1).

Tabelle 1. Zeitlicher Verlauf von Herzfrequenz, Drücken und Volumina bei einem Patienten mit Angina pectoris nach intrakoronarer Injektion von 0,4 mg NTG

Zeit s	LVEDP mm Hg	LVESP mm Hg	PaP mm Hg	HF min	dP/dt_{max} mm Hg/s	ST mV	LVEDVI ml/m^2	LVESVI ml/m^2	SVI ml/m^2	AF %	VcF circ/s	MNSER ml/s
0	32	155	14	72	1200	0	47,5	19,1	28,4	60	1,2	2,1
40	34	130	17	79	960	0,32						
80	35	110	14	83	1040	0,56						
120	28	100	7	62	1040	0,64						
160	24	90	8	62	950	0,47						
240	22	80	6	52	720	0						
300	22	76	7	53	–	0	33,9	12,9	20,9	62	1,4	2,5

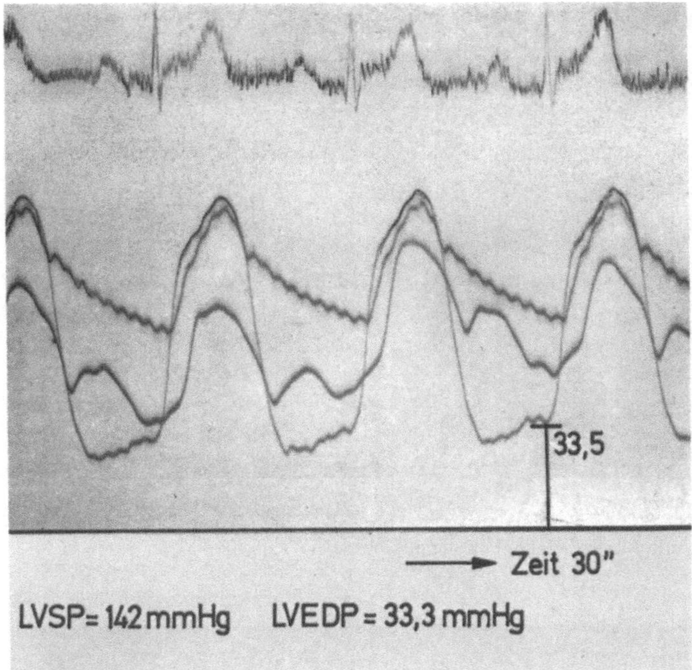

Abb. 1. Gleicher Patient wie in Tabelle 1. Aufzeichnungen des Aorten- und Pulmonalarteriendrucks. Am oberen Rand das EKG mit leichter ST-Streckenhebung

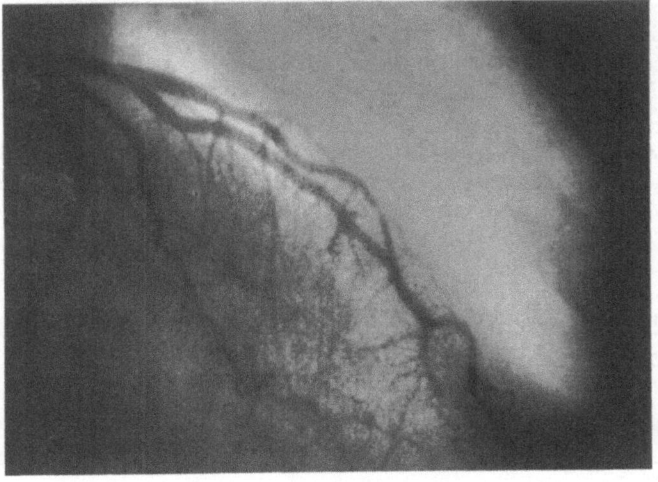

Abb. 2. Angiogramm der linken Koronararterie. RAO 35°. Proximale 90%ige LAD-Stenose

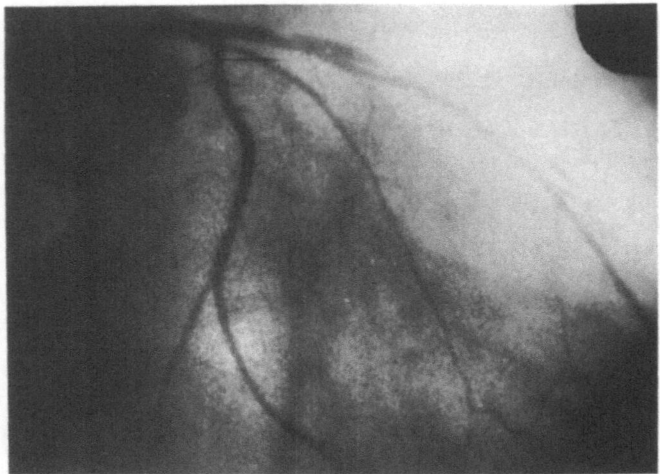

Abb. 3. Gleicher Patient wie in Abb. 2. RAO 40°. Angiogramm der linken Koronararterie. Spastisch kontrahierte Gefäße. Poststenotischer LAD-Verschluß

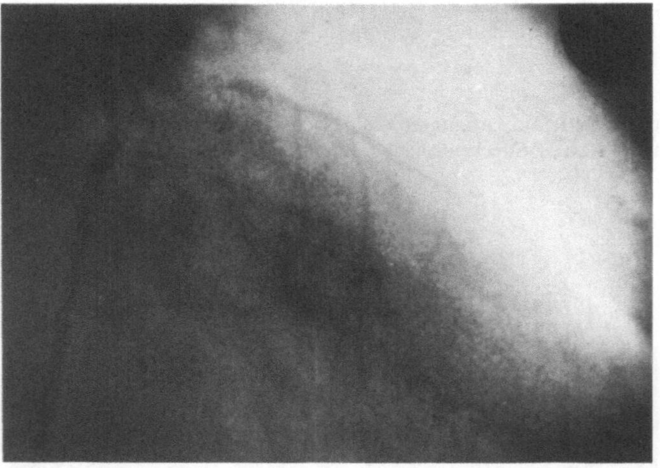

Abb. 4. Angiogramm der RCA. RAO 35°. RCA- zu LAD-Kollateralen. Retrograde Füllung des mittleren LAD-Segments, das zu diesem Zeitpunkt noch spastisch kontrahiert ist. Gleicher Patient wie in Abb. 2 und 3

Die Schmerzen gingen nach 2 min vorüber, während die ST-Strecke immer noch erhöht war (Tabelle 1, Abb. 1).

Bei einem 52jährigen Patienten mit 90%iger LAD-Stenose traten trotz Nitroglycerin intermittierende Spasmen distal zur Stenose auf. Der zu diesem Zeitpunkt dargestellte Verlauf der rechten Koronararterie wies auf das Bestehen von Kollateralen hin, die, von der rechten Koronararterie ausgehend, das mittlere Drittel der LAD retrograd auffüllten (Abb. 2–4).

Besprechung

Wir beobachteten einen vorübergehenden Anstieg der linksventrikulären Inotropie nach intrakoronarer Gabe von Nitroglycerin. Die Zunahme der Inotropie ist vermutlich primär einem Anstieg der Myokarddurchblutung in Zusammenhang mit der intrakoronaren Nitroglycerin-Gabe zuzuschreiben, wie von Lichtlen wiederholt berichtet [6]. Es erscheint weniger wahrscheinlich, daß sie das Ergebnis eines direkten myokardialen Nitroglycerin-Effektes auf die Aktomyosin-Elemente ist, was auch von Gerlings und Gilmore [2] ausgeschlossen wird. Die positiv inotrope Wirkung der nitroglycerininduzierten Norepinephrin-Freisetzung, wie sie von Korth [4] am Papillarmuskel des Meerschweinchens beschrieben wurde, scheint für das Herz in vivo keine Bedeutung zu haben. Obwohl bei unseren Untersuchungen ein Anstieg der Norepinephrin-Konzentration im koronarvenösen Blut festgestellt wurde, der durch die zusätzliche Freisetzung von myokardialem Norepinephrin zustande gekommen sein mag, bewegt sich diese Zunahme in einer Größenordnung, die schwerlich imstande ist, eine positiv inotrope Reaktion auszulösen. Diese Überlegung wird dadurch bestätigt, daß die Norepinephrin-Konzentration im koronarvenösen Blut nicht mit dem Anstieg der Inotropie korreliert.

Der Anstieg der Ca^{++}-Konzentration im koronarvenösen Blut kann nicht mit der verstärkten Inotropie in Zusammenhang gebracht werden, sondern sollte als Ausdruck der allgemeinen Verminderung der Inotropie und der Koronardilatation verstanden werden. Nach Kukovetz et al. [5] hängt der verstärkte Calcium-Efflux aus der glatten Muskelzelle der Gefäßwand mit der nitroglycerininduzierten Koronardilatation zusammen.

Die beiden oben beschriebenen Situationen kommen höchst selten vor. Nach neuesten Studien von Heupler [3] wird ein Koronarspasmus in ca. 0,1 % der Fälle beobachtet. Bei unseren Patienten wurde ein Prozentsatz von 0,05 Koronarspasmen im Verlauf der Koronarangiographie verzeichnet. In dem oben beschriebenen Fall handelte es sich vermutlich vorwiegend um die Folge eines verminderten Blutdrucks nach Nitroglycerin-Gabe, wodurch die α-Rezeptoren in solchem Ausmaß stimuliert wurden, daß sich die Koronararterie spastisch kontrahierte. Diese Erklärung gewinnt an Wahrscheinlichkeit anhand der von Vatner et al. [12] sowie Malindzak et al. [7] ausgeführten Tierversuche. Im Gegensatz zu den von Heupler [3] beschriebenen Fällen, die kein Nitroglycerin erhalten hatten, trat der Spasmus bei unserem Patienten trotz oder wegen der Nitroglycerin-Gabe auf, nicht jedoch in Zusammenhang mit Angina pectoris oder Veränderungen der ST-Strecke. Wir würden dies einerseits der angiographisch nachgewiesenen Kollateralversorgung der LAD aus der RCA und andererseits den peripheren Nitroglycerin-Wirkungen zuschreiben.

Soweit wir überblicken können, handelt es sich bei dem Patienten mit Angina pectoris um eine bisher einmalige Beobachtung. Höchstwahrscheinlich trug der rasche Abfall des Perfusionsdrucks zum kritischen Abfall der Myokarddurchblutung im poststenotischen Gefäßgebiet bei, das – bei der bestehenden hochgradigen (90 %-igen) Stenose – bereits an der Grenze der Koronarreserve angelangt war und den Perfusionsdruck nur noch passiv kontrollierte. Poststenotisch kam es daher zu einer Ischämie mit Angina pectoris. Daraus ergibt sich, daß Nitroglycerin keine direkte antianginöse Wirkungen auf das Myokard ausübt, eine Feststellung, die Ganz [1] auf Grund anderer Untersuchungen bereits 1966 machte.

Zusammenfassend zeigen und bestätigen unsere Studien, daß

1. Nitroglycerin mit großer Wahrscheinlichkeit keine signifikanten direkten positiv inotropen Wirkungen hat,

2. die Norepinephrin-Ausschüttung, gemessen an den Konzentrationen im koronarvenösen Blut, unbedeutend ist und

3. der Anstieg der Ca^{++}-Konzentration im koronarvenösen Blut ein Effekt der intrakoronaren Nitroglycerin-Gabe ist.

Unsere Beobachtungen erwiesen schließlich, daß Nitroglycerin die Autoregulation der Koronararterien nicht beeinträchtigt.

Literatur

1. Ganz W (1972) Failure of intracoronary nitroglycerin to alleviate pacing-induced angina. Circulation 66:880–889
2. Gerlings ED, Gilmore JP (1974) Influence of nitroglycerin on the isolated blood perfused dog heart. In: Recent advances in studies on cardiac structure and metabolism, vol 3. Urban and Schwarzenberg, München, pp 419–427
3. Heupler FA (1980) Syndrome of symptomatic coronary arterial spasm with nearly normal coronary arteriograms. Am J Cardiol 45:873–881
4. Korth M (1975) Influence of glyceryl-trinitrate on force of contraction and action potential of guinea-pig myocardium. Naunyn-Schmiedebergs Arch Pharmacol 287:329–347
5. Kukovetz WR, Holzmann S, Wurm A, Pöch G (1979) Evidence for cyclic GMP-mediated relexant effects of nitrocompounds in coronary smooth muscle. Naunyn Schmiedebergs Arch Pharmacol 310:129–137
6. Lichtlen P (1976) Die Wirkung von Nitriten und Nitraten auf die linksventrikuläre Dynamik in Ruhe und während Belastung. In: Rudolph W, Siegenthaler W (Hrsg) Nitrate. Urban and Schwarzenberg, München, S 80–85
7. Malindzak GS, Kozinski EJ, Green HD, Yarborough GW (1978) The role of coronary adrenergic receptors in the response to nitroglycerine and the regulation of large and small vessel resistance. Arch Int Pharmacodyn Ther 235:299–316
8. Mathes P (1976) Kontraktile Eigenschaften koronarwirksamer Nitrate. In: Rudolph W, Siegenthaler W (Hrsg) Nitrate. Urban and Schwarzenberg, München, S 27–30
9. Peuler JD, Johnson GA (1977) Simultaneous single radioenzymatic assay of plasma norepinephrine, epinephrine and dopamine. Life Sci 21:625–635
10. Schindler JG (1979) Kontinuierliche intraoperative Meßregistrierung von Na^+, K^+ und Ca^{++} mit Carrier Membran Disk Elektroden. J Clin Chem Clin Biochem 17:5–20
11. Strauer BE (1976) Inotrope Wirkungen von Nitraten am isolierten Ventrikelmyokard. In: Rudolph W, Siegenthaler W (Hrsg) Nitrate. Urban and Schwarzenberg, München, S. 21–26
12. Vatner SF, Pagnix M, Mauders MT, Pasipoularides (1980) Alpha adrenergic vasoconstriction and nitroglycerine vasodilation of large coronary arteries in the conscious dog. J Clin Invest 65:5–14

Diskussion

Bezüglich des Referates *Grüntzig* meinte *Pitt*, es wäre interessanter und relevanter, die Beziehungen zwischen dem distalen Koronardruck und dem linksventrikulären enddiastolischen Druck statt des Druckgradienten über die Stenose zu untersuchen, wie es Grüntzig getan hatte. Veränderungen des diastolischen Druckgradienten zwischen dem distalen Gefäß und dem linken Ventrikel seien Hinweise auf die Nitratwirkung auf die subendokardiale Durchblutung, die anhaltender sein könnte als die vorübergehende Senkung des Druckgradienten in der Koronarstenose. Um diese Frage zu untersuchen, müßte allerdings ein zweiter Katheter eingeführt werden.

Weitere Fragen bezogen sich auf die kurze Beobachtungsdauer der Grüntzig-Versuche (Schröder), die lediglich die akute ISDN-Wirkung erfassen läßt, und auf mögliche Wirkungen einer Nitroglycerin-Vorbehandlung, die zum Routine-Protokoll der koronaren Ballondilatation gehört (Kübler), die jedoch bei dieser speziellen, kleinen Patientengruppe zum Zweck der Studie ausnahmsweise (Grüntzig) nicht verwendet wurde.

In der Studie der Gruppe *Mason* (vorgetragen von Awan) wurde auf eine Verstärkung des antegraden Flusses durch das stenosierte native Gefäß geschlossen, da in einer Patientengruppe die Bypass-Durchblutung nach Nitroglycerin abnahm. Die Diskussion über diesen Bericht befaßte sich mit der kritischen Frage, ob die Verminderung der Bypass-Durchblutung nach Nitroglycerin nicht eher auf einer Reduzierung des myokardialen Sauerstoffbedarfs als auf einem Flußanstieg im nativen Gefäß beruhe (Kübler). Awan führte aus, daß durch geeignete Flüssigkeitsinfusionen der Keildruck auf die Kontrollwerte eingestellt wurde und auch der arterielle Druck auf die Kontrollwerte zurückkehrte. Nach Awan konnte durch Einstellung dieser hämodynamischen Parameter eine Veränderung des myokardialen Sauerstoffverbrauchs verhindert werden.

Mehrere Diskussionsteilnehmer bezweifelten die Aussage von Awan, daß die Einstellung des pulmonalen Keildrucks auf Kontrollwerte durch Volumenzufuhr einen unveränderten myokardialen Energiebedarf sicherte.

Ein Diskussionsteilnehmer berichtete über seine Erfahrung, daß der Preload-Anstieg nicht unbedingt den arteriellen Druckabfall nach Nitroglycerin verhindere. Nach den Erfahrungen von Awan zeigen jedoch nur Patienten mit Herzinsuffizienz (die in diese Studie nicht aufgenommen wurden) keinen normalen Blutdruck nach Korrektur des Keildrucks.

Es wurde viel darüber diskutiert, ob andere Parameter des myokardialen Sauerstoffverbrauchs, wie die Ventrikelgröße und Herzfrequenz, nach Nitroglycerin unter den Bedingungen dieser Studie ebenfalls unverändert waren, insbesondere da die Patienten gerade eine Bypass-Operation durchgemacht hatten und außer der Nitroglycerin-Gabe verschiedene hämodynamische Veränderungen erfuhren.

Nach dem Bericht von *Simon* (Hannover) befürwortete *Spiller* die Messung der phasischen Koronardurchblutung, da die videodensitometrische Bestimmung der mittleren Flußrate wegen der geringen Entfernung der Meßfenster schwierig sei. Simon erwiderte, daß ein Abstand von 6 cm oder mehr zwischen den Meßfenstern eine Laufzeit von 500–1 000 ms bedeute, was eine ziemlich genaue Messung der mittleren Flußrate gestatte. Er wies ferner auf die Bedeutung der kompensierenden Meßfenster für die Background-Korrektur hin. Eine weitere technische Frage betraf die Art der automatischen Kontrastmittel-Injektion. Simon gab an, die Injektion mit der Hand am Koronarostium auszuführen mit sofortiger Entfernung des Katheters.

Pitt wurde gebeten, die Vorteile der lokalen Nitrat-Applikation mit Polymer-Gel gegenüber einer normalen Salbe zu erläutern. Mit dem neuen galenischen System, meinte Pitt, würde eine Applikation für 24 h ausreichen, was die Patienten-Compliance erheblich verbesserte. Ferner könnten sehr stabile Plasmakonzentrationen erwartet werden, während mit den üblichen Salben die Absorption der Nitrate durch die Haut je nach Art der Applikation und nach der Hautoberfläche von Tag zu Tag großen Schwankungen unterläge.

Ein großer Teil der Diskussion befaßte sich mit der Frage, ob kontinuierliche und beständige Nitratspiegel im Blut vorteilhaft und wünschenswert seien. Ein Diskussionsredner aus dem Saal führte aus, daß viele dieser Patienten ein erheblich reduziertes Gesamt-Blutvolumen hätten, und daß die Verminderung des erhöhten Tonus der Kapazitätsgefäße durch Nitrate den eindrucksvollen günstigen Effekt herbeiführe. Durch eine anhaltende Tonusverminderung der Kapazitätsgefäße müßte das Blutvolumen jedoch erneut ansteigen, so daß der grundsätzliche Nutzen dieser nitratinduzierten Wirkungen wegfiele.

Pitt antwortete, eine Anzahl von Studien mit oralem ISDN bei Patienten mit Herzinsuffizienz habe erwiesen, daß bei diesen Patienten der reduzierte linksventrikuläre Füllungsdruck sowie die hämodynamische Besserung über längere Zeit bestünden. Ein konstanter Nitratspiegel scheine auch für die Patientengruppe mit Koronarspasmus wünschenswert, da man nie wissen könne, wann der Spasmus auftreten würde. Auch bei Patienten mit belastungsinduzierter Angina sollte eine kontinuierliche Nitratgabe ins Auge gefaßt werden, da eines der Therapieziele bei diesen Patienten in der Prävention ischämischer Episoden bestünde, von denen manche auch asymptomatisch verlaufen könnten. Deshalb sollte, nach Pitt, die Patientengruppe, die ständig Nitrate erhalten muß, durch weitere Studien von der Gruppe getrennt werden, die von einer intermittierenden Nitratgabe profitieren würde.

Teil V Gefäßwirkungen

Vergleich der gefäßerweiternden Wirkung von Nitroglycerin und Verapamil auf die großen Koronararterien beim Menschen

A. L'Abbate, O. Parodi, I. Simonetti, M. G. Trivella, M. Baroni und G. Valli

Einleitung

Ein erhöhter Tonus in der glatten Muskulatur der großen epikardialen Koronararterien spielt nachgewiesenermaßen eine bedeutende Rolle beim Entstehen der myokardialen Ruhe-Ischämie und liegt möglicherweise auch der Belastungs-Angina-pectoris und dem Myokardinfarkt zugrunde [2, 4–6, 8, 10].

In vorhergegangenen Untersuchungen konnten wir die ausgeprägte Wirkung von Isosorbiddinitrat [1] und des Calciumantagonisten Verapamil [7] bezüglich der zahlenmäßigen Reduzierung der ischämischen Episoden bei Koronarpatienten in Ruhe nachweisen.

Die Wirksamkeit dieser Arzneimittel sowohl für die Vorbeugung als auch für die Kupierung pektanginöser Anfälle beruht möglicherweise in größerem Maße auf der von ihnen verursachten Vasodilatation der großen Koronararterien, die sich nachgewiesenermaßen bei Ruhe-Angina-pectoris spastisch verändern, und weniger auf ihrer Wirkung hinsichtlich des myokardialen Sauerstoffbedarfs.

Ziel dieser Studie war, die Wirkung von Nitraten und Calciumantagonisten auf den Tonus der glatten Muskulatur der epikardialen Koronararterien beim Menschen zu erfassen und zu vergleichen. Die Veränderungen der Lumen-Durchmesser großer und mittelgroßer Koronararterien nach Nitroglycerin und Verapamil wurden mit Hilfe der quantitativen Koronarangiographie festgestellt.

Patienten und Methodik

Patienten. Die Studie umfaßte 16 Patienten (11 Männer und 5 Frauen) im Alter von 19–64 Jahren. Alle Patienten wurden zur Abklärung von Brustschmerzen in unsere Abteilung eingewiesen. Patienten mit Bradykardie oder AV-Überleitungs-störungen wurden nicht in die Studie aufgenommen. Alle gaben ihre schriftliche Zustimmung zu den Versuchen. Zwei Tage vor Beginn der Studie wurde jegliche weitere Therapie abgesetzt. Während dieser Zeit erhielten die Patienten nur schnellwirkende Nitrate bei Bedarf.

Angiographie. Die selektive Koronarangiographie wurde mit der Judkins-Technik [3] ausgeführt. Die Kontrastmittel-Füllung wurde mit 30 Aufnahmen pro Sekunde registriert. Während der Kontroll- und während der darauffolgenden pharmakologischen Interventionsphasen wurden Lage und radiographische Bedingungen unverändert beibehalten.

Protokoll. Bei Gruppe 1 wurde Kontrastmittel in die linke (5 Patienten) oder rechte (1 Patient) Koronararterie, im Leerversuch und nach 0,6 mg Nitroglycerin sublingual injiziert.

Die Injektion wurde wiederholt, sobald die hämodynamische Wirkung des Nitroglycerins, bestehend in einem Anstieg der Herzfrequenz und/oder Blutdruckabfall, beobachtet wurde.

Bei weiteren 10 Patienten (Gruppe 2) wurden nach der Kontrollangiographie eine oder zwei intrakoronare Injektionen mit verschiedenen Verapamil-Dosen verabreicht (von $2,5 \times 10^{-3}$ bis 5×10^{-2} mg bei 3 Patienten, 0,25 mg bei 5 Patienten und 0,5 mg bei 6 Patienten). Alle diese Patienten erhielten danach 0,6 mg Nitroglycerin sublingual, und eine weitere Kontrastmittelinjektion wurde ausgeführt, um eine eventuelle zusätzliche Vasodilatation zu erfassen. Wegen dieser Prüfanordnung wurde kein Versuch gemacht, die Dauer der gefäßerweiternden Wirkung von Verapamil zu bestimmen.

Zum Schutz der Patienten vor möglichen unerwünschten Wirkungen des intrakoronar verabreichten Verapamil auf die Herzfrequenz und die atrio-ventrikuläre Überleitung wurde bei den ersten 6 Patienten ein perkutaner Schrittmacher-Katheter in den rechten Ventrikel eingeführt. Da weder eine Verlangsamung der Herzfrequenz noch eine Verlängerung des PR-Intervalls beobachtet wurde, auch dann nicht, wenn die AV-Knotenarterie von der mit Verapamil injizierten Koronararterie abging, wurde bei den letzten 4 Patienten auf diese Maßnahme verzichtet.

Analyse der Angiogramme. Für jede Messung (Kontrolle, ansteigende Verapamil-Dosen, Nitroglycerin) wurden die passenden endsystolischen und dazugehörigen enddiastolischen Bilder ausgewählt. In jeder Aufnahme wurden 3–9 Gefäßsegmente der großen Arterien, einschließlich des proximalen R. interventr. ant. und der A. circumflexa sowie mittelgroße Gefäßabschnitte einschließlich diagonaler und marginaler Äste ausgemessen.

In jedem Gefäß wurden Segmente mit relativ gleichmäßigem Durchmesser gewählt. Jedes Segment wurde durch wiederholte Kontrastinjektionen sowie auch in verschiedenen Herzzyklen aufgrund der Gefäßkonfiguration und/oder -verästelung identifiziert.

Die Ausmessung der Gefäßdiameter wurde folgendermaßen ausführt: Die ausgewählten Bilder wurden bei konstanter Vergrößerung auf einen Bogen Papier projiziert (Tagarno-37-Projektor). Der Umriß des Gefäßsegmentes wurde mit der Hand auf das Papier gezeichnet. Dann wurde der Diameter durch Mittlung von 5 bis 8 Messungen entlang des Gefäßes errechnet.

Variabilität der Methode. In einigen Vorversuchen wurde die Reproduzierbarkeit dieser Messungen getestet. Messungen, die von einem einzigen Prüfer in nebeneinanderliegenden Bildern ausgeführt wurden, wiesen einen Schätzungs-Standardfehler [9] von $\pm 0,7$ mm ($\pm 6\%$) bei 72 gepaarten Gefäßsegmenten auf, während Messungen durch zwei voneinander unabhängige Prüfer in nebeneinanderliegenden Bildern einen Standardfehler der Schätzung von $\pm 0,98$ mm ($\pm 8,5\%$) (57 gepaarte Werte) aufwiesen. Bei Messungen in aufeinanderfolgenden Herzzyklen im Verlauf

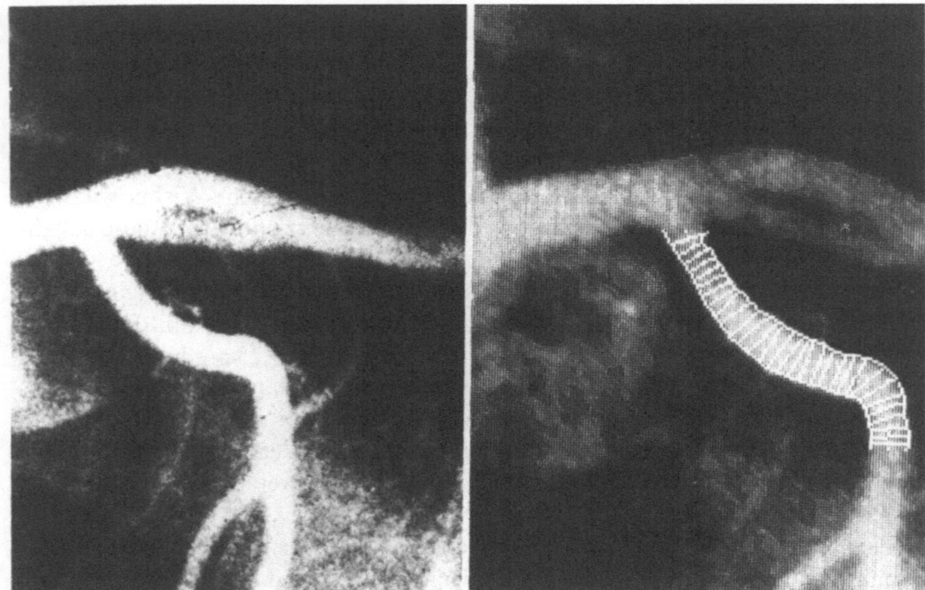

Abb. 1. Vergleich des Original-Angiogramms mit dem Computerbild für segmentale Arterienmessung

ein und derselben Injektion wurden von dem gleichen Prüfer keinerlei regelmäßige Differenzen notiert. Dies schließt einen erheblichen Einfluß der Injektion auf die gemessenen Diameter aus.

Vergleich subjektive/objektive Methode. Unter Verwendung einer Fernsehkamera und eines analogen Digital-Converters werden 15 Bilder in einer Matrix von 256×256 gespeichert. Nach Identifizierung eines Gefäßsegmentes durch den Prüfer definiert ein Computerprogramm die Umrisse, die longitudinale Mittellinie und den durchschnittlichen Durchmesser (Abb. 1). Die Gefäßkonturen werden durch die maximale Dichtenabweichung identifiziert. Die Diameter werden von der Mittellinie aus gemessen. In dieser Weise wurden 45 Gefäßsegmente ausgemessen, und die entsprechenden manuellen Messungen erwiesen sich als den Computermessungen vergleichbar.

Datenanalyse. Die von einem Prüfer errechneten Daten wurden für das Endergebnis verwendet. Die angiographischen Daten jedes einzelnen Patienten wurden als

Abb. 2. Prozentualer Anstieg der segmentalen Durchmesser im Vergleich zu den Kontrollwerten (Mittelwerte und Standardabweichung) in endsystolischen und enddiastolischen Aufnahmen nach intrakoronarer Injektion verschiedener Dosen von Verapamil (3 Patienten 0,05 mg, 5 Patienten 0,25 mg und 6 Patienten 0,5 mg). Signifikante Gefäßlumen-Vergrößerung erfolgte nur nach 0,5 mg Verapamil; bei diesen Patienten bewirkte nachfolgende Nitroglycerin-(NG-)Gabe keine weitere Diameter-Vergrößerung

Abb. 3. Angiogramme desselben Patienten vor Medikation (*oben*), nach intrakoronarer Injektion von 0,25 mg Verapamil (*Mitte*) und 0,6 mg Nitroglycerin sublingual (*unten*). Deutliche Vergrößerung der Arteriendurchmesser nach Nitroglycerin, jedoch nicht nach Verapamil

Abb. 2

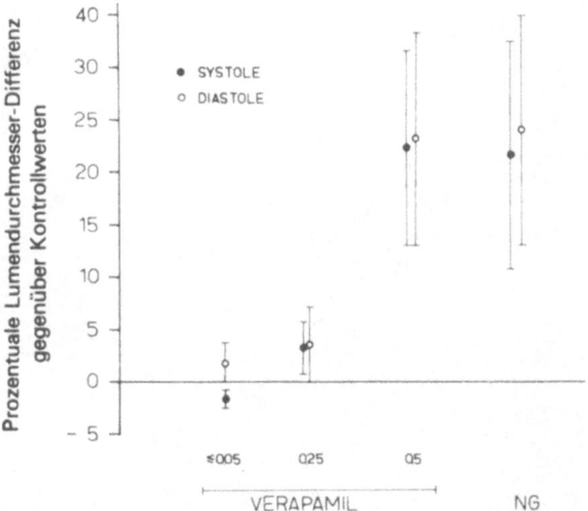

Prozentuale Lumendurchmesser-Differenz gegenüber Kontrollwerten
40
30
25
20
15
10
5
0
- 5
SYSTOLE
DIASTOLE
≤005
025
05
VERAPAMIL
NG

Abb. 3

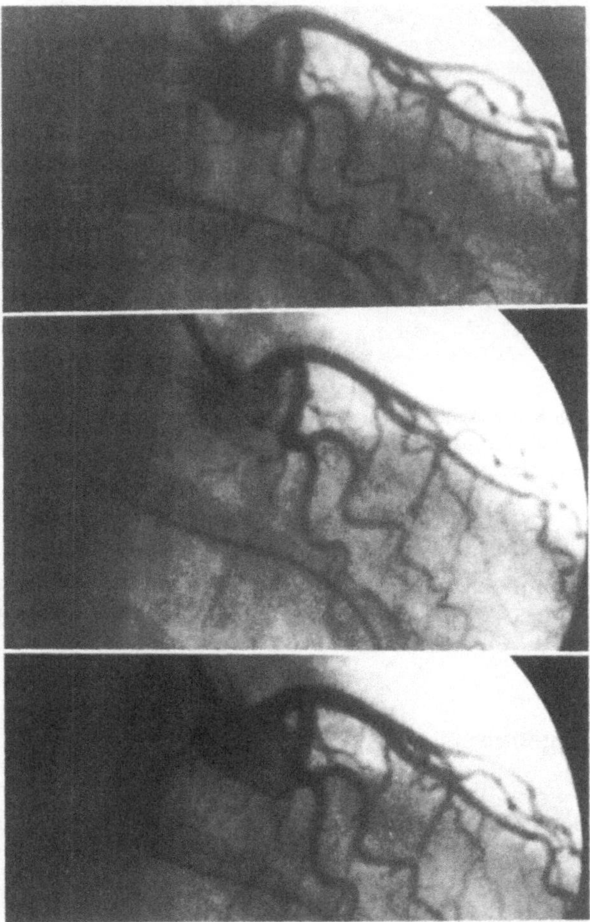

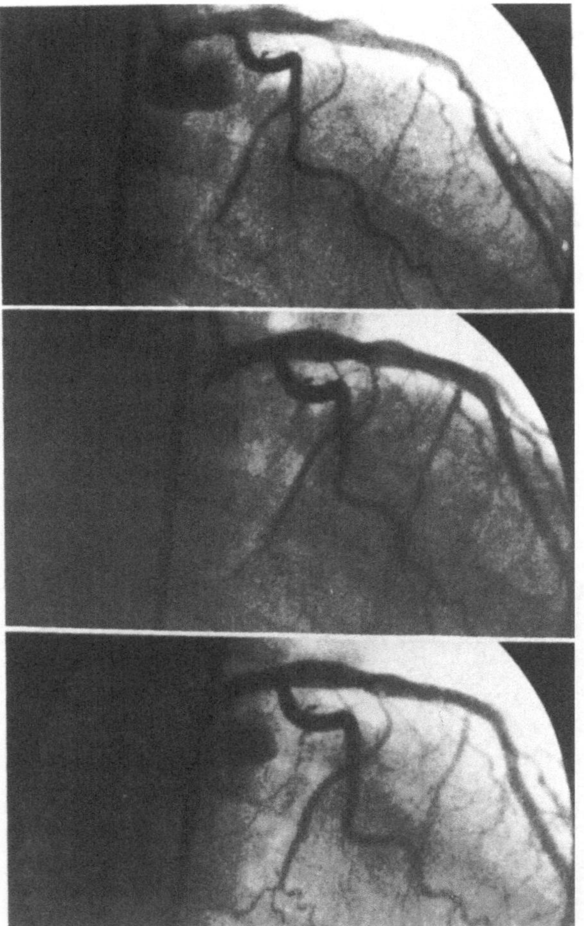

Abb. 4. Angiogramme vor Medikation (*oben*), nach 0,5 mg Verapamil (*Mitte*) und 0,6 mg Nitroglycerin (*unten*). Verapamil bewirkt deutliche Dilatation der großen Gefäße, die durch nachfolgendes Nitroglycerin nicht verstärkt wird

prozentuale Differenzen der Gefäßsegment-Diameter im Vergleich zu den Ausgangswerten jeweils während der Endsystole und der Enddiastole ausgedrückt.

Ergebnisse

Bei 8 Patienten waren die Koronararterien angiographisch normal; 3 hatten eine Eingefäßerkrankung, 3 eine Zweigefäßerkrankung und 2 eine Dreigefäßerkrankung. Nach der intrakoronaren Verapamil-Injektion kam es nicht zu signifikanten Veränderungen der Herzfrequenz, des PR-Intervalls und des Blutdrucks. Nitrogly-

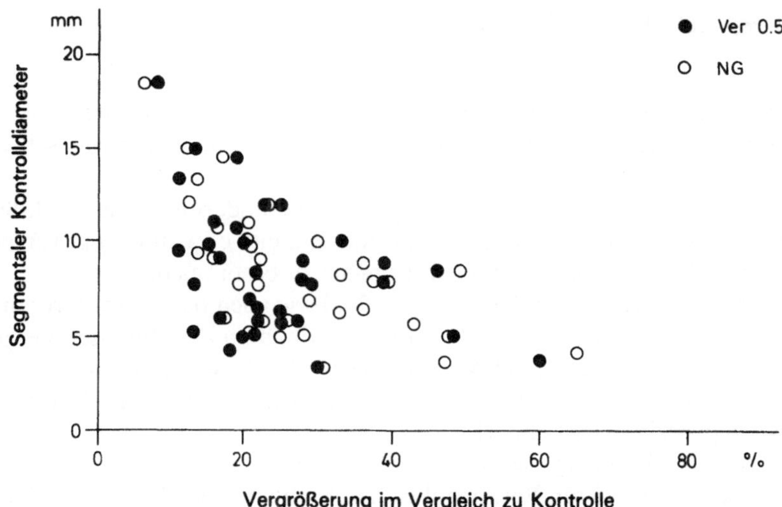

Abb. 5. Beziehung zwischen Kontrolldiameter des projizierten Gefäßes und seiner Erweiterung nach 0,5 mg Verapamil und Nitroglycerin. Die Vergrößerung steht in umgekehrter kurvenlinearer Korrelation zu dem Gefäßumfang. Dies erklärt die in Abb. 2 ersichtlichen großen Standardabweichungen

cerin verursacht hingegen einen $8\pm4\%$igen Anstieg der Herzfrequenz und einen $12\pm6\%$igen Blutdruckabfall im Vergleich zu den Kontrollwerten.

Nitroglycerin bewirkte bei der Gruppe 1 eine Erweiterung des endsystolischen Gefäßdiameters um $18,1\pm9\%$ und einen enddiastolischen Diameteranstieg um $18,2\pm8\%$ im Vergleich zu den Ausgangswerten.

In der Gruppe 2 bewirkte Verapamil eine Vergrößerung der Gefäßdiameter nach der 0,5-mg-Dosis. Der endsystolische Diameter stieg um $22,3\pm9\%$ und der enddiastolische Diameter um $23,2\pm10\%$ an (Abb. 2). Bei den Patienten der Gruppe 2, die 0,25 mg Verapamil oder weniger erhalten hatten, bewirkte Nitroglycerin eine signifikante Erweiterung des Gefäßdurchmessers (Abb. 3). Bei den 6 Patienten der Gruppe 2, die 0,5 mg Verapamil erhalten hatten, kam es nach Nitroglycerin zu keiner weiteren Vergrößerung des Gefäßdurchmessers (Abb. 4). Bei diesen Patienten betrug der Gefäßdiameter nach Nitroglycerin $21,7\pm11\%$ in der Endsystole und $24,0\pm11\%$ in der Enddiastole (Abb. 2). Bei allen 10 Patienten der Gruppe 2 erzeugte Nitroglycerin eine Durchmesser-Vergrößerung um $19,1\pm9\%$ in der Systole und $20,1\pm9\%$ in der Diastole.

Die große Streubreite der in den beiden Gruppen erhobenen Werte sowohl nach Nitroglycerin als auch nach der wirksamen Verapamil-Dosis sind lediglich Ausdruck der großen Reaktions-Variabilität verschieden großer Gefäße bei den einzelnen Patienten. Die großen Gefäße wiesen geringere Durchmesser-Vergrößerungen auf als die mittelgroßen. Bezog man die teilweisen Diametervergrößerungen nach Nitroglycerin und nach 0,5 mg Verapamil auf die Ausgangs-Durchmesser, so ergab sich eine kurvenförmige, umgekehrte Korrelation ($y=0,005 \times x^2 - 0,44 \times x + 16,1$; $r=0,81$; $p<0,01$), wie in Abb. 5 dargestellt.

Besprechung der Ergebnisse

Die Studie war angelegt, um die vasodilatatorische Wirkung von Nitraten und Verapamil auf die großen epikardialen Koronararterien des Menschen zu beurteilen.

Es wurden lediglich die fraktionellen Veränderungen der Gefäßdiameter im Vergleich zu den Ausgangswerten gemessen, und es wurde nicht versucht, den absoluten Diameter des arteriellen Lumens zu bestimmen.

Nach Nitroglycerin kam es (18 ± 9%) wie auch nach intrakoronarer Injektion von 0,5 mg Verapamil (23 ± 10%) zu signifikanten Durchmesser-Vergrößerungen.

Die bei Gruppe 2 durch Verapamil bewirkte Vasodilatation war der bei Gruppe 1 mit Nitroglycerin erzeugten ähnlich und wurde bei Gruppe 2 durch zusätzliches Nitroglycerin nicht verstärkt.

Demnach betrug die Durchmesser-Vergrößerung sowohl nach Nitroglycerin als auch nach 0,5 mg Verapamil ca. 20%, entsprechend einer 44%igen Vergrößerung der Querschnittfläche. Allerdings wurde ein sehr unterschiedliches Ausmaß von Durchschnittsvergrößerungen nach beiden Medikamenten beobachtet. Diese Variabilität lag weder an der Methodik der Angiogramm-Auswertung, die eine viel geringere eigene Variabilität aufwies, noch an interindividuellen Unterschieden, sondern insbesondere an den unterschiedlichen Reaktionen der Gefäße verschiedener Größe bei den einzelnen Patienten.

Die stärkere vasodilatatorische Reaktion der kleineren Gefäße, die bis zu 60% erreichte (entsprechend einer 2,6maligen Querschnittvergrößerung) im Vergleich zu den größeren Gefäßen, weist möglicherweise auf einen höheren Ruhetonus der glatten Muskulatur in den kleineren Gefäßen hin sowie auf eine höhere Empfindlichkeit kleinerer Gefäße gegenüber den in dieser Studie geprüften Arzneisubstanzen.

Zusammenfassung

Die Veränderungen der Koronararterien-Durchmesser wurden bei 6 Patienten (Gruppe 1) nach sublingualer Gabe von Nitroglycerin mit den nach intrakoronarer Injektion von Verapamil bei weiteren 10 Patienten (Gruppe 2) entstandenen Veränderungen verglichen. Bei letzteren geschah dies im Verlauf einer zu diagnostischen Zwecken ausgeführten Koronarangiographie. Nitroglycerin (0,6 mg) bewirkte eine Diametervergrößerung von 18 ± 9% im Vergleich zu den Kontrollwerten. Die intrakoronare Injektion von Verapamil blieb bis zu einer Dosis von 0,25 mg unwirksam. Bei Gabe von 0,5 mg kam es nach Verapamil zu einer 23 ± 10%-igen Erweiterung der Durchmesser. Bei den Patienten, die vorher 0,5 g Verapamil erhalten hatten, bewirkte sublinguales Nitroglycerin keine weitere Diametervergrößerung. Das Ausmaß der sowohl nach Nitroglycerin als auch nach Verapamil erzielten Dilatation stand in umgekehrtem Verhältnis zu den ausgänglichen Gefäßdurchmessern.

Literatur

1. Distante A, Maseri A, Severi S, Biagini A, Chierchia S (1979) Management of vasospastic angina at rest by continuous infusion of isosorbide dinitrate. A double-blind crossover study in a coronary care unit. Am J Cardiol 44:533–539
2. Hillis LD, Braunwald E (1978) Coronary artery spasm. N Engl J Med 299:695–705
3. Judkins MP (1968) Percutaneous transfemoral selective coronary arteriography. Radiol Clin North Am 6:467–492
4. Maseri A, Mimmo R, Chierchia S, Marchesi C, Pesola A, L'Abbate A (1975) Coronary spasm as a cause of acute myocardial ischemia in man. Chest 68:625–633
5. Maseri A, L'Abbate A, Pesola A, Ballestra AM, Marzilli M, Severi S, Maltinti G, De Nes DM, Parodi O, Biagini A, (1977) Coronary vasospasm in angina pectoris. Lancet 1:713–717
6. Maseri A, L'Abbate A, Baroldi G, Chierchia S, Marzilli M, Ballestra AM, Severi S, Parodi O, Biagini A, Distante A, Pesola A (1978) Coronary vasospasm as a possible cause of myocardial infarction. N Engl J Med 299:1271–1277
7. Parodi O, Maseri A, Simonetti I (1979) Management of unstable angina at rest by verapamil; a double-blind cross-over study in a coronary care unit. Br Heart J 41:167–174
8. Prinzmetal M, Kennamer R, Merliss R, Wada T, Bor N (1959) Angina pectoris. 1. A variant form of angina pectoris. Am J Med 27:375–388
9. Snedecor GW (1964) Linear regression. In: Statistical methods, 5th ed. The Iowa State University Press, Ames (Iowa), pp 122–159
10. Specchia G, Servi S de, Falcone C, Bramucci E, Angoli L, Mussini A, Marinoni GP, Montenartini C, Bobba P (1979) Coronary arterial spasm as a cause of exercise-induced ST segment elevation in patients with variant angina. Circulation 59:948–954

Quantitative Koronarangiographie: Wirkung von Isosorbiddinitrat auf Koronararterien-Stenosen

W. Rafflenbeul, F. Urthaler, R. O. Russell, T. N. James
und P. R. Lichtlen

Einleitung

Aus verschiedenen Studien wissen wir, daß Nitrate die epikardialen Koronararterien des Menschen erweitern [2, 3, 6, 11]. In kritisch stenosierten Koronararterien hat jede Erweiterung der engsten Durchtrittsfläche in der Stenose eine deutliche Abnahme des Stenose-Widerstandes und damit eine Zunahme des poststenotischen Blutflusses zur Folge [4, 7]. Eine derartige Erweiterung von Koronarstenosen kann als zusätzlicher antianginöser Wirkungsmechanismus einer Nitrat-Therapie betrachtet werden.

Ziel dieser Studie war daher, die Wirkung von Isosorbiddinitrat (ISDN) auf die Durchmesser der Koronararterien, insbesondere in Koronarstenosen, zu untersuchen. Hierfür wurde eine neu entwickelte Methode der quantitativen Analyse von Koronarangiogrammen verwendet [9, 10]

Methodik

Bei 2 Patientengruppen wurde eine Koronarangiographie in mehreren Projektionen vor und 5 min nach 5 mg ISDN s.l. ausgeführt:

1. bei 18 Patienten mit angiographisch normalen Koronargefäßen und
2. bei 20 Patienten mit insgesamt 27 Stenosen der Hauptkoronaräste. Zehn Stenosen befanden sich in der links-anterioren absteigenden Koronararterie (LAD), vier im Hauptstamm der linken A. circumflexa (LCX) und dreizehn in der rechten Koronararterie (RCA).

Sowohl im initialen als auch im wiederholten Koronarangiogramm wurden die Diameter der Koronargefäße an den gleichen Stellen auf dem Bildschirm eines Tagarno-Projektors mit Hilfe einer Schublehre ausgemessen [8]. Der Vergrößerungsfaktor war ca. 3fach und wurde durch Messungen der Katheterspitze im Koronarostium genau ermittelt.

Bei angiographisch normalen Koronararterien wurden nur die nahezu parallel zur Bildfläche verlaufenden Arterien in den verschiedenen Projektionen ausgemessen. Die LAD wurde somit in rechtsschräger Projektion (RAO) gemessen, während die LCX und der RCA-Hauptstamm in linksschräger Projektion (LAO) ausgemessen wurden.

In Anbetracht der exzentrisch gelegenen Lumina vieler Stenosen wurden die Koronarstenosen in mehreren Projektionen gemessen. Die Messungen wurden im prästenotischen Abschnitt sowie an der engsten Stelle der Stenose vorgenommen. Der Grad der einzelnen Stenosen wurde nach der folgenden Formel berechnet:

$$\% \text{ Flächenstenose} = \left(1 - \frac{D_{sten}^{2}}{D_{norm}^{2}}\right) \times 100.$$

In dieser Formel ist D_{norm} der Durchmesser des angiographisch normalen, prästenotischen Gefäßsegmentes und D_{sten} der mittlere Stenose-Diameter, berechnet als arithmetischer Mittelwert der gemessenen Stenose-Durchmesser in verschiedenen Projektionen. Für diese Berechnung wird die Formel einer Kreisfläche ($A = \pi r^{2}$) zur Bestimmung der betreffenden Querschnittsfläche verwendet.

Zur Reduzierung der Beobachter-Subjektivität und -Variabilität wurden alle Angiogramme durch den gleichen Beobachter in zufälliger Reihenfolge ausgewertet. Bei Vergleichsstudien dieser Art ist die intraindividuelle Beobachter-Variabilität ein wichtiger, die Meßgenauigkeit beeinflussender Faktor. Daher wurde die intraindividuelle Beobachter-Variabilität durch wiederholte Messungen von 50 Koronararterien-Durchmessern in einer Größenordnung von 0,65–4,07 mm getestet. Die prozentuale Differenz der beiden Messungen schwankte zwischen 2,2 und 11,5% mit einem Durchschnitt von $7,9 \pm 2,5\%$ ($\pm$ SD). Diese mittlere Variabilität der Meßgenauigkeit bei zweimaliger Bestimmung des gleichen Koronardurchmessers setzte die Maßstäbe für die Klassifikation der Ergebnisse: So wurden Durchmesser-Veränderungen von 12% oder weniger als unveränderte Durchmesser betrachtet, während eine Durchmesser-Vergrößerung von über 12% als Dilatation eingestuft wurde.

Ergebnisse

In Tabelle 1 sind die Durchmesser-Veränderungen normaler Koronargefäße nach sublingualer Gabe von 5 mg ISDN aufgelistet. Das LAD-Segment vom Ursprung bis zur Herzspitze sowie das RCA-Segment von der aortalen Abgangsstelle bis zur Crux cordis wurden arbiträr in ein proximales, mittleres und distales Drittel unterteilt. Die LCX wurde von ihrem Ursprung aus dem linken Hauptstamm und dem am weitesten distal gelegenen marginalen Ast in eine proximale und eine distale Hälfte unterteilt. Beim Vergleich der Messungen vor und nach Gabe von ISDN kam es in allen diesen Segmenten zu einer gleichförmigen und signifikanten Erweiterung der Gefäßdurchmesser, die von +17 bis +26% reichte.

In Abb. 1 sind die Ergebnisse vor und nach Gabe von ISDN bei Patienten mit Koronararterien-Stenosen dargestellt. Der Schweregrad der gemessenen Stenosen reichte von 28 bis 95%.

Bei 13 Stenosen (Abb. 1 a) blieb ISDN praktisch wirkungslos. Sowohl der prästenotische (links) als auch der Stenose-Diameter (Mitte) blieben nach ISDN fast unverändert. Infolgedessen veränderte sich der berechnete Stenosegrad (rechts) nicht.

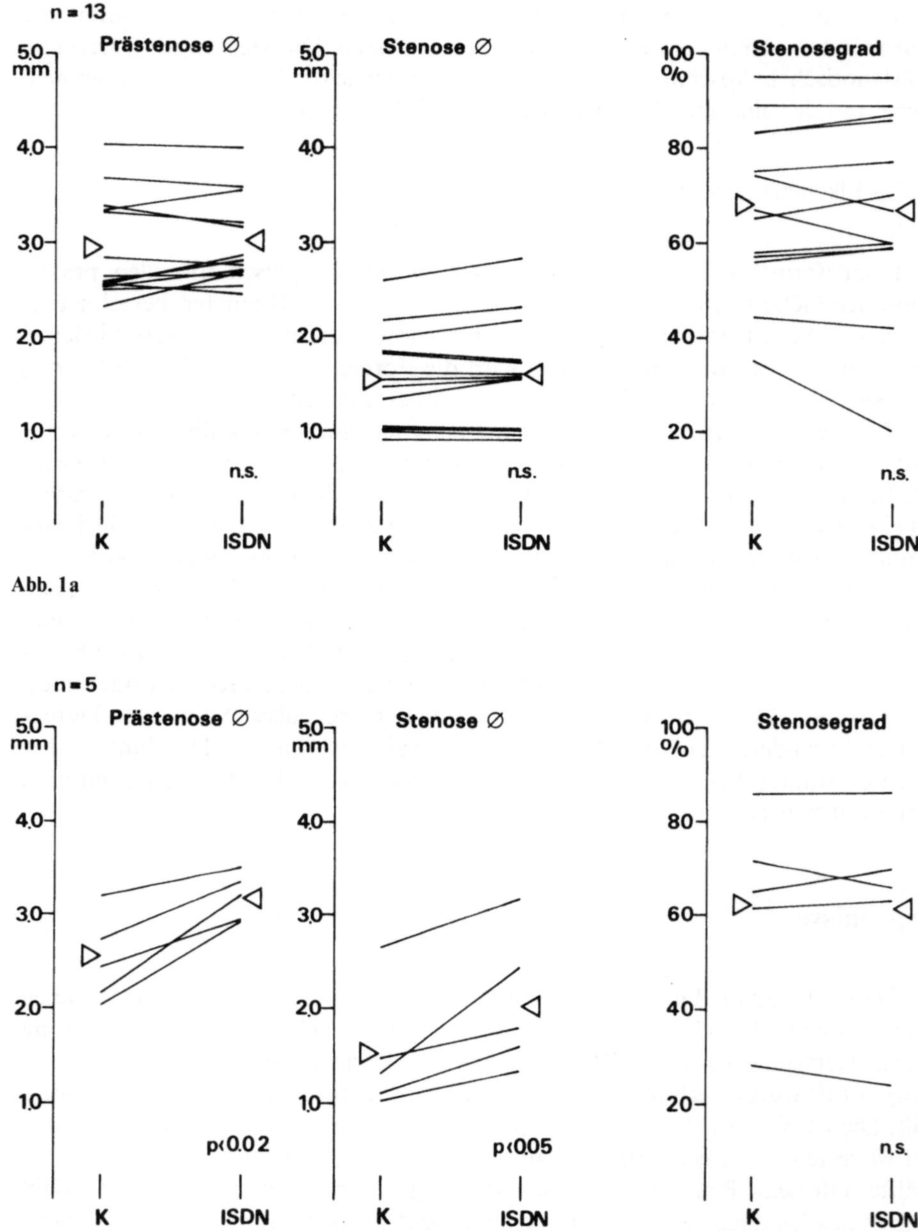

Abb. 1a

Abb. 1b

Abb. 1a–d. Messungen des prästenotischen (*links*) und des Stenose-Durchmessers (*Mitte*) vor (*K*) und nach (ISDN) 5 mg Isosorbiddinitrat sublingual bei mehreren Gruppen von Stenosen mit verschiedenartigen Reaktionen (s. auch Text). Berechnetes Ausmaß der Stenose (*rechts*)

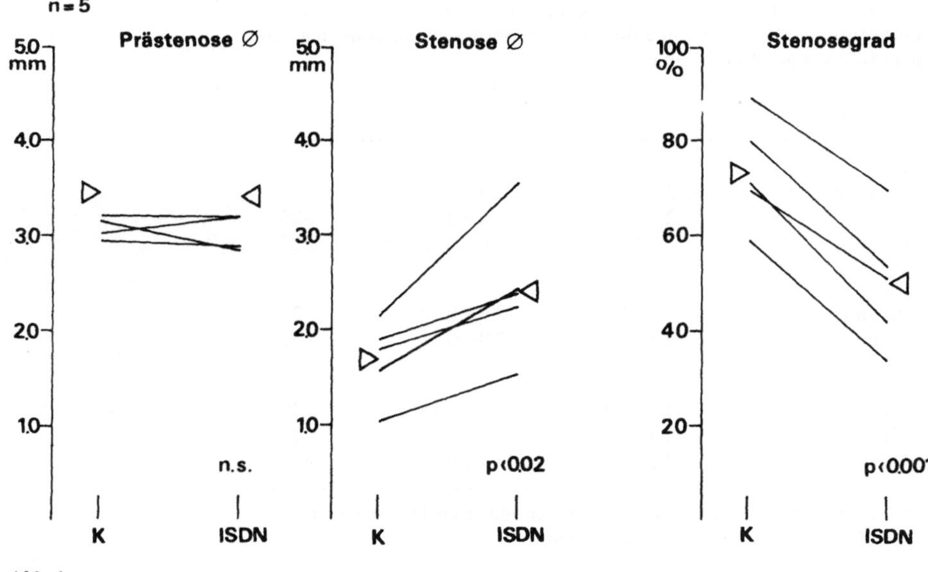

Abb. 1 c

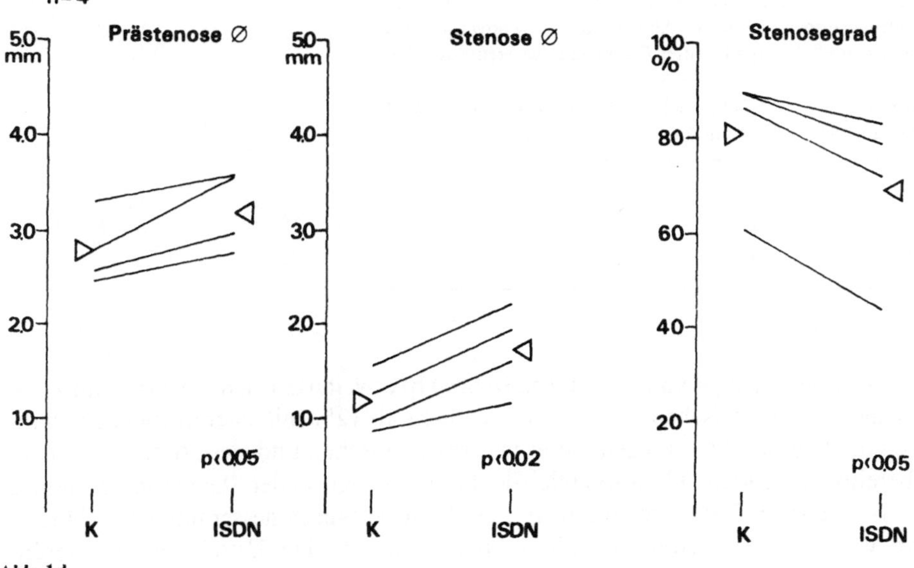

Abb. 1 d

Tabelle 1. Wirkung von ISDN 5 mg sublingual. Mittlere Durchmesser von angiographisch normalen epikardialen Koronararterien vor und nach 5 mg Isosorbiddinitrat (ISDN) sublingual

Gefäßsegment		Vor ISDN	Nach ISDN	% Δ[a]
LAD				
Proximal	1/3	$3,0\pm0,11$	$3,5\pm0,13$[b]	$+17$
Mittel	1/3	$2,5\pm0,08$	$3,0\pm0,10$[b]	$+20$
Distal	1/3	$1,6\pm0,12$	$2,0\pm0,12$[b]	$+25$
LCX				
Proximal		$2,7\pm0,10$	$3,4\pm0,10$[b]	$+26$
Distal		$2,4\pm0,09$	$2,9\pm0,11$[b]	$+21$
RCA				
Proximal	1/3	$3,2\pm0,12$	$3,8\pm0,13$[b]	$+19$
Mittel	1/3	$2,9\pm0,11$	$3,5\pm0,12$[b]	$+21$
Distal	1/3	$2,6\pm0,11$	$3,1\pm0,12$[b]	$+19$

[a] % Δ = prozentuale Differenz zwischen den mittleren Durchmessern
[b] $p < 0,05$ im Vergleich zu den Kontrollen

Tabelle 2. Wirkung von 5 mg ISDN sublingual. Zusammenfassung der durchschnittlichen Veränderungen des prästenotischen und stenotischen Durchmessers bei verschiedenen Stenosegruppen (s. auch Abb. 1a–d). = = unveränderter Stenosegrad, ↓ = signifikanter Rückgang des Stenosegrades

Anzahl der Stenosen	Prästenotischer Durchmesser	Stenotischer Durchmesser	Stenosegrad
13	$+\ 3\%$	$+\ 2\%$	=
5	$+27\%$	$+28\%$	=
5	$\pm\ 0\%$	$+43\%$	↓
4	$+15\%$	$+49\%$	↓

Bei einer Gruppe von 5 Stenosen (Abb. 1b) erweiterten sich der prästenotische als auch der stenotische Durchmesser um mehr als 12% mit einer mittleren Zunahme von 27 bzw. 28%. Wegen dieser im prästenotischen und stenotischen Segment übereinstimmenden Dilatation blieb der berechnete Grad der Stenose unverändert.

Bei weiteren 5 Stenosen wurde nur der Stenose-Durchmesser um mehr als 12% (im Mittel +43%) erweitert, während die prästenotischen Durchmesser unverändert blieben. Diese unterschiedliche Reaktion auf ISDN ergab einen signifikanten Abfall des berechneten Obstruktionsgrades (Abb. 1c).

Bei 4 Stenosen stieg der prästenotische Durchmesser nur mäßig (im Mittel um 15%) an, während der Stenose-Diameter deutlicher (im Mittel um 49%) erweitert wurde. Auch hier ergab diese unterschiedliche Reaktion eine signifikante Verminderung des Schweregrades der Stenose (Abb. 1d).

Diese Ergebnisse sind in Tabelle 2 zusammengefaßt. Bei 13 von 27 Stenosen hatte ISDN praktisch keine Wirkung. Bei allen übrigen Stenosen stiegen die Ste-

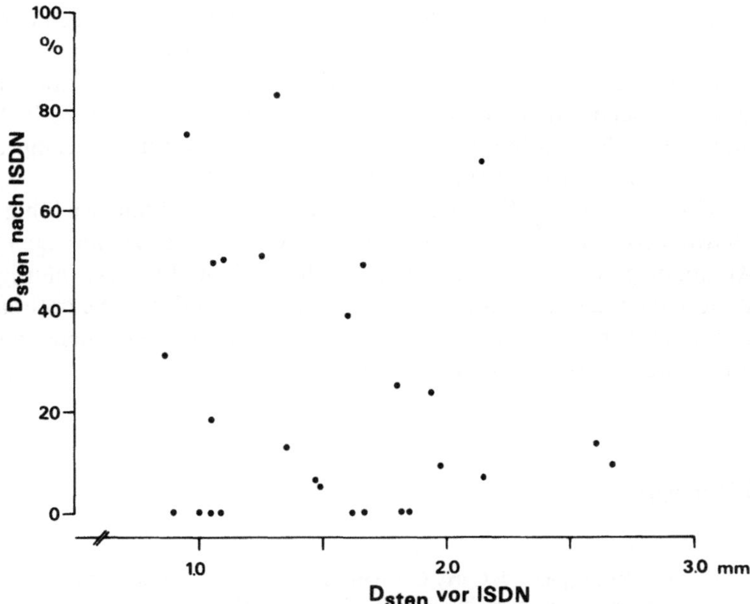

Abb. 2. Beziehung zwischen Stenose-Durchmesser (D_{sten}) vor ISDN (*Abszisse*) und der prozentualen Veränderung der gleichen Durchmesser nach ISDN (*Ordinate*) bei 27 Koronarstenosen. Die Erweiterung der Stenose-Durchmesser ist vom Ausgangsdurchmesser bzw. dem hämodynamischen Schweregrad der Stenose unabhängig

nose-Durchmesser signifikant an, während sich die Prästenose-Durchmesser unterschiedlich verhielten. Der berechnete Grad der Stenose kann diese hämodynamische Verbesserung in allen Fällen ausdrücken.

Diskussion

Eine Dilatation der großen Koronargefäße nach Nitratgabe wurde angiographisch wiederholt nachgewiesen. Unsere Ergebnisse der Nitratwirkung auf normale Koronararterien stehen mit den früheren Untersuchungen in völligem Einklang [2, 3].

Im Gegensatz zu der gleichmäßigen Erweiterung normaler Koronararterien wurde ein deutlich unterschiedliches Verhalten bei stenosierten Koronararterien nach der gleichen Nitratdosis beobachtet. Bei etwa der Hälfte aller ausgemessenen Stenosen hatte ISDN keine Wirkung. Bei dieser Gruppe könnte die Morphologie der Stenose die Reaktion auf ISDN beeinflussen: Eine exzentrisch gelegene Stenose mit einer zumindest teilweise normalen Gefäßwand dilatiert sich vermutlich stärker als eine konzentrische Stenose. Eine intramurale Fibrose und/oder Kalkablagerung, die gelegentlich die gesamte Gefäß-Zirkumferenz betreffen, könnten die pharmakologische Dilatation trotz Relaxation der glatten Gefäßmuskulatur verhindern.

Bei 52% der gemessenen Stenosen führte ISDN jedoch zu einer erheblichen Erweiterung der engsten Stelle der Stenose. Diese günstige Nitratwirkung wurde bei Stenosen jeglichen Schweregrades und unterschiedlicher Lokalisation beobachtet (Abb. 2). Bei 4 Patienten mit jeweils zwei Stenosen erweiterte ISDN eine Stenose, ohne die andere zu beeinflussen. Dies bedeutet, daß auch bei ein und demselben Patienten verschiedene Wirkungen möglich sind.

Da – wie in dieser Studie gezeigt werden konnte – Stenosen fähig sind, sich nach pharmakologischen Interventionen zu erweitern oder zu verengen [5], scheint die Annahme gerechtfertigt, daß dynamische tonische Einflüsse häufig und vielleicht ständig die Querschnittsfläche einer Stenose verändern. Die optimale Beurteilung von Koronararterien-Läsionen erfordert somit ein eingehenderes Studium der funktionellen Anatomie der Koronarstenosen.

Literatur

1. Feldman RL, Pepine CJ, Curry C, Conti CR (1978) Case against routine use of glyceryl trinitrate before coronary angiography. Br Heart J 40:992–997
2. Feldman RL, Pepine CJ, Curry C (1978) Coronary artery responses to graded doses of nitroglycerin. Circulation (Suppl II) II:25
3. Gensini GG, Kelly AE, DaCosta BCB (1971) Quantitative angiography: the measurement of coronary vasomobility in the intact animal and man. Chest 50:522–530
4. Gould KL, Lipscomb K, Hamilton GW (1974) Physiologic basis for assessing critical coronary stenosis. Am J Cardiol 33:87–94
5. Heupler FA, Proudfit WL, Razavi M (1978) Ergonovine maleate provocative test for coronary arterial spasm. Am J Cardiol 41:631–640
6. Likoff W, Kasparian H, Lehman JS (1964) Evaluation of "coronary vasodilators" by coronary arteriography. Am J Cardiol 13:7–11
7. Logan SE (1975) On the fluid mechanics of human coronary artery stenosis. IEEE Trans Biomed Eng 22:327–337
8. Rafflenbeul W, Lichtlen P (1979) Intravitale Morphometrie. In: Lichtlen P (Hrsg) Koronarographie. Perimed, Erlangen, S 325
9. Rafflenbeul W, Heim R, Dziuba M, Lichtlen P (1976) Morphometric analysis of coronary arteries. In: Lichtlen P (ed) Coronary angiography and angina pectoris. Thieme, Stuttgart, p 255
10. Rafflenbeul W, Smith LR, Rogers WJ, Mantle JA, Rackley CE, Russell RO (1979) Quantitative coronary arteriography. Coronary anatomy of unstable angina pectoris reexamined one year after optimal medical therapy. Am J Cardiol 43:699–707
11. West JW, Guzman SV (1959) Coronary dilatation and constriction visualized by selective arteriography. Circ Res 7:527–531

Schwellendosen von Nitroglycerin
für Koronardilatation, Afterload-Senkung
und venöses Pooling beim wachen Hund*

E. Bassenge, J. Holtz, H. Kinadeter und A. Kolin

Einleitung

Die therapeutische Wirkung von Nitroglycerin bei der koronaren Herzkrankheit
und bei der Herzinsuffizienz beruht auf vielfältigen kardiovaskulären Effekten
[33]. In Abb. 1 sind die wichtigsten Aspekte der direkten Nitroglycerin-Wirkungen
auf den Kreislauf schematisch dargestellt:

1. Die Vorbelastung des Herzens wird durch direkte Venendilatation gesenkt;

2. die Nachbelastung des Herzens wird durch direkte Wirkungen auf den peripheren Gefäßwiderstand gesenkt;

3. am Koronarsystem ist zwischen dilatierenden Wirkungen auf die großen
extramuralen Koronargefäße und möglichen Wirkungen auf die koronaren Widerstandsgefäße zu unterscheiden.

Die Gesamtheit dieser verschiedenen Wirkungen wird durch Reflexe erheblich
beeinflußt [31]. Darüber hinaus werden die Nitroglycerin-Wirkungen durch verschiedene Faktoren, wie z. B. die Natriumbilanz [33], den Schweregrad der Herzinsuffizienz [13] sowie durch die kompensatorische Vasokonstriktion über erhöhte

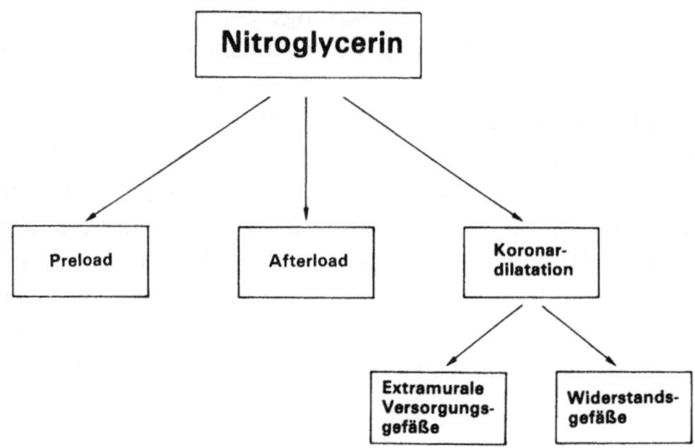

Abb. 1. Schema der direkten kardiovaskulären Nitroglycerin-Wirkungen. Es ist zu bemerken, daß innerhalb des Koronarsystems die direkte gefäßerweiternde Nitroglycerin-Wirkung an den großen koronaren Versorgungsgefäßen ausgeprägter ist, während die indirekten, metabolisch induzierten Wirkungen an den kleinen Widerstandsgefäßen vorherrschen

* Mit Unterstützung der Dr. Karl-Wilder-Stiftung der Deutschen Lebensversicherung

Sympathikus-Aktivität [29, 37] und Aktivierung des Renin-Angiotensin-Systems [10, 30], durch Wechselwirkungen mit anderen kreislaufwirksamen Arzneimitteln [24] und möglicherweise durch die noch nicht genügend erforschte Erscheinung der Nitrattoleranz [1], beeinflußt.

In dieser Studie sollte versucht werden, die Schwellenwerte der Nitroglycerin-Dosierung zu bestimmen, die zur Auslösung einzelner Komponenten seines komplexen kardiovaskulären Wirkungsspektrums erforderlich sind.

Die Untersuchungen erfolgten an wachen, mit Dauerinstrumenten ausgestatteten, gesunden Hunden mit normalem Natriumgehalt in der Ernährung (2 mEq/kg/24 h). Aus den bei diesen gesunden Tieren in Ruhe erhobenen Befunden ist eine Grundlage für weitere eingehende Untersuchungen möglicher Faktoren, die die Nitroglycerin-Wirkung beeinflussen, zu erwarten.

Methodik

Vorbereitung der Versuchstiere

Für die Studie wurden 8 gemischtrassige Hunde mit einem mittleren Gewicht von 26 ± 4 kg verwendet. Nach Vormedikation mit Scopolamin (1 mg) und Thalamonal (0,2 ml/kg) wurde in Pentobarbital-Narkose eine Thorakotomie im 5. Interkostalraum ausgeführt und PVC-Katheter (2 Stück) in die Pulmonalarterie, in die absteigende Aorta (2 Stück) und in den rechten und linken Vorhof gelegt. Bei 3 Hunden wurde ein Paar Piezo-Kristalle zur Aufzeichnung des linken Vorhof-Diameters mit der Ultraschall-Laufzeit-Methode [14] implantiert. Ein 2 cm langer Abschnitt des linken R. circumflexus ohne Verästelungen wurde aus dem perivaskulären Fettgewebe herauspräpariert, wobei mit größter Sorgfalt eine Schädigung der Adventitia und möglicher darin enthaltener Nerven vermieden wurde. Bei 6 Hunden wurde die Meßschlinge eines perivaskulären Induktions-Angiometers oder ein paar Mikrokristalle zur Aufzeichnung des äußeren Koronardurchmessers (s. unten) in die Gefäßwand eingenäht.

Das Perikard wurde durch Nähte locker angepaßt, der Thorax geschlossen und alle Katheter und Kabel subkutan bis auf den Rücken der Hunde, zwischen den Schulterblättern, durchgezogen. Nach der Operation erhielten die Hunde Antibiotika (Ampicillin 2 g per os) über 6–10 Tage. Die Versuche wurden begonnen, nachdem die Hunde eine Woche fieberfrei (Ruhetemperatur rektal unter 39,0 °C) und sowohl mit dem Prüfer als auch mit der Prozedur vertraut waren. Die Tiere erhielten eine tägliche Natriummenge von 1,5–2,5 mEq/kg/24 h in einer Standard-Labordiät (Altromin Pellets).

Registrierung des Koronararterien-Durchmessers

Diese Aufzeichnungen wurden mittels der Ultraschall-Laufzeit-Technik [25] ausgeführt, die wir zwecks Analysierung kleinerer Gefäßdurchmesser etwas veränderten, indem wir Kristalle mit einem Durchmesser von weniger als 0,7 mm verwen-

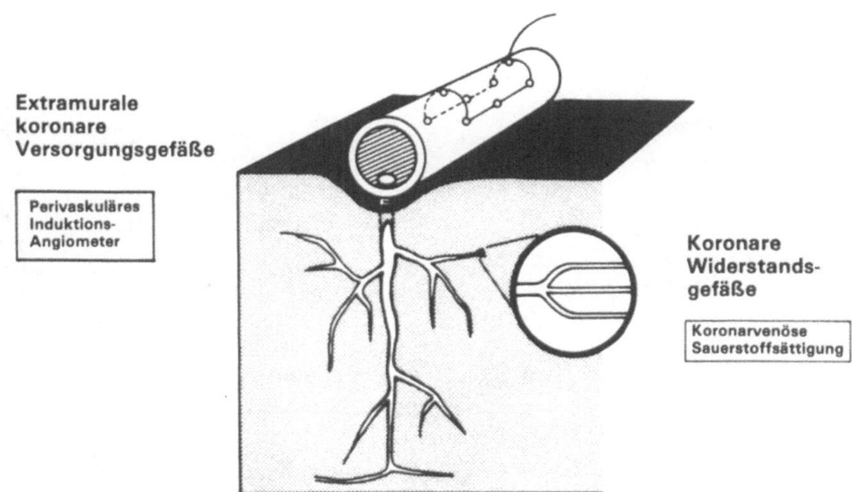

Abb. 2. Analyse der nitroglycerininduzierten Vasomotorik in verschiedenen Abschnitten des koronaren Gefäßbettes. Die großen extramuralen Versorgungsgefäße wurden durch Aufzeichnung der äußeren Durchmesser, aus perivaskulären Induktions-Sensoren im Angiometer, analysiert. Die kleinen koronaren Widerstandsgefäße wurden indirekt durch kontinuierliche Aufzeichnungen der koronarvenösen Sauerstoffsättigung beurteilt. Ein Anstieg dieser venösen Sättigung weist auf eine nitroglycerininduzierte Dilatation der Widerstandsgefäße hin, die den myokardialen metabolischen Bedarf übersteigt, bzw. auf eine direkte Dilatation der Widerstandsgefäße

deten. Alternativ wurde das absolute Induktions-Angiometer-Prinzip nach Kolin [19] verwendet.

Bei dieser Technik wird aus einem flexiblen, zweiadrigen Draht eine linsenförmige Fühlerschlinge hergestellt. Die beiden übereinstimmenden Schlingen wirken wie ein kernloser Transformator. Durch die eine Schlinge läuft ein 1 000-Hz-Wechselstrom und induziert eine elektromotorische Kraft in der anderen. Jede Formveränderung dieses übereinstimmenden Schleifenpaares verändert die gegenseitige Induktion der Schleifen und somit die induzierte elektromotorische Kraft. Das induzierte Signal wird von dem phasenempfindlichen Signaldetektor-System eines Sinuswellen-Flußmessers aufgenommen. Die flexible Schleife wird perivaskulär an die Adventitia des untersuchten Gefäßes angenäht und macht daher zwangsweise jede Durchmesserveränderung mit (Abb. 2, 3).

Gegenwärtig wird die einwandfreie Funktion dieses Systems durch Stromverlust und Brüche in den Kupferdrähten der Fühlerschleife kurze Zeit nach der Implantation beendet. Auf der anderen Seite ist es schwierig, die 0,7-mm-Kristalle exakt einander gegenüber auf einem Gefäß mit einem äußeren Durchmesser von 3 mm zu befestigen, und dies kann – wenn nicht sehr geschickt vorgegangen wird – das Gefäß verletzen. In dieser Studie wurden Durchmesser-Aufzeichnungen unter allen Nitroglycerin-Dosierungen bei drei Hunden ausgeführt, davon zwei mit Induktions-Angiometern und eine mit implantierten Kristallen. Die Registrierungen wurden als technisch zufriedenstellend betrachtet, wenn die phasischen Registrierungen bei hoher Geschwindigkeit ungefähr parallele Druck- und Durchmesser-Pulsationen ergaben (Abb. 3, 4).

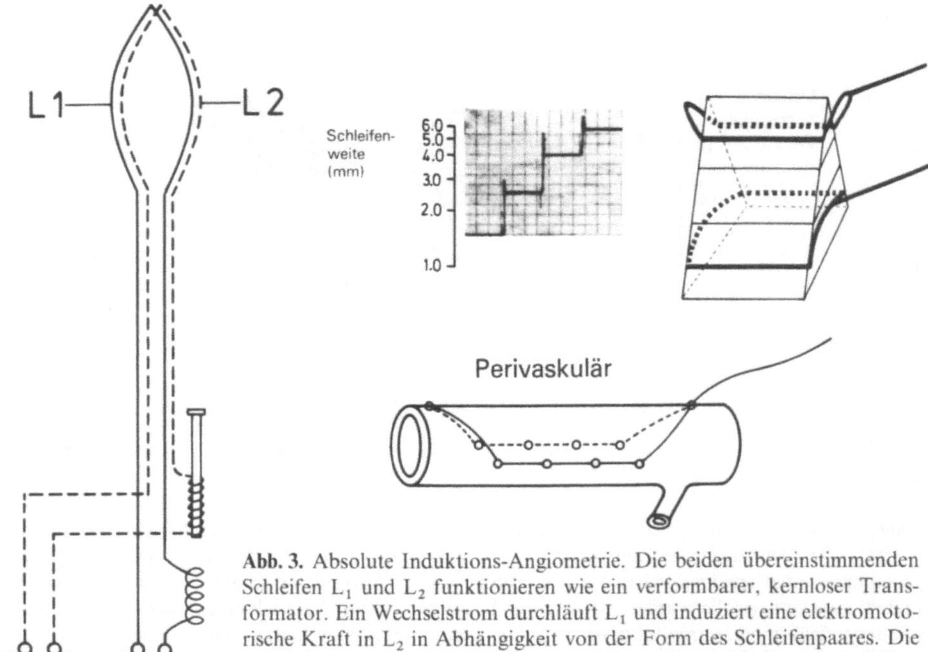

Abb. 3. Absolute Induktions-Angiometrie. Die beiden übereinstimmenden Schleifen L_1 und L_2 funktionieren wie ein verformbarer, kernloser Transformator. Ein Wechselstrom durchläuft L_1 und induziert eine elektromotorische Kraft in L_2 in Abhängigkeit von der Form des Schleifenpaares. Die herauskommenden Signale können an einem Keil kalibriert werden. Der Fühler, bestehend aus flexiblen Drähten, ist perivaskulär auf das untersuchte Gefäß angenäht

Versuchsprotokoll

Nitroglycerin wurde in Dosierungen von 0,2–200 µg/kg/min (0,5 ml/min) in die Pulmonalarterie der ruhenden, wachen Hunde infundiert. Einige Minuten vor der Infusion wurde eine 1%ige Nitroglycerin-Lösung in Äthanol mit physiologischer Kochsalzlösung auf die gewünschte Konzentration gebracht. Für die höheren Dosierungen (50 und 200 µg/kg/min) wurde die 1%ige Lösung unverdünnt infundiert und die Infusionsgeschwindigkeit entsprechend eingestellt. Im Verlauf eines Versuches wurden 3–6 Dosierungen in randomisierter Reihenfolge verwendet, wobei zwischen den einzelnen Infusionen jeweils eine 30minütige Pause eingeschaltet wurde. Die Versuche wurden nach der 50- oder 200-µg/kg/min-Dosis abgebrochen. Die Untersuchungen fanden zwischen 8 und 12 Uhr statt, nachdem die Tiere um 6.30 Uhr ihr Futter erhalten hatten. Zwischen zwei Versuchstagen wurden mindestens 48stündige Pausen eingeschaltet.

Alle hämodynamischen Variablen wurden kontinuierlich auf einem Beckmann-Schreiber registriert (Herzfrequenz mit Kardiotachometer aus dem phasischen arteriellen Blutdruck; mittlerer arterieller Blutdruck; mittlerer linker Vorhofdurchmesser, mittlerer linker und rechter Vorhofdruck; Sauerstoffsättigung des koronarvenösen Blutes; Koronararterien-Durchmesser). Das Herzzeitvolumen wurde mittels der Farbstoffverdünnungs-Technik durch Injektion von 1 mg Indocyanidgrün in die Pulmonalarterie ermittelt, wobei das arterielle Blut (20 ml/min) aus dem Aortenkatheter durch die Küvette eines Densitometers abgesaugt wurde.

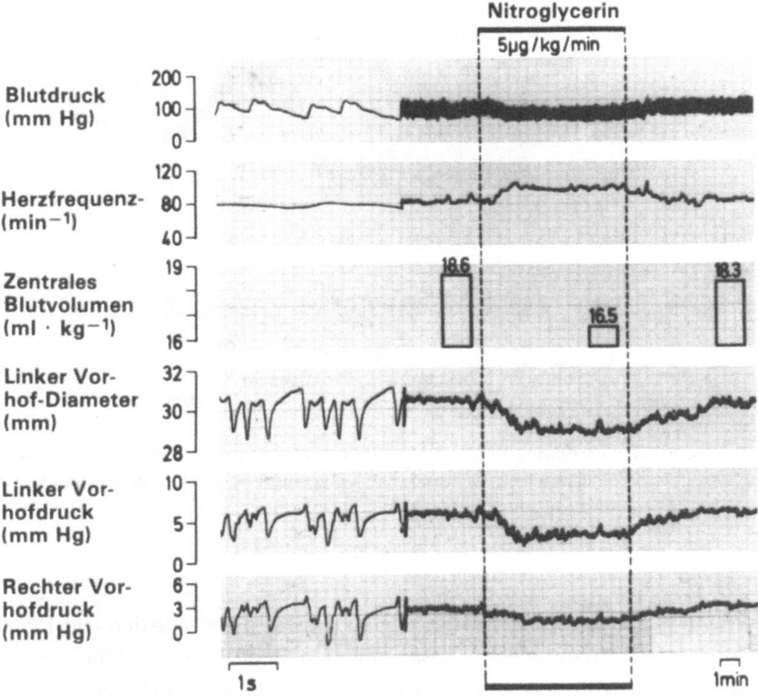

Abb. 4. Hämodynamische Wirkungen der Nitroglycerin-Infusion (5 µg/kg/min) bei einem wachen Hund in Ruhe. Während der Aufzeichnung mit hoher Geschwindigkeit (*links*) wurden der linke Vorhof-Durchmesser und beide Vorhofdrücke phasisch registriert. Bei Beginn der langsamen Aufzeichnung wurden diese Variablen elektronisch gemittelt. Das zentrale Blutvolumen (dargestellt durch die Säulen und die Zahlen auf den Säulen) wurde aus dem Herzzeitvolumen und der mittleren Durchlaufzeit des Farbstoff-Indikators errechnet

Das zentrale Blutvolumen wurde aus dem Herzzeitvolumen und der mittleren Farbstoff-Durchlaufzeit, korrigiert um die Aorten-Durchlaufzeit, errechnet [17] (Abb. 5). Die Bestimmung der koronarvenösen Sauerstoffsättigung erfolgte mittels Reflektions-Oxymetrie [26] über einen fiberoptischen Katheter, der über die V. jugularis externa unter dem Röntgenschirm in den Koronarsinus eingeführt wurde. Vor Beginn der Versuchsserie wurde die V. Jugularis externa präpariert und unter Lokalanästhesie punktiert. Während der Koronarsinus-Katheterisierung der wachen Hunde war keine pharmakologische Sedierung der Tiere erforderlich. Die Hunde erhielten 500 E/kg Heparin i.v. zu Beginn des Versuches und je 250 E/kg i.v. in stündlichen Abständen.

Berechnungen

Die Steady-state-Werte der während der Nitroglycerin-Infusion registrierten hämodynamischen Variablen wurden mit den entsprechenden Leerwerten vor Infusion verglichen. Die Signifikanz der Differenzen wurde mittels *t*-Test für gepaarte

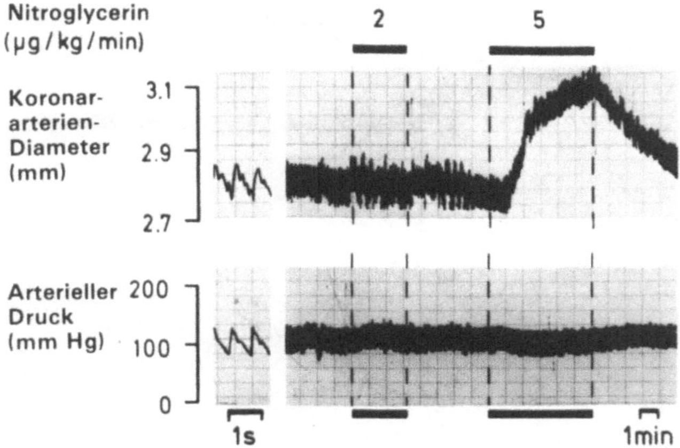

Abb. 5. Motorik der koronaren Versorgungsarterien unter Nitroglycerin-Infusion. Aufzeichnungen aus einem typischen Versuch am wachen Hund. Die Diagramme bei hoher Geschwindigkeit zeigen parallele Druck- und Diameterpulsationen

Stichproben ermittelt. Mit Hilfe der Varianzanalyse wurden die Ergebnisse nach den einzelnen Nitroglycerin-Dosen mit den Leerwerten verglichen.

Das Schlagvolumen wurde aus Herzzeitvolumen/Herzfrequenz und der periphere Gefäßwiderstand aus mittlerem Blutdruck/Herzzeitvolumen errechnet.

Ergebnisse

Systemische hämodynamische Nitroglycerin-Wirkungen

Die Ergebnisse aller Versuche mit Infusionen von 0,2–200 µg/kg/min sind in Tabelle 1 zusammengestellt. Die Leerwerte wurden den Steady-state-Werten (2–5 min nach Beginn der Infusionen) gegenübergestellt (Abb. 5).

Bei 0,5 µg/kg/min wurde ein signifikanter Abfall des linken Vorhofdrucks und des Schlagvolumens als Folge des venösen Pooling registriert. Die Verminderung des zentralen Blutvolumens wurde bei 2 µg/kg/min signifikant. Der nitroglycerininduzierte Abfall des linken Vorhofdrucks verstärkte sich etwas bei ansteigenden Dosierungen, mit Ausnahme der extrem hohen Dosen von mehr als 20 µg/kg/min. Die Verminderung des zentralen Blutvolumens verhielt sich ähnlich. Die Preload-induzierte Verminderung des Schlagvolumens wurde durch den gleichzeitigen Frequenzanstieg kompensiert. Das Herzzeitvolumen blieb konstant, außer bei Dosierungen von über 20 µg/kg/min.

Bei der Schwellendosis von 5 µg/kg/min kam es zu einem signifikanten Abfall des mittleren arteriellen Drucks und des peripheren Gefäßwiderstandes, und dieser verstärkte sich mit ansteigenden Dosen (Tabelle 1, Abb. 7).

Nitroglycerin-Wirkungen an den Koronargefäßen

Die vasomotorischen Reaktionen der großen Koronararterien wurden bei drei Hunden unter allen Nitroglycerin-Dosierungen untersucht (Abb. 4). Der maximale Durchmesser-Anstieg in der linken A. circumflexa erfolgte bei 5 µg/kg/min, und eine weitere Dosiserhöhung brachte keine zusätzliche Durchmesservergrößerung (Abb. 7). Die maximale Vergrößerung betrug $+12\%$ des mittleren Durchmessers (8, 11 bzw. 17% bei den drei Hunden). Bei einem Hund lag die Schwellendosis für die Dilatation der großen Arterie bei 5 µg/kg/min und bei den beiden anderen Hunden bei 2 µg/kg/min.

Bei einer Infusionsgeschwindigkeit von 200 µg/kg/min (Abb. 6, 7) wurde ein signifikanter Anstieg der koronarvenösen Sauerstoffsättigung beobachtet, der darauf hinweist, daß eine direkte dilatatorische Wirkung von Nitroglycerin auf den Koronarwiderstand nur bei Dosierungen oberhalb der therapeutischen Grenzen erfolgt.

Diskussion

Die in dieser Studie ermittelten Ergebnisse bezüglich der systemischen hämodynamischen Nitroglycerin-Wirkungen bei gesunden wachen Hunden gleichen den bei gesunden Menschen ermittelten Werten [5, 6, 21, 27, 35]. Bei Dosierungen von weniger als 5 µg/kg/min überwiegen die Wirkungen am Niederdrucksystem des Kreislaufs, was durch den Abfall des zentralen Blutvolumens und des mittleren linken Vorhofdrucks (Tabelle 1, Abb. 7) gekennzeichnet ist. Dieses venöse Pooling bewirkt einen Preload-induzierten Abfall des Schlagvolumens, der durch den entsprechenden Anstieg der Herzfrequenz voll kompensiert wird (Tabelle 1). Bei normalen menschlichen Versuchspersonen bewirkt Nitroglycerin in niedrigen Dosierungen (10–100 µg/min i. v. oder 0,4 mg sublingual) hauptsächlich eine systemische Venendilatation und einen Abfall der ventrikulären Vorlast, ohne den peripheren Gefäßwiderstand oder das Herzeitvolumen signifikant zu beinflussen [15–19]. Bei extremer Herzinsuffizienz hat die gleiche Nitroglycerin-Gabe allerdings ein erhöhtes Herzzeitvolumen und einen gewissen Abfall des erhöhten peripheren Gefäßwiderstandes zur Folge [9, 12].

Die Art der Applikation hat einen erheblichen Einfluß auf die kardiovaskulären Nitroglycerin-Wirkungen. Blutspiegel-Werte des Pharmakons sind daher erwünscht, um eine bestimmte Dosierungsspanne zu definieren. Die maximalen hämodynamischen Wirkungen treten 5–10 min nach sublingualer Gabe auf. Es wurde berichtet, daß in diesem Zeitintervall die Blutspiegel nach 0,6 mg Nitroglycerin sublingual bei normalen Versuchspersonen von 1,6 auf 0,8 ng/ml Plasma [34] oder von 1,8 auf 0,7 ng/ml Blut [2] abfallen. Über Plasmakonzentrationen von Nitroglycerin während der intravenösen Infusion gibt es Berichte nur von Patienten während der ersten zwölf Stunden nach einem akuten Infarktereignis [34]. Bei Infusionsgeschwindigkeiten (in µg/min) von 98 ± 25 (SD) entstanden Plasmakonzentrationen von $1{,}6 \pm 0{,}4$ (ng/ml), doch bestand keine Korrelation zwischen den einzelnen Patienten, Infusionsgeschwindigkeiten und Plasmakonzentrationen [34]. Diese

Tabelle 1. Hämodynamische Wirkungen von Nitroglycerin-Infusionen. Mittelwerte $\pm$ SD vor Infusionsbeginn und Mittelwerte $\pm$ SD der nitroglycerininduzierten Änderungen aus 10–16 Experimenten pro Dosierung in 8 Hunden. p-Werte: Signifikanz der Veränderungen gegenüber den Ausgangswerten, ermittelt durch den t-Test für gepaarte Stichproben. Die Ausgangswerte waren bei den verschiedenen Dosierungen nicht signifikant unterschiedlich (Varianztest)

Nitroglycerin-Infusionsgeschwindigkeit (μg/kg/min)	0,2	0,5	2	5	20	50	200
Mittlerer arterieller Druck							
Präinfusionswert (mm Hg)	102 $\pm$13	95 $\pm$18	97 $\pm$17	103 $\pm$16	106 $\pm$19	102 $\pm$12	103 $\pm$11
Veränderung nach Nitroglycerin (mm Hg)	− 1 $\pm$11	+ 1 $\pm$ 5	− 5 $\pm$11	− 16 $\pm$11	− 16 $\pm$18	− 20 $\pm$18	− 32 $\pm$14
	n.s.	n.s.	n.s.	$p<0,001$	$p<0,025$	$p<0,01$	$p<0,001$
Herzfrequenz							
Präinfusionswert (min^{-1})	83 $\pm$16	81 $\pm$16	89 $\pm$15	89 $\pm$19	79 $\pm$15	83 $\pm$15	87 $\pm$14
Veränderung nach Nitroglycerin (min^{-1})	− 1 $\pm$ 9	+ 8 $\pm$11	+ 8 $\pm$11	+ 12 $\pm$16	+ 26 $\pm$24	+ 28 $\pm$18	+ 40 $\pm$25
	n.s.	$p<0,025$	$p<0,025$	$p<0,01$	$p<0,025$	$p<0,001$	$p<0,001$
Schlagvolumen							
Präinfusionswert (ml/kg)	1,6 $\pm$ 0,3	1,7 $\pm$ 0,3	1,7 $\pm$ 0,3	1,6 $\pm$ 0,3	1,7 $\pm$ 0,3	1,6 $\pm$ 0,3	1,5 $\pm$ 0,4
Veränderung nach Nitroglycerin (ml/kg)	0 $\pm$ 0,1	− 0,1 $\pm$ 0,1	− 0,2 $\pm$ 0,1	− 0,2 $\pm$ 0,1	− 0,2 $\pm$ 0,2	− 0,4 $\pm$ 0,2	0,3 $\pm$ 0,3
	n.s.	$p<0,01$	$p<0,01$	$p<0,025$	$p<0,005$	$p<0,01$	$p<0,05$
Herzzeitvolumen							
Präinfusionswert (ml/kg/min)	136 $\pm$18	135 $\pm$21	149 $\pm$34	145 $\pm$30	133 $\pm$19	136 $\pm$27	134 $\pm$33
Veränderung nach Nitroglycerin (ml/kg/min)	+ 1 $\pm$15	+ 5 $\pm$16	− 2 $\pm$11	0 $\pm$19	+ 7 $\pm$20	+ 6 $\pm$21	+ 20 $\pm$21
	n.s.	n.s.	n.s.	n.s.	n.s.	n.s.	$p<0,05$

Peripherer Widerstand							
Präinfusionswert (mm Hg · kg · min/ml)	$0,75 \pm 0,1$	$0,71 \pm 0,13$	$0,65 \pm 0,15$	$0,71 \pm 0,11$	$0,79 \pm 0,16$	$0,75 \pm 0,14$	$0,77 \pm 0,11$
Veränderung nach Nitroglycerin (mm Hg · kg · min/ml)	$+ 0,01 \pm 0,11$	$- 0,04 \pm 0,10$	$- 0,04 \pm 0,06$	$- 0,09 \pm 0,10$	$- 0,17 \pm 0,12$	$- 0,17 \pm 0,12$	$- 0,29 \pm 0,09$
	n.s.	n.s.	n.s.	$p < 0,05$	$p < 0,01$	$p < 0,01$	$p < 0,001$
Zentrales Blutvolumen							
Präinfusionswert (ml/kg)	$17,1 \pm 3,1$	$16,9 \pm 3,5$	$18,3 \pm 4,7$	$18,5 \pm 3,3$	$17,9 \pm 3,1$	$18,3 \pm 3,9$	$18,1 \pm 2,3$
Veränderung nach Nitroglycerin (ml/kg)	$0 \pm 1,8$	$- 0,4 \pm 1,9$	$- 0,9 \pm 1,2$	$- 1,5 \pm 1,8$	$- 1,7 \pm 1,0$	$- 3,0 \pm 2,2$	$- 1,3 \pm 0,6$
	n.s.	n.s.	$p < 0,025$	$p < 0,025$	$p < 0,005$	$p < 0,001$	$p < 0,01$
Mittlerer linker Vorhofdruck							
Präinfusionswert (mm Hg)	$5,0 \pm 1,5$	$5,2 \pm 1,6$	$4,8 \pm 2,7$	$4,7 \pm 2,7$	$5,8 \pm 1,7$	$4,5 \pm 2,8$	$4,9 \pm 2,9$
Veränderung nach Nitroglycerin (mm Hg)	$- 0,1 \pm 1,2$	$- 0,8 \pm 1,1$	$- 2,0 \pm 0,7$	$- 2,9 \pm 1,6$	$- 3,6 \pm 1,7$	$- 3,2 \pm 1,7$	$- 2,5 \pm 1,9$
	n.s.	$p < 0,05$	$p < 0,025$	$p < 0,001$	$p < 0,001$	$p < 0,001$	$p < 0,005$

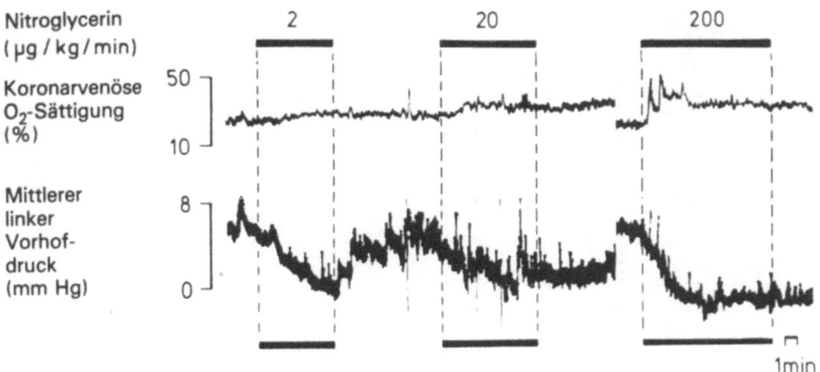

Abb. 6. Wirkung der Nitroglycerin-Infusionen auf die koronarvenöse Sauerstoffsättigung beim wachen Hund. Während ein ausgeprägter Effekt aller drei Nitroglycerin-Dosierungen auf das venöse System durch den Abfall des mittleren linksatrialen Drucks nachgewiesen ist, wird ein steiler Anstieg und anhaltende Erhöhung der koronarvenösen Sauerstoffsättigung, als Zeichen einer direkten Dilatation der Widerstandsgefäße, nur bei extrem hohen Dosen von 200 µg/kg/min beobachtet.

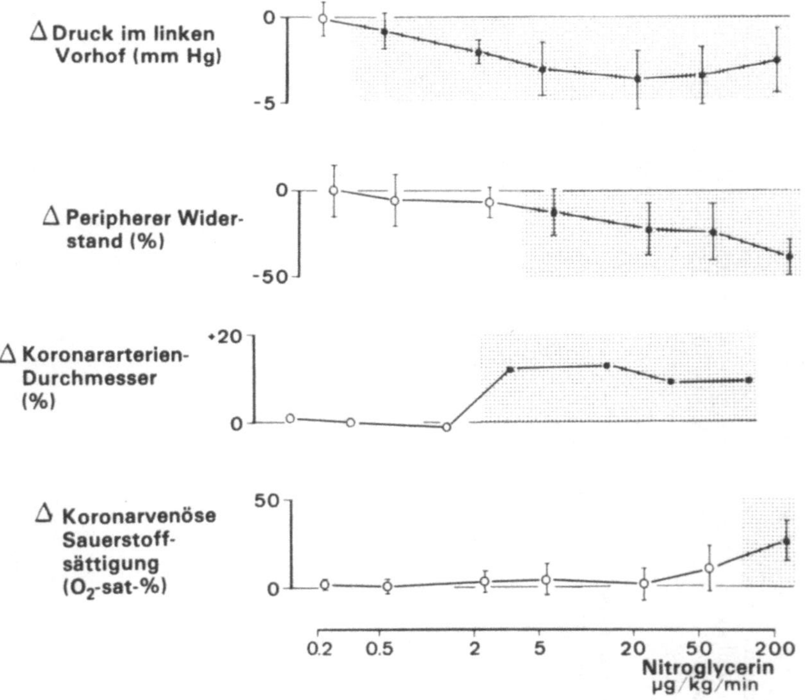

Abb. 7 Steady-state-Wirkungen von Nitroglycerin-Infusionen bei wachen Hunden in Ruhe. *Abszisse:* Nitroglycerin-Infusionsgeschwindigkeit. *Ordinate:* Veränderungen gegenüber Präinfusionswerten im Infusions-steady-State. Mittelwerte ± SD der Veränderungen. *Offene Kreise* zeigen keine signifikanten Differenzen gegenüber Präinfusions-steady-State. *Volle Kreise* zeigen die Signifikanz ($p < 0,05$) im *t*-Test für gepaarte Stichproben

Befunde können daher nicht auf normale Versuchspersonen übertragen werden. Man könnte jedoch schätzungsweise annehmen, daß ein Nitroglycerin-Blutspiegel unter oder in der Nähe von 1 ng/ml durch die sublinguale Gabe von 0,1–0,4 mg oder intravenöse Infusion von 0,2– 1,0 µg/kg/min bei normalen Versuchspersonen erzielt werden kann. Dies ist die Nitroglycerin-Dosis, die ein venöses Pooling ohne systemische Arteriolendilatation bewirkt.

Bei Infusion höherer Dosen (5 µg/kg/min und darüber) beobachteten wir einen Abfall des peripheren Gefäßwiderstandes (Abb. 7, Tabelle 1), der schließlich ein erhöhtes Herzzeitvolumen nach sich zog (Tabelle 1). Bei normalen Versuchspersonen wurden ungefähr gleiche Ergebnisse erzielt [18, 21]. Verständlicherweise werden bei höheren Nitroglycerin-Dosen die direkten Wirkungen der Substanz durch Reflexe verändert [18, 21, 31, 32]. Vatner et al. fanden bei wachen Hunden einen 18- bzw. 34%igen Anstieg des Herzzeitvolumens während der ersten Minute einer Nitroglycerin-Infusion mit 8 bzw. 32 µg/kg/min, doch kehrte das Herzzeitvolumen im Verlauf der Infusion zu den Kontrollwerten zurück [32]. In ähnlicher Weise fiel der periphere Gefäßwiderstand anfänglich um 23 und 36% ab und ging zum Zeitpunkt des Steady state auf Werte von 7% bzw. 11–14% unter den Kontrollwerten im Infusionsverlauf zurück. Diese Ergebnisse stimmen mit unseren Befunden 3–5 min nach Infusionsbeginn überein. Die in der Studie von Vatner beobachtete stärkere Vasodilatation zu Beginn der Infusion weist allerdings darauf hin, daß die Nitroglycerin-Wirkung durch eine Reflex-Vasokonstriktion teilweise aufgehoben wird. Dies drückt sich auch in einer signifikanten Zunahme des peripheren Gefäßwiderstandes über die Kontrollwerte, bei Absetzen der Infusion, aus [32]. Bei der extrem hohen Dosis von 200 µg/kg/min bleibt das erhöhte Herzzeitvolumen während der gesamten Infusionsdauer bestehen, doch könnte hier ein gewisser Einfluß des Lösungsmittels (Alkohol 0,02 ml/kg/min) eine Rolle spielen.

Während der Steady-state-Phase der Nitroglycerin-Infusionen blieb die koronarvenöse Sauerstoffsättigung unter den Dosierungen von 0,2–50 µg/kg/min unbeeinflußt (Abb. 7). Dies weist darauf hin, daß jede mögliche nitroglycerininduzierte Veränderung der myokardialen Durchblutung sekundär auf Veränderungen des myokardialen Sauerstoffverbrauches folgt, was auch mit den Befunden aus zahlreichen Beobachtungen am Menschen übereinstimmt (Literatur bei [21, 33]).

Die fehlende Reaktion der koronaren Widerstandsgefäße auf die dilatatorische Nitroglycerin-Wirkung schließt jedoch die therapeutische Wirkung des Präparates am Koronarsystem keineswegs aus. Die bekannte Dilatation der großen Koronararterien [11], die auch in dieser Studie nachgewiesen wurde (Abb. 5, 7), bringt eine direkte Verbesserung der Koronardurchblutung bei Koronarinsuffizienz mit erweitertem poststenotischem Gefäßbett [20] mit sich, insbesondere dann, wenn der Perfusionsdruck durch gleichzeitige Infusion von Vasokonstriktoren aufrechterhalten wird [16, 23]. Diese dilatierende Wirkung auf die großen Koronararterien wird auch zur Aufhebung der Koronarspasmen [15] genutzt. Außerdem verbessert die Dilatation der großen Gefäße die Durchblutung der von Kollateralen gespeisten Myokardgebiete und ist demnach fähig, eine Umverteilung der Myokarddurchblutung in Richtung auf die unterperfundierten Areale einzuleiten [7, 22]. Nitroglycerin bewirkt schließlich eine transmurale Umverteilung der Myokarddurchblutung in den unterversorgten Gebieten in Richtung auf das Subendokard hin [3, 4, 28]. Dieser günstige Effekt kann nachgewiesen werden, wenn die übrigen hämodynamischen Nitroglycerin-Wirkungen aus der Analyse eliminiert werden, und kann demnach nicht ausschließlich der Verminderung des extravasalen Koronarwiderstandes zugeschrieben werden [28]. Diese Beobachtung stützt sich auf die nitroglycerininduzierte Dilatation der großen transmuralen Koronaranastomosen [28], die anscheinend den extramuralen Versorgungsarterien mehr ähneln als den intramyokardialen Widerstandsgefäßen [36].

Vor kurzem quantifizierten FELDMAN et al. [8] die proximale Koronararteriendilatation nach niedrigen Nitroglycerin-Dosen (0,075–0,45 mg sublingual) bei 13 aufeinanderfolgenden Patienten. Nach 0,45 mg beobachteten sie einen 29%igen Anstieg des Koronararterien-Durchmessers, während der mittlere Aortendruck um 11 mm Hg reduziert und die Herzfrequenz um 5 Schläge/min erhöht wurde [8]. Nach 0,075 mg Nitroglycerin betrug die Dilatation der proximalen Gefäße und der retrograd aufgefüllten Segmente rund 40% der entsprechenden, mit 0,45 mg erzielten Dilatation, während Aortendruck und Herzfrequenz unbeeinflußt blieben (die venösen Wirkungen wurden nicht gemessen). Diese Ergebnisse stehen scheinbar in Widerspruch zu den vorläufigen Beobachtungen über die Dilatation der Versorgungsarterien bei den Hunden in unserer Studie bezüglich der folgenden Aspekte: Einerseits war das Ausmaß der Dilatation bei den Hunden geringer (obwohl die angiographisch ermittelten intravaskulären Durchmesser nicht direkt vergleichbar sind); andererseits beobachteten wir eine Dilatation der großen Gefäße, wenn signifikante Wirkungen auf den mittleren arteriellen Druck und den peripheren Gefäßwiderstand nachweisbar waren (5 µg/kg/min, Abb. 7, Tabelle 1). Bei niedrigeren Dosen war die Reaktivität des untersuchten Gefäßes möglicherweise durch die kürzlich erfolgte Anästhesie und die Manipulationen zur Fixierung der Angiometer-Vorrichtungen verringert. Die hier vorgelegten Daten von 3 Hunden wurden 6–10 Tage nach der Operation gewonnen. Die begrenzte Haltbarkeit der Sensoren gestattete keine längeren Beobachtungen (s. Methodik). Für eine endgültige Beurteilung sind weitere Studien mit verbesserter Ausrüstung erforderlich.

Diese Studie beweist, daß bei gesunden Hunden mit normalem Natriumgehalt in der Nahrung zweierlei Nitroglycerin-Dosierungen existieren: eine niedrige Dosierung (unterhalb 5 µg/kg/min), die venöses Pooling und Dilatation der koronaren Versorgungsarterien bewirkt, sowie eine höhere Dosierung, die zusätzliche systemische Arteriolen-Dilatation bewirkt. Die koronaren Widerstandsgefäße werden innerhalb der beiden Dosisstufen, sofern sie unter 200 µg/kg/min liegen, nicht direkt beeinflußt. Weitere Untersuchungen sind erforderlich, um die Faktoren zu analysieren, die möglicherweise bei dieser unterschiedlichen Gefäßempfindlichkeit gegenüber Nitroglycerin eingreifen. Eine solche Analyse würde zur Verbesserung der rationellen Therapie mit einem Präparat beitragen, das seit mehr als hundert Jahren verwendet wird und seither Phasen von modischer Verwendung wie von Vernachlässigung durchlaufen hat.

Zusammenfassung

In dieser Studie werden die verschiedenen Schwellendosierungen für drei hauptsächliche Komponenten der komplexen kardiovaskulären Wirkung von Nitroglycerin beurteilt: venöses Pooling, Afterload-Reduzierung und Koronardilatation. Chronisch instrumentierte, gesunde wache Hunde wurden verwendet und mit einer Standard-Diät gefüttert, die zwei mEq/kg Natrium/Tag enthielt. Das *venöse Pooling* wurde aus dem Rückgang des linken Vorhofdrucks, des linken Vorhofdurchmessers (Ultraschall-Dimensionierung), des zentralen Blutvolumens (Farbstoff-Verdünnungstechnik) abgeleitet. Die *Afterload-Reduzierung* wurde aus der Verminderung des peripheren Gefäßwiderstandes, als hauptsächlicher Determinante des ventrikulären Afterload, abgeleitet. Die *Koronardilatation* wurde in zwei verschiedenen Abschnitten des Koronararteriensystems gemessen: Die Vasomotorik der großen epikardialen koronaren Versorgungsarterien wurde mit einer perivaskulären Induktions-Angiometerschlinge kontinuierlich analysiert, während die Dilatation der intramyokardialen koronaren Widerstandsgefäße indirekt aus Veränderungen der koronarvenösen Sauerstoffsättigung (fiberoptischer Katheter im Koronarsinus) abgeleitet wurde. Nitroglycerin wurde in Dosierungen von 0,2, 0,5, 2, 5, 20, 50 und 200 µg/kg/min in randomisierter Reihenfolge in die Pulmonalarterie infundiert.

Venöses Pooling (ein signifikanter Abfall des linksatrialen Durchmessers und Drucks) wurde bei der Schwellendosis von 0,5 µg/kg/min beobachtet. Bei 5 µg/kg/min kam es zu einem 9%igen Abfall des zentralen Blutvolumens und einer Drucksenkung von 3 mm Hg im linken Vorhof. Diese wurde bei höheren Infusionsgeschwindigkeiten nicht unterschritten. Die Schwellendosis von Nitroglycerin, bei der eine signifikante Verringerung des peripheren Gefäßwiderstandes eintrat (um 13%), betrug 5 µg/kg/min. Höhere Dosen senkten den Widerstand noch mehr. Bei 5 µg/kg/min wurde ein maximaler Anstieg (+12%) des äußeren Durchmessers der epikardialen koronaren Versorgungsarterien festgestellt. Eine weitere Dilatation dieser Gefäße konnte mit ansteigenden Dosierungen nicht erreicht werden. Bei einer Infusionsgeschwindigkeit von 200 µg/kg/min kam es zu einem Anstieg der koronarvenösen Sauerstoffsättigung (ein Anzeichen für die Dilation der koronaren Widerstandsgefäße über den metabolischen Bedarf des Myokards hinaus).

Diese Ergebnisse beweisen, daß bei gesunden, wachen Hunden mit normalem Natriumgehalt in der Ernährung drei verschiedene Dosisschwellen der Nitroglycerin-Wirkungen zu unterscheiden sind: Im venösen Kapazitätssystem und in den koronaren Versorgungsgefäßen < in den systemischen arteriellen Widerstandsgefäßen < in den koronaren Widerstandsgefäßen. Es gibt somit zwei Dosisstufen von Nitroglycerin von therapeutischem Interesse: venöse Dilatation und Dilatation der koronaren Versorgungsgefäße bei Dosierungen bis zu 2 µg/kg/min und systemische arterioläre Wirkungen über die Venodilatation und die Koronararterienwirkungen hinaus bei Dosierungen von mehr als 2 µg/kg/min. Zur optimalen therapeutischen Nutzung sind weitere Untersuchungen der verschiedenen Faktoren, die diese beiden therapeutischen Wirksamkeitsschwellen beeinflussen, erforderlich.

Literatur

1. Abrams J (1980) Nitrate tolerance and dependence. Am Heart J 99:113
2. Armstrong PW, Armstrong JA, Marks GS (1979) Blood levels after sublingual nitroglycerin. Circulation 59:585
3. Bache RJ, Ball RM, Cobb FR, Rembert Jc, Greenfield JC jr (1975) Effects of nitroglycerin on transmural myocardial blood flow in the unanesthetized dog. J Clin Invest 55:1219
4. Becker LC, Fortuin NJ, Bitt B (1971) Effect of ischemia and antianginal drugs on the distribution of radioactive microspheres in the canine left ventricle. Circ Res 28:263
5. Burggraf GW, Parker JO (1974) Left ventricular volume changes after amylnitrite and nitroglycerin in man as measured by ultrasound. Circulation 49:136
6. De Maria A, Vismara L, Auditore K, Amsterdam EA, Zeus R, Mason DT (1974) Effects of nitroglycerin on left ventricular cavitary size and cardiac performance determined by ultrasound in man. Am J Med 57:754
7. Ertl G, Simm F, Wichmann J, Fuchs M, Lochner W (1979) The dependence of coronary collateral blood flow on regional vascular resistances. Pharmacological studies with glyceryl trinitrate, adenosine, and verapamil. Naunyn Schmiedebergs Arch Pharmacol 308:265
8. Feldman RL, Pepine CJ, Curry RC, Conti CR (1979) Coronary arterial responses to graded doses of nitroglycerin. Am J Cardiol 43:91
9. Franciosa JA, Blank RC, Cohn JN (1978) Nitrate effects on cardiac output and left ventricular outflow resistance in chronic congestive heart failure. Am J Med 64:207
10. Gavras H, Faxon DP, Berkoben J, Brunner HR, Ryan TJ (1978) Angiotensin converting enzyme inhibition in patients with congestive heart failure. Circulation 58:770
11. Gensini GC (9175) Coronary arteriography. Futura, Mount Kisco, New York
12. Gold H, Leinbach RC, Sanders C (1972) Use of sublingual nitroglycerin in congestive failure following acute myocardial infarction. Circulation 46:839
13. Goldberg S, Mann T, Grossman W (1978) Nitrate therapy of heart failure in valvular heart disease. Importance of resting level of peripheral vascular resistance in determining cardiac output response. Am J Med 65:165
14. Hagl S, Heimisch W, Meisner H, Erben R, Franklin D, Sebining F (1975) Ultraschall-Laufzeitverfahren zur direkten Erfassung der regionalen Myokardfunktion. Thoraxchirurgie 23:291
15. Hillis LD, Braunwald E (1978) Coronary artery spasm. N Engl J Med 299:695
16. Hirschfield JW, Bores JS, Goldstein RE, Barret MJ, Epstein SE (1974) Reduction in severity and extent of myocardial infarction when nitroglycerin and methoxamine are administered during coronary occlusion. Circulation 49:291
17. Holtz J, Kinadeter H, Bassenge E, Kolin A (to be published) Increased effective vascular compliance and venous pooling of intravascular volume during molsidomine-induced venodilation in conscious dog. Basic Res Cardiol
18. Hong CR, Renney SM, Gabel PV (1960) The mechanism of cardiovascular action of nitroglycerin. An example of integrated response during the unsteady state. Am J Med 29:910
19. Kolin A (1980) Absolute induction angiometer. Blood Vessels 17:61
20. Lipscomb K, Gould KL (1975) Mechanism of the effect of coronary artery stenosis on coronary flow in the dog. Am Heart J 89:60
21. Mason DT (1978) Afterload reduction and cardiac performance. Physiologic basis of systemic vasodilators as a new aproach in treatment of congestive failure. Am J Med 65:106
22. Mehta J, Pepine CJ (1978) Effect of sublingual nitroglycerin on regional flow in patients with and without coronary disease. Circulation 58:803
23. Miller RR, Najam AA, DeMaria AN, Amsterdam EA, Mason DT (1977) Importance of maintaining systemic blood pressure during nitroglycerin administration for reducing ischemic injury to patients with coronary disease. Am J Cardiol 40:504
24. Morcillo E, Reid PR, Dubin N, Ghodgaonkar R, PITT B (1980) Myocardial prostaglandin E release by nitroglycerin and modification by indomethacin. Am J Physiol 45:53
25. Pagani M, Baig H, Sherman A, Manders WT, Quinn P, Patrick T, Franklin D, Vatner, SF (1978) Measurements of multiple simultaneous small dimensions and study of arterial pressure-dimension relations in conscious animals Am J Physiol 235: H 610

26. Restroff WV, Bassenge E (1977) Transient effects of norepinephrine myocardial oyygen balance. Pfluegers Arch 370:131
27. Strauer BE, Scherpe A (1978) Ventricular function and coronary hemodynamics after intravenous nitroglycerin in coronary artery disease. Am Heart J 95:210
28. Swain JL, Parker JP, McHale PA, Greenfield JC jr (1979) Effects of nitroglycerin and propranolol on the distribution of transmural myocardial blood flow during ischemia in the absence of hemodynamic changes in the unanesthetized dog. J Clin Invest 63:947
29. Thomas JA, Marks BH (1978) Plasma norepinephrine in congestive heart failure. Am J Cardiol 41:233
30. Turini GA, Brunner HR, Ferguson RK, Rivier JL, Gavras H (1978) Congestive heart failure in normotensive man. Haemodynamics, renin, and angiotensin II blockade. Br Heart J 40:1134
31. Vatner SF, Higgins CB, Millard RW, Ranklin D (1972) Direct and reflex effects of nitroglycerin on coronary and left ventricular dynamics in conscious dogs. J Clin Invest 51:2872
32. Vatner SF, Pagani M, Rutherford JD, Millard RW, Manders WT (1978) Effects of nitroglycerin in cardiac function and regional blood flow distribution in conscious dogs. Am J Physiol 234:H244
33. Warren SE, Francis GS (1978) Nitroglycerin and nitrate esters. Am J Med 65:53
34. Wei JY, Reid PR (1979) Quantitative determination of trinitroglycerin in Human plasma. Circulation 59:588
35. Williams DO, Amsterdam EA, Mason DT (1975) Hemodynamic effects of nitroglycerin in acute myocardial in infarction. Decrease in ventricular preload at the expense of cardiac output. Circulation 51:421
36. Winbury MM, Howe BB, Hefner MA (1969) Effect of nitrates and other coronary dilators on large and small coronary vessels: an hypothesis for the mechanism of action of nitrates. J Pharmacol Exp Ther 168:70
37. Zelis R, Longhurst J, Capone RJ, Lee G (1973) Peripheral circulatory control mechanisms in congestive heart failure. Am J Cardiol 32:481

Einfluß von Nitroglycerin auf die Aorten-Compliance, die Windkessel-Kapazität und den peripheren Widerstand

G. Sauer, H. H. Wille, U. Tebbe, K. L. Neuhaus und H. Kreuzer

Einleitung

In den letzten Jahren hat sich die Meinung durchgesetzt, daß die Wirkung von Nitroglycerin vorwiegend auf extrakardialen Faktoren beruht. Die meisten Untersuchungen zeigten lediglich eine Senkung der Vorlast [2, 9, 12], doch konnten einige Autoren auch eine Abnahme der Nachlast nachweisen [4, 6, 8]. Eine alleinige Senkung der Vorlast kann das nach NTG-Gabe unveränderte Schlagvolumen, das in mehreren Studien gefunden wurde [3, 5, 7, 10], nicht erklären. Der Abfall des Aortendrucks nach NTG muß daher als Folge einer zusätzlichen primären Nachlast-Reduzierung angesehen werden. Der Mechanismus dieser Nachlast-Senkung ist noch nicht klar. Die Ursache könnte eine Verringerung des gesamten systemischen Gefäßwiderstandes oder ein Anstieg der Windkessel-Kapazität sein. Dieser Kapazitätsanstieg könnte wiederum eine Folge der verbesserten Aorten-Compliance oder einer Windkessel-Erweiterung sein. Ziel der vorliegenden Studie war es zu versuchen, zwischen diesen möglichen Angriffspunkten zu differenzieren.

Methodik

Mit einem Swan-Ganz-Thermodilutions-Katheter wurden die Drücke im rechten Vorhof (PRA), der Pulmonalarterie (PPA) – einschließlich des Pulmonalkapillardrucks (PCP) – und das Herzzeitvolumen (HZV) gemessen. Der mittlere Druck in der thorakalen Aorta descendens (PAO) wurde mit einem Katheter-Tip-Manometer bestimmt. Das Schlagvolumen (SV) wurde nach der Formel $SV = HZV/HF$ errechnet ($HF = Herzfrequenz$). Die Auswurfzeit (ET) wurde aus der Aortendruck-Kurve ermittelt. Der periphere Widerstand (TSR) und der mittlere systolische Widerstand (MSR) wurden nach den Formeln

$$TSR = \frac{PAO - PRA}{HZV} \quad \text{bzw.} \quad MSR = \frac{MSP}{(SV/ET)}$$

berechnet ($MSP = mittlerer$ systolischer Aortendruck).

Die Durchmesser der thorakalen Aorta descendens wurden mit Hilfe von Aortogrammen bestimmt [50 Bilder/s, 20° RAO-Projection, 20 ml Natrium- und

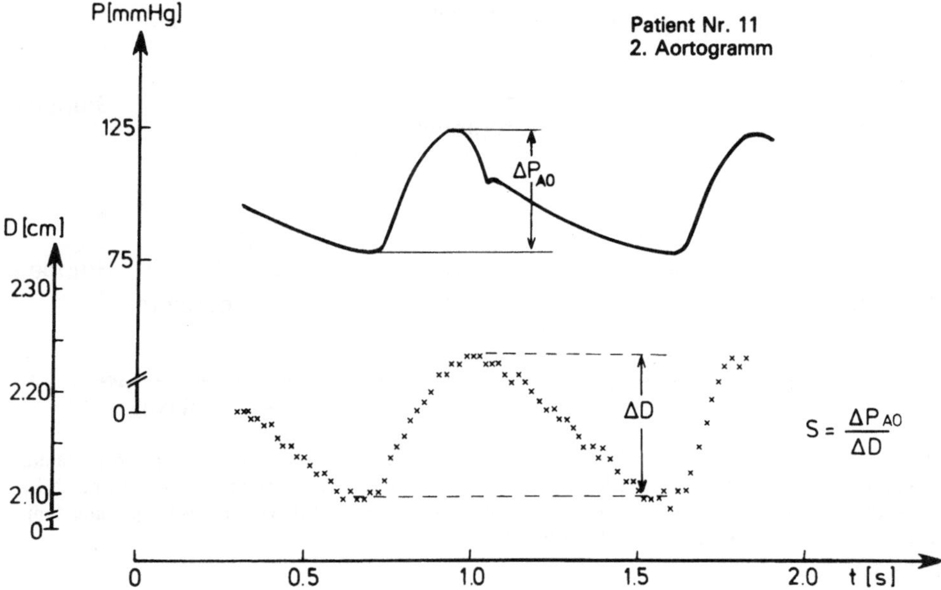

Abb. 1. Veränderungen der Aortendurchmesser im Verlauf eines Herzzyklus. Die obere Kurve stellt den Druck in der thorakalen Aorta descendens dar. Die untere Kurve (*Kreuze*) zeigt die mit Hilfe des Aortograms gemessenen Durchmesserveränderungen. Die Streuung der einzelnen Durchmesser sowie der Kurvenverlauf sind repräsentativ. Die Aortensteifigkeit wurde nach der Formel $S = \Delta P / \Delta D$ berechnet

Megluminamidotrizoat (Urografin)]. Die Aortendrücke wurden gleichzeitig aufgezeichnet. Abbildung 1 zeigt ein repräsentatives Beispiel der Aortendurchmesseränderungen während eines Herzzyklus. Aus diesen Kurven wurden die maximalen und minimalen Durchmesser und Drücke errechnet. Die Aortenwand-Steifigkeit (S) wurde als

$$S = \frac{P_{max} - P_{min}}{D_{max} - D_{min}}$$

ausgedrückt.
Die Windkessel-Kapazität (C) ergab sich aus der Formel

$$C = \frac{\tau}{TSR}.$$

τ ist die Zeitkonstante des diastolischen Druckabfalls in der thorakalen Aorta descendens [1].

Zur statistischen Analyse wurde der t-Test nach Student für gepaarte und ungepaarte Daten verwendet.

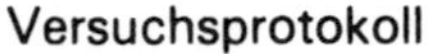

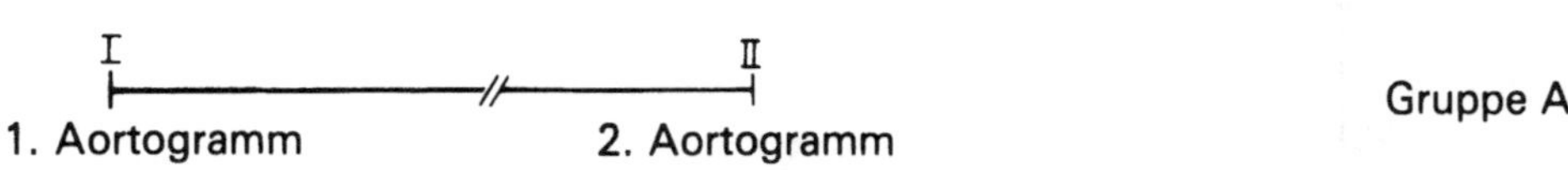

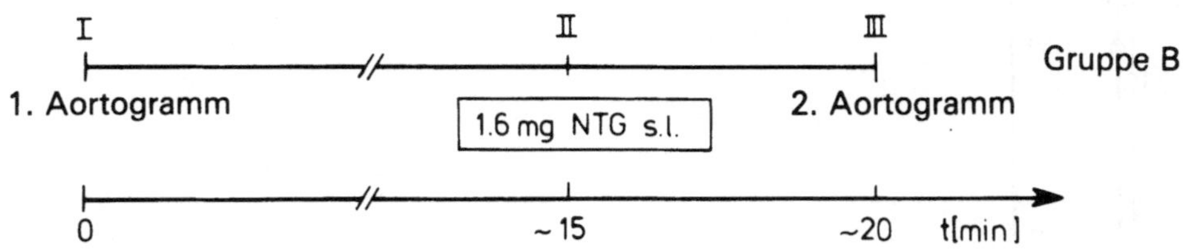

Abb. 2. Versuchsprotokoll. Zum Zeitpunkt I wurden alle Messungen, einschließlich 1. Aortogramm, ausgeführt. Zum Zeitpunkt II wurde ein 2. Aortogramm ausgeführt (Gruppe A) bzw. 1,6 mg NTG gegeben (Gruppe B). Bei der Gruppe B wurden alle Messungen einschließlich des 2. Aortogramms 5 min nach NTG-Applikation (Zeitpunkt III) wiederholt

Versuchsprotokoll

Der Ablauf des Versuches ist in Abb. 2 dargestellt. Nach dem ersten Aortogramm (Zeitpunkt I) erhielten 10 Patienten (Gruppe B) 1,6 mg NTG sublingual, sobald Drücke und Herzzeitvolumen ungefähr auf den Kontrollwert zurückgekehrt waren (Zeitpunkt II). Fünf Minuten danach wurde das zweite Aortogramm ausgeführt (Zeitpunkt III). Bei einer aus 5 Patienten bestehenden Kontrollgruppe (Gruppe A) wurde anstelle der NTG-Gabe ein zweites Aortogramm angefertigt.

Ergebnisse

Die Ergebnisse sind in Tabelle 1 zusammengestellt. Bei keinem der berechneten Parameter wurde eine statistisch signifikante Differenz zwischen Gruppe A (I) und Gruppe B (I) gefunden. In der Gruppe B kam es zwischen den Messungen I und II zu einem leichten, jedoch signifikanten Abfall des peripheren Gesamtwiderstandes (von $1\,122 \pm 413$ auf $1\,059 \pm 381$ dyn·s·cm^{-5}). Zum Meßzeitpunkt III war der periphere Gesamtwiderstand gegenüber I und II unverändert. Demnach fällt der nach dem ersten Aortogramm gefundene Abfall bei der Interpretation der Ergebnisse nicht ins Gewicht. Alle übrigen Parameter (Gruppe A und Gruppe B) waren zum Zeitpunkt II auf die Kontrollwerte zurückgekehrt.

Nach NTG kam es zu keinen signifikanten Veränderungen des Herzindex, der Herzfrequenz und des peripheren Widerstandes. Auch der diastolische Aortendruck blieb unverändert. Durch den Abfall des systolischen Aortendrucks kam es zu einem signifikanten Rückgang des mittleren Aortendrucks (von $95,0 \pm 13,0$ auf

Tabelle 1. Hämodynamische Befunde. Alle Werte sind als Mittelwerte $\pm$ Standardabweichungen angegeben. PCP Pulmonalkapillardruck; HI Herzindex; HF Herzfrequenz; PAO mittlerer Aortendruck; TSR peripherer Widerstand; τ Zeitkonstante des diastolischen Druckabfalls in der thorakalen Aorta descendens; C Windkessel-Kapazität; MSR mittlerer systolischer Widerstand; S Steifigkeit der thorakalen Aorta descendens

| | Gruppe A | | Gruppe B | | | Student-t-Test | | | |
| | | | | | | Ungepaarte Daten | | Gepaarte Daten | |
	I	II	I	II	III	I(A) vs I(B)	I(B) vs II(B)	II(B) vs III(B)	I(B) vs III(B)
PCP [mm Hg]	6,3 $\pm$ 3,8	6,8 $\pm$ 4,3	8,4 $\pm$ 4,1	8,8 $\pm$ 4,4	5,3 $\pm$ 4,1	n.s.	n.s.	$2p<0,005$	$2p<0,02$
HI [1·min^{-1}·m^{-2}]	5,4 $\pm$ 1,2	5,1 $\pm$ 1,2	3,9 $\pm$ 1,2	4,1 $\pm$ 1,2	3,9 $\pm$ 1,3	n.s.	n.s.	n.s.	n.s.
HF [min^{-1}[	76,2 $\pm$ 11,4	72,6 $\pm$ 9,2	68,5 $\pm$ 10,8	66,8 $\pm$ 9,5	69,2 $\pm$ 10,1	n.s.	n.s.	n.s.	n.s.
PAO [mm Hg]	98,2 $\pm$ 13,6	98,4 $\pm$ 13,2	95,4 $\pm$ 14,6	95,0 $\pm$ 13,0	89,9 $\pm$ 11,7	n.s.	n.s.	$2p<0,01$	$2p<0,02$
TSR [dyn·s·cm^{-5}]	789 $\pm$188	832 $\pm$191	1122 $\pm$413	1059 $\pm$381	1079 $\pm$423	n.s.	$2p<0,025$	n.s.	n.s.
τ [s]	1,29$\pm$ 0,33	1,25$\pm$ 0,41	1,31$\pm$ 0,32	1,25$\pm$ 0,31	1,52$\pm$ 0,26	n.s.	n.s.	$2p<0,001$	$2p<0,001$
C [dyn^{-1}·cm^{5}·10^{-3}]	1,73$\pm$ 0,64	1,59$\pm$ 0,69	1,26$\pm$ 0,40	1,28$\pm$ 0,49	1,62$\pm$ 0,61	n.s.	n.s.	$2p<0,005$	$2p<0,005$
MSR [dyn·s·cm^{-5}]	332 $\pm$125	338 $\pm$135	451 $\pm$148	444 $\pm$148	405 $\pm$143	n.s.	n.s.	$2p<0,02$	$2p<0,01$
S	405 $\pm$356	392 $\pm$269	349 $\pm$123	$\varnothing$	332 $\pm$140	n.s.	$\varnothing$	$\varnothing$	n.s.

	Nitroglycerin	Molsidomin
Vorlast (PCP)	↓ (−39.8%)	↓ (−54.0%)
Schlagvolumen	(↓)(−5.9%)	↓ (−13.8%)
Mittlerer Aortendruck	↓ (−5.9%)	↓ (−11.7%)
Peripherer Widerstand	∅ (+2.8%)	∅ (−0.9%)
Mittlerer systolischer Widerstand	↓ (−8.9%)	↓ (−12.5%)
Windkessel-Kapazität	↑ (+21.1 %)	↑ (+20.7%)

↑ 2p <0.05   (↑) ns   ∅ Keine Veränderung

Abb. 3. Vergleich der Wirkungen von NTG und Molsidomin. ↓ Signifikante Veränderung ($2p < 0,05$); (↓) nichtsignifikante Veränderung; ∅ keine Veränderung

$89,8 \pm 11,7$ mm Hg). Die Zeitkonstante τ stieg von $1,25 \pm 0,31$ auf $1,52 \pm 0,26$ s an ($2p < 0,0001$). C stieg ebenfalls an, weil TSR unverändert blieb ($1,28 \pm 0,49$ auf $1,62 \pm 0,61 \times 10^{-3}$ dyn$^{-1} \cdot$cm^5; $2p < 0,005$). Der mittlere systolische Widerstand fiel von 444 ± 148 auf 405 ± 143 dyn$\cdot$s$\cdot$cm^{-5} ($2p < 0,02$). Die Aortensteifigkeit wurde durch NTG nicht verändert.

Diskussion

Der fast 6%ige Abfall des Aortendrucks bei gleichbleibendem Herzindex und Herzfrequenz weist auf eine primäre Nachlastsenkung unter NTG hin. Diese Nachlastsenkung beruht nicht auf einer Abnahme des peripheren Widerstandes. Außerdem bleibt die Aortensteifigkeit unverändert. Da die Windkessel-Kapazität um mehr als 20% ansteigt, ohne daß der periphere Widerstand oder die Aorten-Dehnbarkeit verändert wurden, muß eine Tonusverminderung in den postaortalen muskulären Gefäßen angenommen werden. Durch diese Tonusveränderung in den postaortalen muskulären Gefäßen dehnt sich der Windkessel auf weiter distal gelegene Gefäßgebiete aus.

In Abb. 3 werden die Ergebnisse nach NTG-Gabe mit denen nach Molsidomin verglichen. Molsidomin reduziert fast ausschließlich die Vorlast. Es kommt sekundär zu einer Abnahme des Schlagvolumens, des mittleren Aortendrucks sowie des mittleren systolischen Widerstandes, ohne Veränderung des peripheren Widerstandes. Der nach Molsidomin beobachtete Anstieg der Windkessel-Kapazität hängt mit der verminderten Füllung des Windkessels zusammen, da – im Gegensatz zu Nitroglycerin – der maximale und minimale Aortendruck und die Durchmesser vermindert sind [11].

Während Molsidomin ausschließlich die Vorlast senkt, kann NTG auch die Nachlast vermindern. Schlagvolumen und mittlerer Aortendruck fallen um nur

6% ab, während die Reduzierung des Schlagvolumens und des mittleren Aortendrucks nach Molsidomin ca. 12% betragen.

Trotz der deutlicheren Veränderungen des Schlagvolumens und des mittleren Aortendrucks unter Molsidomin ist der Kapazitätsanstieg im Windkessel nach beiden Pharmaka fast identisch. Dies bedeutet, daß Nitroglycerin einen direkten Einfluß auf die Compliance des Windkessels hat, im Gegensatz zu Molsidomin, das die Kapazität des Windkessels lediglich durch Verminderung seines Füllungszustandes erhöht.

Literatur

1. Bourgeois MJ, Gilbert BK, Donald DE, Wood EH (1974) Characteristics of aortic diastolic pressure decay with application of the continuous monitoring of changes in peripheral vascular resistance. Circ Res 35:56–66
2. Campion BC, Frye RL, Zitnik RS (1970) Effects of nitroglycerin on capacitance vessels: A mechanism for reduction of left ventricular enddiastolic pressure. Mayo Clin Proc 45:573–578
3. Greenberg H, Dwyer EM, Jameson AG, Pinkernell BH (1975) Effects of nitroglycerin on the major determinants of myocardial oxygen consumption. Am J Cardiol 36:426–432
4. Hagemann K, Niehues B, Arnold E, Lochner W (1973) Intravasales Volumen und Strömungswiderstand des großen und kleinen Kreislaufs unter der Wirkung von Nitroglycerin. Z Kardiol 62:243–247
5. Hardarson T, Wright KE (1976) Effect of sublingual nitroglycerin on cardiac performance in patients with coronary artery disease and non-dyskinetic left ventricular contraction. Br Heart J 38:1272–1277
6. Holtz J, Bassenge E, Kolin A (1978) Haemodynamic and myocardial effects on long-lasting venodilation in the conscious dog: Analysis of molsidomin in comparison with nitrates. Basic Res Cardiol 73:469–481
7. Klensch H, Juznic G (1964) Untersuchung über die hämodynamisch bedingte Sauerstoffeinsparung des Herzens durch Nitroglycerin. Z Kardiol 53:117–130
8. Mason DT, Braunwald E (1965) The effects of nitroglycerin and amyl nitrite on arteriolar and venous tone in the human forearm. Circulation 32:755–766
9. O'Rourke RA, Bishop VS, Kot PA, Fernandez JP (1971) Haemodynamic effects of nitroglycerin and amyl nitrite in the conscious dog. J Pharmacol Exp Ther 177:426–432
10. Sauer G, Jehle J, Karsch KR, Kreuzer H, Neuhaus KL, Spiller P (1976) Der Einfluß von Nitroglycerin auf Hämodynamik, Wandspannung und Sauerstoffverbrauch des linken Ventrikels. Z Kardiol 65:753–767
11. Sauer G, Wille HH, Tebbe U, Neuhaus KL, Kreuzer H (1980) Die Kapazität des arteriellen Windkessels und die Druck-Durchmesser-Beziehung der Aorta unter Molsidomin. Z Kardiol 69:204
12. Strauer BE, Scherpe A (1978) Ventricular function and coronary hemodynamics after intravenous nitroglycerin in coronary artery disease. Am Heart J 95:210–219

Echokardiographische Untersuchung der linksventrikulären Funktion vor und nach Isosorbiddinitrat bei Hämodialysepatienten

B. Stegaru, A. Geiger, J. Buss, O. van Eyl und M. Strauch

Einleitung

Im Endstadium der Niereninsuffizienz sind Kardiomegalie und Herzinsuffizienz die häufigsten Komplikationen. Sie sind meistens zum Teil durch Hämodialyse reversibel.

Die Herzinsuffizienz bleibt dennoch eine der häufigsten Todesursachen (58%) der Hämodialysepatienten.

Die Pathogenese der Herzinsuffizienz bei chronischer Niereninsuffizienz kann auf verschiedenen Faktoren beruhen, wie: koronare Herzkrankheit, Hypertonie, Perikarditis, Hypokaliämie oder Hyperkaliämie, Störung des Calciummetabolismus, Anämie, Hypoproteinämie, Acidose und Hypervolämie. Darüber hinaus wird vermutet, daß ein zusätzlich spezifischer urämisch-toxischer Faktor für die Entstehung der Kardiomyopathie verantwortlich ist. 1944 konnte Raab [4] in seinen Studien nachweisen, daß unter urämischen Bedingungen kardiotoxische Substanzen aus dem Blutserum sich im Herzmuskel anreichern können. Neuere experimentelle Ergebnisse von Scheurer [5, 6] lieferten den indirekten Beweis, daß urämisches Serum, das Kreatinin, Methylguanidin und Guanidino-Succinsäure enthält, eine nachweisbar depressive Wirkung auf die myokardiale Leistung hat.

Therapie

Bei Patienten mit Niereninsuffizienz, die unter chronischer Hämodialyse stehen, kann die traditionelle Therapie der kongestiven Kardiomyopathie mit Digitalis und Diuretika nicht erfolgreich angewandt werden. Die Digitaliswirkung wird durch die bestehende Acidose, Hypoproteinämie und Hyper- bzw. Hypokaliämie sowie durch Störungen der Membran-ATPase beeinträchtigt. Darüber hinaus können Oligurie oder Anurie leicht zu toxischen Erscheinungen führen.

Die Hypervolämie wird teilweise durch wiederholte Hämodialyse-Behandlung und Ultrafiltrierung kompensiert.

Aus allen diesen Gründen bietet sich eine medikamentöse Therapie der bei diesen Patienten vorhandenen Kardiomyopathie mit Vasodilatatoren an. Durch ventrikuläre Entlastung wird eine Verbesserung der ventrikulären Leistung ermöglicht.

Zielsetzung unserer Studie war die Untersuchung der linksventrikulären Funktion bei Hämodialysepatienten mit klinischen Anzeichen einer kongestiven Kardiomyopathie. Die hämodynamischen und Kontraktilitätsparameter wurden mit Hilfe der M-mode-Echokardiographie ermittelt. Zusätzlich wurde die Wirkung von Isosorbiddinitrat auf die Hämodynamik beobachtet.

Methodik

Zwanzig Patienten mit chronischer Niereninsuffizienz und klinischen Anzeichen einer Herzinsuffizienz wurden im Vergleich zu einer Gruppe von 20 gesunden Probanden untersucht.

Die linksventrikuläre Funktion wurde mit Hilfe der M-mode-Echokardiographie bestimmt. Die echokardiographischen Registrierungen wurden mit Hilfe eines Echocomputersystems „Cardioplan 80" der Firma Kontron ausgewertet. Die Echokardiogramme wurden in Linksseitenlage abgeleitet. Die Registrierungen wurden einen Tag nach der Hämodialysebehandlung durchgeführt.

Tabelle 1. Patienten unter Hämodialyse

Gesamtzahl	20
Frauen	12
Männer	8
Alter (mittel)	46,7 (22–76) Jahre
Dauer der Dialyse (mittel)	2,04 (0,25–6,53) Jahre
Dialyse h/Woche (mittel)	12,02 h/Woche
Herzinsuffizienz	19 Patienten
Hypertonie	16 Patienten
Anurie	20 Patienten (100%)

Tabelle 2. Laborbefunde (Mittelwerte) bei der Gruppe mit Niereninsuffizienz unter Hämodialyse

Serumkreatinin	mg%	$10,78^a$ (6,9 – 14,8)
Serumharnstoff	mg%	$157,25^a$ (85 –225)
Gesamt-Plasmaprotein	g/l	70,9 (52 – 97)
Hämoglobin	g-%	$7,1^a$ (5,3 – 10)
Hämatokrit	%	$23,4^a$ (14 – 34)
pH		$7,29^a$ (7,16– 7,40)
BE	mmol/l	– $7,91^a$ (+5,9 – 17,8)
Na^+	mmol/l	139,1 (128,1 –148)
K^+	mmol/l	5,4 (4,0 – 7,2)
Cl^-	mval/l	103,2 (108 – 96)
Ca^{++}	mval/l	4,4 (3,6 – 5,3)
Mg^{++}	mval/l	$2,84^a$ (2,1 – 4,1)

[a] Anormale Werte

Patientenkollektiv

Die Kontrollgruppe bestand aus 20 gesunden, männlichen Probanden mit einem mittleren Alter von 34,2 Jahren. Die Gruppe der Hämodialysepatienten ist in Tabelle 1 dargestellt. Es handelt sich um 20 Patienten, davon 12 Frauen und 8 Männer mit einem mittleren Alter von 46,7 Jahren. Die Patienten wurden seit durchschnittlich 2,04 Jahren hämodialysiert, mit einer mittleren Dialysedauer von 12,02 h pro Woche. Von den untersuchten Patienten hatten 19 eine klinisch manifeste Herzinsuffizienz, bei 16 Patienten bestand eine arterielle Hypertonie, alle 20 Patienten befanden sich im Stadium der Anurie.

Die 19 Patienten mit klinisch manifester Herzinsuffizienz standen unter Digitalistherapie. Die Hypertonie wurde mit Hydralazin und Clonidin kontrolliert. Nur 4 der untersuchten Patienten hatten zuvor Isosorbiddinitrat wegen pektanginöser Beschwerden eingenommen.

Die Mittelwerte der Laborbefunde bei der Gruppe der Patienten mit Niereninsuffizienz sind in der Tabelle 2 aufgelistet.

Die linksventrikuläre Funktion der urämischen Patienten wurde im Vergleich zu den normalen Patienten mit Hilfe der M-mode-Echokardiographie analysiert (Abb. 1, 2). Wir fanden keine wesentlichen Unterschiede zwischen dem rechts- und

	RV EDD mm	LV EDD mm	LV ESD mm	LV DV ml	LV SV ml
Normalpersonen $n = 20$ □	23,1 ± 4,4	51,5 ± 5,3	33,6 ± 5,3	128,6 ± 29,4	48,0 ±19,4
Urämie-Patienten $n = 20$ ▨	22,9 ± 6,8	53,4 ± 8,7	36,6 ± 8,5	142,6 ± 50,7	61,1 ±31,4
△ %	− 0,87	+ 3,69	+ 8,93	+ 10,89	+27,29

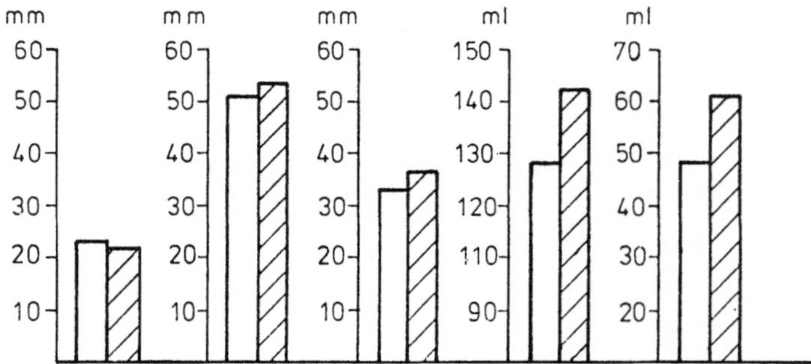

Abb. 1. Hämodynamische Befunde bei Normalpersonen im Vergleich zu Urämiepatienten. *RV EDD* rechtsventrikulärer enddiastolischer Durchmesser; *LV EDD* linksventrikulärer enddiastolischer Durchmesser; *LV ESD* linksventrikulärer endsystolischer Durchmesser; *LV DV* linksventrikuläres diastolisches Volumen; *LV SV* linksventrikuläres systolisches Volumen

　　

linksventrikulären enddiastolischen Durchmesser. Der endsystolische Durchmesser erschien bei den Urämiepatienten etwas vergrößert. Signifikant größer zeigte sich das linksventrikuläre endsystolische Volumen mit 27,3% und das enddiastolische Volumen mit 10,9% bei den Urämiepatienten.

Die Schlagvolumenbestimmungen zeigten keine Unterschiede zu dem Normalkollektiv, die Herzzeitvolumina lagen mit 6,3 l/min wesentlich höher bei den Urämiepatienten im Vergleich zu 5,3 l/min bei der Kontrollgruppe. Weiterhin ließ sich eine verminderte Auswurffraktion in dem Urämiekollektiv sowie eine deutliche Faserverkürzungsgeschwindigkeit nachweisen. Hochpathologisch zeigte sich die linksventrikuläre Muskelmasse, die einen durchschnittlichen Wert von 332 g bei den Urämiepatienten aufwies. Dieser Wert weist auf eine erhebliche Myokardhypertrophie hin, ein Befund, der z. T. durch die vorhandene Hypertonie und die entsprechende konzentrische Myokardhypertrophie zu erklären wäre (Abb. 3, 4).

Wir konnten eine deutliche Septum- und Hinterwandhypertrophie nachweisen. Die gleichzeitig bestimmten gesamten Kontraktilitätsparameter bzw. regionalen Kontraktilitätsparameter, bezogen auf Septum und Hinterwand, erschienen reduziert.

	SV ml	HZV l/min	EF %	LV Masse g	Vcf mittel zirk/s
Normalpersonen n = 20　　☐	80,6 ±18,1	5,35 ± 1,4	63,19 ± 8,5	171,37 ± 51,1	0,99 ± 0,2
Urämie-Patienten n = 20　　▨	81,5 ±27,6	6,3 ± 2,0	58,85 ±11,2	331,9 ±132,0	0,91 ± 0,2
△ %	+ 1,12	+17,76	− 6,87	+ 93,67	− 8,63

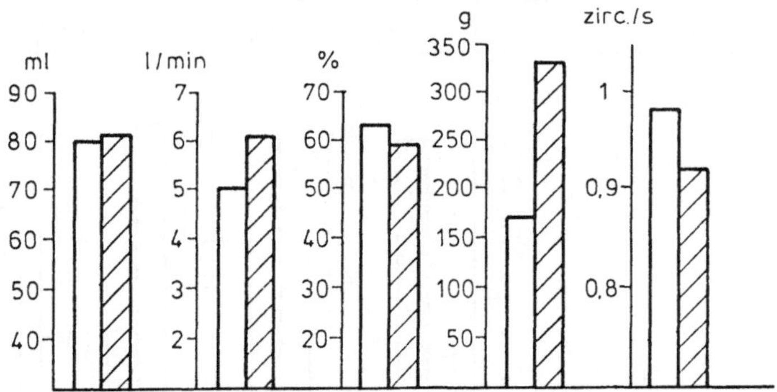

Abb. 2. Hämodynamische Befunde bei Normalpersonen im Vergleich zu Urämiepatienten. *SV* Schlagvolumen; *HZV* Herzzeitvolumen; *EF* Auswurffraktion; *LV Masse* linksventrikuläre Masse, *Vcf mittel* mittlere zirkumferentielle Faserverkürzungsgeschwindigkeit

	Diast. Dicke mm	Syst. Dicke mm	FS %	Exkursion mm	Geschwindigkeit cm/s
Normalpersonen n = 20 ☐	10,4 ± 2,1	13,9 ± 2,2	34,9 ±18,2	5,57 ± 1,5	0,97 ± 0,4
Urämie-Patienten n = 20 ▨	11,8 ± 3,4	14,9 ± 4,2	27,4 ±17,4	4,4 ± 3,1	0,86 ± 0,4
△ %	+ 13,4	+ 7,2	−21,4	− 21,07	−12,07

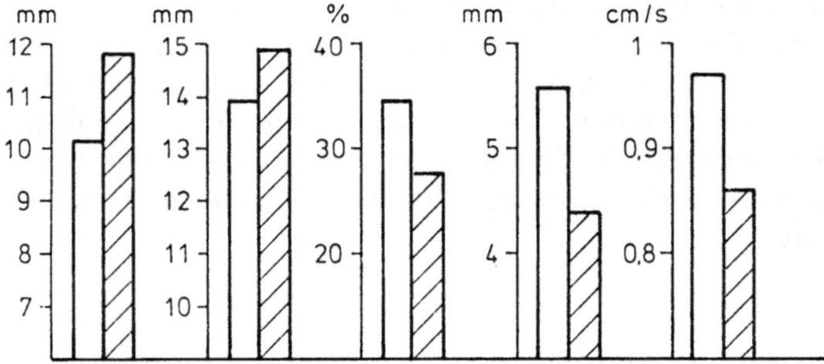

Abb. 3. Kontraktilitäts-Parameter des intraventrikulären Septum (Mittelwerte) bei Normalpersonen im Vergleich zu Urämiepatienten. *Diast. Dicke* diastolische Septumdicke; *syst. Dicke* systolische Septumdicke; *FS* Faserverkürzung

	Diast. Dicke mm	Syst. Dicke mm	FS %	Exkursion mm	Geschwindigkeit cm/s
Normalpersonen n = 20 ☐	7,6 ± 1,6	14,8 ± 2,3	102,5 ± 58,7	12,3 ± 2,9	2,05 ± 7,2
Urämie-Patienten n = 20 ▨	11,9 ± 2,1	19,0 ± 3,2	61,27 ± 20,4	12,4 ± 3,2	2,02 ± 6,2
△ %	+55,9	+28,3	− 40,2	+ 0,81	− 0,49

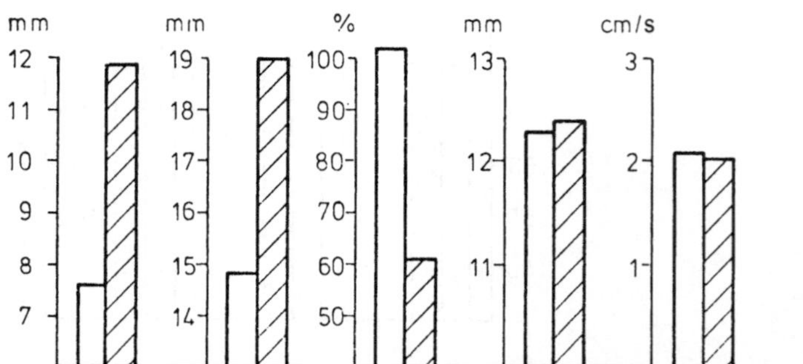

Abb. 4. Kontraktilitäts-Parameter der linksventrikulären Hinterwand (Mittelwerte). Abkürzungen s. Abb. 1–3

	RV EDD mm	LV EDD mm	LV ESD mm	LV DV ml	LV SV ml
Urämie-Pat. vor ISDN	22,9 ± 6,8	53,4 ± 8,7	36,6 ± 8,5	142,6 ± 50,7	61,1 ±31,4
Urämie-Pat. nach ISDN	22,9 ± 7,0	50,6 ± 1,0	33,6 ± 8,8	127,9 ± 54,9	51,0 ±30,6
Wilcoxon-Test $p =$	n.s.	< 0,001	< 0,001	< 0,001	< 0,001

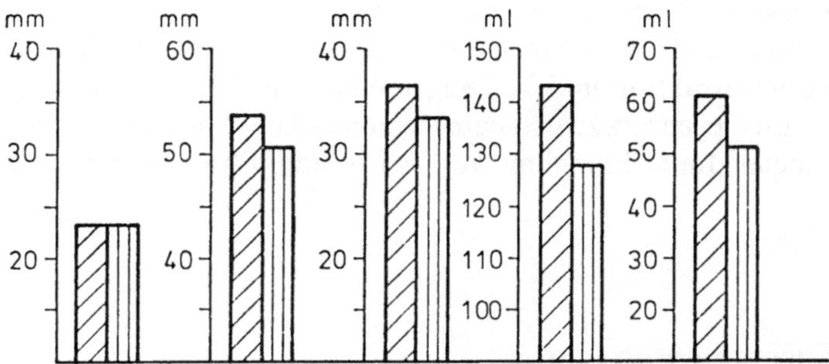

Abb. 5. Hämodynamische Meßergebnisse (Mittelwerte) bei Urämiepatienten vor und nach ISDN. Abkürzungen s. Abb. 1

	SV ml	HZV l/min	EF %	LV Masse g	Vcf mittel zirk/s
Urämie-Pat. vor ISDN	81,5 ±27,6	6,3 ± 2,0	58,8 ±11,2	331,9 ±132,0	0,91 ± 0,2
Urämie-Pat. nach ISDN	76,9 ±30,7	5,7 ± 1,9	62,2 ±10,6	321,8 ±143,3	0,98 ± 0,2
Wilcoxon-Test $p =$	< 0,05	< 0,01	< 0,01	n.s.	< 0,05

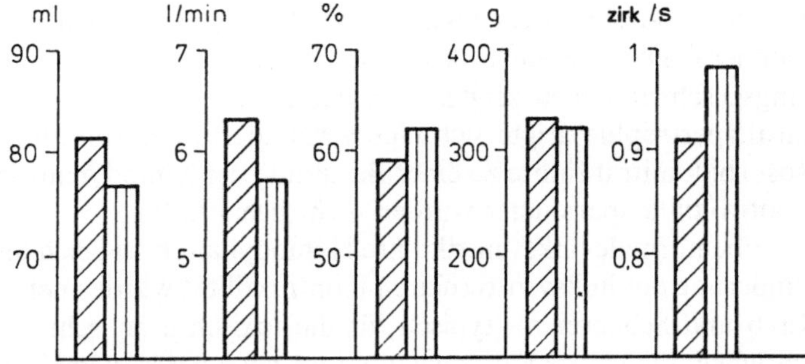

Abb. 6. Hämodynamische Meßergebnisse (Mittelwerte) bei Urämiepatienten vor und nach ISDN. Abkürzungen s. Abb. 2

Im zweiten Teil unserer Studie wurde die Wirkung von Isosorbiddinitrat auf die linksventrikuläre Funktion bei chronischen Hämodialysepatienten untersucht.

Die 20 Patienten erhielten 20 mg Isosorbiddinitrat nicht retardiert peroral; 60 min nach Einnahme des Pharmakons wurden die echokardiographischen Aufzeichnungen wiederholt. Der Vergleich der registrierten Parameter vor und nach Einnahme der Isosorbiddinitratdosis erfolgte mit Hilfe des Wilcoxon-Rangtests als statistische Auswertung.

Wie aus Abb. 5 und 6 zu entnehmen ist, zeigt sich eine signifikante Verbesserung der hämodynamischen Parameter nach Einnahme von Isosorbiddinitrat. Der enddiastolische (ED) und endsystolische (ES) Durchmesser zeigen eine erhebliche Abnahme. Weiterhin kommt es zu einer Reduzierung des enddiastolischen und endsystolischen Volumens, des Schlagvolumens und des Herzzeitvolumens. Die Auswurffraktion und Vcf zeigen einen signifikanten Anstieg.

Im Gegensatz zu den hämodynamischen Werten wurden die Kontraktilitätsparameter durch Einnahme von Isosorbiddinitrat nicht beeinflußt (Abb. 7, 8).

Zusammenfassung

Zwanzig Patienten mit Niereninsuffizienz und klinischen Anzeichen einer kongestiven Kardiomyopathie wurden am Tag nach der Hämodialyse mit Hilfe der M-mode-Echokardiographie untersucht. Die Befunde wurden im Vergleich zu einer Kontrollgruppe von 20 Normalpersonen analysiert. Die niereninsuffizienten Patienten zeigten erheblich vergrößerte diastolische und systolische Volumina, ein Befund, der auch von anderen Arbeitsgruppen beschrieben wurde [2, 3]. Trotz eines normalen Schlagvolumens war das Herzzeitvolumen deutlich erhöht. Ein weiterer signifikanter spezifischer Befund war der Nachweis einer Myokardhypertrophie mit einer Erhöhung der linksventrikulären Muskelmasse auf 332 g im Mittel. Die Kontraktilitätsparameter erschienen im Vergleich zu dem normalen Kollektiv erheblich vermindert.

Die Gabe von Isosorbiddinitrat führte zu einer Normalisierung der diastolischen und systolischen Volumina, zur Abnahme des enddiastolischen und endsystolischen Durchmessers des linken Ventrikels als auch zur Abnahme des Herzzeitvolumens. Die Auswurffraktion und die mittlere zirkumferentielle Faserverkürzungsgeschwindigkeit zeigten eine deutliche Besserung. Trotz bestehender Myokardhypertrophie zeigte sich eine verminderte Kontraktilität. Die Therapie mit Isosorbiddinitrat führte zu einer Besserung der hämodynamischen Parameter. Die Kontraktilitätsparameter wurden nicht beeinflußt.

Eine normale linksventrikuläre Hämodynamik zugleich mit ausgeprägter Verminderung der linksventrikulären Kontraktilität wurde auch von Bailey, Sanchez, Raab und Scheurer als typisch für die toxisch-urämische Kardiomyopathie beschrieben. Da unsere Patienten am Tage nach der letzten Hämodialyse untersucht wurden, kann angenommen werden, daß die verminderte Kontraktilität eine Folge der chronisch-toxischen Schädigung des Herzmuskels durch Urämie darstellt.

	Diast. Dicke mm	Syst. Dicke mm	FS %	Exkursion mm	Geschwindigkeit cm/s
Urämie-Pat. vor ISDN	11,8 ± 3,4	14,9 ± 4,2	27,4 ± 17,4	4,4 ± 3,1	0,86 ± 0,46
Urämie-Pat. nach ISDN	12,3 ± 3,5	15,5 ± 4,2	27,67 ± 15,9	4,5 ± 3,0	0,90 ± 0,39
Wilcoxon-Test p =	<0,01	<0,05	n.s.	n.s.	n.s.

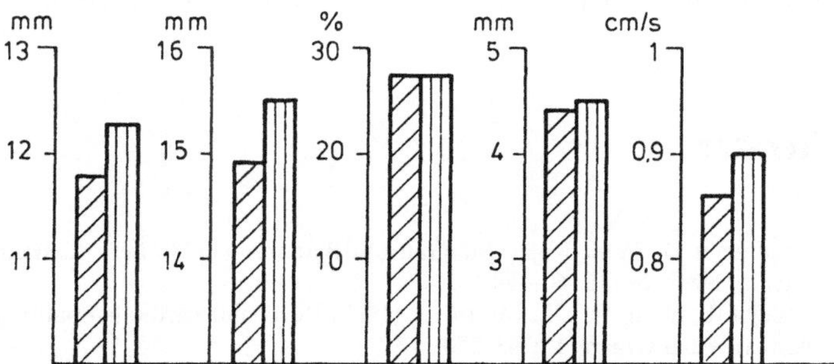

Abb. 7. Kontraktilitäts-Parameter im intraventrikulären Septum (Mittelwerte) bei Urämiepatienten vor und nach ISDN. Abkürzungen s. Abb. 3

	Diast. Dicke mm	Syst. Dicke mm	FS %	Exkursion mm	Geschwindigkeit cm/s
Urämie-Pat. vor ISDN	11,9 ± 2,1	19,0 ± 3,2	61,2 ± 20,4	12,4 ± 3,2	2,02 ± 0,6
Urämie-Pat. nach ISDN	12,2 ± 2,2	19,5 ± 2,8	61,1 ± 17,8	12,6 ± 3,0	2,09 ± 0,5
Wilcoxon-Test p =	<0,05	<0,05	n.s.	n.s.	n.s.

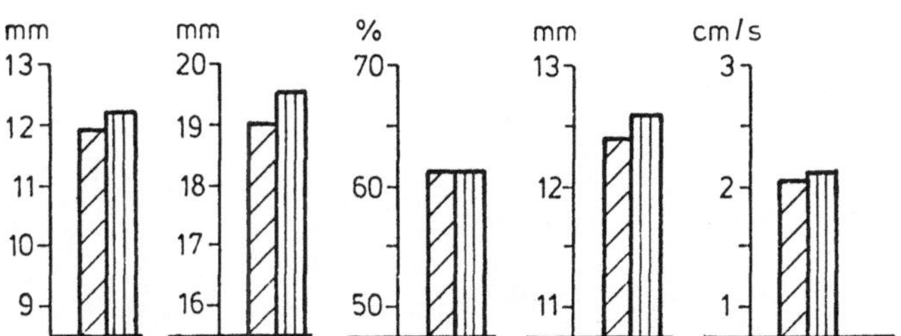

Abb. 8. Kontraktilitäts-Parameter, linksventrikuläre Hinterwand (Mittelwerte) bei Urämiepatienten vor und nach ISDN. Abkürzungen s. Abb. 4

Die Myokardhypertrophie wurde auch von anderen Untersuchern, wie z. B. Acquatella [1], beschrieben. Dies ist ein häufiger Nekropsiebefund an urämischen Herzen. Unserer Ansicht nach kann die reduzierte Myokardkontraktilität als ein frühes Zeichen einer urämischen Kardiomyopathie angesehen werden. Es bleibt offen, ob und inwieweit dieser Myokardschaden durch die Therapie beeinflußt werden kann.

In der besonderen Situation der chronischen Urämie mit Anurie erscheint uns die Gabe von Vasodilatatoren als Therapie der Wahl bei vorhandener kongestiver Kardiomyopathie. Auch bei unseren Patienten ergab die Anwendung von Isosorbiddinitrat eine deutliche Besserung der linksventrikulären Funktion, auch wenn die Kontraktilitätsparameter unbeeinflußt geblieben sind.

Literatur

1. Acquatella H, Perez-Rojas M, Guinand-Baldo A (1978) Left ventricular function in terminal uremia. Nephron 22:160–174
2. Bailey GL, Hampers CL, Merrill JP (1967) Reversible cardiomyopathy in uremia. Trans Am Soc Artif Internal Organs 13:263–270
3. Lewis BS, Milne FJ, Goldberg B (1976) Left ventricular function in chronic renal failure. Br Heart J 38:1229–1239
4. Raab W (1944) Cardiotoxic substances in the blood and heart muscle in uremia, their nature and action. J Lab Clin Med 29:715–734
5. Scheuer J, Stezoski SW (1973) The effects of uremic compounds on cardiac function and metabolism. J Mol Cell Cardiol 5:287–300
6. Scheurer J, Nivatpumin T, Yipintosoi T (1975) Effects of moderate uremia an cardiac contractile responses. Proc Soc Exp Biol Med 150:471–474

Hämorheologische und hämodynamische Wirkungen von Isosorbiddinitrat bei essentieller Hypertonie und arterieller Verschlußkrankheit

V. Hossmann, H. Wegener, B. Wegener, F. Saborowski und K. Cäsar

Einleitung

In einer vorangegangenen Studie konnten wir nachweisen, daß Isosorbiddinitrat (ISDN) die Unterschenkel-Durchblutung bei Patienten mit arterieller Verschlußkrankheit (AVK) trotz gleichzeitigen Abfalls des systemischen Blutdrucks erhöht [3]. Ein Durchblutungsanstieg ist bei Gefäßgesunden durch arterioläre Vasodilatation leicht erklärlich. Bei Patienten mit AVK wird die günstige Wirkung von Vasodilatatoren auf die Durchblutung der erkrankten Extremitäten jedoch angezweifelt. Während in ausreichend durchbluteten Gefäßbezirken die Vasodilatatoren zu einer weiteren Durchblutungssteigerung führen, ist in den mangeldurchbluteten Arealen eine weitere Dilatation der poststenotischen Widerstandsgefäße nicht mehr möglich, und auf Grund des systemischen Blutdruckabfalls nimmt die Durchblutung sogar druckpassiv ab: sog. Steal-Phänomen. Daher stellte sich die Frage, ob die Durchblutungszunahme nach ISDN z. T. auf hämorheologischen Veränderungen beruht.

Eine Senkung des systemischen Blutdrucks ohne Abnahme der Extremitätendurchblutung ist außerdem bei Patienten mit essentieller Hypertonie (EH) und gleichzeitiger AVK wünschenswert. Nachgewiesenermaßen leidet ein großer Teil der Patienten mit AVK auch an EH, und eine antihypertensive Therapie mit Betablockern ist hier kontraindiziert, da sie die Durchblutung ischämischer Extremitäten noch weiter herabsetzen würde. Es erschien uns daher interessant zu untersuchen, inwieweit ISDN den Blutdruck von Patienten mit EH herabsetzt und in welcher Weise der periphere Kreislauf durch Nitrate beeinflußt wird.

Patienten und Methodik

In die Studie wurden eine Gruppe von 20 Patienten mit AVK, Stadium II–III (mittleres Alter $\pm$ SD: 54,5 $\pm$ 15,5 Jahre), eine weitere Gruppe von 20 Patienten mit leichter bis mittelschwerer essentieller Hypertonie (mittleres Alter 56,8 $\pm$ 12,3 Jahre) sowie eine Gruppe von 20 gesunden Versuchspersonen (mittleres Alter 48,7 $\pm$ 11,7 Jahre), bei denen keine zusätzlichen kardialen, pulmonalen, renalen oder malignen Erkrankungen bestanden, aufgenommen.

Die Messungen erfolgten in einem ruhigen klinischen Labor, bei einer Raumtemperatur zwischen 20 und 24 °C. Zur Blutentnahme wurde in eine Vene der

Armbeuge eine gespülte Verweilkanüle gelegt. Nach mindestens 15 minütiger Ruhe im Liegen erhielten die Patienten bzw. Probanden eine orale Einzeldosis von 20 mg ISDN.

Vor und 30 min nach Medikamentengabe wurden folgende Messungen ausgeführt:

1. Zweifache Blutdruckmessung mit dem Sphygmomanometer.
2. Messung der Herzfrequenz vom kontinuierlich mitgeschriebenen EKG.
3. Waden- und Unterarm-Durchblutung in Ruhe sowie nach 3 minütiger kompletter Ischämie; venöse Kapazität, gemessen durch Venenverschluß-Plethysmographie (Vasoscript B II; B. Boucke, Tübingen) nach den Kriterien von Barbey und Barbey [1].
4. 20 ml heparinisiertes Blut und 5 ml mit EDTA antikoaguliertes Blut wurden aus der Vene für die folgenden Bestimmungen entnommen:

a) Hämoglobin (photometrische Bestimmung mit handelsüblichen Reagenzien: Hämoglobin-Testreagenz Böhringer, Mannheim).

b) Hämatokrit (Mikrokapillar-Methode mit der Mikrohämatokrit-Zentrifuge HC 100, Heraeus-Christ, Osterode).

c) Die apparente Viskosität des heparinisierten Gesamtblutes sowie die apparente Plasmaviskosität wurden mit einem LS-2-low-shear-Viskosimeter (Contraves, Zürich) und mit einem Brookfield-LVT-Viskosimeter (Brookfield Eng. Lab.

Tabelle 1

	Kontrollgruppe ISDN 20 mg		AVK ISDN 20 mg		EH ISDN 20 mg	
	Vor	Nach	Vor	Nach	Vor	Nach
Systolischer Blutdruck (mm Hg)	$135,2\pm10,2$	$116,8\pm12,6^{b}$	$132,4\pm16,8$	$115,8\pm16,9^{b}$	$185,2\pm17,7$	$148,4\pm24,9^{b}$
Diastolischer Blutdruck (mm Hg)	$83,5\pm5,4$	$74,0\pm7,4^{b}$	$78,8\pm8,1$	$71,5\pm8,3^{b}$	$100,2\pm14,0$	$90,2\pm15,5^{b}$
Herzfrequenz (Schläge/min)	$69,7\pm12,7$	$75,5\pm12,6^{b}$	$73,5\pm11,3$	$79,9\pm11,1^{b}$	$69,8\pm16,0$	$75,1\pm17,3^{b}$
Unterschenkel-Durchblutung (ml/100 ml/min)						
Ruhe	$1,6\pm0,8$	$1,9\pm0,9^{a}$	$0,9\pm0,4$	$1,8\pm1,2^{a}$	$0,9\pm0,5$	$2,0\pm1,7^{a}$
Reaktive Hyperämie	$11,3\pm1,7$	$15,8\pm2,9^{a}$	$3,6\pm2,3$	$8,0\pm4,8^{a}$	$8,3\pm5,3$	$12,5\pm6,8$
Venöse Kapazität	$0,9\pm0,4$	$1,2\pm0,4^{b}$	$0,5\pm0,3$	$0,9\pm0,4^{b}$	$0,4\pm0,3$	$0,9\pm0,6^{b}$
Unterarm-Durchblutung (ml/100 ml/min)						
Ruhe	$3,8\pm2,1$	$4,7\pm2,5^{a}$	$1,9\pm0,8$	$3,2\pm2,1^{a}$	$2,8\pm2,3$	$3,8\pm3,4^{a}$
Reaktive Hyperämie	$17,9\pm5,3$	$22,5\pm7,6^{a}$	$13,5\pm12,2$	$19,0\pm11,1^{a}$	$13,6\pm7,7$	$20,8\pm2,3^{a}$
Venöse Kapazität	$1,4\pm0,6$	$1,6\pm0,7^{b}$	$1,0\pm0,8^{b}$	$1,4\pm0,8^{b}$	$1,0\pm0,5$	$1,4\pm0,7^{b}$

Mittelwerte $\pm$ SD
[a] $p<0,01$ [b] $p<0,001$

Stoughton, Mass.) bestimmt. Die apparente Viskosität wurde bei $+37\,^{\circ}$C bei Schergeschwindigkeiten zwischen 0,03 und 229 s^{-1} gemessen.

Zusätzlich erhielten 10 gesunde Probanden Placebo-Tabletten, und die gleichen Messungen wurden vor und 30 min nach der Einnahme ausgeführt.

Die hämorheologische Wirkung von ISDN wurde außerdem in vitro bestimmt. ISDN wurde in ansteigenden Konzentrationen von 0,25–4 µg/ml Vollblut, das 6 gesunden freiwilligen Probanden zuvor entnommen worden war, hinzugefügt und nach 15minütiger Inkubationszeit bei 37 $^{\circ}$C die apparente Vollblutviskosität und Plasmaviskosität gemessen.

Die statistische Auswertung erfolgte mit dem gepaarten t-Test. Die Differenzen galten als signifikant, wenn $p < 0,01$ war.

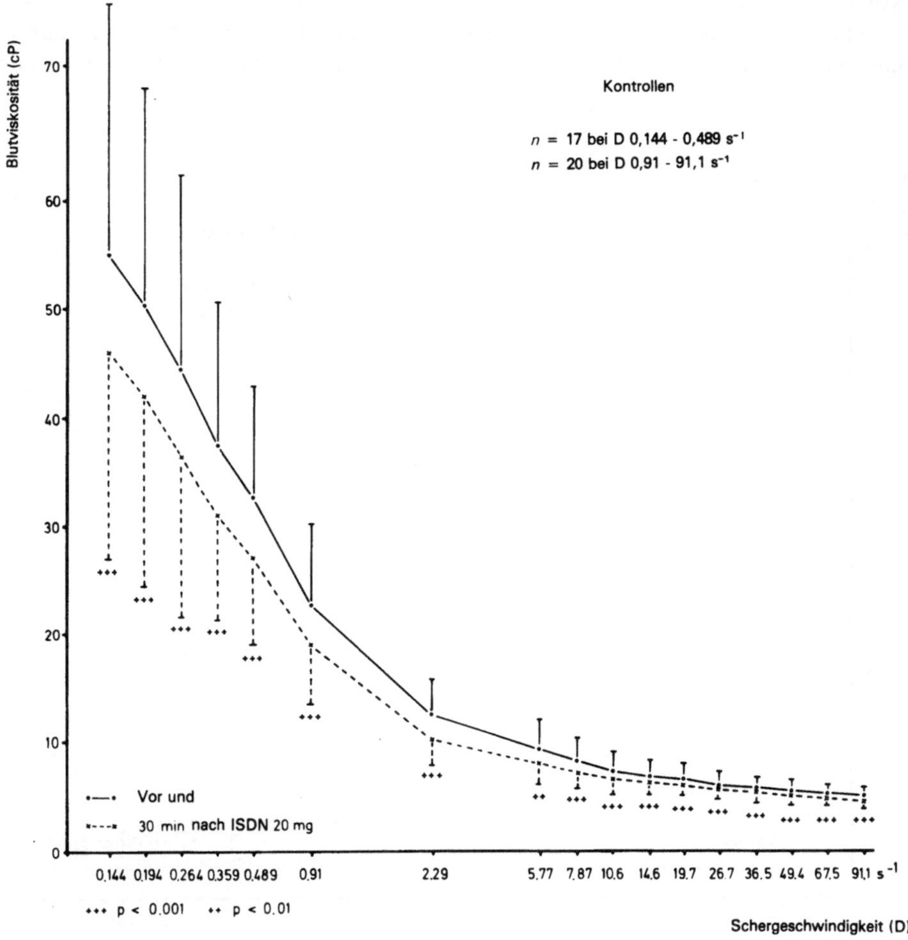

Abb. 1. Apparente Blutviskosität (in cP) bei gesunden Versuchspersonen mit Schergeschwindigkeiten zwischen 0,144 und 91,1 s^{-1}. Mittelwerte $\pm$ SD

Ergebnisse

Hämodynamische Veränderungen. Die hämodynamischen Veränderungen nach
20 mg ISDN oral sind in Tabelle 1 zusammengestellt. Bei Patienten mit EH war
der Blutdruckabfall nach ISDN (ca. 40 mm Hg systolisch) am ausgeprägtesten,
während er bei den normotensiven Versuchspersonen und bei den Patienten mit
AVK zwar signifikant, doch weniger stark war. Der Anstieg der Herzfrequenz um
ca. 6 Schläge/min war bei den drei Gruppen gleich. In Ruhe nahm die Durchblutung bei den Patienten mit EH und AVK, die vor ISDN die niedrigsten Werte aufwiesen, am stärksten zu. Der höchste Anstieg der reaktiven Hyperämie, von mehr
als 50%, wurde bei Patienten mit AVK verzeichnet (von $3,6 \pm 2,3$ auf $8,0 \pm 4,8$ ml/
100 ml/min; $p < 0,01$), während in der Kontrollgruppe sowie bei den Patienten mit
EH die Durchblutungszunahme gegenüber dem Ausgangswert nur ca. 25–30% betrug. Bei den Patienten mit AVK und EH lag die venöse Kapazität unterhalb der
Normalwerte und stieg nach ISDN um ca. 100% in den Beinen und 40% in den
Unterarmen in beiden Gruppen an. In der Kontrollgruppe erreichte die Zunahme
dagegen nur die Hälfte der obigen Werte. Es soll jedoch darauf hingewiesen wer-

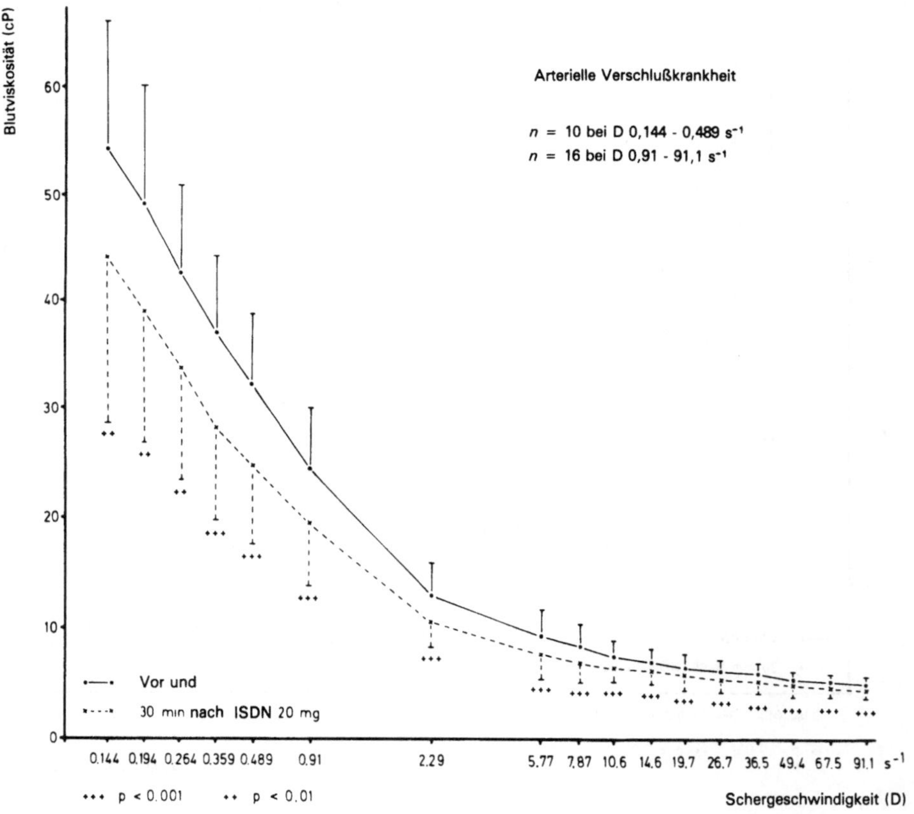

Abb. 2. Apparente Blutviskosität von Patienten mit AVK

den, daß die nach ISDN beobachtete maximale Venendilatation bei allen drei Gruppen ungefähr gleich groß war, was bedeutet, daß der venöse Tonus bei den Patienten mit AVK und EH vor der Medikamentengabe erhöht war.

Hämorheologische Veränderungen. Nach ISDN verhielten sich die hämorheologischen Veränderungen bei allen drei Gruppen etwa gleich. Die apparente Blutviskosität sank signifkant, am stärksten bei niedrigen Schergeschwindigkeiten, ab. Bei einer Schergeschwindigkeit von $0,19$ s^{-1} betrug der mittlere Abfall der apparenten Blutviskosität ca. 20%: von $50,2 \pm 20,1$ auf $41,9 \pm 17,1$ cP ($p < 0,001$) bei der Kontrollgruppe; von $49,2 \pm 10,9$ auf $39,1 \pm 12,2$ cP ($p < 0,001$) bei AVK und von $50,7 \pm 15,8$ auf $44,4 \pm 14,6$ cP ($p < 0,001$) bei EH. Bei einer höheren Schergeschwindigkeit von $49,4$ s^{-1} fiel die apparente Blutviskosität im Mittel um weniger als 10% ab, von $5,5 \pm 0,9$ auf $5,1 \pm 0,6$ cP bei der Kontrollgruppe, von $5,6 \pm 0,9$ auf $5,1 \pm 0,8$ cP bei der AVK-Gruppe und von $6,2 \pm 1,0$ auf $5,7 \pm 1,0$ cP bei der EH-Gruppe ($p < 0,001$) (Abb. 1–3). Nach Placebo ließen sich keine signifikanten Veränderungen der apparenten Blutviskosität nachweisen. Die Reduzierung der Plas-

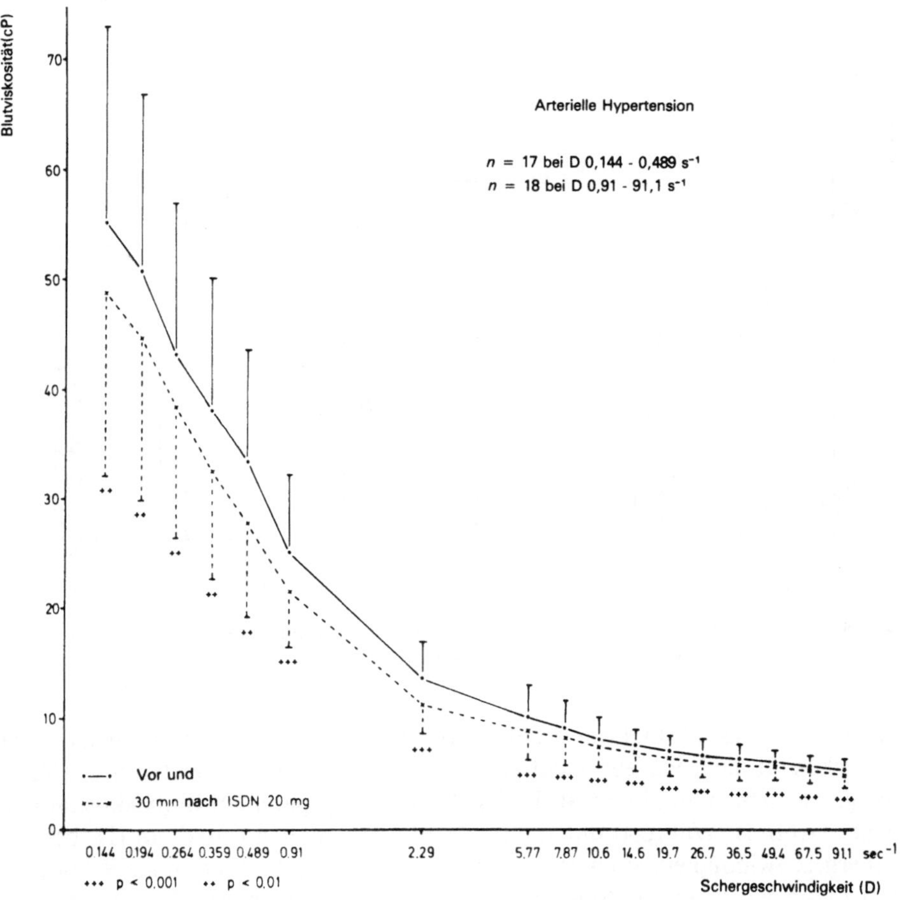

Abb. 3. Apparente Blutviskosität von Patienten mit essentieller Hypertonie

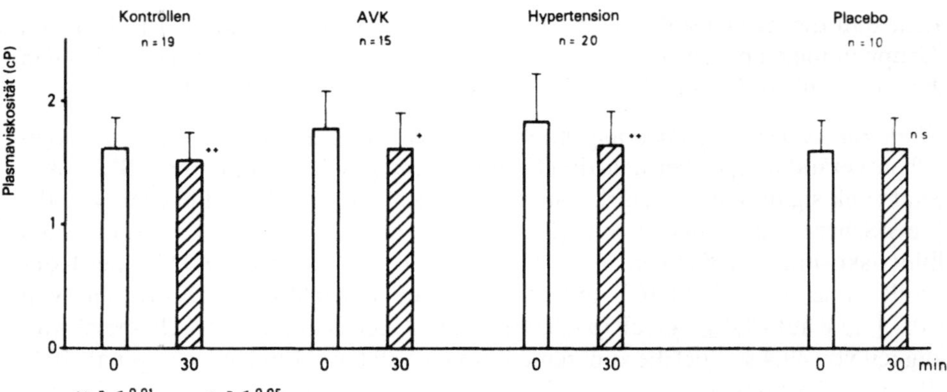

Abb. 4. Plasmaviskosität (in cP) vor (*weiße Säulen*) und 30 min nach 20 mg ISDN oral (*schraffierte Säulen*) bei gesunden Versuchspersonen, Patienten mit AVK und essentieller Hypertonie sowie bei gesunden Versuchspersonen nach Placebo. Mittelwerte ± SD

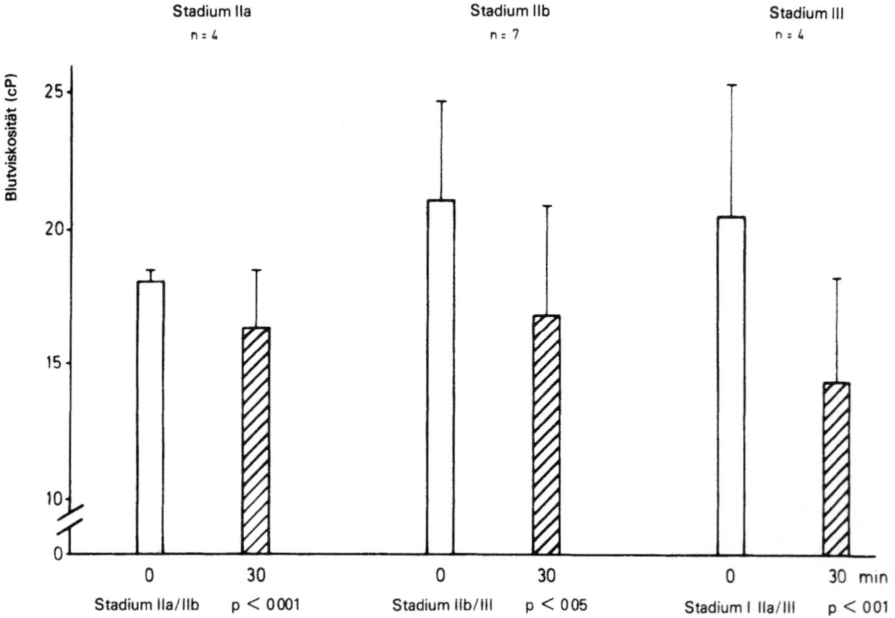

Abb. 5. Apparente Blutviskosität von Patienten mit arterieller Verschlußkrankheit Stadium IIa, IIb und III vor (*weiße Säulen*) und 30 min nach 20 mg ISDN oral (*schraffierte Säulen*)

maviskosität nach ISDN war bei allen Gruppen signifikant, während sich die Plasmaviskosität nach Placebo nicht veränderte (Abb. 4). Bei Patienten mit AVK im fortgeschrittenen Stadium war der Rückgang der apparenten Blutviskosität deutlicher (Abb. 5). Während die apparente Blutviskosität im Stadium II a bei einer Schergeschwindigkeit von 0,91 s^{-1} 30 min nach 20 mg ISDN oral um 9,4% abfiel, war dieser Rückgang im Stadium II b mit 19,9% deutlicher und am höchsten im Stadium III mit 30,2%.

Tabelle 2

		Hämoglobin (g/100 ml)	Hämatokrit (%)
Kontrollgruppe	Vor ISDN 20 mg	14,8 ± 0,4	41,6 ± 0,9
	Nach ISDN 20 mg	14,0 ± 0,4[a]	40,1 ± 0,9[a]
AVK	Vor ISDN 20 mg	14,3 ± 0,4	40,8 ± 1,3
	Nach ISDN 20 mg	12,9 ± 0,4[a]	38,4 ± 1,2[a]
EH	Vor ISDN 20 mg	14,5 ± 0,5	41,4 ± 1,1
	Nach ISDN 20 mg	13,6 ± 0,5[a]	39,7 ± 1,2[a]

Mittelwerte ± SD
[a] $p < 0,01$

In Übereinstimmung mit der Abnahme der apparenten Blut- und Plasmaviskosität fielen Hämoglobin-Konzentration und Hämatokrit nach ISDN, nicht jedoch nach Placebo, signifikant ab (Tabelle 2). Die In-vitro-Messungen der ISDN-Wirkung auf die apparente Blutviskosität ergaben keine signifikanten Veränderungen. Daraus kann geschlossen werden, daß die beobachtete Verminderung der apparenten Blutviskosität nach oraler Gabe von 20 mg ISDN dem gleichzeitigen Hämatokrit- und Hämoglobin-Abfall zuzuschreiben ist.

Besprechung

Die beobachteten hämodynamischen und hämorheologischen Wirkungen weisen auf einen gemeinsamen Wirkort hin. Da nach dem Starlingschen Gesetz die Kapillar-Filtrationsgeschwindigkeit von dem Gleichgewicht zwischen hydrostatischem und kolloidosmotischem Druck beiderseits der Kapillarwand abhängt, können Medikamente, die den Kapillardruck beeinflussen, auch das zirkulierende Plasmavolumen verändern. So reduzieren sympathikomimetische Substanzen das Plasmavolumen und bewirken dadurch einen Hämatokritanstieg, daß es durch Erhöhung des Kapillardrucks zu einer Flüssigkeitsverschiebung aus dem Intravasal- in den Extrazellulärraum kommt [4, 9]. Während nach Infusion von Epinephrin der Anstieg des Kapillardrucks nur auf die arterioläre Dilatation zurückzuführen sein kann, ist der gleiche Anstieg nach Norepinephrin, das den Arteriolen-Tonus heraufsetzt, nur durch eine noch ausgeprägtere Venenkonstriktion zu erklären. ISDN wirkt wie Norepinephrin sowohl auf die Arteriolen als auch auf die Venolen, wobei hier die venöse Vasodilatation deutlicher ausgeprägt ist als die arterioläre. Dies kann zu einer Abnahme des Kapillardrucks, einer Flüssigkeitsverschiebung vom extra- in den intravaskulären Raum und damit zu einem Anstieg des Plasmavolumens und Abfall des Hämatokrits führen. Die viskositätssenkende Wirkung von ISDN kann somit durch diese „innere Hämodilution" erklärt werden.

Der Anstieg der Blutviskosität und des Hämatokrits bei essentieller Hypertonie [6, 10] dürfte auf die reduzierte venöse Compliance bei essentieller Hypertonie zurückzuführen sein, die auch in dieser Studie gesehen und von anderen Untersuchern beschrieben wurde [5]. Die Beobachtung, daß die Blutviskosität bei höheren

Schweregraden der AVK vermindert wird, spricht ebenfalls für die Gültigkeit des vermuteten Wirkmechanismus. Während in den Frühstadien der AVK noch eine gewisse Fähigkeit zur Arteriolendilatation besteht (funktionelle Reserve), sind die Arteriolen in den Stadien III und IV vor der Therapie bereits maximal erweitert. Somit kann ISDN keine weitere Arteriolendilatation herbeiführen, während seine venendilatatorische Wirkung mit Abnahme des postkapillaren Widerstandes unvermindert besteht. Der Abfall des Kapillardrucks ist daher in den fortgeschrittenen Stadien der Erkrankung ausgeprägter, und dies führt zu einer zunehmenden Verminderung der Blutviskosität.

Gemäß dem Gesetz von Hagen-Poiseuille wird die Durchblutung bei verminderter Blutviskosität erhöht. Demzufolge wurde bei den drei Gruppen ein signifikanter Anstieg der Ruhedurchblutung im Unterschenkel und Unterarm verzeichnet. Der Anstieg der reaktiven Hyperämie kann ferner durch die hämorheologische Verbesserung der Fließeigenschaften des Blutes erklärt werden. Bollinger et al. [2] konnten keinen Anstieg der Unterschenkeldurchblutung, sondern nur der Unterarmdurchblutung nachweisen. Allerdings betrug die intravenös oder durch Inhalation zugeführte ISDN-Menge nur 0,04 mg/kg.

Durch die vorliegende Untersuchung konnte gezeigt werden, daß die Wirkung von ISDN auf die periphere Hämodynamik zumindest teilweise auf die Reduzierung der apparenten Blutviskosität zurückzuführen ist. Diese hämorheologische Besserung der Fließeigenschaften des Blutes könnte auch zu der antianginösen Wirkung der Nitrate bei koronarer Herzkrankheit beitragen.

Literatur

1. Barbey K, Barbey P (1963) Ein neuer Plethysmograph zur Messung der Extremitätendurchblutung. Z Kreislaufforsch 52:1129–1140
2. Bollinger A, Fromm U, Brunner HH, Mahler F, Casty M, Anliker M, Siegenthaler W (1976) Die Wirkung von Isosorbid-Dinitrat (ISDN) auf den peripheren Kreislauf: Eine Studie mit kontinuierlicher perkutaner Flußmessung in der A. femoralis. In: Rudolph W, Siegenthaler W (Hrsg) Nitrate. Urban und Schwarzenberg, München Berlin Wien, S 54–61
3. Caesar K, Niemeyer H, Hossmann V, Saborowski F (1977) Zur Wirkung von Nitraten auf Druck und Volumen im peripheren Kreislauf bei Patienten mit koronarer Herzkrankheit und mit peripherer arterieller Verschlußkrankheit. Verh Dtsch Ges Inn Med 83:1738–1741
4. Cohn JN (1966) Relationship of plasma volume changes to resistance and capacitance vessel effects of sympathomimetic amines and angiotensin in man. Clin Sci 30:267–278
5. Coleman TG (1975) Venous compliance and the hemodynamics of hypertension. In: Milliez P, Safar M (eds) Recent advances in hypertension. Böhringer, Ingelheim, pp 185–193
6. Dintenfass L (1976) Malfunction of viscosity-receptors (viscoreceptors) as the cause of hypertension. Am Heart J 92:260–263
7. Klepzig H (1976) Veränderungen der Hämodynamik in der Peripherie unter der Einwirkung von Nitrokörpern. In: Rudolph W, Siegenthaler W (Hrsg) Nitrate. Urban und Schwarzenberg, München Berlin Wien, S 62–65
8. McSorley PD, Warren DJ (1978) Effects of propranolol and metoprolol on the peripheral circulation. Br Med J 2:1598–1600
9. Mellander S, Nordenfelt I (1970) Comparative effects of dihydroergotamine and noradrenaline on resistance, exchange and capacitance functions in the peripheral circulation. Clin Sci 39:183–201
10. Tibblin G, Bergentz S-E, Bjure J, Wilhelmsen L (1966) Hematocrit, plasma protein, plasma volume, and viscosity in early hypertensive disease. Am Heart J 72:165–176

Belastungsinduzierter Kornararterienspasmus mit Walk-through-Phänomen – Ein spezieller Typ der Prinzmetal-Angina

P. Stürzenhofecker, L. Görnandt und H. Roskamm

Einleitung

Die sog. Walk-through-Angina-pectoris („Durchlauf-Phänomen") bei Patienten mit fortgeschrittener atherosklerotischer koronarer Herzkrankheit wird gemeinhin durch eine verspätet einsetzende Vasodilatation der koronaren Kollateralgefäße oder durch einen Rückgang des myokardialen Sauerstoffbedarfs während der peripheren Adaptation erklärt, die zur Verminderung von Herzfrequenz und Blutdruck bei gleicher oder sogar höherer Belastungsstufe führt.

Beim klassischen Syndrom der Variant-Angina wird der Schmerz nicht durch erhöhte Herzarbeit hervorgerufen, und er geht in Ruhe nicht zurück [2, 1].

Die Belastungs-Angina wurde in der Vergangenheit einer hochgradigen fixierten atherosklerotischen Koronarstenose zugeschrieben. Neuerdings wurden Beobachtungen bekannt, die auf die Möglichkeit belastungsinduzierter Koronararterienspasmen bei einigen Patienten mit Variant-Angina hinweisen und darauf, daß körperliche Belastung einen Koronarspasmus und damit pektanginöse Beschwerden und ST-Streckenhebung auslösen kann [4, 5].

Kasuistik

Hier soll über einen Patienten berichtet werden, bei dem ein reproduzierbares Walk-through-Phänomen, hervorgerufen durch belastungsinduzierte Koronarspasmen, dokumentiert werden konnte bei Ausschluß signifikanter atherosklerotischer Koronarstenosen.

Dieser 58jährige Mann klagte seit 8 Monaten über spontane Angina pectoris sowie retrosternale Schmerzen bei mäßiger körperlicher Belastung. Die physikalische Untersuchung war negativ, die Herzfrequenz lag in Ruhe bei 51 Schlägen/min, der Blutdruck bei 120/80 mmHg. Das EKG bei Aufnahme war ohne Abweichung von der Norm.

Bei der routinemäßig auf dem Fahrradergometer im Liegen durchgeführten Belastungsuntersuchung kam es 2 min nach Beginn der Belastung auf der 50-Watt-Stufe zu einem etwa 1 min anhaltenden Angina-pectoris-Schmerz. In den präkordialen EKG-Ableitungen entwickelte sich gleichzeitig eine ausgeprägte ST-Strecken-Elevation und eine ventrikuläre Arrhythmie. Da der Patient ein Nachlassen

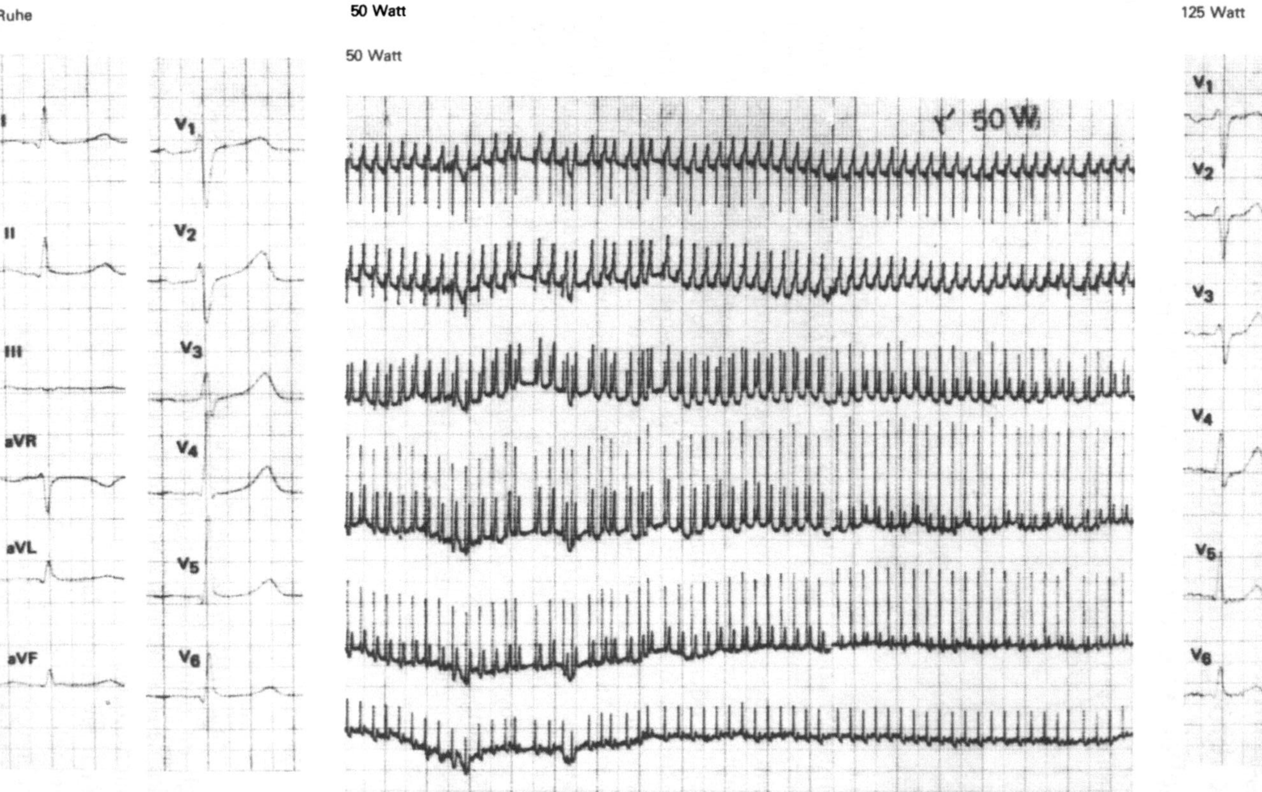

Abb. 1. EKG während Fahrradergometer-Belastung im Liegen. In Ruhe unauffällige Standard-Extremitäten- und Brustwandableitungen. Unter Belastung mit 50 Watt kommt es vorübergehend zu ausgeprägter ST-Strecken-Elevation (Ableitungen V 1 bis V 6) verbunden mit Angina pectoris und zu Rhythmusstörungen. Unter Fortführung der Belastung Normalisierung des EKG innerhalb von 1–2 min und Verschwinden der Angina pectoris. Auch auf höherer Belastungsstufe von 125 Watt bleibt das EKG normal, und Beschwerden treten nicht mehr auf

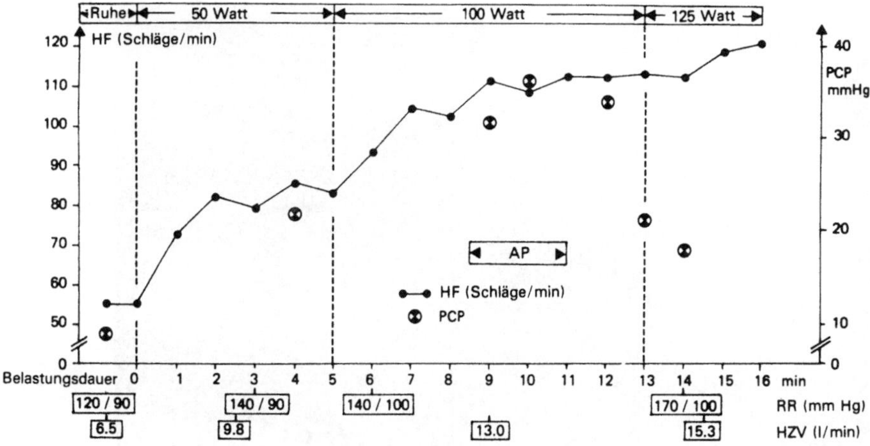

Abb. 2. Swan-Ganz-Katheterismus in Ruhe und unter Fahrradergometer-Belastung. Bei 100 Watt klagt der Patient über Angina pectoris, die knapp 3 min andauert, im EKG gleichzeitig ausgeprägte ST-Strecken-Elevation (nicht abgebildet), der PCPm steigt signifikant an als Zeichen schwerer Ischämie. Trotz Fortsetzung der Belastung verschwindet die Angina pectoris völlig, die EKG-Veränderungen bilden sich zurück und der PCP fällt in den Normbereich ab. Der Patient kann auf höherer Stufe beschwerdefrei belastet werden. Zu beachten ist der kontinuierliche Anstieg von Herzfrequenz, Blutdruck und Herzzeitvolumen ausgehend von den Ruhewerten bis zur höchsten Belastungsstufe

und kurz darauf ein völliges Verschwinden der Angina-pectoris-Beschwerden angab und da sich gleichzeitig die EKG-Veränderungen zurückbildeten, konnte die Belastung auf höherer Stufe fortgeführt werden. Trotz Steigerung auf 100 bzw. 125 Watt kam es weder zu erneutem Auftreten von Angina pectoris noch zu ST-Streckenveränderungen. Die Herzfrequenz stieg bis 122 S/min und der Blutdruck bis zu 205/110 mmHg an (Abb. 1). Dieses „Durchlauf-Phänomen", das mit vorübergehender Angina pectoris und mit passagerer ST-Elevation im EKG und mit ventrikulären Arrhythmien einherging, konnte bei einer zweiten Belastungsuntersuchung wenige Tage später reproduziert werden. Diese Untersuchung wurde mit einem Swan-Ganz-Rechtsherzkatheterismus kombiniert, um den linksventrikulären Füllungsdruck (LVFP) und das Herzzeitvolumen (HZV) in Ruhe und unter Belastung zu bestimmen. Bei einer Belastungsstufe von 100 Watt traten Angina pectoris und ST-Strecken-Hebung auf; der LVFP (gemessen als Pulmonalkapillarmitteldruck) stieg, als Ausdruck schwerer myokardialer Ischämie, auf den hochpathologischen Wert von 36 mmHg an. Trotz Fortsetzung der Belastung verschwanden Angina pectoris und ST-Strecken-Hebung innerhalb von 2 min und der linksventrikuläre Füllungsdruck fiel in den Normbereich ab und verblieb auch auf höherer Belastungsstufe im Normbereich (Abb. 2).

Bei der nach der Sones-Technik [3] ausgeführten Koronarangiographie zeigte die erste Kontrastmittel-Injektion in die linke (LCA) und in die rechte Koronararterie (RCA) lediglich geringfügige Wandunregelmäßigkeiten ohne signifikante Einengungen des Gefäßdurchmessers. Es erschien daher gerechtfertigt, die Koronarangiographie unter Fahrradergometerbelastung in gleicher Sitzung zu wiederholen. Kurz nach Beginn der Ergometrie (nach 1 min Belastung mit 50 Watt) trat

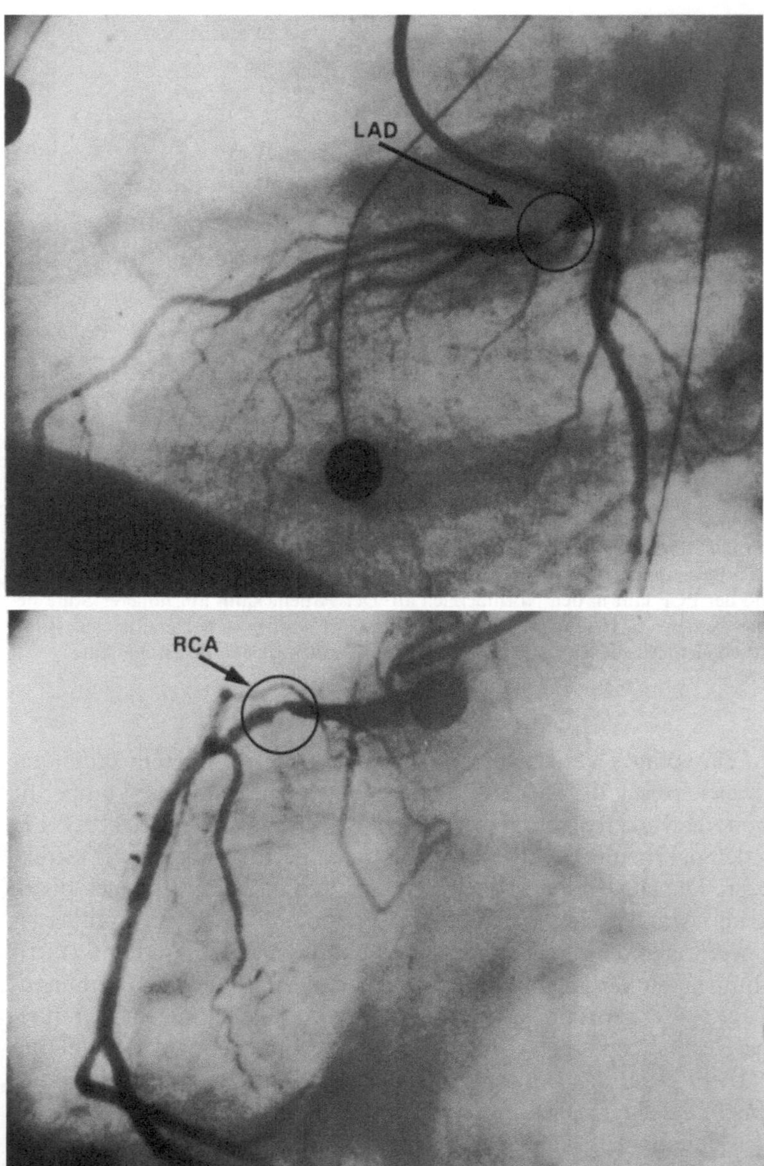

Abb. 3. Koronarangiographie im belastungsinduzierten Angina-pectoris-Anfall: Proximaler subtotaler Verschluß des Ramus interventricularis anterior (*LAD*) und hochgradige proximale Einengung der rechten Kranzarterie (*RCA*)

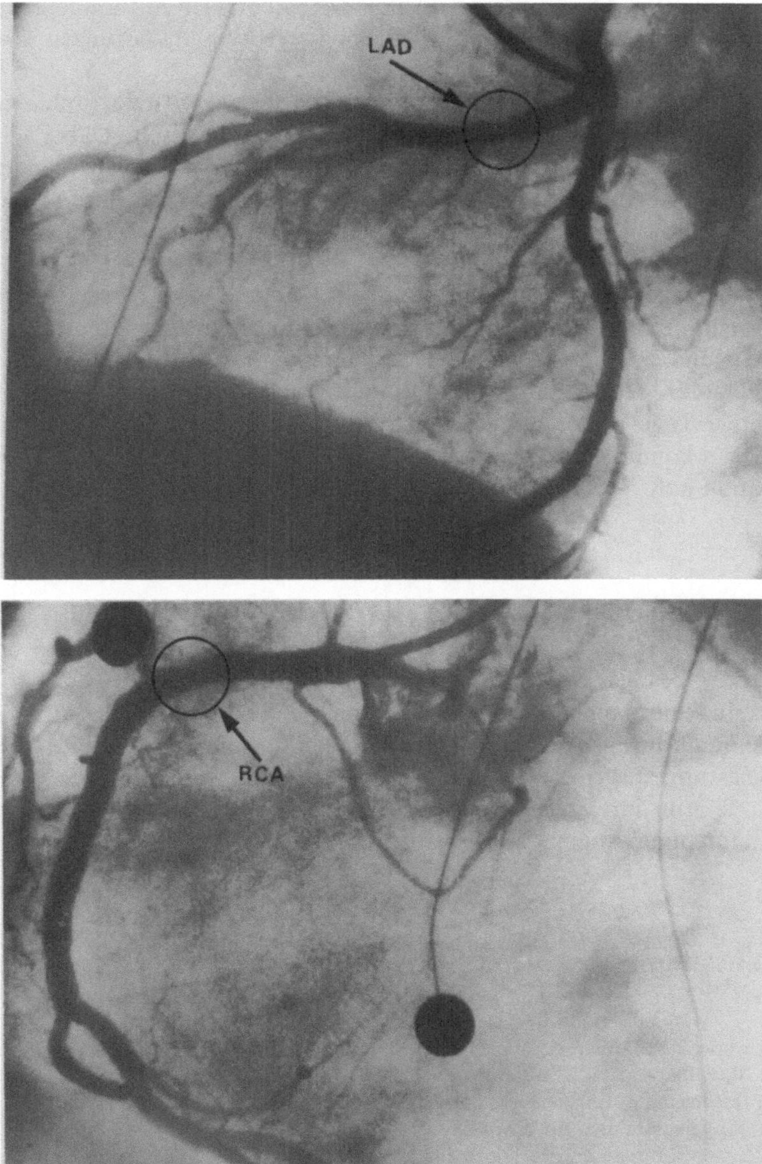

Abb. 4. Wiederholung der Koronarangiographie nach Applikation von Nitraten: Der Ramus interventricularis anterior zeigt lediglich Wandveränderungen und eine allenfalls geringgradige Einengung im Bereich der zuvor hochgradigen Stenose. Die rechte Kranzarterie stellt sich praktisch normal dar

ein schwerer Angina-pectoris-Anfall auf, verbunden mit ausgeprägter ST-Strecken-Hebung im EKG und mit ventrikulären Rhythmusstörungen, so daß die Fortsetzung der Belastung nicht indiziert war.

Während des Angina-pectoris-Anfalls wurde die Angiographie mit rascher selektiver Darstellung beider Koronararterien wiederholt. Dabei zeigte sich eine hochgradige proximale Einengung des Ramus interventricularis anterior (LAD) und eine hochgradige proximale Stenose der rechten Kranzarterie (RCA) (Abb. 3). Nitroglycerin wurde sublingual und intravenös appliziert. Daraufhin verschwand die Angina pectoris prompt und das EKG normalisierte sich.

Die nach Abklingen der Angina pectoris und nach Normalisierung des EKG erneut durchgeführte Angiographie zeigte nur minimale Wandveränderungen am RIA und eine fast normale rechte Kranzarterie (Abb. 4).

Unter Medikation von Isosorbiddinitrat und Calcium-Antagonisten ergab der einige Tage später ausgeführte Belastungstest bis 150 Watt normale Befunde: Weder konnte Angina pectoris provoziert werden, noch trat eine ST-Strecken-Elevation auf.

Schlußfolgerungen

1. Eine Angina pectoris, die beim Fehlen signifikanter atherosklerotischer Veränderungen der Koronararterien auftritt, kann von einem durch körperliche Belastung ausgelösten Koronararterienspasmus verursacht werden.

2. Ein im Zusammenhang damit auftretendes Walk-through-Phänomen („Durchlauf-Angina") kann erklärt werden als Lösung der Vasokonstriktion.

Literatur

1. Maseri A, L'Abbate A, Pesola A, Ballestra AM, Marzilli M, Martini G, Severi S, De Nes DM, Parodi O, Biagini A (1977) Coronary vasospasm in angina pectoris. Lancet 1:713
2. Prinzmetal M, Kennamer R, Merliss R, Wada T, Bor N (1959) Angina pectoris: I. A variant form of angina pectoris. Am J Md 27:375
3. Sones FM jr, Shirey EK (1962) Cine coronary angiography. Mod Concepts Cardiovasc Dis 31:735
4. Specchia G, de Servi S, Falcone S, Bramucci E, Angoli L, Mussini A, Marinoni GP, Montemartini C, Bobba P (1979) Coronary arterial spasm as a cause of exercise-induced ST-segment elevation in patients with variant angina. Circulation 59:948
5. Yasue H, Omote S, Takizawa A, Nagao M, Miwa K, Tanaka S (1979) Circadian variation of exercise capacity in patients with prinzmetal variant angina: Role of exercise-induced coronary arterial spasm. Circulation 59:938

Diskussion

Referat L'Abbate

Die Frage nach den Wirkungsunterschieden zwischen Calcium-Antagonisten und Nitroglycerin beim Koronararterienspasmus konnte durch L'Abbate nicht beantwortet werden, da er und seine Mitarbeiter ihre Patienten nicht während der akuten Angina-pectoris-Anfälle untersucht haben. Aufgrund klinischer Erfahrungen könne jedoch davon ausgegangen werden, daß der Spasmus sowohl durch Nitroglycerin als auch durch Verapamil beseitigt werden kann. Ihn zu verhüten, sei allerdings nur mit Nitroglycerin und nicht mit Verapamil möglich, meinte L'Abbate.

Eine wichtige Beobachtung ist der 25%ige Anstieg des arteriellen Durchmessers unter Verapamil, den L'Abbate gefunden hatte. Einer der Diskutanten schätzte den entsprechenden Abfall des Koronarwiderstandes auf ca. 50%. L'Abbate konnte keine Angaben über den Koronarfluß machen, schätzte jedoch aufgrund von tierexperimentellen und Humanstudien, daß Verapamil keinen oder einen nur geringen Einfluß auf diese Größe habe. Die dilatierende Wirkung von Verapamil sei in den großen Koronararterien ausgeprägter als in den kleinen.

Der Vorsitzende fragte nach der Ursache dieses unterschiedlichen Verhaltens großer und kleiner Arterien nach Nitraten und Verapamil. L'Abbate antwortete, daß auf Grund der peripheren Dilatation und der hypotensiven Effekte der Verapamil-Wirkung eine starke Sympathikus-Stimulation entgegenwirke.

Referat Rafflenbeul

Rafflenbeul und Mitarbeiter fanden keine Korrelation zwischen klinischer Symptomatik von Patienten mit oder ohne Angina pectoris in Ruhe und dem Auftreten oder Fehlen einer Koronardilatation.

Rafflenbeul berichtete, daß keiner seiner Patienten eine kalzifizierte Stenose hatte, während ein anderer Diskussionsteilnehmer berichtete, daß er und seine Mitarbeiter zahlreiche (bis zu 50%) verkalkte Stenosen gefunden hätten.

Nach Rafflenbeul ist in einem atherosklerotischen Gefäßabschnitt die Empfindlichkit der Rezeptoren erhöht, und dies führe zu einer verstärkten Nitroglycerin-Wirkung auf die glatten Muskelfasern.

Referat Bassenge

Einer der Teilnehmer zeigte ein Diapositiv, aus dem die Dosis-Wirkungs-Relationen von Nitroglycerin bei 12 gesunden freiwilligen Versuchspersonen hinsichtlich des venösen und arteriellen Dilatationseffektes sowie gleichzeitige Plasmakonzentrationen von Nitroglycerin ersichtlich waren.

Eine maximale Dilatation des venösen Systems konnte schon bei 0,2 ng/ml erreicht werden. Ansteigende Plasmakonzentrationen hatten keine zusätzlichen Wirkungen. Unter Verwendung der Fingerpulskurven als arteriellen Parameter fand die Arbeitsgruppe andererseits, daß der arterielle Dilatationseffekt erst bei einer Plasmakonzentration von 0,2 ng/ml beginnt und einen flachen, doch signifikanten Anstieg bei höheren Plasmakonzentrationen aufweist.

Auch Bassenge erklärte, daß er und seine Mitarbeiter keinen weiteren Anstieg der Venendilatation durch Erhöhung der Plasmakonzentrationen über 0,2 ng/kg erreichen konnten. Die Ergebnisse der beiden Gruppen scheinen demnach gut übereinzustimmen.

Winbury fragte nach Ergebnissen mit anderen Nitraten, und Bassenge erklärte, er und seine Arbeitskollegen hätten mit Isosorbiddinitrat in entsprechender Dosierung ähnliche Ergebnisse gefunden, nicht jedoch mit Molsidomin, vermutlich, weil letztere Substanz nur sehr langsam in einen aktiven Wirkstoff verwandelt wird.

In Beantwortung einer Frage von Kaltenbach bestätigte Bassenge, daß die Verminderung des zentralen Blutvolumens das Gesamtblutvolumen des Herzens und der Lunge mit einschließt.

Schartl fragte, in welchem Teil des kardiovaskulären Systems das Blutvolumen ansteigt, wenn es im kleinen Kreislauf abfällt.

In den Versuchen von Bassenge waren die Hunde in Rückenlage, und daher fand der Anstieg des Blutvolumens vermutlich in den Beinen und im unteren Teil der Abdominalgefäße statt. Das Gesamtblutvolumen war unverändert, doch wurde dies nur innerhalb einer Zeitspanne von 30–60 min gemessen. Bei einer konstanten mehrstündigen Infusion seien Unterschiede im Blutvolumen zu erwarten.

Referat Sauer

Kaltenbach unterstrich, daß es wichtig sei, nicht nur den peripheren Gesamtwiderstand und seine Veränderungen nach Vasodilatatoren, sondern auch den elastischen Widerstand der Aorta zu berechnen. Die Kapazität des Windkessels steht nach Sauer nicht nur in direkter Beziehung zur Pulsfrequenz, sondern auch zum Füllungszustand. Die bisherigen Ergebnisse zeigen, daß Nitroglycerin die Windkessel-Kapazität vergrößert, z. T. durch Tonusherabsetzung in der glatten Muskulatur der postaortalen muskulären Gefäße.

Bassenge bat um Einzelheiten über die Meßzeitpunkte dieser Wirkungen.

Sauer berichtete, daß die Molsidomin-Wirkung 20 min nach Einnahme, zu einem Zeitpunkt, zu dem ein Wirkungsmaximum zu erwarten war, stattfand.

Bezüglich der Auswirkungen auf die Aorta fragte Simon (Hannover) nach der Stelle der Druckmessung in der Aorta. Dieser wurde in der absteigenden thorakalen Aorta gemessen, wo nach Sauer keine Reflexionen gefunden werden.

Kaltenbach zufolge ist es kaum glaubhaft, daß die Compliance der Aorta, eines Gefäßes ohne Muskelfaser, unter Nitroglycerin verändert würde, doch sei es möglich, daß die großen postaortalen Gefäße, wie von Sauer gezeigt, ihre Compliance veränderten. Sauer gab zu, die Durchmesser-Veränderungen der betreffenden Gefäße seien nicht gemessen worden. Ein Diskussionsteilnehmer berichtete andererseits, er und seine Mitarbeiter hätten die Angiometerschleife an die Aorta des Hundes während Nitroglycerin-Infusion angelegt und eine signifikante, ca. 10%ige Dilatation der Aorta, trotz arteriellen Druckabfalls, gefunden.

Winbury richtete an Sauer die Frage, ob er eine Erklärung für die Unterschiede zwischen Nitroglycerin- und Molsidomin-Wirkung hinsichtlich der Veränderung der Windkessel-Kapazität anbieten könne.

Sauer erklärte, Molsidomin i.v. würde nur das Preload senken, was einen Abfall des Schlagvolumens, des pulmonalen Keildrucks und des mittleren Aortendrucks zur Folge hätte. Die Druck-Durchmesser-Relationskurve in der Aorta zeigt nach Molsidomin eine Verschiebung nach links und nach unten. Wegen dieser Verschiebung, meinte Sauer, sei die Veränderung bei gleichbleibender Druck-Durchmesser-Relation einem verminderten Füllungszustand zuzuschreiben.

Nach Nitroglycerin bleibe der mittlere Aortendurchmesser unverändert. Andererseits komme es sowohl nach Nitroglycerin als auch nach Molsidomin zu einer vergrößerten Windkessel-Compliance. Angesichts der bekannten Tatsache, daß Nitrate den Tonus der glatten Muskulatur reduzieren, sei anzunehmen, daß dies durch eine Erweiterung der postaortalen muskulären Gefäße geschehe.

Referat Stegaru

In Beantwortung der Frage eines Teilnehmers gab Stegaru an, daß der Anstieg des Herzzeitvolumens durch den Frequenzanstieg zustande kam, während das Schlagvolumen unverändert blieb. Andererseits waren bei diesen Patienten Digitalis und Diuretika unwirksam. Bei Verwendung von Vasodilatatoren wie Isosorbiddinitrat wird die Herzfunktion durch Preload-Senkung verbessert. Diese Wirkung bleibt auch während einer Langzeittherapie erhalten.

Teil VI Lungenkreislauf

Wirkung von Nitroglycerin auf den Durchmesser peripherer, arterieller und venöser Lungengefäße

G. KOBER, R. GROSSMANN, W. SCHULZ und M. KALTENBACH

Einleitung

Die zahlreichen hämodynamischen Wirkungen der Nitrate leiten sich vorwiegend von der Erschlaffung der glatten Gefäßmuskulatur ab. Die Venendilatation ist vorherrschend, während die Veränderungen im arteriellen Gefäßsystem weniger offensichtlich sind.

Durch Untersuchungen regionaler Gefäßreaktionen auf Nitrate beim Menschen konnten lokalisierte Gefäßerweiterungen in Gebieten nachgewiesen werden, die von den großen epikardialen Koronararterien [5] bis zu den Gefäßen der Extremitäten gehen [7]. Weniger einheitliche Ergebnisse zeigten Druck- und Widerstandsmessungen im pulmonalen Gefäßbett [3, 6, 8]. Direkte Bestimmungen des Verhaltens der pulmonalen Gefäßdurchmesser unter Nitraten wurden bisher nicht durchgeführt. Der Nachweis solcher Veränderungen wäre jedoch wichtig zur genauen Klärung des Mechanismus, durch den Nitrate ihre günstigen therapeutischen Wirkungen bei Erkrankungen wie koronare Herzkrankheit und pulmonale Hypertonie ausüben.

Methodik

Bei 17 Patienten mit normalen pulmonalen Druckwerten in Ruhe, die in der Mehrzahl an einer koronaren Herzkrankheit litten, wurden durch die selektive pulmonale Angiographie [1, 2] subsegmentale und lobuläre Arterien sowie zentrale und abzweigende Venen in einem Lungenabschnitt dargestellt. Zur Methode gehörte die Einführung eines 8-F-Katheters in die Pulmonalkapillarposition, meist des rechten unteren Lungenfeldes. Als Kontrastmittel zur Darstellung der Gefäße wurden 3–5 ml Urografin 76 manuell injiziert. Die Angiogramme wurden auf einem 35-mm-Film mit einer Geschwindigkeit von 32 Bildern pro Sekunde aufgezeichnet. Nach Darstellung der arteriellen Phase (Abb. 1, links), konnte das Kapillarbett mit darauffolgender Füllung der Pulmonalvenen (rechts) beobachtet werden.

Die Gefäßdurchmesser wurden nach Projektion des Films in 3 facher Vergrößerung auf eine fixe Leinwand mit einer Schublehre bestimmt. Der tatsächliche transversale Gefäßdurchmesser in Millimeter wurde aus dem Verhältnis zwischen realer und projizierter Katheterbreite abgeleitet, wodurch die Korrektur des Vergrößerungsfaktors möglich war.

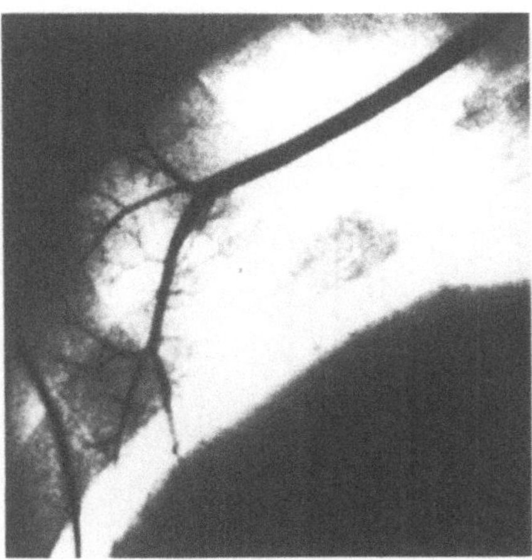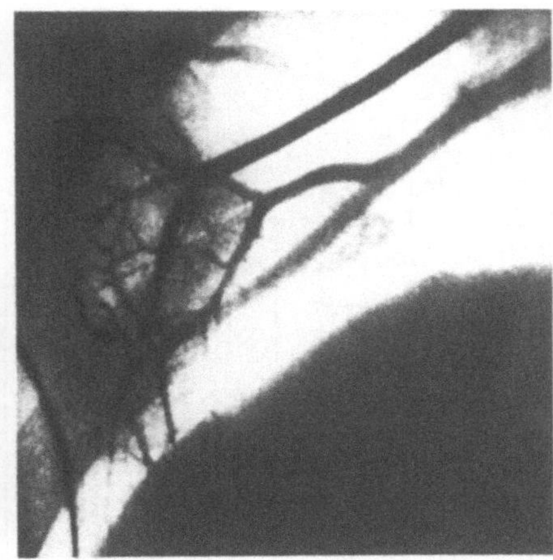

Abb. 1. Typisches Beispiel einer selektiven pulmonalen Angiographie. Der 8-F-Katheter befindet sich in der Pulmonalkapillarposition im rechten unteren Lungenfeld. Nach Kontrastmittel-Injektion stellte sich zunächst das arterielle Segment dar (*links*), gefolgt von dem Kapillarbett und den Venen (*rechts*)

Die folgenden hämodynamischen Parameter wurden über flüssigkeitsgefüllte Katheter jeweils vor der selektiven pulmonalen Angiographie bestimmt: linksventrikuläre (LVEDP, LVSP) und systemische (AoSP, AoDP, $\overline{\text{AoP}}$) Drücke, Pulmonalkapillardruck (PCP), Pulmonalarteriendrücke (PASP, PADP, $\overline{\text{PAP}}$) sowie rechtsatrialer Druck (RAP). Das Herzzeitvolumen wurde nach dem Fickschen Prinzip unter Verwendung der Sauerstoffsättigungswerte aus dem linken Ventrikel und der Pulmonalarterie errechnet. Der Widerstand im großen Kreislauf, im gesamten kleinen Kreislauf und in den Lungenarteriolen wurde nach Standardmethoden bestimmt.

Anschließend an die hämodynamischen Messungen wurde die selektive pulmonale Angiographie durchgeführt. 5 Minuten danach erhielten 11 Patienten 1,6 mg Nitroglycerin sublingual. Nach 3 min wurden alle hämodynamischen Messungen und die selektive pulmonale Angiographie wiederholt. Als Kontrollgruppe dienten 6 weitere Patienten, die kein Nitroglycerin erhielten.

Ergebnisse

Abbildung 2 zeigt die hämodynamischen Veränderungen 3 min nach sublingualer Gabe von 1,6 mg Nitroglycerin. Die Pulmonalgefäßdrücke und der linksventrikuläre enddiastolische Druck wiesen den ausgeprägtesten Abfall, um 30–40%, auf. Bei einer leichten Abnahme des Herzindex fiel der berechnete Pulmonalgefäßwiderstand nach Nitroglycerin erheblich ab.

Abbildung 3 zeigt die Änderungen der Gefäßdurchmesser nach Nitroglycerin. Die verschiedenen arteriellen Lungengefäße (oben) vergrößern ihren Durchmesser um ca. 10–20%, im Mittel um 13,3%. Diese Weitenzunahmen sind auf dem

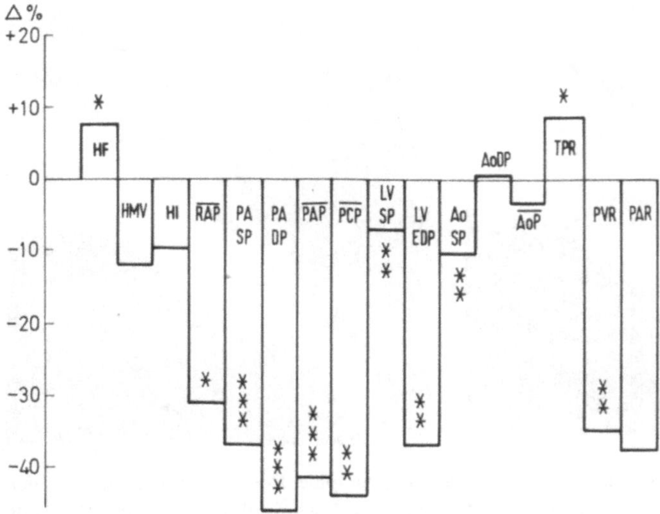

Abb. 2. Prozentuale Änderung der hämodynamischen Parameter im pulmonalen und systemischen Kreislauf nach sublingualer Gabe von 1,6 mg Nitroglycerin. *HF* Herzfrequenz; *HMV* Herzminutenvolumen; *HI* Herzindex; $\overline{RAP}$ rechtsatrialer Druck, *PASP* systolischer Pulmonalarteriendruck; *PADP* diastolischer Pulmonalarteriendruck; $\overline{PAP}$ mittlerer Pulmonalarteriendruck; *PCP* Pulmonalkapillardruck; *LVSP* linksventrikulärer systolischer Druck; *LVEDP* linksventrikulärer enddiastolischer Druck; *AoSP* systolischer Aortendruck; *AoDP* diastolischer Aortendruck; $\overline{AoP}$ mittlerer Aortendruck; *TPR* peripherer Gesamtwiderstand; *PVR* pulmonaler Gefäßwiderstand; *PAR* pulmonaler arteriolärer Widerstand

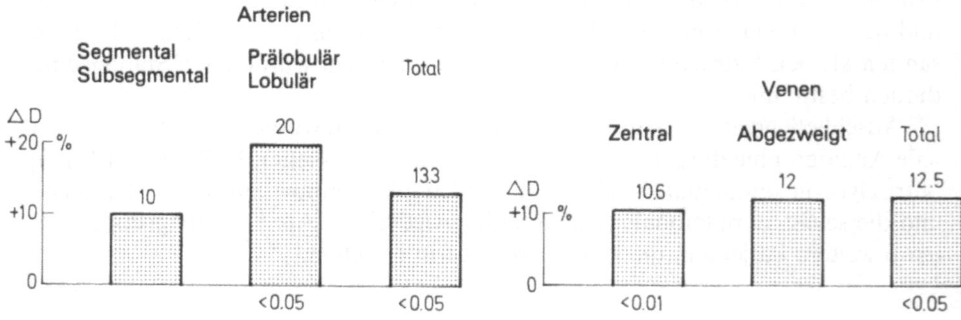

Abb. 3. Mittlere prozentuale Durchmesserzunahme verschiedener kleiner arterieller (*links*) und venöser (*rechts*) Pulmonalgefäße nach 1,6 mg Nitroglycerin sublingual. Der mittlere Diameteranstieg für alle gemessenen Arterien und Venen unter *Total*

0,05-%-Niveau für die prälobulären und lobulären Arteriendurchmesser und für den Gesamtarteriendurchmesser signifikant. Auch die Venen erweiterten sich um 10,6–12% mit einer mittleren Vergrößerung des Gesamtdurchmessers um 12,5%. Diese Veränderungen der Durchmesser der Zentralvenen und des Gesamtvenendurchmessers sind ebenfalls signifikant ($p < 0,01$ bzw. $p < 0,05$).

    Abbildung 4 zeigt die Durchmesserveränderungen in den kleinen Pulmonalarterien nach sublingualer Gabe von 1,6 mg Nitroglycerin in Abhängigkeit vom mitt-

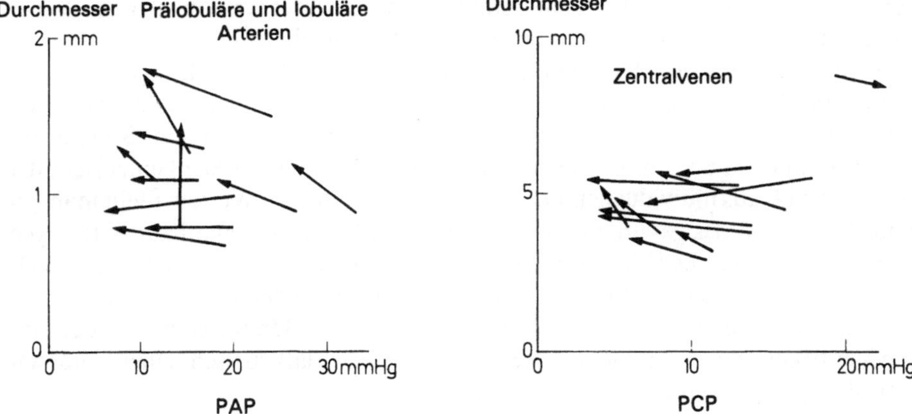

Abb. 4. Trotz signifikanter intravasaler Druckverminderung wurde bei der Mehrzahl der Patienten nach sublingualer Gabe von 1,6 mg Nitroglycerin eine Durchmesserzunahme der peripheren arteriellen und der venösen Pulmonalgefäße beobachtet

leren Pulmonalarteriendruck (links). Rechts ist die Reaktion der kleinen Venen in Relation zum mittleren PC-Druck dargestellt. Trotz einer beträchtlichen Abnahme der intraluminalen Drücke kommt es zu einer Erweiterung der Gefäße sowohl auf der arteriellen (bei 10 von 11 Patienten) als auch auf der venösen Seite (bei 8 von 11 Patienten). Nur bei wenigen Gefäßen ging der Druckabfall mit einer geringen Abnahme der Durchmesser einher.

Die einzigen signifikanten Änderungen in der Kontrollgruppe bestanden in einem leichten Anstieg des linksventrikulären systolischen Drucks und des Aortendrucks. Alle anderen Parameter, insbesondere die Drücke des kleinen Kreislaufs, wiesen nur geringe und statistisch nicht signifikante Änderungen auf. Eine mittlere Durchmesserzunahme der kleinen arteriellen Lungengefäße von 6% war nicht signifikant, ebensowenig wie die im Mittel 3% betragende Abnahme der Venendurchmesser.

Besprechung

Die ausgeprägte Durchmesservergrößerung der kleinen arteriellen und venösen Lungengefäße in Zusammenhang mit einem deutlichen Abfall der intraluminalen Drücke weist darauf hin, daß Nitroglycerin eine erhebliche Erschlaffung der glatten Muskulatur in diesem Gefäßsystem bewirkt. Eine Vortäuschung einer Medikamentenwirkung auf die Gefäßdurchmesser durch den Untersuchungsablauf selbst, insbesondere durch die Injektion des Kontrastmittels, erscheint in Anbetracht der bei der Kontrollgruppe erhobenen Befunde unwahrscheinlich. Bei dieser war eine nicht signifikante Druckveränderung von einer deutlichen, doch weitaus geringeren Durchmesservergrößerung der kleinen arteriellen Lungengefäße begleitet. Dies könnte als Reaktion auf die Kontrastmittelgabe gedeutet werden. An den Venen wurde hier allerdings keine Durchmesserabnahme beobachtet.

Geht man von der Annahme aus, daß die Kapazität des Lungenkreislaufs 500 ml beträgt und die Gefäße eine zylindrische Form haben, so erweitert ein 10%iger Anstieg des mittleren Gefäßdurchmessers die Kapazität des Systems um ca. 20% auf etwa 600 ml. Dieser berechnete Anstieg um ca. 100 ml entspricht den von Ferrer [4] aus individuellen Beobachtungen berichteten Werten. Geht man von einer Expansion des gesamten Körper-Gefäßbettes um ca. 400 ml auf Nitroglycerin aus [9], so trägt die Dilatation der Lungengefäße ca. 25% zu dem Gesamteffekt bei. Das pulmonale Gefäßbett hat damit einen bedeutenden Anteil an dem Nitroglycerin zukommenden venösen Poolingmechanismus. Unmittelbar vor dem linken Ventrikel gelegen, ist hier ein Reservoir gegeben, daß zur schnellen Volumenentlastung der linken Kammer führen kann.

Das mögliche Ausmaß eines günstigen Einflusses von Nitroglycerin auf Erkrankungen mit pulmonalem Hochdruck über eine pulmonale Vasodilatation und Widerstandsreduzierung kann aus dieser Studie nicht abgeleitet werden. Eine Weitstellung der Gefäße sowie die Abnahme von Gefäßwiderständen sollten erwartungsgemäß auch die rechtsventrikuläre Belastung reduzieren. Die vorliegenden Untersuchungen bezogen sich jedoch nur auf Patienten mit weitgehend normalen Pulmonalgefäßwiderständen und -drücken. Ihre Ergebnisse können daher nicht auf Erkrankungen mit pulmonaler Hypertension ausgedehnt werden, da die direkten Gefäßreaktionen auf Nitroglycerin unter solchen Druckverhältnissen bisher nicht bekannt sind.

Zusammenfassung

Die pulmonale und systemische Hämodynamik sowie die Durchmesser der peripheren Pulmonalarterien und -venen wurden bei 11 Patienten (Nitratgruppe) vor und nach Gabe von 1,6 mg Nitroglycerin sublingual bestimmt. Sechs weitere unbehandelte Patienten dienten als Kontrollgruppe.

Alle Patienten hatten einen normalen Pulmonalgefäßdruck und -widerstand. In der Nitratgruppe kam es zu einem signifikanten Anstieg der Herzfrequenz und zu einem Abfall des linksventrikulären Füllungsdrucks sowie der Pulmonalgefäßdrücke und -widerstände. Zugleich mit diesen hämodynamischen Änderungen wurde ein signifikanter Anstieg des pulmonalarteriellen und -venösen Gefäßdurchmessers festgestellt. Mit Ausnahme eines geringen, aber signifikanten Anstiegs des systematischen systolischen Drucks wurden bei der Kontrollgruppe keine Änderungen beobachtet.

Die Wirkung von Nitroglycerin auf den kleinen Kreislauf besteht, wie auch in anderen Gefäßgebieten, in einer überwiegenden Venendilatation, die sich im Vergleich der Nitratgruppe mit der Kontrollgruppe nachweisen ließ. Die daraus resultierende Kapazitätsvergrößerung des pulmonalen Gefäßbettes erscheint für die Behandlung der Angina pectoris und des Lungenödems von großer Bedeutung.

Literatur

1. Bolt W (1970) Die terminale Lungenzirkulation. In: Rink H (Hrsg) Lungenzirkulation. Stuttgart New York, S 143–179
2. Bolt W, Forssmann W, Rink H (1957) Selektive Lungenangiographie. Stuttgart
3. Both A (1970) Zur Therapie der primären pulmonalen Hypertonie. Z Kreislaufforsch 59:909–911
4. Ferrer ML, Bradley SE, Wheeler HO, Enson Y, Preisig R, Brickner PW, Conroy RJ, Harvey RM (1966) Some effects of nitroglycerin upon splanchnic, pulmonary and systemic circulations. Circulation 33:357–373
5. Gensini GG (1975) Coronary arteriography. Futura, New York, p 42
6. Konietzko N, Schlehe H, Härich B, Matthys H (1975) Effect of isosorbide dinitrate on hemodynamics and respiration of patients with coronary artery disease and of patients with chronic cor pulmonale. Respiration 32:368–377
7. Mason DT, Braunwald E (1965) The effects of nitroglycerin and amylnitrite on arteriolar and venous tone in the human forearm. Circulation 32:755–765
8. Schüren KP, Macha HN (1978) Isosorbiddinitrat bei chronischem Cor pulmonale. Dtsch Med Wochenschr 103:777–783
9. Strauer BE, Scherpe A, Kment A (1979) Koronare und systemische Gefäßkapazität unter Nitroglycerin und Dihydralazin. In: Zweites Hamburger Nitroglycerin Symposium 29.9.1979, München 1979, S 45

Nitrate bei Patienten mit pulmonaler Hypertonie als Folge von Atemwegsobstruktion

H. Matthys, K.-H. Rühle und T. Haller

Einleitung

Kurzwirkendes Nitroglycerin (NTG) und längerwirkendes Isosorbiddinitrat (ISDN) beseitigen bekanntlich die Angina pectoris und erhöhen die Belastungstoleranz von Patienten mit koronarer Herzkrankheit. Ihr Wirkmechanismus beruht vorwiegend auf der direkten Beeinflussung der glatten Muskelfasern, insbesondere in den Blutgefäßen. Pantzer [7] beschrieb auch einen bronchodilatierenden Effekt der Nitrate, der möglicherweise auf einen direkten Einfluß auf die glatte Muskulatur des Bronchialsystems zurückzuführen ist.

Wir haben daher die Veränderungen bezüglich des Atemwegwiderstandes, des kleinen und des großen Kreislaufs sowie des Gastransfers von der eingeatmeten Luft bis zu den Körpergeweben bei Patienten mit chronisch obstruktiven Lungenerkrankungen vor und nach Nitrat-Therapie untersucht.

Patienten

Die Studie umfaßt 10 männliche Patienten mit chronischer Bronchitis (WHO-Definition; Raucher) und verschiedengradiger Atemwegsobstruktion, jedoch ohne klinische und elektrokardiographische Anzeichen einer koronaren Herzkrankheit. Alle Patienten wurden ohne Prämedikation untersucht, keiner von ihnen nahm Digitalis ein; zwei Patienten hatten auch ein unbehandeltes Brochialkarzinom; ein Patient litt an Asthma-Anfällen.

Methodik

Zunächst wurden die statischen Lungenvolumina und die exspiratorische Sekundenkapazität (FEV_1) sowie der Atemwegswiderstand (R_{aw}) in aufrecht sitzender Haltung mittels Ganzkörperplethysmographie bestimmt [3]. Danach wurde eine Fahrradergometrie im Liegen bis zu einer symptomlimitierten Belastungshöhe ausgeführt. Durch Steigern der Belastung um jeweils 25 W mit 10minütigen Ruhepausen zwischen den einzelnen 5minütigen Belastungsstufen wurde versucht, eine

Tabelle 1. Computer-Berechnungsformeln der gesamten für diese Studie verwendeten Meßwerte

$$\dot{V}'_E = V_T \cdot f_b (l\ BTBS/min),\quad RQ = \frac{n'CO_2}{n'O_2},\quad P_B = Barometerdruck$$

$$n'O_2 = \frac{F_IO_2 - F_EO_2 - F_IO_2 \cdot F_EO_2}{1 - F_IO_2} \cdot \frac{(P_B - 47)}{863} \cdot \bar{V}_E\ (ml\ STPD/min)$$

$$n'CO_2 = \bar{V}'_E \cdot F_ECO_2 \frac{(P_B - 47)}{863}\ (ml\ STPD/min)$$

$$\bar{V}'_A = \frac{n'CO_2 \cdot 863}{P_aCO_2}\ (l\ BTBS/min)$$

$$V_D = V_E - \frac{n'CO_2 \cdot 863}{F_ECO_2(P_B - 47)}\ (ml\ BTBS),\quad V_E = \bar{V}'_E / f_b$$

$$P_{A-a}O_2 = \left(F_IO_2 \cdot (P_B - 47) - P_aCO_2 \cdot \left(F_IO_2 + \frac{1 - F_IO_2}{RQ} \right) \right) - P_{aO_2}\ (mm\ Hg)$$

$$\bar{Q}' = \frac{n'O_2}{C_{a-\bar{v}}O_2}\ (l/min)\quad SV = \bar{Q}'/f_h$$

$$R_L \frac{\bar{P}_{pa}}{\bar{Q}'} \cdot 79,99$$

$$R_s = \frac{\bar{P}_{ba}}{\bar{Q}'} \cdot 79,99$$

Formeln und Symbole zur Berechnung von: Gesamtventilation ($\bar{V}'_E$), O_2-Aufnahme ($n'O_2$), CO_2-Abgabe ($n'CO_2$), alveoläre Ventilation ($\bar{V}'_A$), Totraum (V_D), alveolär-arterielle O_2-Partialdruck-Differenz ($P_{A-a}O_2$), Herzminutenvolumen ($\bar{Q}'$), totaler pulmonaler (R_L) und systemischer (R_s) peripherer Gefäßwiderstand

maximale Belastung zu erreichen. In der 5. Minute wurden jeweils die folgenden Messungen ausgeführt: Pulmonalarterien-Druck (Grandjean-Technik), Brachial-arterien-Druckmessung (Riva-Rocci-Technik). Aus dem Pulmonalarterien-Katheter wurden Proben zur Analyse des venösen Mischblutes und aus dem hyperämischen Ohrläppchen zur Analyse des arteriellen Blutes entnommen. Ventilation und Gasaustausch wurden in einem von Schlehe et al. [9] beschriebenen offenen System gemessen.

Die Berechnung aller Meßwerte erfolgte mittels Computer, und die Ergebnisse sind in Tabelle 1 zusammengestellt.

Zur Ermittlung der symptomlimitierten Belastungshöhe waren bis zu drei verschiedene Belastungsstufen notwendig. Nur die submaximale Belastungshöhe wurde zum Vergleich der Medikamentenwirkungen verwendet. Die mittlere Belastung aus dreimaligen Untersuchungen vor Medikation sowie mit NTG bzw. ISDN betrug 35 W (0–75 W). Das Durchschnittsalter der Patienten war 50 Jahre, die mittlere Körpergröße 172 cm, das mittlere Körpergewicht 71 kg.

Dreißig Minuten nach den individuell unterschiedlich hohen Belastungen ohne Medikation erhielten die Patienten 0,5 mg NTG und 5 mg ISDN in einer Tablette (Iso-Nitrolingual, Fa. Pohl-Boskamp). Unmittelbar danach wurden sie gebeten, die gleiche 5 minütige submaximale Belastung auszuführen. Ein drittes Mal wurde

Tabelle 2. Lungenvolumina und Atemwegswiderstand vor und 100 min nach NTG und ISDN (s. Text zur Erklärung der Symbole)

Abkürzungen und Einheiten	Vorausgesehene Normalwerte	Werte vor Therapie		Werte 100 min nach Therapie	
		Absolut $\bar{X} \pm SD$	% Vorausgesehen $\bar{X} \pm SD$	Absolut $\bar{X} \pm SD$	% Vorausgesehen $\bar{X} \pm SD$
FRC (l)	$3,7 \pm 0,4$	$5,8 \pm 0,8$	$155,5 \pm 25,5$	$6,2 \pm 1,0$[c]	$168,5 \pm 31,1$[c]
RV (l)	$2,0 \pm 0,2$	$5,2 \pm 0,8$	$249,6 \pm 44,4$	$5,5 \pm 1,0$[a]	$268,8 \pm 49,3$[b]
IVC (l)	$5,0 \pm 0,6$	$3,1 \pm 0,3$	$59,7 \pm 5,1$	$3,0 \pm 0,4$	$59,9 \pm 6,4$
TLC (l)	$7,0 \pm 0,8$	$8,3 \pm 0,7$	$119,7 \pm 11,3$	$8,5 \pm 0,9$	$121,2 \pm 14,0$
FEV_1 (l)	$3,5 \pm 0,4$	$1,5 \pm 0,3$	$38,7 \pm 6,5$	$1,5 \pm 0,3$	$38,4 \pm 7,0$
FEV_1/IVC (%)	$71,1 \pm 1,8$	$46,4 \pm 3,9$	$65,4 \pm 5,5$	$47,3 \pm 4,8$	$66,7 \pm 6,9$
RV/TLC (%)	$28,7 \pm 2,0$	$60,4 \pm 4,5$	$208,0 \pm 12,7$	$61,3 \pm 4,8$	$211,7 \pm 15,0$
R_{aw} (mB/l/s)	$1,8 \pm 0,2$	$6,0 \pm 0,9$	$346,1 \pm 55,8$	$7,6 \pm 1,4$[c]	$431,7 \pm 80,3$[c]

[a] $p < 0,05$ [b] $p < 0,01$ [c] $p < 0,001$

diese Belastung 90 min nach der ersten Medikation wiederholt und schließlich folgte eine abschließende Messung im Ganzkörper-Plethysmographen 10 min nach Belastungsabbruch. Das bedeutet, daß die Messungen des Atemwegswiderstandes 100 min nach der Erstmedikation wiederholt wurden, um die Wirkung von ISDN auf den Tonus der glatten Bronchialmuskulatur zu untersuchen.

Ergebnisse

Alle Ergebnisse sind als Absolutwerte sowie als Prozentsatz der normalen Sollwerte angegeben [3, 8].

Lungenvolumina und Atemwegswiderstand

Tabelle 2 zeigt einen signifikanten Anstieg der funktionellen Residualkapazität (FRC), des Residualvolumens (RV) sowie des Atemwegswiderstandes (R_{aw}) bei allen Patienten 100 min nach Einnahme von NTG und ISDN. Die Vormedikationswerte weisen deutlich darauf hin, daß alle Patienten eine Atemwegsobstruktion hatten. Die inspiratorische Vitalkapazität (IVC), Totalkapazität (TLC), exspiratorische Sekundenkapazität absolut (FEV_1) sowie in % der inspiratorischen Vitalkapazität (FEV_1/IVC), und der Quotient aus Residualvolumen und Totalkapazität (RV/TLC) blieben unverändert.

Pulmonaler Gasaustausch (Tabelle 3)

Fünf Minuten nach der NTG-Medikation kam es zu einem Anstieg der Minutenventilation ($\bar{V}'_E$) durch eine Beschleunigung der Atemfrequenz (f_b) und des Atemzugvolumens (V_T). Es erfolgte auch ein leichter Anstieg der Sauerstoffaufnahme

Tabelle 3. Messung des pulmonalen Gasaustausches vor, 5 und 90 min nach NTG bzw. ISDN (s. Text zur Erklärung der Symbole)

Symbole	Werte vor Therapie		Werte 5 min nach NTG-Therapie		Werte 90 min nach ISDN-Therapie	
	Absolut $\bar{X}\pm SD$	% Vorausgesehen $\bar{X}\pm SD$	Absolut $\bar{X}\pm SD$	% Vorausgesehen $\bar{X}\pm SD$	Absolut $\bar{X}\pm SD$	% Vorausgesehen $\bar{X}\pm SD$
f_b	$25{,}4 \pm 2{,}0$	$117{,}4 \pm 10{,}3$	$26{,}3 \pm 1{,}5^a$	$121{,}1 \pm 7{,}3$	$27{,}5 \pm 1{,}7^c$	$126{,}4 \pm 8{,}0^c$
$\bar{V}'_E$	$24{,}1 \pm 2{,}1$	$108{,}9 \pm 8{,}5$	$26{,}8 \pm 2{,}0^c$	$125{,}2 \pm 11{,}2^c$	$25{,}7 \pm 1{,}9^a$	$120{,}4 \pm 11{,}8^a$
V_T	$0{,}98 \pm 0{,}11$	$89{,}0 \pm 6{,}8$	$1{,}04 \pm 0{,}10^a$	$99{,}0 \pm 11{,}7^b$	$0{,}96 \pm 0{,}10$	$91{,}6 \pm 11{,}9$
$n''O_2$	$792{,}1 \pm 76{,}5$	$101{,}3 \pm 5{,}5$	$819{,}8 \pm 80{,}7$	$108{,}4 \pm 8{,}8^a$	$820{,}8 \pm 68{,}2$	$111{,}4 \pm 11{,}9^a$
$n'CO_2$	$683{,}7 \pm 68{,}7$	$101{,}6 \pm 5{,}6$	$716{,}0 \pm 66{,}1^a$	$112{,}5 \pm 11{,}8^b$	$673{,}0 \pm 63{,}9$	$106{,}3 \pm 13{,}0$
RQ	$0{,}86 \pm 0{,}02$	$102{,}0 \pm 2{,}9$	$0{,}88 \pm 0{,}02$	$103{,}9 \pm 3{,}4$	$0{,}81 \pm 0{,}03^c$	$95{,}9 \pm 3{,}2^c$
$\bar{V}'_A$	$14{,}2 \pm 1{,}4$	$93{,}8 \pm 6{,}8$	$15{,}6 \pm 1{,}6^b$	$108{,}6 \pm 13{,}0^b$	$14{,}3 \pm 1{,}4$	$99{,}1 \pm 11{,}8$
V	$391{,}4 \pm 36{,}9$	$109{,}3 \pm 8{,}7$	$431{,}5 \pm 34{,}0^c$	$122{,}6 \pm 10{,}4^c$	$421{,}3 \pm 40{,}7^a$	$120{,}4 \pm 13{,}3$
V_D/V_T	$0{,}41 \pm 0{,}03$	$123{,}0 \pm 8{,}9$	$0{,}42 \pm 0{,}03^a$	$125{,}9 \pm 7{,}8$	$0{,}44 \pm 0{,}03^c$	$131{,}1 \pm 8{,}1^c$
$P_{A-a}O_2$	$57{,}9 \pm 7{,}1$	$145{,}8 \pm 16{,}4$	$33{,}5 \pm 3{,}5$	$160{,}4 \pm 17{,}6^b$	$31{,}6 \pm 3{,}8^a$	$150{,}9 \pm 18{,}8$

[a] $p < 0{,}05$ [b] $p < 0{,}01$ [c] $p < 0{,}001$

($n''O_2$) und der Kohlendioxid-Abgabe ($n'CO_2$). Diese Veränderungen schlugen sich auch in einer Steigerung der alveolären Ventilation ($\bar{V}'_A$) nieder. Die Situation des Gasaustausches in der Lunge verschlechterte sich, denn die Totraumventilation (V_D) stieg nach NTG sowohl absolut als auch relativ zum Atemzugvolumen (V_D/V_T) und der alveolär-arteriellen Druckdifferenz ($P_{A-a}O_2$) an.

Neunzig Minuten nach oraler Gabe von ISDN war die Gesamt-Ventilation ($\bar{V}'_E$) im Verhältnis zu den unter gleicher Belastung vor Therapie gefundenen Werten immer noch erhöht, hauptsächlich durch eine beschleunigte Atemfrequenz (f_b). Der respiratorische Quotient (RQ) war herabgesetzt, insbesondere wegen der gesteigerten Sauerstoffaufnahme ($n''O_2$). Der Gasaustausch in der Lunge war nach ISDN gestörter als vor der Medikation, doch lag eine bessere Situation als unmittelbar nach NTG-Medikation vor (V_D, V_D/V_T, $P_{A-a}O_2$).

Kleiner Kreislauf (Tabelle 4)

Fünf Minuten nach NTG-Therapie waren mittlerer, systolischer und diastolischer Pulmonalarteriendruck (P_{pa}, $P_{pa}s$, $P_{pa}d$) sowie der pulmonale Gesamtwiderstand (R_L) signifikant gegenüber den Sollwerten vermindert. Das Herzzeitvolumen ($\bar{Q}'$) blieb konstant, da das Schlagvolumen (SV) abfiel und die Herzfrequenz (f_h) in gleichem Maße anstieg (Tabelle 5). Das gleiche gilt für den Anstieg der O_2-Aufnahme ($n''O_2$, Tabelle 3) und die arteriovenöse Sauerstoffgehaltsdifferenz ($C_{a-\bar{v}}O_2$). Der arterielle Sauerstoffpartialdruck (P_aO_2) blieb unverändert dank leicht erhöhter zentraler Atemstimulation (P_aCO_2, $P_{\bar{v}}CO_2$), was auch die signifikante Erhöhung der CO_2-Abgabe erklärt.

Neunzig Minuten nach ISDN-Medikation beobachteten wir praktisch den gleichen Rückgang des pulmonalen Gesamtwiderstandes (R_L) wie nach NTG. Dies be-

Tabelle 4. Messungen des pulmonalen Kreislaufs vor, 5 und 90 min nach NTG bzw. ISDN (s. Text zur Erklärung der Symbole)

Symbole	Werte vor Therapie		Werte 5 min nach NTG-Therapie		Werte 90 min nach ISDN-Therapie	
	Absolut	% Voraus-gesehen	Absolut	% Voraus-gesehen	Absolut	% Voraus gesehen
	$\bar{X} \pm SD$	$\bar{X} \pm SD$	$\bar{X} \pm SD$	$\bar{X} \pm SD$	$\bar{X} \pm SD$	$\bar{X} \pm SD$
$pH_{\bar{v}}$	7,35 ± 0,01	100,27 ± 0,13	7,34 ± 0,01	100,15 ± 0,15	7,35 ± 0,01	100,31 ± 0,16
$P_{\bar{v}}O_2$	31,2 ± 1,0	96,2 ± 3,3	30,3 ± 1,2	93,3 ± 3,7	31,4 ± 1,3	97,0 ± 4,5
$P_{\bar{v}}CO_2$	48,0 ± 2,2	105,0 ± 4,5	47,0 ± 1,9[a]	102,9 ± 4,1[a]	47,1 ± 1,5[a]	103,1 ± 3,2[a]
$P_{pa}s$	48,3 ± 5,7	175,8 ± 21,3	33,7 ± 4,5[c]	125,0 ± 16,8[c]	47,1 ± 6,5	169,9 ± 23,2
$P_{pa}d$	20,1 ± 2,8	188,0 ± 27,3	13,0 ± 2,2[c]	121,2 ± 20,6[c]	18,2 ± 3,1[a]	168.0 ± 28,8[a]
$\bar{P}_{pa}$	32,0 ± 3,8	174,4 ± 20,4	23,2 ± 3,8[c]	126,3 ± 20,5[c]	30,5 ± 4,4[a]	165,1 ± 23,1[b]
$\bar{R}_L$	272,4 ± 41,8	170,6 ± 24,1	194,9 ± 43,5[c]	123,7 ± 27,6[c]	207,9 ± 22,6[c]	132,3 ± 14,2[b]
$C_{a-\bar{v}}O_2$	76,2 ± 2,8	95,5 ± 4,3	79,4 ± 4,9	101,6 ± 7,1[a]	71,4 ± 5,0[a]	91,1 ± 9,3

[a] $p < 0,05$ [b] $p < 0,01$ [c] $p < 0,001$

Tabelle 5. Messungen des systemischen Kreislaufs vor, 5 und 90 min nach NTG bzw. ISDN (s. Text zur Erklärung der Symbole)

Symbole	Werte vor Therapie		Werte 5 min nach NTG-Therapie		Werte 90 min nach ISDN-Therapie	
	Absolut	% Voraus-gesehen	Absolut	% Voraus-gesehen	Absolut	% Voraus gesehen
	$\bar{X} \pm SD$	$\bar{X} \pm SD$	$\bar{X} \pm SD$	$\bar{X} \pm SD$	$\bar{X} \pm SD$	$\bar{X} \pm SD$
pH_a	7,39 ± 0,01	100,36 ± 0,15	7,40 ± 0,01	100,38 ± 0,17	7,39 ± 0,01	100,37 ± 0,13
P_aO_2	66,5 ± 3,6	87,0 ± 4,7	66,1 ± 3,6	86,5 ± 4,8	64,2 ± 3,4[b]	84,0 ± 4,5[b]
P_aCO_2	41,5 ± 1,3	110,5 ± 3,7	39,9 ± 1,2[c]	106,2 ± 3,4[c]	40,6 ± 1,1[b]	108,0 ± 3,0[b]
f_h	99,9 ± 5,9	105,1 ± 6,0	110,4 ± 6,3[c]	116,5 ± 6,7[c]	100,5 ± 7,0	105,1 ± 6,0
$P_{ba}s$	169,0 ± 5,5	103,7 ± 4,2	168,5 ± 6,4	103,2 ± 4,3	162,5 ± 6,4[c]	99,8 ± 4,9[c]
$P_{ba}d$	92,0 ± 2,9	97,3 ± 3,2	90,0 ± 3,2[b]	95,2 ± 3,6[b]	88,0 ± 2,5[c]	93,1 ± 3,0[c]
$\bar{P}_{ba}$	130,5 ± 3,9	111,1 ± 3,8	129,2 ± 4,4	110,0 ± 4,0	125,2 ± 4,2[c]	106,8 ± 4,2[c]
$\bar{R}_s$	139,7 ± 166,1	106,4 ± 7,1	1050,5 ± 75,2[a]	101,2 ± 4,8	927,1 ± 111,0[c]	89,0 ± 9,1[c]
$\bar{Q}'$	10,3 ± 0,9	103,9 ± 6,6	10,4 ± 1,0	106,5 ± 7,4	12,1 ± 1,2[b]	123,0 ± 10,0[b]
SV	104,8 ± 10,7	104,2 ± 9,7	97,1 ± 12,1[a]	97,5 ± 11,8[a]	120,9 ± 10,3[b]	121,8 ± 10,6[b]
BE_1	–	128,4 ± 8,8	–	123,3 ± 9,1[a]	–	127,5 ± 7,5
HCO_3^-	–	108,4 ± 3,7	–	104,6 ± 3,1[b]	–	107,5 ± 2,7

[a] $p < 0,05$ [b] $p < 0,01$ [c] $p < 0,001$

ruht weniger auf einem Abfall des pulmonalen Perfusionsdrucks als auf dem Anstieg des Herzzeitvolumens ($\bar{Q}'$). Die Herzfrequenz (f_h) stieg nicht an, doch stieg das Schlagvolumen (SV) gegenüber den vor Medikation gemessenen Werten an. Auch nach ISDN kam es zu einer etwas erhöhten zentralen Atemstimulation (P_aCO_2, $P_{\bar{v}}CO_2$) und, im Gegensatz zur NTG-Wirkung, zu einem leichten Abfall des arteriellen O_2-Partialdrucks (P_aO_2), was auf eine weitere Verschlechterung des Gasaustausches in der Lunge hinweist.

Großer Kreislauf (Tabelle 5)

Nach NTG fällt der systemische Gefäßwiderstand (R_s) ab. Dies ist vorwiegend auf einen Abfall des diastolischen Drucks in der Brachialarterie ($P_{ba}d$) zurückzuführen. Das Herzzeitvolumen bleibt konstant, doch steigt die Herzfrequenz (f_h) an, und das Schlagvolumen (SV) fällt ab. Der leichte Rückgang des arteriellen CO_2-Partialdrucks (P_aCO_2) innerhalb normaler Werte kann, wie bereits bemerkt, durch eine erhöhte zentrale Atemstimulation erklärt werden.

Neunzig Minuten nach ISDN-Medikation kam es zu einem ausgeprägteren Rückgang des systemischen Gefäßwiderstandes (R_s) als nach NTG. Ursache dafür ist ein Abfall der linksventrikulären Auswurfdrücke ($\bar{P}_{ba}$, $P_{ba}s$, $P_{ba}d$) bei gleichzeitigem Anstieg des Herzzeitvolumens ($\bar{Q}'$). Der Anstieg des Herzzeitvolumens ist Folge der vermehrten Sauerstoffaufnahme und kommt durch das höhere Schlagvolumen bei konstanter Herzfrequenz zustande.

Diskussion

Unsere hämodynamischen Befunde nach NTG- und ISDN-Medikation stimmen mit denen anderer Autoren [2, 5, 6] überein. Der deutliche Abfall des Pulmonalarteriendrucks ist vorwiegend eine Folge der verbesserten linksventrikulären Funktion, vermutlich durch Verminderung des enddiastolischen Füllungsdrucks. Wir haben wenig Beweise dafür, daß der pulmonale präkapilläre Widerstand bei unseren Patienten mit chronischer Bronchitis durch NTG oder ISDN erheblich reduziert wurde. Der pulmonale kapilläre Druck ist bei Patienten mit Atemwegsobstruktion ein umstrittener Wert hinsichtlich seiner Aussagefähigkeit über den linken Vorhofdruck. Die Amplitude zwischen systolischem und diastolischem Druck verändert sich nicht. Dies läßt die Vermutung zu, daß der präkapilläre Gefäßwiderstand ziemlich unverändert bleibt, auch ohne daß der linksatriale Druck gemessen wird. Daum et al. [1] konnten bei Lungenfibrosen keine Veränderungen des präkapillären pulmonalen Gefäßwiderstandes nach ISDN-Medikation nachweisen. Wiederholte Belastungen haben eine gewisse Wirkung auf den Pulmonalarteriendruck und Gasaustausch (Abb. 1) [4, 10]. Da sich unsere Patienten vor der ersten vergleichenden Messung einer oder zwei Belastungen unterzogen, dürfte der Einfluß wiederholter Belastungen hier weniger wichtig gewesen sein als die Wirkungen von NTG und ISDN. Standardbikarbonatbestimmungen (HCO_3^-) und Basenüberschuß (BE) sowie die Analyse des pH im arteriellen und im venösen Mischblut zeigten, daß wiederholte Belastungen keinen erheblichen Anstieg der Laktat-Produktion bei unseren Patienten bewirkten. Die erhöhte Sauerstoffaufnahme ($n'O_2 = Q \cdot C_{a-\bar{v}}O_2$) ist kein besonderer Vorteil bei Patienten mit gesteigerter Atemarbeit infolge Atemwegsobstruktion. Außerdem wurde die Atemwegsobstruktion durch ISDN nicht vermindert, sondern eher gesteigert. NTG und ISDN vermindern die Effizienz des pulmonalen Gasaustausches, weil sie den pulmonalen Perfusionsdruck herabsetzen und störend in den alveolär-vaskulären Reflex (v. Euler-Liljestrand) eingreifen. Ihre therapeutische Indikation bleibt somit insbesondere

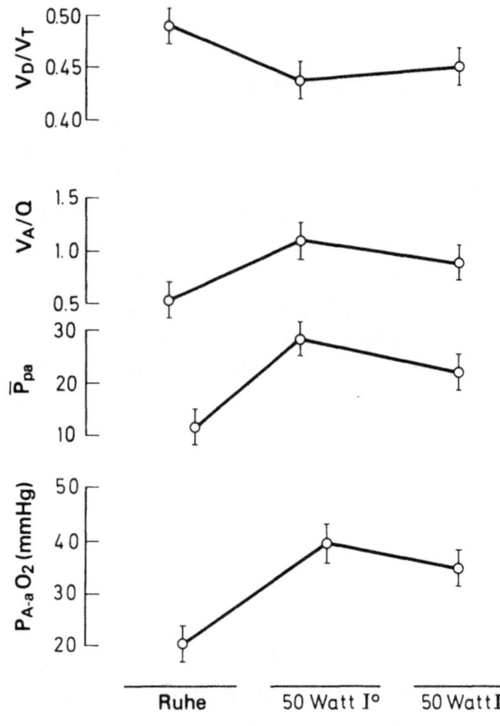

Abb. 1. Wiederholte Belastungen mit 50 W bei 6 Patienten mit obstruktivem Ventilationsdefekt vermindern den Pulmonalarteriendruck ($\bar{P}_{pa}$), die alveolär-arterielle O_2-Differenz ($P_{A-a}O_2$) und das Ventilation-Perfusions-Verhältnis (V_A/Q). Das Verhältnis Totraum/Atemzugvolumen (V_D/V_t) bleibt unverändert

den Patienten mit linksventrikulärer Insuffizienz vorbehalten. Nitrate sollten nicht bei Patienten mit rein präkapillärer pulmonaler Hypertonie als Folge von obstruktiven Lungenkrankheiten gegeben werden.

Zusammenfassung

Zehn Patienten mit chronisch obstruktiver Lungenerkrankung, einem mittleren Atemwegswiderstand (R_{aw}) von $6 \pm 0,9$ mB/l/s und einem relativen forcierten Expirationsvolumen in % der inspiratorischen Vitalkapazität von $46 \pm 4\%$ erhielten oral eine Kombination von 0,5 mg Nitroglycerin (NTG) und 5 mg Isosorbiddinitrat (ISDN). Vor, unmittelbar nach sowie 9 min nach der oralen Einnahme von NTG und ISDN wurde eine 5 minütige submaximale Belastung zur Prüfung der Hämodynamik, der ventilatorischen und Gasaustausch-Veränderungen in der Lunge nach NTG bzw. ISDN ausgeführt. NTG verminderte ($p < 0,001$) den mittleren Pulmonalarteriendruck ($\bar{P}_{pa}$) und den gesamten Pulmonalgefäßwiderstand (R_1) von $32 \pm 3,8$ auf $23 \pm 3,8$ mm Hg ($\bar{P}_{pa}$) bzw. $272,4 \pm 41,8$ auf $194,9 \pm 43,5$ dyn $\cdot$ s $\cdot$ cm^{-5}. Die Gesamtventilation ($\bar{V}'_E$) und die Ventilation des toten Raumes (V_D) stiegen von $24,1 \pm 2,1$ auf $26,8 \pm 2$ l/min (V'_E) bzw. $0,39 \pm 0,03$ auf $0,42 \pm 0,03$ l/min (V_D) an. ISDN senkte R_1 in gleichem Umfang wie NTG. Die Wirkung auf $\bar{P}_{pa}$, $\bar{V}_E$ und V_D war nach ISDN und NTG praktisch gleich, doch weniger ausgeprägt als die Akutwirkung von NTG. Hundert Minuten nach Einnahme von NTG und ISDN stieg der R_{aw} von $6\pm0,9$ auf $7,6\pm1,4$ mB/l/s und die funktionelle Residualkapazität von $5,77\pm0,8$ auf $6,2\pm1$ l an. Die hämodynamischen Veränderungen stehen in Einklang mit den Befunden anderer Autoren und unseren eigenen früheren Befunden. Der präkapilläre pulmonale Gefäßwiderstand wurde durch NTG und ISDN nicht verändert. Die Verschlechterung der Ventilations- und Atemwegswiderstandswerte nach NTG und ISDN bestätigt erneut, daß diese Medikamente für Patienten mit Linksherzinsuffizienz und Lungenstauung, nicht jedoch für Patienten mit pulmonaler Hypertonie infolge Atemwegsobstruktion hilfreich sind.

Literatur

1. Daum S, Georg R, Zagel M, Lutilsky L (1977) Isosorbiddinitrat in der Therapie der präkapillären pulmonalen Hypertonie. Atemwegs Lungenkrankh 4:137
2. Konietzko N, Schlehe H, Härich B, Matthys H (1975) Effect of isosorbide dinitrate on hemodynamics and respiration of patients with coronary artery disease and of patients with chronic cor pulmonale. Respiration 32:368–377
3. Matthys M, Fischer I, Ulrichs HCh, Rühle KH (1979) Functional patterns of different lung diseases for computer assisted diagnostic procedures. Prog Respir Res 11:188–201
4. Matthys H, Todisco T, Rühle KH (1979) Selection of patients who could benefit from long-term oxygen treatment. Bull Eur Physiopathol Respir 14:140–141
5. Olesch K, Belz GG, Heesemann E (1972) Einfluß von Isosorbid-dinitrat auf den Pulmonalarteriendruck beim chronischen Cor pulmonale. Arzneimittelforsch 11:1876–1879
6. Pantzer M (1978) Wirkung von Isosorbiddinitrat auf den Pulmonalarteriendruck. Med Welt 29:1494–1498
7. Pantzer M (1980) Untersuchungen über die Wirkung von Isosorbiddinitrat bei Patienten mit chronisch obstruktiver Lungenkrankheit. In: Rudolph W, Schrey A (Hrsg) Nitrate II. Urban & Schwarzenberg, München, S 54
8. Rühle KH, Fischer I, Matthys H (1980) Sollwerte kardiopulmonaler Meßgrößen in Ruhe und unter Belastung zur Anwendung für Kleincomputer. Atemwegs Lungenkrankh 6:90–94
9. Schlehe H, Matthys H, Härich B, Nissen H, Konietzko N (1973) Vergleichende Herzminutenvolumenbestimmung in Ruhe und bei körperlicher Belastung mittels Thermodilution und Fickschem Prinzip. Schweiz Med Wochenschr 103:1773
10. Widimsky J, Berglund E, Malmberg R (1963) Effect of repeated exercise on the lesser circulation. J. Appl Physiol 18:983

Wirkungsvergleich von Nitroglycerin und Aminophyllin bezüglich Hämodynamik und Lungenfunktion bei Patienten mit chronisch obstruktiver Lungenerkrankung

B. Niehues, W. Jansen, H. Oberhoffer, R. Thoma, H. J. Küpper und D. W. Behrenbeck

Einleitung

Vor kurzem konnten wir die günstigen Wirkungen von Nitroglycerin (NTG) auf die Lungenfunktion bei Patienten mit chronisch obstruktiven Lungenerkrankungen (COLE) nachweisen [3]. Sieben Minuten nach NTG-Applikation kam es zu einer signifikanten Reduzierung der Atemwegswiderstände und einem signifikanten Anstieg der Vitalkapazität sowie des forcierten Expirationsvolumens, gemessen mittels Ganzkörper-Plethysmographie. Diese Veränderungen waren von einer Verringerung des mittleren Pulmonal-Arteriendrucks ($\overline{PAP}$), des pulmonalen Gefäßwiderstandes und der respiratorischen PAP-Schwankungen begleitet.

Da Hämodynamik und Lungenfunktion nicht gleichzeitig bestimmt wurden, war es Ziel dieser Studie, die simultanen Veränderungen der Lungenfunktion und der hämodynamischen Parameter nach oraler Gabe von 0,8 mg NTG nachzuweisen und diese Befunde mit den Wirkungen einer Steady-state-Infusion von Aminophyllin (Aph) zu vergleichen.

Patienten und Methodik

Die Studie umfaßte 10 Patienten, 9 Männer und 1 Frau, mit einem durchschnittlichen Alter von 62 Jahren (40–74 Jahre). Am Vorabend der Untersuchung wurde die broncholytische Therapie abgesetzt. Die Messung der Atemwegswiderstände erfolgte mittels Siregnost (Siemens) mehrere Male vor sowie 5 min nach oraler Gabe von 0,8 mg NTG. Diese Meßmethode des bronchialen Widerstandes basiert auf der Aufzeichnung eines oszillometrischen Volumenimpulses, der zerlegt wird in den bekannten Widerstand des Atemtubus und den bronchopulmonalen Widerstand.

Die folgenden hämodynamischen Parameter wurden ermittelt: Herzfrequenz (HF), systemischer Blutdruck nach Riva-Rocci, phasischer und mittlerer Pulmonalarteriendruck ($\overline{PAP}$) mittels Einschwemmkatheter, Sauerstoffverbrauch, Herzzeitvolumen (HZV) nach dem Fickschen Prinzip sowie Pulmonalarterienwiderstand. Nach einer 45 minütigen Erholungszeit wurden die Untersuchungen mit einer Aminophyllin-Infusion von 480 mg über 20 min und zur Erhaltung eines Steady state mit 240 mg über weitere 100 min fortgeführt. Die simultane Messung der Hämodynamik und der Atemwegswiderstände erfolgte 60 min nach Beginn der Aminophyllin-Infusion.

Ergebnisse

Die NTG-Applikation war von einer deutlichen Verringerung des mittleren Pulmonalarteriendrucks von 22 auf 16 mm Hg gefolgt. Während der Aph-Infusion wurde eine signifikante Veränderung des mittleren Pulmonalarteriendrucks von 20 auf 15 mm Hg beobachtet (Abb. 1). Beim Vergleich der prozentualen Veränderungen des mittleren Pulmonalarterienwiderstandes nach NTG und Aph kann mit statistischer Signifikanz nachgewiesen werden, daß der Abfall des mittleren Pulmonalarteriendrucks nach NTG ausgeprägter ist als nach Aph. Der pulmonale Gefäßwiderstand fiel signifikant von 244 auf 155 und von 240 auf 180 dyn·s·cm^{-5} ab. Hinsichtlich ihrer Wirkung auf den pulmonalen Widerstand konnte kein Unterschied zwischen den beiden Arzneisubstanzen ermittelt werden (Abb. 2).

Die Herzfrequenz (HF) stieg sowohl nach NTG als auch nach Aph an, doch war dieser Anstieg statistisch nicht signifikant (Abb. 3).

Der mittlere arterielle Blutdruck fiel nach NTG von 108 auf 101 mm Hg signifikant ab, während er nach Aph konstant blieb. Die Differenz der blutdrucksenkenden Wirkung beider Medikamente war nicht signifikant (Abb. 4).

Beim Herzindex (CI) erfolgte eine mäßige Verringerung von 3,1 auf 2,7 l/min/m² nach NTG und ein leichter Anstieg von 2,6 auf 2,8 l/min/m² nach Aph. Die prozentualen Veränderungen unterschieden sich jedoch signifikant, da ein 9%iger Abfall nach NTG einem 11%igen Anstieg nach Aph gegenüberstand (Abb. 5).

Die gegenteilige Wirkung der beiden Medikamente auf den systemischen Gefäßwiderstand ist in Abb. 6 dargestellt. Während NTG einen nicht signifikanten

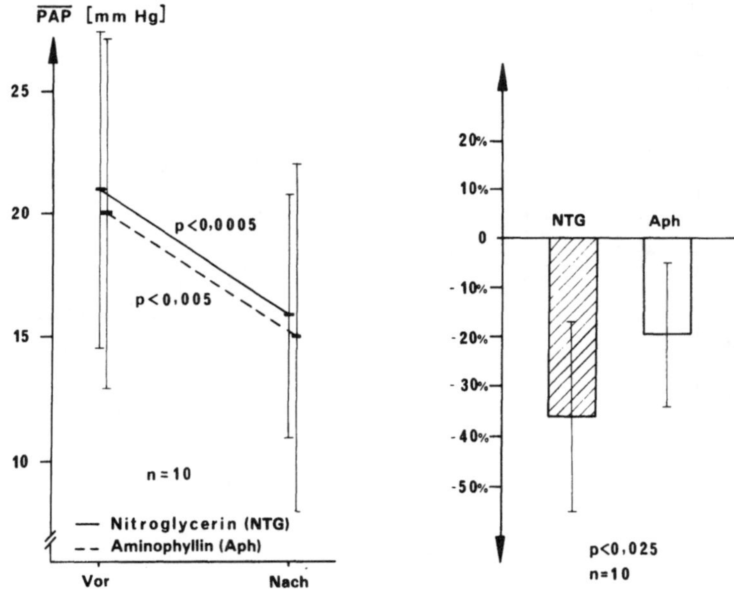

Abb. 1. Wirkungen von Nitroglycerin und Aminophyllin auf den mittleren Pulmonalarteriendruck ($\overline{PAP}$, *links*) und prozentuale Veränderungen nach Applikation beider Präparate (*rechts*)

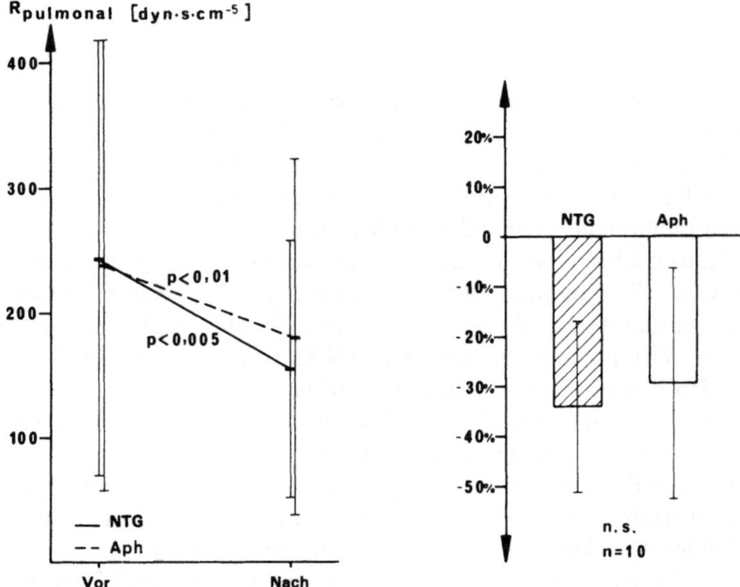

Abb. 2. Wirkungen von Nitroglycerin und Aminophyllin auf den pulmonalen Gefäßwiderstand ($R_{pulmonal}$, *links*) und prozentuale Veränderungen nach beiden Präparaten

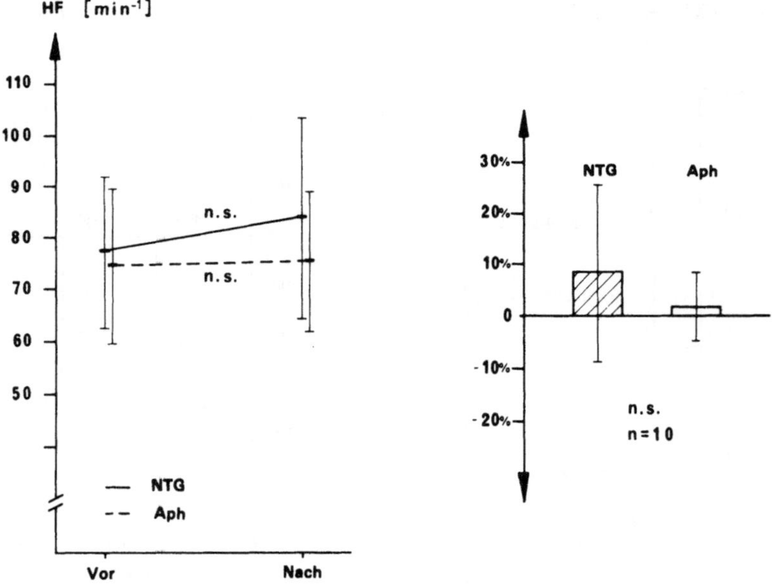

Abb. 3. Wirkungen von Nitroglycerin und Aminophyllin auf die Herzfrequenz (*HF*) und prozentuale Veränderungen nach beiden Präparaten

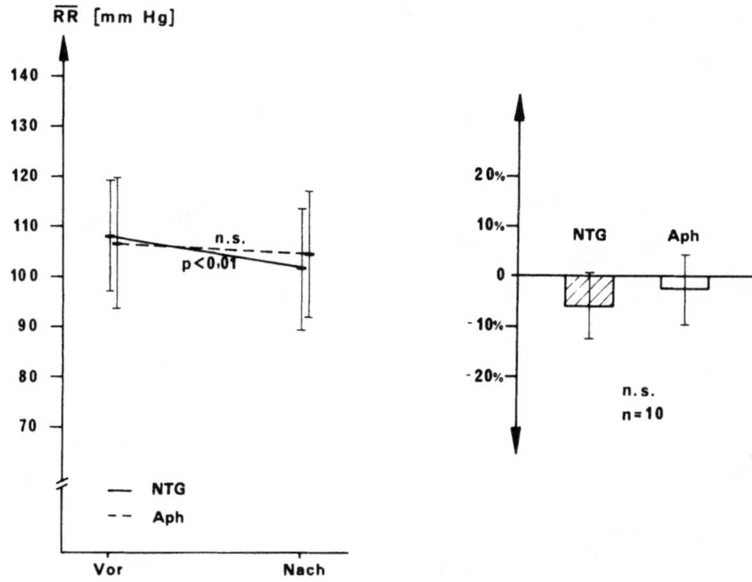

Abb. 4. Wirkungen von Nitroglycerin und Aminophyllin auf den mittleren arteriellen Blutdruck ($\overline{RR}$) und prozentuale Veränderungen nach beiden Präparaten

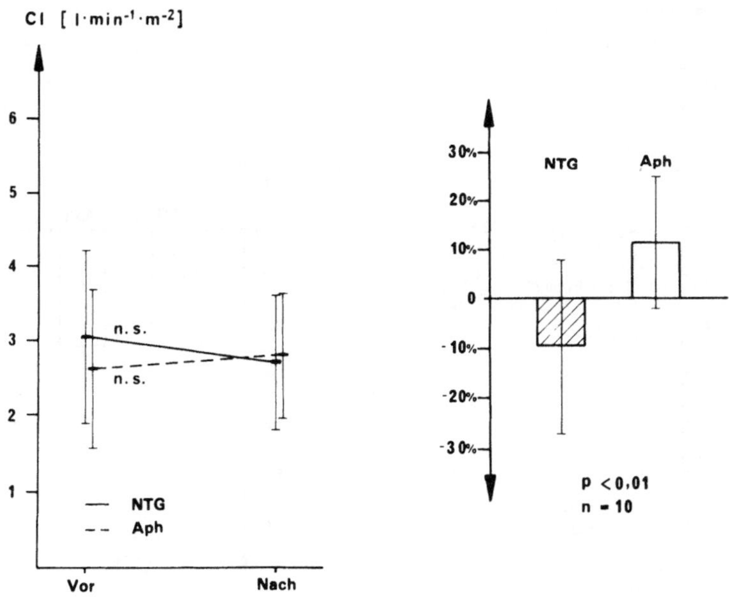

Abb. 5. Wirkungen von Nitroglycerin und Aminophyllin auf den Herzindex (*CI*) und prozentuale Veränderungen nach beiden Präparaten

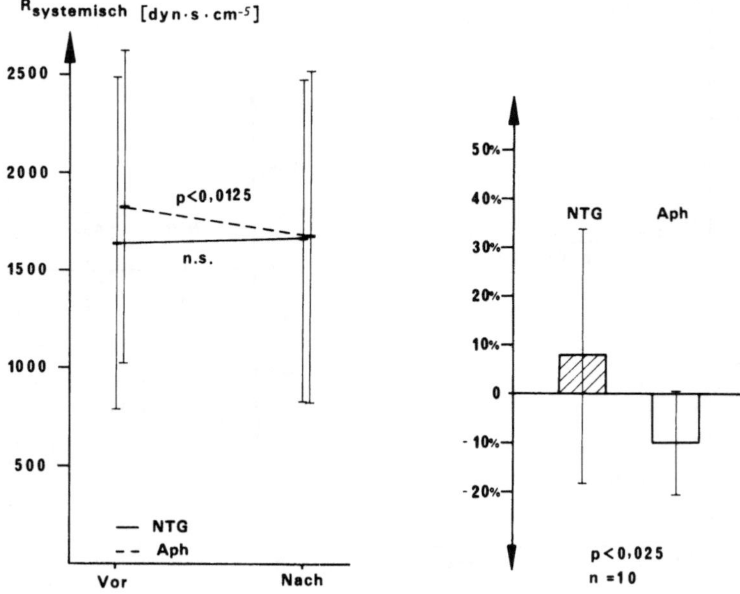

Abb. 6. Wirkungen von Nitroglycerin und Aminophyllin auf den peripheren Gesamtwiderstand ($R_{systemisch}$) und prozentuale Veränderungen nach beiden Präparaten

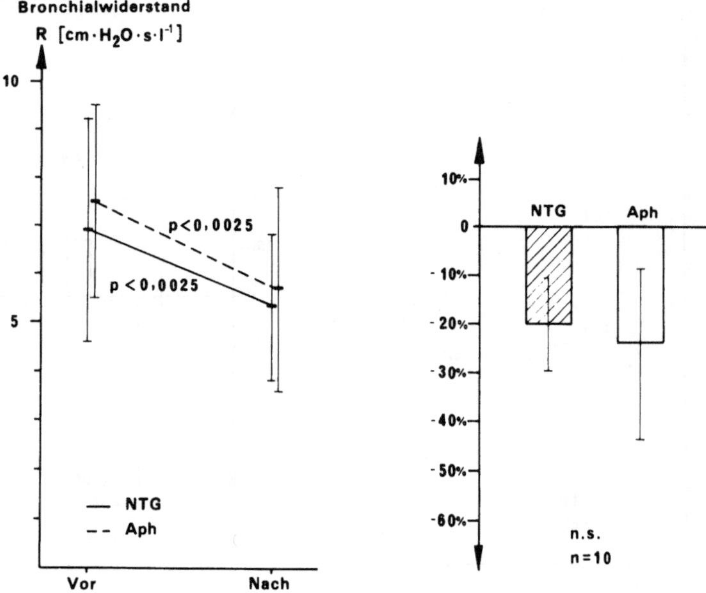

Abb. 7. Wirkungen von Nitroglycerin und Aminophyllin auf den Bronchialwiderstand (R) und prozentuale Veränderungen nach beiden Präparaten

Anstieg bewirkte, kam es während der Aph-Infusion zu einem Abfall von 1 823 auf 1 679 dyn·s·cm^{-5}. Die von beiden Präparaten verursachten prozentualen Veränderungen unterschieden sich statistisch signifikant voneinander.

Die gleichzeitig mit der Hämodynamik gemessenen Bronchialwiderstände wiesen ebenfalls einen Abfall von 7 auf 5,4 Einheiten nach NTG und von 7,5 auf 5,7 Einheiten nach Aph auf. Die prozentualen Veränderungen nach beiden Medikamenten waren etwa gleich groß (Abb. 7).

Besprechung der Ergebnisse

In dieser Studie wurden die Wirkungen einer Einzeldosis NTG mit denen einer länger dauernden Applikation von Aph verglichen. Es wurde angestrebt, eine maximale Bronchodilatation zugleich mit einer maximalen hämodynamischen Wirkung zu erzielen, was 5 min nach NTG-Applikation und/bzw. 60 min nach Beginn einer Aph-Infusion mit der erwähnten Dosis möglich war. Diese Ergebnisse bestätigten unsere früheren Beobachtungen, daß nach Gabe von NTG bei Patienten mit COLE ein Abfall des $\overline{\text{PAP}}$ mit einer Besserung der Lungenfunktion vergesellschaftet ist, nachweisbar durch Verringerung der Atemwegswiderstände. Durch Reduzierung der Atemwegswiderstände wird der intrathorakale Druck vermindert und der Pulmonalgefäßwiderstand reduziert. Dies führt zu einem Abfall des Pulmonalarteriendrucks. NTG wirkt vorwiegend auf die postkapillären Gefäße über ein venöses Pooling mit Verringerung des Herzindex. NTG erweitert die Venen; die Morphologie des pulmonalen Gefäßbettes gleicht der des Venensystems. Der signifikante Abfall des systemischen Blutdrucks beruht auf einer Reduzierung des Schlagvolumens. Ein direkter präkapillärer vasodilatatorischer Effekt im systemischen Kreislauf kann ausgeschlossen werden, da der periphere Gesamtwiderstand unverändert bleibt.

Im Gegensatz dazu wirkt Aph auf die präkapillären Gefäße. Der systemische Gefäßwiderstand fällt ab, und der Herzindex steigt an. Allerdings unterscheidet sich die Verringerung des pulmonalen Gefäßwiderstandes nach beiden Arzneimitteln nicht signifikant. Es soll darauf hingewiesen werden, daß – zum Unterschied von NTG – Aph einen erhöhten PAP nicht zu reduzieren vermag, wenn der Druckanstieg auf einem erhöhten linksatrialen Druck beruht [1, 2]. Ursache für diese Wirkung des NTG ist das venöse Pooling. Die Verringerung des Atemwegswiderstandes sowohl durch NTG als auch durch Aph ist durch eine direkte Wirkung auf die Bronchien zu erklären.

NTG und Aph haben gleichartige Wirkungen auf das pulmonale Gefäßbett und die Lungenfunktion. Zum Unterschied von Aph hat NTG keine direkte Wirkung auf die präkapillären arteriellen Gefäße, obwohl der arterielle Blutdruck signifikant abfällt. Dies ist jedoch das Ergebnis des reduzierten Schlagvolumens. Die zentralnervösen Wirkungen von Aph könnten die Ursache für das konstante Blutdruckverhalten trotz des deutlichen Abfalls des peripheren Gesamtwiderstandes sein.

Wegen seiner blutdrucksenkenden Wirkung sollte NTG bei hypotensiven Patienten mit COLE nicht angewendet werden.

Literatur

1. Hempelmann G, Frerk C, Piepenbrock S, Schleussner E (1978) Beeinflussung von Herz-Kreislauf-Parametern durch Aminophyllin. Prakt Anaesth 13:437
2. Metzler H, Hermann W, Hudabiunnig K, Stenzl W, Tscheliessnig K, Germann R (1980) Einfluß von Nitroglyzerin auf den Pulmonalarteriendruck vor und nach experimenteller Pneumektomie – ein Vergleich mit Aminophyllin. Herz-Kreislauf 12:70
3. Niehues B, Römer C-F, Thoma R, Behrenbeck DW, Hilger HH (1979) Nitroglycerin bei chronisch obstruktiver Lungenerkrankung. Dtsch Med Wochenschr 104:691

Wirkung von Nitroglycerin auf zentrale Hämodynamik und $\dot{V}_A/\dot{Q}$ der Lungen im postoperativen Stadium nach koronarem Bypass

A. Holmgren, E. Anjou, L. Broman und S. Lundberg

Einleitung

Alveoläre Hypoxie verursacht eine Vasokonstriktion im pulmonalen Gefäßbett [7]. Diese Erscheinung ist unter der Bezeichnung „hypoxische pulmonale Vasokonstriktion" (HPV) bekannt. Die hypoxische pulmonale Vasokonstriktion ist ein sehr potenter Mechanismus, der die Durchblutung einer ganzen hypoxischen Lunge komplett zu unterbrechen vermag, wenn diese Hypoxie – wie z. B. bei einem Bronchialadenom, das einen Bronien-Hauptstamm verengt, aber nicht verschließt – chronisch ist.

Das Einleiten einer Anästhesie hat einen Atemwegsverschluß, Ausbildung von Atelektasen [8], Beimischung venösen Blutes und arterielle Hypoxämie zur Folge. Diese Hypoxämie ist das Ergebnis der Perfusion von Lungengebieten mit niedrigem $\dot{V}_A/\dot{Q}$ und der Bildung eines Rechts-links-Shunts ($\dot{Q}_{SH}$) in der Lunge. HPV besteht vermutlich in diesen unterventilierten Gebieten. Die Gabe von Sauerstoff vermindert die Auswirkungen der regionalen Hypoventilation, erhöht den Sauerstoffdruck im Gewebe und den Sauerstoffdruck im venösen Mischblut und kann die HPV somit z. T. oder gänzlich beseitigen, wobei die venöse Beimischung vergrößert wird. Darüber hinaus kann die Beatmung mit sauerstoffangereicherter Luft eine Shunt-Zirkulation in Gang setzen oder vergrößern, indem sie einen Absorptionskollaps in Lungengebieten mit niedrigem Ventilations-Perfusions-Verhältnis verursacht [5].

Die Anwendung von Vasodilatatoren wie Natrium-Nitroprussid (NPN) oder Nitroglycerin (NTG) während kardialer, pulmonaler oder oto-rhino-laryngologischer Operationen sowie nach gefäßchirurgischen Eingriffen [10, 14] hat einen Abfall der arteriellen Sauerstoffspannung, verstärkten Rechts-links-Shunt und verminderten pulmonalen Gefäßwiderstand (PVR) zur Folge.

Es wurde vermutet, daß diese Erscheinungen der Hypothese entsprechen, daß Nitrate die HPV zu hemmen vermögen.

Die vorliegende Studie sollte dazu dienen, die venöse Beimischung während der postoperativen Phase (21 h nach Operation) bei Patienten nach selektiver koronarer Bypass-Chirurgie zu quantifizieren, den Anteil von Shunt und Perfusion in Gebieten mit niedrigem $\dot{V}_A/\dot{Q}$ an der venösen Beimischung zu ermitteln und die Wirkung einer Nitroglycerin-Dauerinfusion auf $\dot{Q}_{SH}$ und $\dot{V}_A/\dot{Q}$ zu beobachten. Zu diesem Zweck verwendeten wir die von Wagner und West [11] entwickelte Inert-Gas-Technik, die es gestattet, die Verteilung der Durchblutung ($\dot{Q}$) und der Ventilation

($\dot{V}$) in 50 Kompartimente mit $\dot{V}_A$-$\dot{Q}$-Unterschieden zwischen 0,005 und 100 zu bestimmen.

Patienten

Wir untersuchten insgesamt 10 Patienten. Neun davon waren Männer mit einem mittleren Alter von 55 ± 8 Jahren, ohne Lungenerkrankungen in der Anamnese; 3 waren Raucher, und 6 hatten das Rauchen mindestens 6 Monate vor der Studie aufgegeben. Eine Patientin hatte asymptomatisches Asthma. Über sie wird gesondert berichtet.

Alle Patienten unterzogen sich einer selektiven Bypass-Operation für hochgradige koronare Herzkrankheit (KHK).

Anästhesie und postoperative Versorgung

Neunzig Minuten nach Prämedikation mit 10–15 mg Morphin und 0,4–0,6 mg Scopolamin, je nach Alter und Körpergewicht, wurde bei 5 Patienten die Anästhesie mit 10 mg Diazepam, 0,1–0,2 mg Fentanyl und, bei Bedarf, 50–175 mg Thiopental eingeleitet. Die endotracheale Intubation erfolgte unter Muskelrelaxation mit Pancuronium-Bromid 0,1 mg$\cdot$kg^{-1} Körpergewicht.

Die Anästhesie wurde mit kleinen Dosen Fentanyl und Stickstoffoxid in 50 Vol.-% Sauerstoff aufrechterhalten. Bei 4 Patienten wurde die Anästhesie mit hohen Dosen Fentanyl eingeleitet und unterhalten. Die Gesamtdosis während der Operation betrug 60–100 µg$\cdot$kg^{-1} Körpergewicht. Diese Patienten wurden mit 50 Vol.-% Sauerstoff in der Atemluft beatmet. Bei allen Patienten wurde die Beatmung kontrolliert. Während des kardiopulmonalen Bypass waren die Lungen kollabiert und weder beatmet noch perfundiert.

Die Anästhesie wurde mit Pentobarbital, 5 mg$\cdot$kg^{-1} Körpergewicht, unterhalten, unter anderem auch zum Schutz des Gehirns gegen akzidentelle Hypoxie während der Bypass-Operation. Nach Beendigung des kardiopulmonalen Bypass, bei einer mittleren Perfusionsdauer von 138 ± 45 min, sowie während der postoperativen Phase wurden die Patienten mit einem Luft-Sauerstoff-Gemisch beatmet, das eine physiologische Blutgas-Zusammensetzung gewährleisten sollte. Zur Analgesie wurde Morphin verwendet, das 2–3 h vor der Untersuchung durch Fentanyl ersetzt wurde. Diazepam wurde bei Bedarf gegeben. Zur Flüssigkeits-Substitution gaben wir 10%ige Glucose-Lösung in Wasser (600 ml$\cdot$m^2 Körperoberfläche). Blutverluste wurden durch Gesamtblut, Plasma oder 5%ige Albumin-Lösung in Glucose, je nach Hämoglobin-Konzentration, Hämatokrit und klinischen Kriterien (Herzfrequenz, periphere Körpertemperatur, Urinausscheidung und Relation peripherer Blutdruck/links- und rechtsventrikuläre Füllungsdrücke) ausgeglichen. Zum Zeitpunkt der Untersuchung betrug die Flüssigkeits- und Blutbilanz, vom Beginn des Eingriffs gerechnet, 1370 ± 910 ml bzw. 1060 ± 660 ml.

Methodik

Die Untersuchungen erfolgten am Morgen des Tages nach der Operation. Die Beatmung wurde kontrolliert (Engström 300, LKB Medical, Schweden) und auf die Erhaltung eines normalen arteriellen pCO_2 eingestellt. Es wurde ein endexspiratorischer Druck von null verwendet, und die Atemfrequenz betrug 20/min. FIO_2 war im Mittel $0,40 \pm 0,04$.

Zu Anästhesie-Zwecken waren Katheter in die Pulmonalarterie, die obere Hohlvene, die linke Radialarterie und eine periphere Vene gelegt worden. Während der gesamten Untersuchungszeit wurden EKG, pulmonale, rechtsatriale Drücke sowie pulmonaler Keildruck oder linksatrialer Druck dauernd überwacht.

Die Messungen der Verteilung des $\dot{V}$-$\dot{Q}$-Verhältnisses erfolgten gemäß der Technik von Wagner et al. [11] mittels einer konstanten Infusion eines Gemisches von 6 inerten Gasen (SF_6, Ethan, Cyclopropan, Halothan, Äther und Azeton), die in Spurenkonzentrationen in physiologischer Kochsalzlösung aufgelöst waren und durch einen peripheren Venenkatheter mit einer Geschwindigkeit von 2,9 ml/min infundiert wurden. Die Messungen begannen nach 30 minütiger Infusion der Kochsalzlösung, der die inerten Gase beigemischt waren. Es wurden Blutproben zur Bestimmung des Gasgehaltes, Drucks, P_{50} und Puffergrenze des venösen Mischblutes entnommen. Die 7,5-ml-Blutproben wurden in eine 50-ml-Glasspritze aufgezogen. Das ausgeatmete Gasgemisch wurde mit einer 20-ml-Hamilton gasundurchlässigen Spritze entnommen, die in einer Wärmevorrichtung auf 55 °C erhitzt wurde, nachdem sie eine erwärmte Mischbox und ein erwärmtes Ventilsystem durchlaufen hatte, das eingeatmete von ausgeatmeter Luft in der Nähe des bukkalen Endes der Endotracheal-Sonde trennte. Zur Bestimmung des Zeitpunktes für die Entnahme der Gasproben in Relation zur Blutentnahme wurde das Volumen der Mischbox durch die gemessene Ventilation dividiert. Die Gas-Spritzen wurden bis zur Analyse bei 55 °C aufbewahrt, um Wasserdampf-Niederschlag zu vermeiden, der das Azeton aus den Gasproben eingefangen hätte.

Die Konzentrationen der inerten Gase wurden mittels eines Perkin-Elmer-F_{42}-Gerätes gemessen, das mit einem Flammen-Ionisationsdetektor (FID) und ECD, einer Einzelsäule, und einem Splitter ausgestattet war. Die 1,5-m-Säule wurde mit 50/80 maschigem Porapax QS gefüllt. Die Ofentemperatur wurde bei 130 °C gehalten, die ECD-Temperatur bei 250 °C und die FID-Temperatur bei 250 °C. Der Transportgasfluß betrug 15 ml Stickstoff/min.

Die Ausatmungsluft wurde auch auf O_2, CO_2 und N_2 mittels eines Centronics-Massen-Spektometers analysiert. Der Sauerstoffgehalt der Blutproben wurde mit einem Instrumentation-Laboratories-CO-Oxymeter 282 bestimmt. Gasspannungen sowie pH wurden mit Hilfe eines IL-Micro-Autocal-pH/Blutgas-Analyzer 613 gemessen. Der Sauerstoffgehalt wurde für gelösten Sauerstoff korrigiert. P_{50} wurde nach der Methode von Aberman et al. [1] bestimmt. Die Blut-Pufferlinie wurde mittels der Mikro-Äquilibrationstechnik von Siggaard und Andersen [9] ermittelt.

Die zum Zwecke der Blutgas-Bestimmungen entnommenen Blutproben wurden mit Heparin ungerinnbar gemacht und bis zur Analyse, die meistens innerhalb von 20 min erfolgte, in Eiswasser gehalten.

Nach den Kontrollmessungen wurde eine intravenöse NTG-Infusion begonnen mit einer mittleren Infusionsgeschwindigkeit von 3,4 $\mu g/kg^{-1} \cdot min^{-1}$ (Grenzwerte

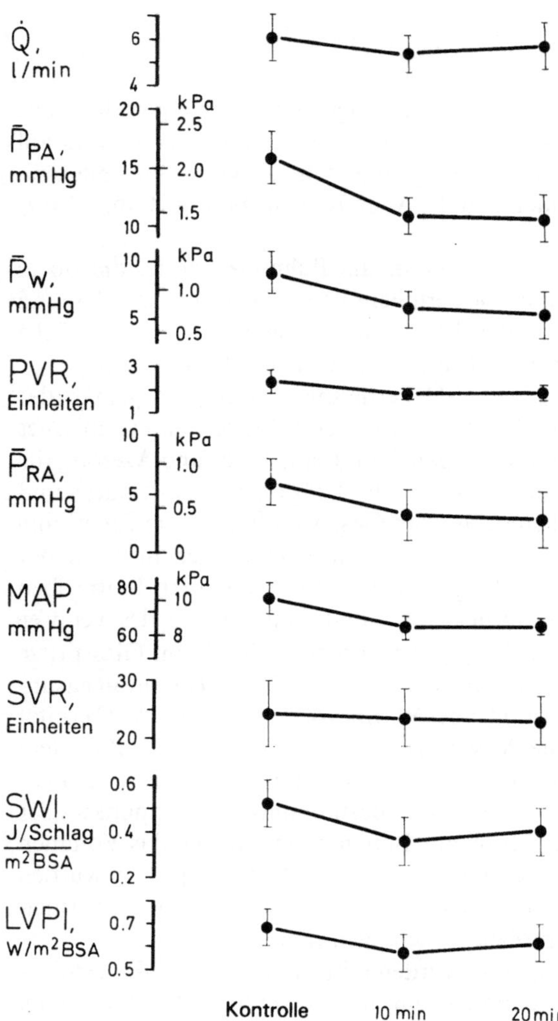

Abb. 1. Herzzeitvolumen $(\dot{Q})$; mittlerer Pulmonalarteriendruck $(\bar{P}_{PA})$; mittlerer Pulmonal-Keildruck $(\bar{P}_W)$; pulmonaler Gefäßwiderstand (PVR) (mm Hg/l/min/m²BSA); rechtsatrialer Mitteldruck $(\bar{P}_{RA})$; mittlerer A.-radialis-Druck (MAP); systemischer Gefäßwiderstand (SVR) (mm Hg/l/min/m²BSA); linksventrikulärer Schlagarbeitsindex (SWI); und linksventrikulärer Arbeitsindex $(LVPI)$ vor (Kontrolle) und nach 10- und 20 minütiger konstanter Nitroglycerin-Infusion (mittlere Dosis 3,4 µg/kg/min) bei 9 Patienten 21 h nach koronarer Bypass-Operation

0,75–9,5), mit dem Ziel, den mittleren peripheren Blutdruck auf 65 mm Hg abzusenken. Die Infusion der inerten Gase wurde mit gleicher Geschwindigkeit wie zuvor fortgesetzt und die Messungen der Drücke, der Durchflußrate, des alveolären Gasaustausches und der $\dot{V}_A$-$\dot{Q}$-Verteilung wurden nach 10- und 20 minütiger NTG-Infusion wiederholt. Zur Auswertung wurden die üblichen statistischen Methoden verwendet und die gepaarten Differenzen wurden mit dem Student-t-Test analysiert.

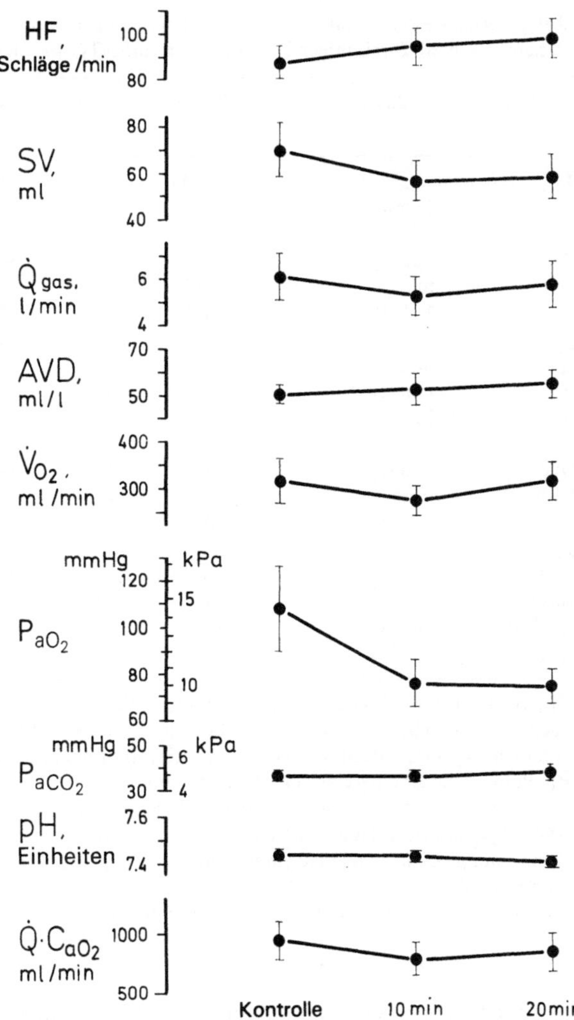

Abb. 2. Herzfrequenz (*HF*); Schlagvolumen (*SV*); Herzzeitvolumen ($\dot{Q}_{gas}$) (mittlerer Messwert von $\dot{Q}$, bestimmt nach dem Fickschen Prinzip für jedes der 6 inerten Gase); arteriovenöse Sauerstoffdifferenz (*AVD*); Sauerstoffaufnahme ($\dot{V}_{O_2}$) (ml STPD/min); arterielle Sauerstoffspannung (P_{aO_2}); arterielle Kohlendioxidspannung (P_{aCO_2}); pH-Einheiten; und verfügbarer Sauerstoff ($\dot{Q} \cdot C_{aO_2}$) vor (Kontrolle) bzw. nach 10- und 20minütiger konstanter Nitroglycerin-Infusion (mittlere Dosis 3,4 µg/kg/min) bei 9 Patienten 21 h nach koronarer Bypass-Operation

Ergebnisse

Zentrale Hämodynamik. Die hämodynamischen Ergebnisse sind in Abb. 1 und 2 sowie in Tabelle 1 dargestellt.

Die Ausgangswerte der arteriovenösen Sauerstoffdifferenz waren etwas erhöht (51 ml/l), was auf eine leicht hypokinetische Kreislaufsituation hinwies. Die

Tabelle 1. Analyse der Variablen bei 9 Patienten 21 h nach koronarer Bypass-Operation, vor (Leerwert) und nach 10- bzw. 20minütiger Dauerinfusion mit NTG (mittlere Dosis $3,4\,\mu g/kg^{-1}\cdot min^{-1}$)[a]

Variablen	Einheiten	Kontrolle	$\pm$SD	Nach 10 min	$\pm$SD	Nach 20 min	$\pm$SD
FI_{O_2}		0,40	0,04	0,40	0,04	0,40	0,04
$\dot{Q}_{Gas}$	$1\cdot min^{-1}$	6,1	1,5	5,3[b]	1,3	5,8	1,5
AVD	$ml\cdot l^{-1}$	51	6	53	10	56	9
HF	bpm	88	11	94[c]	12	98[d]	13
SV	ml	70	17	57[c]	13	59	14
$\dot{V}_E$	$1\;BTPS\cdot min^{-1}$	8,7	0,8	9,0	0,5	9,1	0,7
$\dot{V}_{O_2}$	$ml\;STPD\cdot min^{-1}$	317	71	275[b]	45	319	64
$\bar{P}_{PA}$	mm Hg	16	3	11[c]	2	11[c]	3
$\bar{P}_W$	mm Hg	9	3	6[c]	2	6[d]	3
PVR	Einheiten	2,4	0,7	1,9[b]	0,3	2,0	0,4
$\bar{P}_{RA}$	mm Hg	6	3	3[c]	3	3[d]	4
MAP	mm Hg	76	10	64[c]	7	65[c]	5
SVR	Einheiten	24	9	24	7	23	7
P_{aO_2}	mm Hg	108	26	76[d]	17	75[c]	12
P_{aCO_2}	mm Hg	37	3	37	3	39	5
$\dot{Q}_{VA}/\dot{Q}_T$		11,3	3,6	16,9[d]	4,5	16,5[d]	3,8
$\dot{Q}_{SH}/\dot{Q}_T$		6,4	4,4	12,2[c]	6,3	12,8[d]	4,0
$D_{A-a}(m)$	mm Hg	144	29	178[d]	28	178[d]	33
$D_{A-a}(i)$	mm Hg	132	28	166[d]	28	162[c]	30

[a] FI_{O_2} Sauerstoffanteil der Einatmungsluft; $\dot{Q}_{Gas}$ Mittelwert der $\dot{Q}$-Werte für die einzelnen inerten Gase nach dem Fickschen Prinzip; AVD arteriovenöse Sauerstoffdifferenz; HF Herzfrequenz; SV Schlagvolumen; V_E Gesamtventilation; V_{O_2} Sauerstoffaufnahme; $\bar{P}_{PA}$ mittlerer Pulmonalarteriendruck; $\bar{P}_W$ Pulmonalarterien-Keildruck; PVR pulmonaler Gefäßwiderstand ($mm\,Hg/l^{-1}/min/m^2$ BSA); MAP mittlerer Druck in der A. radialis; SVR systemischer Gefäßwiderstand ($mm\,Hg/l^{-1}/min/m^2$ BSA); P_{aO_2} arterielle Sauerstoffspannung; P_{aCO_2} arterielle Kohlendioxydspannung; $\dot{Q}_{VA}/\dot{Q}_T$ venöse Beimischung; $\dot{Q}_{SH}/\dot{Q}_T$ relative Shunt-Durchblutung; $D_{A-a}(m)$ (gemischt) und (i) (ideal) alveolär-arterielle Sauerstoffdruck-Differenzen
[b] $p\leq 0,05$ (beinahe signifikant)   [c] $p\leq 0,01$ (signifikant)   [d] $p\leq 0,001$ (hochsignifikant)

Herzfrequenz war etwas beschleunigt ($80\pm 11/min$), und das Schlagvolumen lag innerhalb der normalen Schwankungsbreite. Die Standardabweichung von 17 ml wies allerdings auf eine große Variation hin.

Der mittlere Pulmonalarterien- und Keildruck waren für das jeweilige Alter etwas zu niedrig. Der pulmonale Gefäßwiderstand, der mittlere Vorhofdruck und der mittlere systemische Blutdruck waren normal.

Die arterielle Sauerstoffspannung war mit 108 mm Hg normal, die partielle alveolo-arterielle Druckdifferenz war jedoch mit 144 mm Hg erhöht. Die gesamte Venenblut-Beimischung ($\dot{Q}_{VA}/\dot{Q}_T$) betrug im Mittel 11,3%. Der arterielle P_{CO_2} und der Säure-Basen-Haushalt waren normal.

Die Retentions- und Exkretionskurven der inerten Gase (Abb. 3) weisen auf das Bestehen eines 6,4%igen Shunts und eines gesamten Totraumes ($\dot{V}_D/\dot{V}_T$) einschließlich des Totraumes des Gerätes von 0,22 hin. Der mittlere $\dot{V}_A/\dot{Q}$ der Durchblutungsverteilung betrug 0,88 mit einem Mittelwert der log SD von $\pm 1,14$. Der mittlere $\dot{V}_A/\dot{Q}$ der Ventilationsverteilung betrug 1,16 und die mittlere log SD $\pm 0,64$. Dies weist auf eine erhöhte $\dot{V}_A$-$\dot{Q}$-Ungleichheit hin, im Gegensatz zu den

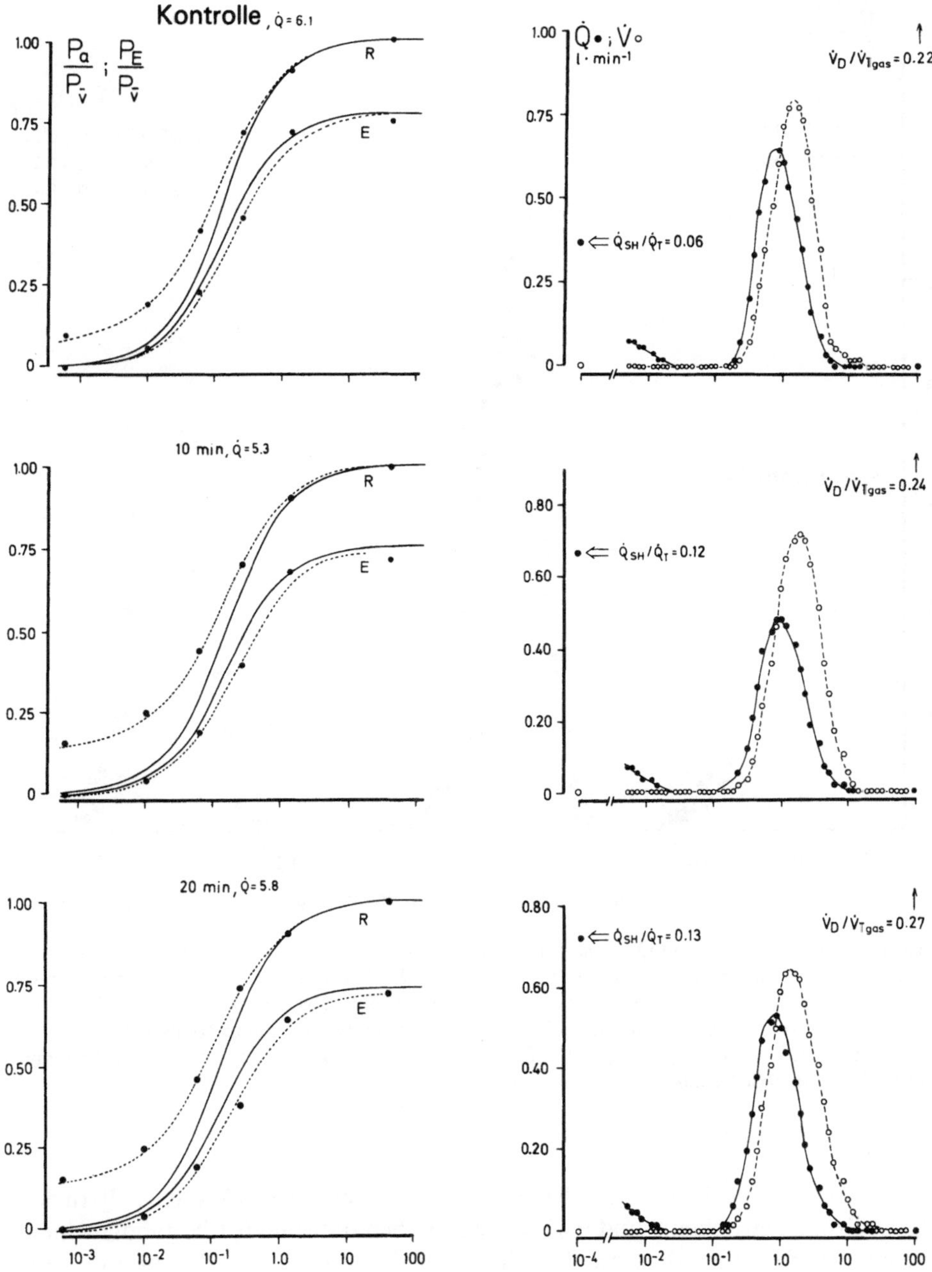

Abb. 3. Mittlere Retentions-Löslichkeit (R) und Exkretions-Löslichkeit (E) (*links*) bei 9 Patienten, 21 h nach koronarer Bypass-Operation, vor (Kontrolle) und nach 10- bzw. 20 minütiger konstanter Nitroglycerin-Infusion (mittlere Dosis 3,4 µg/kg/min). Daneben, *rechts*, repräsentative Verteilungsmuster von $\dot{V}_A$-$\dot{Q}$-Verhältnissen. Diese Mittelwert-Kurven sind arithmetische Mittel der relativen Perfusion ($\dot{Q}/\dot{Q}_T$) und relativen Ventilation ($\dot{V}/\dot{V}_T$) in jedem der 50 Kompartimente und erfordern daher eine bestimmte Begradigung der Original-Registrierungen

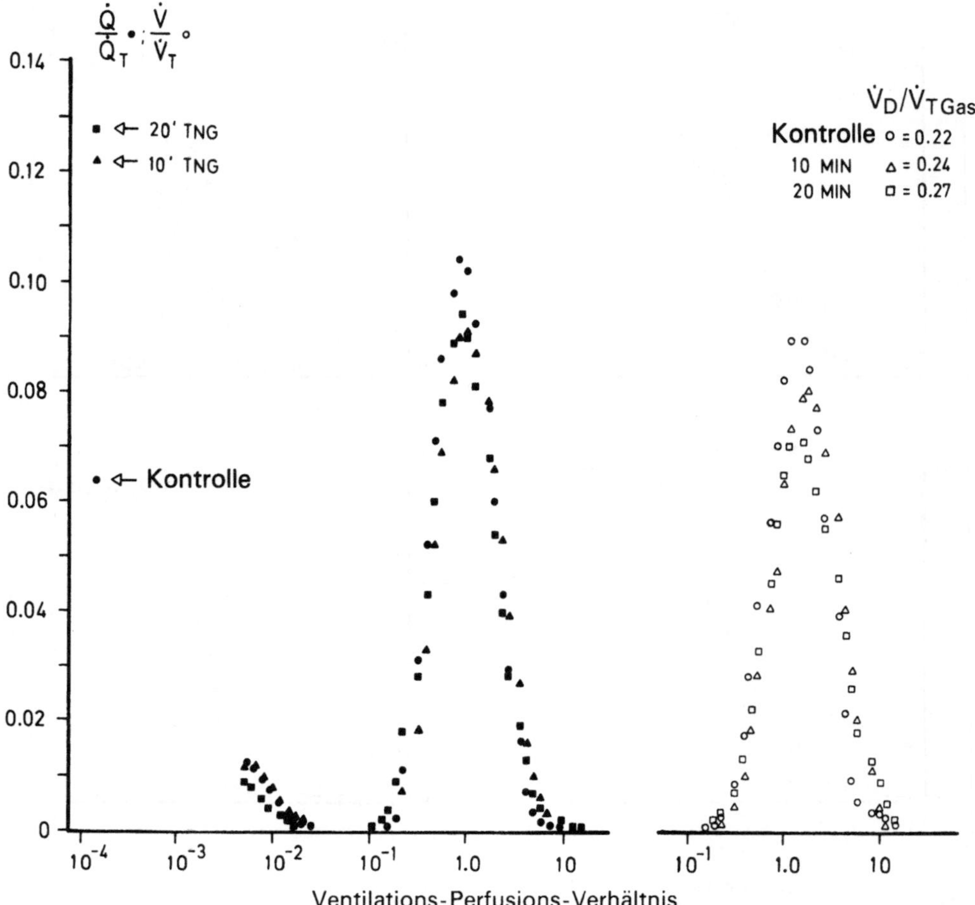

Abb. 4. Relative Perfusion ($\dot{Q}/\dot{Q}_T$, *links*) und Ventilation ($\dot{V}/\dot{V}_T$, *rechts*), im Verhältnis zu $\dot{V}_A/\dot{Q}$ in einem 50-Kompartiment-Modell, vor (Kontrolle, *volle Kreise*), 10 min nach (*volle Dreiecke*) sowie 20 min nach (*volle Vierecke*) einer konstanten Infusion von Nitroglycerin (mittlere Dosis 3,4 µg/kg/ min). Zu bemerken die Veränderungen des Shunt bei unverändertem Verteilungsmodus und Perfusionsmodus der Gebiete mit niedrigem $\dot{V}_A/\dot{Q}$. Die fraktionierte Ventilation des Totraums ($\dot{V}_D/\dot{V}_T$), bestimmt mit Hilfe der Inertgastechnik, ist leicht angestiegen

bei gesunden Versuchspersonen des gleichen Alters gefundenen Werten [12]. In den $\dot{V}_A$-$\dot{Q}$-Größen zwischen 0 und 0,01 sowie zwischen 0,01 und 0,1 bestand auch ein geringer Perfusionsmodus, der den Unterschied zwischen $\dot{Q}_{VA}/\dot{Q}_T$ und $\dot{Q}_{SH}/Q_T$ erklärt.

Unter der konstanten NTG-Infusion wurde die beabsichtigte Senkung des mittleren Blutdrucks auf 65 ± 7 mm Hg erreicht. Nach 10 minütiger Infusionsdauer verringerte sich das Herzzeitvolumen beinahe signifikant von 6,1 auf 5,3 l/min, um dann nach 20 minütiger Infusion erneut auf 5,8 l/min anzusteigen. Die Herzfrequenz stieg um 10 Schläge/min ($p < 0,001$) an, während das Schlagvolumen abfiel. Der rechts- und linksventrikuläre Füllungsdruck war leicht verringert. Es kam zu

Tabelle 2. Relative Perfusion ($\dot{Q}/\dot{Q}_T$ %) und relative Ventilation ($\dot{V}/\dot{V}_E$ %) in 7 verschiedenen $\dot{V}_A$-$\dot{Q}$-Gebieten eines in 50 Kompartimente eingeteilten Lungenmodells (oberer Teil) und Mittelwert von $\dot{V}_A/\dot{Q}$ für die Perfusions- und Ventilationsverteilung mit mittleren Werten der log-Standardabweichung dieser Verteilungen (unterer Teil). Ergebnisse vor und nach 10- bzw. 20minütiger konstanter NTG-Infusion (mittlere Dosis 3,4 µg/kg^{-1} · min^{-1}) bei 9 Patienten 21 h nach koronarer Bypass-Operation

$\dot{V}_A/\dot{Q}$	$\dot{Q}/\dot{Q}_T \times 100$			$\dot{V}/\dot{V}_E \times 100$		
	Kontrolle	10 min	20 min	Kontrolle	10 min	20 min
0	6,4	12,2	12,8	0	0	0
0 – 0,01	3,3	3,2	2,4	0	0	0
0,01– 0,1	1,8	1,7	1,1	0	0	0
0,1 – 1,0	45,4	35,2	42,6	22,2	15,2	18,3
1,0 – 10	43,1	47,6	40,9	55,2	59,8	53,1
10 –100	0,1	0,1	0,3	0,6	0,6	1,8
100	0	0	0	22,0	24,3	26,7
V_A/Q	0,88	1,02	0,95	1,61	2,03	1,92
$\pm\log$ SD	1,14	1,24	1,10	0,64	0,69	0,78

einem leichten Rückgang des pulmonalen Gefäßwiderstandes bei unverändertem gesamtem peripherem Gefäßwiderstand.

Der P_{aO_2} fiel von 108 auf 76 bzw. 75 mm Hg deutlich ab.

Aus den Retentions- und Exkretionskurven der inerten Gase konnte eine Vergrößerung des Shunts auf im Mittel 12,2 bzw. 12,8% des HZV abgelesen werden, während $\dot{Q}_{VA}/\dot{Q}_T$ auf 16,9% bzw. 16,5% anstiegen.

Der mittlere $\dot{V}_A/\dot{Q}$ für die $\dot{Q}$- und $\dot{V}$-Verteilung war leicht, doch nicht signifikant erhöht. Ähnlich verhielt sich der Mittelwert der Ventilationsverteilung. Perfusion und Ventilation des kleinen Modus mit niedrigem $\dot{V}/\dot{Q}$ blieben gegenüber den Leermessungen unverändert. Dies kann auch in Abb. 4 gesehen werden, in der $\dot{Q}/\dot{Q}_T$ und $\dot{V}/\dot{V}_T$ – die Verteilungen der entsprechenden Durchblutungsgrößen und die relative Ventilation aller dieser Meßwerte – in das gleiche Diagramm eingetragen wurden. Bei allen Patienten kam es zu einem Anstieg von $\dot{Q}_{SH}/\dot{Q}_T$ bei nur geringfügigen Veränderungen der mittleren $\dot{Q}$- und $\dot{V}$-Verteilung (Tabelle 2).

Perfusion und Ventilation der Gebiete mit hohem $\dot{V}_A/\dot{Q}$ wurden bei 4 von 9 Patienten beobachtet, was zu erwarten war, wenn Blut als Folge der Erweiterung der systemischen Kapazitätsgefäße vom pulmonalen Gefäßbett zum großen Kreislauf hin verschoben wurde.

Über die Patientin mit Asthma soll gesondert berichtet werden. Diese Patientin hatte vor der Medikation den niedrigsten $\dot{Q}_{SH}$-$\dot{Q}_T$-Wert von 0,8%. Der Kreislauf war hypokinetisch bei leichter arterieller Hypotonie. Es bestand eine Tachykardie von 90/min bei reduziertem Schlagvolumen. Die eingeatmete Sauerstoff-Fraktion betrug 0,29 und die A–a Sauerstoffdruck-Differenz lag bei 97 mm Hg. Der Mittelwert der $\dot{Q}$-Verteilung betrug 1,11 mit einer log SD von 0,92. Die zu den Gebieten mit hohem $\dot{V}_A$-$\dot{Q}$-Wert geleitete Ventilationsmenge war vergrößert. $\dot{V}_{VA}/\dot{Q}_T$ betrug 4,4%.

Während der NTG-Infusion verhielten sich $\dot{Q}_{SH}/\dot{Q}_T$ und $\dot{Q}_{VA}/\dot{Q}_T$ in gleicher Weise wie bei den übrigen Patienten. Allerdings entstand bei dieser Patientin ein diskreter neuer Modus der $\dot{Q}$- und $\dot{V}$-Verteilung in der $\dot{V}_A$-$\dot{Q}$-Größenordnung von 1,0–50.

Besprechung

Alle Patienten wurden über Sinn und Zweck dieser Untersuchung aufgeklärt und gaben ihre Zustimmung. Alle Katheter wurden innerhalb der routinemäßigen Untersuchungsabläufe gelegt.

Bei Patienten mit koronarer Herzkrankheit kann vor der Operation ein um ca. 28% geringeres Blutvolumen, als es dem Körpergewicht entspräche, erwartet werden [2]. Die zur intravenösen Anästhesie während der Operation sowie in der postoperativen Phase verwendeten Pharmaka scheinen das HPV nicht zu beeinflussen [3]. Bei 5 Patienten wurde, in Zusammenhang mit dem chirurgischen Eingriff, mindestens 22 h vor Beginn der Studie Stickstoffoxid angewendet. Die Perfusionsdauer entsprach der üblichen Zeit. Keiner der Patienten wurde im Verlauf der Untersuchungen wegen einer Blutung erneut operiert. Blut- und Flüssigkeitsbilanz waren positiv. Die Patienten waren leicht hypokinetisch und hatten niedrige Schlagvolumina bei mäßiger Tachykardie. Ihr peripherer Blutdruck war mäßig hypoton, und es bestand eine leichte Reduzierung des pulmonalarteriellen, rechts- und linksventrikulären Füllungsdrucks. Wir vermuteten bei den Patienten eine leichte relative Hypovolämie.

Zum Zeitpunkt der Leeruntersuchung lag die mittlere $\dot{V}_A$-$\dot{Q}$-Perfusion höher, als in einer früheren Studie bei gesunden, älteren Versuchspersonen (39–60 Jahre) [12] und bei anästhesierten Patienten mit obstruktiven Lungenerkrankungen [6] gefunden. Das Gleiche gilt für die mittlere $\dot{V}_A$-$\dot{Q}$-Ventilation. Die log Standardabweichung (log SD) war bei beiden Verteilungswerten groß und in gleicher Größenordnung, wie früher von Dueck et al. [6] berichtet, obwohl bei dieser Studie zu den Meßzeitpunkten kein Anästhesie-Gas verwendet wurde.

Das Vorhandensein eines deutlichen Shunt bei diesen Patienten ist kompatibel mit dem teilweisen HPV-Rückgang, vermutlich aufgrund der erhöhten inspiratorischen Sauerstoffspannung, die zu einer Erhöhung der gemischt-venösen Sauerstoffspannung sowie der Sauerstoffspannung der ventilierten Lungengebiete führt. Die anatomische Grundlage für diesen Shunt besteht vermutlich aus Gefäßen der atelektatischen Gebiete.

Die Nitroglycerin-Gabe schien eine selektive Wirkung auf diese HPV-Gefäße auszuüben, während die hauptsächliche Perfusionsverteilung im Verhältnis zu $\dot{V}_A/\dot{Q}$ nur geringfügig verändert wurde. Es kam zu einer beinahe signifikanten Verschiebung der mittleren Ventilationsverteilung nach Gebieten mit höherem $\dot{V}_A/\dot{Q}$ hin. Diese Veränderung steht wahrscheinlich mit der Verminderung des pulmonalen Blutvolumens in Zusammenhang, die nach der NTG-induzierten Erschlaffung der systemischen Kapazitätsgefäße erwartet werden kann. Diese Ergebnisse stimmen mit denen von Colley et al. [4] überein, die über die Wirkung von Natrium-Nitroprussid auf die HPV in normalen und ödematösen Lungen beim Hund berichteten und ferner ein partielles oder komplettes Verschwinden der HPV und/

oder Bildung einer neuen Absorptions-Atelektase während 100%iger Sauerstoff-Beatmung nachwiesen [4, 5].

In unserer Abteilung wurden an einer ähnlichen Patientengruppe unter Anwendung gleichartiger Methoden während Infusion von Prenalterol (ein positiv inotropes Pharmakon) fast identische Beobachtungen gemacht, wobei Prenalterol einen HZV-Anstieg von 2 l/min bei unveränderten Druckwerten bewirkte. In gleicher Weise verhielten sich hierbei die Veränderungen in einer entsprechenden Gruppe von Gefäßen, vermutlich dank des partiellen Rückgangs der HPV, mit einem Anstieg von $\dot{Q}_{SH}/\dot{Q}_T$ gleicher Größenordnung wie nach Gabe von Nitroglycerin. Interessanterweise bestand bei der Asthma-Patientin das niedrigste gemessene $\dot{Q}_{SH}/\dot{Q}_T$ in der vorliegenden Studie. Die übrigen Verteilungen wiesen ein bimodales Verhalten sowohl der Perfusion als auch der Ventilation auf. Das gleiche Verhalten war in einer früheren Studie bei Patienten mit obstruktiver Lungenerkrankung vom Typ II [13] beobachtet worden. Bei der genannten Patientin reagierte der Shunt in gleicher Weise auf NTG wie bei den übrigen Patienten, wenn auch in geringerem Ausmaß. Hier erhöhte Nitroglycerin auch den Modus mit hohem $\dot{V}_A/\dot{Q}$ mehr als bei den übrigen Patienten, wahrscheinlich infolge eines verminderten pulmonalen Blutvolumens. Die Erklärung für den kleinen Shunt bei dieser Patientin mag darin liegen, daß ihre stark gedehnten Lungen eine geringere Tendenz zum Kollaps der kleinen Luftwege während der Narkose und/oder niedrigere Gewebe-Sauerstoffspannungen infolge regionaler Hypoventilation aufwiesen.

Zusammenfassung

Neun männlichen Patienten mit normaler Lunge und einer Patientin mit Asthma bronchiale wurde 21 h nach einer Bypass-Operation eine Nitroglycerin-Infusion von im Mittel $3,4\ \mu g \cdot kg^{-1} \cdot min^{-1}$ zur Senkung des mittleren arteriellen Blutdrucks auf ca. 65 mm Hg gegeben. Die Untersuchungen wurden vor sowie nach 10- und 20minütiger Infusionszeit ausgeführt. Alle Patienten wurden über Trachealsonde mittels eines Respirators unter Diazepam-Fentanyl-Anästhesie beatmet. Der Pulmonalarterien- und Keildruck, der rechtsatriale und der periphere Blutdruck wurden bestimmt.

Mit Hilfe der inerten Gas-Technik von Wagner und West [11] wurde eine kontinuierliche Perfusions- und Ventilationsverteilung in Relation zu $\dot{V}_A/\dot{Q}$ hergestellt.

Bei den Leermessungen waren die Patienten hypokinetisch, mit leicht verringerten pulmonalen und systemischen, rechts- und linksventrikulären Füllungsdrücken.

Der mittlere $\dot{Q}_{SH}/\dot{Q}_T$ betrug 6,4%, und der mittlere $\dot{V}_D$-$\dot{V}_T$-Wert lag bei 0,22. Die mittlere $\dot{Q}$-Verteilung war 1,02, mit einer mittleren log SD $\pm\,1,14$ und mittleren $\dot{V}$-Verteilung von 1,61 mit einem mittleren log SD von $\pm\,0,64$. Dies wies auf eine ungleichmäßige $\dot{V}_A/\dot{Q}$ der Lunge hin.

Die NTG-Infusion bewirkte einen leichten Rückgang des Herzzeitvolumens, einen signifikanten Anstieg der Herzfrequenz und Abnahme des Schlagvolumens. Der arterielle P_{O_2} fiel signifikant ab, während P_{CO_2} und pH unverändert blieben.

Radial- und Pulmonalarterien-Mitteldrücke sowie rechts- und linksventrikuläre Füllungsdrücke wurden signifikant reduziert.

Die Verminderung der arteriellen Sauerstoffspannung beruhte hauptsächlich auf einer Zunahme des Shunts, vermutlich als Folge der nachlassenden hypoxischen Vasokonstriktion. Die übrigen Perfusions- und Ventilations-Verteilungsgrößen blieben unverändert. Nur 4% der venösen Beimischung, $\dot{Q}_{VA}/\dot{Q}_T$, nach NTG-Infusion, waren auf die Perfusion hypoventilierter Gebiete zurückzuführen.

Die Drucksenkung im pulmonalen Gefäßbett war von einer gesteigerten Ventilation der Gebiete mit hohem $\dot{V}_A/\dot{Q}$ begleitet.

Die Patientin mit Asthma wies den geringsten Shunt auf, doch reagierte sie sonst in ähnlicher Weise wie die Patienten ohne Lungenerkrankungen.

Literatur

1. Aberman A, Cavanilles JM, Weily MH, Shubin H (1975) Blood P_{50} calculated from a single measurement of pH, P_{O_2} and S_{O_2}. J Appl Physiol 38:171-176
2. Åström H, Holmgren A, Jonsson B (1979) Blood volume in angina pectoris. Br Heart J 41:477-488
3. Bjaertnaes LT (1977) Hypoxia-induced vasoconstriction in isolated perfused lungs exposed to injectable or inhalation anaesthetics. Acta Anaesthesiol Scand 21:133-147
4. Colley PS, Cheney FW, Hlastala MP (1979) Ventilation-perfusion and gas exchange effets of sodium nitroprusside in dogs with normal and edematous lungs. Anaesthesiology 50:489-495
5. Dantzker DR, Wagner PP, West TB (1975) Instability of lung units with low $\dot{V}_A/\dot{Q}$ ratios during O_2-breathing. J Appl Physiol 38:886-895
6. Dueck R, Young I, Clausen T, Wagner PD (1980) Altered distribution of pulmonary ventilation and blood flow following induction of inhalational anaesthesia. Anaesthesiology 52:113-125
7. Euler US, Liljestrand G (1946) Observations on the pulmonary arterial blood pressure in the cat. Acta Physiol Scand 12:301-306
8. Marshall BE, Wyche MQ Jr (1972) Hypoxemia during and after anaesthesia. Anaesthesiology 37:178-209
9. Siggard-Anderssen O, Engel K, Jörgensen K, Astrup (1960) A micro method for determination of pH, carbon dioxide tension base excess and standard bicarbonate in capillary blood. Scand J Clin Lab Invest 12:172-177
10. Veltzer TL, Doto TO, Jacoby T (1976) Depressed arterial oxygenation during sodium nitroprusside administration for intraoperative hypertension. Anesth Analg (Cleve) 55:880-881
11. Wagner PD, Saltzman HA, West TB (1974) Measurement of continuous distributions of ventilation-perfusion ratios: Theory. J Appl Physiol 37:533-540
12. Wagner PD, Laravuso RB, Uhl RR, West TB (1974) Continuous distributions of ventilation-perfusion ratios in normal subjects breathing air and 100% O_2. J Clin Invest 54:54-68
13. Wagner PD, Dantzker DR, Dueck R, Clausen TL, West TB (1977) Ventilation-perfusion inequality in chronic obstructive pulmonary disease. J Clin Invest 59:203-216
14. Wildsmith JAW, Drummond GB, Macrae WR (1975) Bloodgas changes during induced hypotension with sodium nitroprusside. Br J Anaesth 47:1205-1211

Wirkung von Retard-Isosorbiddinitrat auf die pulmonale Hypertonie bei Patienten mit chronischem Cor pulmonale

M. Pantzer

Einleitung

Einige Ergebnisberichte [1–8] aus den letzten Jahren zeigten, daß bei Patienten mit chronischem Cor pulmonale (CCP) der Pulmonalarteriendruck (PAP) und somit die Arbeit des rechten Ventrikels mit Nitraten vermindert werden kann. Die meisten der an diesen Studien beteiligten Patienten hatten kurzwirkende Nitrate erhalten.

Ziel der vorliegenden Untersuchung war die Ermittlung der Wirkungen von retardiertem Isosorbiddinitrat (ISDN) in Tabletten- und Salbenform auf die pulmonalarterielle Hypertonie bei Patienten mit CCP.

Patienten und Methodik

Die Studie umfaßte 34 stationäre Patienten mit chronisch-obstruktiver Lungenerkrankung und CCP, mit nachgewiesener pulmonalarterieller Hypertonie in Ruhe: mittlerer Pulmonalarteriendruck $(\overline{PAP}) > 20$ mm Hg. Die Patienten befanden sich in einer stabilen Phase ihrer Erkrankung ohne Anzeichen einer Linksherzinsuffizienz. Sechs Patienten fielen aus verschiedenen Gründen im Verlauf der Studie aus. Von den verbleibenden 28 Patienten, alle männlichen Geschlechts, im Alter von 43–71 (im Mittel 59) Jahren, erhielten 12 eine Retard-Tablette von 40 mg ISDN (Isoket retard 40) zweimal täglich (Gruppe A); 10 erhielten 100 mg ISDN in Form einer Salbe (Isoket-Salbe), aufgetragen auf eine Hautoberfläche von ca. 500 cm^2 zweimal täglich (Gruppe B); 6 Patienten erhielten je eine Placebo-Tablette zweimal täglich (Gruppe C) über 6–7 Tage.

Die wichtigsten Parameter waren PA-Drücke (Einschwemm-Katheter), Blutgase, Herzfrequenz, Produkt aus Herzfrequenz × systolischem Pulmonalarteriendruck (PAPs). Nach Registrierung der Leerwerte wurden Messungen 4 h nach Gabe einer Placebo- oder ISDN-Tablette bzw. 10–11 h nach der letzten Salben-Applikation wiederholt.

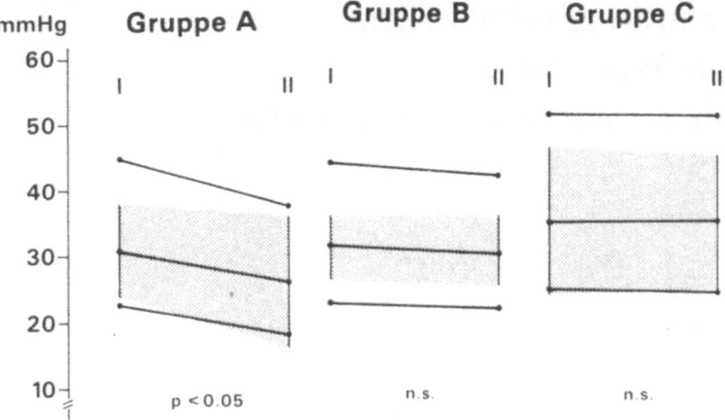

Abb. 1. Variation der Pulmonalarteriendrücke: Gruppe A (ISDN retard 40 mg × 2/die); Gruppe B (ISDN-Salbe 100 mg × 2/die); Gruppe C (Placebo)

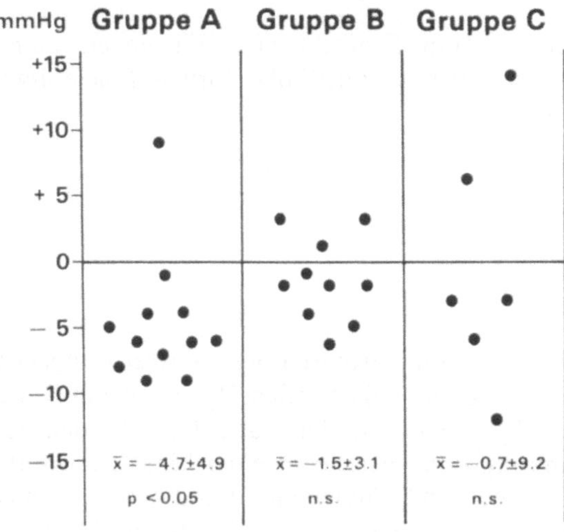

Abb. 2. Variationen des mittleren Pulmonalarteriendrucks (Gruppen: s. Text Abb. 1)

Ergebnisse

Die Variationen des PAP von der 1. (vor Medikation) zur 2. (nach Medikation) Messung sind in Abb. 1 dargestellt. Die individuellen Variationen des mittleren PA-Drucks ($\overline{PAP}$) sind in Abb. 2, die Variationen des rechtsventrikulären enddiastolischen Drucks in Abb. 3 und die Variationen des Druck-Frequenz-Produktes in Abb. 4 dargestellt.

In Gruppe A wiesen alle Patienten, mit einer Ausnahme, einen $\overline{PAP}$-Abfall von 1–9 mm Hg auf. Bei 7 von 12 Patienten betrug dieser Abfall 6 mm Hg und darüber. Der mittlere Druckabfall lag bei 4,7 ± 4,9 mm Hg. Die PAP-Reduzierung war bei dieser Gruppe statistisch signifikant: $p < 0,05$.

Abb. 3. Rechtsventrikulärer enddiastolischer Druck (Gruppen A, B, C; s. Text Abb. 1)

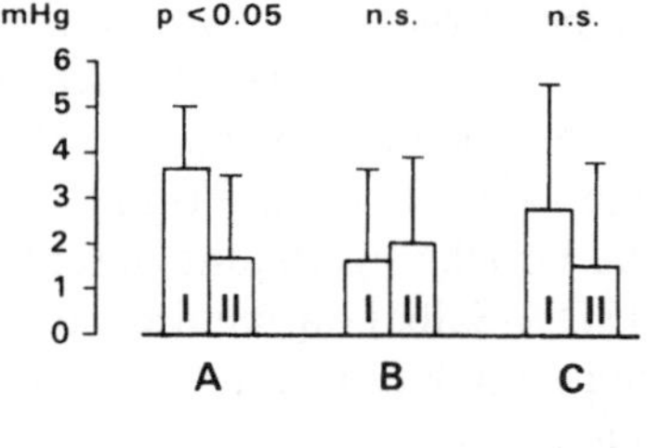

Abb. 4. Druck(Pulmonalarterie syst.)-Frequenz-Produkt ($\times 10^{-2}$)

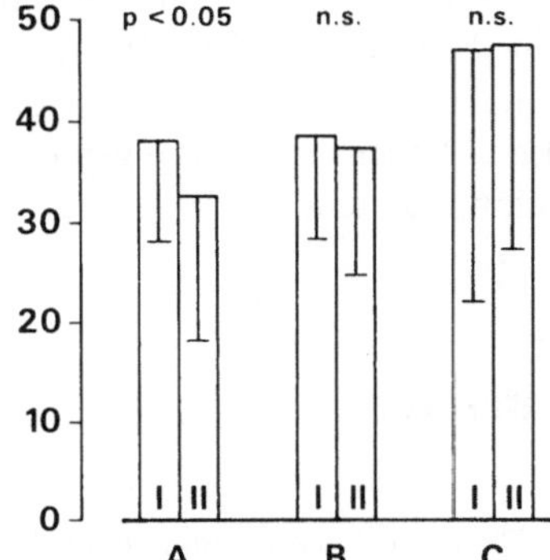

Bei dieser Gruppe wurde auch der rechtsventrikuläre enddiastolische Druck signifikant von $3{,}6 \pm 2{,}6$ auf $1{,}7 \pm 1{,}7$ mm Hg nach der Behandlung reduziert ($p < 0{,}05$). Das Druck-Frequenz-Produkt ging ebenfalls signifikant ($p < 0{,}05$) von $38 \pm 9{,}6$ auf $32 \pm 13{,}2$ mm Hg zurück.

Sieben der 10 Patienten in Gruppe B wiesen PAP-Abfälle von bis zu 6 mm Hg auf, doch war der durchschnittliche PAP-Abfall in dieser Gruppe ziemlich gering ($-1{,}5$ mm Hg) und statistisch nicht signifikant.

Die Variationen des rechtsventrikulären enddiastolischen Drucks sowie des Druck-Frequenz-Produktes in dieser Gruppe waren ebenfalls nicht signifikant. Sowohl Gruppe A als auch Gruppe B waren homogen und bezüglich der Ausgangswerte vergleichbar. Die Leerwerte bei Gruppe C lagen höher, und es kam dort bei der 2. Messung zu einer breiten Streuung der Einzelwerte. Dennoch blieben die Mittelwerte von der 1. zur 2. Messung praktisch unverändert.

Obwohl die PAP-Veränderungen bei 17 der 28 Patienten mehr oder weniger mit dem Sauerstoffgehalt des Blutes übereinstimmten, konnte die statistische Analyse keine signifikante Korrelation zwischen den Veränderungen dieser beiden Faktoren herstellen.

Besprechung und Schlußfolgerungen

Wie bei Gruppe C (Placebo) ersichtlich, kann in individuellen Fällen von CCP eine erhebliche Variation der PA-Drücke innerhalb einer Woche, auch bei Patienten mit scheinbar stabilem klinischen Zustand, erfolgen. Deshalb sollten die therapeutischen Ergebnisse – zumindest was diesen Parameter betrifft – bei Patienten mit CCP mit besonderer Vorsicht beurteilt werden.

Aus den Ergebnissen bei den Patienten der Gruppe A ist allerdings abzuleiten, daß ISDN 40 mg in Form einer Retard-Tablette, zweimal täglich angewendet, die PA-Drücke signifikant zu senken vermag. Der mittlere $\overline{PAP}$-Abfall bei Gruppe B (ISDN-Salbe) war klinisch unbedeutend. Diese fehlende Wirkung nach ISDN-Salben-Applikation könnte auf die verhältnismäßig niedrige Dosis und/oder den Zeitpunkt der 2. Messung zurückzuführen sein.

Sofern der klinische Zustand und die Prognose von Patienten mit CCP durch eine Senkung des PA-Drucks verbessert werden können, stellt ISDN in Form von Retard-Tabletten eine nützliche therapeutische Maßnahme dar, um so mehr, als die üblichen Behandlungsmöglichkeiten in dieser Beziehung bekanntlich sehr unzulänglich sind.

Literatur

1. Danahy DT, Tobis JM, Aronow WS, Kota Chetty, Glauser F (1979) Effects of isosorbide dinitrate on pulmonary hypertension in chronic obstructive pulmonary disease. Clin Pharmacol Ther 25:541–548
2. Daum S, Goerg R, Zagel M, Lutilsky L (1977) Isosorbiddinitrat in der Therapie der präkapillären pulmonalen Hypertonie. Atemwegs Lungenkrankh 4:137
3. Konietzko N, Schlehe H, Härich B, Matthys H (1975) Effect of Isosorbiddinitrate on hemodynamics and respiration of patients with coronary artery disease and of patients with chronic cor pulmonale. Respiration 32:368
4. Lehnert J, Doering W, Huhn C (1979) Hämodynamische Wirkung von Glyceroltrinitrat (Nitroglyzerin) bei Patienten mit präkapillärer pulmonaler Hypertonie. Z Kardiol Angiol 11:547
5. Niehus B, Römer CF, Thoma R, Behrenbeck DW, Hilger HH (1979) Nitroglycerin bei chronisch obstruktiver Lungenerkrankung. Dtsch Med Wochenschr 19:691–696
6. Olesch K, Belz GG, Heesemann E (1972) Einfluß von Isosorbiddinitrat auf den Pulmonalarteriendruck beim chronischen Cor pulmonale. Arzneimittelforsch 11:1876
7. Pantzer M (1978) Wirkung von Isosorbiddinitrat auf den Pulmonalarteriendruck. Med Welt 29:1494–1498
8. Stegaru B, Dietmann K, Schaumann HJ, Schwab J (1975) Hämodynamische und metabolische Veränderungen bei Patienten mit Asthma bronchiale unter Therapie mit Isosorbid-Dinitrat Retard. Verh Dtsch Ges Inn Med 81:501

Einfluß von Isosorbiddinitrat auf den Lungenkreislauf und den Gasaustausch bei akuter Ateminsuffizienz

V. Draxler, W. Mauritz und P. Sporn

Einleitung

In den Frühstadien des akuten Ateminsuffizienz-Syndroms (ARDS) kommt es lediglich zu mäßigen Veränderungen der pulmonalen Hämodynamik. Bei 11 Patienten mit ARDS (diagnostiziert durch Thorax-Röntgen sowie durch $AaDO_2$ zwischen 100 und 480, $FIO_2 = 1,0$) fanden Gelb und Klein [5] während der ersten 15 Stunden normale oder nur leicht erhöhte Pulmonalarterien-Drücke. Ebenso fanden Warshaw et al. [9] bei beginnendem ARDS normale Druck-, Verschlußdruck- und Widerstandswerte bei Patienten mit erhöhtem Herzindex ($HI > 4,0 \, l \cdot min^{-1} \cdot m^{-2}$). Im Gegensatz dazu kann in den späteren Stadien des ARDS ein völlig verschiedenes hämodynamisches Bild beobachtet werden. Dieses Stadium ist durch pulmonale Hypertonie und erhöhten Pulmonal-Gefäßwiderstand (PVR) charakterisiert [2]. Der Herzindex kann in Abhängigkeit von der Grunderkrankung und/oder der Therapie entweder normal, erhöht oder vermindert sein. Ein erhöhter PVR bedeutet ein erhöhtes rechtsventrikuläres Afterload und birgt die Gefahr einer Insuffizienz in sich. Dies konnte durch Radioisotopen-Untersuchung der intrakardialen Volumenbeziehungen von Wexler und Pohost [11] nachgewiesen werden. Die linksventrikuläre Druck-Volumen-Relation verändert sich genau wie bei der chronischen Pulmonalinsuffizienz [4].

Nach Zapol et al. [12] können diese beim ARDS entstehenden Mechanismen durch Vasodilatatoren wie Phentolamin, Natrium-Nitroprussid oder Isoproterenol kaum beeinflußt werden. Zielsetzung dieser Studie war daher, die Wirkung von Isosorbiddinitrat (ISDN) auf Kreislauf und Gasaustausch bei ARDS zu untersuchen, da sich Nitrate in der Therapie der pulmonalen Hypertension bei chronisch obstruktiven Lungenerkrankungen als wirksam erwiesen haben [3].

Patienten und Methodik

Sieben bis dahin gesunde Patienten mit ARDS während einer Sepsis oder infolge eines Traumas wurden 3–7 Tage nach Beginn der Erkrankung untersucht. Alle Patienten benötigten eine künstliche Beatmung (Atemzug-Volumen 510–900 ml/m^2BSA, Frequenz 12–16 min^{-1}, FIO_2 0,45–1,0, PEEP 0,53–1,87 kPa). Messungen des Blutvolumens (^{131}J RIHSA, Volemetron) ergaben in allen Fällen einen normo- oder leicht hypervolämischen Zustand. Alle Patienten erhielten Digitalis und Dop-

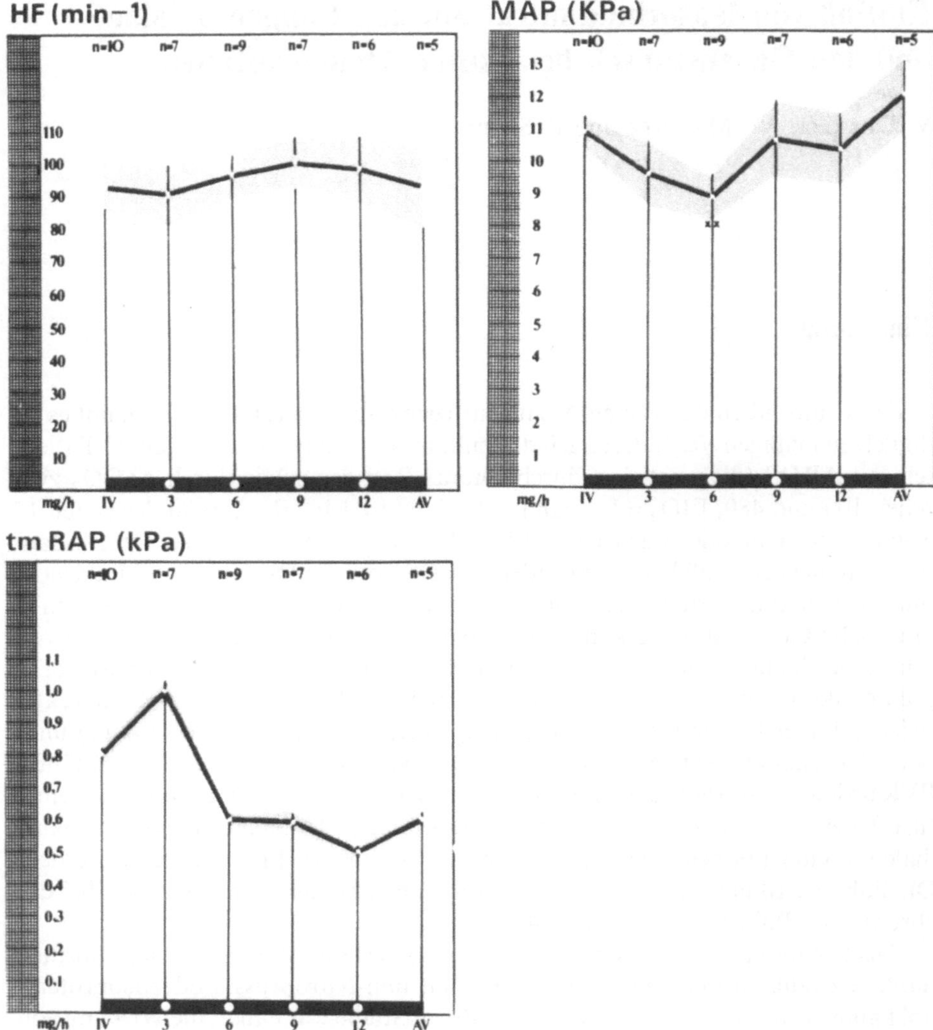

Abb. 1. Mittlerer arterieller Druck (*MAP*), transmuraler rechtsatrialer Druck (*tm RAP*), Herzfrequenz (*HF*). *IV* Ausgangswert; *AV* Wert nach ISDN; 3, 6, 9, 12 mg/h = ISDN-Dosisstufen; xx = $p < 0{,}025$

amin (3–5 µg/kg min^{-1}). ISDN (Isoket) wurde über einen zentralen Venenkatheter mit Hilfe einer Infusionspumpe appliziert. Innerhalb von 20 min wurden ansteigende Dosen (3, 6, 9, 12 mg/h) ISDN gegeben. Nach jeder Periode wurde die Infusion 30 min lang ausgesetzt. Bei 3 Patienten wurde die gesamte Serie nach mindestens 2 h wiederholt.

Die folgenden Parameter wurden registriert: Herzfrequenz (HF), Blutdruck (MAP, A, radialis), Ösophagus-Druck (P$_{ösoph}$ zur Berechnung der transmuralen Drücke), Druck im rechten Vorhof (RAP), Pulmonalarterien-Druck (PAP), Pulmonalkapillar-Verschlußdruck (PCWP), Herzzeitvolumen (CO mit Thermodilution), Atemwegsdruck, Atemvolumen (Wright-Respirometer), Gasanalyse im arteriellen und im venösen Mischblut sowie Hämoglobin-Konzentration. Alle gemes-

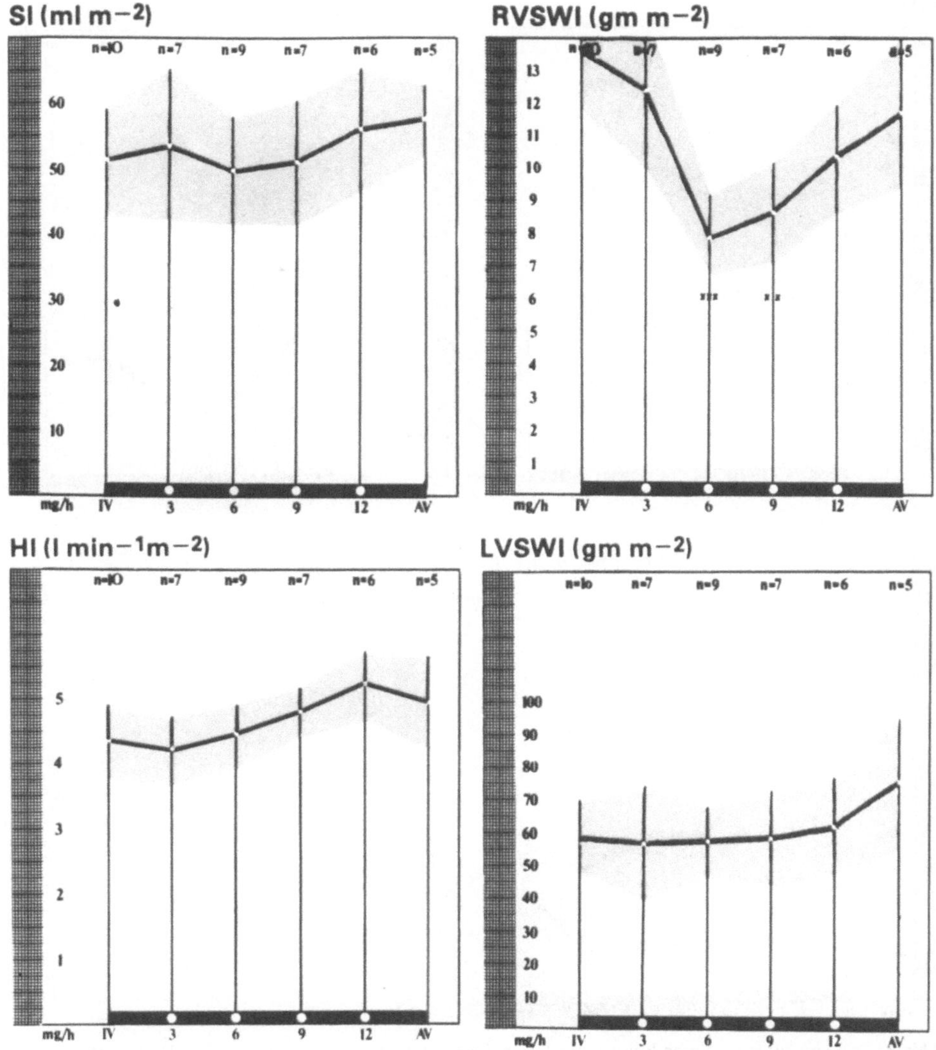

Abb. 2. Herzindex (*HI*), Schlagindex (*SI*), rechtsventrikulärer Schlagarbeitsindex (*RVSWI*), linksventrikulärer Schlagarbeitsindex (*LVSWI*). Abkürzungen s. Abb. 1. xx = $p < 0,025$, xxx = $p < 0,01$

senen Drücke wurden als Mittelwerte mit einem Statham-P-23ID-Transducer am Ende der Exspiration registriert. Alle intrathorakalen Druckmessungen sind als transmurale Druckwerte ausgedrückt (registrierter P minus $P_{ösoph}$). Herzindex (HI), Schlagindex (SI), systemischer Gefäßwiderstand (SVR), pulmonaler Gefäßwiderstand (PVR), rechts- und linksventrikulärer Schlagarbeitsindex (RVSWI, LVSWI), AaDO$_2$, pulomaler Shunt (Q_s/Q_t), O$_2$-Verfügbarkeit (TO$_2$), O$_2$-Verbrauch ($\dot{V}O_2$) sowie dynamische Lungen-Compliance (dyn C$_{lung}$) wurden nach den Standardformeln berechnet.

Statistische Methode. Welch-Test für Vergleich von Mittelwerten mit ungleichen Varianzen (Signifikanz: $p < 0,05$).

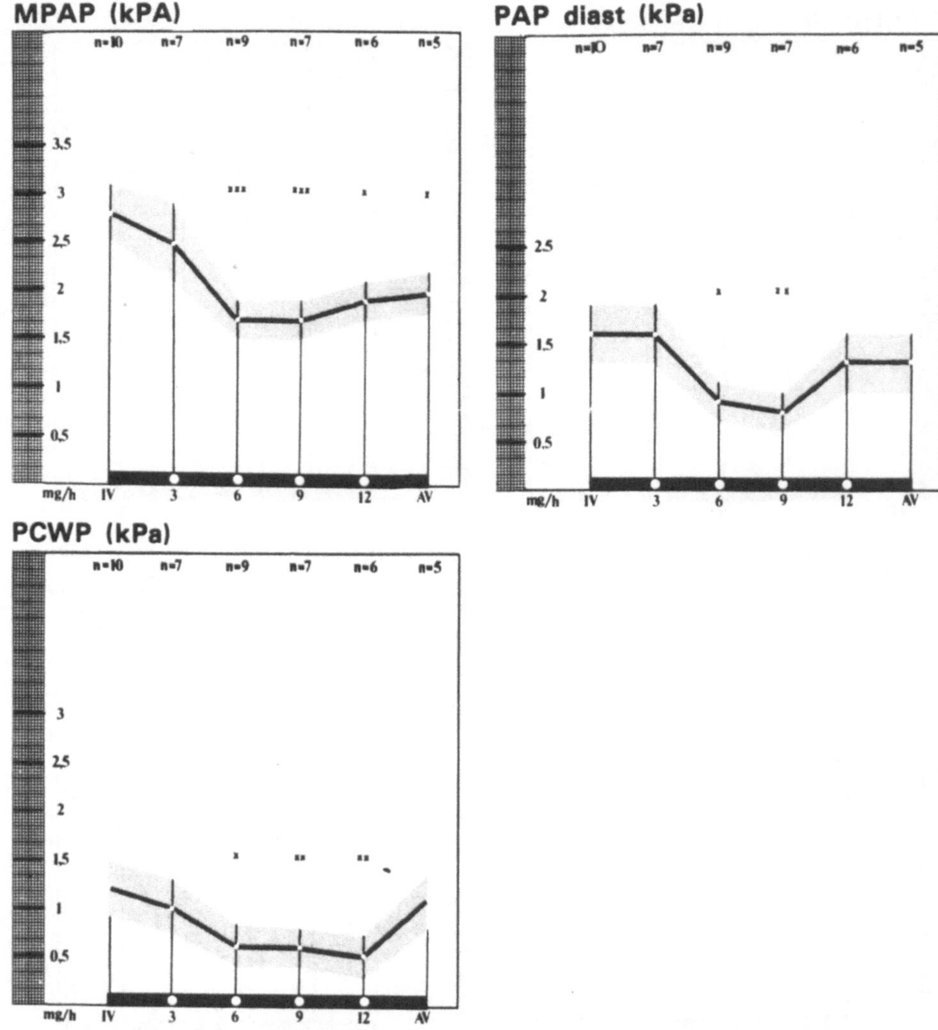

Abb. 3. Transmuraler mittlerer Pulmonalarterien-Druck (*tm MPAP*), transmuraler diastolischer Pulmonalarterien-Druck (*tm PAP$_{diast}$*), transmuraler Pulmonalkapillar-Verschlußdruck (*tm PCWP*). Abkürzungen s. Abb. 1. x = $p<0,05$, xx = $p<0,025$, xxx = $p<0,01$

Ergebnisse

Die HF (Abb. 1) blieb unter allen verwendeten ISDN-Dosen im ganzen unverändert. Der MAP (Abb. 1) fiel auf 81,5% des Ausgangswertes (IV) nach 6 mg/h ISDN ab ($p<0,025$). Der leichte Abfall nach 2 mg/h ISDN (auf 87,9%) war statistisch nicht signifikant. Der tm RAP (Abb. 1) zeigte eine abfallende Tendenz ohne statistische Signifikanz. HI (Abb. 2) und SI (Abb. 2) stiegen unter 12 mg/h ISDN auf 114,8% bzw. 109,8% an, der Anstieg war jedoch nicht signifikant. Erwartungs-

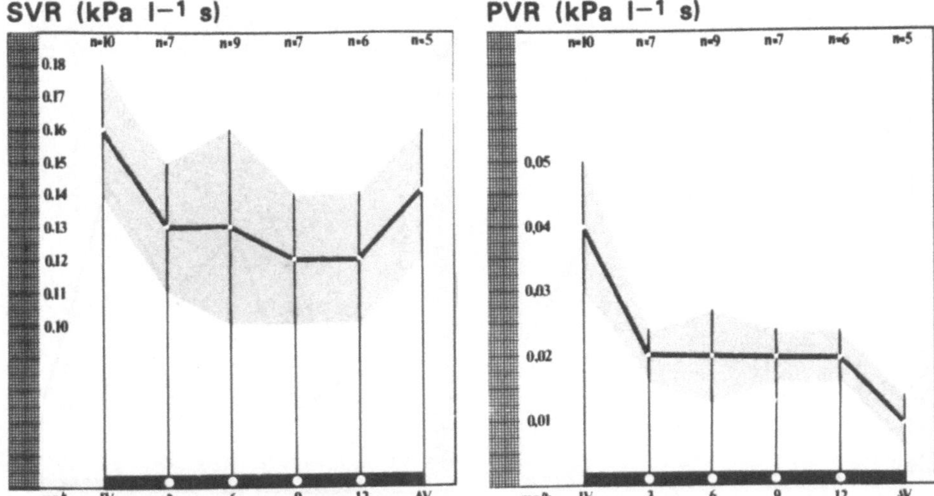

Abb. 4. Systemischer Gefäßwiderstand (*SVR*), pulmonaler Gefäßwiderstand (*PVR*). Abkürzungen s. Abb. 1

gemäß blieb der LVSWI (Abb. 2) unverändert, während der RVSWI (Abb. 2) signifikant auf 59,1% des IV bei 6 mg/h bzw. 63,2% des IV bei 9 mg/h abfiel. Der tm MPAP (Abb. 3) fiel unter 6, 9 und 12 mg/h ISDN signifikant auf 61,7, 61 bzw. 69,3% ab und blieb auch 30 min nach Beendigung der ISDN-Infusion bei 73,3% des IV. Der Rückgang des tm PAP_{diast} (Abb. 3) war nur unter 6 und 9 mg/h ISDN statistisch signifikant. Der tm PCWP (Abb. 3) war unter 6, 9 und 12 mg/h ISDN auf 49,6, 45,5 bzw. 41,5% des IV reduziert, während sein Anstieg auf 87,8% des IV 30 min nach Beendigung der ISDN-Gabe nicht signifikant war. Der SVR (Abb. 4) fiel nach allen Dosisstufen deutlich ab und stieg 30 min nach ISDN erneut an. Der PVR (Abb. 4) fiel ebenfalls unter allen Dosisstufen ab und blieb auch 30 min nach Beendigung der ISDN-Gabe niedrig, doch waren die Veränderungen nicht signifikant. Q_s/Q_t (Abb. 5) stieg auf 103% bzw. 109% des IV nach 6 und 9 mg/h ISDN an, doch war dieser Anstieg nicht signifikant. Die dyn C_{lung} (Abb. 5) stieg auf 134,5% des IV nach 12 mg/h ISDN an (nicht signifikant), während ihr 30 min nach Gabe von ISDN gemessener Abfall statistisch signifikant war.

P_aO_2, P_aCO_2, TO_2, $\dot{V}O_2$ und $P_{ösoph}$ (Tabelle 1) blieben während der ISDN-Infusion unverändert. $AaDO_2$ (Tabelle 1) verzeichnete einen deutlichen, doch statistisch nicht signifikanten Anstieg.

Diskussion

Durch seine Wirkung auf die glatten Muskelfasern der arteriellen und venösen Gefäßwände erweitert ISDN primär die zentralen Venen und hat einen geringen Einfluß auf die Venolen und Arteriolen [6, 7]. Bei unseren normo- oder leicht hyper-

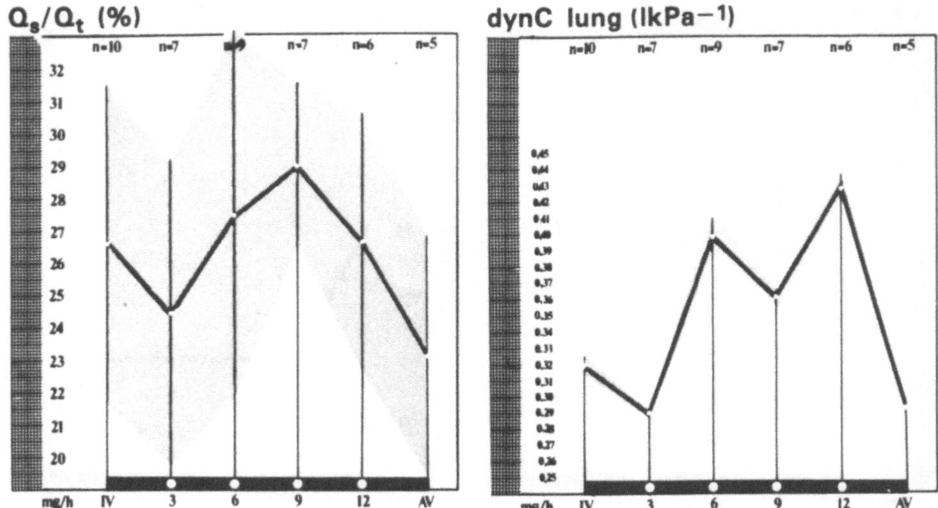

Abb. 5. Pulmonaler Shunt (Q_s/Q_t), dynamische Lungen-Compliance (dyn C_{lung}). Abkürzungen s. Abb. 1.
$+ = p < 0{,}05$ (Vergleich zwischen 12 und AV)

volämischen Patienten mit erhöhtem HI und vermindertem SVR infolge Sepsis
oder Trauma hatten diese Wirkungen lediglich einen geringfügigen zusätzlichen
Abfall des RAP und SVR zur Folge. Eine MAP-Abfall, wie er meistens unter Nitraten beobachtet wird, erfolgte nicht, und auch der LVSWI blieb unverändert,
vermutlich dank des ansteigenden HI.

ISDN hatte einen deutlicheren Effekt auf den Lungenkreislauf: Die Patienten
hatten eine mäßige pulmonale Hypertonie und einen erhöhten PVR. ISDN bewirkte einen signifikanten Abfall des MPAP und DPAP. Dies kann als Folge der Wirkung auf die Pulmonalgefäße und eine Umverteilung des pulmonalen Blutvolumens aufgefaßt werden. Angesichts des signifikanten PCWP-Abfalls und der nicht
signifikanten Veränderungen des PVR scheint die Hauptwirkung des Pharmakons
in der Umverteilung des Blutvolumens zu bestehen. Diese erwiesenen hämodynamischen Veränderungen hatten eine deutliche Entlastung des rechten Ventrikels
zur Folge, die sich in einem signifikanten Rückgang des RVSWI ausdrückte.

Die Wirkungen von ISDN beim ARDS sind von der Pathophysiologie der pulmonalen Hypertonie abhängig. ISDN kann bei pulmonaler Hypertonie durch
Ausschüttung von Histamin, Serotonin oder Prostaglandinen [1] erfolgreich angewendet werden. Bei Fällen mit erhöhtem PVR durch perivaskuläres Ödem [10],
Mikroembolien [8] oder (im Spätstadium) erheblicher Reduzierung des alveolären
Kapillarnetzes ist eine günstige Wirkung von ISDN (oder anderen Vasodilatatoren
oder inotropen Pharmaka) kaum zu erwarten [12].

Unter ISDN blieb der pulmonale Gasaustausch (serienmäßige P_aO_2- und
P_aCO_2-Werte) unverändert. Auf der anderen Seite schien ISDN aber die Perfusion
der nichtventilierten Alveolen zu verstärken, was aus der ansteigenden Tendenz des
$AaDO_2$ und Q_s/Q_t hervorgeht. Dennoch wurde das O_2-Angebot nicht reduziert,
und der O_2-Verbrauch blieb (erwartungsgemäß) unverändert. Die ansteigende

Tabelle 1. Inspirations-Sauerstoff-Fraktion (FIO_2), arterielle Sauerstoffspannung (P_aO_2), arterielle Kohlendioxidspannung (P_aCO_2), alveolär-arterielle Sauerstoffdifferenz ($AaDO_2$), Sauerstoffverfügbarkeit (TO_2), Sauerstoffverbrauch ($\dot{V}O_2$), Ösophagus-Druck ($P_{ösoph}$). $\bar{x}$ = Mittelwert; SEM = Standardfehler der Mittelwerte

ISDN	IV[a] ($n=10$) $\bar{x}$ (SEM)	3,0 mg/h[b] ($n=7$) $\bar{x}$ (SEM)	6,0 mg/h[b] ($n=9$) $\bar{x}$ (SEM)	9,0 mg/h[b] ($n=7$) $\bar{x}$ (SEM)	12,0 mg/h[b] ($n=6$) $\bar{x}$ (SEM)	AV[b] ($n=5$) $\bar{x}$ (SEM)
$P_{ösoph}$ (kPa)	0,5 (0,1)	0,6 (0,2)	0,6 (0,1)	0,6 (0,2)	0,7 (0,2)	0,5 (0,2)
FIO_2	0,66 (0,05)	0,63 (0,06)	0,69 (0,05)	0,71 (0,07)	0,73 (0,08)	0,67 (0,07)
P_aO_2 (kPa)	13,4 (1,1)	11,7 (0,9)	12,7 (0,8)	14,0 (1,6)	12,8 (1,9)	11,9 (1,9)
P_aCO_2 (kPa)	5,0 (0,1)	4,9 (0,7)	5,0 (0,2)	5,2 (0,2)	5,2 (0,2)	4,9 (0,4)
$AaDO_2$ (kPa)	41,2 (6,0)	41,9 (6,0)	44,0 (6,0)	48,0 (7,1)	52,8 (8,2)	45,9 (7,5)
TO_2 (ml min^{-1} m^{-2})	665 (78)	649 (76)	642 (84,3)	683 (76)	727 (75)	719 (32)
$\dot{V}O_2$ (ml min^{-1} m^{-2})	134 (21)	135 (15)	135 (26)	131 (22)	157 (15)	175 (32)

[a] Ausgangswert
[b] Nach ISDN, Wert 3, 6, 9, 12 mg/h ISDN in Dosierungsstufen

Tendenz der dyn C_{lung} im Verlauf der ISDN-Infusion und ihr Abfall nach Beendigung der Infusion können ebenfalls durch eine Umverteilung des Blutvolumens aus dem Thorax in Richtung zum pulmonalen Kreislauf hin erklärt werden. Die Gesamtheit unserer Beobachtungen weist darauf hin, daß ISDN beim ARDS als unterstützende Therapie von Nutzen sein kann. Die optimale Dosis scheint zwischen 6 und 9 mg/h zu liegen. Höhere Dosen sind weniger wirksam, vermutlich infolge sympathoadrenerger Gegenregulations-Mechanismen. Diese Frage erfordert jedoch weitere Untersuchungen. Der Anstieg des PCWP und der dyn C_{lung} 30 min nach Absetzen der Infusion deuten darauf hin, daß die Dosis langsam reduziert werden sollte. Der Hauptvorteil von ISDN besteht darin, daß die Senkung des rechtsventrikulären Afterload einen Schutzeffekt auf den rechten Ventrikel auszuüben scheint, während Gasaustausch und O_2-Angebot unverändert bleiben. Eine weitere günstige Wirkung betrifft das linksventrikuläre Myokard, dessen subendokardiale Schichten unter Hypoxämie-Bedingungen bedroht sind. Nitrate bewirken eine Senkung des enddiastolischen Drucks und Volumens, was sich in einem Abfall des PCWP bei unseren Patienten ausdrückte. Dies resultiert in einer verbesserten Durchblutung des subendokardialen Myokards, solange der diastolische Aortendruck nicht ebenfalls verändert ist.

Unsere Ergebnisse können die Fragen bezüglich der Langzeitwirkungen von ISDN auf den pulmonalen Kreislauf und Gasaustausch allerdings nicht beantworten.

Zusammenfassung

Bei 7 Patienten mit ARDS infolge Trauma oder Sepsis, die unter kontrollierter Beatmung standen, wurden die Wirkungen von intravenös infundiertem Isosorbiddinitrat (ISDN: 3, 6, 9 und 12 mg/h) auf das systemische und pulmonale Gefäßsystem, den Gasaustausch und die dynamische Lungen-Compliance untersucht. Die Parameter wurden vor und 20 min nach den ISDN-Infusionen mit 30 minütigen Pausen zwischen den einzelnen Dosisstufen ausgeführt. Der systemische Kreislauf, die Herzfrequenz, der Herzindex und der Schlagindex blieben unverändert. Der MPAP fiel unter 6, 9 und 12 mg/h ISDN signifikant auf 61,7, 61 bzw. 69,3% des Ausgangswertes ab. Der PCWP ging auf 49,6, 45,5 bzw. 41,5% des Ausgangswertes zurück. Der Abfall des RVSWI unter 6 und 9 mg/h ISDN auf 59,1 bzw. 63,2% war ebenfalls statistich signifikant. Anstiege von Q_s/Q_t, $AaDO_2$ sowie dyn C_{lung} wurden verzeichnet, waren jedoch nicht signifikant. Das O_2-Angebot blieb unverändert. Die Gabe von ISDN bewirkt bei Patienten mit ARDS eine Verbesserung der rechtsventrikulären Funktion dank einer Pre- und Afterload-Senkung sowie einer Reduzierung des intrapulmonalen Blutvolumens. In ähnlicher Weise kann die verbesserte Lungen-Compliance durch eine Volumenverteilung erklärt werden. Dank der unveränderten O_2-Verfügbarkeit können die leichten Veränderungen des Ventilations-Perfusions-Verhältnisses, die sich in einem Anstieg von Q_s/Q_t und $AaDO_2$ ausdrücken, in Kauf genommen werden.

Literatur

1. Bergofsky EH (1974) Mechanismus underlying vasomotor regulation of regional pulmonary blood flow in normal and disease states. Am J Med 57:378
2. Clowes HA, Hirsch E, Williams L (1975) Septic lung and shock lung in man. Ann Surg 181:681
3. Danahy DT, Tobis JM, Aronow WS, Chetty K, Glauser F (1979) Effects of isosorbide dinitrate on pulmonary hypertension in chronic obstructive pulmonary disease. Clin Pharmacol Ther 25:541
4. Fishman A (1976) Chronic cor pulmonale. Am Rev Respir Dis 114:775
5. Gelb A, Klein E (1976) Hemdoynamic and alveolar protein studies in noncardiac pulmonary edema. Am Rev Respir Dis 114:831
6. Goldstein RE, Rosing DR, Redwood DR, Beiser GD, Epstein SE (1971) Clinical and circulatory effects of isosorbide dinitrate. Comparison with nitroglycerin. Circulation 43:629
7. Johnsson G, Oberg B (1968) Comparative effects of isoprenaline and nitroglycerin on consecutive vascular sections in the skeletal muscle of the cat. Angiologica 5:161
8. Saldeen T (1976) The microembolism syndrome. Microvasc Res 11:131
9. Warshaw AL, Lesser PB, Rie MA, Cullen DJ (1975) The pathogenesis of pulmonary edema in acute pancreatitis. Ann Surg 182:505
10. West JB, Dollery CT, Head BE (1965) Increased pulmonary vascular resistance in dependent zone of the isolated dog lung caused by perivascular edema. Circ Res 17:191
11. Wexler LF, Pohost GM (1976) Hemodynamic monitoring: noninvasive techniques. Anesthesiology 45:156
12. Zapol WM, Snider MT, Schneider RC, Rie MA, Roth SI (1976) Pulmonary hypertension in severe acute respiratory failure. In: Zapol WM, Qvist J (eds) Artificial lungs for acute respiratory failure. Hemisphere, Washington DC, p 435

Diskussion

Matthys bat um Erläuterungen bezüglich der Präsentation von Geisler, insbesondere über die Schwere der Lungenfibrose, da diese Patienten einen erhöhten Atemantrieb hätten. *Geisler* führte aus, daß die meisten Patienten im terminalen Stadium waren und mit Steroiden, Diuretika und Digitalis behandelt wurden. Eine Sauerstofftherapie wurde vermieden, um keine Hyperkapnie zu riskieren. Die Diffusionskapazität für Kohlenmonoxid betrug ca. 60% des Normalwertes und blieb nach Nitroglycerin unverändert, wurde jedoch nach Steroiden verschlechtert. Der Keildruck wurde nicht vermindert, und weder Herzzeitvolumen noch Schlagvolumen veränderten sich. Er betonte, daß bei allen Patienten die Behandlung mit Langzeit-Nitraten bis zu 60 mg/die am Tag vor der Studie abgesetzt wurde. Geisler führte ferner aus, daß trotz guter Patienten-Compliance eine Langzeittherapie bei solchen Patienten, im Gegensatz zur Akutbehandlung, enttäuschend sei, wobei die arterielle Hypotonie ein ernsthaftes Problem darstelle.

Niehues bestätigte, daß die ersten Messungen in seiner Studie mit einem Ganzkörper-Plethysmographen ausgeführt worden seien. Matthys unterstrich, daß sowohl in seiner Patientengruppe als auch in der von Niehues die Veränderungen des Atemwegswiderstandes nach Nitroglycerin nicht sehr ausgeprägt und damit ohne klinische Bedeutung gewesen seien, wenn die Dyspnoe auf einer Atemwegsobstruktion beruhte. Er fragte sich indessen, wie der Blutdruckabfall und das Herzzeitvolumen verringert sein könnten, wenn keinerlei Veränderungen der arteriellen Blutgase vorkämen. Dies würde bedeuten, daß die AV-Differenz ansteigt, was wiederum von keinem Nutzen wäre, da die Peripherie mehr Sauerstoff zu extrahieren hätte. Dennoch waren – wie Niehues ausführte – seine Patienten nach Nitroglycerin subjektiv gebessert, und auch klinisch sei die Wirkung günstig gewesen.

Wie der Vorsitzende bemerkte, müßte die zusätzliche Gabe von Theophyllin einen Rückgang der arteriellen Sauerstoffspannung bewirken, da der Anstieg des Herzzeitvolumens bzw. die Perfusion des gasaustauschenden Organs eine erhöhte Shunt-Bildung bewirke. Diese Diskrepanz könne nicht ausgeschlossen werden, da in der Studie von Niehues die Sauerstoffspannung unverändert blieb.

Holmgren fügte seinem wichtigen Bericht über die Wirkung von Nitroglycerin auf die Lungenperfusion bei Patienten nach Bypass-Chirurgie hinzu, daß die Messungen an Patienten ohne V-Q-Störungen, mit Ausnahme eines Falles mit Asthma, durchgeführt worden seien. Dies war der einzige Fall, der die ganze Zeit ohne Shunt blieb, vermutlich wegen einer überdehnten Lunge, die während der Anästhesie nicht kollabierte. Bei Patienten ohne erhöhten Atemwegswiderstand hat Nitroglycerin etwa den gleichen Effekt wie eine Erhöhung der Lungenperfusion um ca. 2–3 l/min nach Gabe einer positiv-inotropen Substanz, die eine Flußerhöhung im gasaustauschenden Organ bewirkt.

Teil VII Akuter Myokardinfarkt und instabile Angina pectoris

Die hämodynamische Grundlage der Behandlung des akuten Myokardinfarkts, besonders im Hinblick auf Natrium-Nitroprussid

H. J. C. Swan

Einleitung

Die ischämische Herzerkrankung umfaßt ein weites Spektrum zeitlich veränderlicher Störungen der regionalen Herzfunktion. Sie ist die Folge eines ungenügenden regionalen Blutflusses, der nicht imstande ist, einem Versorgungsgebiet des Koronarkreislaufs genügend Sauerstoff für das Arbeitsmyokard zuzuführen. Die verminderte Fähigkeit der Koronargefäße zum Transport von Blut beruht nicht allein auf dem Grad der fixierten organischen Stenose, sondern auch auf dynamischen Tonusveränderungen in der glatten Muskulatur verhältnismäßig normaler Segmente des Koronararteriensystems. Außerdem können Veränderungen der geformten und flüssigen Bestandteile des Blutes die Durchblutung vorübergehend oder dauerhaft beeinträchtigen. Diese komplexen Wechselwirkungen zwischen organischer Atherosklerose, Tonus der glatten koronaren Gefäßmuskulatur und Veränderungen in der Adhäsionsfähigkeit der Blutzellen liegen der Vielfalt der Formen und Verläufe großer klinischer Syndrome zugrunde, die unter dem Begriff „ischämische Herzerkrankung" zusammengefaßt werden.

Die dynamische Natur des akuten Infarktes

Ein akuter Myokardinfarkt ist das Ergebnis einer schwerwiegenden Gleichgewichtsstörung zwischen dem verfügbaren Blutfluß und dem Sauerstoffbedarf. Wenn der Blutfluß in einem bestimmten Gebiet um 30–55% des normalen Ruhewertes reduziert wird, kommt es zu hochgradigen Veränderungen der myokardialen Kontraktilität und Compliance [7]. Dennoch ist eine Störung der Myokardfunktion durch Wiederherstellung angemessener Flußbedingungen aus dem Stammgefäß oder aus Kollateralgefäßen und somit durch Wiederherstellung der Funktion reversibel. Die Wiederherstellung erfolgt um so schneller, je geringer die Dauer und das Ausmaß der Ischämie sind.

Ist der Blutfluß jedoch auf weniger als 20% der Ruhedurchblutung reduziert und diese Verminderung bleibt bestehen, kommt es zur Bildung einer mehr oder minder ausgedehnten Nekrose, deren Größe wahrscheinlich in direktem Zusammenhang mit dem Ausmaß der Durchblutungsverminderung steht. Es ist daher denkbar, daß eine schnell fortschreitende Nekrose dann eintritt, wenn das Myokard 5% seiner Ruheversorgung erhält, doch daß der nekrotische Prozeß sich ver-

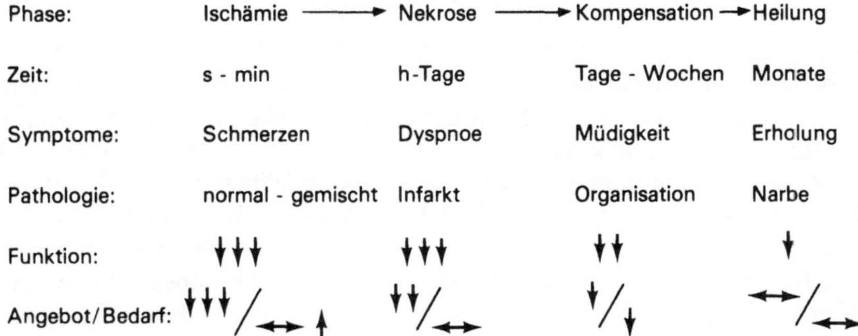

Abb. 1. Schematisches Diagramm der zeitlichen Veränderungen in verschiedenen Phasen des akuten Myokardinfarkts

langsamt, wenn Kollateralen und andere Versorgungsquellen einen Blutfluß von 20–25% der Ruhedurchblutung ermöglichen würden. Wenn das von dem verschlossenen Gefäßgebiet versorgte Segment sehr groß ist, wäre die Blutzufuhr aus den Kollateralgefäßen kaum effektiv, handelt es sich jedoch um ein kleineres Segment, könnten lebensfähiges Myokard und Funktion durchaus erhalten bleiben. Der akute Myokardinfarkt ist folglich ein dynamischer Prozeß, weil das Fortschreiten der Nekrose, Befall oder Verschontbleiben zusätzlicher Gebiete zum primären Infarkt, lokale kardiale Auswirkungen sowie allgemeine Reaktionen des Kreislaufs und der Körperorgane komplex und mit fortschreitender Erkrankung veränderlich sind.

Wir haben die These aufgestellt, daß die zeitliche Entwicklung einer Nekrose beim akuten Infarkt des Menschen sehr unterschiedlich ist [6]. Obwohl es heute als wahrscheinlich gilt, daß die Mehrzahl der Patienten mit akutem, transmuralem Infarkt einen akuten, sofort vollständigen Verschluß eines zuvor erkrankten Gefäßes durch Bildung eines großen Thrombus haben, scheinen zahlreiche Faktoren den zeitlichen Verlauf zu beeinflussen. Der Infarkt könnte eine biologische Einzelfunktion sein, in der das von dem verschlossenen Gefäß versorgte Gebiet in einem von Anfang an feststehenden zeitlichen Verlauf zum Untergang verurteilt ist. Andererseits kann der Infarkt auch aus einer Reihe von schrittweisen Funktionen bzw. zeitlich voneinander getrennten Episoden bestehen, von denen jede einzelne für die Nekrose eines kleinen Segmentes verantwortlich ist. Von den experimentellen Interventionen, die in den frühesten Phasen des akuten kompletten Koronarverschlusses Anwendung finden, scheinen diejenigen, die das Potential zur Erhöhung der Blutversorgung aufrechterhalten oder steigern, zumindest genauso wirksam zu sein wie diejenigen, die den myokardialen Sauerstoffbedarf verändern.

Abbildung 1 ist eine schematische Darstellung des zeitlichen Verlaufs eines akuten Myokardinfarktes mit den Phasen der Ischämie, Nekrose, Kompensation und Heilung. Es versteht sich von selbst, daß jeder dieser Zustände durch eine eigene Pathologie gekennzeichnet ist. Es liegt auch auf der Hand, daß die Wirksamkeit therapeutischer Interventionen weitgehend von dem pathophysiologischen Zustand zum Zeitpunkt ihrer Anwendung beeinflußt wird.

Natrium-Nitroprussid

Natrium-Nitroprussid ist der Prototyp eines Vasodilatators [5] für den klinischen Gebrauch [3]. Es hat die besondere Eigenschaft eines an sich einfachen Wirkungsmechanismus – Erschlaffung der glatten Muskulatur –, einen schnellen Wirkungseintritt und eine kurze Wirkungsdauer; es scheint keine bedeutenden direkten Wirkungen auf andere Organsysteme, einschließlich der Myokardkontraktilität, auszuüben und betrifft sowohl den arteriolären als auch den venösen Tonus, letzteren in größerem Ausmaß als den ersteren [5]. Es scheint einen signifikanten vasodilatatorischen Effekt auf die Koronargefäße auszuüben, obwohl in einigen experimentellen Studien das Auftreten eines "Steal-Syndroms" vermutet wurde [84].

Im allgemeinen scheinen die besonders günstigen physiologischen Eigenschaften von Natrium-Nitroprussid bei der Herzinsuffizienz mit einer Reduzierung des peripheren und pulmonalen Gefäßwiderstandes auf der Erschlaffung der glatten Gefäßmuskulatur zu beruhen [2]. Dies vermindert seinerseits die Impedanz gegenüber der Leerung beider Ventrikel, insbesondere des linken, durch Reduzierung der Impedanz an den Aorten- bzw. Pulmonalarterienklappen. Dies ermöglicht somit eine bessere systolische Entleerung der betreffenden Herzkammer mit Reduzierung des enddiastolischen Volumens und gleichzeitiger Reduzierung des linksventrikulären diastolischen und enddiastolischen Drucks. Es wird postuliert, daß eine Verminderung des enddiastolischen Drucks eine Reduzierung der subendokardialen enddiastolischen Drücke begünstigt und infolgedessen die Bildung eines Gradienten zwischen dem koronaren Gefäßbett und den subendokardialen Myokardschichten ermöglicht. Dieser Durchblutungsanstieg in den subendokardialen Schichten könnte die Lebensfähigkeit des subendokardialen Myokards erhalten und ihm die Fähigkeit einer effektiven Kontraktilität wiedergeben [1].

Dennoch können diese potentiell günstigen Wirkungen von Natrium-Nitroprussid während der Phase der gemischten Pathologie, in der ein von einer verschlossenen Arterie versorgtes Gebiet nicht funktionierendes, doch lebensfähiges Myokard mit verschwindend geringer Nekrose enthält, ernsthaft gefährdet werden. Das Auftreten eines „Steal-Effektes" [84], in dem der Blutstrom aus den Gebieten mit minimaler Durchblutung zu gesunden, kontrahierenden und perfundierten Myokardgebieten geleitet wird, oder wenn ein akuter Abfall des diastolischen Aortendrucks eine erhebliche Reduzierung des Flußgradienten aus der Aorta zum Koronargefäßbett hin verursacht, kann tiefgreifende negative Folgen haben, die in einer Verschlechterung der Ischämie und Begünstigung der Nekrosebildung in potentiell lebensfähigem Myokard bestehen. Wenn die Anatomie der Koronargefäße unbekannt und die Möglichkeit mehrfacher komplexer Gefäßverschlüsse gegeben ist, sollte jegliche Reduzierung des arteriellen Blutdrucks und damit des Perfusionsdrucks in der Phase der *Ischämie* oder der *gemischten Pathologie* vermieden werden. Die Impedanzreduzierung zur Herabsetzung des myokardialen Sauerstoffbedarfs ist kein genügender Grund für die Verwendung von Natrium-Nitroprussid in dieser Phase. Wenn allerdings der diastolische Aortendruck, z.B. mit intraaortaler Ballonpumpe, aufrechterhalten werden kann oder wenn die Myokarddurchblutung durch chirurgische Revaskularisation oder Thrombolyse in einem akut verschlossenen Koronargefäß wiederhergestellt werden kann, ist die Verwendung von Nitraten in der Phase der gemischten Pathologie möglicherweise angezeigt.

Die Phase der *kompletten Nekrose* und die Phase der *Kompensation* bedeuten beide, daß der Myokardschaden vollständig ist und daß es gefährdetes, aber lebensfähiges Myokard nicht mehr gibt. In diesem besonderen Stadium gewinnen die Vorteile, die sich aus einer Impedanzreduzierung und Anhebung des Herzzeitvolumens im vorhandenen kontrahierenden Myokard ergeben, große Bedeutung. Es darf jedoch nicht vergessen werden, daß beim zusätzlichen Befall anderer Gefäße die Arbeit des übrigen gesunden Myokards dank der Wirkungen der zirkulierenden Katecholamine, der Stimulation des autonomen Nervensystems und anderer Faktoren maximal ist. Natrium-Nitroprussid könnte bei Vorliegen einer ausgebildeten großen aneurysmalen Funktionsstörung mit ausreichender residualer Koronarversorgung von besonderem Wert sein. In solchen Fällen könnte die Reduzierung des maximalen systolischen Drucks im Ventrikel die Ausdehnungstendenz vermindern, die als Reaktion auf erhöhte Beanspruchung erfolgt ("creep"), und dies würde zu einer kleineren und kompakteren Narbenbildung führen.

In der Phase der *Kompensation und der Heilung* erhöht Natrium-Nitroprussid das Herzzeitvolumen in anscheinend genügend hohem Ausmaß, um die depressiven Wirkungen der verminderten Gewebeperfusion auf die Herzleistung aufzuheben.

Die Verwendung von Natrium-Nitroprussid zur Behandlung des akuten Myokardinfarktes hat somit eine Anzahl unterschiedlicher und oft unerwarteter Effekte ergeben. Diese sind abhängig vom Patienten, der Größe des gefährdeten Areals, dem zeitlichen Verlauf und der Pathologie der Erkrankung zum Zeitpunkt des Therapiebeginns sowie von der Art der physiologischen Kompensationsmechanismen, den Reaktionen seitens des autonomen Nervensystems, dem Einfluß des Renin-Angiotensin-Systems sowie dem Einfluß der Begleittherapie und dem Schweregrad der globalen Funktionsstörung (einschließlich der Auswirkung vorangegangener Myokardschäden). Es ist somit wesentlich, die potentielle Unterschiedlichkeit der Reaktionen zu erkennen und so viele Faktoren wie möglich unter Kontrolle zu bekommen, um die potentiellen günstigen Ergebnisse zu fördern und die möglichen unerwünschten Komplikationen auf ein Minimum zu reduzieren.

Zusammenfassung

Natrium-Nitroprussid sollte in den frühesten Stadien des akuten Myokardinfarktes nicht verwendet werden, insbesondere nicht bis zur 6. Stunde nach Beginn der intensiven präkordialen Schmerzsymptomatik. Bei Vorliegen einer hochgradigen Herzinsuffizienz, die sich in extrem niedrigem Herzzeitvolumen und hohem ventrikulären Füllungsdruck ausdrückt, könnte – wenn akute Revaskularisation nicht in Frage kommt – die Verwendung einer intraaortalen Ballonpumpe, möglicherweise in Kombination mit Natrium-Nitroprussid, dem Patienten die beste Überlebenschance bieten. Die Phase der Nekrose und Heilung bietet ein weites Anwendungsgebiet für Natrium-Nitroprussid zur Leistungserhöhung des gesunden Restmyokards und zur Verminderung der Anforderungen an die nekrotischen Gebiete, die den normalen Heilungsprozeß durchmachen. Wenn die Applikation von Natrium-Nitroprussid zu irgendeinem Zeitpunkt Anzeichen zusätzlicher Ischämie – Postinfarkt-Angina, Postinfarkt-ST- oder T-Zacken-Veränderungen – hervorruft, ist seine Verwendung kontraindiziert und der Patient sollte sofort einer Koronararteriographie unterzogen werden, zwecks Erkennung subkritischer oder kritischer Läsionen in Koronargefäßen, die bisher unbeteiligte Gebiete versorgen. Während der genannten Phasen der Kompensation und Heilung sollte Natrium-Nitroprussid allmählich abgesetzt und durch andere, zur Langzeittherapie geeignetere Pharmaka abgelöst werden.

Die richtige Verwendung von Natrium-Nitroprussid für die Behandlung des akuten Myokardinfarktes erfordert somit eine hämodynamische Überwachung zwecks Erkennung günstiger Reaktionen (Reduzierung des linksventrikulären Füllungsdrucks auf Werte zwischen 14 und 18 mm Hg). Der diastolische Blutdruck darf nicht um mehr als 5–10 mm Hg abfallen und nicht unter 80 mm Hg gelangen, wenn er zuvor über 90 mm Hg gelegen hatte. Ein allmählicher (über 24 h) Anstieg des Herzindex mit gleichzeitiger Reduzierung des systemischen Gefäßwiderstandes von Werten über 2400 dyn auf Werte von ca. 1200–1300 dyn ist anzustreben.

Ein geschickter Arzt mit guter Kenntnis der höchst variablen und schwer vorhersehbaren Pathophysiologie dieser Erkrankung und der daraus resultierenden Hämodynamik und mit gleichzeitiger Kenntnis der physiologischen Wirkungen des Natrium-Nitroprussid ist Voraussetzung für die optimale Anwendung dieses wirksamen Vasodilatators zur Behandlung dieses schweren Krankheitszustandes.

Literatur

1. Chatterjee K, Parmley WW, Ganz W, Forrester JS, Walinsky P, Crexelles C, Swan HJC (1973) Hemodynamic and metabolic response to vasodilator therapy in acute myocardial infarction. Circulation 48:1183
2. Chatterjee K, Parmley WW (1977) The role of vasodilator therapy in heart failure. Prog Cardiovasc Dis 19:301
3. Cohn JN (1974) Vasodilator therapy of myocardial infarction. N Engl J Med 290:1433
4. Gold HK, Chiariello RC, Leinbach RC, Davis MA, Maroko PR (1976) Deleterious effects of nitroprusside on myocardial injury in acute myocardial infarction. Herz 1:161
5. Parmer RF, Lasseter KC (1975) Nitroprusside. N Engl J Med 292:294
6. Swan HJC (1979) Ischemic heart disease is a dynamic phenomenon. In: Corday E, Swan HJC (eds) Clinical strategies in ischemic heart disease. Williams and Wilkins, Baltimore
7. Waters DD, Luz PL da, Wyatt HL, Swan HJC, Forrester JS (1977) Early changes in regional and global left ventricular function induced by graded reductions in regional coronary perfusion. Am J Cardiol 39:537

Die Rolle des Nitroglycerins bei der Therapie des akuten Myokardinfarkts

W.-D. BUSSMANN

Einleitung

Nitroglycerin galt lange Zeit als kontraindiziert beim akuten Myokardinfarkt. In älteren Lehrbüchern wurden folgende Überlegungen angestellt, um zu erklären, daß Nitroglycerin in dieser Situation einen kardiogenen Schock auslösen könnte: Durch Herabsetzen des Blutdrucks wird die Durchblutung der distal von der kritischen Stenose gelegenen Myokardgebiete noch weiter reduziert, dadurch die Ischämie verstärkt und die Ausdehnung des Infarktes begünstigt.

Diese konventionelle Weisheit litt jedoch schon immer an einem entscheidenden Widerspruch: Die Verwendung von sublingualem Nitroglycerin galt als statthaft, wenn es galt, zwischen einem Angina-pectoris-Anfall und einem aktuen Myokardinfarkt zu unterscheiden. Verschwanden die Symptome nach Nitroglycerin, handelte es sich um Angina pectoris. Verschwanden sie nicht, konnte ein Myokardinfarkt vermutet werden. Die Verwendung von Nitroglycerin bei ungeklärten Fällen ist somit nicht so neu, und es scheint, daß sie niemals Probleme geschaffen hat.

Unerwünschte Blutdrucksenkung

Einer der Gründe für die Befürchtung eines Schocks nach Nitroglycerin könnte in der begrenzten Verfügbarkeit invasiver Überwachungsmethoden am Krankenbett gelegen haben. Wir wissen heute, daß der durch Nitroglycerin verursachte Blutdruckabfall keinen kardiogenen Schock, sondern eine ausgeprägte Hypovolämie als Ursache hat. Diese beiden hämodynamischen Zustände können deutlich voneinander getrennt werden: Beim kardiogenen Schock ist der linksventrikuläre Füllungsdruck extrem erhöht und das Herzzeitvolumen extrem vermindert oder zumindest zur Hälfte reduziert. Bei den gelegentlich beobachteten Blutdruckabfällen unter 100 mm Hg nach Nitroglycerin ist der Füllungsdruck aber stark reduziert, so daß kein ausreichender ventrikulärer Füllungsdruck zustande kommt.

In Einzelfällen kann die zusätzliche arterielle Dilatation nach Nitroglycerin einen anhaltenden, unerwünschten Blutdruckabfall zur Folge haben. Die Hypotension kann jedoch meistens durch Anheben der Beine oder, wenn nötig, durch Infusion von 100–200 ml einer Dextran-Lösung wieder beseitigt werden.

Es ist anzunehmen, daß die sublinguale Gabe von 0,8 mg Nitroglycerin die gleiche Wirkung hat wie eine intravenöse Bolus-Injektion. Sublinguales Nitroglycerin kann zu einem Blutdruckabfall führen, wenn der ausgängliche Füllungsdruck niedrig und der Patient in aufrechter Haltung ist. Dies kommt besonders deutlich bei Herzgesunden zum Ausdruck, die keinen tatsächlichen Nitroglycerin-Bedarf haben.

Das venöse Pooling ist im Stehen besonders ausgeprägt [13]. Eine unerwünschte Reduzierung des Blutdrucks ist bei Nitroglycerin-bedürftigen Patienten äußerst selten. Es überrascht keineswegs, daß Patienten, die während eines Angina-pectoris-Anfalls Nitroglycerin einnehmen, praktisch nie einen ausgeprägten Blutdruckabfall haben. Unter den ischämischen Bedingungen des pektanginösen Anfalls wird der erhöhte Füllungsdruck durch Nitroglycerin allenfalls normalisiert.

Obwohl die Hypovolämie allgemein mit einem Anstieg der Herzfrequenz einhergeht, wurde in seltenen Fällen eine Hypovolämie mit Bradykardie, im Sinne einer vasovagalen Reaktion, beobachtet. Come und Pitt beschreiben fünf derartige Fälle, die sie über Jahre gesammelt haben [21]. Atropin hat sich zur Behandlung dieses Zustandes als nützlich erwiesen.

Bei mehr als 200 Patienten mit akutem Myokardinfarkt, die intravenöses Nitroglycerin erhielten, kam es in keinem Fall zu einem kardiogenen Schock. Ebenfalls selten war ein Abfall des systolischen Blutdrucks unter 80 mm Hg mit den dazugehörigen Zeichen einer Hypovolämie.

Soll ein Pharmakon, das jahrelang beim akuten Myokardinfarkt kontraindiziert war, rehabilitiert werden, so muß der Beweis seiner Wirksamkeit erbracht werden.

Die ersten Versuche einer Nitroglycerin-Behandlung liegen Jahrzehnte zurück. Schon 1959 gaben Johnson und Mitarbeiter Nitroglycerin sublingual bei Patienten mit chronischer Linksherzinsuffizienz und konnten so den Füllungsdruck reduzieren [26]. 1972 verwendeten Gold und Mitarbeiter sublinguales Nitroglycerin bei verschiedenen Schweregraden des akuten Myokardinfarktes [24]. Intravenöses Nitroglycerin wurde von unserer Gruppe sowie von den Arbeitsgruppen Pitt u. a. systematisch beim akuten Myokardinfarkt angewendet [3–19, 23].

Hämodynamik

Die intravenöse Dauerinfusion von 0,75–6 mg Nitroglycerin/h führt zu einer dosisabhängigen Reduktion des linksventrikulären Füllungsdrucks. Auch der rechtsventrikuläre Füllungsdruck wird reduziert.

Der Druckabfall ist am ausgeprägtesten bei Patienten mit Linksherzinsuffizienz, die einen deutlich erhöhten (über 25 mm Hg) Füllungsdruck haben. Auch bei normalen Ausgangswerten kann der Füllungsdruck abfallen. Sowohl bei Patienten mit als auch bei solchen ohne Herzinsuffizienz kommt es zu einer systemischen Blutdrucksenkung von ca. 10% [11, 14, 15]. Nach niedrigen und extrem niedrigen Dosierungen ist nach Cyran und Mitarbeitern [22] ein Blutdruckabfall kaum zu erwarten.

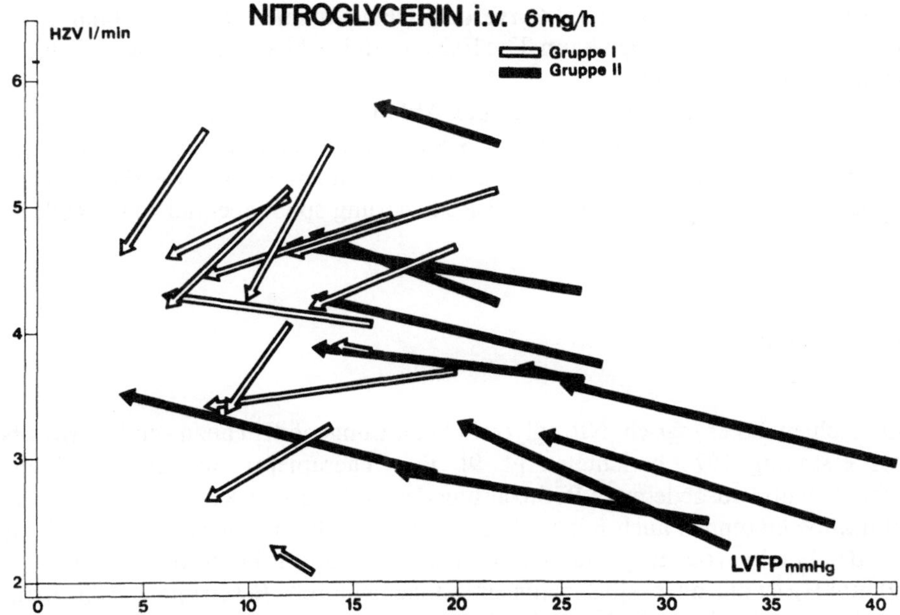

Abb. 1. Wirkung von intravenösem Nitroglycerin auf Herzminutenvolumen (*HZV*) bei Patienten ohne (Gruppe I) und mit (Gruppe II) Linksherzinsuffizienz. Das Herzminutenvolumen steigt als Reaktion auf Nitroglycerin, wenn der linksventrikuläre Füllungsdruck *(LVFP)* erhöht ist, fällt jedoch ab, wenn LVFP unter etwa 20 mm Hg liegt. Die weitere Abnahme von bereits niedrigem Herzminutenvolumen ist leicht auf der Basis des Frank-Starling-Mechanismus zu verstehen. Die nitroglycerinbedingte Verbesserung des Herzminutenvolumens bei hohem LVFP scheint andere, noch nicht geklärte Mechanismen einzuschließen

Bei Patienten ohne Linksherzinsuffizienz wurde ein unerwünschter Blutdruckabfall unterhalb der üblichen Werte bei sorgfältiger Dosisanpassung nur sporadisch beobachtet. Es ist zu erwähnen, daß Infarkt-Patienten im allgemeinen etwas erhöhte Füllungsdrücke haben und während der ersten drei Tage Bettruhe bewahren, was die Möglichkeit von orthostatischen Problemen mindert.

Hinsichtlich der Nitroglycerin-Wirkung auf das Herzminutenvolumen beim akuten Myokardinfarkt sind die Befunde weniger übereinstimmend. Einige Arbeitsgruppen konnten einen Anstieg des Herzzeitvolumens nachweisen [4, 11, 15, 24], während andere keine derartige Veränderung oder sogar einen Abfall fanden [32].

Nach unseren Feststellungen steigt das Herzminutenvolumen nur bei Patienten mit Linksherzinsuffizienz an, während es bei Patienten ohne Herzinsuffizienz mäßig abfällt [11] (Abb. 1). Bei bereits niedrigem Füllungsdruck und seiner weiteren Reduzierung durch Nitroglycerin kann ein Rückgang des Herzminutenvolumens durch den Frank-Starling-Mechanismus leicht erklärt werden. Schwieriger ist die Interpretation des Herzzeitvolumenanstiegs. Hier kommt anscheinend eine ganze Reihe von Mechanismen zum Tragen. Neuere Untersuchungen des Frank-Starling-Mechanismus weisen darauf hin, daß er allein zur Erklärung dieser Erscheinung nicht ausreicht. Früher nahm man an, daß auf Grund des absteigenden

Schenkels der Frank-Starling-Kurve das Schlagvolumen mit der Abnahme des Füllungsdrucks zunehmen kann. Die Existenz dieses absteigenden Schenkels wird neuerdings angezweifelt.

Wichtiger ist, daß der ausgeprägte Abfall des enddiastolischen Drucks die Durchblutung der subendokardialen Schichten, insbesondere in unterversorgten Bezirken, erhöht und dadurch die regionale Wandbewegung sowie das Schlagvolumen verbessert [30]. Die Afterload-Reduzierung spielt ebenfalls eine Rolle.

Lungenödem

Es erschien daher logisch, Nitroglycerin beim Lungenödem anzuwenden, worüber wir erstmalig 1975 berichteten [4, 9]. Das Therapieprinzip beruht auf einer schnellen und ausgedehnten Reduzierung des Füllungsdrucks – ein Ziel, das unter Notfallbedingungen auch mit sublingualem Nitroglycerin erreicht werden kann.

Bei bereits voll ausgeprägtem Lungenödem mit Füllungsdrücken von 40–50 mm Hg ist die innerhalb 3–5 min eintretende klinische Besserung von einem dramatischen Abfall des Füllungsdrucks, oft um 50% oder mehr, begleitet. Das Herzminutenvolumen steigt ebenfalls an.

Ein massives Lungenödem geht häufig mit erhöhten peripheren Blutdruckwerten einher. Ausgängliche systolische Werte von 180–200 mm Hg sind nicht ungewöhnlich [4].

Hypertensive Krise

Bei wiederholter sublingualer Nitroglycerin-Applikation fallen die erhöhten Blutdruckwerte beim akuten Lungenödem deutlich ab [4]. Bei extrem hohen Blutdruckwerten hat Nitroglycerin einen ausgeprägten hypotensiven Effekt (Abb. 2). Es überrascht daher keineswegs, daß die Substanz bei hypertensiven Krisen, wie von Rupp et al. beschrieben [31], verwendet wurde. Besonders erwähnenswert ist, daß Nitroglycerin die hypertensiven Druckwerte nicht akut in hypotensive Werte verwandelt, wie dies bei Natrium-Nitroprussid oft der Fall ist.

Klinische Wirkungen

Bei intravenöser Nitroglycerin-Gabe bessert sich häufig auch der klinische Zustand der Patienten mit akutem Myokardinfarkt. Bei Fällen mit Linksherzinsuffizienz wird die Dyspnoe gebessert, und es kommt meistens zu einem deutlichen Nachlassen des Schmerzes, wie Luther und Mitarbeiter zeigen konnten [28].

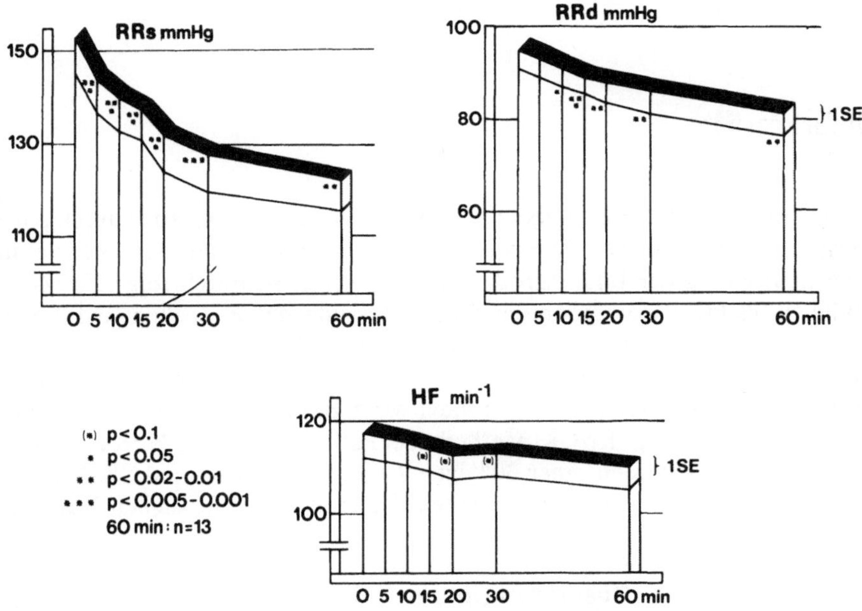

Abb. 2. Wirkung wiederholter Nitroglycerin-Gabe auf den arteriellen Blutdruck und die Herzfrequenz bei 15 Patienten mit Lungenödem. Systolischer (*RRs*) und diastolischer *(RRd)* arterieller Druck nahm kurz nach der Applikation von Nitroglycerin signifikant ab. Die Herzfrequenz (*HF*) zeigte während der Behandlung eine Neigung zur Abnahme. n = Zahl der Patienten, p = Wahrscheinlichkeit, SE = Standardfehler

Unsere eigene randomisierte Studie erwies, daß der Morphin-Bedarf bei Patienten, die mit Nitroglycerin behandelt wurden, auf ca. die Hälfte zurückging [16]. Es steht allerdings fest, daß der Infarktschmerz nicht durch Nitroglycerin allein bekämpft werden kann. Es ist nicht sinnvoll, den Schmerz beim akuten Myokardinfarkt mit wiederholten, z. B. sublingualen Nitroglycerin-Gaben behandeln zu wollen. Extrem hohe Dosen können eine unerwünscht starke Reduzierung des Füllungsdrucks ohne gänzliches Verschwinden des Infarktschmerzes verursachen. Unter solchen Bedingungen sind die üblichen Analgetika, insbesondere Morphin, angezeigt.

Myokardiale Ischämie

In allen bekannten Studien wird berichtet, daß Nitroglycerin die myokardiale Ischämie günstig beeinflußt [11, 15, 23]. Es konnte nachgewiesen werden, daß die infarktbedingte ST-Streckenhebung in deutlicher und signifikanter Weise auf akute Nitroglycerin-Gaben reagiert. Auch die ST-Streckensenkung wird reduziert. Diese

Wirkung kann jedoch durch zu hohe Nitroglycerin-Dosen wieder zurückgehen, zumindest wenn die Herzfrequenz bei fehlender Linksherzinsuffizienz ansteigt oder der diastolische Blutdruck stärker abfällt [15].

Infarktgröße

Tierexperimentelle Studien über die Reduzierung der Infarktgröße durch Nitroglycerin haben zu ähnlichen therapeutischen Maßnahmen beim Menschen veranlaßt. Die Beurteilung der Infarktgröße beim Menschen ist durch folgende Methoden möglich: elektrokardiographisch durch Messung der R-Zacken-Reduktion und des Auftretens der Q-Zacke; enzymatisch durch Bestimmung der Kreatinkinase und schließlich mittels Radionuklid-Untersuchungen. Alle drei Methoden sind in gewissen Grenzen nützlich. So konnten wir z. B. in unserer randomisierten, kontrollierten Studie mit der CK-Methode bei Patienten, die mit Nitroglycerin intravenös behandelt wurden, einen 30%igen Rückgang von CK- und CK-MB-Infarktgewicht gegenüber einer unbehandelten Kontrollgruppe feststellen [16, 19].

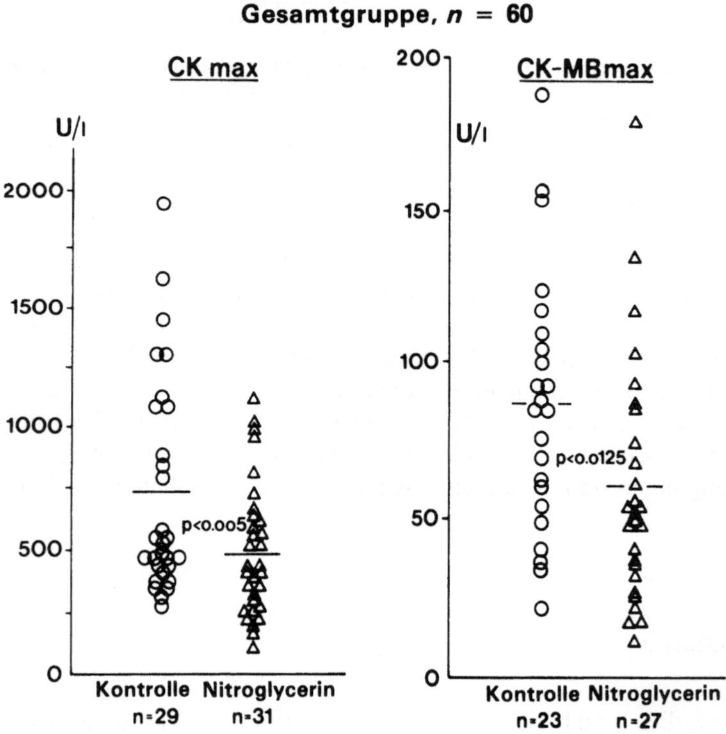

Abb. 3. Maximalwerte von CK und CK-MB bei Patienten, die mit Nitroglycerin intravenös behandelt wurden, und unbehandelten Kontrollpatienten. Geringere Maximalwerte wurden bei der Versuchsgruppe auch dann erreicht, wenn die Intervention spät erfolgte (> 8 h)

Sechzig Patienten wurden in zufälliger Reihenfolge einer Kontroll- und einer Nitroglycerin-Gruppe zugeordnet. Die Vergleichbarkeit der beiden Gruppen hinsichtlich des Alters und des Vorkommens von Vorderwand- und Hinterwandinfarkten war gesichert. Die Hämodynamik bei Aufnahme, einschließlich Herzfrequenz, diastolischem Pulmonalarteriendruck, Herzminutenvolumen (Thermodilution oder Ficksche Methode) sowie mittlerem arteriellen Blutdruck unterschieden sich bei den beiden Gruppen nicht signifikant voneinander. Der linksventrikuläre Füllungsdruck lag bei 15 oder mehr mm Hg, im Mittel bei 20 mm Hg.

Bei den mit Nitroglycerin behandelten Patienten waren die Maxima der CK- und CK-MB-Aktivität im allgemeinen geringer als in der Kontrollgruppe. Die Differenz der Mittelwerte war signifikant (Abb. 3).

Bei den behandelten Patienten zeigte die CK-Kurve einen weniger steilen Anstieg, ein signifikant niedrigeres Plateau und anschließend niedrigere Werte als in der Kontrollgruppe. Auch die Fläche unter der Kurve war kleiner, was auf eine geringere Enzymfreisetzung während der 48stündigen Behandlungsdauer hinwies (Abb. 4).

Die nach CK und CK-MB beurteilte Infarktgröße war in der Nitroglycerin-Gruppe um ca. 30% geringer als in der Kongrollgruppe (Abb. 5).

In der früh behandelten Gruppe wurde die Therapie innerhalb der ersten 8 Stunden nach Auftritt der Symptome begonnen. Die Differenz zwischen den beiden Gruppen zeigt sich im ersten Teil der Kurve (Abb. 6).

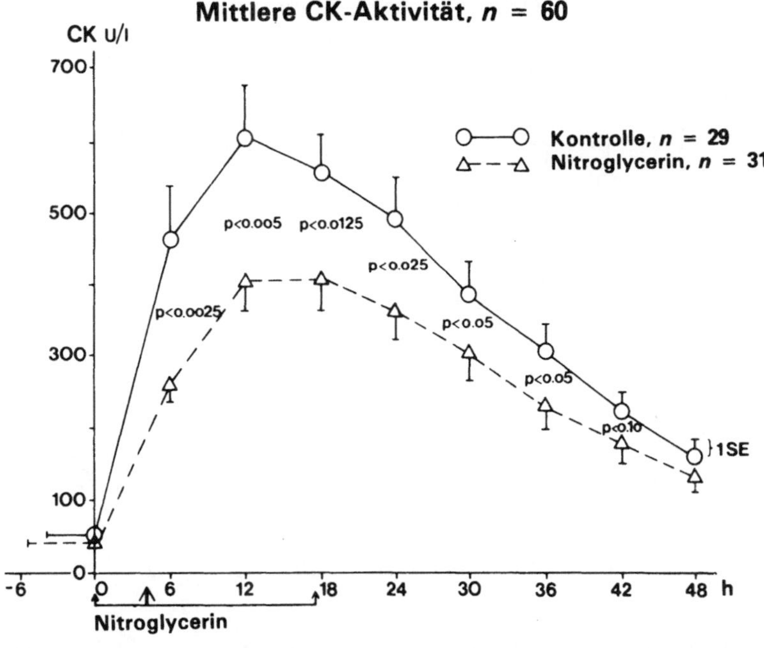

Abb. 4. Kurven der mittleren CK-Aktivität bei früher und später Intervention ($n = 31$) bei Patienten unter Nitroglycerin ($n = 31$) und Kontrollpatienten ($n = 29$). Der aufsteigende Teil der Kurve zeigt einen allmählicheren Anstieg bei den behandelten Patienten mit niedrigeren Maximalwerten. Die Fläche unter der Kurve ist vermindert, was für eine Abnahme der Enzymfreisetzung während der Behandlungsperiode spricht

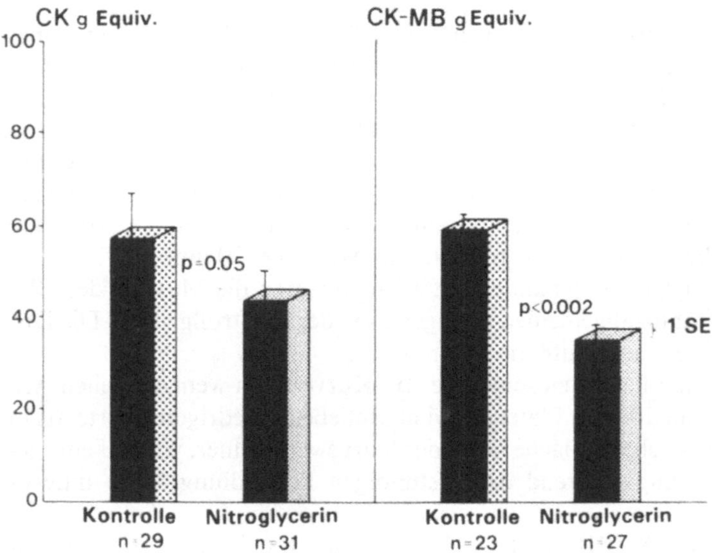

Abb. 5. Die nach der Methode von Shell und Sobel berechnete Infarktgröße zeigt bei den mit Nitroglycerin behandelten Patienten eine Abnahme. Der Unterschied ist bei den CK-MB-Werten noch stärker ausgeprägt. Auch die späte Intervention (> 8 h) ging mit einer geringeren Infarktgröße einher, besonders wenn die CK-MB-Werte zur Beurteilung verwendet wurden

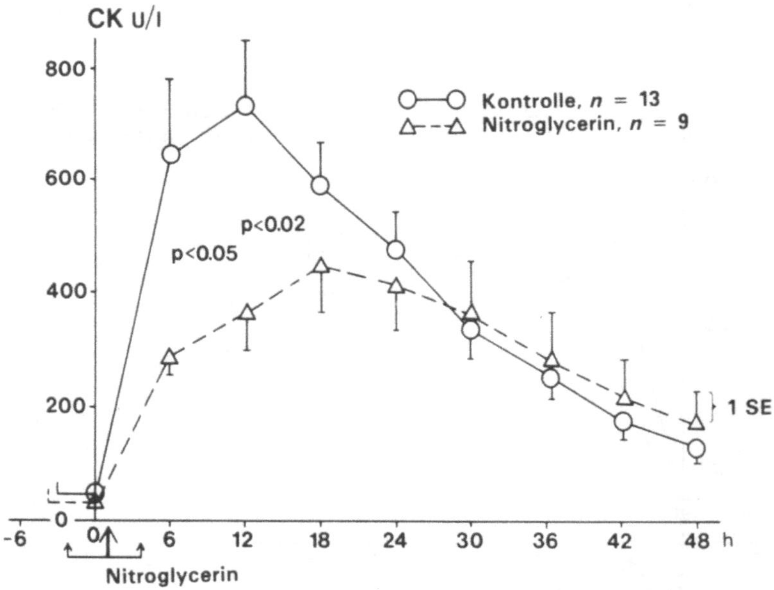

Abb. 6. Mittlere CK-Aktivitätskurven von nitroglycerinbehandelten Patienten und Kontrollpatienten bei früher Intervention (> 8 h). Der erste feststellbare Anstieg der Enzymaktivität wurde als Nullwert angenommen. Der klinische Beginn des Infarkts lag im allgemeinen 2–4 h früher. Die Anwendung von Nitroglycerin wurde im Mittel 1,1 h nach dem initialen Anstieg der CK-Aktivität begonnen. Die Kurve der unbehandelten Patienten steigt steiler an und erreicht ein frühes Maximum. Die Kurve der behandelten Patienten steigt mehr allmählich; ihr Plateau liegt niedriger. Nach 30 h gehen die beiden absteigenden Teile der Kurven ineinander über

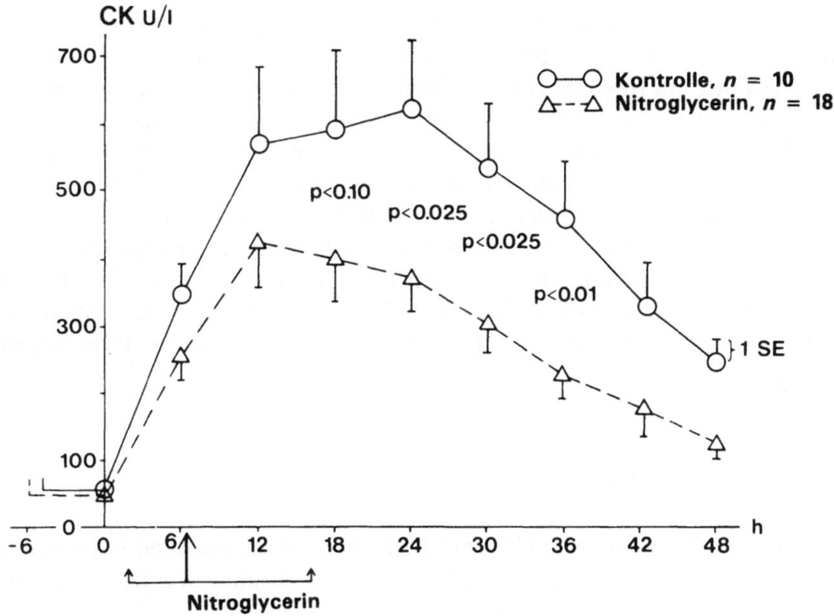

Abb. 7. Mittlere CK- und CK-MB-Aktivitätskurven von nitroglycerinbehandelten Patienten und Kontrollpatienten bei später Intervention (> 8 h). Der Beginn des Enzymanstiegs wurde als Nullwert verwendet. Bei einigen Patienten mit verspätetem Beginn der Therapie wurde der Zeitpunkt des Infarktbeginns nach Patientenerinnerung an das Auftreten charakteristischer Symptome festgelegt (Extrapolation auf den Null-Stundenwert). Der Myokardinfarkt ging im allgemeinen dem Enzymanstieg um 6–9 h voraus; die erste Nitroglycerin-Anwendung erfolgte im Mittel 12,8 h nach Infarktbeginn. Während der ersten 12 h steigt die Aktivität in beiden Gruppen steil an, obwohl später bei den nitroglycerinbehandelten Patienten günstige Veränderungen nachweisbar sind; 18 und 36 h später sind die Werte für die Versuchsgruppe signifikant niedriger als bei den Kontrollen

Wurde die Behandlung 8 oder mehr Stunden nach Beginn der Symptomatologie begonnen – der mittlere Zeitpunkt lag bei 12,8 h –, zeigten sich niedrigere Werte am absteigenden Schenkel der Kurve (Abb. 7). Interessant ist der Befund, daß selbst bei spät einsetzender Therapie eine geringere Enzymfreisetzung resultierte. Zum Unterschied vom experimentell erzeugten Infarkt beim Tier scheint der Myokardinfarkt beim Menschen ein dynamischer Vorgang zu sein, der auch eine Zeitlang nach dem ursprünglichen Ereignis noch beeinflußt werden kann.

Auch andere Autoren fanden Hinweise auf eine Reduzierung der Infarktgröße: Bonen und Mitarbeiter fanden eine 30%ige Differenz bei unkomplizierten Infarkten, neuerlich eine signifikante Reduktion der CK-Infarktgröße bei Hinterwandinfarkten [1]. Chiche nahm den QRS-Komplex als Indikator der Infarktgröße. Bei Patienten, die mit Nitroglycerin behandelt wurden, war die Reduzierung der R-Zacke weit weniger ausgeprägt [20]. Flaherty wies die Abnahme der Infarktgröße nuklearmedizinisch nach [23].

Kann die Prognose beeinflußt werden?

Wenn man davon ausgeht, daß Nitroglycerin die myokardiale Ischämie und die Infarktgröße vermindert, ist die Wirkung dieser Veränderungen auf die Mortalität von besonderem Interesse. Gültige Schlußfolgerungen über diese Zusammenhänge können jedoch nur nach umfassenden Langzeit-Beobachtungen gezogen werden.

Bei unserem kleinen, aus nur 60 Patienten bestehenden Kollektiv gab es in der Nitroglycerin-Gruppe keinen Todesfall gegenüber 5 Todesfällen in der Kontroll-gruppe, wo auch eine größere Reinfarkt-Häufigkeit vermerkt wurde [18]. Die verminderte Frühmortalitätsrate ging nicht auf Kosten der Spätmortalität. Dennoch sollte diese Beobachtung mit Vorsicht gewertet werden, zumal in Anbetracht der geringen Fallzahl auch Zufälle eine Rolle spielen können. Die positive Beeinflussung der Frühmortalität sollte als vorläufiger Eindruck und als Pilot-Ergebnis festgehalten werden [20].

Mehr Angina pectoris

Es fiel auf, daß die ursprünglich mit Nitroglycerin behandelten Patienten während der nachfolgenden Beobachtungszeit vermehrt Angina pectoris – gegenüber der unbehandelten Gruppe – aufwiesen.

Der Prozentsatz der Patienten, die in der Folgezeit über Angina pectoris klagten, lag in der Nitroglycerin-Gruppe deutlich höher. Die pektanginösen Beschwerden waren auch fast doppelt so schwer wie in der Kontrollgruppe. Diese Beobachtung schlug sich in einem höheren Nitratverbrauch nieder [18] (Abb. 8). Dieser scheinbar paradoxe Befund weist darauf hin, daß durch Nitroglycerin-Therapie

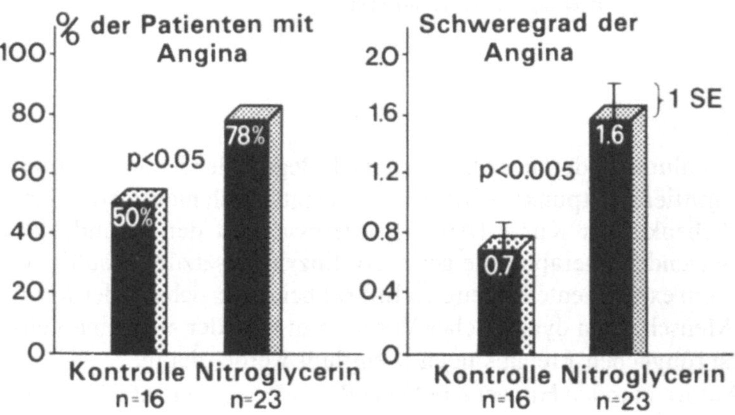

Abb. 8. Häufigkeit und Schweregrad von Angina-pectoris-Anfällen 1½ Jahre später bei Patienten, deren Myokardinfarkt mit Nitroglycerin behandelt wurde, und bei unbehandelten Kontrollen. Der Prozentsatz von Patienten mit Brustschmerzen war in der Versuchsgruppe deutlich höher. Die Anfälle waren auch fast zweimal so schwer wie bei den Kontrollpatienten. Beide Faktoren spiegelten sich in höherem Nitratverbrauch wider

während des Frühstadiums des Infarktes mehr lebensfähiges Myokard erhalten bleibt, das später mehr Angina pectoris zu verursachen vermag. Hier können andere Maßnahmen wie Koronarographie oder Bypass-Chirurgie erforderlich sein.

Ventrikuläre Rhythmusstörungen

Wie bereits aus tierexperimentellen Studien bekannt, scheint Nitroglycerin antifibrillatorische Eigenschaften zu haben [2]. Auch in unserer Studie gab es Anhaltspunkte für die Prävention von ischämieinduzierten ventrikulären Rhythmusstörungen. Die Substanz scheint die Arrhythmien auf indirekte Weise durch Verminderung der myokardialen Ischämie zu verhindern.

In der Nitroglycerin-Gruppe war die Häufigkeit der ventrikulären Extrasystolen signifikant geringer als in der Kontrollgruppe. Es wurde ferner beobachtet, daß nur halb so viele Nitroglycerin-Patienten eine Lidocain-Infusion benötigten. Auch Kammerflimmern kam seltener vor [17] (Abb. 9).

Bradykardie

Nitroglycerin schien auch einen Effekt auf bradykarde Rhythmusstörungen zu haben. Jedenfalls war der Atropin-Bedarf in der Nitroglycerin-Gruppe nur halb so groß wie in der Kontrollgruppe [13].

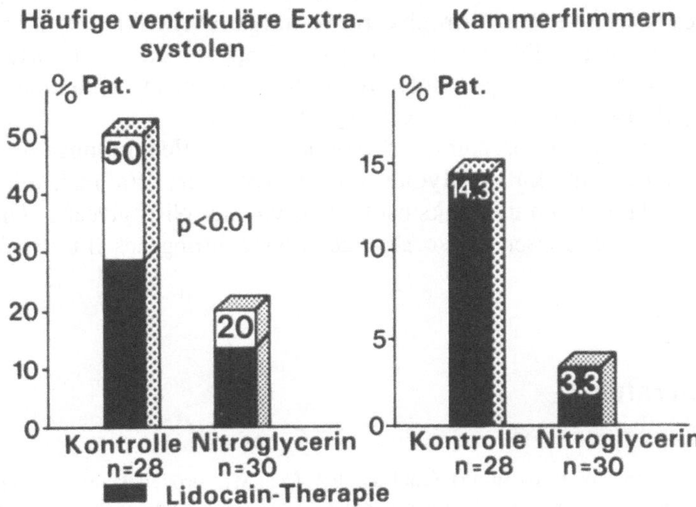

Abb. 9. Häufigkeit ventrikulärer Extrasystolen und Kammerflimmern bei nitroglycerinbehandelten Patienten ($n = 30$) und Kontrollpatienten ($n = 28$). Der Prozentsatz behandelter Patienten mit ventrikulären Extrasystolen war signifikant niedriger als bei der Kontrollgruppe. Der Lidocain-Bedarf war bei der Behandlungsgruppe auf die Hälfte reduziert. Auch Kammerflimmern trat bei der Nitroglycerin-Gruppe weit weniger häufig auf

Kardiogener Schock

Nitroglycerin kann auch im kardiogenen Schock indiziert sein, wenn eine mechanische Läsion, wie z. B. ein Ventrikelseptum-Defekt oder ein Papillarmuskel-Syndrom, dem akuten Infarktgeschehen überlagert ist. Auch bei systolischen Blutdruckwerten von 80–90 mm Hg kann eine deutliche Besserung erzielt werden. Der Hauptmechanismus ist hierbei die Verminderung des Austreibungswiderstandes des linken Ventrikels [26, 27].

Schlußfolgerungen

Abschließend kann festgestellt werden, daß Nitroglycerin zur Behandlung des akuten Myokardinfarktes tatsächlich indiziert ist. Dank der Reduzierung des linksventrikulären Füllungsdrucks und der Verbesserung des Herzzeitvolumens kommt es zu einer Besserung des Lungenödems und der linksventrikulären Stauungsinsuffizienz. Die klinischen Symptome wie Infarktschmerz und Dyspnoe werden günstig beeinflußt. Die myokardiale Ischämie wird reduziert, was sich in einem Rückgang der ST-Streckenhebung ausdrückt. Auch Koronarspasmen können günstig beeinflußt werden [29].

Die Annahme, daß auch die Infarktgröße verringert wird, scheint sich immer mehr zu bestätigen. Auch bei relativ spätem Therapieeinsatz war noch eine Wirkung nachweisbar. Elektrokardiographisch ließ sich ein geringeres Ausmaß der Nekrose feststellen. Nitroglycerin vermindert ventrikuläre und bradykarde Rhythmusstörungen. Die Beantwortung der Frage, ob die Frühmortalität günstig beeinflußt wird, muß ausgedehnteren künftigen Studien vorbehalten werden. Vorläufige Ergebnisse deuten auf diese Möglichkeit hin.

Nitroglycerin ist somit insbesondere für die Behandlung von linksinsuffizienten Patienten mit akutem Myokardinfarkt von Wert. Wahrscheinlich profitieren aber auch Patienten ohne Linksinsuffizienz von der Nitroglycerin-Therapie. Dabei sollten niedrige Dosen bei sorgfältiger Beobachtung des Blutdrucks verwendet werden.

Literatur

1. Bonen GW, Branconi JM, Goldstein RA, Cain ME, Broderick SM, Geltmann EM, Jaffe AS, Amlos HD, Roberts R (1979) A randomized prospective study of the effects of intravenous nitroglycerin in patients during myocardial infarction. Circulation 53 60:11–70
2. Borer JS, Kent KM, Goldstein RE, Epstein SE (1974) Nitroglycerin-induced reduction in the incidence of spontaneous ventricular fibrillation during coronary occlusion in dogs. Am J Cardiol 33:517

3. Bussmann W-D, Kaltenbach M (1975) I.v. infusion of nitroglycerin and oral isosorbide dinitrate in left ventricular failure. Circulation [Suppl II] 51/52:166

4. Bussmann W-D, Schupp D (1977) V. Wirkung von Nitroglycerin sublingual in der Notfalltherapie des klassischen Lungenödems Dtsch Med Wochenschr 102:335–342

5. Bussmann W-D., Schupp D (1978) Effect of sublingual nitroglycerin in emergency treatment of severe pulmonary edema. Am J Cardiol 49:931–936

6. Bussmann W-D, Wehrheim II (1980) Nitroglycerin und Dobutamin beim kardiogenen Schock Symposium: Behandlung chron. Herzinsuff. mit Vasodilatantien. Bad Nauheim 1980

7. Bussmann WD, Vachalowa J, Kaltenbach M (1974) Wirkung von Nitroglycerin beim frischen Herzinfarkt. Z Kardiol [Suppl] 1:52

8. Bussmann W-D, Löhner J, Kaltenbach M (1974) Orale Nitroglycerinpräparate in der Behandlung der Linksinsuffizienz beim frischen Herzinfarkt. Z Kardiol [Suppl] 1:52

9. Bussmann W-D, Vachalowa J, Kaltenbach M (1975) Wirkung von Nitroglycerin beim akuten Herzinfarkt. I. Nitroglycerin sublingual zur Behandlung der Linksinsuffizienz und des Lungenödems. Dtsch Med Wochenschr 100:749–755

10. Bussmann W-D, Löhner J, Kaltenbach M (1975) Wirkung von Nitroglycerin beim akuten Myokardinfarkt. III. Isosorbiddinitrat bei Patienten mit und ohne Linksinsuffizienz. Dtsch Med Wochenschr 100:2003–2009

11. Bussmann W-D, Schöfer H, Kaltenbach M (1976) Wirkung von Nitroglycerin beim akuten Myokardinfarkt. II. Intravenöse Dauerinfusion von Nitroglycerin bei Patienten mit und ohne Linksinsuffizienz und Auswirkung auf die Infarktgröße. Dtsch Med Wochenschr 101:642–648

12. Bussmann W-D, Löhner J, Kaltenbach M (1977) Orally administered isosorbide dinitrate in patients with and without left ventricular failure due to acute myocardial infarction. Am J Cardiol 39:91–96

13. Bussmann W-D, Bergbauer M, Kaltenbach M (1978) VIII. Die Abhängigkeit der Hämodynamik vom Lagewechsel bei Infarktpatienten mit und ohne Nitroglycerintherapie. Z. Kardiol 67:563–571

14. Bussmann W-D, Barthe G, Klepzig H jr, Kaltenbach M (1979) VII. Nitroglycerin-Dauertherapie beim frischen Herzinfarkt im Vergleich zu einer nicht-behandelten Kontrollgruppe. Med Klin 74:191–198

15. Bussmann W-D, Schöfer H, Kurita H, Ganz W (1979) Nitroglycerin in acute myocardial infarction. X. Ellect of small and large doses of i.v. nitroglycerin on ST-segment deviation, experimental, and clinical results. Clin Cardiol 2:106–112

16. Bussmann W-D, Passek D, Seidel W, Kleizig H jr, Kaltenbach M (1980) XI. Reduktion der CK- und CK-MB-Enzymaktivität und der Infarktgröße durch intravenöses Nitroglycerin. Z. Kardiol 69:18–30

17. Bussmann W-D, Neumann K, Kaltenbach M (1980) XII. Die Wirkung von Nitroglycerin auf die ventrikulare Extrasystolie beim frischen Herzinfarkt. Dtsch Med Wochenschr. 105:369–373

18. Bussmann W-D, Haller M, Kaltenbach M (1980) Nitroglycerin beim frischen Herzinfarkt. Einfluß auf spätere Angina pectoris, Beeinflussung der Prognose. Z. Kardiol 69:201

19. Bussmann W-D, Passek D, Seidel W, Kaltenbach M (1981) Reduction of CK and CKMB indices of infarct size by intravenous nitroglycerin. Circulation 63:615

20. Chiche P, Baligadoo SI, Derrida JP (1979) A randomized trial of prolonged nitroglycerin infusion in acute myocardial infarction. Circulation 59/60:165

21. Come PC, Pitt B (1976) Nitroglycerin induced severe hypotension and bradycardia in patients with acute myocardial infarction. Circulation 54:624

22. Cyran J, Hellwig H, Bolte H-D, Karabensch FJ, Krüger R, Lüderitz B (1978) Einfluß von Nitroglycerin auf die myocardiale Pumpfunktion bei Linksherzinsuffizienz. Herz Kreislauf 10:116

23. Flaherty JT, Reid PR, Kelly DT, Taylor DR, Weisfeldt ML, Pitt B (1975) Intravenous nitroglycerin in acute myocardial infarction. Circulation 51:132–139

24. Gold HK, Leinbach RC, Sanders CA (1972) Use of sublingual nitroglycerin in congestive failure following acute myocardial infarction. Circulation 46:839

25. Hauss J, Schönleben K, Spiegel U, Wendt M, Hartenauer U (1978) Die kontrollierte Hypotension mit Natriumnitroprussid. Herz Kreislauf 10:379–387

26. Johnson JD, Fairly A, Curito C (1959) Effects of sublingual nitroglycerin on pulmonary arterial pressure in patients with left ventricular failure. Am Intern Med 50:34

27. Kappenberger L, Turina M, Baumann PC, Senning A, Nager F (1978) Vasodilator therapy of ruptured interventricular septum complicating acute myocardial infarction. In: Kaltenbach M, Lichtlen P, Balcon R, Bussmann W-D (eds) Coronary heart disease, Thieme, Stuttgart, p 266
28. Luther M, Röken V (1976) Die Wirksamkeit von Isosorbid-Dinitrat intravenös bei Angina pectoris und frischem Myocardinfarkt. Herz Kreislauf 8:654–659
29. Oliva PB, Breckenridge JC (1977) Arteriographie existence of coronary arterial spasm in acute myocardial infarction. Circulation 56:366–374
30. Raff W, Kosche K, Lochner W (1972) Extravascular coronary resistance and its relation to microcirculation. Am J Cardiol 29:598
31. Rupp M, Brass H, Scherer H, Lutz HP (1979) Behandlung der hypertensiven Krise mit Nitroglycerin. Z Kardiol 68:272
32. Williams DO, Mason DT (1975) Hemodynamic effects of nitroglycerin in myocardial infarction decrease of ventricular preload at the expense of cardiac output. Circulation 51:421

Natrium-Nitroprussid und Nitroglycerin beim akuten Myokardinfarkt

V. Kötter, Th. Linderer und R. Schröder

Einleitung

In 16 Fällen mit akutem Myokardinfarkt wurden in den ersten 24 h nach Beginn der Symptomatik die hämodynamischen Wirkungen intravenöser Infusionen von Nitroglycerin (NTG) und Natrium-Nitroprussid (NP) bei den gleichen Patienten untersucht (Tabelle 1).

Methodik und Ergebnisse

Zwecks Schaffung einer gemeinsamen Grundlage für den Vergleich wurde der mittlere arterielle Druck auf das gleiche Niveau gesenkt. Der linksventrikuläre Füllungsdruck (LVFP) wurde in gleichem Ausmaß erniedrigt. Der Herzindex (HI) und Schlagvolumenindex (SVI) fielen unter NTG ab und blieben unter NP unverändert. Die Unterschiede zwischen HI und SVI unter NTG- bzw. NP-Infusion waren signifikant ($p < 0,05$). Diese Ergebnisse bestätigen frühere Literaturberichte, die besagen, daß NP einen verhältnismäßig ausgewogenen Effekt auf den arteriellen und venösen Kreislauf hat, während NTG weniger auf den peripheren Gefäßwiderstand als auf die Kapazitätsgefäße und somit auf den LVFP wirkt [10]. Es ist daher anzunehmen, daß NTG den HI und SVI – gelegentlich auf kritische Werte – erniedrigte. Während der NP-Infusion kam es, auch bei einer LVFP-Verminderung auf 5–10 mm Hg, zu keinem signifikanten und niemals zu einem kritischen Abfall von HI und SVI. Außerdem ist die Halbwertzeit von NP kurz, und eine unbeabsichtigte Überdosierung von NP kann durch Abstellen oder Verlangsamung der Infusionsgeschwindigkeit wettgemacht werden, während NTG einen etwas länger andauernden Effekt hat. Deshalb wird von NP in den üblicherweise vorkommenden klinischen Situationen eine ausgewogenere hämodynamische Wirkung erwartet.

Obwohl NP und NTG die Hämodynamik meist verbessern, sind ihre Wirkungen auf das akut ischämische Myokard noch nicht ausreichend bekannt. Ohne Kenntnis des regionalen Stoffwechsels kann die Möglichkeit einer verstärkten Hypoxie in einigen Myokardarealen durch eine Reduzierung des Perfusionsdrucks nicht ausgeschlossen werden. Eine verbesserte Hämodynamik beweist nicht unbedingt einen Rückgang der Ischämie. Ein weiterer Faktor, dem Rechnung getragen werden muß, ist die direkte Wirkung des Vasodilatators auf den Koronarkreislauf.

Tabelle 1. Hämodynamische Wirkungen intravenöser Infusionen von Nitroglycerin und Natrium-Nitroprussid, verglichen bei den gleichen 16 Patienten mit akutem Myokardinfarkt (Mittelwerte ± Standardabweichungen der Mittelwerte)[a]

	HF	RRs	RRd	RRm	LVFP	HI	SVI	SVR
C_I	89,5	145,6	82,2	107,2	20,3	2,8	31,8	22,8
	± 3,4	± 7,4	± 3,4	± 4,6	± 2,0	±0,2	± 2,2	± 1,9
C_{II}	87,8	146,6	83,3	105,6	19,9	2,9	32,8	22,4
	± 3,6	± 7,0	± 3,8	± 4,9	± 2,0	±0,2	± 2,5	± 1,7
$NP_{15'}$	93,1	116,7	68,6	84,4	13,5	2,8	30,8	17,6
	± 2,9	± 3,8	± 2,7	± 3,3	± 1,7	±0,2	± 2,1	± 1,3
$NP_{30'}$	92,6	113,1	67,1	81,6	12,8	2,9	31,6	17,0
	± 3,1	± 2,9	± 2,2	± 2,1	± 1,6	±0,2	± 2,2	± 1,6
C_{III}	87,2	138,6	76,4	101,6	20,5	2,8	32,3	21,9
	± 3,4	± 5,3	± 3,3	± 3,9	± 1,8	±0,2	± 2,5	± 1,9
C_{IV}	87,7	142,4	77,6	102,9	20,1	2,8	33,0	21,7
	± 3,2	± 7,0	± 3,5	± 4,7	± 1,7	±0,2	± 2,5	± 1,8
$NG_{15'}$	91,4	112,4	69,4	84,0	13,2	2,7	29,8	18,5
	± 3,5	± 2,7	± 2,0	± 1,8	± 1,6	±0,2	± 2,2	± 1,2
$NG_{30'}$	90,7	110,8	66,9	81,6	13,0	2,6	29,1	18,5
	± 3,5	± 2,7	± 2,4	± 2,0	± 1,7	±0,2	± 1,9	± 1,3
P-Werte								
C_{II}–C_{IV}	n.s.	n.s.	<0,001	n.s.	n.s.	n.s.	n.s.	n.s.
$NP_{15'}$–$NG_{15'}$	n.s.	<0,05	n.s.	n.s.	n.s.	<0,05	n.s.	n.s.
$NP_{30'}$–$NG_{30'}$	n.s.	n.s.	n.s.	n.s.	n.s.	<0,005	<0,01	n.s.

[a] C_I–C_{IV} = Kontrollmessungen; $NP_{15'}$ und $NP_{30'}$, $NG_{15'}$ und $NG_{30'}$ = Messungen 15 und 30 min nach Erreichen stabiler Bedingungen unter Nitroprussid- bzw. Nitroglycerin-Infusion

Aus tierexperimentellen Studien ergab sich eine erhebliche Kontroverse bezüglich veröffentlichter Befunde und der Meßtechniken, auf denen sie beruhen. Es wurde gezeigt, daß NP den gesamten Koronarfluß ebenso wie die Perfusion der ischämischen Gebiete vergrößert [9, 13, 14, 16]. In anderen Studien wird hingegen postuliert, NP hätte eine schädliche Wirkung auf die Myokardläsion während des akuten Myokardinfarkts, wogegen NTG die Ischämiezone verkleinere [5]. NP vermindere den myokardialen Fluß zu den ischämischen Gebieten, während NTG ihn sowohl erhöhte als auch günstiger umverteilte, was zu einem Anstieg des endo-/epikardialen Flußverhältnisses führte. Becker et al. [2] bestätigten die Erhöhung des endo-/epikardialen Flußverhältnisses beim Hund nach NTG, während in der Studie von Forman et al. [8] die Gabe von NTG das Verhältnis des subendokardialen zum subepikardialen Fluß, gemesssen mittels radioaktiver Mikrosphären, reduzierte. In einer anderen Studie an Hunden mit geschlossenem Thorax erbrachte die intravenöse oder sublinguale NTG-Gabe keine Besserung oder verursachte eine weitere Verschlechterung der metabolischen und mechanischen Störungen im ischämischen Gebiet [12].

Auch die Ergebnisse aus Humanstudien sind widersprüchlich. Es wurde behauptet, daß NTG allein eine günstige Wirkung bei Patienten mit Linksherzinsuffizienz hat, während eine Kombination von Nitroglycerin und Phenylephrin bei Patienten ohne Linksherzinsuffizienz besser wirkt [3]. Andere Gruppen haben nachgewiesen, daß NTG die ischämische Läsion bei allen Patienten reduziert, während Phenylephrin diesem günstigen Effekt entgegenwirkt [6,7]. Diese auseinandergehenden Schlußfolgerungen könnten auf den verschiedenen Wirkungen bei Patienten mit und ohne erhöhten LVFP beruhen.

Es wurde beobachtet, daß NP die Perfusion gefährdeter Myokardbezirke reduziert [15], und ferner wurde über einen Anstieg der präkordialen ST-Streckenhebung nach NP-Gabe berichtet [5]. In beiden Studien hatte NTG eine dem NP entgegengesetzte Wirkung. Neuerdings konnte jedoch mit Hilfe serienmäßiger First-pass-Technetium-Radionuklid-Angiogramme eine Verbesserung der regionalen linksventrikulären Funktion bei mäßigem Druckabfall nach NP nachgewiesen werden [17]. Obwohl noch immer kein geeignetes Tiermodell für die Myokardischämie des Menschen und keine genügend empfindliche Methode in der heutigen Klinik zum Nachweis eines günstigen Effektes auf die endgültige Infarktgröße verfügbar sind, scheinen zwei Punkte jedoch entscheidend:

1. Das fundamentale Prinzip, daß der Perfusionsdruck in dem ischämischen Gebiet aufrechterhalten werden muß und

2. genügend Beweise dafür vorliegen, daß NTG die kollateralen Blutgefäße und möglicherweise auch die stenosierten Gefäße erweitert, während NP tatsächlich einen "coronary steal-effect" verursachen kann, indem es Blut von den ischämischen Arealen abzieht.

Der letzte Punkt, d. h. die Wirkungen von NTG bzw. NP auf die Ausdehnung der Ischämie bei Patienten mit akutem Myokardinfarkt sind weiterhin umstritten.

Messungen des myokardialen Sauerstoffverbrauchs ($M\dot{V}O_2$) und des myokardialen Laktat-Stoffwechsels als Anzeichen der myokardialen Anaerobiose könnten schlüssigere Aussagen liefern.

Chatterjee et al. [4] und Kötter et al. [11] haben durch direkte Messungen eine vermutete Reduzierung des Koronarflusses und des myokardialen Sauerstoffverbrauches während einer Infusion mit NP bzw. Phentolamin nachgewiesen. Dies muß wahrscheinlich als eine autoregulatorische Reaktion des Koronarkreislaufs auf den insgesamt verminderten myokardialen Bedarf angesehen werden (Abb. 1). Dennoch kann die Möglichkeit einer verstärkten Hypoxie in manchen Myokardgebieten durch Reduzierung des lokalen Perfusionsdrucks nicht gänzlich ausgeschlossen werden. Außerdem könnte die Wirkung von NTG und NP auf die Sauerstoffzufuhr zu ischämischen und nichtischämischen Myokardgebieten verschieden sein.

Bei den Patienten von Chatterjee et al. [4] fiel die arterielle zur Koronarsinus-Sauerstoffdifferenz während der NP-Infusion ab und Gleiches wurde auch bei unseren Patienten beobachtet. Während der NTG-Infusion fiel die arterielle zur Koronarsinus-Sauerstoffdifferenz bei unseren Patienten jedoch nicht ab (Tabelle 2). Während bei beiden Gruppen der Blutdruck und der LVFP in gleicher Weise zurückgingen, unterstützt die unterschiedliche Wirkung auf die arterielle zur Koronarsinus-Sauerstoffdifferenz die Vermutung, daß NP tatsächlich einen "coronary steal-effect" mit Umleitung des Blutstromes zu nichtischämischen Gebieten hin verursacht.

Chatterjee et al. [4] untersuchten die Wirkung von NP und Phentolamin auf die myokardiale Laktat-Extraktion. Zur Beurteilung der Therapie wurden die Patienten in drei Gruppen, nach den Anfangs-LVFP-Werten und dem daraus abgeleite-

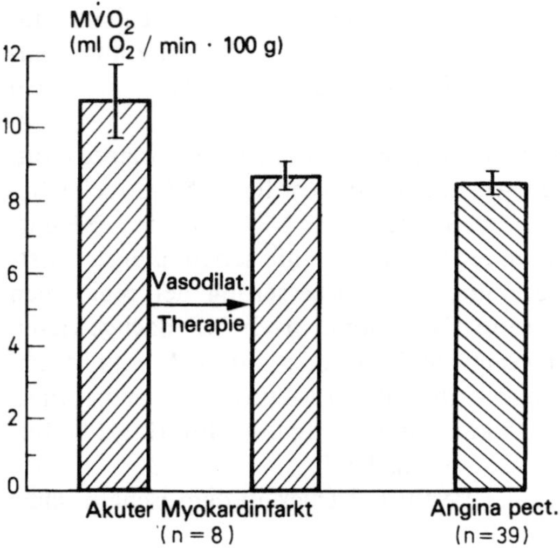

Abb. 1. Wirkungen der Vasodilatatoren-Therapie auf den myokardialen Sauerstoffverbrauch bei 8 Patienten mit akutem Myokardinfarkt. Koronardurchblutung wurde mit der Agon-Methode gemessen. Fünf Patienten erhielten NP, zwei Phentolamin und einer NTG. Vor der Therapie war MVO$_2$ auf 11,0 ± 1,5 ml/min·100 g und die Koronardurchblutung auf 99,0 ± 9,9 durch die Streßreaktion (Hypertonie und/oder Tachykardie) im akuten Infarktstadium erhöht. Die Vasodilatatoren-Therapie normalisierte den myokardialen Sauerstoffverbrauch von 8,7 ± 0,4 ml/min·100 g, bei gleicher MVO$_2$ wie bei den 39 Patienten mit chronischer koronarer Herzkrankheit (*rechte Säule*). Der CBF fiel auf 82,78 ± 8,0 ml/min·100 g ab

Tabelle 2. Wirkungen von Nitroglycerin und Natrium-Nitroprussid auf die arterielle zur Koronarsinus-Sauerstoffdifferenz (Volumen %) bei Patienten mit akutem Myokardinfarkt. In der unteren Reihe: Vergleich bei den gleichen Patienten

Kontrolle	NTG	Kontrolle	NP
11,73 ± 0,65	11,56 ± 0,62	11,85 ± 0,42	10,93 ± 0,46
($n=9$, n.s.)		($n=12$, $p<0,001$)	
12,38 ± 0,57	12,30 ± 0,46	12,17 ± 0,66	11,28 ± 0,57
($n=7$, n.s.)		($n=7$, $p<0,005$)	

ten Schlagarbeitsindex, eingeteilt. Bei keiner der drei Gruppen wurden signifikante Veränderungen des myokardialen Laktat-Metabolismus gefunden.

Wir konnten die myokardiale Laktat-Extraktion vor und während der Therapie bei 15 Patienten mit NP-Infusionen und 10 Patienten mit NTG-Infusionen messen. Bei 9 Patienten wurden beide Vasodilatatoren infundiert, und dies ermöglichte einen direkten, intraindividuellen Wirkungsvergleich. Während NP eine signifikante Verminderung ($p<0,05$) der myokardialen Laktat-Extraktion, von einem mittleren Wert von +13,0 ± 3,8% auf +6,4 ± 2,6%, bewirkte, veränderte sich die Laktat-Extraktion unter NTG nicht (15,0 ± 3,1 auf 17,2 ± 3,8%). Die Mittel-

Abb. 2. Wirkungen von Nitroglycerin und Natrium-Nitroprussid auf die myokardiale Laktat-Extraktion

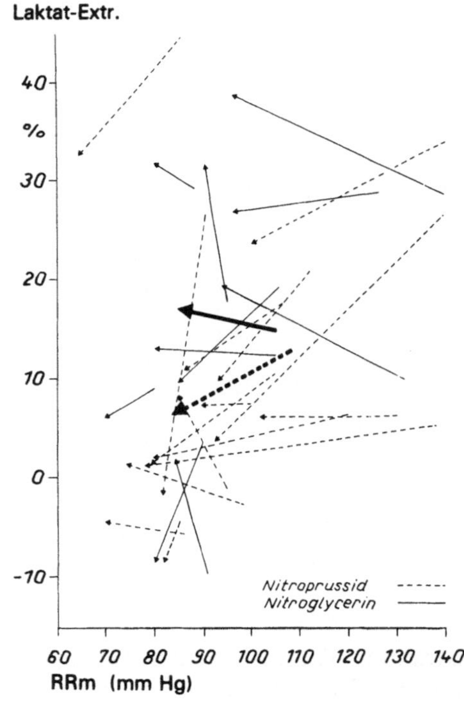

werte und individuellen Reaktionen auf die Vasodilatatoren-Therapie sind in Abb. 2 dargestellt. Die Veränderungen der Laktat-Extraktion waren unabhängig vom LVFP, dem mittleren arteriellen Blutdruck und dem diastolischen arteriellen Blutdruck vor der Behandlung sowie von dem Ausmaß ihrer Senkung. Es konnten auch keine Korrelationen zu den linksventrikulären transmuralen Druckveränderungen hergestellt werden, die aus dem Verhältnis diastolischer Aortendruck minus LVFP resultieren. Bei 4 Patienten mit NP-Infusion wurde der Blutdruck allmählich gesenkt. Auch hier veränderte sich die myokardiale Laktat-Extraktion unabhängig von dem Niveau, auf das der Blutdruck gesenkt wurde. In Abb. 3 sind die Einzelwerte von 9 Patienten und die Wirkungen der beiden Vasodilatatoren im intraindividuellen Vergleich dargestellt. Unter NP wurde der mittlere arterielle Druck von $108,3 \pm 7,0$ auf $86,4 \pm 3,1$ und unter NTG von $107,3 \pm 7,4$ auf $86,1 \pm 3,1$ gesenkt. Bei den beiden ersten Patienten (B. A. und S. L.) hatte die Infusion beider Vasodilatatoren eine Verschiebung der Laktat-Extraktion in Richtung auf bzw. zur Produktion zur Folge. Bei dem 3. Patienten (B. M.) besserte sich die Laktat-Extraktion unter beiden Pharmaka, und beim 4. Patienten (S. H.) blieb sie unverändert. Bei den 5 übrigen Patienten waren die Wirkungen unterschiedlich. Während die Laktat-Extraktion sich unter NP-Infusion verschlechterte oder unverändert blieb, wurde sie durch die NTG-Infusion entweder gebessert oder blieb unverändert.

Die Laktat-Konzentration im Koronarsinus stellt eine gemischte venöse Blutprobe dar, die aus dem kombinierten Abfluß aus ischämischen und nichtischämischen Gebieten des linken Ventrikels resultiert. Die globale myokardiale Laktat-

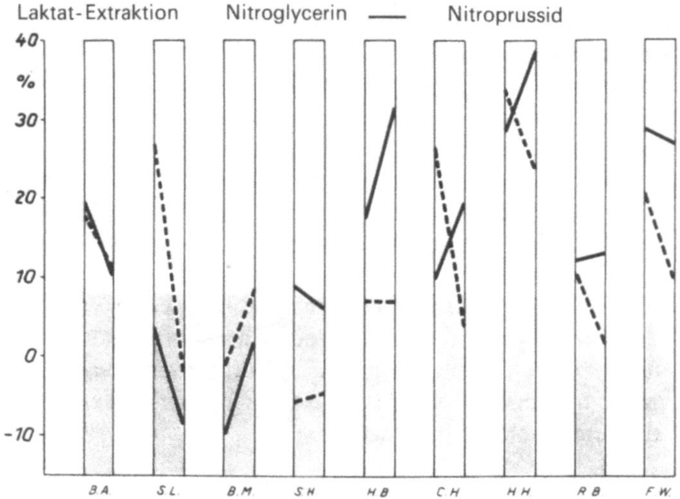

Abb. 3. Einzelwerte der Wirkungen auf die myokardiale Laktat-Extraktion, mit Vergleich der beiden Vasodilatatoren bei den gleichen Patienten

Extraktion hängt von dem Schweregrad der Ischämie, dem Ausmaß des ischämischen Gebietes im Ventrikel sowie von dem Laktatverbrauch in den nichtischämischen Gebieten ab [1]. Auch ein veränderter zeitlicher Verlauf der Laktat-Produktion und die Position des Katheters im Koronarsinus können die Ergebnisse beeinflussen. Die beiden letzteren Faktoren spielen in unseren Untersuchungen vermutlich keine große Rolle, da die Position des Koronarsinus-Katheters nicht verändert wurde und die Blutproben mindestens 15 min nach Wiederherstellung eines stabilen Kreislaufzustandes unter der Vasodilatatoren-Infusion entnommen wurden. Wir können allerdings nicht ausschließen, daß der Laktatverbrauch in den nichtischämischen Gebieten von der Medikation verändert wurde. Eine weitere Fehlerquelle könnte die Ausschwemmung angestauten myokardialen Laktats sein. Unsere Befunde hinsichtlich der Auswirkungen auf die myokardiale Laktat-Extraktion geben daher nur begrenzt Auskunft über die Tatsache, daß NP und NTG entgegengesetzte Wirkungen auf die Myokarddurchblutung haben. Dennoch gewinnt, zusammen mit der von uns beobachteten Verminderung der arteriellen zur Koronarsinus-Sauerstoffdifferenz unter NP, nicht jedoch unter NTG-Infusion, der vermutete "coronary steal-effect" nach NP an Wahrscheinlichkeit.

Die Wirkung eines Vasodilatators auf die regionale Myokarddurchblutung hängt von komplexen Interaktionen zwischen normalen, stenosierten und Kollateralgefäßen ab. Hier zeigen wieder die Ergebnisse bei den beiden ersten Patienten in Abb. 3 deutlich, daß die Myokardischämie sich unter beiden Medikamenten vertiefen kann. Die Höhe des diastolischen Aortendrucks, auf der diese Wirkung zustande kommt, kann beim Menschen nicht ermittelt werden, da der intrakoronare Druck nach jeder Stenose geringer wird, so daß der resultierende Perfusionsdruck zum ischämischen Herzmuskel sich in unvorhersehbarer Weise vom diastolischen Aortendruck unterscheidet. Deshalb muß der arterielle Druck aufrechterhalten werden.

Wir besitzen bisher noch keine deutlichen Hinweise darauf, daß irgendeine Therapie die Infarktgröße vermindert oder die Überlebenszeit des Menschen auf lange Sicht verlängert. Ehe man Interventionen als Standard-Therapie einführt, sind randomisierte klinische Untersuchungen zum Nachweis ihrer Wirksamkeit erforderlich. Demnach sollte die Vasodilatatoren-Therapie zunächst auf geeignete Patienten begrenzt werden, wobei die wichtigen hämodynamischen Parameter sorgfältig überwacht werden sollten.

Schlußfolgerungen

1. Die Vasodilatatoren-Therapie des akuten Myokardinfarkts sollte bis zum besseren Verständnis ihrer lokalen Auswirkungen auf das akut ischämische Myokard auf Patienten mit hohem Blutdruck und/oder Herzinsuffizienz und Lungenstauung beschränkt bleiben.

2. In der üblichen klinischen Situation wird von Natrium-Nitroprussid eine ausgewogene günstige hämodynamische Wirkung erwartet. Nitroglycerin schien bei Vorliegen drastisch erhöhter Füllungsdrücke, bei normalem Herzzeitvolumen und ohne erhöhten Blutdruck am besten geeignet.

3. Es bleibt noch zu beweisen, ob und unter welchen klinischen Bedingungen Nitroglycerin die Ausdehnung der Myokardläsionen reduziert, während Natrium-Nitroprussid sie vergrößern kann. Dennoch sollte man bei Patienten mit akutem Myokardinfarkt weiterhin dem Nitroglycerin den Vorzug geben.

Literatur

1. Apstein CS, Gravino F, Hood WB Jr (1979) Limitations of lactate production as an index of myocardial ischemia. Circulation 60:877–888
2. Becker LC, Fortuin NJ, Pitt B (1971) Effect of ischemia and antianginal drugs on the distribution of radioactive microspheres in the canine left ventricle. Circulation Res 28:263
3. Borer JS, Redwood DR, Levitt B, Cagin N, Bianchi Ch, Vallin H, Epstein SE (1975) Reduction in myocardial ischemia with nitroglycerin or nitroglycerin plus phenylephrine administered during acute myocardial infarction. N Engl J Med 13:1008
4. Chatterjee K, Parmley WW, Ganz W, Forrester J, Walinsky P, Crexells C, Swan HJC (1973) Hemodynamic and metabolic responses to vasodilator therapy in acute myocardial infarction. Circulation 48:1183–1193
5. Chiariello M, Gold HK, Leinbach RC, Davis MA, Maroko PR (1976) Comparison between the effects of nitroprusside and nitroglycerin on ischemic injury during acute myocardial infarction. Circulation 54:766–773
6. Come PC, Flaherty JT, Baird MG, Rouleau JR, Weisfeldt ML, Greene HL, Becker L, Pitt B (1975) Reversal by phenylephrine of the beneficial effects of intravenous nitroglycerin in patients with acute myocardial infarction. N Engl J Med 293:1003–1007
7. Flaherty JT, Reid PR, Kelly DT, Taylor DR, Weisfeldt ML, Pitt B (1975) Intravenous nitroglycerin in acute myocardial infarction. Circulation 51:132–139
8. Forman R, Kirk ES, Downey JM, Sonnenblick EH (1973) Nitroglycerin and heterogeneity of myocardial blood flow – reduced subendocardial blood flow and ventricular contractile force. J Clin Invest 52:905–911

9. Kirk ES, LeJemtel TH, Nelson GR, Sonnenblick EH (1978) Mechanisms of beneficial effects of vasodilators and inotropic stimulation in the experimental failing ischemic heart. Am J Med 65:189–196

10. Kötter V, Leitner ER von, Wunderlich J, Schröder R (1977) Comparison of haemodynamic effects of phentolamine, sodium nitroprusside, and glyceryl trinitrate in acute myocardial infarction. Br Heart J 39:1196–1204

11. Kötter V, Leitner ER von, Wunderlich J, Schröder R (1976) Wirkungsvergleich von Phentolamin (Regitin), Natriumnitroprussid (Nipride) und Nitroglycerin bei der Behandlung des akuten Herzinfarktes. Intensivmedizin [Suppl 1] 13:52

12. Lang T-W, Meerbaum S, Corday E, Davidson RM, Hashimoto K, Farcot J-C, Osher J (1976) Regional and global myocardial effects of intravenous and sublingual nitroglycerin treatment after experimental acute coronary occlusion. Am J Cardiol 37:533–543

13. Da Luz PL, Forrester JS, Wyatt HL, Tyberg JV, Chagrasulis R, Parmley WW, Swan HJC (1975) Hemodynamic and metabolic effects of sodium nitroprusside on the performance and metabolism of regional ischemic myocardium. Circulation 52:400–407

14. Da Luz PL, Forrester JS (1976) Influence of vasodilators upon function and metabolism of ischemic myocardium. Am J Cardiol 37:581–587

15. Mann T, Cohn PF, Holman BL, Green LH, Markis JE, Philips DA (1978) Effect of nitroprusside on regional myocardial blood flow in coronary artery disease. Results in 25 patients and comparison with nitroglycerin. Circulation 57:732–738

16. Mueller H, Religa A, Evans R, Ayres S (1974) Metabolic changes in ischemic myocardium by nitroprusside (abstr). Am J Cardiol 33:158

17. Ramanathan KB, Bodenheimer MM, Banka VS, Helfant RH (1979) Effect of progressive pressure reduction with nitroprusside on regional and global left ventricular function following acute myocardial infarction in man: determination of optimal afterload (abstr). Circulation [Suppl II] 59/60:71

Wirkung von intrakoronarem Nitroglycerin beim akuten Myokardinfarkt

P. Rentrop, H. Blanke, H. Köstering und K. R. Karsch

Einleitung

Die intrakoronare Applikation von Nitroglycerin (NTG) bei Patienten mit akutem Myokardinfarkt wurde erstmalig von Oliva und Breckinridge [4] verwendet, die eine Öffnung des Infarktgefäßes oder eine Lumenvergrößerung am Sitz des subtotalen Verschlusses bei 6 von 15 Patienten feststellten.

Patienten und Methodik

Seit 1977 haben wir bei 117 Patienten mit frischem Myokardinfarkt innerhalb der ersten 24 Stunden eine Koronarangiographie ausgeführt. Bei 38 dieser Patienten und bei zusätzlichen 7 Patienten mit instabiler Angina pectoris wurde NTG in die mit der Ischämie zusammenhängenden Koronararterie (0,1 mg in die rechte Koronararterie, 0,3 mg in die linke Koronararterie) injiziert [4]. Drei Minuten danach wurde das Kontrastmittel eingespritzt. Anschließend wurde Streptokinase mit einer Geschwindigkeit von 2000 E/min über 60–90 min selektiv in das ischämisch veränderte Gefäß infundiert [5].

Ergebnisse

Das mit der Ischämie verbundene Gefäß war bei 25 Infarkt-Patienten vollständig verschlossen und bei 13 Infarkt-Patienten subtotal verengt. Nach intrakoronarem NTG erfolgte eine Wiedereröffnung der vollständigen Verschlüsse bei 2 Patienten und eine Verbesserung des Lumens am Sitz der subtotalen Läsion bei weiteren 2 Patienten. Die nachfolgende Streptokinase-Infusion bewirkte eine weitere Lumenverbesserung bei allen 4 Patienten, bei denen die NTG-Applikation erfolgreich war. Die intrakoronare Streptokinase war auch bei 20 von den 23 Patienten mit totalem Verschluß wirksam sowie bei 3 von den 11 Patienten mit subtotalen Verschlüssen, die auf das intrakoronare NTG nicht ansprachen. Dennoch blieben nach Beendigung der intrakoronaren Lyse bei allen Patienten signifikante Läsionen bestehen (Abb. 1).

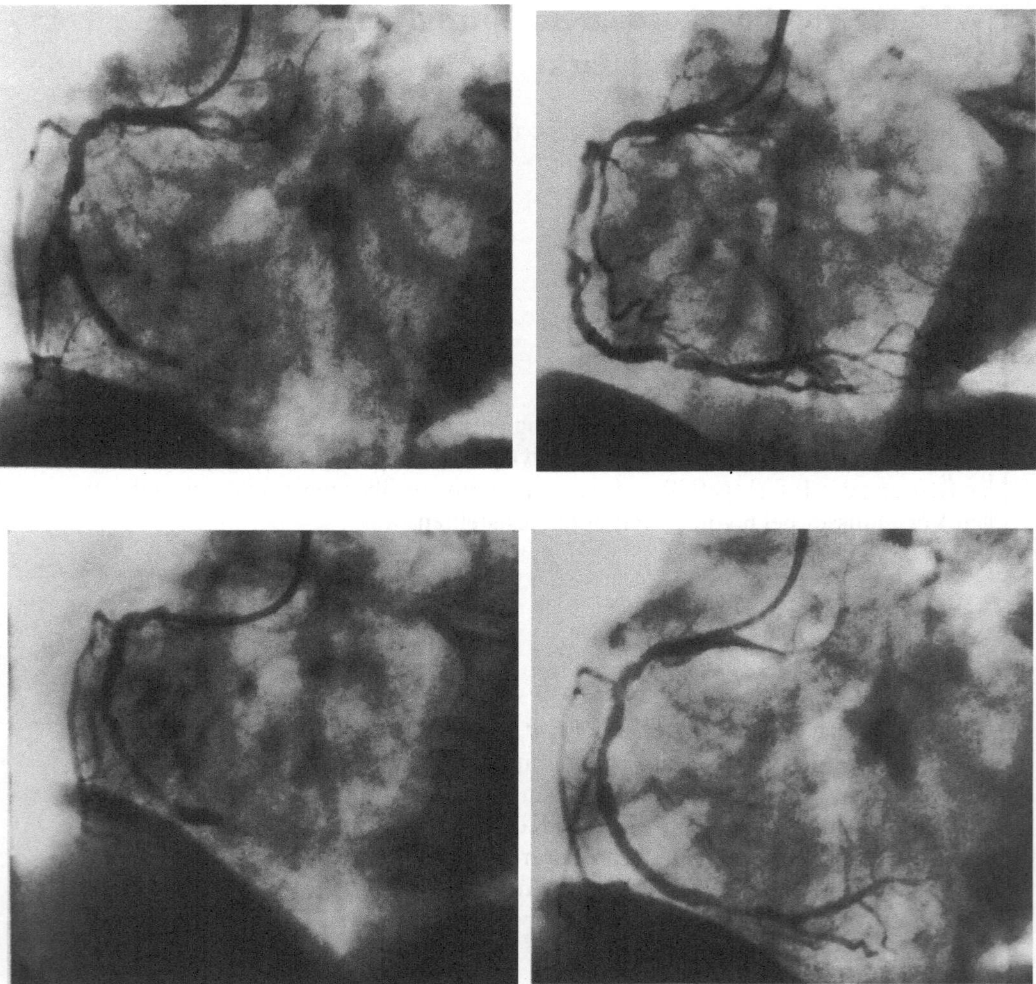

Abb. 1. Die RCA eines Patienten mit akutem Myokardinfarkt. *Links oben:* Erste Kontrastmittel-Injektion; *rechts oben:* Reperfusion 3 min nach intrakoronarem NTG, 0,1 mg; *links unten:* erneuter Verschluß 30 min nach intrakoronarem NTG; *rechts unten:* Durchlässigkeit 60 min nach intrakoronarer Streptokinase, 2000 E/min

Bei allen Patienten mit instabiler Angina pectoris bestanden subtotale Läsionen, die weder durch intrakoronares NTG noch durch Streptokinase-Infusion verändert wurden.

Besprechung

Eine Lumenerweiterung oder -wiederherstellung durch intrakoronare Streptokinase-Infusion setzt das Vorhandensein eines frischen Thrombus am Ort des Gefäß-

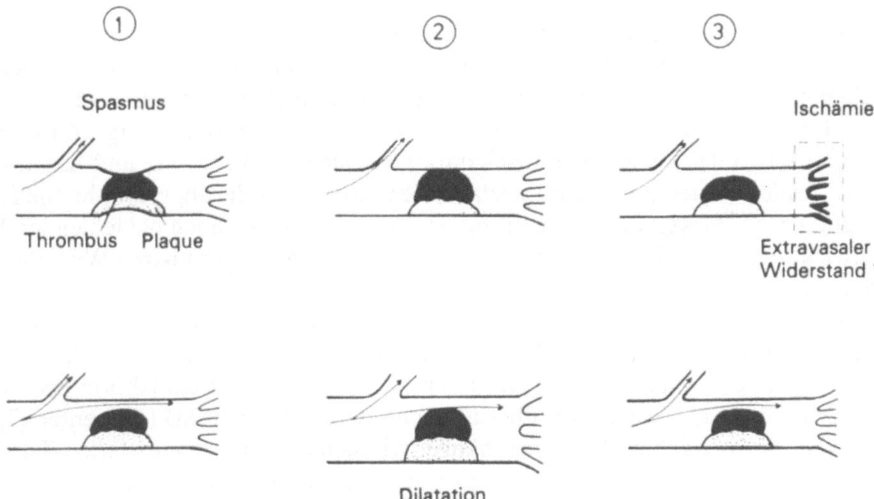

Abb. 2. Mögliche Erklärungen für die intrakoronare NTG-Wirkung: *1* Auflösung von Spasmen; *2* Allgemeine Durchmessererweiterung in den großen Versorgungsgefäßen; *3* Verminderung des extravasalen Widerstandes (s. Text)

verschlusses voraus. Die nach intrakoronarer Fibrinolyse fortbestehenden hochgradigen Läsionen beruhten mit großer Wahrscheinlichkeit auf atherosklerotischen Verengungen, wie auch aus der Mehrzahl der pathologischen Befunde hervorgeht [1].

Die intrakoronare NTG-Applikation bewirkte eine Besserung oder Wiedereröffnung des Lumens bei 10% unserer Infarkt-Patienten, während Oliva und Breckinridge bei 40% ihrer Patienten eine günstige Wirkung mit intrakoronarem NTG erzielten. Im Gegensatz zu den Patienten von Oliva und Breckinridge erhielten unsere Patienten vor der Angiographie 1,5–6 mg/h NTC intravenös, wodurch einige Gefäße möglicherweise noch vor ihrer röntgenologischen Darstellung geöffnet wurden.

Oliva betrachtete die Durchblutungsverbesserung nach intrakoronarer NTG-Applikation als Beweis für Spasmen der Infarktgefäße [4] (Abb. 2). Es gibt jedoch einige alternative Erklärungen für die NTG-Wirkung. NTG erweitert allgemein den Durchmesser der großen Versorgungsgefäße [2]. Somit konnte NTG in Gefäßen mit exzentrisch gelegenen atherosklerotischen Veränderungen eine Dilatation des normalen Teiles der Gefäßwand bewirken, die einen gewissen Durchfluß zwischen der freien Gefäßwand und dem Thrombus gestattete (Abb. 2).

Die dritte Erklärung beruht auf den kürzlich von Selwyn et al. veröffentlichten experimentellen Befunden [6]. Bekanntlich verursacht die Myokardischämie eine Auswärtswölbung und einen Anstieg der Wandspannung sowie des extravasalen Widerstandes. Bei Vorliegen einer schweren Läsion konnte Selwyn angiographisch nachweisen, daß dieser Anstieg des extravasalen Widerstandes die Durchströmung aufhalten kann. Die Verminderung der Ischämie hatte eine Wiederaufnahme des Durchflusses und erneute Kontrastfüllung der Gefäße in diesen Versuchen zur Folge.

Die sowohl bei den Patienten von Oliva als auch bei unseren eigenen verwendeten NTG-Dosen hatten auch systemische Wirkungen, die sich in einem vorübergehenden Abfall des Aortendrucks bei allen unseren Patienten bemerkbar machten. Eine nitroglycerininduzierte Pre- und Afterload-Verminderung könnte das energetische Gleichgewicht des ischämischen Gebietes verbessert und damit den extravasalen Widerstand herabgesetzt haben. So könnte die angiographische Darstellung des Infarktgefäßes eine dramatische Veränderung, auch bei fehlenden Lokalwirkungen von NTG, erfahren haben, die lediglich der peripheren Wirkung des Pharmakons zu verdanken ist.

Es gibt noch weitere mögliche Erklärungen für die angiographischen Veränderungen des Infarktgefäßes. In Tierversuchen konnten wir das Abbröckeln und die Verschiebung frischer Koronarthromben nach Kontrastmittelinjektion beobachten. Mathey et al. berichteten über ähnliche Befunde bei Infarkt-Patienten [3].

Über die möglichen Zusammenhänge zwischen einer Koronararterien-Thrombose und einem Koronararterien-Spasmus beim akuten Myokardinfarkt wurde viel spekuliert [4]. Aufgrund der derzeit verfügbaren Daten kommen wir zu folgenden Schlüssen:

1. In der Mehrzahl der Infarktgefäße besteht eine Thrombose;
2. es gibt keinen eindeutigen Beweis für einen Spasmus im Infarktgefäß.

Vom praktischen Gesichtspunkt aus könnte es jedoch von Bedeutung sein, daß bei manchen Patienten durch Applikation gefäßaktiver Substanzen ein antegrader Fluß wiederhergestellt werden kann. Nach Wiederherstellung des antegraden Flusses besteht eine bessere Möglichkeit für die Streptokinase, an den Thrombus zu gelangen. Eine größere Oberfläche wird für die Einwirkung des Medikaments verfügbar, und somit ist die Thrombolyse wirksamer.

Literatur

1. Chandler AB, Chapman I, Erhardt LR, Roberts WC, Schwartz CJ, Sinapius D, Spain DM, Sherry S, Ness PM, Simon TL (1974) Coronary thrombosis in myocardial infarction. Am J Cardiol 34:823
2. Likoff W, Kasparian H, Lehmann JS, Segal BL (1964) Evaluation of "coronary vasodilators" by coronary arteriography. Am J Cardiol 13:7
3. Mathey D, Kuck KH, Rose HJ, Tilsner V, Bleifeld W (1980) Lyse der akuten Koronararterien-thrombose durch intrakoronare Streptokinase. Z Kardiol 69:229
4. Oliva PB, Breckinridge JC (1977) Arteriographic evidence of coronary spasm in acute myocardial infarction. Circulation 56:366
5. Rentrop KP, Blanke H, Karsch KR, Wiegand V, Köstering H, Oster H, Leitz K (1979) Acute myocardial infarction: Intracoronary application of nitroglycerin and streptokinase. Clin Cardiol 2:354
6. Selwyn AP, Fox K, Clay T (1979) The effect of acute regional myocardial ischemia on the angiographic anatomy of coronary arteries. Circulation 60:1335

Rundtischgespräch

Das Rundtischgespräch konzentrierte sich zunächst auf den Vortrag von Bussmann über die Rolle von Nitroglycerin beim akuten Myokardinfarkt, wobei eine Reduzierung der Infarktgröße und der akuten lebensbedrohlichen Rhythmusstörungen gefunden worden war. Nach Meinung des Vorsitzenden (Swan) würde dies bedeuten, daß Nitroglycerin bei fast allen Patienten routinemäßig während der Akutphase des Myokardinfarktes angewendet werden sollte. Dieser Meinung widersprach insbesondere Schröder, der aufgrund eigener Erfahrungen eine flexiblere Anwendungsweise empfahl, um die Ischämie bei manchen Patienten nicht weiter zu vertiefen.

Swan stellte daher an Bussmann die Frage, ob er tatsächlich empfehlen würde, jedem Patienten mit akutem Myokardinfarkt Nitroglycerin oder ein gleichwertiges Medikament zu geben, und welche Nebenwirkungen zu erwarten wären.

Bussmann war der Meinung, daß beim heutigen Wissensstand insbesondere Patienten mit erhöhten Füllungsdrücken (über 20 mm Hg) mit Nitroglycerin behandelt werden sollten. Die Tatsache, daß Nitroglycerin in den Vereinigten Staaten nicht weit verbreitet ist und vorwiegend Nitroprussid verwendet wird, beruhe darauf, daß intravenöses Nitroglycerin anscheinend nicht leicht erhältlich sei. Eine der Schwierigkeiten der Nitroglycerin-Behandlung bestehe darin, daß sie in einigen seltenen Fällen zu einer plötzlichen Hypotension mit Bradykardie führen kann, wie Cohn und Pitt ausführten. Dies kann durch Anheben der Beine und Atropin verhindert werden. Andererseits sind Hypotension und Tachykardie weitaus verbreiteter. Es handelt sich um eine normale hypovolämische Reaktion im Gegensatz zu der ersteren, die einen vasovagalen Ursprung hat.

Swan faßte die Frage folgendermaßen zusammen: Patienten mit hohen linksventrikulären Füllungsdrücken und Verminderung des Herzzeitvolumens profitieren anscheinend von Nitroglycerin und sind eindeutig Kandidaten für eine solche Therapie. Andere Fälle sollten wahrscheinlich nicht mit eingeschlossen werden.

Pitt würde die Verwendung von Nitroglycerin, auch bei der Zielgruppe von Patienten mit erhöhten Füllungsdrucken, gern noch einschränken. Seiner Meinung nach erfordert diese Frage weitere klinische Untersuchungen und hat sich in der klinischen Praxis zu schnell verbreitet. Man sollte tatsächlich zuerst feststellen, ob das Konzept der Beschränkung der Infarktgröße stimmt.

Mehmel erhob die Frage, ob man durch Erhaltung der ischämischen Randzone nicht eher einen Anstieg als eine Reduzierung der Häufigkeit und des Schweregrades von Arrhythmien erziele – im Gegensatz zu den Beobachtungen von Bussmann.

Bussmann brachte die zahlenmäßige Abnahme der ventrikulären Extrasystolen mit der Reduzierung des Ischämiegrades unter Nitroglycerin in Zusammenhang, eine Auffassung, die – nach Pitt – zu sehr vereinfacht. Auch Veränderungen des autonomen Tonus, wobei die Vagotonie die Flimmerschwelle anhebt, könnten ebenfalls von Bedeutung sein.

Rentrop bemerkte, daß nach seinen Erfahrungen bei Patienten mit akutem Myokardinfarkt während der Angiographie eine Stabilisierung des Zustandes durch Herabsetzung des Pre- und Afterload möglich sei, auch wenn der linksventrikuläre Füllungsdruck nicht erhöht ist. Durch Senkung des systolischen Blutdrucks auf 100 mm Hg oder darunter und gleichzeitig Betablockade wurden manche Patienten asymptomatisch. Es handelte sich dabei jedoch um Patienten mit subtotalen Verschlüssen, während solche mit totalen Verschlüssen nicht so gut reagierten.

Diese Aussage wurde auch von Swan bestätigt. Die Situation ist tatsächlich bei Patienten mit totalen oder subtotalen Obstruktionen und Myokardinfarkt eine andere: Mit einem Koronarfluß von immer noch ca. 20% des Normalwertes kann noch ein guter Teil des Myokards erhalten bleiben, im Gegensatz zu Fällen, bei denen kein Fluß mehr besteht.

Hugenholtz erhob erneut die Frage des kritischen Perfusionsdrucks. Die Reduzierung der Wandspannung und -dehnung sowie des enddiastolischen Drucks und Volumens sind wichtig. Dennoch kann der Perfusionsdruck nicht unterhalb einer kritischen Grenze abfallen, ohne die Sauerstoffzufuhr zu gefährden.

Bussmann führte aus, daß nach seinen Studien, in denen eine Kontrollgruppe mit der behandelten Gruppe verglichen wurde, kein Abfall des Perfusionsdrucks nach Nitroglycerin stattgefunden habe, wenn dieses in einer angemessenen Dosis gegeben wurde. Zumindest bestünden zwischen diesen beiden Gruppen keine Unterschiede. Er betonte erneut, daß man mit Nitroglycerin den Blutdruck weitaus weniger als mit Nitroprussid senkt und daher den koronaren Perfusionsdruck nicht verändert. Es sei deshalb belanglos, bei welchem Druckwert die Behandlung begonnen wird.

Chiche, nach seiner Ansicht über die routinemäßige Nitroglycerin-Gabe bei Patienten mit akutem Myokardinfarkt befragt, gab eine Unsicherheit zu. Seiner Meinung nach sei das Ergebnis bezüglich der Linksherzinsuffizienz günstig und wünschenswert. Bezüglich der Reduzierung der Infarktgröße sei die Anwendung von Nitroglycerin jedoch zweifelhaft. Es gebe heute noch keine Möglichkeit, die Infarktgröße beim Menschen genau zu messen. Man verfüge nur über indirekte Ischämie- und Nekrosezeichen. Es bleibt daher insbesondere zweifelhaft, ob unkomplizierte Fälle von Myokardinfarkten von Nitroglycerin günstig beeinflußt werden. Obwohl es nicht ausgeschlossen werden könne, daß diese Patienten oft auch eine abnorme hämodynamische Situation und Ischämiezeichen aufweisen, die sich durch Nitroglycerin beeinflussen lassen, sei er der Meinung, daß Nitroglycerin lieber in den Fällen verwendet werden sollte, in denen eine ausgeprägte und hochgradige Ischämie besteht.

Bussmann lenkte daraufhin die Diskussion auf die Verminderung der Mortalität bei Patienten mit akutem Myokardinfarkt, die sowohl in seiner eigenen als auch in der Studie von Chiche beobachtet wurde. Die Frage sei, ob die geringe Fallzahl bereits Schlußfolgerungen gestatte. Nach Swan werde damit die Büchse der Pandora geöffnet.

Nach Meinung von *Cohn* ist angesichts der heterogenen Zusammensetzung der Patienten, der Verschiedenheit hämodynamischer wie auch anatomischer und klinischer Formen eine große Patientenzahl erforderlich, um diese Frage zu beantworten. In verschiedenen Patientenpopulationen wird das Nutzen-Risiko-Verhältnis unterschiedlich sein. Hat man es mit einer kleinen Gruppe von ca. 100–150 Patienten zu tun, so sind die Repräsentanten der verschiedenen Untergruppen zahlenmäßig zu gering, um rationelle Empfehlungen für die klinische Praxis zu ermöglichen. Ohne eine große, gut konzipierte und ausführlich geplante Studie, in der klinische und hämodynamische Parameter bestimmt werden, wie dies mit Nitroprussid der Fall war, sei dies nicht möglich.

Swan unterstrich diese Behauptung und betonte, daß es sich nicht so sehr um die Anzahl der untersuchten Patienten handele, die sicher wichtig sei, als vielmehr um die Definition der Patienten-Untergruppen, um herauszufinden, ob eine bestimmte Patientengruppe in Wirklichkeit und nicht nur statistisch gebessert wird und daher einer Behandlung bedarf, während die andere Gruppe ohne Behandlung gelassen werden kann.

Cohn stimmte dem zu. Es wäre naiv, sich vorzustellen, daß eine Zauberpille gefunden würde, die bei allen Patienten die Infarktgröße reduzieren und eine hundertprozentige Überlebensrate erbringen könnte. Man habe es mit einer heterogenen Erkrankung zu tun, und daher müsse die Therapie flexibel sein, und die einzige Möglichkeit, ihre Wirksamkeit zu testen, sei eben die Bildung von Patienten-Untergruppen.

Bing kam auf die Messung der Infarktgröße zurück. Er untersuchte die Ischämie mit Hilfe der kardialen Stoffwechsel-Parameter, z. B. der Mitochondrien-Konservierung, Calciumaufnahme und -transport. Seiner Meinung nach besteht die Schwierigkeit in den angewandten Maßstäben. Diese metabolischen Parameter könnten in einer klinischen Situation, in der ihrem Wesen nach ungenaue Kriterien bestimmt werden müßten, nicht gemessen werden.

Die Komplexizität der Situation wurde von *Tillmanns* noch bestätigt. Er hatte in seinem Modell der Epi-Illumination des Myokards zur Messung der Strömungsgeschwindigkeit im arteriolären Bett durch kinematographische Analyse bei Katzen und Ratten beobachtet, daß ein Abfall des Perfusionsdrucks während Hypoxie trotz Nitroglycerin-Gabe stattfindet, wohingegen die Erythrozyten-Geschwindigkeit ansteigt. Dies sei wiederholt gesehen worden.

Hopner bat um einen praktischen Ratschlag, zunächst bezüglich des erhöhten Füllungsdrucks: Während ein Lungenödem mit Leichtigkeit erkannt wird, sind leichte Anstiege des Füllungsdrucks beim akuten Myokardinfarkt oft schwer zu diagnostizieren. Sollten alle Patienten eine Thorax-Röntgenaufnahme erhalten? Ferner: Gibt es Beweise dafür, daß bei angestiegenem Füllungsdruck die Gabe von Nitroglycerin oder Nitroprussid erfolgreicher ist als die Therapie mit konventionellen Diuretika?

Bussmann erwiderte, eine Thoraxaufnahme sei eine der besten Methoden zur Feststellung einer Linksherzinsuffizienz in dieser Situation. Außerdem könnten alle Patienten mit linksventrikulärer Insuffizienz verschiedener Schweregrade Nitroglycerin erhalten.

Swan wies dagegen darauf hin, daß die Korrelation zwischen physikalischen Befunden und tatsächlicher Hämodynamik, d. h. die durch Messung des intrapulmonalen Drucks objektivierte Lungenstauung, während der ersten drei Stunden nach Beginn eines Myokardinfarktes tatsächlich sehr gering sei.

Chatterjee hatte ähnliche Erfahrungen gemacht. Er hatte sich in ca. 30% der Fälle bis zur 18. Stunde nach Infarktbeginn geirrt.

Schröder stimmte dem zu. Bei akutem Myokardinfarkt könnten auch Patienten mit stark erhöhten Füllungsdrücken ohne Dyspnoe flach im Bett liegen, und man müsse sich auf die Thorax-Röntgenaufnahme verlassen. Im Zweifelsfall muß ein Einschwemm-Katheter eingeführt und Pulmonalarterien- und Keildruck gemessen werden. Dies bedeutet jedoch nicht, daß jeder Patient mit einem erhöhten Füllungsdruck behandelt werden muß.

Auch nach Meinung von *Hugenholtz* gibt es eine große Diskrepanz zwischen physikalischen Befunden und objektiv gemessenen Parametern. Dies gehe aus seiner eigenen 1972 ausgeführten Studie hervor. Er befürworte die Monitor-Überwachung der hämodynamischen Befunde, sooft das Kreislaufsystem mit so hochwirksamen Medikamenten wie Nitroglycerin und Nitroprussid manipuliert wird. Dies gelinge am besten mit Hilfe eines Swan-Ganz-Einschwemm-Katheters.

Swan versuchte schließlich, die Meinungen der Gesprächsrunde zusammenzufassen. Beim komplizierten Patienten sollte Nitroglycerin verhältnismäßig großzügig angewandt werden. Es gibt auch Gründe für die Verwendung von Nitroprussid-Natrium in dieser Situation. Außerdem sollte der Patient unter diesen therapeutischen Maßnahmen mittels Monitor überwacht werden. Der Perfusionsdruck sollte jedoch sehr aufmerksam verfolgt werden, solange die Ischämie – die einzige Situation, in der Myokard gerettet werden kann – anhält. Ein Abfall des Perfusionsdrucks kann alle positiven Resultate in kurzer Zeit zunichte machen. Swan betrachtet dies als einen sehr wichtigen Punkt.

Im Frühstadium der Erkrankung kann der Perfusionsdruck durch Verwendung der intraaortalen Ballonpumpe künstlich erhöht werden. Eine Hyperperfusion kann, wie Ganz ausführte, den Infarkt völlig verhüten, indem sie dem System genügend Blut zuführt, um seine Lebensfähigkeit zu erhalten.

In Beantwortung der Frage von *Bing* war *Swan* außerdem der Meinung, daß die Erhaltung ischämischen Myokards nicht sehr erfolgreich gewesen sei, zumindest nicht mit den bisher in der Klinik verwendeten Techniken. Schließlich sei bezüglich der groß angelegten klinischen Versuchsserien die Notwendigkeit der Beachtung der von Cohn erwähnten Untergruppen gegeben. Der Versuch zu beweisen, daß eine einzige Pille alles heilen kann, wäre Zeitverschwendung in einer komplexen und vielfältigen Situation.

Intrakoronare Thrombolyse in der Entwicklungsphase des Myokardinfarkts

W. Ganz, N. Buchbinder, H. Marcus, A. Mondkar, L. O'Connor,
J. Maddahi, D. Berman, Y. Charuzi, C. Beeder, T. Peter, P. K. Shah,
W. Shell und H. J. C. Swan

Einleitung

Eine ausgedehnte Myokardschädigung bleibt nach wie vor die hauptsächliche Todesursache bei Patienten, die mit akutem Myokardinfarkt in ein Krankenhaus eingeliefert werden. Massive Läsionen führen zu Herzinsuffizienz, kardiogenem Schock und letalen ventrikulären Arrhythmien [6]. Es wurde daher nach einer Möglichkeit gesucht, die Ausdehnung und den Schweregrad der ischämischen Läsionen durch Erhöhung der Koronardurchblutung und/oder Reduzierung des myokardialen Sauerstoffbedarfs einzugrenzen. Die Mehrzahl der untersuchten Maßnahmen waren zwar beim Versuchstier wirksam, brachten jedoch in der Klinik bisher keinerlei zufriedenstellende Ergebnisse. Deshalb wird neuerdings der Möglichkeit einer maximalen Revaskularisation durch Wiederherstellung der antegraden Durchblutung der verschlossenen Koronararterien erhöhtes Interesse zugewandt, eine Methode, die eine radikale Änderung der Prognose von Patienten mit frischem Myokardinfarkt verspricht.

Reperfusion bei akutem Koronararterienverschluß – Zeitliche Begrenzung einer effektiven Intervention

Es liegt auf der Hand, daß um so bessere Chancen für eine nennenswerte Myokardkonservierung bestehen, je früher eine akut verschlossene Koronararterie wieder geöffnet werden kann. Aus experimentellen Studien ist bekannt, daß die Reperfusion ischämischer Myokardbezirke innerhalb von 20 min zu einer praktisch vollständigen Erhaltung des Myokardgewebes führt. Bei Reperfusion nach 40 minütiger Ischämie kommt es meistens zu einer signifikanten Nekrose. Die Wiederherstellung der Durchblutung nach 6 oder mehr Stunden nach dem Koronararterienverschluß dürfte kaum noch eine signifikante Erholung des Myokards bewirken [7, 10]. Dies geht aus Mittelwerten an einer Anzahl von Hunden erhobener Befunde hervor. In Wirklichkeit ist die Schnelligkeit der Nekroseentwicklung interindividuell äußerst unterschiedlich. Bei einigen Hunden kam es 30–40 min nach Verschluß des R. interventr. ant. (LAD) zu einer vollständigen transmuralen Nekrose. Bei anderen Hunden bestand 3 h nach Verschluß der gleichen Arterie so gut wie gar keine Nekrose. Dies liegt selbstverständlich an den Variationen der Koronaranatomie und der verfügbaren Kollateraldurchblutung. Zusätzliche wichtige Variablen beim Menschen sind die Vollständigkeit des Koronararterienverschlusses, Größe und Zahl der erworbenen Kollateralgefäße, das anatomische Ausmaß des ischämischen Bezirkes sowie hämodynamische und metabolische Veränderungen, die die Koronarperfusion und den myokardialen Sauerstoffbedarf beeinflussen.

Mechanismen des Koronararterienverschlusses beim akuten Myokardinfarkt

Thrombose. Früher wurde allgemein angenommen, daß ein akuter Myokardinfarkt durch einen frischen thrombotischen Verschluß der Koronararterie zustande kommt. 1956 stellten Branwood and Montgomery [1 a] diese Auffassung in Frage und behaupteten, daß eine Koronararterien-Thrombose die Folge des Infarktes sein könne. Ihre Ansicht wurde von anderen Wissenschaftlern geteilt. Diejenigen, die an einer Ursachen-Wirkungs-Beziehung zwischen Gefäßverschluß und Infarkt zweifeln, führen meistens die folgenden Beweise ins Feld: 1. das seltene gemeinsame Vorhandensein beider Befunde bei der Autopsie; 2. die ansteigende Häufigkeit der Koronararterienverschlüsse in direktem Zusammenhang mit der Dauer der Überlebenszeit; 3. die Aufnahme von ^{125}J-markiertem Fibrinogen durch den Thrombus nach dem klinischen Infarktbeginn.

Während der letzten Jahre hat sich eine Anzahl von Beweisen angehäuft, die in überzeugender Weise das Konzept, daß der Thrombus eine Folge und nicht Ursache des Myokardinfarktes sei, widerlegen. Sorgfältig angelegte und ausgeführte Studien an Serienschnitten aus den verschlossenen Koronararterien von Patienten, die an nachgewiesenem, akutem transmuralem Myokardinfarkt verstarben, ergaben eine beinahe 100%ige Häufigkeit der thrombotischen Verschlüsse (88–97,5%) [2]. Das seltene Vorkommen von Thromben in den Untersuchungen der Wissenschaftler, die eine primäre Rolle des Thrombus nicht anerkannten, kann dadurch erklärt werden, daß sie auch Patienten einschlossen, deren plötzlicher Herztod als Myokardinfarkt gedeutet wurde, sowie Fälle von subendokardialem Infarkt, bei dem es sich um einen anderen Mechanismus der Myokardischämie handeln könnte als beim transmuralen Myokardinfarkt. Nach Ausschluß der Fälle von plötzlichem Herztod verminderte sich die Anzahl der thrombotischen Verschlüsse mit der Zeit, anstatt anzusteigen. Man fand, daß markiertes Fibrinogen sowohl in alte als auch in frische Thromben diffundiert. Seine Anwesenheit in einem Thrombus nach intravenöser Injektion, nach dem klinischen Infarktbeginn, beweist daher keineswegs, daß sich der Thrombus nach dem Infarkt gebildet hat. Die bei der Autopsie gefundene große Häufigkeit der thrombotischen Verschlüsse wird durch In-vivo-Angiographie bestätigt, die Thromben bei 81% der Patienten mit akutem Myokardinfarkt nachweist, sowie durch das Auffinden von Thromben während der koronaren Bypass-Operation bei 88% der Patienten mit akutem Myokardinfarkt. Eine Koronarthrombose wird meistens durch Ruptur einer atheromatösen Plaque mit einem darauffolgenden Intima-Defekt eingeleitet [5].

Spasmus. Seit 1959, als Prinzmetal et al. die sog. „Variant-Angina" beschrieben, ist die Rolle des Spasmus bei bestimmten Formen der Angina pectoris bekannt. Neuere Untersuchungen der spontanen Ruhe-Angina vom Nicht-Variant-Typ [3, 4] konnten keinen Anstieg des myokardialen Sauerstoffbedarfs nachweisen, dagegen wurden Anzeichen einer primären Verminderung der Myokarddurchblutung als Ursache der Angina erkannt. Maseri et al. [9] beobachteten das Auftreten von akuten Myokardinfarkten bei Patienten mit sogenannter „Präinfarkt"- oder Variant-Angina als Folge eines permanenten Verschlusses der Koronararterie an der Stelle vorangegangener spastischer Verschlüsse. Oliva und Breckinridge [11] gelang es bei 6 von 15 Patienten mit akutem Myokardinfarkt, die verschlossene Koronararterie vorübergehend oder anhaltend durch intrakoronare Nitroglycerin-Injektion wieder zu öffnen. Rentrop et al. [12] erreichten bei 2 von 5 untersuchten Fällen eine vorübergehende teilweise Öffnung durch intrakoronare Nitroglycerin-Injektion.

Thrombolytische Substanzen beim akuten Myokardinfarkt

Auf Grund der Fähigkeit thrombolytischer Substanzen, wie Streptokinase und Urokinase, arterielle Thromben zu lysieren, hatten Kliniker gehofft, diese Substanzen zur Reduzierung der Mortalität durch akuten Myokardinfarkt verwenden zu können. Eine Anzahl großer klinischer Multizenter-Studien befaßte sich mit dieser Frage, und die ersten Ergebnisse wiesen auf einen signifikanten Rückgang der Mortalität nach thrombolytischer Therapie hin. In diesen Studien wurden die Patienten in den allgemeinen Krankenhaus-Abteilungen behandelt. Spätere, in kardialen Intensivstationen ausgeführte Studien ergaben keine Verminderung der Mortalitätsrate, mit Ausnahme einer kürzlich in Europa durchgeführten Untersuchung.

Nachteile der systemischen Applikation thrombolytischer Substanzen sind das Blutungsrisiko und ihr verhältnismäßig langsamer Wirkungseintritt. In Anbetracht der Notwendigkeit einer schnellen Lyse entwickelten Boucek et al. [1] eine Technik der bevorzugten Perfusion der Koronararterien, durch intermittierende diastolische Fibrinolysin-Infusionen in die Aortenwurzel. Die Überlegenheit der intrakoronaren Injektion thrombolytischer Substanzen wurde auch am Tiermodell nachgewiesen.

Eigene Untersuchungen

Im Bewußtsein der kritischen Dringlichkeit einer möglichst frühzeitigen Wiederöffnung verschlossener Koronararterien für die Konservierung des Myokardgewebes, erforschten wir an Hunden und Affen die Möglichkeiten einer schnellen intrakoronaren Thrombolyse [8]. Durch Einführung einer Kupferschlinge in die Koronararterie konnten wir innerhalb von 5–45 min thrombotische Verschlüsse von 8–

15 mm Länge erzeugen. Diese Thromben konnten durch eine 10 minütige Infusion von Thrombolysin (Streptokinase und Plasminogen) mit einer Geschwindigkeit von 20–100 IE/kg/min an die Stelle des Verschlusses, was über einen durch das Lumen eines Angiographie-Katheters vorgeschobenen 2 F-Katheter erreicht wurde, ausnahmslos gelöst werden. Das Alter der Thrombi lag zwischen 1 und 6 h, und sie hatten alle Merkmale eines menschlichen arteriellen Thrombus.

Die intrakoronare Thrombolysin-Applikation erzeugte weder elektrokardiographische noch hämodynamische Veränderungen. Die histologische Untersuchung der Koronararterienwände und des Myokards, die den Thrombolysin-Infusionen mit 2 500 IE/min über 2 h ausgesetzt waren, zeigte weder unmittelbar noch eine Woche nach den Versuchen bei offener und verschlossener Koronararterie toxische Schäden.

Rentrop et al. [12] berichteten über die erste erfolgreiche intrakoronare Applikation von Streptokinase bei Patienten mit akutem Myokardinfarkt. Unsere eigene Serie umfaßt 10 Fälle von intrakoronarer Thrombolyse. Als geeignet für Thrombolyse galten Patienten mit typischen Thoraxschmerzen für einen akuten Koronarverschluß, die auf Nitroglycerin nicht ansprachen, ST-Streckenhebungen und reziproke ST-Veränderungen sowie keine oder nur geringfügige Q-Zacken aufwiesen, wenn sie innerhalb von 3 h nach Beginn der Schmerzsymptomatik zur Aufnahme kamen und keine Kontraindikationen für die Antikoagulation bestanden. Die Koronarangiographie nach der Judkins-Technik ergab einen kompletten Verschluß der links-anterioren absteigenden Koronararterie (LAD) bei 3, der A. circumflexa bei 1 und der rechten Koronararterie bei 5 Patienten. Bei einem Patienten bestand ein subtotaler LAD-Verschluß. Anschließend an die Koronarangiographie wurde 0,1 mg Nitroglycerin in die verschlossene Arterie injiziert. Einige Minuten danach wurde die Koronarangiographie wiederholt. Nach Nitroglycerin wurde keine Veränderung der Durchlässigkeit in den verschlossenen Arterien gesehen. Daraufhin wurde ein spezieller, in seinen distalen 10 cm weicher und sehr flexibler Katheter mit einem Durchmesser von 0,85 mm durch das Lumen des Angiographie-Katheters bis zur Verschlußstelle vorgeschoben. Durch den dünnen Katheter wurde Thrombolysin in einer Menge von 2000–6000 IE/min bis zu insgesamt 250000–400000 IE infundiert. Die Thrombolysin-Infusion bewirkte innerhalb 8–40 min eine Wiederöffnung bei 8 von 9 der komplett verschlossenen Arterien, wobei eine 50- bis 70%ige Verengung zurückblieb. Die subtotale LAD-Stenose wurde erweitert. Einer der Verschlüsse der rechten Koronararterie wurde durch den Durchgang eines Führungsdrahtes vorübergehend geöffnet, blieb jedoch von der Thrombolysin-Infusion unbeeinflußt. Die Wiederherstellung der Durchgängigkeit war von einem Verschwinden der Thoraxschmerzen sowie der ST-Streckensenkung und einem Blutdruckanstieg gefolgt. Der Eingriff wurde unter Heparin-Schutz (7 500–10000 IE/IV) ausgeführt. Nach dem Eingriff wurde eine 7- bis 10 tägige Heparin-Dauerinfusion gegeben. Vor der Entlassung wurde das Heparin über mindestens 3 Monate durch Antikoagulantien ersetzt. Mit Ausnahme eines Patienten, bei dem der Thoraxschmerz 8 Tage nach der Reperfusion und 2 Tage nach Absetzen der Antikoagulation erneut auftrat, blieben die Patienten bemerkenswert symptomfrei. Drei Patienten mit einer Vorgeschichte von Angina pectoris und schwerem Befall der übrigen Arterien unterzogen sich einer selektiven Bypass-Operation. Während der Koronarangiographie kam es zu keinerlei Komplikationen. Bei 3 Patienten trat unmittelbar nach der Reperfusion eine vorübergehende Kammertachykardie auf. Nach Thrombolysen kam es weder zu Blutungs- noch zu febrilen Komplikationen.

Isotopen- und zweidimensionale echokardiographische Untersuchungen erwiesen die partielle Wiederherstellung der Wandbewegung in den ischämischen Gebieten.

Die Patientenzahl ist relativ klein und die Dauer der Nachbeobachtung kurz. Es bedarf einer ausgedehnten Erfahrung aus einer Anzahl weiterer Zentren, um eine gültigere Beurteilung der intrakoronaren Thrombolyse zu erzielen.

Es kann jedoch schon zu diesem Zeitpunkt behauptet werden, daß die intrakoronare Thrombolyse eine wirksame Waffe im Kampf für die Reduzierung der Mortalität und Morbidität beim akuten Myokardinfarkt darstellen wird.

Literatur

1. Boucek RJ, Murphy WP Jr (1960) Segmental perfusion of the coronary arteries with fibrinolysin in man following a myocardial infarction. Am J Cardiol 6:525–530

1a. Branwood AW, Montgomery GL (1956) Observations on the morbid anatomy of coronary diseases. Scott Med J 1:367–375

2. Chandler AB, Chapman I, Erhardt LR, Roberts WC, Schwartz CJ, Sinapius D, Spain DM, Sherry S, Ness PM, Simon TL (1974) Coronary thrombosis in myocardial infarction. Am J Cardiol 34:823–830

3. Chierchia S, Marchesi C, Maseri A (1978) Evidence of angina not caused by increased myocardial metabolic demand and patterns of electrocardiographic and hemodynamic alterations during "primary" angina. In: Maseri A, Klassen GA, Lesch M (eds) Primary and secondary angina pectoris. Grune and Stratton, New York, pp 145–155

4. Figueras J, Singh B, Ganz W, Charuzi Y, Swan HJC (1979) Mechanism of rest and nocturnal angina: Observations during continuous hemodynamic and electrocardiographic monitoring. Circulation 59:955–968

5. Friedman M, van den Bovenkamp GTP (1966) Pathogenesis of a coronary thrombus. Am J Pathol 48:19–25

6. Harnarayan C, Bennett MA, Pentecost BL, Brewer DB (1970) Quantitative study of infarcted myocardium in cardiogenic shock. Br Heart J 32:728–732

7. Jennings RB, Baum HG, Herdson PB (1965) Fine structural changes in myocardial ischemic injury. Arch Pathol 79:135–143

8. Kanmatsuse K, Lando U, Mercier J Fishbein M, Swan HJC, Ganz W (1979) Rapid lysis of coronary thrombi by local application of fibrinolysin. Circulation [Suppl II] 60:216

9. Maseri A, L'Abbate A, Baroldi G, Chierchia S, Marzilli M, Ballestra AM, Severi S, Parodi O, Biagini A, Distante A, Pesola A (1978) Coronary vasospasm as a possible cause of myocardial infarction: a conclusion derived from the study of "preinfarction" angina. N Engl J Med 299:1271–1277

10. Miura M, Thomas R, Ganz W, Sokol T, Shell WE, Toshimitsu T, Kwan AC, Singh B (1979) The effect of delay in propranolol administration on reduction of myocardial infarct size after experimental coronary artery occlusion in dogs. Circulation 59:1148–1157

11. Oliva PB, Breckinridge JC (1977) Arteriographic evidence of coronary arterial spasm in acute myocardial infarction. Circulation 56:366–375

12. Rentrop KP, Blanke H, Karsch KR, Wiegand V, Koestering H, Oster H, Leitz K (1979) Acute myocardial infarction: Intracoronary application of nitroglycerin and streptokinase in combination with transluminal recanalization. Clin Cardiol 2:354–360

Möglichkeit einer Nitroprussid-Behandlung bei Patienten mit Hypotension durch hochgradige linksventrikuläre Insuffizienz nach akutem Myokardinfarkt

W. Merx, R. v. Essen, R. Erbel, J. Meyer und S. Effert

Einleitung

Die günstigen Wirkungen der Nitroprussid-Natrium-(NPN-)Therapie bei Patienten mit akutem Myokardinfarkt und schwerer Linksherzinsuffizienz sind, dank der Pre- und Afterload-Reduzierung, allgemein anerkannt. Es gibt jedoch Zweifel hinsichtlich der Indikation einer Vasodilatatoren-Therapie bei Patienten mit niedrigem systemischen Blutdruck, da eine weitere Reduzierung des Aortendrucks möglicherweise nicht toleriert wird und es zu einem kritischen Abfall des koronaren Perfusionsdrucks kommen könnte. Die Verwendung von Sympathikomimetika ist keine einfache Lösung für dieses Problem [4], da diese den Sauerstoffverbrauch erhöhen und daher, nach anfänglicher Besserung, im Endeffekt eine Verschlechterung durch Nekrose-Ausdehnung herbeiführen können. Durch vorsichtige Titrierung der NPN-Dosis ist es allerdings möglich, den peripheren Widerstand nur so weit zu senken, daß dies durch einen Anstieg des Herzzeitvolumens (HZV) kompensiert und dadurch ein signifikanter Abfall des systemischen Blutdrucks verhindert werden kann. Dies war das Ziel der nachstehenden Studie, die an 14 Patienten ausgeführt wurde.

Patienten und Methodik

Alle Patienten (13 Männer, 1 Frau im Alter von 43–76 Jahren) hatten einen akuten transmuralen Myokardinfarkt und wurden innerhalb von 24 h nach Beginn der akuten Symptome eingeliefert und behandelt. Bei 8 Patienten war die Vorderwand und bei 6 Patienten die Hinterwand betroffen. Alle wurden über Swan-Ganz-Katheter hämodynamisch überwacht. Eine Linksherzinsuffizienz wurde als Anstieg des linksventrikulären Füllungsdrucks definiert, gemessen am enddiastolischen Pulmonalarteriendruck (EDPAP), wenn dieser über 18 mm Hg lag und/oder der Herzindex (HI), mit Thermodilution bestimmt, nicht mehr als 2,0 l/min · m² betrug. Bei allen Patienten war die Herzfrequenz (HF) höher als 75/min und der systolische Blutdruck (RRs) vor der Therapie nicht höher als 100 mm Hg.

NPN wurde in einer Dosierung von 14–50 µg/min (mittlere Dosierung 25,4 µg/min) gegeben. Zur Bewertung des Therapieergebnisses wurden die hämodynamischen Befunde unmittelbar vor der Behandlung mit den Werten nach den drei ersten Stunden der NPN-Behandlung verglichen. Die Herzfrequenz wurde kontinuierlich auf Magnetband aufgezeichnet, der periphere Blutdruck nichtinvasiv alle 15–30 min und bei 4 Patienten auch invasiv über einen arteriellen Katheter gemessen. Bei 2 der letzteren Patienten wurden auch der Aortendruck und das HZV, berechnet mittels Pulskontur-Technik, kontinuierlich aufgezeichnet (HZV-Modul, Philips) [2]. Weder Digitalis noch Sympathikomimetika wurden während der 3 stündigen Beobachtungszeit gegeben. Fünf Patienten erhielten in einer späteren Phase Dobutamin.

Bei den meisten Patienten fiel der systolische Blutdruck nicht oder nur leicht ab, lediglich bei 3 Patienten kam es zu einem Abfall von ≥ 5 mm Hg. Bei einigen Patienten stieg der systolische Blutdruck sogar an, und es kam im allgemeinen zu keinen signifikanten Veränderungen der Mittelwerte (94,8 mm Hg auf 93,8 mm Hg; $p = 0,353$). Vier der fünf Patienten, die später Dobutamin erhielten, hatten einen Abfall des systolischen Blutdrucks.

Auch der systemische diastolische Druck (RRd) wurde nicht signifikant verändert. Der Mittelwert fiel lediglich von 69,1 vor der Behandlung auf 66,5 mm Hg unter der NPN-Behandlung ($p = 0,285$). Eine Reduzierung des RRd um bis zu 5 mm Hg wurde bei 4 Patienten beobachtet, und bei 2 Patienten kam es zu einem ebenso großen Anstieg. Bei den übrigen wurden nur geringfügige Veränderungen gefunden.

Überraschenderweise stieg die HF nicht an, sondern fiel signifikant von 98,2/min auf 90,2/min ab ($p = 0,044$). Die gleiche Tendenz wurde von unserer Gruppe bereits zu einem früheren Zeitpunkt beobachtet [3], als ein leichter HF-Anstieg bei Patienten mit leichter bis mittelschwerer Herzinsuffizienz im Gegensatz zu einer HF-Reduzierung bei Patienten mit schwerer Herzinsuffizienz registriert wurde. Auch Chatterjee und Mitarb. fanden keinen HF-Anstieg nach NPN, das zur Behandlung von Patienten mit hochgradiger Klasse-III-Linksherzinsuffizienz verwendet wurde [1].

Bei 11 Patienten konnte der EDPAP vor und während der ersten drei Behandlungsstunden verglichen werden. Mit Ausnahme von 2 Patienten erfolgte bei allen anderen die erwartete Druckreduzierung. Der Mittelwert fiel hochsignifikant ($p = 0,003$) von 27,5 mm Hg auf 22,5 mm Hg ab. Demnach war, dank des starken Abfalls des linksventrikulären Füllungsdrucks im Vergleich zum diastolischen Druck, eine Verbesserung anstelle einer Verschlechterung des koronaren Füllungsdrucks zu erwarten.

Der HI konnte bei 8 Patienten verglichen werden. Der Mittelwert veränderte sich nicht signifikant ($p = 0,250$) von 1,7 auf 1,8 l/min·m². Zwei Patienten mit extrem niedrigem HI von 1,0 l/min·m² verstarben später im kardiogenen Schock.

Bei stabilem HI, der eine ansteigende Tendenz aufwies, und bei verlangsamter HF mußte der Schlagvolumenindex (SVI) ansteigen. Dies geschah, mit einer Ausnahme, bei allen 8 Patienten, bei denen der Vergleich möglich war. Der Mittelwert des SVI stieg von 17,3 signifikant auf 19,4 ml/min·m² ($p = 0,024$) an.

Die beobachtete Tendenz zur Verbesserung des HZV in Verbindung mit geringfügigen Veränderungen des systemischen Blutdrucks läßt darauf schließen, daß die NPN-induzierte Reduzierung des peripheren Gefäßwiderstandes durch eine verbesserte Herzfunktion in einer Weise kompensiert werden kann, die einen kritischen Abfall des systemischen Blutdrucks verhindert.

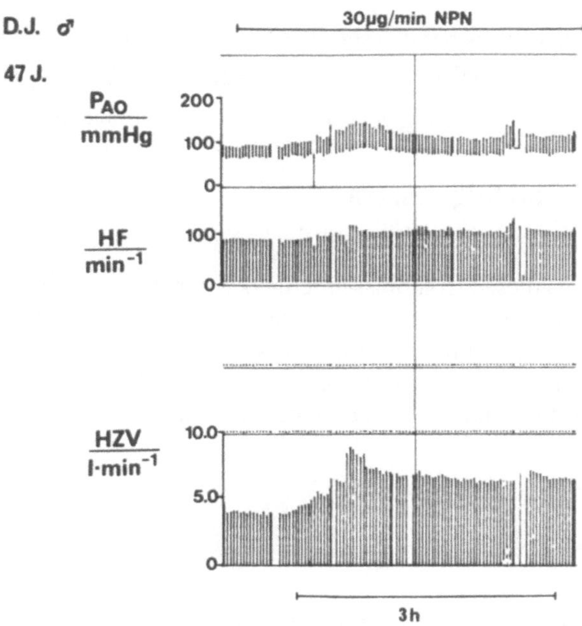

Abb. 1. Anstieg des Aortendrucks unter Nitroprussid-Natrium zugleich mit deutlicher Verbesserung des Herzzeitvolumens bei einem 47 jährigen Patienten mit ausgedehntem Hinterwandinfarkt. Einzelheiten s. Text. P_{AO} Aortendruck, *HF* Herzfrequenz, *HZV* Herzzeitvolumen

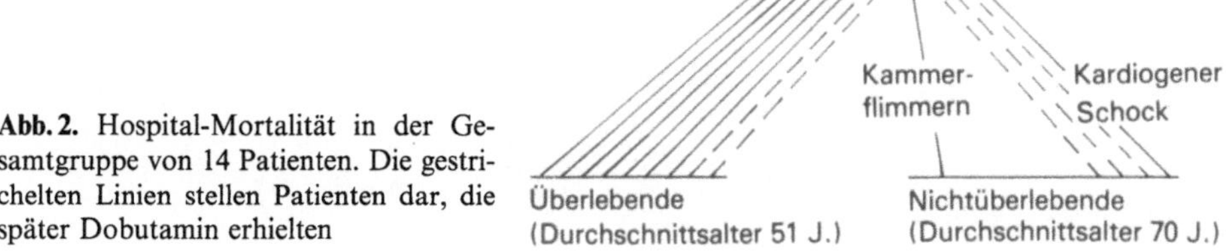

Abb. 2. Hospital-Mortalität in der Gesamtgruppe von 14 Patienten. Die gestrichelten Linien stellen Patienten dar, die später Dobutamin erhielten

Wie aus der kontinuierlichen Aufzeichnung der Aortendrücke und des HZV (Pulskontur-Technik) bei einem Patienten ersichtlich, ist sogar ein systemischer Blutdruckanstieg unter NPN-Behandlung möglich (Abb. 1).

Bei diesem 47 jährigen Patienten mit ausgedehntem Hinterwandinfarkt stieg das HZV unter 30 µg/min NPN von 4,0 l/min (HI = 1,7 l/min · m²) auf über 7 l/min an, zugleich mit einem Anstieg des syst. Blutdrucks von 90 auf über 100 mm Hg. Der EDPAP, der in Abb. 1 nicht dargestellt ist, fiel von 40 auf 32 mm Hg ab. Dies beweist, daß bei einer initialen Preload-Senkung und Besserung der Myokarddurchblutung ein HZV-Anstieg erfolgen kann, der sogar zu einem Anstieg des systemischen Blutdrucks führt.

Neun der insgesamt vierzehn Patienten überlebten, einer starb durch Kammerflimmern, vier durch kardiogenen Schock, drei der letzteren trotz späterer Dobutamin-Behandlung (Abb. 2). Der größte Unterschied zwischen Überlebenden und

Nichtüberlebenden stand mit dem Alter in Zusammenhang; bei den ersteren betrug das Durchschnittsalter 51, bei den letzteren 70 Jahre.

Schlußfolgerungen

Aus diesen Ergebnissen schließen wir, daß Patienten mit akutem Myokardinfarkt, schwerer Linksherzinsuffizienz und einem syst. Blutdruck von 100 mm Hg oder darunter durchaus mit NPN ohne zusätzliche Sympathikomimetika behandelt werden können, vorausgesetzt, daß die NPN-Dosierung sorgfältig titriert und die Hämodynamik genauestens überwacht wird.

Literatur

1. Chatterjee K, Ports TA, Parmley WW (1979) Early and long-term prognosis after vasodilator therapy in the acute phase of myocardial infarction. Herz Kreislaufforsch 4:410–418
2. Erbel R et al. (1979) Kontinuierliche Bestimmung des Herzzeitvolumens bei Patienten mit Herzinsuffizienz und kardiogenem Schock. 11. Gemeinsame Tagung der Deutschen und Österreichischen Gesellschaft für Internistische Intensivmedizin, Abstrakt 62
3. Kupper W et al. (1979) Natrium-Nitroprussid zur Therapie der Linksinsuffizienz beim akuten Herzinfarkt. Dtsch Med Wochenschr 102:548–554
4. Mueller H et al. (1978) Effect of dopamine on hemodynamics and myocardial metabolism in shock
   following acute myocardial infarction in man. Circulation 57:361

Vasodilatator-bedingte Änderungen der globalen und regionalen Ventrikelfunktion bei akutem Myokardinfarkt

P. K. Shah, M. Pichler, F. Shellock, D. Berman und H. J. C. Swan

Die Wirkung von Vasodilatator-(VD-)induzierter Abnahme von Preload und/oder Afterload auf die globale und regionale Herzleistung wurde bei 28 Patienten mit akutem Myokardinfarkt (AMI), kompliziert durch Herzinsuffizienz und/oder Hypertonie, nichtinvasiv untersucht. Links- (LV) und rechtsventrikuläre (RV) Auswurffraktion (AF) und LV regionale Wandbewegung (RWB) wurden durch Radionuklid-Ventrikulographie mit EKG-gesteuerter Equilibrium-Methode in mehreren Projektionen vor und während der Anwendung von Nitroprussid-Natrium (NPN) bei 19 Patienten und vor und während der Anwendung von Nitroglycerin (NTG) bei 9 Patienten untersucht. Hämodynamische Parameter wurden bei 22 Patienten gleichzeitig bestimmt. Die Ergebnisse sind nachstehend aufgeführt:

	LVAF	RVAF	LV–EDVI	RV–EDVI
Vor NPN	$0,31 \pm 0,11$	$0,34 \pm 0,12$	$97 \pm 54\,\mathrm{ml/M^2}$	$84 \pm 35\,\mathrm{ml/M^2}$
Während NPN	$0,36 \pm 0,13^a$	$0,46 \pm 0,15^a$	$88 \pm 48\,\mathrm{ml/M^{2\,b}}$	$73 \pm 34\,\mathrm{ml/M^{2\,b}}$
Vor NTG	$0,30 \pm 0,12$	$0,36 \pm 0,15$	$90 \pm 20\,\mathrm{ml/M^2}$	$107 \pm 75\,\mathrm{ml/M^2}$
Während NTG	$0,35 \pm 0,13^b$	$0,42 \pm 0,11^b$	$83 \pm 13\,\mathrm{ml/M^2}$	$85 \pm 40\,\mathrm{ml/M^2}$

Die Werte sind als Mittelwerte $\pm$ SD ausgedrückt; [a] $p < 0,01$, [b] $p < 0,05$. EDVI Enddiastolischer Volumenindex. Für die Analyse von LV–RWB wurden die Silhouetten in LAO- und anteriorer Projektion in 10 Segmente eingeteilt

Unter den 157 linksventrikulären Segmenten mit gestörter Kontraktion führte NPN zu keiner Änderung der regionalen Wandbewegung bei 131 Segmenten (83%), während bei 26 Segmenten (17%) Besserungen gefunden wurden. Unter den 79 linksventrikulären Segmenten mit gestörter Kontraktion führte Nitroglycerin bei 65 (83%) der Segmente zu keiner Veränderung der regionalen Wandbewegung, dagegen bei 14 Segmenten (17%) zu einer Verbesserung.

Schlußfolgerungen

Sorgfältige Anwendung von Vasodilatatoren bei Patienten mit akutem Myokardinfarkt bei gleichzeitiger Herzinsuffizienz und/oder Hypertonie führt zu einer Verbesserung der globalen links- und rechtsventrikulären Funktion, nachweisbar an einer Zunahme der Auswurffraktion und einer Abnahme des enddiastolischen Volumenindex. Diese günstigen Änderungen der Globalfunktion gehen entweder mit keiner Änderung oder einer Verbesserung gestörter linksventrikulärer Wandbewegung einher.

Bericht über eine randomisierte Untersuchung mit Nitroglycerin-Langzeitinfusion beim akuten Myokardinfarkt

P. Chiche, S. Baligadoo und J. P. Derrida

Einleitung

Beim akuten Myokardinfarkt erhobene experimentelle und klinische Daten weisen deutlich darauf hin, daß die hämodynamischen Wirkungen von Nitroglycerin (NTG) unter geeigneten Bedingungen sowohl die regionale als auch die globale Ventrikelfunktion erheblich verbessern können. Die Beeinflussung der Intensität des Ischämie-Vorganges ist gleichermaßen wichtig. Zu der indirekten Wirkung der Preload- und Afterload-Reduzierung kommt demnach auch die Wiedergewinnung lebenfsfähiger, bedrohter Myokardbezirke hinzu. Diese Wirkung ist, obwohl sie durch die Verminderung des Sauerstoffbedarfs [7] sowie vermutlich durch eine verbesserte Myokarddurchblutung dank der O_2-Umverteilung angedeutet wird, immer noch umstritten. Dies liegt an den gegenwärtigen Schwierigkeiten in der Bestimmung der tatsächlichen Infarktgröße, dem Fehlen präziser Korrelationen zwischen elektrokardiographischen Ischämiezeichen (d. h. ST- und QRS-Veränderungen) sowie histologischer Beweise der ischämischen Schäden.

Zur Feststellung der NTG-Wirkung sind daher sorgfältig kontrollierte, randomisierte klinische Untersuchungen während der Frühphase des akuten Myokardinfarktes erforderlich. Dies war eines der Ziele der vorliegenden Studie. Es wurde versucht, die folgenden Fragen zu beantworten:

1. Ist es mit Hilfe von NTG-Infusionen möglich, das pathologische Geschehen zu vermindern und die Prognose des Myokardinfarktes zu verbessern?

2. Ist die Angst vor Nebenwirkungen und insbesondere vor Blutdruckabfall mit nachfolgender Verminderung der Koronarperfusion oder des Herzminutenvolumens [10] gerechtfertigt?

3. Bei welchen Patienten ist die Anwendung des Pharmakons am günstigsten, und unter welchen Umständen kann sie schädlich sein?

Methodik

Die Studie umfaßt 150 Fälle von akutem Myokardinfarkt, diagnostiziert nach klinischen, elektrokardiographischen und enzymatischen Kriterien. Die Patienten wurden in drei Gruppen unterteilt.

Vor der Ausführung eines randomisierten Protokolls untersuchten wir zunächst 30 Fälle mit und ohne Herzinsuffizienz zur Feststellung hämodynamischer und antiischämischer Wirkungen. In 18 Fällen wurden hämodynamische Studien und in 12 Fällen präkordiales Kurzeit-Mapping gemäß einer früher beschriebenen Methode [2, 5] ausgeführt. Die hämodynamischen Beobachtungen wurden bis zu einem 50%igen Abfall des Pulmonalarterien-Keildrucks (PAWP) forgeführt. Die hämodynamischen Ergebnisse wurden einer multifaktoriellen statistischen Analyse mit der von Benzecri beschriebenen Korrespondenz-Analyse unterzogen.

Den Mittelpunkt der Studie bildete die randomisierte Untersuchung von 50 mit NTG behandelten Patienten und 45 Kontroll-Patienten. Beide Gruppen waren hinsichtlich des Alters, Geschlechts und der Infarktlokalisation vergleichbar. Das präkordiale Mapping wurde täglich bei 20 Patienten mit Vorderwand-Infarkt (11 behandelte und 9 Kontroll-Patienten) ausgeführt, um die ST- und QRS-Veränderungen zu beobachten [9]. Die linksventrikuläre Insuffizienz wurde bei diesen Patienten nach den üblichen Maßstäben definiert. Sie war bei 70 von 95 Patienten vorhanden und kam insbesondere zu Beginn der Behandlung bei 42% der behandelten Patienten (21/50) und bei 44% der Kontroll-Patienten (20/45) zur Beobachtung. Bei 44% der Fälle wurden klinische, enzymatische oder EKG-Zeichen einer Infarkt-Ausdehnung registriert.

Nitroglycerin wurde mit Hilfe einer elektrischen Infusionspumpe, die eine leichte Einstellung exakter Dosen gestattet, infundiert. Die Anfangsdosis betrug 15 µg/min und wurde allmählich, entweder bis zum Erreichen einer maximalen Dosis von 90 µg/min oder einem Blutdruckabfall von max. 20 mm Hg bzw. einem Abfall des systolischen Blutdrucks auf 90 mm Hg, fortgeführt. Die Dosis schwankte zwischen 15 und 150 µg/min; die mittlere Dosis lag bei 50 µg/min bzw. insgesamt 3 mg/h. Die Behandlung wurde im Mittel 9,6 h nach Auftreten der Symptome begonnen.

Nach Beendigung der randomisierten Studie und gestützt auf eine zufriedenstellende abschließende Mortalitätsziffer wurde eine zusätzliche, nicht randomisierte Studie an 25 Fällen von akutem Myokardinfarkt mit linksventrikulärer Insuffizienz vom Schweregrad III ausgeführt: Dieser Zustand war durch Dyspnoe, Galopprhythmus, klinische und röntgenologische Anzeichen von Lungenödem bei den hämodynamischen Untersuchungen (14 Fälle) charakterisiert.

Ergebnisse

Ergebnisse der herkömmlichen statistischen Auswertung

Randomisierte Studie

Hämodynamische Wirkungen. Die intravenöse NTG-Infusion verursachte keine signifikanten Veränderungen der Herzfrequenz (HF). Sie änderte sich im Mittel von $81,4 \pm 2,7$/min auf $82,7 \pm 2,8$/min, mit einer Beschleunigung von 4,4% in 10 Fällen, keinerlei Veränderung in 11 Fällen und einer Verlangsamung bei 3 von 24 Patienten. Der mittlere systolische Blutdruck (RRs) fiel von $147,1 \pm 4,5$ auf $128,8 \pm 4,4$ mm Hg ab. Der mittlere diastolische Blutdruck (RRd) ging von $90,3 \pm 2,6$ auf $85,7 \pm 2,8$ mm Hg zurück. Der mittlere Blutdruck (diastolischer Wert $+ \frac{1}{3}$ systolischer-diastolischer Wert) fiel von $113,3 \pm 3,2$ auf $104,0 \pm 3,1$ ab. Zwischen den Fällen mit und ohne linksventrikuläre Insuffizienz bestanden einige Unterschiede. Bei den ersteren kam es nach einer mittleren Dosis von 50,2 µg/min zu

einem RRs-Abfall von 13,2; RRd fiel um 6,7% und der mittlere Blutdruck um
10,2% ab. Bei den 15 Patienten ohne linksventrikuläre Insuffizienz bewirkte eine
mittlere Dosis von 51,7 µg/min einen RRs-Abfall von 11,3%, einen RRd-Abfall
von 3,2% und einen Abfall des mittleren Blutdrucks um 4,8%. Bei 2 von 39 Patienten kam es zu Beginn der Infusion zu einem RRs-Abfall auf 70 mm Hg, der durch
Verlangsamung oder zeitweiliges Aussetzen der NTG-Infusion ohne Schwierigkeit
reversibel war. Nur in einem Fall wurde Epinephrin verwendet. Bei 5 weiteren Patienten kam es entweder während der ersten 24 Stunden (in 2 Fällen) oder in den
ersten 72 Stunden (3 Fälle) zu so ausgeprägten Blutdruckabfällen, nach unterschiedlichen NTG-Dosen von 25–60 µg/min. Bei 17 Patienten fiel der Blutdruck
mäßig ab, entweder im Verlauf der ersten 2 Stunden (7 Fälle) oder zwischen der
2. und 24. Stunde (5 Fälle) bzw. nach 24 h. Dieser Blutdruckabfall konnte in jedem
Fall durch zeitweilige Verlangsamung der Infusionsgeschwindigkeit aufgefangen
werden, und bei keinem Patienten, der mit Hypotonie reagierte, kam es zu unerwünschten klinischen Folgeerscheinungen.

MVO_2 und aortokoronarer diastolischer Perfusionsgradient. Das Fehlen unerwünschter klinischer Folgeerscheinungen der RR- und HF-Veränderungen, das
möglicherweise mit dem geringen Ausmaß dieser Veränderungen zusammenhängt,
scheint durch den konstanten Abfall des Zweifach-Produktes (HF × RR) von
10 770 auf 8 390 (-22%) bestätigt zu werden, der mit einem Rückgang des linksventrikulären Füllungsdrucks von 12 auf 5 mm Hg (-54%), des zentralen Blutvolumens von 1 860 ml auf 1 560 ml (-16%) und des Schlagarbeitsindex von 29
auf 22 g-m/m^2 korreliert. Nitroglycerin bewirkte einen nur geringfügigen Rückgang des aortokoronaren diastolischen Gradienten. Bei einem 17%igen RR-Abfall
und einem 50%igen Abfall des pulmonalen Keildrucks fiel der Koronargradient
von 55 auf 52,5 mm Hg ($-4,5\%$) ab. Diese Verminderung war nicht signifikant.

Multifaktorielle statistische Auswertung

Sowohl bei den Patienten mit als auch bei den Patienten ohne Herzinsuffizienz wurde die Korrespondenz-Analyse weiterer hämodynamischer Befunde,
insbesondere des Herzminutenvolumens und der peripheren Gefäßwiderstände
angewendet. Angesichts der Heterogenität unserer Patientengruppe mit weit-
gefächerten Erscheinungen der ausgänglichen Herzinsuffizienz wurde keine
vorhergehende klinische oder hämodynamische Klassifikation unternommen,
und es wurde nicht, wie für den Student-*t*-Test erforderlich, bestätigt, daß
die Reaktion auf NTG bei allen Patienten gleichartig ist. Wir suchten vielmehr
nach der Variabilität der Reaktionen und verwendeten dazu eine neuartige stati-
stisch-mathematische Analyse, die sog. „Korrespondenz-Analyse", die es gestattet,
vollständige Tabellen von Parametern und nicht nur einzelne Säulen, wie beim Stu-
dent-*t*-Test, miteinander zu vergleichen. In dieser Weise werden die Ergebnisse aller gemessenen Parameter vor und nach NTG einander gleichzeitig gegenübergestellt.

Wir konnten so drei verschiedene Reaktionsmuster bei Dosierungen, die den
pulmonalen Keildruck um 50% reduzierten, unterscheiden (Tabelle 1). Bei einer
Gruppe kam es zu einem mäßigen Anstieg des Herzindex, einem leichten Abfall des

Tabelle 1. Bedeutende Korrelation zwischen Ausgangswerten des systemischen Gefäßwiderstandes, Pulmonalarterien-Keildrucks und Herzminutenvolumens und der Nitroglycerin-Wirkung. Zusammenhänge zwischen hämodynamischer Reaktion und initialen hämodynamischen Parametern, ermittelt durch Korrespondenz-Analyse

Wirkungen	Ausgangswerte[a]
Gruppe A	
Herzindex mäßig angestiegen oder unverändert	Herzindexanstieg (0,1–0,71)
Leichter Blutdruckabfall	PCWP > 22 mm
Ausgeprägter Rückgang des Gefäßwiderstandes	SVI > 19 ml
Leichter Frequenzabfall	SVR > 2 300 dyn
Gruppe B	
Ausgeprägter Abfall des Herzindex	Erheblicher Abfall des Herzindex (0,6–1,41)
Ausgeprägter Blutdruckabfall	PCWP < 10 mm
Unveränderter Gefäßwiderstand[b]	RAP < 1 mm
Herzfrequenzanstieg[c]	SVR < 1 700 dyn
Gruppe C	
Mäßiger Abfall des Herzindex	Mäßiger Abfall des Herzindex
Mäßiger Blutdruckabfall	SVR < 1150 dyn
Unveränderter Gefäßwiderstand	SVI < 20 ml
Unveränderte Herzfrequenz	PCWP > 10 mm

[a] PCWP Pulmonalkapillar-Keildruck; SVI Schlagvolumenindex; SVR Systemischer Gefäßwiderstand
[b] Der systemische Gefäßwiderstand kann initial niedrig und sekundär sein
[c] Gelegentlich wird ein biphasisches Verhalten der Herzfrequenz beobachtet, eine initiale Tachykardie ist von Bradykardie gefolgt, bei raschem Abfall des pulmonalen Keildrucks

peripheren Blutdrucks und der Herzfrequenz sowie zu einem ausgeprägten Abfall des systemischen Gefäßwiderstandes. Bei einer weiteren Gruppe kam es zu einem ausgeprägten Abfall des Herzindex und des Blutdrucks, entweder mit einem Anstieg oder mit unverändertem, systemischem Gefäßwiderstand. Bei dieser Gruppe stieg die Herzfrequenz an, zeigte jedoch oft einen biphasischen Verlauf mit sekundärer Bradykardie, wenn der Keildruck erheblich gesenkt wurde. Die bei dieser Gruppe beobachteten Veränderungen sind wahrscheinlich auf die NTG-Wirkung und auf einen reflektorischen gegenregulatorischen Mechanismus zurückzuführen. In der dritten Patientengruppe kam es zu einem mäßigen Abfall des Herzindex bei unverändertem Gefäßwiderstand.

Diese mathematische Analyse beweist, daß allein in einer einzigen Patientengruppe ein Abfall des Gefäßwiderstandes bei Anstieg des Herzindex erfolgte. Ein Computer-Programm zur Analyse der Korrelationen zwischen hämodynamischer Reaktion und hämodynamischem Ausgangsbefund ergab, daß bei dieser Gruppe ein pulmonaler Ausgangskeildruck (PWP) von mehr als 22 mm Hg, bei niedrigem Schlagvolumenindex (unter 19 ml), und ein erhöhter Gefäßwiderstand (SVR) bestand. Daraus ergibt sich deutlich, daß — wie wir früher auch mit anderen Nitraten beweisen konnten — SVR eine bedeutende Rolle spielt, da die Verbesserung des Herzminutenvolumens und der ventrikulären Leistung nur in solchen Fällen erwartet werden kann, in denen diese Parameter hohe Initialwerte aufweisen. Dies wird ferner auch durch die Tatsache bewiesen, daß die Patienten, bei denen der Herzindex abfällt, normale Ausgangswerte des Füllungsdrucks und

Tabelle 2. Wirkung auf die indirekten Parameter bezüglich des Verhältnisses O_2-Verbrauch/O_2-Angebot

	Vor NTG	Nach NTG	Veränderung (%)
Linksventrikulärer Schlagarbeitsindex	29	22	−23
Rechtsventrikulärer Schlagarbeitsindex	6	4	−35
Herzfrequenz	89	86	− 3
Koronargradient	55	52,2	− 4,5
Zweifach-Produkt (mm Hg/min)	10 770	8 390	−22

Tabelle 3. Hämodynamische Wirkungen bei Patienten mit und ohne linksventrikuläre Insuffizienz vor und nach NTG

	LVF			Keine LVF		
	Vor NTG	Nach NTG	%	Vor NTG	Nach NTG	%
PAWP	20	11	−48	4	1	−75
AP	85	72	−16	88	77	−12
Herzfrequenz	92	86	− 6	86	86	−
HI	2,0	2,0	−	3	2,6	−16
SVI	23	23	−	− 41	35	−14
SVR	2 070	1 830	−12	1 330	1 420	+ 6

des peripheren Gefäßwiderstandes haben. Dazwischen liegt die Gruppe mit initial hohem PWP und niedrigem SVR, bei der ein Abfall des Herzindex ohne gleichzeitigen Abfall des Gefäßwiderstandes beobachtet wurde. Bei diesen Gruppen veränderten sich Herzfrequenz und Blutdruck um ähnliche prozentuale Werte wie der Keildruck, was auf unterschiedliche Veränderungen des Verhältnisses zwischen O_2-Verbrauch und Durchblutung nach NTG hinweist. Demnach sind die Wirkungen auf das Herzminutenvolumen, die Widerstände, HF, RR und MVO_2 von den hämodynamischen Ausgangswerten abhängig, und dies ist ein wertvoller Leitfaden für die Indikation sowie die Anwendungsweise von NTG.

Antiischämische Wirkungen

ST und NST. Dreißig Minuten nach Beginn der NTG-Gabe kam es zu einem 25%-igen ST-Abfall [3]. Während der Langzeit-Infusion erwies das tägliche Mapping, daß ST bei den unbehandelten Patienten anstieg, bei den NTG-behandelten Patienten aber abfiel. Im allgemeinen fiel NST unter NTG früher und schneller ab (Abb. 1). Diese bei den Kontroll-Patienten erhobenen Mittelwerte sind jedoch von den Befunden bei drei Patienten beeinflußt, die einen frühen Anstieg des mittleren ST-Wertes aufwiesen, während alle übrigen Patienten entweder einen Abfall oder keinerlei Veränderung des mittleren ST-Wertes während der ersten 24 Stunden hatten.

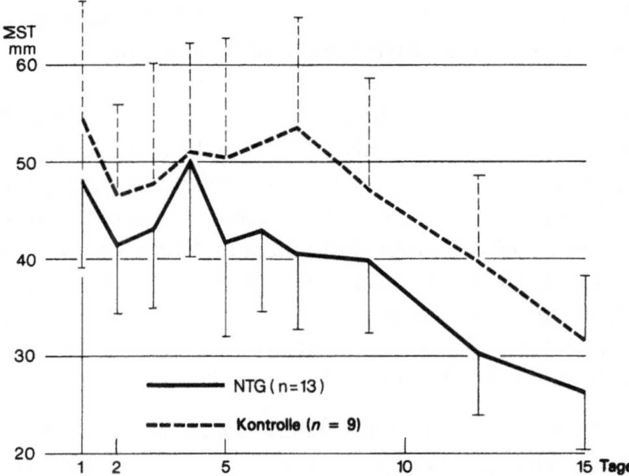

Abb. 1. Verlauf der ST-Strecke bei unbehandelten und NTG-behandelten Patienten. Dies sind Mittelwerte, die mit Vorbehalt interpretiert werden müssen. Der initiale Anstieg von ST bei den NTG-behandelten Patienten stammt von drei Fällen, die einen ST-Anstieg aufwiesen. Keiner der NTG-behandelten Patienten hatte einen frühen ST-Anstieg

Tabelle 4. Verlauf der Ischämiezeichen und der Nekrose am 7. Tag[a]

	Kontrolle	Nitroglycerin
Σ ST	− 5,1	+11,4%
NST	− 3 %	+11,2%
QRS Score	+30 %	+56,2%
Σ R	−32,4%	−64,2%

[a] NST Anzahl der Punkte mit ST-Strecken-Hebung, QRS Score (Maroko Score), R Summe der R-Zacken-Amplituden in den vulnerablen Punkten

QRS-Analyse. Zur Verlaufsbeobachtung der Infarktgröße stützten wir uns vorwiegend auf die QRS-Analyse. Der nach Hillis et al. [9] gemessene QRS-Score war am 7. Tag bei der Kontrollgruppe höher (+56%) als bei der NTG-Gruppe (30%). Die Abnahme der R-Zacke war in der Kontrollgruppe doppelt so groß (64%) wie in der NTG-Gruppe (32%). Die Anzahl der Punkte mit ST-Streckenhebung stieg am 7. Tag in der Kontrollgruppe um 11% an und fiel um 3% bei der behandelten Gruppe ab. Das geringere Auftreten von Q-Zacken, die geringere Abnahme der R-Zacken, zusammen mit den wenigen zahlreichen Punkten mit ST-Streckenhebung bei den behandelten Patienten weisen darauf hin, daß NTG die elektrokardiographischen Anzeichen einer Infarktausdehnung, im Vergleich zum spontanen dynamischen Verlauf bei den unbehandelten Patienten, reduziert oder verhindert. Andererseits liegt kein Beweis für eine Reduzierung der initialen Infarktgröße vor.

Wirkungen auf klinischen Verlauf, Rhythmusstörungen, linksventrikuläre Insuffizienz und Letalität

Rhythmusstörungen. Diese werden durch die NTG-Gabe nicht signifikant beeinflußt, obwohl die Anzahl der potentiell letalen Arrhythmien (10 von 50 bei der behandelten, 17 von 45 bei der unbehandelten Gruppe) unter NTG augenfällig, doch nicht signifikant geringer war (Tabelle 5). Bei einer Holter-Untersuchung während der ersten 48 Behandlungsstunden, in denen wir kurze abwechselnde Perioden von NTG- und Glucose-Infusionen verwendeten, ergab sich keinerlei Unterschied in der Anzahl der ventrikulären Extrasystolen oder der Episoden von ventrikulärer Tachykardie. Bei einem Patienten ohne ventrikuläre Insuffizienz konnte NTG das Auftreten eines Kammerflimmerns nicht verhindern.

Vorkommen von linksventrikulärer Insuffizienz (Schweregrade II und III). Unseren Beobachtungen zufolge war dieses bei den behandelten (35 von 50) und Kontroll-Patienten (35 von 45) etwa gleich groß: 70% bei der behandelten und 77% bei der unbehandelten Gruppe. Es handelte sich um eine Früherscheinung (während der ersten 24 Stunden) bzw. bei 21 Patienten (42%) um eine Soforterscheinung, während sie bei 14 Patienten aus der Nitroglycerin-Gruppe im weiteren Verlauf der Erkrankung (bzw. sekundär) auftrat. In der Kontrollgruppe trat sie bei 20 Patienten (44%) früh und bei 15 (60%) sekundär zutage, während das frühe Auftreten bei den behandelten Patienten in 21 von 50 Fällen (42%) und sekundär bei 14 von 29 (46%) beobachtet wurde. Die Gesamtmortalität in den randomisierten Gruppen betrug 8 Fälle von 45 unbehandelten (17,8%) und 3 Fälle von 50 behandelten (6%) (n. s.). Von größerer Bedeutung ist die Tatsache, daß die Letalität bei der Gruppe mit initialer linksventrikulärer Insuffizienz nach NTG signifikant vermindert war (2 von 21 bzw. 9,5%), während in der Kontrollgruppe 7 von 20 (35%) betroffen waren ($p < 0,005$). Im Gegensatz dazu war die Letalität nach sekundärer linksventrikulärer Insuffizienz bei der behandelten Gruppe (1 von 14 bzw. 7%) gegenüber der Kontrollgruppe (1 von 15 bzw. 6,6%) gleich groß. Daraus ergibt sich, daß die Behandlung der initialen linksventrikulären Insuffizienz von größter Bedeutung für die Reduzierung der Letalität bei allen Fällen von linksventrikulärer Insuffizienz (2 von 35 behandelten Fällen bzw. 6%) und 7 von 35 unbehandelten Fällen (20%) und vermutlich für die Gesamtletalität der behandelten Patienten ist. Ein weiteres Argument ergibt sich aus der Tatsache, daß bei Patienten ohne linksventrikuläre Insuffizienz die Letalität, sofern vorhersehbar, niedrig und bei behandelten wie bei unbehandelten Fällen gleich hoch ist.

Akutes Lungenödem. Trat dieser Zustand im Verlauf des Myokardinfarktes auf, so konnte er in 5 von 9 Fällen ohne andere Medikation, außer 3 stündiger Sauerstoff-

Tabelle 5. Potentiell letale Rhythmusstörungen in der randomisierten Studie[a]

	VF	VT	AV-Block	Total
NTG	1/50 (1/2%)	5/50 (10%)	4/50 (8%)	10/50 (20%)
Kontrolle	3/45 (6%)	8/45 (17%)	6/45 (13,5%)	17/45 (37,7%)

[a] VF Kammerflimmern; VT ventrikuläre Tachykardie

Applikation, erfolgreich bekämpft werden. Der pulmonale Keildruck fiel von 26 auf 14 mm Hg ab, und die Dyspnoe war nach 3–4 Tagen erheblich zurückgegangen.

Ausgeprägte Linksinsuffizienz, Schweregrad III. Bei 25 nicht randomisierten Fällen von akutem Myokardinfarkt mit Linksinsuffizienz des Schweregrades III, Lungenödem, Tachykardie und Galopprhythmus (bei 14 Patienten wurde katheterisiert), beobachteten wir einen klinischen Erfolg nach Nitroglycerin bei 76% der Fälle, doch war die endgültige Mortalität in dieser Gruppe mit 33% weitaus höher als in der randomisierten Gruppe. Die Nekropsie-Befunde ergaben bei allen Patienten massive und ausgedehnte Infarkte bei bestehender Drei-Gefäß-Erkrankung: Drei Patienten starben an Herzruptur und drei an sekundärem Schock.

Schlußfolgerungen

Zusammenfassend scheinen sich aus dieser Studie die nachstehenden Folgerungen abzuleiten:

1. Die NTG-Langzeitinfusion erscheint als eine sichere therapeutische Methode ohne schwere Nebenwirkungen. Die durch die venöse Applikation mögliche präzise Dosierung verhindert das Auftreten schädlicher Blutdruckabfälle oder unerwünschter Tachykardien. In den meisten Fällen ist die hämodynamische Überwachung für die richtige Dosiseinstellung bei veränderlichen Situationen erforderlich, doch genügt bei Vorhandensein eines geschulten ärztlichen Personals die ständige Überwachung der Herzfrequenz und des Blutdrucks, da diese klinischen Parameter zur Vermeidung schädlicher Nebenwirkungen ausreichen. Für künftige prospektive Studien würden wir eine NTG-Dosis empfehlen, die einen systolischen Blutdruckabfall von weniger als 15 mm Hg, eine Frequenzreduzierung von weniger als 10 Schlägen/min oder einen Frequenzanstieg von weniger als 5 Schlägen/min verursacht. Es ist wichtig, einen Frequenzabfall von mehr als 10 Schlägen/min zu verhindern, da eine ausgeprägte Bradykardie das Warnzeichen eines beginnenden kardiovaskulären Kollaps darstellen kann. Ein Frequenzanstieg ist wegen seiner Auswirkung auf den myokardialen O_2-Verbrauch ebenfalls unerwünscht.

Bei einem Abfall des Blutdrucks von weniger als 20 mm Hg und von ca. 50% des linksventrikulären Füllungsdrucks wurde der diastolische aortomyokardiale Gradient nicht übermäßig reduziert, und klinische Beobachtungen sowie EKG-Mapping zeigten bei dieser Serie keinerlei Anzeichen einer Infarktausdehnung infolge der Arzneitherapie innerhalb der 5- bis 10 tägigen Behandlung.

2. Die hämodynamischen Wirkungen bezüglich des Blutdrucks, des linksventrikulären Füllungsdrucks sowie der Reduzierung des Zweifach-Produktes [2] sind signifikant, doch weist die Interpretation der hämodynamischen Befunde durch multifaktorielle statistische Methoden [2] darauf hin, daß die günstigen Auswirkungen auf Herzleistung bzw. Schlagvolumenindex oder Herzminutenvolumen auf Fälle mit initial hohen linksventrikulären Füllungsdrücken, hohem systemischen Gefäßwiderstand und niedrigem Herzminutenvolumen beschränkt sind [2].

Diese Ergebnisse erklären die Beobachtung, daß der Letalitätsrückgang in dieser Studie auf Fälle mit ausgänglicher linksventrikulärer Insuffizienz beschränkt war. Daraus kann gefolgert werden, daß der Letalitätsrückgang mit dem maximalen Nachweis hämodynamischer Wirkungen korreliert.

3. Erwartungsgemäß sind die günstigen Wirkungen durch die Ausdehnung des Myokardinfarkts oder das Bestehen mechanischer Komplikationen eingeschränkt. Klinisch gesehen kommt es in Fällen mit linksventrikulärer Insuffizienz des Schweregrades III, der höchstwahrscheinlich mit der Infarktgröße bzw. der Ischämie-Ausdehnung zusammenhängt, zu günstigen Wirkungen, insbesondere auf das Lungenödem. Dennoch ist hier die Letalität bedeutend höher als bei einer nur mäßigen Beeinträchtigung der ventrikulären Leistung.

Dies deutet darauf hin, daß es eine nicht reduzierbare Mortalitätsrate gibt, die auch durch NTG nicht verändert werden kann und die mit der initial großen Infarktausdehnung bzw. einer progressiven oder irreversiblen Ischämie zusammenhängt.

4. Aus den folgenden Befunden läßt sich die antiischämische Wirkung der Therapie ableiten:

a) Reduzierung der Ischämie- und Nekroseausdehnung, bewiesen durch präkordiales Mapping.

b) Rückgang der sekundären linksventrikulären Insuffizienz bei den mit NTG behandelten Fällen im Vergleich zu Kontroll-Patienten, möglicherweise ebenfalls in Zusammenhang mit der verminderten Ischämie.

Der Nachweis eines antiischämischen Effektes kann dennoch in Ermangelung histologischer und biochemischer Kontrollen nicht erbracht werden. In unserer Studie korrelierte die klinische Besserung bei einigen präzise umschriebenen Kategorien von Patienten mit einer hämodynamischen Besserung und mit den Ergebnissen der Korrespondenz-Analyse. Folglich können die antiischämischen Wirkungen der NTG-Infusion, als Versuch der Reduzierung wichtiger Faktoren für die dynamische Ausdehnung der histologischen Läsionen [4, 8, 13] oder der Ischämie, gegenwärtig noch nicht präzise nachgewiesen werden, doch liefern indirekte Ischämiezeichen deutliche Hinweise auf das Bestehen einer solchen Wirkung.

Obwohl der Myokardinfarkt mit Linksherzinsuffizienz vom Typ der pulmonalen Kongestion die Hauptindikation für die intravenöse NTG-Behandlung des akuten Myokardinfarktes darstellt, können günstige antiischämische Wirkungen auch in geeigneten Fällen ohne linksventrikuläre Insuffizienz erzielt werden, sofern ein ausgeprägter Blutdruckabfall und Tachykardie durch sorgfältige Überwachung verhindert werden.

Literatur

1. Baligadoo S, Ingrand JC, Derrida JP, Chiche P (1978) Etude des effets hémodynamiques de la trinitrine intra-veineuse. Coer Méd Interne 17:251
2. Baligadoo S, Ingrand JC, Maiti M, Chiche P (1979) La trinitrine intra-veineuse chez les malades avec et sans insuffisance cardiaque. Nouv Presse Méd 4:283

3. Chiche P, Derrida JP (1976) Cartographie précordiale dans l'infarctus myocardique récent. Nouv Presse Méd 5:3007
4. Chiche P, Haiat R, Derrida JP (1976) Les infarctus du myocarde subaigus, ou progressifs. Coeur Méd Interne 15:509
5. Chiche P, Derrida JP, Baligadoo (1979) Effets cliniques et hémodynamiques de la nitroglycerine intraveineuse dans le traitement de l'infarctus du myocarde et de l'insuffisance cardiaque. Therapie 34:685
6. Derrida JP, Sal R, Chiche P (1978) Effects of prolonged nitroglycerin infusion in patients with acute myocardial infarction. Am J Cardiol 41:407
7. Epstein S, Kent K, Goldstein P (1975) Reduction of ischemic injury during acute myocardial infarction. N Engl J Med 290:29
8. Haiat R, Halphen C, Chiche P (1976) Valeur pronostique des sus-décalages transitoires du segment ST au cours des reprises évolutives de l'infarctus du myocarde. Coeur Méd Interne 15:163
9. Hillis L, Askenazi J, Braunwald E, Maroko P (1976) Use of changes of epicardial QRS complex to assess intervention which modify the extent of myocardial necrosis. Circulation 54:591
10. Hirschfeld J, Burer J, Goldstein R (1974) Reduction in severity and extent of myocardial infarction when nitroglycerin and methoxamin are administered during coronary occlusion. Circulation 49:291
11. Maddox D, Müller J, Parker A (1978) Comparison of electrophysiologic and mechanical effects of myocardial infarction. Correlation of the precordial MAP with global and regional ejection fraction. Am J Cardiol 41:360
12. Williams D, Amsterdam E, Maseri D (1975) Hemodynamic effect of nitroglycerin in acute myocardial infarction decrease in ventricular preload at the expense of cardiac output. Circulation 5:421
13. Witchitz S, Genuyt L, Chiche P (1972) Reprises évolutives dans l'infarctus myocardique à la phase aigue. Coeur Méd Interne 11:343

Nitroglycerin i.v. bei instabiler Angina pectoris

A. PAGE, P. GATEAU, J. OHAYON, J. COUPILLAUD,
D. LE MINH und P. BESSE

Einleitung

Zahlreiche Studien befaßten sich in den letzten Jahren mit der Behandlung der instabilen Angina [1, 4, 5, 8].

In mehreren randomisierten Studien wurden medikamentöse und chirurgische Therapie verglichen [1, 9]. Ungeachtet der späteren Entscheidung für die eine oder andere sollte die Koronarangiographie erst nach einer bestimmten Zeit intensiver Therapie, unter der die Anfälle aufhören, ausgeführt werden [4, 5, 8]. Bei Patienten, die durch medikamentöse Behandlung stabilisiert werden, ist die Operationsmortalität geringer [12].

Im Hinblick darauf verwendeten wir i.v. Nitroglycerin bei einer Reihe von Patienten mit schwerer instabiler Angina pectoris.

Patienten und Methodik

Intravenöses Nitroglycerin wurde zur Behandlung von 67 Patienten (60 Männern und 7 Frauen) mit schwerer instabiler Angina verwendet. Das mittlere Alter der Patienten betrug 59,5 Jahre (42–76).

Die instabile Angina wurde durch Schmerzepisoden in Ruhe mit einer mehr als 15minütigen Dauer und gleichzeitigen ST-T-Veränderungen klar definiert. Patienten, bei denen eine Kontraindikation für Koronarangiographie bestand, wurden aus der Studie ausgeschlossen.

Bei 21 Patienten entsprachen die EKG-Veränderungen denjenigen der „Variant-Angina". Das Fehlen eines akuten Myokardinfarktes wurde nach den üblichen EKG-Kriterien sowie durch einen unter dem Zweifachen des Normalwertes gelegenen Anstieg der MB-Kreatinin-Phosphokinase definiert.

Zwanzig Patienten hatten mehr als 3 Monate zuvor einen Myokardinfarkt erlitten. Dieser war in 14 Fällen inferior, in 5 Fällen anteroseptal und in einem Fall anterolateral lokalisiert. Fünf Patienten hatten Herzinsuffizienz, davon 3 im Stadium II und 2 im Stadium III (N.Y.H.A.). Das Ruhe-EKG war bei 8 Patienten normal. In 21 Fällen zeigte es eine ST-Streckensenkung und/oder T-Zacken-Anomalien im anteroseptalen Bereich, in 8 Fällen im inferioren Bereich. Bei 10 Patienten fanden sich zusätzlich Infarktzeichen im Vorderwandgebiet und bei 7 Patienten im anteroinferioren Bereich.

Vor der Krankenhausaufnahme waren 7 Patienten mit Betablockern behandelt worden, 18 mit Langzeit-Nitraten und 27 mit beiden sowie 12 mit Nifedipin. Nur 3 Patienten hatten keinerlei medikamentöse Behandlung erhalten.

Nitroglycerin (NTG) i.v. wurde während der ersten Tage des stationären Aufenthaltes begonnen. Die Dosis wurde in 10- bis 30 minütigen Abständen von 36 auf 108 µg erhöht, unter ständiger Überwachung der Herzfrequenz und des systolischen Blutdrucks mittels Sphygmomanometer. Bei der Erhöhung der NTG-Dosis wurde darauf geachtet, daß der systolische Blutdruck über 90 mm Hg blieb, bis die Steady-state-Dosis erreicht war. Diese lag zwischen 18 und 72 mg (im Mittel $43,59 \pm 17,13$ mg). Die Dauer der Behandlung mit i.v. NTG betrug 2–29 Tage (im Mittel $7,4 \pm 4,2$ Tage). In 34 Fällen wurde der i.v. NTG-Behandlung ein Betablokker hinzugefügt. Zwanzig Patienten erhielten Propranolol in Dosierungen von 60–240 mg/24 h (im Mittel 115 ± 56 mg) und 11 Patienten Acebutolol in Dosierungen von 200–800 mg/24 h (im Mittel 300 ± 135 mg). Bei 16 Patienten wurde Nifedipin dem i.v. NTG hinzugefügt.

Bei allen 67 Patienten wurde die Koronarangiographie nach der Judkins- oder Bourassa-Technik $7,29 \pm 4,7$ Tage nach Beginn der NTG-Behandlung ausgeführt. Nitroglycerin wurde bei 62 Patienten im Verlauf der Koronarangiographie weiter verabreicht. Drei Patienten, die zu Beginn unserer i.v. NTG-Behandlung untersucht wurden, erhielten vor der Koronarangiographie eine intraaortale Ballongegenpulsation.

Nachstehend wird über den klinischen Verlauf bei den Patienten während ihres Krankenhausaufenthaltes berichtet.

Ergebnisse

NTG i.v. hatte eine eindrucksvolle Wirkung auf den Verlauf der pektanginösen Anfälle. Während der 7 Tage vor der i.v. NTG-Therapie hatten alle Patienten zumindest einen anhaltenden Anfall von Angina pectoris gehabt. Die durchschnittliche Anzahl der pektanginösen Anfälle pro Patient lag bei $9,83 \pm 7,6$ (Abb. 1). Unter der i.v. NTG-Behandlung fiel die Anfallshäufigkeit auf $1,2 \pm 2,45$ ($p < 0,001$) ab. Der Zustand von 64 Patienten (95,5%) besserte sich während der i.v. NTG-Behandlung; 42 von ihnen (62,7%) waren völlig schmerzfrei (Abb. 2). Nur bei 3 Patienten verminderte sich die Häufigkeit der pektanginösen Anfälle nicht.

Bei 20 Patienten war die Besserung im EKG ersichtlich. Im Ruhe-EKG verminderten sich die ST-T-Veränderungen in 12 Fällen (17,9%). Bei 8 Patienten (11,9%) wurde das EKG normalisiert.

Die unmittelbar vor i.v. NTG gemessenen Werte der Herzfrequenz und des Blutdrucks wurden mit denen bei Erreichen der Steady-state-Dosis verglichen (Abb. 3). Die Herzfrequenz stieg von $70,17 \pm 10,46$ auf $72,95 \pm 10,87$ Schläge/min an ($p < 0,01$). Dieser Anstieg ist signifikant, doch mäßig (2,78 Schläge/min). Der systolische Blutdruck fiel von $140,4 \pm 23,5$ mm Hg auf $126,1 \pm 21,3$ mm Hg ab

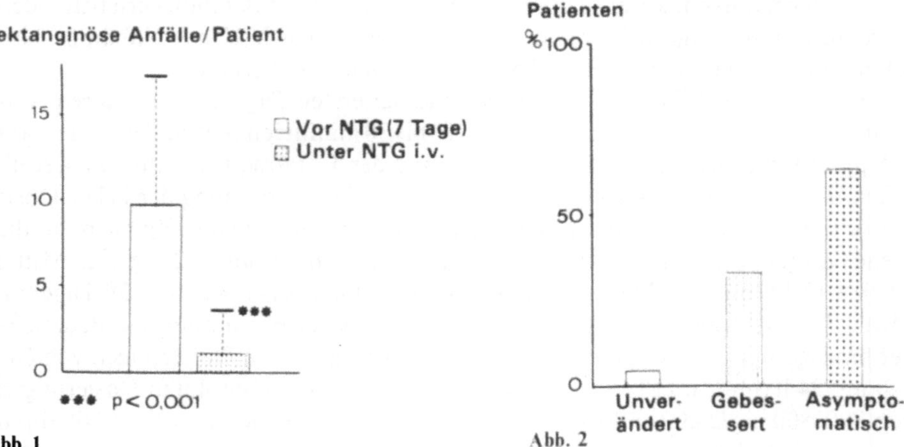

Abb. 1. Die Anzahl der pektanginösen Anfälle betrug in den Tagen vor Beginn der i.v. NTG-Therapie mehr als 9. Während der gesamten Behandlungsdauer fiel sie auf 1 pro Patient ab

Abb. 2. Nitroglycerin i.v. war nur bei 5% der Patienten hinsichtlich der Beseitigung pektanginöser Anfälle unwirksam. Der Zustand von 95% der Patienten wurde gebessert, und 63% der Patienten wurden während des Krankenhausaufenthaltes symptomfrei

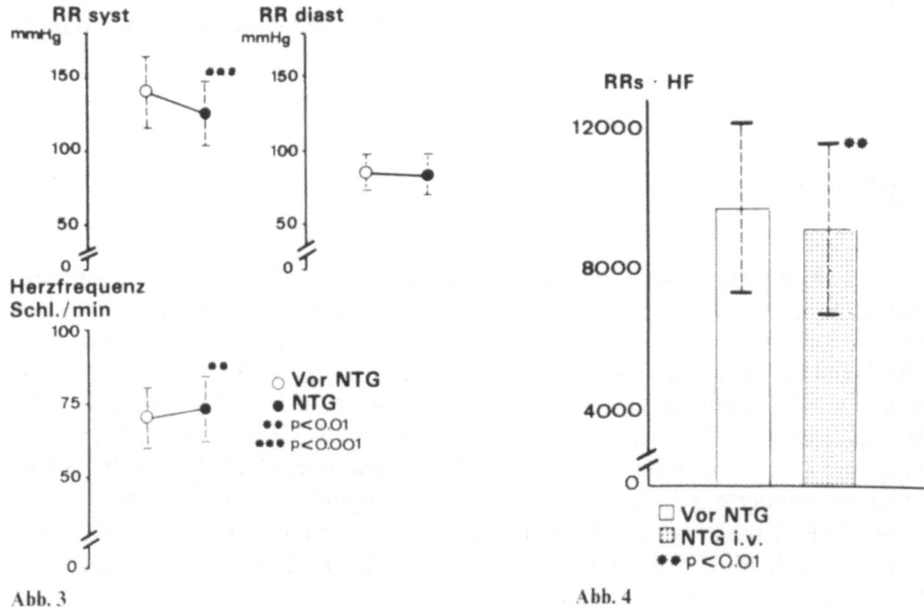

Abb. 3. Blutdruck und Herzfrequenz unmittelbar vor i.v. NTG, verglichen mit den Werten nach Erreichen der Steady-state-Dosis. Der systolische Blutdruck fiel signifikant ab, die Herzfrequenz stieg im Mittel um 2,78 Schläge/min an. Der diastolische Blutdruck blieb unverändert

Abb. 4. Das Produkt aus systolischem Blutdruck × Herzfrequenz fiel während der NTG-Infusion mäßig, jedoch signifikant ab

($p < 0,001$). Der mittlere Abfall betrug 14,3 mm Hg. Der diastolische Blutdruck blieb unverändert: $84,4 \pm 12,9$ mm Hg vor der Behandlung gegenüber $82,6 \pm 13,5$ mm Hg unter i.v. NTG (n.s.).

Das Produkt aus Herzfrequenz × systolischem Blutdruck (Abb. 4) fiel von $9\,898,13 \pm 2\,434,34$ auf $9\,313,65 \pm 2\,439,48$ ab ($p < 0,05$).

Bei 2 Patienten kam es zu einem bradykard-hypotonen Zwischenfall. Die Symptome gingen nach einmaliger Reduzierung der NTG-Infusion zurück. Drei Patienten klagten über Kopfschmerzen, die eine Dosis-Reduzierung erforderten.

Bei keinem Patienten kam es während der NTG-Behandlung vor der Koronarangiographie zu einem Myokardinfarkt. Diese Untersuchung ergab bei 11 Patienten (16,4%) eine über 50%ige Stenose in einem Koronargefäß, bei 20 Patienten (43,3%) in zwei Koronargefäßen und bei 19 Patienten (28,4%) in drei Gefäßen. Acht Patienten (11,9%) mit Prinzmetal-Variant-Angina hatten normale Koronarangiogramme.

Neunzehn Patienten (28%) wurden medikamentös behandelt, und 48 Patienten unterzogen sich einer Bypass-Operation. Die medikamentös behandelte Gruppe kann mit der chirurgisch behandelten nicht verglichen werden. Dazu gehören die 8 Patienten mit normalen Koronarangiogrammen, 2 Patienten mit Läsionen, die eine Bypass-Operation ausschlossen, 2 Patienten mit leichter Herzinsuffizienz sowie ein Patient, der verstarb. Während des Krankenhausaufenthaltes kam es bei einem Patienten (5,2%) zum Myokardinfarkt, 9 Patienten (47.4%) hatten anhaltende Angina pectoris und 8 Patienten (42,1%) waren asymptomatisch.

Die mittlere Anzahl der Gefäßtransplantate $5,89 \pm 8,32$ Tage nach der Koronarangiographie betrug $1,95 \pm 0,7$. Die Operationsmortalität war mit 12,5% (6 Patienten) erheblich. Während des Eingriffs entstand in einem Fall (2,4%) ein Myokardinfarkt. Während des Krankenhausaufenthaltes waren 40 Patienten (95,2%) von den Überlebenden asymptomatisch, und bei einem Patienten war der Zustand gebessert.

Besprechung

Die instabile Angina ist ein nicht klar umrissenes Syndrom, das verschiedene Formen der Koronarinsuffizienz beinhaltet. Die Patienten in unserer Studie gehören zu der Kategorie vom Typ II nach Hultgren [4] und zum Intermediär-Syndrom von Bertolasi [1]. Spontane, anhaltende pektanginöse Anfälle und elektrische Anomalien im Ruhe-EKG sind prognostisch ungünstige Zeichen [1,4]. Die medikamentöse Therapie besteht in Ruhe, Nitroglycerin und anderen Nitraten, im letzten Jahrzehnt zusätzlich aus Betablockern [4,8].

Der Prozentsatz der Patienten, bei denen durch medikamentöse Therapie eine Besserung erzielt wird, stieg von 61 auf 70–85% an [8]. Der Erfolg ist weniger häufig bei der spontanen und langanhaltenden Form der Angina [5]. In unserer Studie erwies sich die antianginöse Wirksamkeit der medikamentösen Therapie als bedeutend. Die Patienten waren zu 95,5% gebessert, und 62,7% aller Patienten wurden asymptomatisch. In 25% der Fälle wurde i.v. NTG allein verwendet und bei der

Hälfte der Patienten in Kombination mit Betablockade. Die geringe Anzahl der mit Betablockade behandelten Patienten ist einerseits durch das häufige Vorkommen (31,3%) des Prinzmetal-Variant-Angina-Syndroms, das durch Betablockade verschlechtert wird, und andererseits durch die Wirksamkeit des i.v. NTG zu erklären. Bei Patienten, deren Zustand mit i.v. NTG allein gebessert werden konnte, wurden Betablocker nicht systematisch angewendet.

NTG i.v. bewirkte einen systolischen Blutdruckabfall von 14,3 mm Hg. Der diastolische Blutdruck wurde nicht merklich beeinflußt, und die Herzfrequenz stieg um nur 2,78 Schläge/min an. Diese hämodynamischen Veränderungen erklären z. T. den Wirkungsmechanismus des NTG. Die durch dieses Medikament bewirkte arterielle und venöse Dilatation vermindert Ventrikelvolumen und Wandspannung, die Determinanten des Sauerstoffverbrauchs sind. Das Produkt aus Herzfrequenz × systolischem Blutdruck als Index des myokardialen Sauerstoffverbrauchs wurde signifikant gesenkt. Ein interessantes Ergebnis ist die Aufrechterhaltung des diastolischen Blutdrucks, der den koronaren Perfusionsdruck darstellt. Eine zu starke Senkung des koronaren Perfusionsdrucks kann die Ischämie verstärken [7]. Zur Aufrechterhaltung der Myokardperfusion wurde die zusätzliche Anwendung von Phenylephrin zusammen mit Nitroglycerin vorgeschlagen [6]. Die erforderliche Nitrogycerin-Dosis bei Angina pectoris ist nicht bekannt. Frühere Berichte über Mißerfolge der Nitrat-Behandlung wurden den unzureichenden Dosen zugeschrieben. Interessant an der i.v. NTG-Behandlung ist die Möglichkeit, die Dosis ganz allmählich zu steigern und für jeden Patienten anzupassen. Eine große individuelle Variabilität gegenüber fixen Dosen ist nachgewiesen [10]. Das Ausbleiben eines signifikanten Frequenzanstiegs, das gelegentlich unter i.v. NTG beobachtet wird, steht im Gegensatz zu dem Anstieg nach sublingualem Nitroglycerin. Mit i.v. NTG-Gabe kann der schnelle Anstieg der Nitroglycerin-Plasmawerte, der nach sublingualer Absorption erfolgt, vermieden werden [10].

Nitroglycerin beeinflußt auch den Koronardurchmesser [3]. Die Dilatation ist proportional zur Nitroglycerin-Dosis [3]. Diese Wirkung erwies sich als nützlich bei den 21 Patienten mit Prinzmetal-Variant-Angina, insbesondere bei den 8 Fällen mit normalen Koronararterien. Bei 16 Patienten wurde Nifedipin, dessen Wirkung auf den Koronarspasmus bekannt ist, dem i.v. NTG hinzugefügt. Weitere Mechanismen wurden zur Erklärung des Nitroglycerin-Effektes herangezogen. Das Präparat erhöht die Myokarddurchblutung in Richtung auf das Subendokard [13]. Diese Wirkung folgt sekundär 1. auf den Anstieg des Perfusionsgradienten während der Diastole, 2. der Verminderung des Koronarwiderstandes während der Diastole sowie 3. einer Dilatation der intramuralen Myokardgefäße. Diese Erscheinungen können die Verminderung der Myokardischämie im Ruhe-EKG bei 20 Patienten erklären.

Bei 2 Patienten kam es zu der bereits erwähnten Bradykardie mit Hypotension [2]. Diese verschwand nach einer einmaligen Reduzierung der NTG-Dosis. Das seltene Vorkommen dieser Art von Zwischenfall bei unserer Patientengruppe, im Vergleich zu der von Come [2] beobachteten Häufigkeit, könnte der Art der i.v. NTG-Applikation zugeschrieben werden. Die Dosis des i.v. NTG wurde nur sehr allmählich erhöht und gestattete somit eine Kreislaufanpassung.

Die Verteilung der Koronarstenosen entsprach der in anderen Studien beobachteten Verteilung [8]. Bei 16,4% der Patienten lag eine Ein-Gefäß-Erkrankung vor, bei 43,3% eine Zwei-Gefäß-Erkrankung und bei 28,4% eine Drei-Gefäß-Erkrankung. Bei 11,9% der Patienten wurden keine signifikanten Stenosen gefunden. Der hohe Prozentsatz der chirurgisch behandelten Patienten ist durch ihre Auswahl zu erklären. Bei diesen Formen der spontanen Angina pectoris ist die Prognose nach chirurgischer Behandlung besser [1]. Randomisierte Studien zeigen keine Überlegenheit der chirurgischen Therapie [9]. Sie zeigen eine erhöhte Anzahl von Todesfällen während der Hospitalphase durch hohe Operationsmortalität. In unserer Studie betrug diese 12,5%. Die Entwicklung eines Myokardinfarktes ist selten. Keiner unserer Patienten hatte während der i.v. NTG-Behandlung einen Infarkt, und nur 2 Patienten (3%) bekamen eine Myokardnekrose, davon einer während der Operation. Diese Häufigkeit ist geringer als in anderen vergleichbaren Serien [1, 4, 5, 9].

Bei instabiler Angina ist NTG wirksam, leicht anwendbar und gut verträglich. Es kann entweder gleich angewandt oder für Formen, die gegenüber Betablockade zusammen mit Langzeit-Nitraten resistent sind, vorbehalten werden. Bei schwersten Fällen sind Natrium-Nitroprussid und intraaortale Ballonpumpe ebenfalls zu verwenden [4, 11]. Natrium-Nitroprussid bewirkt eine stärkere arterielle Dilatation als Nitroglycerin. Es kann die Myokardischämie durch Verminderung des koronaren Perfusionsdrucks und Veränderung der regionalen Myokarddurchblutung vertiefen [7]. Die intraaortale Ballon-Gegenpulsation ist eine aggressive Therapiemethode, die oft bei atheromatösen Patienten nicht anwendbar ist. Die in unserer Studie mit i.v. NTG erzielten Resultate sind ermutigend, insbesondere durch den geringen Prozentsatz der Entwicklung zum Myokardinfarkt.

Literatur

1. Bertolasi CA, Tronge JE, Riccitelli MA, Villamayor RM, Zuffardi E (1976) Natural history of unstable angina with medical or surgical treatment. Chest 70:596–605
2. Come PC, Pitt B (1976) Nitroglycerin-induced severe hypotension and bradycardia in patients with acute myocardial infarction. Circulation 54:624–628
3. Feldman RL, Pepine CJ, Curry RC, Conti CR (1979) Coronary arterial responses to graded doses of nitroglycerin. Am J Cardiol 43:91–97
4. Hultgren HN (1976) Medical versus surgical treatment of unstable angina. Am J Cardiol 38:479–486
5. Langou RA, Geha AS, Hammond GL, Cohen LS (1978) Surgical approach for patients with unstable angina pectoris: role of the response to initial medical therapy and intraaortic balloon pumping in perioperative complications after aortocoronary bypass grafting. Am J Cardiol 42:629–633
6. Miller RR, Awan NA, DeMaria AN, Amsterdam EA, Mason DT (1977) Importance of maintaining systemic blood pressure during nitroglycerin administration for reducing ischemic injury in patients with coronary disease. Effects on coronary blood flow, myocardial energetics and left ventricular function. Am J Cardiol 40:504–508
7. Miller RR, Awan NA, Mason DT (1978) Nitroprusside therapy in acute and chronic coronary heart disease. Am J Med 65:167–172
8. Plotnick GD (1979) Approach to the management of unstable angina. Am Heart J 98:243–255
9. Russell RO, Resnekoy L, Wolk M, Rosati RA, Conti R, Becker LC, Hutter AM, Biddle TL, Schroeder J et al. (1978) Unstable angina pectoris: national cooperative study group to compare surgical and medical therapy. II. In: Hospital experience and initial follow-up results in patients with one, two and three vessel disease. Am J Cardiol 42:839–848

10. Wei JY, Reid PR (1979) Quantitative determination of trinitroglycerin in human plasma. Circulation 59:588–592
11. Weintraub RM, Voukydis PC, Aroesty JM, Cohen SI, Ford P, Kurland GS, LaRaia PJ, Morkin E, Paulin S (1974) Treatment of preinfarction angina with intraaortic balloon counterpulsion and surgery. Am J Cardiol 34:809–814
12. Wiles JC, Peduzzi PN, Hammond GL, Cohen LS, Langou RA (1977) Preoperative predictors of operative mortality for coronary bypass grafting in patients with unstable angina pectoris. Am J Cardiol 39:939–943
13. Winbury MM, Howe BB, Weiss HR (1971) Effect of nitroglycerin on epicardial and endocardial oxygen tension. Further evidence for redistribution of myocardial blood flow. J Pharmacol Exp Ther 176:184–199

Wirkung von Nitroglycerin
auf stimulationsinduzierte Arrhythmien

P. PROBST, CH. SCHWARZER und O. PACHINGER

Einleitung

Es konnte vor kurzem gezeigt werden, daß stimulationsinduzierte Extrasystolen im rechten Ventrikel repetitive ventrikuläre Zusatzkontraktionen auslösen können, die zur Identifizierung von Patienten mit lebensbedrohlicher ventrikulärer Instabilität verhelfen [6]. Lichtlen und Bethge [9] ermittelten neuerdings bedeutende Zusammenhänge zwischend ventrikulären Rhythmusstörungen und linksventrikulärer Funktion einerseits und plötzlichem Koronartod andererseits. Es wurde ferner nachgewiesen, daß vorzeitige ventrikuläre Kontraktionen bei Patienten mit durchgemachtem Myokardinfarkt gehäuft auftreten [5]. Zielsetzung unserer Studie war die Prüfung der Zusammenhänge zwischen repetitiven ventrikulären Kontraktionen, linksventrikulärer Funktion und der Koronaranatomie. Wir untersuchten ferner die Wirkung von Nitroglycerin auf die repetitiven ventrikulären Kontraktionen.

Patienten und Methodik

Die Studie umfaßte 46 Patienten (39 Männer, 7 Frauen). Bei 26 Patienten bestand ein vorangegangener Myokardinfarkt, doch wurden keine akuten Infarkt-Patienten untersucht. Bei allen Patienten wurde eine linksventrikuläre Angiographie und Koronarangiographie mit der Judkins-Technik durchgeführt. Nach dieser Untersuchung wurden zwei Katheter mit bipolaren Elektroden in das rechte Herz eingeführt. Einer wurde zur Kammerstimulation und der zweite entweder für rechtsatriale oder HIS-Bündel-Aufzeichnungen verwendet. Die Stimulation erfolgte durch rechteckige Impulse mit einer Dauer von 1 ms mit doppelter diastolischer Reizschwelle. Die Stimulation wurde mit einer fixen Geschwindigkeit aus dem rechten Ventrikel ausgeführt, die etwas über der spontanen Herzfrequenz des Patienten lag, um einen Vorhof-Overdrive zu erzielen. Meistens wurde eine zweite Untersuchung mit einer um 20 Schläge über dem Ausgangswert gelegenen Frequenz ausgeführt. Bei den Patienten, die mit Nitroglycerin untersucht wurden, verwendeten wir eine Ausgangsfrequenz um 20 Schläge über der Spontanfrequenz des Patienten und in der zweiten Phase um 20 Schläge über der vorangegangenen Frequenz. Nach jedem 4. Grundstimulus wurden Einzelstimuli, beginnend mit einem langen Kupplungsintervall, gegeben und das Kupplungsintervall so lange gekürzt, bis die Refraktär-Periode des rechten Ventrikels erreicht war.

Die Analyse der Angiographie des linken Ventrikels erfolgte über ein Computer-Programm unter Verwendung der prozentuellen Verkürzung von 6 Halbachsen. Eine weniger als 5%ige Verkürzung wurde als Akinesie definiert, eine Verkürzung von weniger als 25% als Hypokinesie und eine Auswärtsbewegung während der Systole als Dyskinesie. Eine Koronarstenose wurde als signifikant bezeichnet, wenn sie mehr als 75% betrug. Die Patienten wurden in nicht signifikant Erkrankte, Ein-, Zwei- und Drei-Gefäß-Erkrankungen eingeteilt. Nach dem Vorkommen der repetitiven Schläge wurden sie den Gruppen O (Patienten ohne repetitive Schläge), V_3 (Patienten mit einem spontanen repetitiven Schlag), V_4 (Patienten mit zwei spontanen repetitiven Schlägen) und V_5 (Patienten mit drei oder mehr repetitiven Schlägen) zugeordnet.

Bei 25 Patienten wurde das gleiche Protokoll 2–4 min nach sublingualer Nitroglycerin-Gabe angewendet. Bei 24 Patienten wurde das AH- und HV-Intervall und bei weiteren 24 Patienten die Refraktär-Periode des Ventrikels untersucht. Bei 10 Patienten wurde die korrigierte Sinusknoten-Erholungszeit und bei 14 Patienten die AV-Knoten-Refraktär-Periode studiert.

Ergebnisse

Bei 26,1% der Patienten kam es nicht zu repetitiven Schlägen, bei 28,3% war eine V_3-Reaktion, bei 15,2% eine V_4-Reaktion und bei 30,4% eine V_5- oder noch höhere Reaktion vorhanden.

Beim Vergleich der repetitiven Schläge mit den regionalen Wandbewegungsanomalien ergab sich ein signifikanter Zusamenhang. Patienten mit ausgeprägten regionalen Wandbewegungsanomalien hatten gehäufte hochgradige repetitive Reaktionen (Tabelle 1).

Die Patienten wurden in zwei Gruppen, mit und ohne vorangegangenen Myokardinfarkt, unterteilt, und es wurde versucht, die repetitiven Reaktionen damit zu korrelieren. Auch hier wurde ein signifikanter Zusammenhang ($p < 0,001$, test for a trend in the proportions) mit den schweren repetitiven Reaktionen bei Patienten nach durchgemachtem Myokardinfarkt gefunden (Tabelle 2). Es bestand kein Zusammenhang zwischen dem Schweregrad der koronaren Herzkrankheit und den repetitiven Reaktionen.

Nitroglycerin erhielten 25 Patienten (diese Patienten sind in beiden Tabellen in Klammern angegeben). Nitroglycerin hatte keinen signifikanten Einfluß auf die HV-Zeit, die korrigierte Sinusknoten-Erholungszeit und die Refraktär-Periode des rechten Ventrikels. Die Herzfrequenz stieg signifikant an, während das AH-Intervall und die Refraktärzeit des AV-Knotens signifikant abfielen (Tabelle 3). Diese Veränderungen wurden als Folgen eines Sympathikusreflexes interpretiert.

Nitroglycerin hatte einen Einfluß auf das Vorkommen der repetitiven Schläge (Abb. 1). Die zahlenmäßige Verminderung der spontanen repetitiven Schläge sowie die Notwendigkeit eines kürzeren Kupplungsintervalls zur Auflösung der glei-

Tabelle 1. Zusammenhänge zwischen Wandbewegungsanomalien und repetitiven Reaktionen. Die Buchstaben sind Initialen der untersuchten Patienten, und die Buchstaben in Klammern sind Patienten, die mit Nitroglycerin untersucht wurden[a]

	O	V_3	V_4	$\geqq V_5$	Total
N	[R] P 25%	[AAGP] P 62,5%	[H] 12,5%	0%	8
HK	[HPP] J Z 38,5%	GGH T 30,8%	[SKH] G 30,8%	0%	13
AK	[RK] BBS 22,7%	[B] NRW 18,2%	[B] G 9,1%	[SELKLG] RBOKS 50%	22
DYS	0%	0%	0%	[ZH]K 100%	3

[a] O keine repetitiven Reaktionen; V_3 eine repetitive Reaktion; V_4 2 repetitive Reaktionen; V_5 3 und mehr repetitive Reaktionen. N normaler Ventrikel; HK Hypokinesie; AK Akinesie; DYS Dyskinesie. Zusammenhänge zwischen repetitiven Schlägen und Wandbewegungsanomalien: $r = 0,56$ ($p < 0,001$, Rang-Korrelation nach Spearman)

Tabelle 2. Es besteht eine signifikante Tendenz von $p < 0,001$ ($\chi^2 = 12,56$) für das Auftreten höhergradiger repetitiver Formen bei Patienten mit Myokardinfarkt (Abkürzungen s. Tabelle 1)

	O	V_3	V_4	$\geqq V_5$	Total
Mit Infarkt	[HRR] BS 19,2%	[B] W 11,5%	[BK] GG 15,4%	SEZH LKLG 53,8%	26
Ohne Infarkt	[EKZPP] BPJ 35%	[AAPG] GGNPT H 50%	[HSH] 15%	0%	20
	12 (26,1%)	13 (28,3%)	7 (15,2%)	14 (30,4%)	46

chen repetitiven Reaktionen wie vor Nitroglycerin-Gabe wurden als Besserung interpretiert. Bei 11 Patienten kam es zu einer Verminderung der repetitiven Kontraktionen, und bei 3 Patienten mußte eine kürzere Kupplungszeit zur Erzeugung der gleichen Rhythmusstörung wie vor Nitroglycerin-Gabe verwendet werden. Bei 9 Patienten kam es zu keiner Veränderung, und bei 2 Patienten zu einer Verschlechterung. Abb. 2 zeigt den Rückgang der V_9-Reaktion auf eine V_5-Reaktion nach Nitroglycerin bei gleicher basaler Herzfrequenz und gleichem Kupplungsintervall (Patient G in den Tabellen).

Abbildung 3 zeigt die Auslösung einer V_4-repetitiven Reaktion nach Nitroglycerin, jedoch bei weitaus kürzerem Kupplungsintervall als zuvor. Die basale Herzfrequenz war die gleiche.

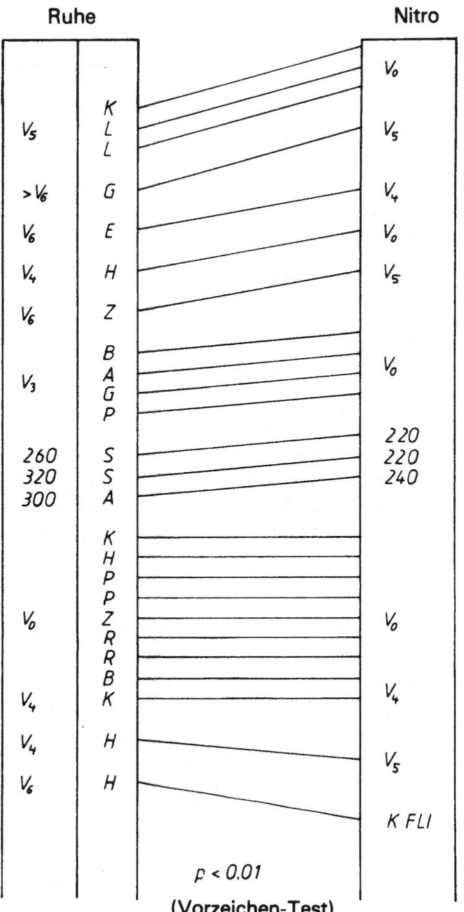

Abb. 1. Die Säule *links* zeigt die repetitive Reaktion, die 2. Säule die Initialen der untersuchten Patienten. Die Säule *rechts* zeigt die Wirkung von Nitroglycerin: Die Veränderung der repetitiven Reaktionen und die Veränderungen der Kupplungsintervalle sind angegeben. Eine *ansteigende Linie* bedeutet Besserung, *waagerechte Linie* keine Besserung und *abfallende Linie* Verschlechterung. Je steiler die Linien, desto größer die Besserung. Es besteht eine signifikante Besserung nach Nitroglycerin-Gabe, berechnet nach dem Vorzeichen-Test ($p < 0,01$)

Tabelle 3. Wirkung von Nitroglycerin auf Sinusknoten und AV-Überleitung. Signifikanter Anstieg der Herzfrequenz, Abfall des AH-Intervalls und Verminderung der Refraktär-Zeit im AV-Knoten. Keine signifikante Veränderung des AV-Intervalls, der korrigierten Sinusknoten-Erholungszeit und der ventrikulären Refraktär-Periode[a]

Nitro	HF ($n = 25$)	AH ($n = 24$)	HV ($n = 24$)	KSNRT ($n = 10$)	RF-AVN ($n = 14$)	RF-V ($n = 24$)
−	$858,3 \pm 122,5$	$96,7 \pm 17,4$	$42,6 \pm 6,3$	$327,1 \pm 167,5$	$323,6 \pm 63,2$	$212,2 \pm 19,6$
+	$727,0 \pm 94,2$	$90,0 \pm 16,4$	$40,0 \pm 5,7$	$247,4 \pm 133,6$	$274,0 \pm 133,6$	$212,2 \pm 19,6$
	$p < 0,001$	$p < 0,01$	n.s.	n.s.	$p < 0,05$	n.s.

[a] − = Kontrolle; + = Nitro-Gabe; HF Herzfrequenz (R-R-Intervall in ms); AH AH-Intervall in ms; HV HV-Intervall in ms; KSNRI korrigierte Sinusknoten-Erholungszeit in ms; RFV Refraktär-Periode des AV-Knotens in ms; RFV Refraktär-Periode des Ventrikels in ms; n Anzahl der untersuchten Fälle

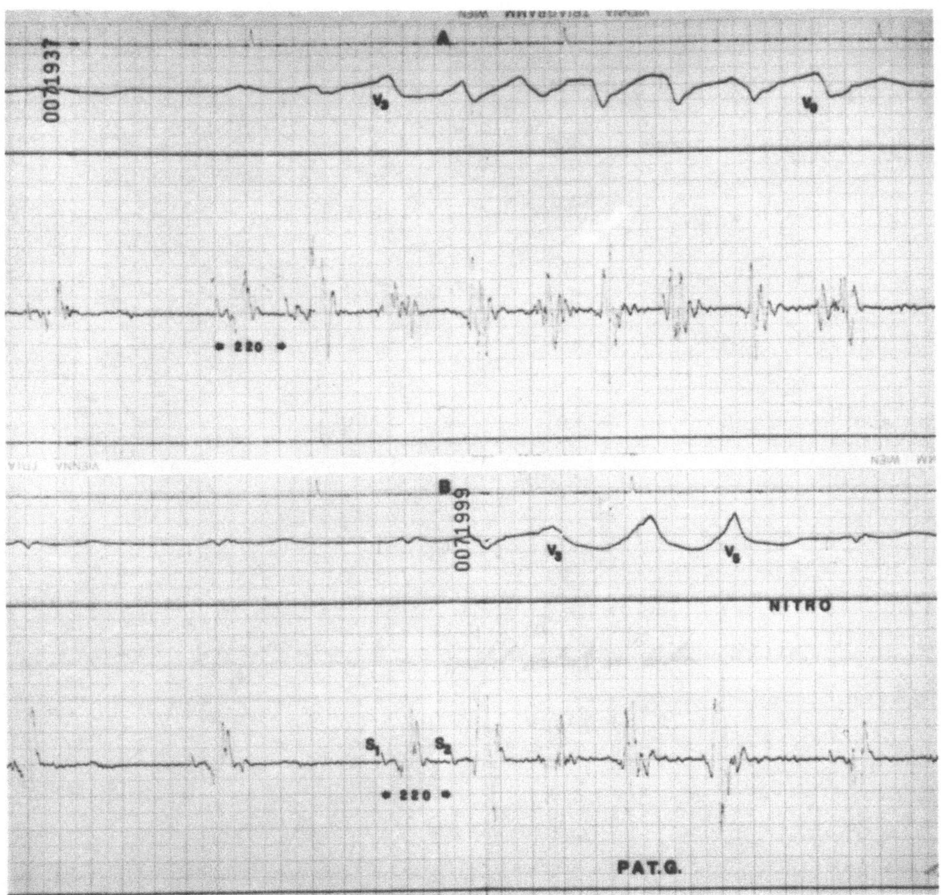

Abb. 2. *A* Repetitive Schläge vor Nitroglycerin und *B* repetitive Schläge nach Nitroglycerin. V_6 Ableitung V6; die 2. Ableitung stellt die HIS-Bündel-Aufzeichnung dar. Bei einem Kupplungsintervall von 220 ms und gleichbleibender basaler Herzfrequenz kam es zu einer V_9-Reaktion (7 spontane Schläge) und nach Nitroglycerin bei gleichem Kupplungsintervall zu einer V_5-Reaktion (3 spontane Schläge)

Bei 2 Patienten bewirkte Nitroglycerin eine Verschlechterung. Ein Patient hatte eine V_5-repetitive Reaktion gegenüber der V_4-Reaktion vor Nitroglycerin-Gabe. Bei dem anderen Patienten kam es zu einem 8 s dauernden Kammerflimmern, das spontan sistierte. Vor Nitroglycerin bestand eine V_6-Reaktion. Mit dem Vorzeichen-Test wurde ein signifikanter Einfluß von Nitroglycerin auf die repetitive Reaktion ermittelt ($p < 0,01$) (Abb. 1).

Besprechung

Fleischmann et al. [5] konnten nachweisen, daß 6 von 16 Patienten mit vorangegangenem Myokardinfarkt repetitive Reaktionen von mehr als drei Spontanschlä-

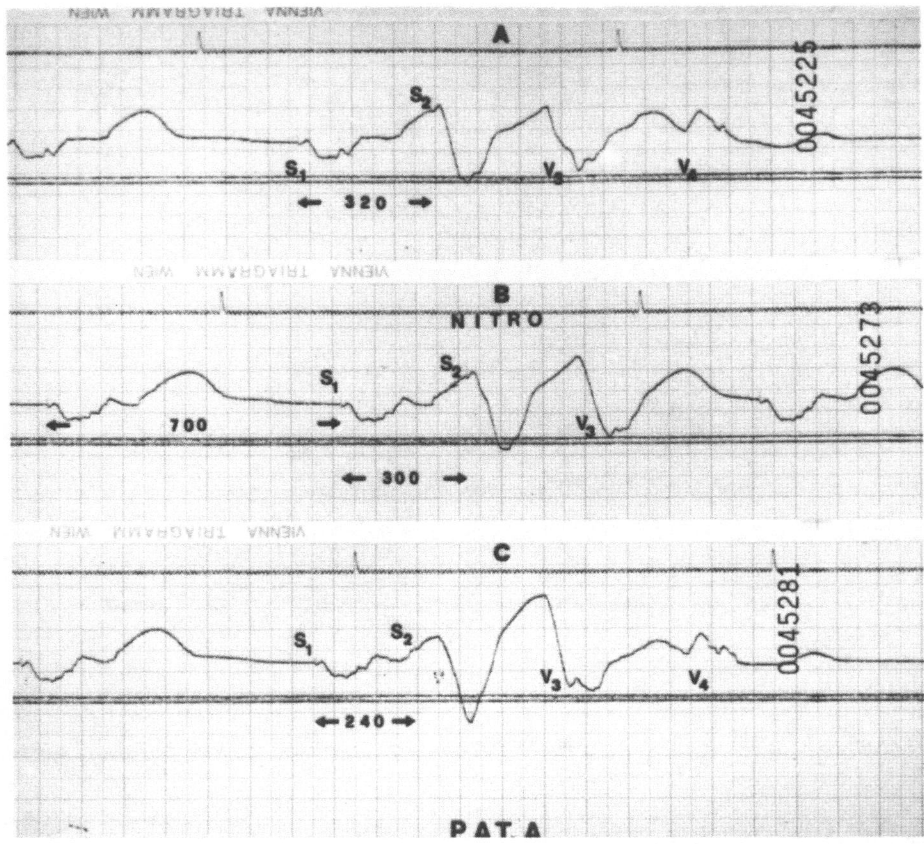

Abb. 3. *A* Vor Nitroglycerin, *B*, *C* nach Nitroglycerin. S_1 Stimulation bei basaler Frequenz, S_2 Extrastimulation. Vor Nitroglycerin-Gabe führte ein Kupplungsintervall von 320 ms zu einer V_4-Reaktion. Nach Nitroglycerin führte ein kürzeres Kupplungsintervall (300 ms) zu einer V_3-Reaktion und ein Kupplungsintervall von 240 ms (C) zu einer V_4-Reaktion

gen aufwiesen. Das entspricht einem Prozentsatz von 30,8%. Somit bewirken, in Übereinstimmung mit den Ergebnissen von Langzeit-EKG-Studien [9], hochgradige Wandbewegungsanomalien eine stärkere Vulnerabilität des linken Ventrikels. Dies konnte auch von Green et al. [6] nachgewiesen werden. In der Studie von Green wurden die Patienten nicht vom Ventrikel, sondern vom Vorhof aus mit einer basalen Frequenz stimuliert und Extrasystolen im Ventrikel gegeben. Dieses Protokoll wurde bei 26 Patienten versucht, doch waren wir nicht in der Lage, auch nur einen einzigen repetitiven Schlag auszulösen, und verzichteten deshalb auf diese Art von Untersuchung. Fleischmann et al. berichteten über ähnliche Erfahrungen mit diesem Untersuchungsprotokoll.

Der fehlende Zusammenhang zwischen dem Schweregrad der koronaren Herzkrankheit und den repetitiven Schlägen steht in Einklang mit einer vorangegangenen Untersuchung mittels Langzeit-EKG [9]. Es gibt nur wenige Studien über die Wirkung von Nitroglycerin auf ventrikuläre Rhythmusstörungen [4, 7, 8, 10]. Diese Studien bewiesen, daß Nitroglycerin in der Lage ist, das Vorkommen ventrikulärer Arrhythmien bei Patienten mit akutem Myokardinfarkt zu vermindern. In drei experimentellen Studien [4, 8, 10] konnte eine Anhebung der ventrikulären Flimmerschwelle beim akutischämischen Myokard durch Verminderung der Differenzen in den Refraktärperioden zwischen nichtischämischen und ischämischen Myokardgebieten nachgewiesen werden [8].

Es wurde ferner gezeigt, daß Nitroglycerin die Ventrikelfunktion bei koronarer Herzkrankheit durch Erhöhung der Kontraktilität in den ischämischen Gebieten verbessert. Dies wurde anhand der Interventions-Ventrikulographie gezeigt [2, 3].

Es kann somit vermutet werden, daß bei Patienten, bei denen die repetitiven Schläge mit Nitroglycerin reduziert werden, noch lebensfähiges, ischämisches Myokard in der Infarktzone oder der Infarkt-Randzone vorhanden ist. Nitroglycerin kann daher eine direkte Wirkung ausüben, indem es die elektrische Stabilität anhebt, sowie eine indirekte Wirkung, indem es die Ventrikelfunktion verbessert und damit die Ischämie reduziert.

Schlußfolgerungen

Aus dem Obigen kann gefolgert werden, daß

1. eine Beziehung zwischen regionalen Wandbewegungsanomalien des linken Ventrikels und dem Vorkommen repetitiver ventrikulärer Kontraktionen besteht;

2. eine Beziehung zwischen repetitiven Kontraktionen und dem Vorliegen eines nachgewiesenen Myokardinfarktes besteht;

3. Nitroglycerin fähig ist, die elektrische Vulnerabilität des linksventrikulären Myokards bei koronarer Herzkrankheit zu verringern. Diese Wirkung kann entweder durch einen direkten oder durch einen indirekten Effekt über die Verbesserung der linksventrikulären Funktion erzielt werden.

Literatur

1. Akhtar M, Damato AN, Batsford WP, Ruskin JN, Orgunkelu JB, Vargas G (1974) Demonstration of reentry within His-Purkinje-System in man. Circulation 50:1150
2. Banka US, Bodenheimer MM, Helfant RH (1974) Determinants of reversible asynergy. Effect of pathologic Q-waves, coronary collaterals and anatomic location. Circulation 50:714–719
3. Banka US, Bodenheimer MM, Shah R, Helfant RH (1976) Intervention ventriculography. Comparative value of Nitroglycerin, Post-extrasystolic potentiation and Nitroglycerin plus postextrasystolic potentiation. Circulation 53:632–637
4. Dashkoff N, Roland JA, Varghese PJ, Pitt B (1976) Effect of nitroglycerin on ventricular fibrillation threshold of nonischemic myocardium. Am J Cardiol 38:184–188
5. Fleischmann DW, Pop T, Marschall HU, Wiesener MU, Banker MT de, Erbel R (1979) Über die Vulnerabilität der menschlichen Herzkammer bei vorzeitiger Stimulation. Elektrophysiologische Befunde. Z Kardiol 68:419–428
6. Green HL, Reid PR, Schaeffer AH (1978) The repetitive ventricular response in man. N Engl J Med 299:729–734

7. Knoebel SB, Rasmussen S, Noble RJ, Mihalick MJ (1975) Nitroglycerine and premature ventricular complexes in moycardial infarction. Br Heart J 37:1064–1068
8. Levites R, Bodenheimer MM, Helfant RH (1975) Electrophysiologic effects of nitroglycerin during experimental coronary occlusion. Circulation 52:1050–1055
9. Lichtlen P, Bethge KP (1980) Beziehungen zwischen malignen ventrikulären Rhythmusstörungen, linksventrikulärer Funktion und plötzlichem Koronartod. Z Kardiol [Suppl] 69:177
10. Stockmann MB, Verrier RL, Lown B (1979) Effect of Nitroglycerin on vulnerability to ventricular fibrillation during myocardial ischemia and reperfusion. Am J Cardiol 43:233–238

Diskussion

Die Diskussion des Vortrages von *Ganz* wurde durch die Frage eröffnet, ob eine Ballondilatation der residualen Stenose nach akuter Thrombolyse noch machbar sei (Meyer). Ganz stimmte zu, daß die Ballondilatation erwogen werden sollte, wenn die übriggebliebene Stenose für eine solche Intervention geeignet sei.

Conti schlug vor, die akute Thrombolyse mit nachfolgender Bypass-Operation zu kombinieren. Bei Patienten mit erfolgreicher Thrombolyse eines isolierten Verschlusses, die zu einer Stenose von 50% oder darunter führte, würde Ganz die chirurgische Intervention aufschieben, bis der Patient möglicherweise erneut symptomatisch wird, sofern bei maximaler Belastung keine elektrokardiographischen oder szintigraphischen Ischämiezeichen auftreten. In Fällen mit hochgradiger residualer Stenose oder zusätzlichen signifikanten Einengungen empfiehlt Ganz die Bypass-Chirurgie nach den gleichen Kriterien wie bei Patienten ohne Thrombolyse.

Die an Ganz gerichteten zentralen Fragen waren folgende: Wie kann man wissen, daß man dem Patienten nicht schadet? Und: Verbesserte sich die Wandbewegung nach der Thrombolyse? (Parker).

Ganz behauptete nachdrücklich, daß die Reperfusion dem Myokard keinen Schaden zufüge. Er stellte fest, die intramyokardiale Blutung sei eine Folge – und nicht Ursache – der Nekrose. Der „Schaden" sei eher von kosmetischer Bedeutung, meinte er, denn wo keine hochgradige Nekrose bestünde, gebe es auch keine Blutung.

Auf die Frage der Verbesserung der Wandbewegung kam die vorsichtige Antwort, die linksventrikuläre Funktion und Wandbewegung seien bei allen Patienten von Ganz verbessert worden. Da es jedoch nicht genügend Kenntnisse über den natürlichen Krankheitsverlauf der Kontrollpatienten gebe, die nicht mit Thrombolyse behandelt wurden und die ebenfalls einen gewissen Grad von Verbesserung der regionalen Wandbewegung nach Ischämieperioden aufweisen könnten, meinte Ganz, er wäre noch nicht in der Lage zu beweisen, daß diese Wirkung der Thrombolyse zugeschrieben werden könne.

Bleifeld bemerkte, er habe bei mindestens 3 von 30 Patienten 1–2 Tage nach der Thrombolyse erneute Verschlüsse beobachtet. Ganz hatte einen einzigen Wiederverschluß nach acht Tagen gesehen, den er einer zeitweiligen Unterbrechung der Heparin-Behandlung zuschrieb. Da nach Meinung von Ganz das residuale thrombotische Material die Bedingungen für den Wiederverschluß schafft, verwende er hohe Thrombolysin-Dosen in der Absicht, den Thrombus so vollständig wie möglich zu lösen.

Bezüglich des Referates von *Merx* über Nitroprussid-Behandlung bei hypotensiven Patienten mit Myokardinfarkt fragte Rubin nach dem Endpunkt, bis zu dem Nitroprussid titriert wurde. Merx antwortete darauf, Ziel der Therapie sei ein Anstieg des Herzzeitvolumens und ein Abfall des linksventrikulären Füllungsdrucks ohne stärkeren Abfall des peripheren Blutdrucks.

Schröder bemerkte, daß der arterielle Druck bei nur 4 Patienten direkt gemessen worden sei, was durch Merx mit dem Problem der verfügbaren Hilfskräfte und Materialien erklärt wurde. Cohn hob hervor, daß der arterielle Druck invasiv überwacht werden müßte, wenn die Wirkung von Interventionen bei Patienten mit hochgradiger Herzinsuffizienz ermittelt werden soll. Ein nichtinvasiv gemessener Druck könne irreführend sein, daß er trotz abfallenden systemischen Drucks ansteigen könne, wenn die Peripherie dilatiert und die Durchblutung des Unterarms verbessert werde, meinte Cohn.

Zum Abschluß der Diskussion des Referates von Merx sprach sich *Cohn* für ein vorsichtiges Vorgehen aus. Er widersprach der Behauptung „Wir alle akzeptieren Nitroprussid als eine wertvolle Therapie in dieser Situation" und empfahl eine gewisse Vorsicht, vor Abschluß von Kontrolluntersuchungen diese hämodynamischen Befunde als Beweis einer klinischen Besserung anzusehen.

Bezüglich des Referates von *Shah* über die durch Vasodilatatoren induzierten Veränderungen der globalen und regionalen Ventrikelfunktion beim akuten Myokardinfarkt bemerkte Rentrop, daß die kardiale Entlastung primär die Funktion des nichtischämischen Myokards verbessere. Shah konnte in den normalen Gebieten jedoch keine Anzeichen einer Hyperkontraktilität finden.

Flaherty fragte, ob die Verbesserung der Ventrikelfunktion nach Vasodilatatoren von einer durch Thallium-Szintigraphie objektivierbaren Durchblutungsverbesserung begleitet sei (Shah: Wurde nicht gemacht) und ob ein Zusammenhang zwischen den Veränderungen der linksventrikulären Funktion und dem Beginn der Behandlung in Relation zum Zeitpunkt des Infarktes bestünde. Shah erwiderte, er habe keinen Unterschied bezüglich des Zeitpunktes (früher Therapiebeginn/länger als 12 h nach dem Infarktereignis) oder der Anwesenheit oder Abwesenheit einer Hypertonie oder erhöhter Füllungsdrükke gefunden.

In Beantwortung einer Frage von *Franciosa*, in welcher Weise man sich für Nitroglycerin oder Nitroprussid entscheide, erklärte Shah, daß es kein spezielles Therapieschema gegeben habe: Während der zwei ersten Jahre der Studie wurde Nitroprussid verwendet, weil zu jener Zeit intravenöses Nitroglycerin noch nicht verfügbar war. Während des letzten Jahres werde Nitroglycerin als alternative Behandlung geprüft.

Bei der Diskussion des Vortrages von *Chiche* über Nitroglycerin-Infusionen beim akuten Myokardinfarkt erhob Ganz die Frage nach der optimalen Dosis, beurteilt nach erwünschten und unerwünschten hämodynamischen Wirkungen, und empfahl die Verwendung der maximalen Dosis, die keinen Frequenzanstieg verursacht. Zu den erwünschten Effekten gehörte die Reduzierung der Wandspannung und des systolischen Blutdrucks. Zu den unerwünschten Wirkungen eine Reduzierung des diastolischen Blutdrucks und insbesondere eine Reflex-Tachykardie nach Blutdruckabfall. Ganz zog daraus die Schlußfolgerung, daß die Herzfrequenz eine einfache und nützliche Richtschnur für die individuelle Nitratdosierung bei diesem Krankheitszustand darstellt.

Flaherty bemerkte, daß auch bei Patienten ohne günstige hämodynamische Reaktionen eine Reduzierung der ST-Streckensenkung auf die Möglichkeit einer günstigen antiischämischen Nitroglycerin-Wirkung hinweise, die an sich schon genüge.

Die Frage, ob die anfängliche Reduzierung der Mortalität auch nach mehreren Monaten weiterbesteht, konnte von Chiche nicht beantwortet werden, da er nicht genügend Daten nach 6 Monaten besaß.

Eine statistische Bemerkung zur Studie von Chiche wurde von Balcon gemacht, der sich fragte, warum die Randomisierung nach den ersten 95 Patienten nicht fortgesetzt worden sei. Chiche erklärte, daß zu jenem Zeitpunkt bereits eine statistisch signifikante Reduzierung der Mortalität bei Patienten mit schwerer Herzinsuffizienz festgestanden habe. Cohn strich jedoch hervor, daß die vorgetragenen Daten nicht den strengen Forderungen der statistischen Signifikanz einer in dieser Weise angelegten Studie entsprächen. Deshalb sollten die Ergebnisse von Chiche als vorläufig betrachtet werden, und sie stellten keinen Beweis dar, daß Nitroglycerin bei der Verminderung der Mortalität bei schwerer Herzinsuffizienz tatsächlich wirksam sei. Cohn berichtete danach über eine in seiner Abteilung laufende Studie mit Nitroprussid-Natrium im Vergleich zu Placebo-Infusionen beim akuten Myokardinfarkt, in der 5 Jahre nach Beginn der Studie die Randomisierung immer noch nicht aufgegeben worden sei, da auch nach Vorliegen von achthundert Fällen die strengen statistischen Kriterien noch nicht erfüllt seien. Bedauerlicherweise müßte bei den meisten dieser prospektiven Studien eine Fallzahl von eintausend und nicht einhundert vorliegen, wenn realistische Zahlen zu einer statistischen Signifikanz führen sollten.

Probst wurde gefragt, ob er seine elektrophysiologischen Studien wiederholt, auch ohne Interventionen, ausführe, um auszuschließen, daß die dem Nitroglycerin zugeschriebene Besserung möglicherweise auf einer spontanen Veränderung der Reaktivität beruhe. Probst erklärte, daß die Untersuchungen innerhalb weniger Minuten vor und nach Nitroglycerin ausgeführt worden seien, doch bestand der Diskutant aus dem Saal darauf, daß auch ohne Intervention verschiedene repetitive Reaktionen beim gleichen Patienten vorkämen, wenn das Kupplungsintervall mehrmals verändert werde.

Teil VIII Belastung

Beurteilung der Wirkung von Isosorbiddinitrat auf die linksventrikuläre Hämodynamik in Ruhe und unter Belastung bei Patienten mit koronarer Herzkrankheit mit Hilfe der EKG-getriggerten Herzbinnenraum-Szintigraphie (Gated Blood-Pool Scintigraphy)

H. Simon, M. Bähre, U. Schuppan, H. P. Breuel, R. Knopp, C. Winkler und A. Schaede

Einleitung

Bei koronarer Herzkrankheit (KHK) kann sowohl die globale als auch die regionale linksventrikuläre Funktion beeinträchtigt sein. In verschiedenen Studien wurde gezeigt, daß diese beiden Parameter durch Nitrate beeinflußt werden können, je nachdem, ob eine reversible oder irreversible Myokardschädigung vorliegt [2, 4, 5]. Wir haben daher bei 19 Patienten mit angiographisch nachgewiesener koronarer Herzkrankheit und linksventrikulärer Asynergie sowohl die regionale als auch die globale Funktion mit Hilfe der Herzbinnenraumszintigraphie (GBPS = Gated Blood-Pool Scintigraphy), die eine Prüfung beider Parameter ermöglicht, untersucht [1]. Die Untersuchungen wurden in Ruhe, vor und nach sublingualer Gabe von 10 mg Isosorbiddinitrat ausgeführt. Da Veränderungen der myokardialen Durchblutung und der Ventrikelfunktion am besten unter Belastungsbedingungen zum Vorschein kommen, wurde die linksventrikuläre Funktion bei weiteren 8 Patienten mit KHK unter Belastung, ebenfalls vor und nach Gabe von 10 mg Isosorbiddinitrat, untersucht.

Methodik

Menschliches Serumalbumin, markiert mit 15 mCi Technetium-99 m, wird intravenös injiziert. Der Detektor einer ON-410-Gamma-Kamera wird in 30° LAO-Position auf den Thorax des Patienten gerichtet. Circa 10 min nach der Injektion, wenn die radioaktive Markiersubstanz im Blutstrom gleichmäßig verteilt ist, wird die EKG-getriggerte Herzbinnenraum-Szintigraphie des linken Ventrikels im "List-mode"-Verfahren ausgeführt, indem die szintigraphisch gemessenen Impulse und R-Zacken-Intervalle auf ein Siemens-330-Computer-System übertragen und auf einer Magnetplatte gespeichert werden. Die Datenspeicherung ist nach Aufnahme von ca. 10^6 Impulsen beendet, und eine Folge von 4 K-Bildern in Abstän-

Tabelle 1. Auswurffraktion (EF), Maximale Auswurfgeschwindigkeit (dv/dt$_{max\,syst}$) und maximale Füllungsgeschwindigkeit (dv/dt$_{max\,diast}$) bei Normalpersonen (Kontrollgruppe) und Patienten mit koronarer Herzkrankheit (KHK) vor und nach 10 mg Isosorbiddinitrat (ISDN)

	EF (%) $\bar{X}\pm SD$	dv/dt max syst s^{-1} $\bar{X}\pm SD$	dv/dt max diast s^{-1} $\bar{X}\pm SD$
Normalpersonen			
Vor ISDN	66,5±5,1	3,6±0,7	4,1±0,3
Nach ISDN	84,3±8,7	4,9±0,8	5,3±0,7
KHK			
Vor ISDN	42,5±17,8	2,6±1,1	2,3±0,9
Nach ISDN	50,3±22,5	3,7±1,6	2,8±1,3

den von 20 ms wird automatisch getriggert. Aus den R-R-Intervallen wird die unterschiedliche Zeitdauer der Herzzyklen ermittelt. Ihre statistische Verteilung wird berechnet, und das am häufigsten vorkommende R-R-Intervall wird als „repräsentativer Herzzyklus" (RCC) ausgewählt. Die kumulierten RCC-Einstellungen, die sich innerhalb von ca. 300 Zyklen angesammelt haben, werden basal korrigiert, und schließlich wird die Aktivität des linken Ventrikels als Funktion der Zeit in ein Fournier-Histogramm eingetragen, das als Volumenkurve bezeichnet wird. Aus dieser Kurve lassen sich die Indices der Ventrikelfunktion, wie Auswurffraktion, maximale Auswurfgeschwindigkeit, maximale Füllungsgeschwindigkeit u.a., mit Leichtigkeit errechnen. Die regionale Funktion kann ebenfalls rechnerisch ermittelt werden.

Patienten und Protokoll

Alle 27 Patienten hatten eine angiographisch nachgewiesene, fortgeschrittene koronare Herzerkrankung mit Hypo- oder Akinesie des linken Ventrikels.

In Gruppe 1 ($n=19$) wurde die GBPS in Ruhe, vor und 20 min nach sublingualer Gabe von 10 mg ISDN ausgeführt.

In Gruppe 2 ($n=8$) wurde die GBPS unter Ruhebedingungen sowie unter Belastung vor und nach 10 mg ISDN ausgeführt. Die 2. Belastung erfolgte 30 min nach dem ersten Belastungstest und 20 min nach der sublingualen Gabe von 10 mg ISDN. Die Belastungshöhe lag zwischen 25 und 75 W. Die Belastungsstufe wurde nach einer Voruntersuchung festgelegt, bei der die ST-Streckensenkung und/oder die Symptomatik als Abbruchkriterien galten. Höhe und Dauer der Belastung wurden vor und nach ISDN unverändert beibehalten.

Die folgenden Daten wurden ermittelt: *Globale Funktionswerte:* Auswurffraktion (EF), maximale Auswurfgeschwindigkeit (max dv/dt$_{syst}$) sowie maximale Füllungsgeschwindigkeit (max dv/dt$_{diast}$). *Regionale Werte:* „relatives" Schlagvolumen (SV$_R$) und „relative" Auswurffraktion (EF$_R$). Diese Werte wurden nicht quantifiziert.

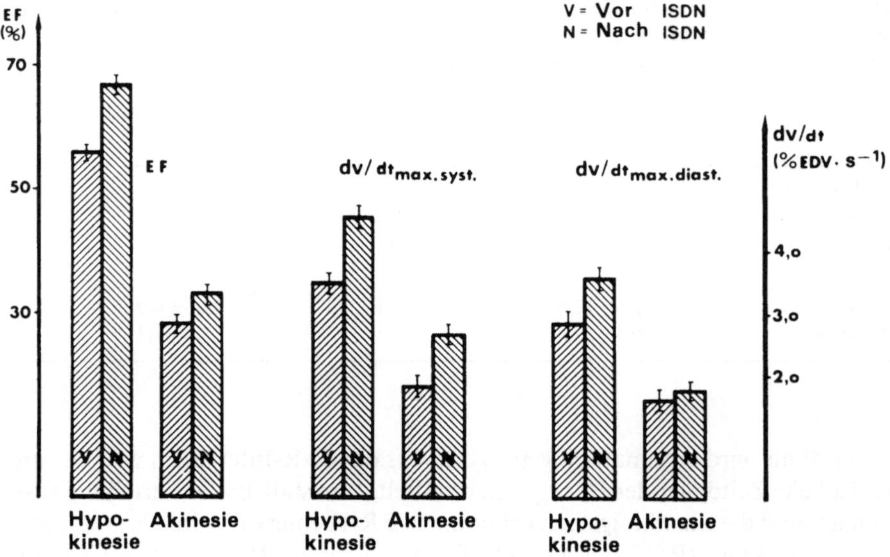

Abb. 1. EF, dv/dt$_{max\,syst}$ und dv/dt$_{max\,diast}$ in Abhängigkeit von der Ventrikelfunktion vor und nach 10 mg ISDN

Tabelle 2. Mittelwerte und Standardabweichungen für Auswurffraktion (EF), maximale Auswurfzeit (dv/dt$_{max\,syst}$) und maximale Füllungszeit (dv/dt$_{max\,diast}$) in Ruhe sowie vor Belastung (Belastung$_1$) und nach (Belastung$_2$) 10 mg ISDN unter Belastung

$n=8$	Ruhe	Belastung$_1$	Belastung$_2$
EF (%)	33,6 +14,4	32,6 ±11,4	37,4 ±12,0
dv/dt$_{max\,syst}$ (s^{-1})	1,61± 0,61	1,51± 0,54	1,97± 1,01
dv/dt$_{max\,diast}$ (s^{-1})	1,23± 0,43	1,47± 0,62	1,80± 0,57

Ergebnisse

Gruppe 1 (n = 19). Die Mittelwerte und Standardabweichungen von EF, max dv/dt$_{syst}$ und max dv/dt$_{diast}$ vor und nach 10 mg ISDN sind in Tabelle 1 zusammengestellt. Daraus ist ersichtlich, daß die Mittelwerte aller Parameter nach ISDN zur Normalisierung neigen. Die maximale Füllungsgeschwindigkeit zeigt die geringste Tendenz zur Normalisierung, was auf die Empfindlichkeit dieses Parameters bei

Tabelle 3. Globale und regionale Funktion in Ruhe, unter Belastung vor (1) und nach (2) ISDN

	EF (%)	$dv/dt_{max\,syst}$ (s^{-1})	$dv/dt_{max\,diast}$ (s^{-1})	Reg. SV	Reg. EF
Ruhe	13	0,7	0,5	+	+ +
Belastung$_1$	22	1,2	1,0	+ +	+ + +
Belastung$_2$	13	1,0	1,1	+	+
Ruhe	59	2,5	1,5	−	−
Belastung$_1$	39	2,2	1,4	+	+
Belastung$_2$	52	2,3	2,3	−	−
Ruhe	28	1,5	1,6	+	−
Belastung$_1$	27	1,3	1,1	+ +	+ +
Belastung$_2$	36	1,2	1,2	+	−
Ruhe	22	1,2	0,8	+	+
Belastung$_1$	23	0,7	1,0	+ +	+
Belastung$_2$	26	1,7	2,1	+	+
Ruhe	44	1,9	1,6	+	+
Belastung$_1$	25	1,3	1,4	+ + +	+ + +
Belastung$_2$	47	4,1	2,1	+	+
Ruhe	28	1,3	1,1	+ + +	+ + +
Belastung$_1$	39	2,1	1,6	+ + +	+ + +
Belastung$_2$	39	1,8	1,3	+ + +	+ + +
Ruhe	41	2,1	1,6	+	−
Belastung$_1$	53	1,7	2,8	+	+
Belastung$_2$	44	1,7	2,5	+	−
Ruhe	33	1,7	1,1	+	+
Belastung$_1$	32	1,6	1,4	+ +	+
Belastung$_2$	36	2,0	1,9	+	−

+ Leichte Verminderung   + + Ausgeprägte Verminderung
+ + + Stark ausgeprägte Verminderung   − Normale Werte

Patienten mit KHK hinweist. Wurden die Patienten nach dem Kriterium Hypokinesie und Akinesie eingeteilt, so ergab sich ein deutlicher Unterschied, insofern als bei Patienten mit Hypokinesie die globale linksventrikuläre Funktion praktisch normalisiert wurde (Abb. 1).

Gruppe 2 (n=8). *Globale Funktion:* Die Werte für EF, max dv/dt_{syst} und max dv/dt_{diast} in Ruhe sowie unter Belastung, vor und nach 10 mg ISDN sind in Tabelle 2 und 3 dargestellt. Zwischen den Mittelwerten unter Belastung besteht kein statistisch zu sichernder Unterschied, obwohl eine Tendenz zum Anstieg der EF, des max dv/dt_{syst} und max dv/dt_{diast} unter Belastung nach ISDN beobachtet werden kann. Variabilität der Reaktionen auf die Belastung und auf ISDN ist in den Abb. 2–4 erkennbar. Die Besserung unter Belastung nach ISDN ist am deutlichsten in der maximalen Füllungsgeschwindigkeit ausgedrückt, wie bei 6 von 8 Patienten beobachtet werden konnte. Bei 5 Patienten stieg die EF an. Die maximale Aus-

H. Simon et al.

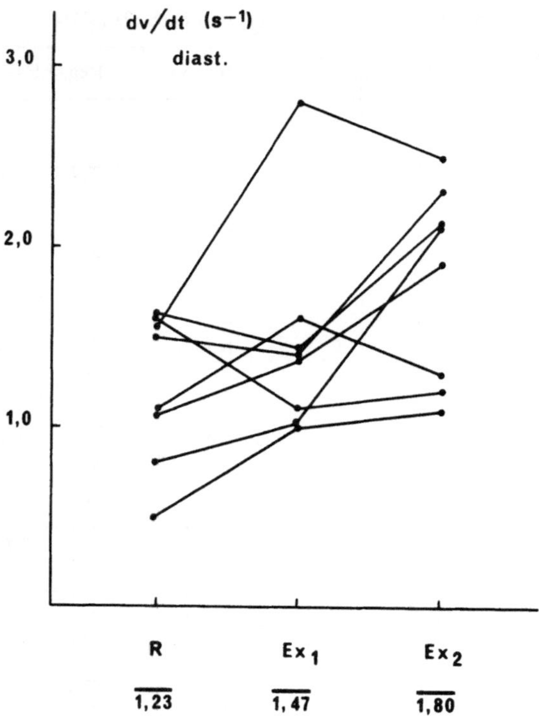

Abb. 2. $dv/dt_{max\,diast}$ in Ruhe (R), unter Belastung ohne ISDN (Ex_1) und unter Belastung nach 10 mg ISDN (Ex_2). Die *Linien* stellen Mittelwerte dar

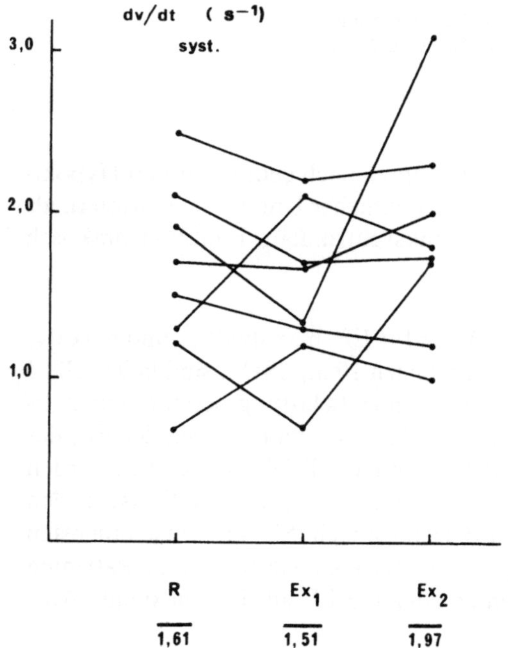

Abb. 3. $dv/dt_{max\,syst}$ in Ruhe (R), unter Belastung ohne ISDN (Ex_1) und unter Belastung nach 10 mg ISDN (Ex_2). Die *Linien* stellen Mittelwerte dar

Abb. 4. EF in Ruhe (*R*), unter Belastung ohne ISDN (Ex_1) und unter Belastung nach 10 mg ISDN (Ex_2). Die *Linien* stellen Mittelwerte dar

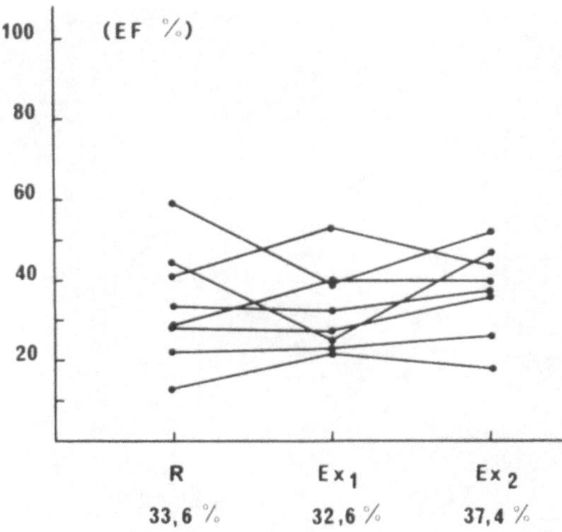

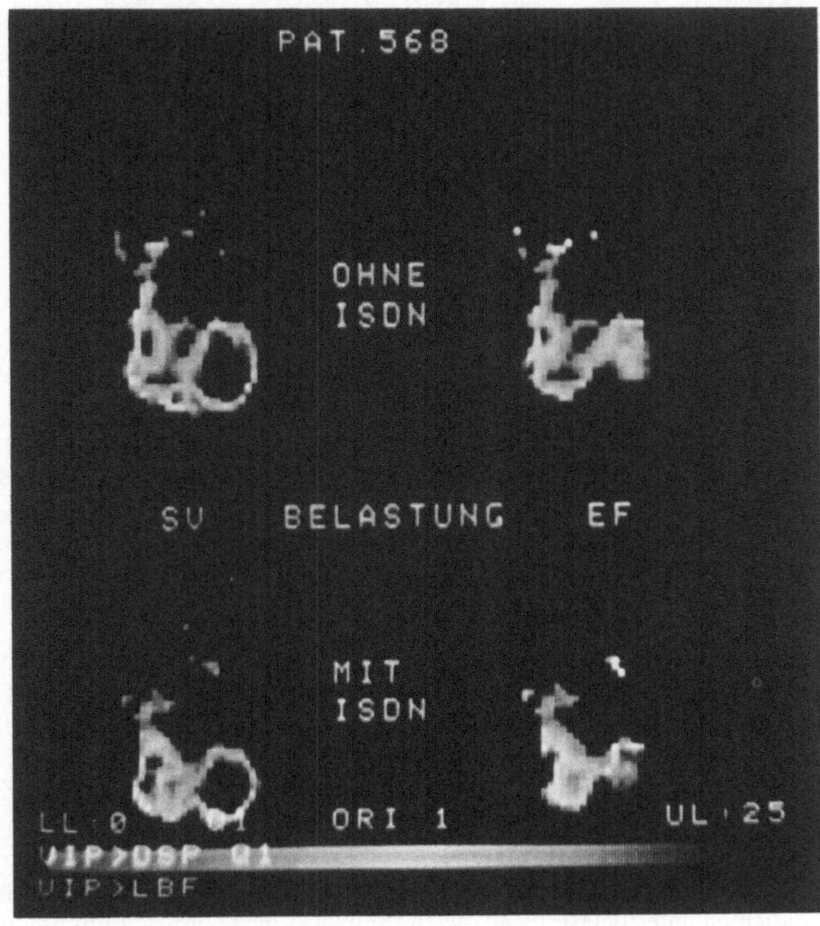

Abb. 5. Verminderte regionale Funktion [„relatives" Schlagvolumen (SV) und verminderte „relative" Auswurffraktion (EF)] ohne (*oben*) und mit (*unten*) ISDN. Keine Veränderung

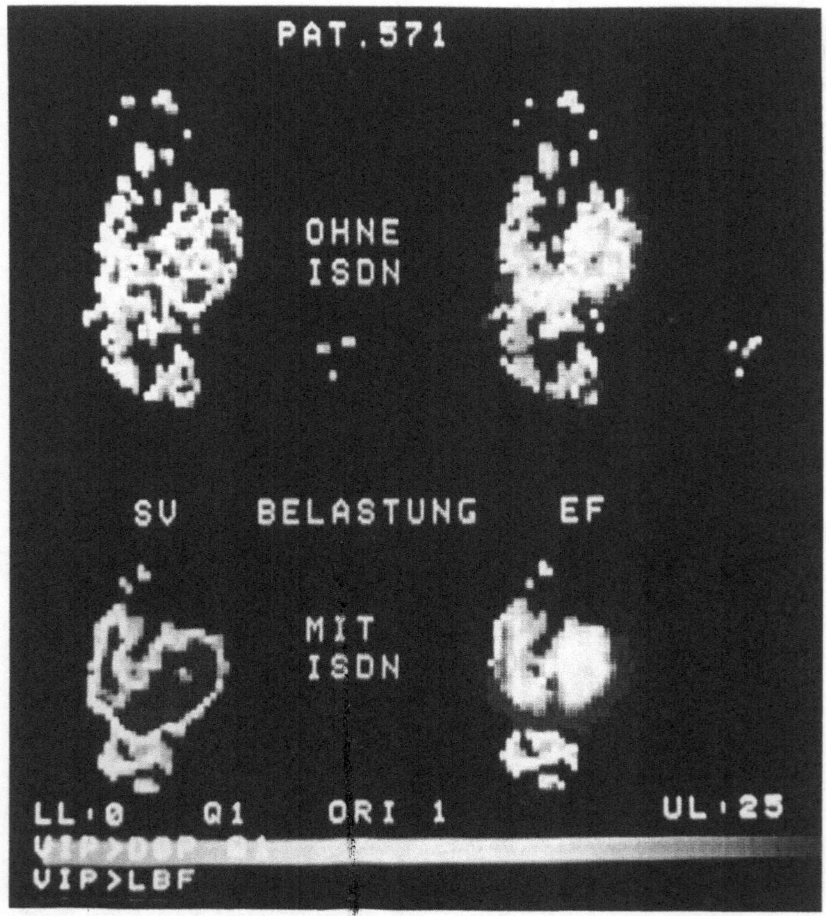

Abb. 6. Verminderte regionale Funktion [„relatives" Schlagvolumen (SV) und reduzierte „relative" Auswurffraktion (EF)] ohne (*oben*) und mit (*unten*) ISDN. Deutliche Besserung des lokalen SV und der EF

wurfgeschwindigkeit war dagegen nur bei 3 Patienten gebessert, bei denen die maximale Füllungsgeschwindigkeit und die Auswurffraktion gleichzeitig anstiegen. In allen Fällen mit gebesserter Füllungsgeschwindigkeit stieg die Auswurffraktion gleichzeitig an. Bei einem einzigen Patienten (Abb. 5, 6) kam es zu einer deutlichen Zunahme nach ISDN, während in den anderen Fällen nur eine geringe Zunahme oder sogar Abnahme beobachtet wurde.

Regionale Funktion (Tabelle 3): Das regionale „relative" Schlagvolumen fiel bei 5 Patienten unter Belastung ab. Nach ISDN war die regionale Funktion unter Belastung ebenso gut oder sogar besser als in Ruhe. Die „relative" EF verschlechterte sich bei 5 Patienten unter Belastung. Auch hier konnten unter Belastung nach

ISDN gleich gute oder noch bessere Werte als in Ruhe registriert werden (Abb. 5, 6).

Bei allen Patienten mit nach ISDN gebesserter regionaler Funktion kam es gleichzeitig zu einer Besserung der globalen Werte der linksventrikulären Funktion (EF und max dv/dt_{diast}).

Besprechung

Die Ergebnisse zeigen, daß die EKG-getriggerte Herzbinnenraum-Szintigraphie eine wertvolle Methode zur Erfassung der linksventrikulären Funktion in Ruhe und unter Belastung während pharmakologischer Interventionen darstellt. Diese Ergebnisse stimmen mit denen von Borer et al. [3] überein. Obwohl es gegenwärtig keine vergleichenden Untersuchungen mit angiographischen oder echokardiographischen Studien gibt, bestätigen die bisherigen Ergebnisse der EKG-getriggerten Herzbinnenraum-Szintigraphie [2, 7] den Wert der Szintigraphie für Belastungsuntersuchungen. Die Methode ist der Angiographie sowie der Echokardiographie sowohl hinsichtlich des dem Patienten zugefügten Unbehagens als auch der einfacheren Anwendung überlegen.

In unserer Studie konnte gezeigt werden, daß ISDN die globale linksventrikuläre Funktion verbessert, was aus dem Anstieg der EF und der maximalen Füllungsgeschwindigkeit sowie der Verbesserung der regionalen linksventrikulären Funktion bei einer Anzahl von Patienten mit koronarer Herzkrankheit hervorgeht. Die Besserung der regionalen Funktion wurde durch einen Anstieg des lokalen „relativen" Schlagvolumens und der lokalen „relativen" Auswurffraktion dokumentiert. Dies konnte bei 7 von 8 Patienten hinsichtlich des „relativen" Schlagvolumens und bei 6 Patienten hinsichtlich der „relativen" Auswurffraktion beobachtet werden. Da die globale Funktion unter Belastung nur bei 5 Patienten durch ISDN verbessert werden konnte, scheinen die Veränderungen der regionalen Funktion empfindlicher auf ISDN zu reagieren als die globalen Parameter. Zumindest verhielt sich dies bei unserer Patientengruppe so. Mit einer Ausnahme ging die Besserung der globalen sowie der regionalen Funktion unter Belastung nach ISDN ohne signifikante Veränderung der Herzfrequenz vonstatten. Das Fehlen eines Frequenzanstieges nach ISDN kann vermutlich durch die Besserung der hämodynamischen Situation und das Ausbleiben oder zumindest die Abnahme der Angina-pectoris-Symptomatik erklärt werden. Es kam ferner zu einem Rückgang der ST-Streckensenkung.

Die Reaktion auf ISDN war weder auf Grund der angiographischen Daten noch auf Grund des linksventrikulären Füllungsdrucks vorhersehbar. Das bedeutet, daß ISDN sogar bei Patienten mit stark ausgeprägter Asynergie und deutlich erhöhtem linksventrikulärem enddiastolischem Druck sowohl eine Verbesserung der globalen als auch der regionalen linksventrikulären Funktion bewirken kann. Die Ergebnisse bestätigen somit die günstigen Wirkungen von ISDN bei den meisten Patienten mit KHK in Ruhe wie auch unter Belastung und die diagnostischen Möglichkeiten der EKG-getriggerten Herzbinnenraum-Szintigraphie.

Zusammenfassung

1. Die EKG-getriggerte Herzbinnenraum-Szintigraphie (GBPS) ist eine wertvolle Methode zur Untersuchung der globalen und regionalen Myokardfunktion bei koronarer Herzkrankheit (KHK).

2. Es konnte gezeigt werden, daß die Ventrikelfunktion unter Belastung bei der Mehrzahl der Patienten mit KHK durch Gabe von ISDN verbessert wird.

3. Obwohl die regionalen Werte nicht quantifiziert werden können, scheinen sie dennoch wertvolle Aussagen über die Myokardfunktion in Ruhe und unter Belastung zu liefern.

Literatur

1. Bähre M, Simon H, Breuel HP, Knopp R, Kirchhoff PG, Winkler C (to be published) Noninvasive examination of left ventricular function in coronary artery disease. A modified gated blood pool technique. Clin Cardiol
2. Borer JS, Bacharach SL, Green MV, Kent KM, Johnston GS, Epstein SE (1977) Real time radionuclide cineangiography in the noninvasive evaluation of global and regional left ventricular function at rest and during exercise in patients with coronary heart disease. N Engl J Med 296:839
3. Borer JS, Bacharach SL, Green MV, Kent KM, Johnston GS, Epstein SE (1978) Effect of nitroglycerin on exercise-induced abnormalities of left ventricular regional function and ejection fraction in coronary artery disease: assessment by radionuclide cineangiography in symptomatic and asymptomatic patients. Circulation 57:314
4. Breuel HP, Simon H, Bähre M, Knopp R, Winkler C (1979) Funktionsszintigraphie des Herzens nach sublingualer Nitrogabe bei Patienten mit koronarer Herzerkrankung. Z Kardiol 68:821
5. Breuel HP, Simon H, Bähre M, Otten H, Knopp R, Fischer P, Winkler C (1979) Die Funktionsszintigraphie des Herzens nach Indikatorgleichverteilung zur nichtinvasiven Beurteilung der linksventrikulären Funktion. Klin Wochenschr 57:839
6. Helfant RH, Pine R, Meister SG, Feldman MS, Trout RG, Banka VS (1974) Nitroglycerin to unmask reversible asynergy. Circulation 50:108
7. Lindsay J, Nolan NG, Goldstein SA, Bacos JM (1980) The usefulness of radionuclide ventriculography for the identification and assessment of patients with coronary heart disease. Am Heart J 99:310

Wirkung von Isosorbiddinitrat und -mononitrat auf die Auswurffraktion und die Wandbewegungs-Parameter in Ruhe und unter Belastung bei Patienten mit koronarer Herzkrankheit

M. Stauch, P. Kress, H. Geffers, W. Nechwatal, F. Bitter, H. Sigel und W. E. Adam

Einleitung

Die EKG-getriggerte Herzbinnenraum-Szintigraphie ist eine geeignete Methode zur Ermittlung der Auswurffraktion (EF) des linken Ventrikels (LV). Auch weitere Parameter, wie die maximale Auswurf- und Füllungsgeschwindigkeit, regionale Motilität und Phasenverteilung der Zeit-Aktivitäts-Kurven nach Fourier-Analyse werden für die Untersuchung des funktionellen Zustandes verwendet [1, 2, 4, 5]. Die EKG-getriggerte Herzbinnenraum-Szintigraphie eignet sich auch für die Untersuchung der linksventrikulären Funktion nach verschiedenen Medikamenten, da sie – im Gegensatz zur First-pass-Technik und zur Perfusions-Szintigraphie – nach einer einzigen Injektion isotopenmarkierter Erythrozyten wiederholt werden kann.

Frühere Studien haben gezeigt, daß die LVEF bei normalen Herzen unter Belastung ansteigt [3, 6, 9]. Bei Patienten mit koronarer Herzkrankheit (KHK) schien die EF unter Belastung stets abzunehmen [3]. Schließt man jedoch alle Formen der KHK ein, so zeigt sich bei Patienten mit Ischämiezeichen (d. h. Belastungs-Angina und/oder ST-Streckensenkung) wegen signifikanter Koronarstenosen meistens ein Abfall der EF, auch wenn die Ruhe-EF und mitunter die Belastungs-EF in normalen Grenzen bleiben. Andererseits hatten Koronarkranke mit großen Infarkten ohne Ischämiezeichen keinen EF-Abfall, auch nicht bei verhältnismäßig hohen Belastungen [9]. Die Wiederholung der Belastung unter Nitraten sowie unter Molsidomin [7] zeigte einen EF-Anstieg sowohl in Ruhe als auch unter Belastung, wenn die beiden Ruhe- und Belastungswerte mit und ohne Medikament miteinander verglichen wurden. Die Richtung der Veränderungen sowie das Ausmaß der EF-Veränderung waren bei den einzelnen Patienten allerdings sehr verschieden.

Die nachfolgende Studie hatte zum Ziel, die Wirkung von Isosorbiddinitrat (ISDN) und seinen Metaboliten, 2-Isosorbidmononitrat (2-ISMN) und 5-Isosorbidmononitrat (5-ISMN), zu untersuchen. Diese Substanzen hatten sich in vorangegangenen Studien als fähig erwiesen, die ST-Streckensenkung und den Pulmonalarteriendruck zu reduzieren [8]. Über diese allgemeinen Beobachtungen hinaus wurden die nitratinduzierten Veränderungen hinsichtlich ihrer Richtung und ihres Ausmaßes beurteilt, und es wurde versucht, ischämische von nichtischämischen Reaktionen des erkrankten Herzens zu trennen.

Patienten und Methodik

Dreiundvierzig Patienten mit koronarer Herzkrankheit wurden untersucht. Die Belastung wurde im Liegen, auf einer maximalen Arbeitsstufe, ausgeführt, deren Höhe zuvor durch stufenweise Belastung ermittelt wurde. Die durchschnittliche Arbeitslast betrug 102 ± 28 W. Das EKG wurde in Ableitung V_5 geschrieben; 20 mCi^{99m}Tc wurde zur In-vitro-Markierung der Erythrozyten des Patienten verwendet. Ein hochempfindlicher Parallelloch-Kollimator mit einer mittleren Impulsrate von ca. 30 000/s wurde verwendet. Die geometrische Auflösung wurde mit einer Matrix von 32×32 Bildpunkten erreicht, die einer Oberfläche von ca. 0,7 cm^2/Punkt entsprach. Die zeitliche Auflösung der 16 Bilder pro Herzzyklus wurde aus mehreren hundert übereinander gelagerten Herzzyklen gewonnen, wobei die R-Zacke als auslösendes Signal verwendet wurde. Die Fourier-Analyse wurde für die Zeit-Aktivitäts-Kurve der einzelnen Bildpunkte angewendet. Der erste Fourier-Koeffizient dieser Kurve ergibt eine Cosinus-Funktion, die nach Phase und Amplitude ausgewertet wird. Das Verteilungsmuster der Phasen und Amplituden über den linken Ventrikel wird mit Hilfe einer Grauskala auf Papier aufgetragen und in einem farbigen Scan auf einen Bildschirm projiziert. Nach Untersuchung in Ruhe und unter Belastung erhielten 23 Patienten 5 mg ISDN, 10 Patienten 5 mg 2-ISMN und 10 Patienten 15 mg 5-ISMN sublingual. Zwanzig Minuten nach Medikation wurden Ruhe- und Belastungsuntersuchungen auf gleicher Belastungshöhe durchgeführt.

Ergebnisse

Die Ergebnisse der EF-Bestimmungen sind in Abb. 1 zusammengestellt. Bei allen drei Gruppen zeigt der Vergleich der Ruhe- und der Belastungswerte einen statistisch signifikanten Anstieg der EF nach Nitraten. Die Unterschiede sind nicht sehr groß und bewegen sich in der Größenordnung von 10–12%. Beim einzelnen Patienten können die Unterschiede jedoch ziemlich groß sein. In Abb. 2 sind Patienten dargestellt, die nach der relativen Verteilung von Narbengewebe und Ischämie ausgewählt wurden. In der rechten unteren Ecke zeigt der mit „große Narbe" bezeichnete Patient eine typische Reaktion auf die Belastung sowohl vor als auch nach Nitratgabe. Die EF ist abnorm erniedrigt und verändert sich weder nach einer Belastung mit 100 W noch nach Nitratgabe wesentlich. Die Messung der Füllungsdrücke in Ruhe und unter Belastung ergab einen starken Anstieg des enddiastolischen Pulmonalarteriendrucks bei Belastung. Der in der unteren linken Ecke dargestellte Patient, der mit „große Narbe plus Ischämie" bezeichnet ist, hat ebenfalls einen großen Vorderwand-Infarkt, doch sind im übrigen Myokard weitere Stenosen verblieben, die bei leichter Belastung Angina pectoris verursachen. Bei diesem Patienten fällt die EF unter Belastung ab, sie kann jedoch durch Nitrate erheblich vergrößert werden. Unter Belastung fällt sie erneut, jedoch nicht bis auf den Ruhewert der Erstuntersuchung, ab. Die niedrige EF weist auf eine große Narbe hin,

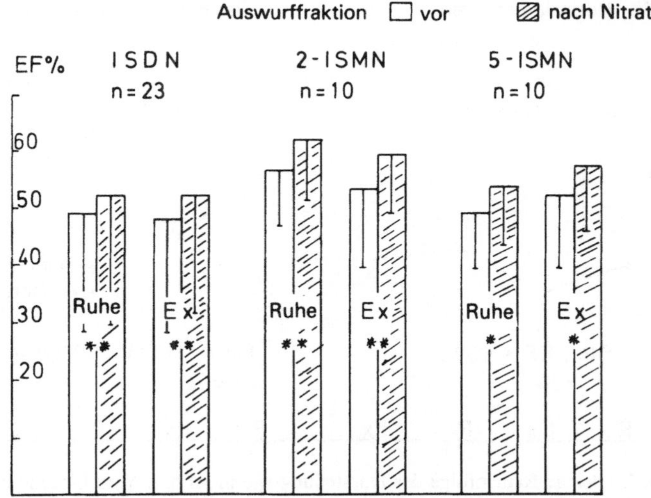

Abb. 1. Auswurffraktion von Patienten vor und nach 5 mg ISDN, 5 mg 2-Isosorbidmononitrat und 15 mg 5-Isosorbidmononitrat sublingual. $* = p < 0,05$; $** = p < 0,01$

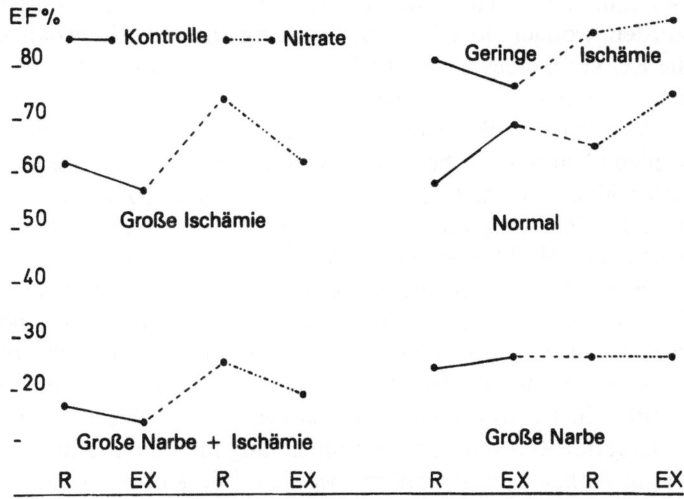

Abb. 2. Verhalten der Auswurffraktion (*EF*) in Ruhe (*R*) und unter Belastung (*EX*) vor und nach Nitraten bei einzelnen Patienten

der Abfall der EF bedeutet Ischämie. In der linken oberen Ecke wird ein Patient mit anatomisch und symptomatisch hochgradiger Ischämie gezeigt. Die EF fällt unter Belastung ab, wird durch Nitrate erheblich angehoben, doch bei erneuter Belastung wieder gesenkt und erreicht ungefähr den Ruhewert der Erstuntersuchung. In der oberen rechten Ecke wird ein Patient mit belastungsinduzierter ST-Streckensenkung, doch ohne Angina, gezeigt, der eine leichte Zwei-Gefäß-Erkrankung hat. Obwohl seine EF innerhalb der Normalgrenzen liegt, weist die Richtung der Ver-

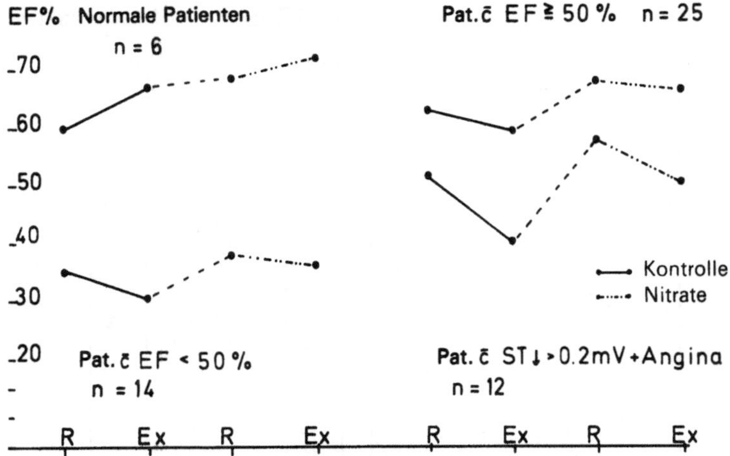

Abb. 3. Gleiche Reihenfolge der Darstellung wie in Abb. 2: Verschiedene Patientengruppen, getrennt nach EF oder signifikanten Ischämiezeichen

änderung mit einem EF-Abfall bei der ersten Untersuchung auf eine bestehende Ischämie hin. Nach Nitratgabe kann diese Ischämie offensichtlich völlig beseitigt werden, wonach die EF unter Belastung ansteigt. Unterhalb dieses Patienten wird die Reaktion eines normalen Patienten gezeigt, bei dem die EF unter Nitraten auf einen höheren Wert ansteigt.

Von der Annahme ausgehend, daß eine niedrige EF meistens das Vorhandensein von Narbengewebe anzeigt, wurden die Patienten in eine Gruppe mit Ruhe-EF unter 50% und eine Gruppe mit Ruhe-EF über 50% eingeteilt. In Abb. 3 ist zu sehen, daß Richtung und Ausmaß der Veränderungen in beiden Gruppen ziemlich gleich sind. Wählt man jedoch die Patienten aus, bei denen nach ST-Streckensenkung und Angina auf eine sehr große Ischämiezone bei Belastung geschlossen werden kann, ist die Richtung der Veränderungen ähnlich wie bei den anderen Gruppen, während das Ausmaß der Veränderungen erheblich größer ist. Dies scheint zu bedeuten, daß die EF-Reduzierung unter Belastung um so größer ist, je ausgedehnter die Ischämiezone ist. Diese Vermutung konnte durch eine Analyse der Koronargefäß-Anatomie in Zusammenhang mit dem Abfall der EF unter Belastung, wie in Abb. 4 gezeigt, erhärtet werden. Die Koronarstenosen wurden nach einer Skala eingestuft, bei der befallene Gefäße, die zu Narbengewebe führten, nicht berücksichtigt wurden. Diese Skala zeigt eine verhältnismäßig gute Korrelation zum Abfall der EF unter Belastung. Die Korrelation ist weniger gut, wenn Gefäße, die zu infarzierten Gebieten führen, mit eingeschlossen werden.

Die zusätzliche Verwendung von Messungen der regionalen Motilität und Phasen erleichtert die Unterscheidung zwischen vernarbtem und ischämischem Muskel. Die Besserung ischämischer Gebiete unter Nitraten kann in den Farbszintigrammen leicht erkannt werden.

Es wird gefolgert, daß Nitrate die globale und regionale ventrikuläre Funktion bei Patienten mit KHK verbessern. Zwischen ISDN und seinen Metaboliten besteht kein signifikanter Unterschied. Es scheint, daß die EF um so mehr reduziert

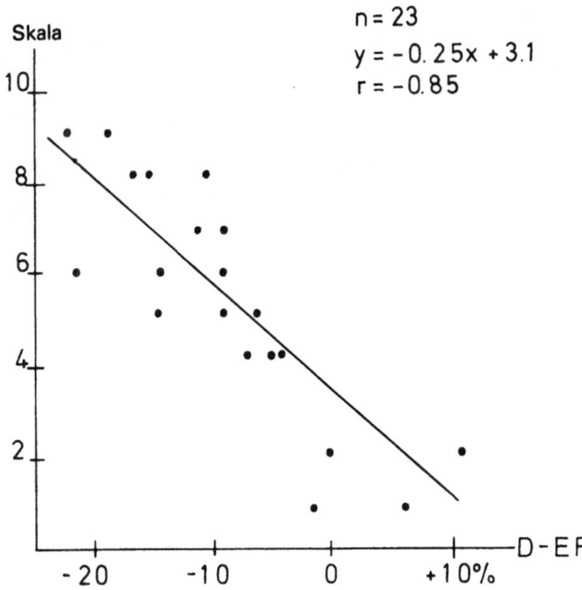

Abb. 4. Korrelation eines „Ischämiegrades" nach anatomischen Veränderungen der Kranzarterien zur EF-Differenz zwischen Ruhe und Belastung. Bei kleinen anatomischen Läsionen gibt es wenig oder keine EF-Veränderung

wird, je größer die Ischämiezone unter Belastung ist, während bei Ventrikeln mit großen Narben und ohne zusätzliche Ischämie unter Belastung sowie unter Nitraten nur geringfügige Veränderungen sichtbar werden. Letzerer Befund wurde aufgrund von Druckmessungen als eine Folge des Frank-Starling-Mechanismus erkannt [9].

Literatur

1. Adam WE, Meyer G, Bitter F, Kampmann H, Stauch M, Paiva M (1974) Camera-cinematography: A nuclear medicine procedure for imaging heart kinetics. J Nucl Biol Med 18:53
2. Adam WE, Sigel H, Geffers H, Kampmann H, Bitter F, Stauch M (1977) Analyse der regionalen Wandbewegung des linken Ventrikels bei koronarer Herzkrankheit durch ein nichtinvasives Verfahren (Radionuklid-Kinematographie). Z Kardiol 66:545
3. Borer JS, Bacherach SL, Green MV, Kent KM, Epstein SE, Johnston GS (1977) Real-time radionuklide cineangiography in the noninvasive evaluation of global and regional left ventricular function at rest and during exercise in patients with coronary artery disease. N Engl J Med 296:839
4. Geffers H, Adam WE, Bitter F, Sigel H, Kampmann H (1977) Data processing and functional imaging in radionuclide ventriculography. Int Conference on Data Processing and Medical Imaging, Nashville 1977
5. Sigel H, Geffers H, Kress P, Bitter F, Adam WE, Stauch M (1979) Über die Erfassung regionaler Funktionsstörungen des linken Ventrikels durch nuklearmedizinische Methoden. Herz Kreislauf 11:102

6. Stauch M, Sigel H, Geffers H, Bitter F, Adam WE (1978) Radionuklid-Ventrikulographie. II. Klinische Ergebnisse, Parameter der globalen Ventrikelfunktion. Nucl Med 17:211
7. Stauch M, Adam WE, Geffers H, Sigel H, Bitter F, Kress P (1979) Austreibungsfraktion und Motilität des linken Ventrikels in Ruhe und unter Belastung vor und nach Molsidomin. In: Lochner W, Bender F (Hrsg) Molsidomin. Urban & Schwarzenberg, München Wien Baltimore, S 111–118
8. Stauch M, Grewe N (1979) Die Wirkung von Isosorbiddinitrat, Isosorbid-2- und -5-Mononitrat auf das Belastungs-EKG und auf die Hämodynamik während Vorhofstimulation bei Patienten mit Angina pectoris. Z Kardiol 68:687–693
9. Stauch M, Kress P, Geffers H, Nechwatal W, Bitter F, Adam WE (to be published) Evaluation of regional and global left ventricular function with gated blood pool scintigraphy under exercise; comparison with other methods. Adv Cardiol

Einfluß von Glyceryltrinitrat auf den myokardialen Stoffwechsel von zyklischem AMP, zyklischem GMP, Laktat, freien Fettsäuren und Glucose in Ruhe und während Belastung bei Patienten mit koronarer Herzkrankheit

V. Hombach, W. C. Jansen, D. W. Behrenbeck, M. Tauchert,
B. Niehues und H. Hilger

Einleitung

Es ist heute allgemein anerkannt, daß die antianginöse Wirkung von Nitraten unter Ruhebedingungen auf eine Reduzierung von Pre- und Afterload des linken Ventrikels zurückzuführen ist [2, 10]. Parker et al. [12] beobachteten nach Nitroglycerin (NTG) keinerlei Veränderungen der Koronardurchblutung (CBF) in Ruhe und unter Belastung. Im Gegensatz dazu fanden Lichtlen et al. [10] eine Reduzierung der Koronardurchblutung unter Belastung nach Gabe von Isosorbiddinitrat im Vergleich zu Kontrollwerten vor der Medikamenteneinnahme. Durch Vorhofstimulation induzierte Zeichen einer Myokardischämie, insbesondere eine myokardiale Laktat-Ausschüttung (LA), können durch NTG vermindert werden [9]. Bei Koronargesunden wurde während körperlicher Aktivität ein Rückgang des myokardialen Verbrauchs an freien Fettsäuren (FFS) und Glucose (G) zugleich mit einer erhöhten myokardialen Laktatutilisation gegenüber den Ruhewerten gefunden [6]. Es gibt allerdings nur wenige Studien über die Auswirkung einer Ergometerbelastung auf den Myokardstoffwechsel und den Einfluß von Nitraten bei Patienten mit nachgewiesener koronarer Herzkrankheit (KHK). Diese Studie hatte daher zum Ziel, den myokardialen Stoffwechsel der Substrate FFS, LA und G wie auch von zyklischem 3,5-AMP und zyklischem 3,5-GMP bei Patienten mit koronarer Herzkrankheit in Ruhe und unter Belastung vor und nach Nitroglycerin-Gabe zu untersuchen.

Patienten und Methodik

Die Patientengruppe bestand aus 9 Patienten, 2 Frauen und 7 Männern, im Alter von 38–53 Jahren. Nach Aufklärung gaben die Patienten ihre schriftliche Zustimmung zur Teilnahme an der Studie. Keiner der Patienten nahm vor oder zum Zeitpunkt der Studie Medikamente ein. Alle hatten eine durch Anamnese, Belastungs-EKG und Koronarangiographie nachgewiesene koronare Herzkrankheit. Katheter wurden in die Pulmonalarterie, die thorakale Aorta sowie in den Koronarsinus (mittlere Position) gelegt. Die Drücke wurden gemessen und Blutproben zur Bestimmung bzw. Berechnung folgender Parameter in Ruhe abgenommen: Herzfrequenz (EKG), arterieller und pulmonalarterieller Blutdruck, Herzminutenvolumen (Farbstoffverdünnungsmethode), Koronardurchblutung (Argon-Methode), myokardialer Sauerstoffverbrauch (Ficksches Prinzip: aorto-koronarvenöse Sauerstoffdifferenz × CBF), Koronargefäßwiderstand (mittlerer diastolischer Aortendruck: CBF) und myokardialer Verbrauch von FFS, LA, G, c-AMP und c-GMP (arteriell-koronarvenöse Differenzen der Substrate × CBF).

Danach wurden die Patienten einem Belastungsversuch mit einem drehzahlunabhängigen, elektromagnetisch gebremsten Fahrrad im Liegen mit Belastungen von 0,5 W/kg Körpergewicht unterzogen. Nach der Ergometrie, die etwa 8–10 min dauerte, wurden alle obengenannten hämodynamischen und Stoffwechsel-Parameter erneut bestimmt. Nach einer mindestens 30 minütigen Erholungszeit, in deren Verlauf die Ausgangswerte wieder erreicht wurden, wurde Nitroglycerin sublingual in einer Dosis von 0,8 mg verabreicht und nach 5–10 min die hämodynamischen Messungen und die Blutabnahmen wiederholt. Anschließend erhielten die Patienten noch einmal 0,8 mg NTG sublingual, und sofort danach wurde die gleiche Belastungsuntersuchung mit gleich hohen Belastungsstufen wie vor der Medikamentengabe erneut ausgeführt. Zu etwa gleichen Zeitpunkten des Belastungsprotokolls wurden die abschließenden hämodynamischen Messungen und Blutentnahmen vorgenommen.

Die frischen Blutproben wurden sofort zentrifugiert und die FFS im Plasma kolorimetrisch nach Duncombe [3] bestimmt (Testkombination nichtesterifizierter Fettsäuren, Boehringer, Mannheim). Die Laktatkonzentrationen im Plasma wurden mit der enzymatischen Methode nach Gutmann und Wahlefeld [4] bestimmt. Die Glucosekonzentration wurde ebenfalls enzymatisch [14] gemessen (Testkombination: Laktat und Glucoquant, Boehringer, Mannheim). Die Plasmakonzentrationen von c-AMP und c-GMP wurden mit einem spezifischen hochempfindlichen Radioimmunoassay nach Steiner et al. [15] mit käuflichen Kits von Schwartz/Mann, Heidelberg, gemessen.

Zur statistischen Analyse wurde der t-Test für gepaarte Daten verwendet. Die statistische Signifikanz galt als gesichert, wenn $p < 0,05$ war.

Ergebnisse

Die Untersuchungen nach obigem Protokoll wurden von den Patienten gut vertragen. Die wichtigsten hämodynamischen Parameter wurden nach Gabe von NTG während der Ergometerbelastung im Vergleich zu den Leerwerten vor Medikamenteneinnahme folgendermaßen verändert: signifikant höhere Herzfrequenzen, signifikant geringere mittlere arterielle und pulmonalarterielle Druckwerte sowie verminderter Herzindex und Schlagvolumenindex, während das Druck-Frequenz-Produkt nicht signifikant durch NTG beeinflußt wurde. Die koronaren hämodynamischen Parameter wiesen die folgenden Veränderungen auf (Belastung nach NTG im Vergleich zu Belastung vor NTG): signifikanter Abfall des CBF und des Verhältnisses CBF:Herzfrequenz/Druck × 10^{-3} und des myokardialen Sauerstoffverbrauchs ($M\dot{V}_{O_2}$) und $M\dot{V}_{O_2}$:HF × RR × 10^{-4} sowie ein Anstieg des Koronararterienwiderstandes.

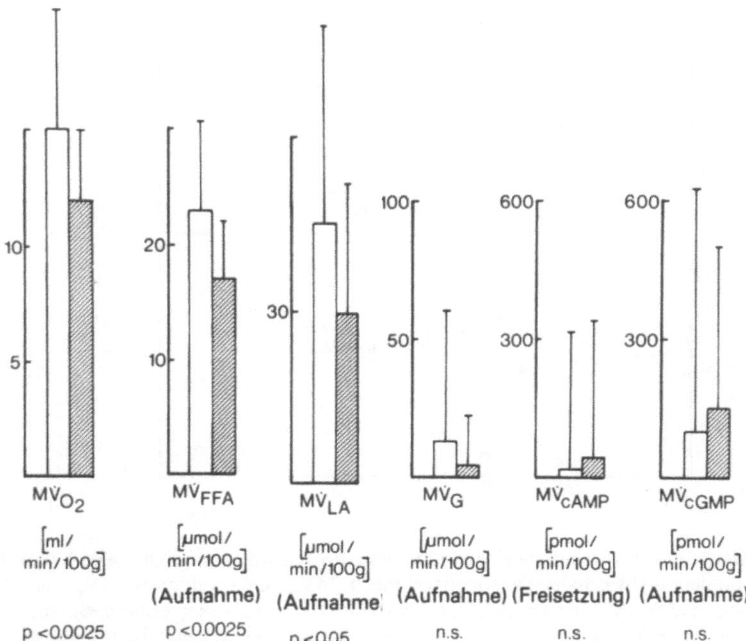

Abb. 1. Wirkung von Nitroglycerin auf die Belastungswerte des myokardialen Sauerstoffverbrauchs ($M\dot{V}_{O_2}$), der myokardialen Utilisation von freien Fettsäuren ($M\dot{V}_{FFS}$), Laktat ($M\dot{V}_{LA}$) und Glucose ($M\dot{V}_G$) sowie der myokardialen Aufnahme bzw. Freisetzung von zyklischem 3,5-AMP ($M\dot{V}_{cAMP}$) und zyklischem 3,5-GMP ($M\dot{V}_{cGMP}$). Es kommt zu einer signifikanten Reduzierung von $M\dot{V}_{O_2}$, $M\dot{V}_{FFS}$ und $M\dot{V}_{LA}$, während die übrigen Substanzen durch die sublinguale Gabe von 0,8 mg NTG nicht beeinflußt werden. Ein umgekehrtes Verhältnis scheint zwischen der myokardialen cAMP-Freisetzung und cGMP-Aufnahme zu bestehen, wenn man die Mittelwerte vergleicht, doch besteht keine statistisch signifikante negative Korrelation zwischen $M\dot{V}_{cAMP}$ und $M\dot{V}_{cGMP}$ (*n. s.* nicht signifikant; *weiße Säulen:* vor NTG, *schraffierte Säulen:* nach NTG)

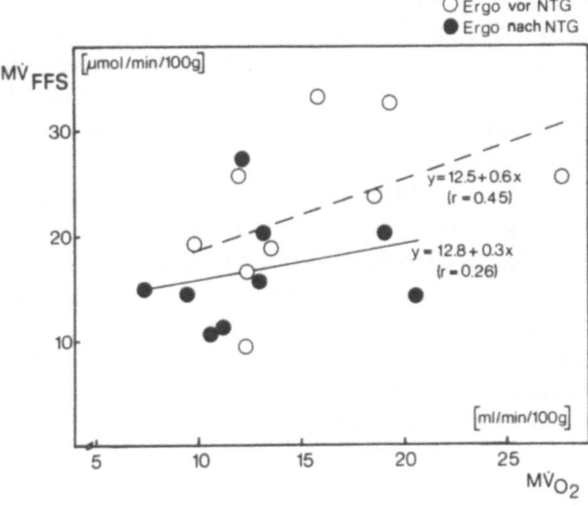

Abb. 2. Korrelation der myokardialen FFS-Utilisation mit dem myokardialen Sauerstoffverbrauch ($M\dot{V}_{O_2}$). Die Korrelationen sind gering hinsichtlich des Regressions-Koeffizienten: $r = 0,45$ vor NTG (*gestrichelte Regressionslinie*) und $r = 0,26$ nach NTG (*durchgezogene Regressionslinie*)

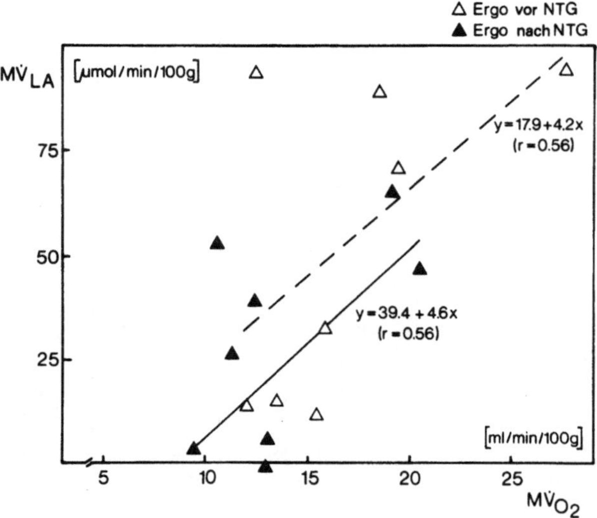

Abb. 3. Eine etwas bessere Korrelation besteht zwischen der myokardialen Laktat-Utilisation ($M\dot{V}_{LA}$) und dem myokardialen Sauerstoffverbrauch ($M\dot{V}_{O_2}$) im Vergleich zu $M\dot{V}_{FFS}$ und MV_{O_2} in Abb. 2 (jeweils nur Werte unter körperlicher Belastung). *Gestrichelte Regressionslinie:* vor NTG, *durchgezogene Regressionslinie:* nach NTG. Zwischen den Korrelationen vor und nach Medikation bestand keine statistische Differenz

Die myokardiale Aufnahme von freien Fettsäuren ($M\dot{V}_{FFS}$) nahm vor NTG unter Belastung leicht ab, war jedoch nach NTG unter Belastung signifikant geringer als vor der Medikation (22,9 ± 7,3 µmol/min/100 g vor NTG, gegenüber 17,0 ± 5,0 µmol/min/100 g nach NTG, $p < 0,0025$, Abb. 1). Die myokardiale Laktatutilisation ($M\dot{V}_{LA}$) wurde durch die Ergometerbelastung vor der Medikation erhöht, doch lag sie bei Belastung nach NTG signifikant niedriger als die entsprechenden Vormedikationswerte (45,6 ± 38,9 µmol/min/100 g vor NTG gegenüber 29,6 ± 23,6 µmol/min/100 g nach NTG, $p < 0,05$, Abb. 1, 3. Spalte). Zwischen der myokardialen Glucoseutilisation ($M\dot{V}_G$) unter Belastung vor und nach NTG bestanden keine signifikanten Unterschiede. Das gleiche gilt für die myokardiale Aufnahme bzw. Freisetzung von c-AMP und c-GMP aufgrund einer sehr breiten Streuung der Einzelwerte.

Eine verhältnismäßig geringe Korrelation konnte zwischen $M\dot{V}_{FFS}$ und $M\dot{V}_{O_2}$ unter Belastung errechnet werden ($r = 0,45$ vor NTG und $r = 0,26$ nach NTG, Abb. 2). Eine bessere positive Korrelation bestand zwischen $M\dot{V}_{LA}$ und $M\dot{V}_{O_2}$ ($r = 0,56$ vor und nach NTG, Abb. 3). Dennoch erbrachte Nitroglycerin an sich keine signifikante Veränderung dieser Korrelationen (vgl. die Steilheit der Regressionslinien vor und nach NTG in Abb. 2 und 3). Es bestand keinerlei signifikante Korrelation zwischen $M\dot{V}_G$ und $M\dot{V}_{O_2}$ sowie zwischen $M\dot{V}_{FFS}$ und $M\dot{V}_{LA}$ sowohl vor als auch nach NTG-Applikation.

Besprechung

Im Gegensatz zu den Ergebnissen von Parker et al. [12] und in Übereinstimmung mit den Befunden von Lichtlen et al. [10] beobachteten wir eine signifikante Reduktion der Koronardurchblutung unter Belastung nach NTG sowie eine Verminderung des myokardialen Sauerstoffverbrauchs im Vergleich zu den Kontrollwerten. Diese Ergebnisse können offensichtlich auf eine Reduzierung des linksventrikulären Pre- und Afterload auch während der Ergometerbelastung zurückgeführt werden. Dies geht aus den hämodynamischen Veränderungen nach NTG bei unseren Patienten hervor. Es gibt nur wenige Untersuchungen über den myokardialen Stoffwechsel verschiedener Markiersubstanzen einer myokardialen Ischämie (z. B. LA) oder der neurohumoralen Aktivierung (z. B. der Katecholamine) unter körperlicher Belastung. Robson et al. [13] konnten keine signifikanten Veränderungen der arterio-koronarvenösen Differenzen der Katecholamine und des c-AMP während der Ergometerbelastung feststellen. Andererseits beobachteten Mäurer et al. [11] eine signifikante Freisetzung von Noradrenalin aus dem Myokard zugleich mit einem Anstieg der Koronardurchblutung während Vorhofstimulation und Handgrip-Belastung bei Patienten mit nachgewiesener KHK. In der Studie von Kugler und Nolde [8] erzeugte die Belastung durch Vorhofstimulation bei Patienten mit KHK trotz einer stimulationsinduzierten LA-Freisetzung keine signifikanten Veränderungen der myokardialen c-AMP-Aufnahme oder Freisetzung, wie auch von anderen Untersuchern berichtet wurde [7, 9].

Bei unseren Patienten mit nachgewiesener KHK wurde ebenfalls eine Tendenz zu erhöhter myokardialer LA-Extraktion und verminderter FFS-Utilisation vor Gabe eines kardioaktiven Präparates beobachtet, was mit den Befunden von Keul et al. bei normalen Versuchspersonen übereinstimmt [6]. Andererseits war in Zusammenhang mit dem reduzierten myokardialen Sauerstoffbedarf nach NTG-Gabe unter der gleichen Belastung die myokardiale FFS- und LA-Utilisation signifikant vermindert. Diese günstigen metabolischen Veränderungen weisen auf eine NTG-induzierte Verbesserung der koronaren Hämodynamik sowie des Sauerstoffangebotes an das gefährdete Myokard bei Patienten mit manifester KHK hin, wie von Abiko et al. [1] im Tierversuch ebenfalls beschrieben wurde. Unsere Befunde hinsichtlich nichtsignifikanter Veränderungen von c-AMP- und c-GMP-Aufnahme bzw. -Freisetzung stimmen mit den in der Literatur berichteten Daten überein [8, 13].

Demnach reduziert Nitroglycerin den myokardialen Sauerstoffbedarf und die myokardiale Substrat-Utilisation unter Belastung und ist daher imstande, die Belastungskapazität zu erhöhen und die pektanginösen Symptome von KHK-Patienten im Verlauf ihrer täglichen körperlichen Aktivitäten zu vermindern oder gänzlich zu beseitigen.

Literatur

1. Abiko Y, Ichihara K, Izumi T (1979) Effects of antianginal drugs on ischemic myocardial metabolism. In: Winbury, Abiko (eds) Ischemic myocardium and antianginal drugs. Raven Press, New York, p 213
2. Dobbs W, Povalski HJ (1977) Coronary circulation, angina pectoris and antianginal drugs. In: Antonaccio (ed) Cardiovascular pharmacology. Raven Press, New York, p 461
3. Duncombe WG (1964) The colorimetric micro-determination of non-esterified fatty acids in plasma. Clin Chim Acta 9:122–125

 4. Gutmann I, Wahlefeld AW (1974) Laktat. In: Bergmeyer (Hrsg) Methoden der enzymatischen Analyse, 3. Aufl. Chemie, Weinheim, S 1510
 5. Hombach V, Behrenbeck DW, Tauchert M, Gil-Sanchez D, Jansen W, Hötzel J, Niehues B, Hilger HH (1979) Myocardial metabolism of cyclic 3,5-adenosine monophosphate as influenced by dipyridamole and theophylline in patients with coronary heart disease. Clin Cardiol 2:431
 6. Keul J, Doll E, Steim E, Homburger H, Kern H, Singer H, Reindell H (1965) Über den Stoffwechsel des menschlichen Herzens. I. Die Substratversorgung des menschlichen Herzens in Ruhe, während und nach körperlicher Arbeit. Pflügers Arch Ges Physiol 282:1
 7. Kjekshus JK, Simonsen S, Bøhmer T (1978) Effect of carbochromen-induced coronary vasodilatation on myocardial metabolism in coronary artery disease. Clin Cardiol 1:74
 8. Kugler G, Nolde S (1979) Myocardial extraction of cyclic AMP during pacing induced angina. Basic Res Cardiol 74:155
 9. Kupper W, Bleifeld W (1980) Effect of nitrates on myocardial blood flow, myocardial extraction and hemodynamics during angina pectoris. In: Rudolph, Schrey (Hrsg) Nitrate II, Wirkung auf Herz und Kreislauf. Hrsg. Urban & Schwarzenberg, München Wien Baltimore, S 86
10. Lichtlen P, Halter J, Gattiker K (1974) The effect of isosorbiddinitrate on coronary blood flow, coronary resistance and left ventricular dynamics under exercise in patients with coronary artery disease. Basic Res Cardiol 69:402
11. Mäurer W, Mehmel HC, Zebe H, Opherk D, Müller JH, Kübler W (1976) Freisetzung endogener Katecholamine in den Koronarsinus durch isometrische Belastung und frequente Vorhofstimulation bei Koronarer Herzkrankheit. Verh Dtsch Ges Kreislaufforsch 42:294
12. Parker JO, West RO, Giorgi S Di (1971) The effect of nitroglycerin on coronary blood flow and the hemodynamic response to exercise in coronary artery disease. Am J Cardiol 27:59
13. Robson RH, Carruthers M, Fluck DC (1977) Arterial and coronary sinus catecholamines and cyclic-AMP during dynamic supine exercise in patients with chest pain. Eur J Clin Invest 7:543
14. Schmidt FW (1961) Gleichzeitige enzymatische Bestimmung von Glukose und Fruktose. Klin Wochenschr 39:1244–1247
15. Steiner AL, Pagliari AS, Chase LR, Kipnis DM (1972) Radioimmunoassay for cyclic nucleotides. II. Adenosine 3,5-monophosphate in mammalian tissues and body fluids. J Biol Chem 247:1114
16. Sugiura M (1978) Effects of various drugs on myocardial cyclic AMP. Nagoya J Med Sci 40:1

Abschwächung der nitratinduzierten Preload-Verminderung durch Belastung bei Patienten mit schwerer chronischer Herzinsuffizienz

S. A. Rubin, H. J. Gelberg und H. J. C. Swan

Einleitung

Bisherige Ergebnisse haben gezeigt, daß Vasodilatatoren bei Patienten mit chronischer Herzinsuffizienz eine hämodynamische und klinische Besserung herbeiführen können. Dieses ermutigende Grundwissen macht jedoch eine präzise Abgrenzung der hämodynamischen Möglichkeiten einer Vasodilatatoren-Therapie erforderlich. Patientengruppen sowie Art der Anwendung, Dosierungen, Therapiedauer usw. müssen genauestens definiert werden.

In diesem Zusammenhang sollte nicht vergessen werden, daß die pharmakologische Vasodilatation nicht in einem leeren Raum stattfindet. Die glatte Muskulatur der Gefäßwände ist vielmehr, zusätzlich zu der exogenen Medikamentenzufuhr, einer Vielzahl von Einflüssen unterworfen, unter ihnen der autonome Tonus, die zirkulierenden Körperflüssigkeiten und die lokalen Stoffwechselprodukte. Die pharmakologisch induzierte Vasodilatation kann somit unter dem Einfluß physiologischer oder krankhafter Einflüsse erheblich modifiziert werden. Die körperliche Belastung ist ein solches Bild für einen physiologischen Zustand, in dem verschiedene Faktoren die Reaktion des Gefäßtonus auf Vasodilatatoren zu verändern vermögen. Über die Verminderung des linksventrikulären Füllungsdrucks durch Nitrate bei Herzinsuffizienz wurde wiederholt berichtet [1, 3]. Unsere Zielsetzung war daher, die Wirkung von oralem Isosorbiddinitrat auf den linksventrikulären Füllungsdruck nicht nur in Ruhe, sondern auch unter Belastung genauer zu definieren.

Methodik

Patienten. Sechzehn ambulante und stationäre Patienten mit chronischer Herzinsuffizienz der Schweregrade III oder IV (New York Heart Association) wurden in die Studie aufgenommen. Die Ursache der Herzinsuffizienz wurde mittels klinischer Anamnese, physikalischer Untersuchung, Elektrokardiographie und Thorax-Röntgen zugleich mit den Befunden des Rechts- oder Linksherzkatheterismus ermittelt. Die Patientengruppe wies folgende Merkmale auf: 1. hochgradige Linksherzinsuffizienz von mindestens 6 monatiger Dauer auf dem Boden einer Kardiomyopathie oder einer koronaren Herzkrankheit; 2. stabile kongestive Herzinsuffizienz, definiert durch fehlende Episoden eines akuten Lungenödems innerhalb der letzten 10 Wochen; 3. Behandlung mit stabilen Digoxin- und Diuretika-Dosen; 4. mäßige bis schwere Beeinträchtigung der Belastungstoleranz trotz dieser medikamentösen Therapie; 5. normale Funktion der Skelettmuskulatur.

Hämodynamische Messungen. Ein dreilumiger Swan-Ganz-Thermodilutions-Katheter wurde zur Bestimmung des rechtsatrialen, pulmonalarteriellen und pulmonalkapillaren Drucks perkutan eingeführt. Das Herzzeitvolumen wurde mit der Thermodilutions-Technik dreifach bestimmt. Der Blutdruck wurde bei 14 Patienten über eine perkutan in die A. radialis eingeführte arterielle Kanüle und bei den übrigen Patienten sphygmomanometrisch über der Brachialarterie gemessen.

Protokoll. Die hämodynamischen Messungen wurden nach einer 15 minütigen Ruhezeit im Liegen ausgeführt. Nach diesen Messungen wurden die Beine der Patienten angehoben und auf die Pedale des Fahrradergometers geschnallt. Die Belastung wurde mit 100 Kilopond-Meter (kpm) eingeleitet, mit Ausnahme eines Patienten der Klasse IV, bei dem zu Beginn 50 kpm verwendet wurden. Die Leistung wurde dann um jeweils 50 kpm alle 3 min gesteigert. Die Fahrradpedale wurden mit 40 Umdrehungen/min, synchron mit einem Metronom (1,3 Hz), betätigt. Alle Patienten wurden bis zur Erschöpfung belastet. Bei Erreichen der maximalen Belastungshöhe hatten alle Patienten auch Atemnot. Bei einem Patienten mußte die Belastung wegen Angina und Erschöpfung abgebrochen werden. Bei keinem der übrigen Patienten kam es zu präkordialen Schmerzen, ischämischen ST-Streckenveränderungen im EKG, Rhythmusstörungen oder Lungenödem. Danach erhielten die Patienten 40 mg Isosorbiddinitrat oral in 6 stündigen Abständen über die nächsten 24–48 h. Während der gesamten Studie wurden die Digoxin- und Diuretika-Dosen nicht verändert. Die Patienten wurden 90–120 min nach der letzten Isosorbiddinitrat-Dosis erneut untersucht. Die Bedingungen für die Messung der Ruhe- und Belastungs-Hämodynamik waren mit denen des Leerversuches identisch. Die Belastungsmessungen erfolgten bei gleicher maximaler Belastungshöhe und -dauer wie im Leerversuch.

Ergebnisse

Linksventrikulärer Füllungsdruck. Bei allen Patienten war der linksventrikuläre Füllungsdruck abnorm erhöht. Die erste Isosorbiddinitrat-Gabe senkte den Füllungsdruck, und dieses Ergebnis blieb während der gesamten Untersuchungsdauer bestehen. In Abbildung 1 ist zu sehen, daß der linksventrikuläre Füllungsdruck in Ruhe signifikant durch das Nitrat gesenkt wurde. Im Gegensatz zu dem Ruhebefund konnte bei dieser Patientengruppe kein einheitlicher Belastungsbefund erhoben werden. Abb. 1 zeigt, daß der linksventrikuläre Füllungsdruck unter Belastung bei 11 Patienten durch das Nitrat nicht günstig beeinflußt wurde. Bei weiteren 5 Patienten war jedoch der linksventrikuläre Füllungsdruck nach Nitratgabe niedriger, obwohl immer noch über die Norm erhöht. Die durchschnittliche Drucksenkung war bei der Gesamtgruppe unter Belastung nach Nitratgabe nicht signifikant.

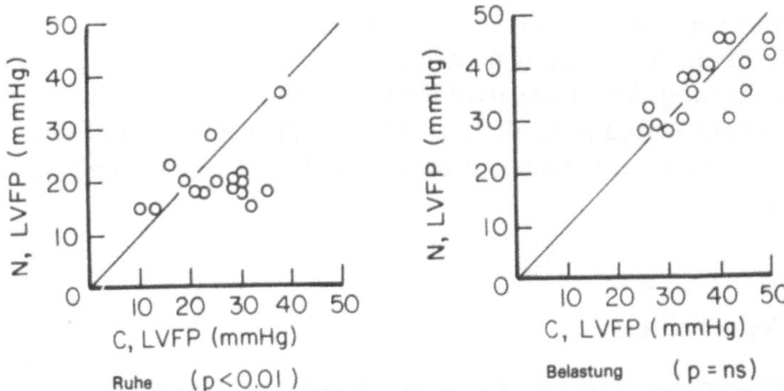

Abb. 1. Nitratwirkung (*N*) im Vergleich zu Leerwerten (*C*) bezüglich des linksventrikulären Füllungsdrucks (*LVFP*) in Ruhe und unter Belastung

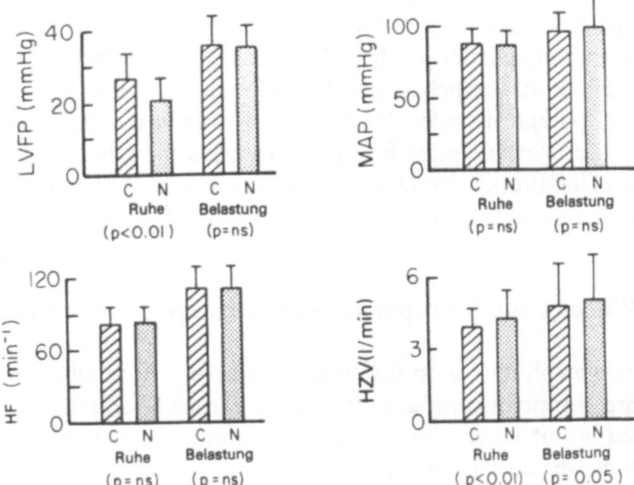

Abb. 2. Nitratwirkung auf den linksventrikulären Füllungsdruck (*LVFP*), den mittleren arteriellen Druck (*MAP*), Herzfrequenz (*HF*) und Herzzeitvolumen (*HZV*)

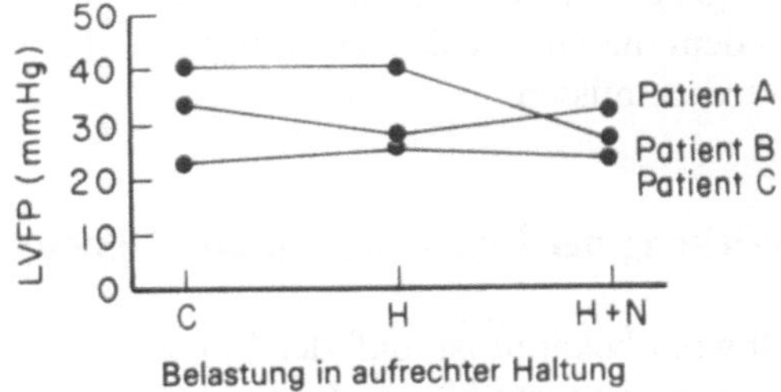

Abb. 3. Wirkung von Hydralazin (*H*) und einer Kombination aus Hydralazin + Nitrat (*H+N*) auf den linksventrikulären Füllungsdruck (*LVFP*)

Weitere hämodynamische Parameter. In Abb. 2 wird gezeigt, daß die Nitratgabe weder die Herzfrequenz noch den arteriellen Mitteldruck in Ruhe oder unter Belastung veränderte. Allerdings wurden kleine, doch signifikante Veränderungen des Herzzeitvolumens beobachtet. Durch Nitratgabe stieg das Herzzeitvolumen in Ruhe um ca. 10% und bei Belastung um ca. 5% an.

Wirkung einer Kombination mit Hydralazin. Im Verlauf der Studie wurden auch drei Patienten untersucht, die zuerst Hydralazin, in genügend hoher Dosierung zur Anhebung des Herzzeitvolumens, und anschließend Isosorbiddinitrat erhielten. Wie aus Abb. 3 ersichtlich, wurde der linksventrikuläre Füllungsdruck unter Belastung bei einem Patienten durch das Nitrat gesenkt und bei den beiden anderen nicht.

Besprechung

Allgemeine Betrachtungen zur Vasodilatatoren-Therapie

Der Gefäßtonus kann mit einem Ballon verglichen werden, dessen Gesamtumfang von zahlreichen Faktoren beeinflußt wird. Lokal freigesetztes Norepinephrin aus den Nervenendungen sowie das zirkulierende Angiotensin versuchen, den Ballon zusammenzudrücken. Lokal freigesetzte Stoffwechsel-Produkte, wie Adenosin und Laktat, versuchen, den Ballon zu dehnen. Die Wirkungen des lokal freigesetzten Epinephrins oder Prostaglandins sind von dem Typ des lokalen Gewebes und von den vorhandenen Rezeptoren stark abhängig. Die Medikamentenwirkung auf den Gefäßtonus erfolgt somit nicht „ex vacuo", sondern innerhalb der Gesamtheit aller im lokalen Umfeld wirksam werdenden Faktoren.

Wirkung von Nitraten auf den linksventrikulären Füllungsdruck

Für gewöhnlich wird der linksventrikuläre Füllungsdruck durch Nitrate gesenkt. Ihre Hauptwirkung scheint in einer Vergrößerung der peripheren venösen Reserve und somit einer Umverteilung des Blutvolumens vom Herz-Lungen-Kompartiment weg zu bestehen [6]. Eine Verminderung des zentralen Blutvolumens würde den Füllungsdruck reduzieren. Eine weitere, eher hypothetische Möglichkeit wäre, daß Nitrate die Steifigkeit des zentralen Kompartiments verändern und den Füllungsdruck bei gleichbleibenden, zentralen Blutvolumen senken. Aus der vorangegangenen Diskussion sollte deutlich hervorgehen, daß – ungeachtet des Gebietes, in dem die Nitrate den Gefäßtonus verändern – zahlreiche Einflüsse mit beachtet werden müssen.

Wirkung der Belastung auf die Hämodynamik bei Herzinsuffizienz

Obwohl bekannt ist, daß der Füllungsdruck bei Herzinsuffizienz unter Belastung ansteigt, ist nicht klar, welche Faktoren zu diesem Anstieg beitragen [2]. Bleibt das zentrale Blutvolumen unter Belastung konstant, so könnte der Füllungsdruck nur ansteigen, wenn sich die Steifigkeit des zentralen Kompartiments oder von Teilen desselben erhöht. Steigt das zentrale Blutvolumen an, so müssen die Mechanismen der Umverteilung des Blutes aus dem peripheren Kreislauf erkannt werden. Worin besteht die Nitratwirkung angesichts dieser beiden allgemeinen Mechanismen, die zum Anstieg des linksventrikulären Füllungsdrucks führen können? Sind Nitrate

	HYDRALAZIN	PRAZOSIN	NITRAT
Ruhe	↑↑ HZV ↔ LVFP	↑ ↔ HZV↓ ↔ LVFP	↑ ↔ HZV ↓ LVFP
Belastung	↑↑ HZV ↔ LVFP	↑↑ HZV ↓ LVFP	↔ HZV ↔ LVFP

Abb. 4. Wirkungsvergleich von drei Vasodilatatoren auf das Herzzeitvolumen (*HZV*) und den linksventrikulären Füllungsdruck (*LVFP*)

fähig, den Anstieg des Sympathikustonus zu verhindern, oder können sie den Kompressionseffekt der Belastung auf die Muskelgefäße blockieren? Es ist sehr wahrscheinlich, daß Nitrate zwar erhebliche Wirkungen auf den linksventrikulären Füllungsdruck in Ruhe haben, ihre Wirksamkeit während der Belastung jedoch geringer ist.

Schlußfolgerungen

In den letzten Jahren haben wir uns vor allem mit der abnormen Physiologie der Belastung bei chronischer Herzinsuffizienz und den Wirkungen von Vasodilatatoren befaßt [4, 5]. In Abb. 4 sind unsere Ergebnisse mit dreierlei Medikamenten zusammengefaßt: Hydralazin, Prazosin und Nitrate.

Hydralazin steigert das Herzzeitvolumen sowohl in Ruhe als auch bei Belastung, hat jedoch nur eine geringe Wirkung auf den Füllungsdruck. Prazosin erhöht das Herzzeitvolumen und senkt den Füllungsdruck, doch sind diese Wirkungen unter Belastung ausgeprägter als in Ruhe. Nitrate können – wie hier gezeigt – den linksventrikulären Füllungsdruck senken und das Herzzeitvolumen leicht anheben, doch sind diese Wirkungen in Ruhe ausgeprägter als bei Belastung.

Literatur

1. Franciosa JA, Mikulic E, Cohn JN et al. (1974) Hemodynamic effects of orally administered isosorbide dinitrate in patients with congestive heart failure. Circulation 50:1020
2. Gelberg HJ, Rubin SA, Ports T, Brundage BH, Parmley WW, Chatterjee K (1979) Detection of left ventricular functional reserve by supine exercise hemodynamics in patients with severe, chronic heart failure. Am J Cardiol 44:1062
3. Gray R, Chatterjee K, Vyden JK et al. (1975) Hemodynamic and metabolic effects of isosorbide dinitrate in chronic congestive heart failure. Am Heart J 90:346
4. Rubin SA, Chatterjee K, Gelberg HJ, Ports TA, Brundage BH, Parmley WW (1979) Paradox of improved but not resting hemodynamics with short-term prazosin in chronic heart failure. Am J Cardiol 43:810
5. Rubin SA, Chatterjee K, Ports TA et al. (1979) Influence of short-term oral hydralazine therapy on exercise hemodynamics in patients with severe chronic heart failure. Am J Cardiol 44:1183
6. Zelis R, Nellis SH, Longhurst J, Lee G, Mason DT (1975) Abnormalities in the regional circulations accompanying congestive heart failure. Prog Cardiovasc Dis 18:181

Langzeitwirkung von Isosorbiddinitrat in Salbenform auf Angina-Schwelle und belastungsinduzierte elektrokardiographische Veränderungen bei Patienten mit ischämischer Herzerkrankung

D. BRUNNER, J. WEISBORD, G. NISSENMAN und J. KLINGER

Einleitung

Ziel dieser Studie war die Ermittlung der Langzeitwirkung einer Salbe mit Isosorbiddinitrat für die Behandlung von Patienten mit ischämischer Herzerkrankung und pektanginösem Syndrom.

Nitroglycerinhaltige Salben wurden erstmals 1959 bei einer Gruppe von Patienten mit Angina pectoris [2] angewandt. Die regelmäßige therapeutische Anwendung von transkutanen Nitrat-Darreichungsformen begegnete anfänglich jedoch einigem Mißtrauen. Während der letzten Jahre haben sich diese Ansichten aber allmählich geändert. Es wurde festgestellt, daß die Dauer der Nitratwirkung nach kutaner Applikation meist 4 h betrug [1, 3, 5].

Neuerdings steht Isosorbiddinitrat zur perkutanen Anwendung in Form einer 10%igen Salbe zur Verfügung. Wegen der verlängerten Verstoffwechslung des Wirkstoffes Isosorbiddinitrat war eine noch längere Wirkdauer nach Hautabsorption als bei den früheren Nitratsalben zu erwarten.

Zur Ermittlung objektiver Daten, die über die subjektive Symptomatik der Brustschmerzen hinausgingen, waren wir besonders daran interessiert, die Wirksamkeit dieser Anwendungsform durch Beurteilung der Belastungstoleranz und der belastungsinduzierten elektrokardiographischen Zeichen von Angina pectoris und myokardialer Hypoxie durch wiederholte Belastungsuntersuchungen am Fahrradergometer zu validieren.

Patienten und Methodik

Die Studie umfaßte 12 ambulante Patienten im Alter von 47–68 Jahren mit Belastungs-Angina-pectoris. Die Diagnose der Angina pectoris und der ischämischen Herzerkrankung war durch reproduzierbare ST-Streckensenkung bei der Fahrradergometrie objektiviert. Drei Patienten hatten in der Vergangenheit einen transmuralen Myokardinfarkt erlitten. Keiner der Patienten befand sich in klinisch manifester Herzinsuffizienz, und keiner von ihnen erhielt Digitalis, Diuretika oder Antiarrhythmika. Mindestens 5 Tage vor der Untersuchung wurden Nitropräparate abgesetzt.

Nach einer etwa 40 minütigen Ruhezeit leisteten die Patienten einen Belastungstest auf einem Monark-Ergometer-Fahrrad. Alle Patienten hatten sich schon in der Vergangenheit solchen Untersuchungen unterzogen und waren daher mit dem Vorgang vertraut. Die Elektrokardiogramme wurden im Sitzen, vor und in 1 minütigen Abständen während der Belastung, unmittelbar nach Abbruch der Belastung und während der darauffolgenden 5 min oder bis zur Rückkehr zum Ruhe-EKG aufgezeichnet. Zur Feststellung der belastungsinduzierten myokardialen Ischämie wurde die Ableitung V_5 verwendet. Die Patienten wurden entweder bis zum Eintreten der pektanginösen Symptomatik, Erschöpfung oder einer ST-Streckensenkung von 4,0 mm belastet. Bei 2 Patienten, die keine Angina pectoris und Erschöpfung angaben, wurde die Belastung beim Auftreten von ST-Streckensenkungen von 4,5 mm bzw. 5,0 mm abgebrochen. Die ST-Streckensenkung wurde 0,08 s nach dem J-Punkt gemessen. Der Blutdruck wurde in 1 minütigen Abständen mit einem Standard-Sphygmomanometer gemessen.

Das Prüfpräparat war eine 10%ige Isosorbiddinitrat-Salbe (ISDN-S), die auf eine Fläche von ca. 15 × 12 cm der Bauchhaut aufgetragen wurde. Eine Salbenmenge, die 0,1 g ISDN enthielt, wurde kräftig in die Haut eingerieben und keinerlei Deckverband angelegt. Nach einigen Minuten war die Haut trocken.

Die Salbe wurde nach Ausführen des Leerversuches appliziert. Der gleiche Belastungstest wurde 3, 5 und 7 h nach Salbenapplikation wiederholt. Jeder Versuch wurde mit einer Belastung von 25 W/5 min begonnen, nach 3 minütiger Ruhe mit 50 W/5 min und nach weiterer 3 minütiger Ruhe mit 75 W/5 min fortgesetzt. Auf diese Weise wurde die Belastung bis zum Erreichen einer symptomlimitierten Leistung gesteigert. Zur statistischen Auswertung wurde der t-Test verwendet.

Ergebnisse

In Abb. 1 sind die mittlere ST-Streckensenkung der 12 Patienten in Ruhe, beim Leerversuch sowie bei den Belastungsversuchen 3, 5 und 7 h nach Applikation der ISDN-Salbe dargestellt. Die EKG-Aufzeichnungen nach Medikation weisen signifikant geringere ST-Streckensenkungen gegenüber dem Leerversuch auf. Bei 11 der 12 Patienten dauerte die Besserung über 7 h an. Die mittlere ST-Streckensenkung betrug im Leertest 2,96 ± 1,19 mm. Drei Stunden nach Applikation von ISDN-S lag sie bei 0,92 ± 0,97 mm; nach 5 h bei 0,83 ± 0,87 mm und nach 7 h bei 0,87 ± 0,88 mm. Die Unterschiede zwischen den ST-Streckensenkungen vor und nach Medikation sind hochsignifikant ($p < 0,01$).

Die ausgeprägteste Wirkung wurde bei den 6 Patienten beobachtet, die im Leertest eine ST-Streckensenkung von 3,0 mm und mehr hatten. In 10 von den 18 bei ihnen durchgeführten Untersuchungen nach Medikation betrugen die ST-Streckensenkungen 1,0 mm oder darunter. Bei 3 Patienten kam es zu keinerlei ST-Streckensenkung mehr. Bei den übrigen 6 Patienten, die im Leertest eine ST-Streckensenkung von weniger als 3,0 mm hatten, kam es in 8 von den 18 nach Medikation ausgeführten Belastungsuntersuchungen zu keiner ST-Streckensenkung, und in 5 Fällen betrug die ST-Streckensenkung nur noch 0,5 mm.

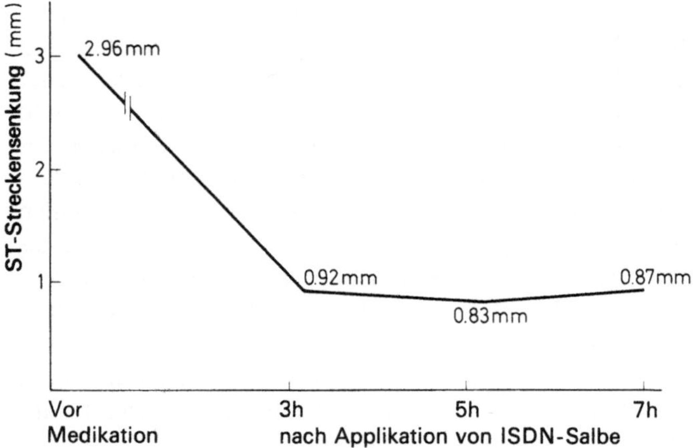

Abb. 1. Mittlere ST-Streckensenkung vor Medikation und 3, 5 und 7 h nach Applikation von ISDN-Salbe unter Belastung

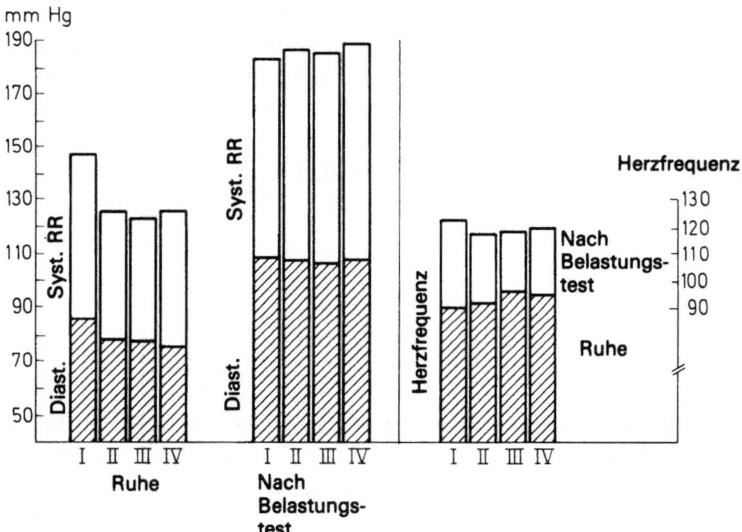

Abb. 2. Systolischer und diastolischer Blutdruck und Herzfrequenz vor Medikation und nach Applikation von ISDN-Salbe unter Belastung. *I* Leertest, *II* Belastungstest 3 h nach ISDN-Salbe, *III* Belastungstest 5 h nach ISDN-Salbe, *IV* Belastungstest 7 h nach ISDN-Salbe

Bei 8 Patienten war die Belastbarkeit im Leertest durch pektanginöse Schmerzen begrenzt. Die elektrokardiographische Besserung nach Applikation von ISDN-S ging jedesmal mit einer deutlichen Verminderung oder gänzlichen Abwesenheit der pektanginösen Schmerzen einher. Es wurde im allgemeinen nicht versucht, die Arbeitsleistung des Prämedikations-Belastungstests zu überschreiten. Dennoch konnten 2 Patienten ihre maximale Leistung von 75 auf 100 W und 1 Patient von 25 auf 50 W steigern. Bei einem einzigen Patienten betrug die Wirkungsdauer der Salbe weniger als 7 h.

Patient: W. S. ♂ 53

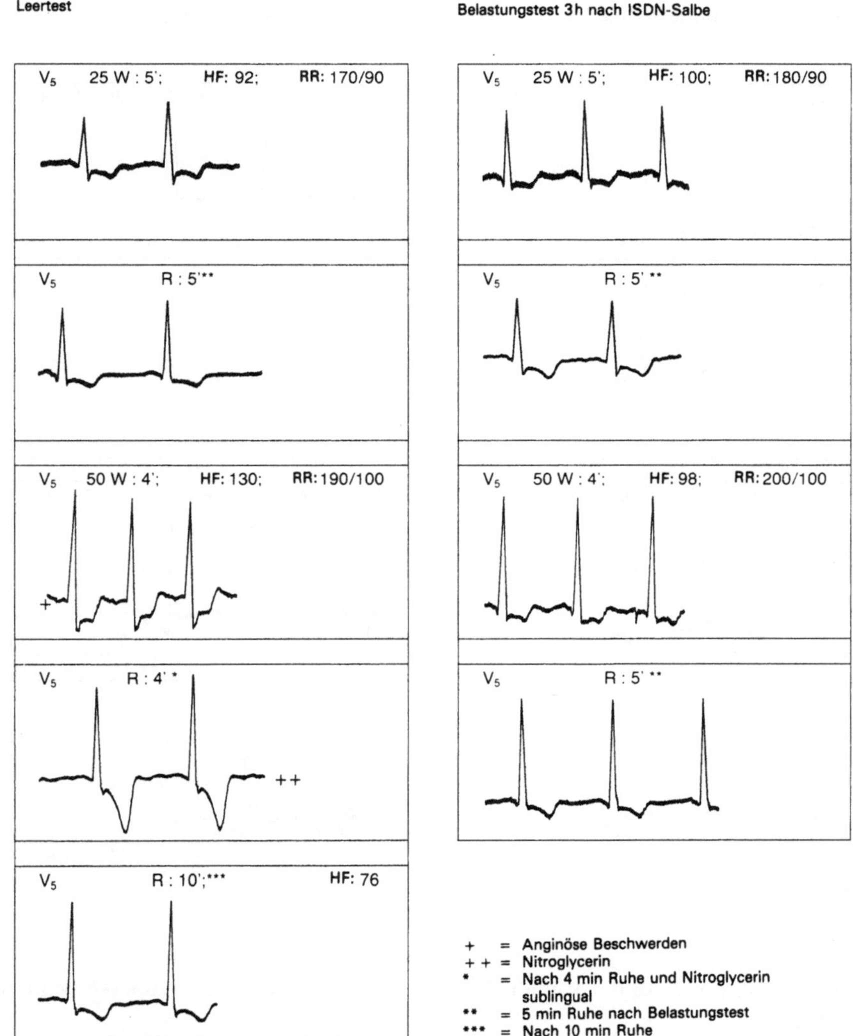

Abb. 3a, b. Belastungs-EKG-Aufzeichnungen, Patient W.S. *25 W: 5'* 25 W/5 min, *HF* Herzfrequenz, *RR* Blutdruck, *R: 4'* Ruhe 4 min, *R:5'* Ruhe 5 min, *R: 10'* Ruhe 10 min (Abb. 3 b s. S. 454)

In Abb. 2 sind die mittleren systolischen und diastolischen Druckwerte sowie die Herzfrequenz in Ruhe und am Ende der Belastung dargestellt. Der Ruhe-Blutdruck fiel signifikant von 148,2 ± 21,5 mm Hg bzw. 85,0 ± 9,4 mm Hg vor ISDN-S-Applikation auf 125,4 ± 16,3 bzw. 78,5 ± 8,8 mm Hg 3 h nach Medikation ab und verblieb in der 5. und 7. Stunde nach ISDN-S-Applikation auf gleicher Höhe. Die Ruhe-Herzfrequenz und Herzfrequenz und Blutdruck am Ende der Belastungszeiten vor und nach ISDN-S waren nicht verändert. Die Differenzen der systolischen und diastolischen Blutdruckwerte in Ruhe vor Medikation gegenüber

Patient: W. S. ♂ 53

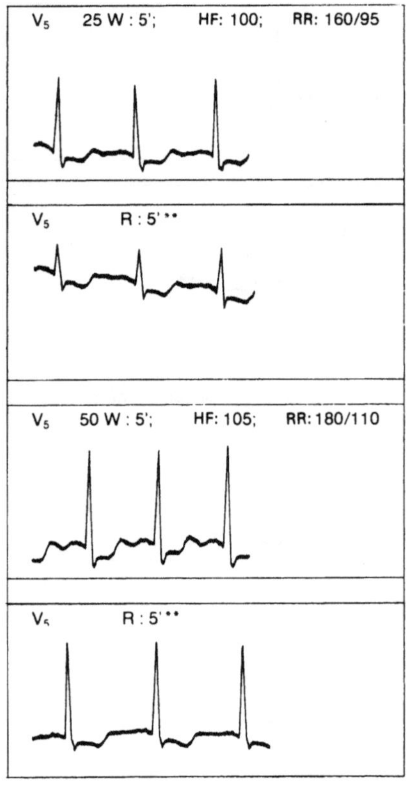

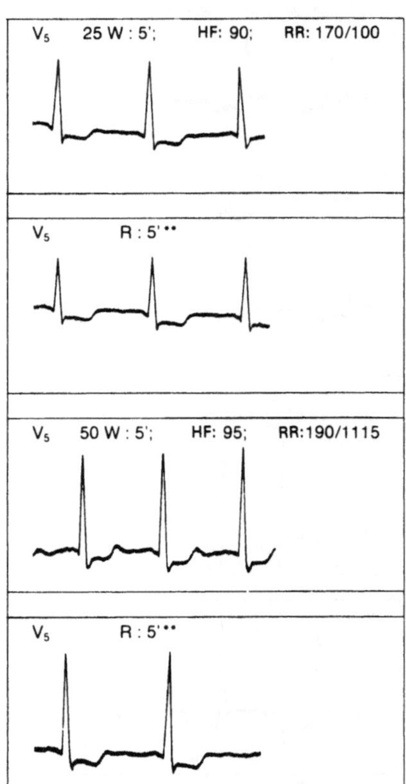

Abb. 3b

den Werten 3, 5, und 7 h nach Medikation sind auf dem $p < 0{,}01$-Niveau signifikant.

Abbildungen 3 und 4 illustrieren die elektrokardiographischen Aufzeichnungen von zwei Patienten. Patient W. S., 53 Jahre, hatte im Ruhe-EKG in Ableitung V_5 eine ST-Streckensenkung von 1,5 mm und negative T-Zacken. Beim Leerversuch reagierte er auf eine Belastung von 50 W mit einer ST-Streckensenkung von 4,0 mm und mit ausgeprägt negativen T-Zacken, die während der 5 minütigen Erholungszeit auftraten. Bei den Untersuchungen nach 3, 5 und 7 h kam es zu keiner weiteren Senkung. Ähnliche Ergebnisse wurden bei Patient B. F., 47 Jahre, gefunden. Im Leertest trat bei einer Leistung von 75 W eine ST-Streckensenkung von 3,0 mm auf, während 5 h nach der Medikation auf gleicher Belastungshöhe einer ST-Streckensenkung von nur 1,5 mm beobachtet wurde. Bei den Belastungen nach 3 und 7 h konnte der Patient 75 und sogar 100 W ohne ST-Streckensenkung leisten.

Patient: B. F. ♂ 47

Leertest

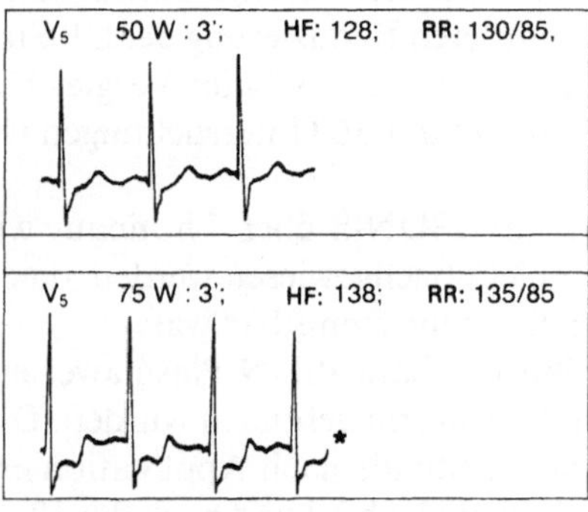

* Anginöse Beschwerden

Belastungstest 3h nach ISDN-Salbe

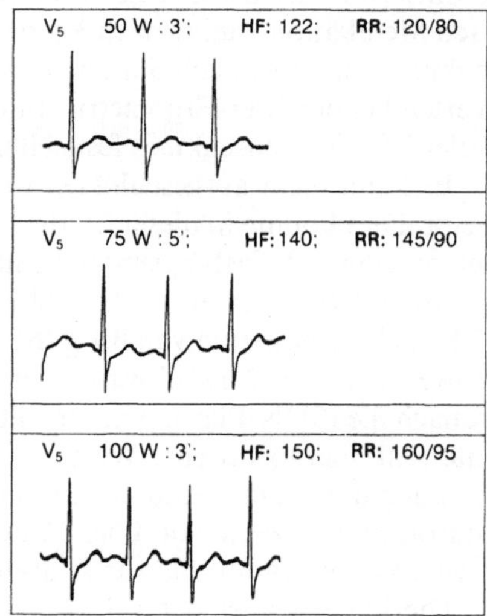

Belastungstest 5h nach ISDN-Salbe

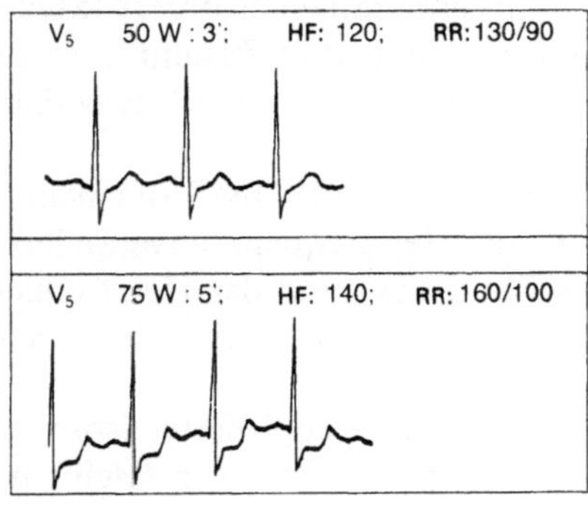

Belastungstest 7h nach ISDN-Salbe

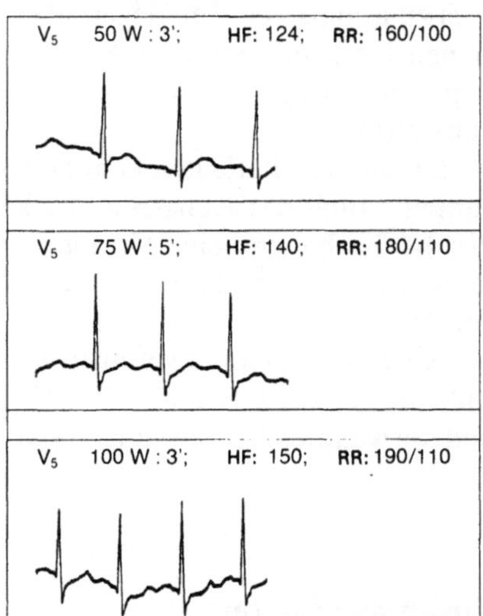

Abb. 4. Belastungstest, Patient B. F. Legende wie Abb. 3

Besprechung

Die Ergebnisse dieser Untersuchungen weisen auf die durch ISDN-Salbe bewirkte Reduzierung der myokardialen Hypoxie hin. Bei den Belastungsuntersuchungen nach Medikation kam es nach 3 h zu einer mittleren Reduzierung der ST-Streckensenkung um 69%, nach 5 h um 72% und nach 7 h um 70% im Vergleich zu den Werten bei der Leer-Ergometrie. In 11 der insgesamt 36 Untersuchungen war keinerlei ST-Streckensenkung feststellbar.

Es kann nicht ausgeschlossen werden, daß ISDN-S über 7 h hinaus wirksam bleibt. Dies konnte in dieser Studie jedoch nicht nachgewiesen werden, da den Patienten eine 5. Belastungsuntersuchung nicht mehr zumutbar war.

Mansel-Jones et al. [4] berichteten, daß meßbare ISDN-Plasmawerte bis zu 32 h nach Applikation von 0,1 g ISDN in Salbenform gefunden wurden. Die Spitzenwerte von ca. 7 ng/ml waren etwa in der 8. Stunde nach Applikation erreicht, wonach die ISDN-Plasmakonzentration allmählich abfiel und nach der 12. Stunde unterhalb therapeutischer Werte lag [4]. Im Gegensatz zu dieser langanhaltenden Wirkung fanden die Autoren, daß nach sublingualer Gabe von 5,0 mg Isosorbiddinitrat Spitzenwerte von über 15 ng/ml nach 40 min erreicht waren, wonach die Plasmakonzentration bis zur 2. Stunde steil abfiel.

Die kurze Dauer der ISDN- oder Nitroglycerin-Wirkung nach sublingualer Gabe beeinflußt nur geringfügig die Belastungstoleranz und Angina-Häufigkeit der Patienten während der darauffolgenden Stunden, während ISDN-Salbe einen therapeutischen Plasmaspiegel über viele Stunden erzeugt.

Wir hielten es für günstig, die Salbe auf eine ziemlich große Hautfläche des Bauches zu applizieren. Im Gegensatz zu Nitroglycerin-Salben erfordert ISDN-Salbe keinen Deckverband nach Applikation auf die Haut. Ihre Zusammensetzung sichert eine genügend gute Okklusion durch die in der Salbengrundlage befindlichen Substanzen.

Bei unseren Patienten kam es nach Applikation von ISDN-S zu einem signifikanten Abfall des Ruhe-Blutdrucks, wobei die Herzfrequenz unverändert blieb. Wir beobachteten keine Veränderung des Blutdrucks und der Herzfrequenz am Ende der Belastungsuntersuchungen nach Medikation im Vergleich zu den Werten des Leertests.

Abschließend kann gefolgert werden, daß perkutan appliziertes Isosorbiddinitrat eine geeignete Basistherapie für die Langzeit-Behandlung der Angina pectoris und verwandter Erkrankungen darstellt.

Zusammenfassung

Bei 12 Patienten mit koronarer Herzkrankheit wurde die Wirksamkeit einer 10%-igen Isosorbiddinitrat-Salbe untersucht. Eine Salbenmenge, die 0,1 g ISDN entsprach, wurde auf eine Oberfläche von ca. 12 × 15 cm der Bauchhaut aufgetragen. Die Patienten wurden vor sowie 3, 5 und 7 h nach Applikation der ISDN-Salbe einem Ergometer-Belastungstest unterzogen. Elektrokardiogramme wurden vor und in 1 minütigen Abständen während der Belastung aufgezeichnet. Die ST-Streckensenkungen wurden in Ableitung V_5 gemessen. Im Leerversuch betrug die Leistung bei 2 Patienten 100 W/3 min; bei 7 Patienten 75 W; bei 1 Patienten 50 W und bei 2 Patienten 25 W. Die mittlere ST-Streckensenkung vor Medikation betrug 2,96 mm. In den meisten Fällen ging sie mit pektanginösen Schmerzen einher.

Bei den 3, 5 und 7 h nach Applikation von ISDN-Salbe ausgeführten Belastungsuntersuchungen war die mittlere ST-Streckensenkung auf 0,92, 0,85 bzw. 0,87 mm ohne oder mit nur leichter Angina pectoris reduziert. Systolischer und diastolischer Blutdruck in Ruhe waren nach ISDN-Salbe deutlich gesenkt, doch kam es zu keinerlei Veränderungen der Herzfrequenz und des Blutdrucks unter Belastung.

Die mindestens 7 stündige Wirkung von ISDN-Salbe bei 11 der 12 Patienten mit belastungsinduzierter Angina pectoris und belastungsinduzierter, elektrokardiographisch dokumentierter myokardialer Hypoxie spricht für die Verwendbarkeit dieses Pharmakons zur Behandlung der Angina pectoris und zur Steigerung der Belastungstoleranz.

Literatur

1. Armstrong PW, Mathew MT, Boroomand K, Parker JO (1976) Nitroglycerin ointment in acute myocardial infarction. Am J Cardiol 38:474
2. Davis JA, Wiesel BR (1959) The treatment of angina pectoris with nitroglycerin ointment. Am J Science 230:259
3. Davidov ME, Mroczek WJ (1976) The effect of nitroglycerin ointment on the exercise capacity in patients with angina pectoris. Angiology 27(4):205
4. Mansel-Jones D, Taylor T, Doyle E, Chasseaud LF, Darragh A, O'Kelly DA, Over H (1978) Plasmaspiegel von Isosorbiddinitrat beim Menschen nach sublingualer bzw. kutaner Applikation. Therapiewoche 28:6537
5. Meister SG, Engel TR, Guiha N, Furr CM, Feitosa GS, Hart K, Frankel WS (1976) Sustained haemodynamic action of nitroglycerin ointment. Br Heart J 38:1031

Belastungsinduzierte, nichtischämische Angina pectoris durch anormale linksventrikuläre Compliance: Wirkung von Nitroglycerin

H. Ohlmeier, U. Gleichmann, G. Trieb und H. Mannebach

Einleitung

In jedem Herzkatheter-Labor kennt man Fälle mit präkordialen Schmerzen oder sogar typischer Angina pectoris (AP) mit normalem oder anormalem Belastungs-EKG bei fehlender koronarer Herzkrankheit (KHK). Diese Syndrome werden meistens als „small vessel disease" [2] oder „Syndrom X" [3] bezeichnet. Da die meisten Patienten dieser Art, genau wie KHK-Patienten, typischerweise ein Verschwinden des Schmerzes nach oralem Nitroglycerin angeben, gingen wir der Frage nach, ob es für diese positive Reaktion auf Nitratgabe eine hämodynamische Erklärung gibt.

Patienten und Methodik

In einer retrospektiven Analyse fanden wir 27 Patienten mit typischer Anamnese einer belastungsinduzierten AP. Dreizehn von ihnen hatten auch atypische präkordiale Schmerzen in Ruhe, doch erklärten alle, mit zwei Ausnahmen, daß orales Nitroglycerin oder Isosorbiddinitrat den Schmerz prompt zum Verschwinden bringe. Bei der Aufnahme standen die meisten bereits unter Langzeit-Nitrattherapie. Die klinischen Diagnosen reichten von nichttransmuralem Myokardinfarkt bis zu funktionellen Thoraxschmerzen. Das mittlere Alter der Patienten betrug $48,8 \pm 7,4$ Jahre (von 29–61). In allen Ruhe-EKG, in 12 Ableitungen aufgezeichnet, fehlten Anzeichen vorangegangener Myokardinfarkte. Wir fanden einen Rechtsschenkelblock, einen Linksschenkelblock und in einem Fall elektrokardiographische Anzeichen einer linksventrikulären Hypertrophie (alle in Gruppe A). Der Ruhe-Blutdruck lag innerhalb normaler Grenzen. Das Belastungs-EKG wurde am Fahrradergometer im Sitzen, beginnend mit 50 W und um 25 W/min ansteigend, unter Verwendung abgewandelter Frankscher Ableitungen mit CB 5, CC 5 und CM 5 registriert. Die Belastung wurde abgebrochen, wenn eine Herzfrequenz von 80–90% der altersbedingten maximalen Herzfrequenz erreicht war oder wenn AP oder ST-Streckensenkungen von mehr als 0,2 mV auftraten. Mit der Judkins-Technik wurde ein Katheter in die rechte oder linke Leistengegend eingeführt; die Fahrradbelastung wird dadurch nicht behindert. Vor der Ergometrie wurden Drücke, Herzzeitvolumen (Thermodilution) sowie ein biplanes Linksventrikulogramm in Ruhe registriert. Für das Belastungs-Ventrikulogramm wurde der Patient gebeten, die Belastung auf einem elektrisch gebremsten Fahrradergometer im Liegen fortzusetzen. Die Kontrastmittel-Injektion erfolgte während leichter Inspiration. Cineangiogramme in den Positionen RAO 30° und LAO 60° wurden simultan registriert und die Volumina mit der Dodge-Flächen-Längen-Methode berechnet. Die Belastungs-Angiographie wurde ausgeführt, wenn die Herzfrequenz etwa 110 Schläge/min erreicht hatte bzw. wenn der linksventrikuläre enddiastolische Druck (LVEDP) auf ca. 30 mm Hg angestiegen war oder der Patient über Angina pectoris oder schwere Dyspnoe klagte. Durch die koronare und linksventrikuläre Angiographie konnte das Vorliegen einer koronaren Herzkrankheit, einer hypertrophen oder kongestiven Kardiomyopathie bzw. eines Mitralklappenprolapses als Ursache der Angina bei diesen Patienten ausgeschlossen werden.

Ergebnisse

Die 27 Patienten wurden in zwei Gruppen unterteilt: Gruppe A, bestehend aus 12 Patienten mit normalem Belastungs-EKG, und Gruppe B, bestehend aus 15 Pa-

Tabelle 1. Klinische Befunde. Gruppe A, 12 Patienten mit normalem Belastungs-EKG; Gruppe B, 15 Patienten mit anormalem Belastungs-EKG. HF Herzfrequenz (Schläge/min); RR syst systolischer Blutdruck (Riva-Rocci); RR diast diastolischer Blutdruck. Belastung am Fahrradergometer im Sitzen. Nichtinvasive Untersuchung

	Ruhe			Belastung			
	HF	RR syst	RR diast	HF	RR syst	RR diast	ST
Gruppe A	76 ± 9	144 ± 15	86 ± 7	141 ± 16	196 ± 28	105 ± 16	0
Gruppe B	74 ±11	142 ± 22	86 ± 8	141 ± 18	185 ± 23	101 ± 18	0,1–0,3
p-Wert	n.s.	n.s.	n.s.	n.s.	n.s.	n.s.	

Tabelle 2. Hämodynamische Befunde. HF Herzfrequenz (Schläge/min); HI Herzindex (l/m^2); AF Auswurffraktion (%). Herzkatheter-Untersuchung bei Belastung

	Ruhe			Belastung			
	HF	HI	AF	HF	HI	AF	Watt
Gruppe A	76 ± 9	3,0 ±0,6	67 ±10	113 ± 17,3	5,4 ±1,2	74 ± 4	66,6 ±25,4
Gruppe B	74 ±11	2,8 ±0,4	67 ± 7	113 ± 5,6	5,0 ±1,0	61 ±14	40 ±11,9
p-Wert	n.s.	n.s.	n.s.	n.s.	n.s.	n.s.	0,05

tienten mit anormalem Belastungs-EKG. Das mittlere Alter in Gruppe A betrug $47 \pm 7{,}7$ Jahre und in Gruppe B $50 \pm 7{,}5$ Jahre. In Gruppe B waren Frauen überrepräsentiert (3 Männer/12 Frauen), während die Gruppe A aus 9 Männern und 3 Frauen bestand.

Herzfrequenz, systolischer und diastolischer Blutdruck unter Belastung waren bei den beiden Gruppen nicht unterschiedlich (Tabelle 1). Die einzige Differenz zwischen den beiden Gruppen bildete die normale bzw. anormale ST-Strecke, die als Maßstab für die Gruppenunterteilung diente. Bei 4 der 15 Patienten in Gruppe B traten Angina pectoris und ST-Streckensenkung simultan auf, während bei den übrigen lediglich eine ST-Streckensenkung beobachtet wurde.

Die hämodynamischen Befunde (Tabelle 2) bei beiden Gruppen unterschieden sich nicht hinsichtlich der Herzfrequenz (HF), des Herzindex (HI) und der Auswurffraktion (AF) in Ruhe und unter Belastung. Dennoch wurden bei Gruppe B die gleichen Grenzwerte der Herzfrequenz und des linksventrikulären enddiastolischen Drucks auf signifikant niedrigeren Belastungsstufen erreicht als bei Gruppe A.

In Ruhe waren der mittlere Pulmonalarteriendruck (PAP mittel), der linksventrikuläre systolische Druck (LVSP) und der linksventrikuläre enddiastolische Druck (LVEDP) innerhalb normaler Grenzen (Tabelle 3). Während der Belastung

Tabelle 3. Hämodynamische Befunde. PAP mittel Mittlerer Pulmonalarteriendruck (mm Hg); LVSP linksventrikulärer systolischer Druck (mm Hg); LVEDP linksventrikulärer enddiastolischer Druck (mm Hg). Herzkatheter-Untersuchung bei Belastung

	Ruhe			Belastung		
	PAP mittel	LVSP	LVEDP	PAP mittel	LVSP	LVEDP
Gruppe A	17,5 $\pm$ 5	138 $\pm$ 17	9,8 $\pm$ 3,0	34 $\pm$ 13	160 $\pm$ 16	27,7 $\pm$ 3,4
Gruppe B	18,7 $\pm$ 6	133 $\pm$ 17	10,2 $\pm$ 3,6	39 $\pm$ 10	165 $\pm$ 13	25,2 $\pm$ 7,3
p-Wert	n.s.	n.s.	n.s.	n.s.	n.s.	n.s.

Tabelle 4. Angiographische Befunde. EDVI Enddiastolischer Volumenindex (ml/m^2); ESVI endsystolischer Volumenindex (ml/m^2); SVI Schlagvolumenindex (ml/m^2). Herzkatheter-Untersuchung bei Belastung

	Ruhe			Belastung		
	EDVI	ESVI	SVI	EDVI	ESVI	SVI
Gruppe A	68,7 $\pm$ 10,8	24,2 $\pm$ 7,2	44,5 $\pm$ 11,1	71,8 $\pm$ 13,5	20,2 $\pm$ 3,7	51,6 $\pm$ 13,7
Gruppe B	91,3 $\pm$ 16,2	29,2 $\pm$ 7,6	62,1 $\pm$ 14,3	99,2 $\pm$ 10,4	37,0 $\pm$ 8,9	62,2 $\pm$ 19,2
p-Wert	0,001	n.s.	n.s.	0,01	0,05	n.s.

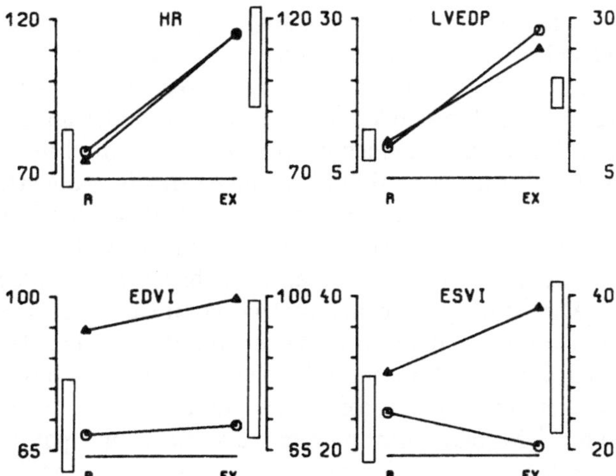

Abb. 1. Verhalten von Herzfrequenz (Schläge/min), LVEDP (mm Hg), EDVI (ml/m^2) und ESVI (ml/m^2) in Ruhe und unter Belastung bei Gruppen A (o) und B (▲). LVEDP Linksventrikulärer enddiastolischer Druck; EDVI enddiastolischer Volumen-Index; ESVI endsystolischer Volumen-Index; Säulen: Normalbereich

kam es bei allen Patienten zu einem deutlichen Anstieg des LVEDP und einem entsprechenden Anstieg des PAP mittel, wobei die Mittelwerte bei beiden Gruppen sich nicht signifikant voneinander unterschieden. Bei beiden Gruppen lag der arterielle Blutdruck während der Belastung im Normalbereich.

Die angiographischen Befunde sind in Tabelle 4 und Abb. 1 dargestellt. In Ruhe zeigte der enddiastolische Volumenindex (EDVI) bei Gruppe B einen Grenzwert und lag damit signifikant höher als bei Gruppe A, während die endsystolischen Volumenindices (ESVI) sich nicht signifikant voneinander unterschieden. Es bestand keine Differenz zwischen den Mittelwerten der Schlagvolumenindices (SVI) in Ruhe, wegen sehr großer Streuungsbreite. Unter Belastung stieg der EDVI bei beiden Gruppen an; während bei Gruppe A der ESVI abfiel, stieg er bei Gruppe B erheblich an, so daß sich hier zwischen den beiden Gruppen unter Belastung signifikante Unterschiede ergaben. Bei Gruppe A kam es unter Belastung zu einem deutlichen SVI-Anstieg. Bei Gruppe B wurde unter Belastung überhaupt kein Anstieg registriert.

Besprechung

Diese Beobachtungen zeigen, daß eine belastungsinduzierte Angina pectoris bei fehlender koronarer Herzkrankheit in zwei unterschiedlichen Formen auftreten kann, die jeweils pathologische LVEDP-Werte unter Belastung beinhalten:

Typ A mit normalem Belastungs-EKG, normalen Ventrikelvolumina und einem physiologischen Anstieg des Schlagvolumens unter Belastung.

Typ B mit pathologischem Belastungs-EKG und Grenzwert-EDVI in Ruhe, Anstieg des ESVI unter Belastung und fehlendem SVI-Anstieg unter Belastung.

Die belastungsinduzierte Angina pectoris dieser Patienten kann durch den unter Belastung deutlich angestiegenen LVEDP erklärt werden, und hier ist die Ursache für die günstige Nitroglycerin-Wirkung zu suchen, die – genau wie bei der koronaren Herzkrankheit – in einer Verminderung des LVEDP besteht. Bei einigen Patienten untersuchten wir den PAP mittel mit Einschwemmkatheter nach oraler Nitratgabe und fanden eine Normalisierung erhöhter Pulmonaldruckwerte bei Belastung. Es ist daher empfehlenswert, solchen Patienten Isosorbiddinitrat als Langzeittherapie zu verordnen, obwohl das Bestehen einer koronaren Herzkrankheit durch Koronarangiographie nicht bestätigt werden konnte.

Die Ätiologie der linksventrikulären Compliance-Störung dieser Patienten ist unbekannt. Andere Untersucher konnten zeigen, daß auch bei Patienten ohne Nachweis einer koronaren Herzerkrankung Hinweise auf eine myokardiale Hypoxie gefunden werden können. Es handelt sich dabei sowohl um pathologische Thallium^{201}-Myokardszintigramme als auch um pathologische endomyokardiale Biopsien oder pathologische myokardiale Laktatextraktion während hochfrequenter Vorhofstimulation bei Patienten mit normalen Koronararterien unter Angabe von Angina pectoris während der Stimulation [4, 5, 6]. Hypoxiezeichen werden ebenso beschrieben bei Patienten mit systemischem Lupus erythematodes [7], Sarkoidose, Fabrys-Erkrankung usw. [1]. Derartige Erkrankungen bestanden bei unseren Patienten nicht. Es gibt keine eindeutige Erklärung für die Tatsache, daß einige dieser Patienten ein pathologisches Belastungs-EKG haben und andere nicht. Unsere Befunde lassen einen Zusammenhang mit der Fähigkeit zur Anhebung des Schlagvolumens unter Belastung vermuten. Dies allein reicht jedoch zur Erklärung sicherlich nicht aus. Es gibt noch die Möglichkeit einer abgeheilten Myokarditis oder einer latenten Kardiomyopathie, insbesondere bei manchen Patienten der Gruppe B, doch ist damit der Unterschied zur Gruppe A und anderen Fällen immer noch nicht geklärt, und die Notwendigkeit weiterer Untersuchungen bleibt bestehen.

Literatur

1. Erdmann E (1980) Angina pectoris, pathologisches Belastungs-EKG und normales Koronarangiogramm. Internist 21:165–168
2. James TN (1977) Small arteries of the heart. Circulation 56:2–14
3. Kemp HG (1973) Left ventricular function in patients with the anginal syndrome and normal coronary arteriograms. Am J Cardiol 32:375–376
4. Kuhn H, Lösse B, Knieriem HJ, Hort W, Loogen F (1979) Angina pectoris bei abnormem EKG-Befund und normalem Coronarogramm. Z Kardiol 68:264
5. Lösse B, Kuhn H, Rafflenbeul D, Krönert H, Hort W, Feinendegen LB, Loogen F (1980) Thallium-201-Myokardszintigraphie bei Patienten mit normalen Koronararterien und normalem Ventrikulogramm – Vergleich mit hämodynamischen, metabolischen und morphologischen Befunden. Z Kardiol 69:523–530
6. Opherk D, Zebe H, Weihe E, Stockins B, Kübler W (1979) Haemodynamische Befunde bei Patienten mit Syndrom X. Verh Dtsch Ges Inn Med 85:807–810
7. Strauer BE, Brune I, Schenk H, Knoll D, Perings E (1976) Lupus cardiomyopathy: Cardiac mechanics, hemodynamics, and coronary blood flow in uncomplicated systemic lupus erythematosus. Am Heart J 92:715–722

Langzeit-Wirkung von Isosorbiddinitrat und Molsidomin auf linksventrikuläre Wandbewegung und Tiefendurchmesser bei Patienten mit koronarer Herzkrankheit und stabiler Angina pectoris

H. W. Heiss, M. Künkel, J. Staiger und H. Just

Einleitung

Isosorbiddinitrat (ISDN) und Molsidomin (MOLS) haben Langzeit-Wirkungen [3, 5, 6] auf die Anginaschwelle bei Patienten mit koronarer Herzkrankheit. Der Nachweis regionaler linksventrikulärer Wandbewegungsstörungen der Kontraktions- und Relaxationsphase unter Belastung ist ein empfindlicher Hinweis auf die Früherkennung einer myokardialen Ischämie, unabhängig von der klinischen Symptomatik [2]. Es war daher anzunehmen, daß sich die antianginösen Langzeiteffekte von ISDN bzw. MOLS durch eine Verbesserung der linksventrikulären Motilität nachweisen lassen.

Patienten und Methodik

Zwanzig Patienten mit angiographisch nachgewiesener koronarer Herzkrankheit (16/20), stabiler Belastungs-Angina-pectoris und typischen ischämischen EKG-Veränderungen unter Belastung (20/20) wurden in die Studie aufgenommen. Bei den Patienten bestanden keinerlei Anzeichen einer Belastungs-Herzinsuffizienz oder maligner Herzrhythmusstörungen.

Sofern klinisch vertretbar, wurde jegliche Medikation 10–14 Tage vor Beginn der Studie abgesetzt. Elf Patienten verblieben unter Antikoagulantien- oder Aggregationshemmer-Therapie, 7 unter Digitalis-Therapie wegen eines vergrößerten linken Ventrikels. Drei Patienten erhielten Lipidsenker und 3 Patienten Antihypertonika. Im Verlauf der Studie wurden Medikation und Dosierungen nicht verändert. Die Patienten durften kurzwirkende Nitrate bei Bedarf einnehmen, doch durfte dies den Verlauf der Untersuchungen nicht beeinflussen. Ein einziger Patient machte davon Gebrauch und verwendete einen Nitroglycerin-Spray außerhalb der Untersuchungen.

Die Leerwerte wurden in Ruhe und unter Belastung erhoben. Danach erhielten die Patienten ISDN und MOLS oral in randomisierter Doppelblind-cross-over-Anordnung. Jeder Patient erhielt 3 Anfangsdosen des Präparates A in 12stündigen Intervallen und 7 Tage danach weitere 3 Dosen des Präparates B ebenfalls in 12stündigen Intervallen.

Die Dosis von ISDN betrug 40 mg, von MOLS 2 mg pro Tag. Genau 5 h nach Einnahme der letzten Dosis wurde die Belastungs-Kymographie ausgeführt, gefolgt von einer Belastungs-Echokardiographie nach 57 ± 13 min ($\bar{x} \pm SD$).

Somit wurde jeder Patient dreimal untersucht: a) unter Leerbedingungen (in Ruhe und bei Belastung), b) 5 bzw. 6 h nach Einnahme von Präparat A (Belastung), c) 5 bzw. 6 h nach Einnahme von Präparat B (Belastung).

Das Prüfprotokoll einschließlich der Uhrzeit der Untersuchungen, der Belastungshöhe und -dauer (am Fahrradergometer) wurde während der gesamten Studie gleichgehalten. Die Belastungs-Kymographie und -Echokardiographie wurden im Liegen ausgeführt. Die Kymogramme wurden 4–6 s nach Abbruch der Belastung, auf der Höhe der Inspiration ohne Auslösen eines Valsalva-Effektes, geschrieben. Die Echokardiogramme wurden während der Belastung registriert. Die Belastung wurde stufenweise erhöht. Vor Beginn der Studie wurden die Patienten aufgeklärt und gaben ihre Zustimmung. Drei Patienten schieden aus, zwei wegen ISDN-Nebenwirkungen, einer aus beruflichen Gründen.

Am linken Rand der Herzsilhouette wurden die kymographisch bedeutsamen Gebiete abgegrenzt [1]. Es wurden nur solche Gebiete ausgewertet, die bei allen drei Untersuchungen identisch waren. Dies ergab 14 vollständig untersuchte Patienten. Die regionalen linksventrikulären Motilitätsstörungen wurden in leichte, mittelschwere oder schwere Hypokinesie, Akinesie und Dyskinesie eingeteilt. M-mode Echokardiogramme [4] wurden in Standardposition I bei der maximal erreichten Herzfrequenz registriert.

Zur statistischen Analyse wurde der Wilcoxon-Test verwendet. Ein p-Wert von weniger als 0,01 bedeutete eine signifikante Veränderung.

Ergebnisse

Kymographie

Bei jeder Untersuchungsreihe konnten 111 identische kymographisch bedeutsame Gebiete unter Belastung beurteilt werden. ISDN/MOLS bewirkten bei 67,8/79,2 dieser Gebiete keine Veränderung der linksventrikulären Wandmotilität. In 19/13,1 Gebieten kam es zu einer Verbesserung. In 24,2/18,7 war die Motilität verschlechtert. Die leichten Hypokinesien verringerten sich um 12%/31%, die schweren Hypokinesien um 56%/61% und die Akinesien um 9%/20%. Die mittelschweren Hypokinesien stiegen um 40%/24% an, die Dyskinesien um 5%/12%. Diese Veränderungen sowie die Unterschiede zwischen den Wirkungen von ISDN und MOLS waren nicht signifikant.

Echokardiographie

ISDN/MOLS verkleinerten den linksventrikulären enddiastolischen Durchmesser bei 5/6 Patienten und den endsystolischen Durchmesser bei 6/7 Patienten. Bei 8/8 Patienten war der linksventrikuläre enddiastolische und bei 8/7 Patienten der endsystolische Durchmesser vergrößert. Die Veränderungen der linksventrikulären Hinterwanddicke, der Amplitude der posterioren Wandbewegung, die systolische und diastolische Septumdicke sowie der diastolische rechtsventrikuläre Durchmesser waren praktisch gleich. Die Verkürzungsfraktion sowie die mittlere Geschwindigkeit der zirkumferentiellen Verkürzung stiegen bei 4/8 bzw. 4/9 Patienten an und fielen bei 10/5 bzw. 10/5 Patienten ab. Diese Veränderungen sowie die Unterschiede zwischen ISDN- und MOLS-Wirkungen waren nicht signifikant.

Symptome

Beide Pharmaka besserten die Symptomatik (Angina pectoris und Belastungs-Dyspnoe) 5 h nach oraler Gabe und, in geringerem Grad, auch nach dem 6-Stunden-Intervall. ISDN bewirkte einen signifikanten Rückgang der Belastungs-Angina pectoris ($p < 0{,}01$) und der Dyspnoe unter Belastung ($p < 0{,}001$). Der Vergleich zwischen ISDN und MOLS ergab jedoch keine signifikanten Unterschiede zwischen den beiden Präparaten.

Schlußfolgerungen

1. Bei Patienten mit koronarer Herzkrankheit und stabiler Belastungs-Angina-pectoris bewirken Isosorbiddinitrat wie Molsidomin eine symptomatische Besserung 5–6 h nach oraler Gabe. Die ISDN-Wirkungen waren statistisch signifikant.

2. Weder Isosorbiddinitrat nach Molsidomin verursachten gerichtete Veränderungen der linksventrikulären regionalen Motilitätsstörungen und Tiefendurchmesser unter Belastung 5–6 h nach oraler Gabe. Es wurden allerdings große individuelle Schwankungen verzeichnet.

3. Die Belastungs-Kymographie ist ein nützliches Verfahren zur Feststellung regionaler linksventrikulärer Motilitätsstörungen während der Myokardischämie bei Patienten mit koronarer Herzkrankheit und stabiler belastungsinduzierter Angina pectoris.

Literatur

1. Jaedicke W (1977) Röntgenologische und hämodynamische Befunde bei der koronaren Herzerkrankung unter besonderer Berücksichtigung des Ruhe- und Belastungskymogrammes. Habilitationsschrift. Universität Freiburg
2. Borer JS, Bacharach SL, Greene MV (to be published) Effect of exercise on left ventricular function in patients with coronary, valvular and cardiomyopathic heart disease as assessed by radionuclide cineangiography. Adv Clin Cardiol
3. Lochner W, Bender F (1979) Molsidomin. Neue Aspekte in der Therapie der ischämischen Herzerkrankung. Urban & Schwarzenberg, München Wien Baltimore
4. Nanda NC, Gramiak R (1978) Clinical echocardiography. Mosby, Saint Louis
5. Rudolph W, Siegenthaler W (1976) Nitrate. Wirkung auf Herz und Kreislauf. Urban & Schwarzenberg, München Berlin Wien
6. Rudolph W, Schrey A (1980) Nitrate II. Wirkung auf Herz und Kreislauf. Urban & Schwarzenberg. München Wien Baltimore

Myokardialer Sauerstoffverbrauch und Koronardurchblutung in Ruhe und unter Belastung nach Nitroglycerin[*]

W. C. Jansen, V. Hombach, B. Niehues, M. Tauchert, D. W. Behrenbeck und H. Hilger

Einleitung

Der günstige antianginöse Effekt der Nitrokörper wird hauptsächlich durch seine das Herz entlastende periphere Wirkung – im Sinne einer Senkung des Preload und des Afterload beider Ventrikel – erklärt. Dies geht mit einer Herabsetzung des Herzzeitvolumens, der Herzarbeit und des myokardialen Sauerstoffverbrauchs einher. Die Ergebnisse bezüglich der Veränderungen der Myokarddurchblutung nach Gabe von Nitraten sind widersprüchlich. Während Behrenbeck [1], Gorlin [5], Stauer [11] und Tauchert [13] eine Abnahme der Koronardurchblutung feststellten, berichteten Cowan [3], Carson [2] und Horwitz [6] über einen Anstieg. Es gibt nur wenige Berichte über die Wirkungen von Nitraten auf den myokardialen Sauerstoffverbrauch und die Koronardurchblutung unter körperlicher Belastung [7, 10].

Zum Nachweis des Ausmaßes der myokardialen Sauerstoffeinsparung durch Nitroglycerin untersuchten wir den Einfluß von Nitroglycerin (NTG) auf die systemische und koronare Hämodynamik in Ruhe und unter Belastung bei Patienten mit koronarer Herzkrankheit (KHK).

Methodik

Zehn Patienten (2 Frauen und 8 Männer) im Alter von 28–53 Jahren (im Mittel 47 ± 5 Jahre) wurden in die Studie aufgenommen. Vor Beginn der Untersuchungen gaben die Patienten ihre informierte Zustimmung. Alle Patienten hatten eine durch Anamnese, Belastungs-EKG und Koronarangiographie objektivierte KHK. Alle Patienten hatten eine Drei-Gefäß-Erkrankung. Jegliche Medikation wurde 2 Tage vor Beginn der Untersuchungen abgesetzt. Es wurde keine spezielle Prämedikation verwendet.

Die folgenden hämodynamischen Parameter wurden in Ruhe gemessen: Herzfrequenz, Herzzeitvolumen (Farbstoff-Dilution), Herzindex, Schlagvolumen, Koronardurchblutung (Argon-Methode [12]), myokardialer Sauerstoffverbrauch (berechnet aus Koronardurchblutung und koronarer arteriovenöser Sauerstoffdiffe-

* Mit Unterstützung der Deutschen Forschungsgemeinschaft (SFB 68 Köln)

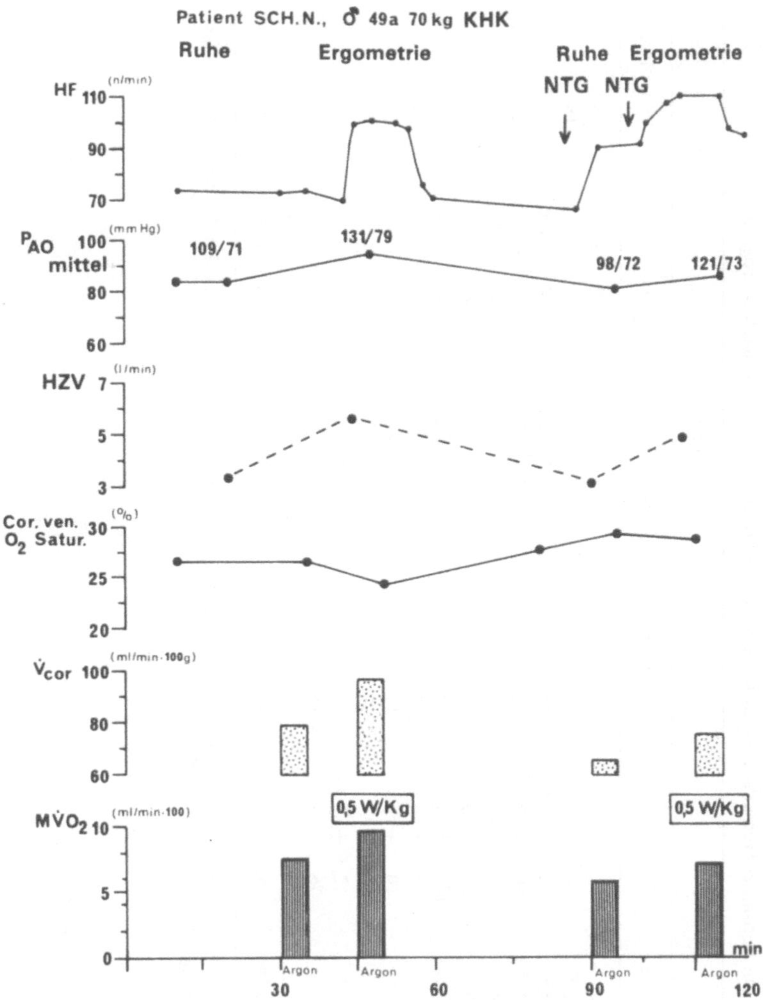

Abb. 1. Untersuchungsprotokoll. Koronardurchblutung ($\dot{V}_{cor}$) (Argon-Methode) und myokardialer Sauerstoffverbrauch ($M\dot{V}O_2$) wurden vor und nach Gabe von 0,8 mg Nitroglycerin (*NTG*) sowohl in Ruhe als auch unter Belastung bestimmt. Der Abfall des mittleren Aortendrucks (P_{AO}*mittel*) und die Reduzierung des Herzzeitvolumens (*HZV*) sind für den Rückgang des $M\dot{V}O_2$ verantwortlich. *HF* Herzfrequenz, *Cor.ven.O₂ Satur.* koronarvenöse Sauerstoffsättigung

renz) sowie Koronargefäßwiderstand (errechnet aus mittlerem Aortendruck und Koronardurchblutung).

Anschließend wurde eine Fahrradergometrie im Liegen mit Belastungen von 0,5 W/kg Körpergewicht ausgeführt. Höhere Belastungen wurden mit Absicht vermieden, um während der hämodynamischen Messungen ein Steady state zu erhalten. Alle Messungen wurden gegen Ende der Belastung wiederholt. Nach einer 30 minütigen Erholungszeit, während derer Herzfrequenz und Blutdruck auf die Ausgangswerte zurückkehrten, erhielten die Patienten 0,8 mg NTG sublingual. Zum Zeitpunkt der erwarteten Maximalwirkung (ca. 5 min nach Einnahme) wur-

Tabelle 1. Hämodynamische Daten von 10 Patienten mit koronarer Herzkrankheit in Ruhe und unter Belastung vor und nach Nitroglycerin[a]

Parameter	Ruhe			Belastung		
	Kontrollwerte	NTG	% Differenz	Kontrollwerte	NTG	% Differenz
Herzfrequenz (Schläge/min)	84 $\pm$ 8	99 $\pm$ 8	+18	115 $\pm$18	123 $\pm$17	+ 8
Herzzeitvolumen (l/min)	5,7 $\pm$ 1,7	4,7 $\pm$ 1,1	−16	9,4 $\pm$ 2,3	7,7 $\pm$ 1,2	−18
Herzindex (l/min/m^2)	3,2 $\pm$ 0,8	2,7 $\pm$ 0,5	−15	5,2 $\pm$ 1,3	4,3 $\pm$ 0,7	−18
Schlagvolumen (ml)	69 $\pm$17	50 $\pm$12	−28	84 $\pm$25	65 $\pm$15	−22
P_{AO} syst (mm Hg)	144 $\pm$28	129 $\pm$22	−10	160 $\pm$27	146 $\pm$32	− 8
P_{AO} diast (mm Hg)	82 $\pm$10	83 $\pm$ 9	+ 2	90 $\pm$ 9	82 $\pm$ 9	− 9
P_{AO} mittel (mm Hg)	109 $\pm$17	101 $\pm$14	− 7	120 $\pm$13	108 $\pm$14	−10
PAP syst (mm Hg)	25 $\pm$ 5	22 $\pm$ 4	−14	34 $\pm$ 6	26 $\pm$ 5	−24
PAP diast (mm Hg)	11 $\pm$ 2	10 $\pm$ 3	−11	17 $\pm$ 4	14 $\pm$ 3	−18
PAP mittel (mm Hg)	16 $\pm$ 2	13 $\pm$ 2	−19	24 $\pm$ 5	18 $\pm$ 5	−25
$AVDO_2$–Cs	13,2 $\pm$ 2,1	12,7 $\pm$ 2,4	− 4	14,0 $\pm$ 2,3	13,6 $\pm$ 2,3	− 3,4
$\dot{V}_{Cor}$ (ml/min $\times$ 100 g)	89 $\pm$20	76 $\pm$11	−15	116 $\pm$26	98 $\pm$26	−15
$M\dot{V}O_2$ (ml/min $\times$ 100 g)	11,7 $\pm$ 3,2	9,6 $\pm$ 2,1	−18	15,9 $\pm$ 5,1	13,0 $\pm$ 4,0	−18
R_{COR} (mm Hg/ml/min $\times$ 100 g)	0,96$\pm$ 0,14	1,14$\pm$ 0,2	+19	0,80$\pm$ 0,18	0,88$\pm$ 0,16	+10

[a] P_{AO} Aortendruck; PAP Pulmonalarteriendruck; $AVDO_2$–CS arterio-koronarvenöse Sauerstoffsättigungsdifferenz; $\dot{V}_{Cor}$ Koronardurchblutung; $M\dot{V}O_2$ myokardialer Sauerstoffverbrauch; R_{Cor} Koronargefäßwiderstand

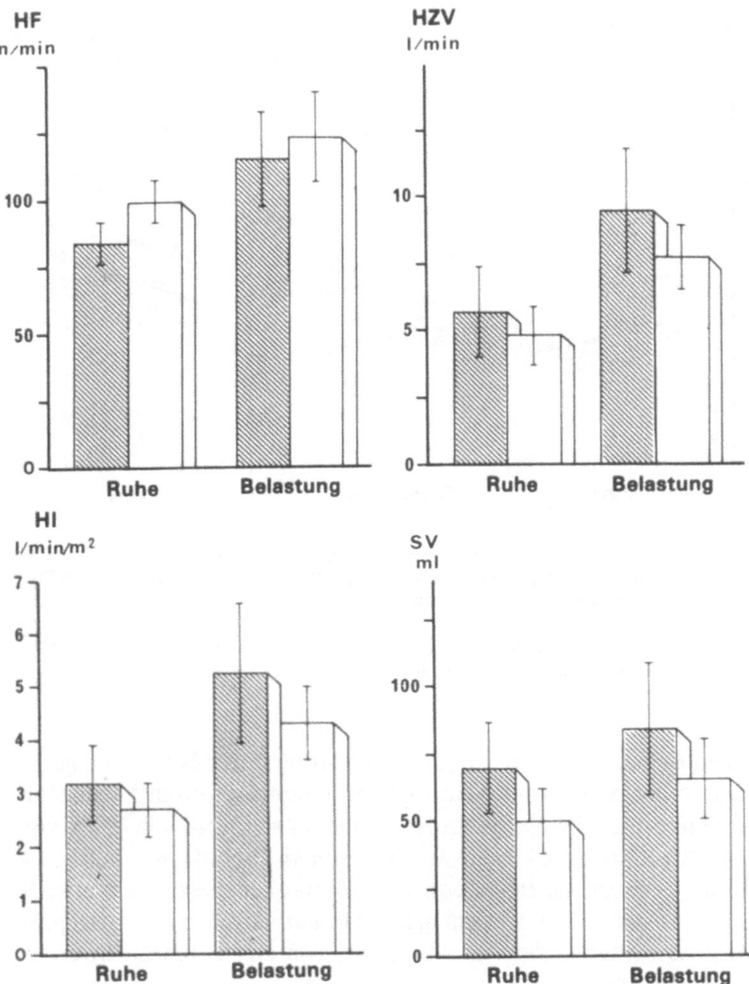

Abb. 2. Wirkung von Nitroglycerin auf verschiedene hämodynamische Parameter in Ruhe und unter Belastung. Kontrollwerte (*schraffierte Säulen*), Nitroglycerin-Werte (*weiße Säulen*), *HF* Herzfrequenz, *HZV* Herzzeitvolumen, *HI* Herzindex, *SV* Schlagvolumen

den die obigen Parameter erneut bestimmt. Anschließend wurde die 2. Ergometrie auf der gleichen Belastungshöhe wie die vor der Medikation ausgeführt (Abb. 1). Unmittelbar vor der Ergometrie erhielten die Patienten erneut 0,8 mg NTG.

Die Signifikanzberechnung wurde mit dem t-Test für gepaarte Daten ausgeführt, eine statistische Signifikanz wurde akzeptiert, wenn $p < 0{,}05$. Die Werte wurden als Mittelwerte $\pm$ Standardabweichung angegeben.

Ergebnisse

Die Untersuchung wurde von allen Patienten ohne Komplikationen toleriert. Bei 3 der 10 Patienten kam es unter Belastung zu pektanginösen Sympto-

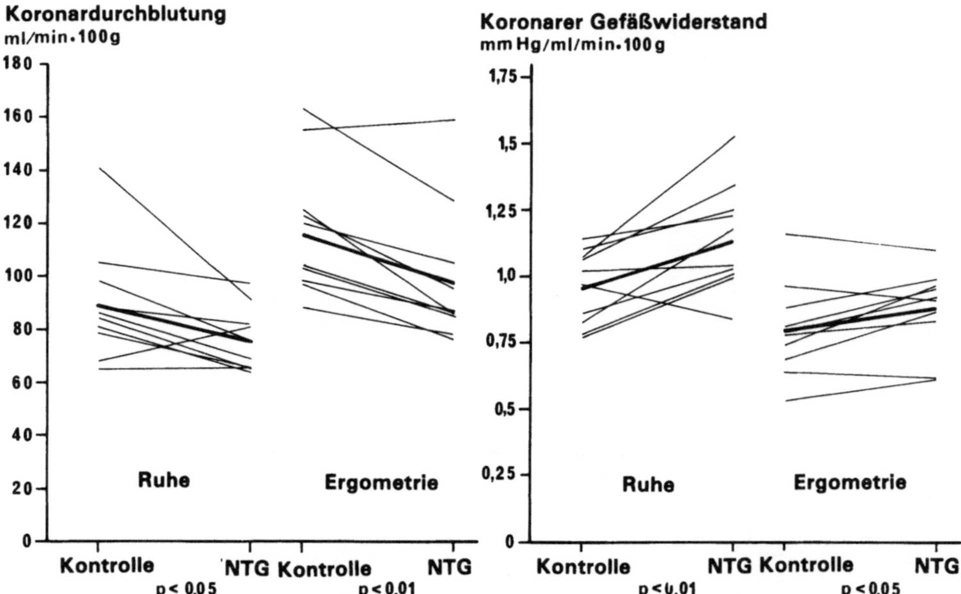

Abb. 3. Wirkung von 0,8 mg Nitroglycerin (*NTG*) auf die Koronardurchblutung (*links*) und den koronaren Gefäßwiderstand (*rechts*) in Ruhe und während Ergometrie

men, die bei Wiederholung der Belastung unter NTG weniger ausgeprägt waren. Die wichtigsten hämodynamischen Ergebnisse sind in Tabelle 1 zusammengestellt. In Ruhe stieg die Herzfrequenz unter dem Einfluß von NTG von durchschnittlich 84 ± 8 auf im Mittel 99 ± 8 Schläge/min an ($+18\%$, $p < 0,001$). Demgegenüber war unter körperlicher Belastung der Herzfrequenzanstieg mit etwa 8% (von im Mittel 115 ± 18 auf 123 ± 17 Schläge/min) deutlich geringer ausgeprägt ($p < 0,05$). Das Herzzeitvolumen fiel signifikant ab, von einem Kontrollwert von $5,7 \pm 1,7$ l/min auf einen Mittelwert von $4,7 \pm 1,1$ l/min unter der Nitroglycerin-Wirkung (Abb. 2). Während der körperlichen Belastung reduzierte NTG das Herzzeitvolumen signifikant um 18% (von $9,4 \pm 2,3$ l/min auf im Mittel $7,7 \pm 1,2$ l/min). Der Herzindex wurde unter Nitroglycerin in Ruhe um 15% (von $3,2 \pm 0,8$ auf $2,7 \pm 0,54$ l/min/m^2) ($p < 0,05$) und während der Ergometrie um fast 18% (von $5,24 \pm 1,9$ auf $4,3 \pm 0,7$ l/min/m^2) reduziert. Die Verminderung des Herzindex trotz Anstieg der Herzfrequenz beruht auf einer hochsignifikanten Reduzierung des Schlagvolumens um 28% (von 69 ± 17 auf 50 ± 12 ml) in Ruhe und um 22% (von 84 ± 25 auf 65 ± 15 ml) bei der Ergometrie (Abb. 2). Der systolische Aortendruck wurde um 10% in Ruhe und um 9% unter Belastung reduziert (von 144 ± 28 auf 129 ± 22 mm Hg bzw. 160 ± 27 auf 146 ± 32 mm Hg). Der diastolische Aortendruck zeigte in Ruhe keine signifikanten Veränderungen nach NTG; er fiel dagegen unter Belastung signifikant ($p < 0,01$) um 8% nach NTG ab (von 91 ± 9 auf 82 ± 9 mm Hg). Der mittlere Aortendruck fiel nach Nitroglycerin sowohl in Ruhe als auch unter Belastung signifikant ab. Der systolische, diastolische und mittlere Pulmonalarteriendruck wurde sowohl in Ruhe als auch während der Ergometrie durch NTG reduziert (Tabelle 1). Das Produkt aus Herzfrequenz und systolischem Blutdruck in Ruhe fiel

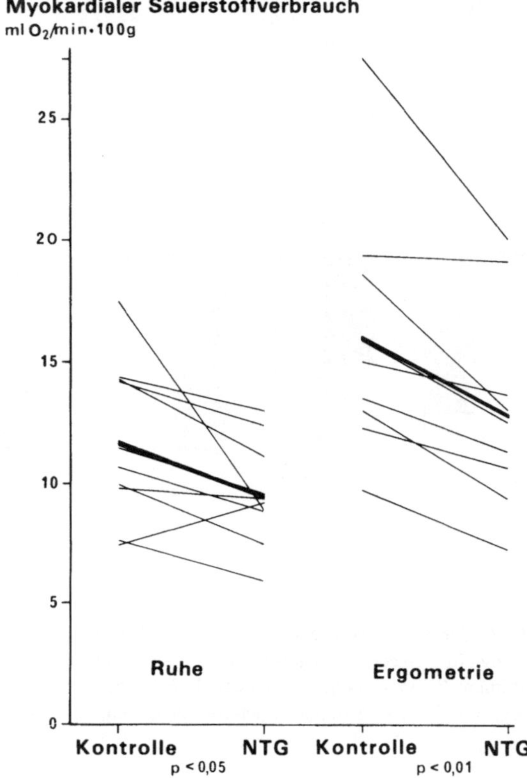

Abb. 4. Wirkung von Nitroglycerin (*NTG*) auf den myokardialen Sauerstoffverbrauch in Ruhe und während körperlicher Belastung

signifikant von $12,9 \pm 2,8$ auf $12,0 \pm 2,9$ mm Hg × min × 10^3 ab, während unter Ergometerbelastung keine signifikanten Veränderungen beobachtet wurden. Die Koronardurchblutung lag in Ruhe innerhalb normaler Grenzen (89 ± 20 ml/min × 100 g) und wurde durch Nitroglycerin signifikant auf 76 ± 11 ml/min × 100 g reduziert. Während der körperlichen Belastung stieg die Koronardurchblutung auf 116 ± 16 ml/min × 100 g an. Unter gleich hoher Belastung wurde nach Nitroglycerin ein Anstieg auf nur 98 ± 26 ml/min × 100 g gemessen. In beiden Situationen betrug die Differenz 15% ($p < 0,05$ bzw. $p < 0,01$) (Abb. 3).

Der myokardiale Sauerstoffverbrauch wurde unter Nitroglycerin um 18% von einem Kontrollwert von $11,7 \pm 3,2$ ml/min × 100 g auf $9,6 \pm 2,1$ ml/min × 100 g signifikant reduziert. Auch während der Ergometrie betrug die Reduzierung 18% (von $15,9 \pm 5,4$ auf $13,4 \pm 4,4$ ml/min × 100 g; $p < 0,01$) (Abb. 4).

Die arterio-koronarvenöse Sauerstoffdifferenz war nach NTG leicht, jedoch nicht signifikant vermindert. Unter NTG stieg der koronare Gefäßwiderstand in Ruhe um 19% an, während der Ergometrie dagegen nur um 10% (in Ruhe von $0,96 \pm 0,14$ auf $1,14 \pm 0,20$ mm Hg/ml/min, $p < 0,01$, bei Belastung von $0,80 \pm 0,18$ auf $0,88 \pm 0,18$ mm Hg/ml/min, $p < 0,01$) (Abb. 3).

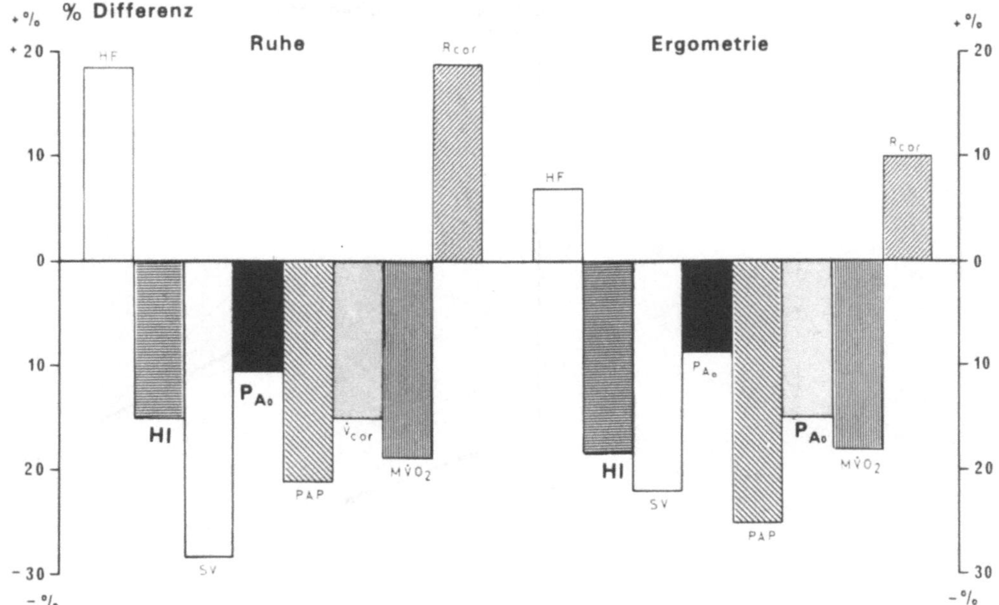

Abb. 5. Veränderungen verschiedener hämodynamischer Parameter in Ruhe und unter Belastung nach 0,8 mg Nitroglycerin (%) gegenüber den Kontrollwerten. *HF* Herzfrequenz; *HI* Herzindex; *SV* Schlagvolumen; P_{Ao} systolischer Aortendruck; *PAP* mittlerer Pulmonalarteriendruck; $\dot{V}_{cor}$ Koronardurchblutung; $M\dot{V}O_2$ myokardialer Sauerstoffverbrauch; R_{cor} Koronargefäßwiderstand

Besprechung

Aus ausführlichen experimentellen und klinischen Untersuchungen ist bekannt, daß die antianginöse Wirkung der Nitrate auf der von ihnen bewirkten Vasodilatation, insbesondere im systemischen und im kleinen Kreislauf, beruht. Durch Senkung des peripheren arteriellen Widerstandes und eine Tonusminderung des venösen Gefäßsystems kommt es zu einer Abnahme der Vor- (Preload) und Nachlast (Afterload) des Herzens. Dies bedeutet eine Reduktion der linksventrikulären Wandspannung, die zu einer Reduktion des myokardialen Sauerstoffverbrauches führt.

Eine Dosis von 0,8 mg NTG in Ruhe und während der Ergometrie hatte eine signifikante Reduzierung des Herzindex um 15 bzw. 18%, der Koronardurchblutung um 15% und des myokardialen Sauerstoffverbrauchs um 18% zur Folge. Die Herzfrequenz stieg um 18 bzw. 7% an, der Koronargefäßwiderstand gegenregulatorisch um 18 bzw. 10% (Abb. 5). Diese den myokardialen Sauerstoffverbrauch steigernde Reaktion wurde jedoch durch die Reduktion der Wandspannung überkompensiert, so daß als Nettoeffekt die beschriebene Senkung des Sauerstoffverbrauches resultierte.

Unsere Ergebnisse stimmen mit denen von Gorlin überein [5], der eine 16%ige Verminderung der Koronardurchblutung in Ruhe und eine 17%ige Verminderung des myokardialen Sauerstoffverbrauchs nach Nitratgabe beobachtete. Strauer [11]

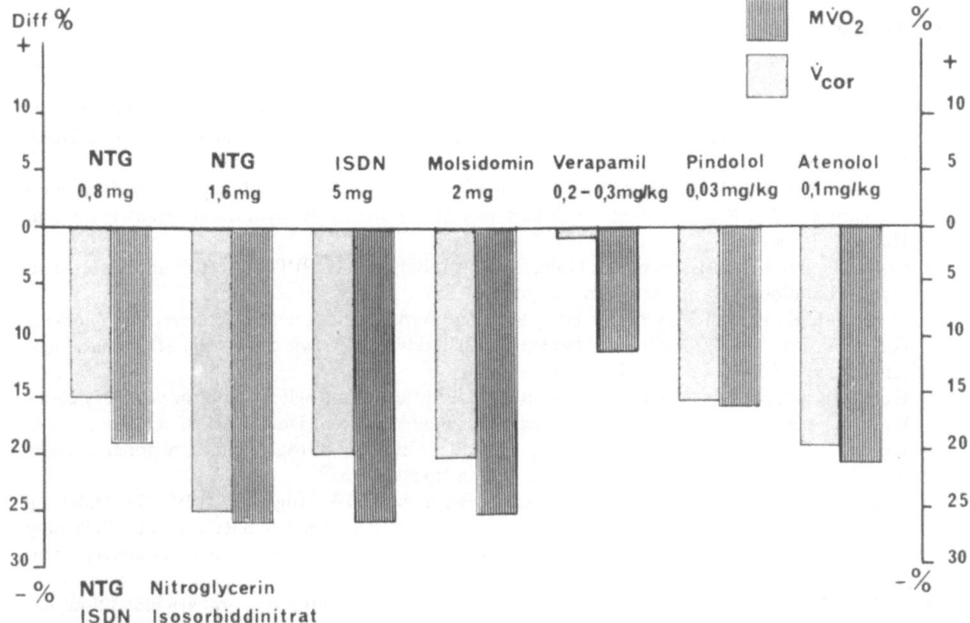

Abb. 6. Prozentuale Beeinflussung der Koronardurchblutung ($\dot{V}_{cor}$) und des myokardialen Sauerstoffverbrauches ($M\dot{V}O_2$) in Ruhe durch verschiedene antianginös wirksame Pharmaka; 0,8 mg NTG [7], 1,6 mg NTG [1], 5 mg ISDN [1], 2 mg Molsidomin [14], 0,2–0,3 mg/kg Verapamil [9], 0,03 mg/kg Pindolol [4], 0,1 mg/kg Atenolol [7]

und Behrenbeck [1] berichteten in Abhängigkeit von der verwendeten Dosierung über eine 11–27%ige Verminderung der Koronardurchblutung unter Ruhebedingungen. Parker [10] fand dagegen keinerlei Veränderungen der Koronardurchblutung in Ruhe oder unter Belastung nach Gabe von 0,5 mg NTG. Lichtlen [8] beobachtete ähnliche Veränderungen der systemischen und koronaren Hämodynamik nach Applikation von 5 mg ISDN. Während der Ergometrie fiel die Koronardurchblutung im Mittel um 17% ab, während der Koronarwiderstand nicht signifikant anstieg.

Die Wirkung einiger antianginöser Pharmaka auf die Koronardurchblutung und den myokardialen Sauerstoffverbrauch ist in Abb. 6 zusammengestellt. Nitrate und Betarezeptorenblocker, die zur antianginösen Therapie verwendet werden, haben – genau wie Molsidomin – einen erheblichen sauerstoffsparenden Effekt.

Die nitratinduzierte Verringerung des myokardialen Sauerstoffverbrauchs sowohl in Ruhe als auch unter körperlicher Belastung ist einer der wichtigen Bestandteile der antianginösen Wirkung von NTG bei Patienten mit KHK.

Literatur

1. Behrenbeck DW, Tauchert M, Hilger HH (1976) Verhalten der Koronardurchblutung und des myokardialen Sauerstoffverbrauches bei Änderung des peripheren Gefäßwiderstands. Verh Dtsch Ges Inn Med 82:1172
2. Carson RP, Wilson WS, Nemiroff MJ, Weber WJ (1969) The effect of sublingual nitroglycerin on myocardial blood flow in patients with coronary artery disease or myocardial hypertrophy. Am Heart J 77:579
3. Cowan C, Duran PVM, Corsini G, Goldschlager N, Bing RJ (1969) The effect of nitroglycerin on myocardial blood flow in man. Am J Cardiol 24:154
4. Dolder M, Kaufmann M, Gurtner HP (1971) Zur Wirkung eines neuen Betarezeptorenblockers (LB 46, Visken) auf die Groß- und Kleinkreislaufhämodynamik sowie den Koronarfluß beim Menschen. Schweiz Med Wochenschr 101:1869
5. Gorlin R, Brachfeld N, MacLeod C, Bopp B (1959) Effect of nitroglycerin on the coronary circulation in patients with coronary artery disease or increased left ventricular work. Circulation 19:705
6. Horwitz LD, Gorlin R, Taylor WJ, Kemp HG (1971) Effect of nitroglycerin on regional myocardial blood flow in coronary artery disease. J Clin Invest 50:1578
7. Jansen W, Niehues B, Tauchert M, Hombach V, Behrenbeck DW, Hilger HH (1980) Die Änderung der Koronardurchblutung und des myokardialen Sauerstoffverbrauches in Ruhe und bei Belastung nach Gabe von Nitrolingual im Vergleich zu Tenormin, einem kardioselektiven Betarezeptorenblocker. Verh Dtsch Ges Inn Med 86
8. Lichtlen P, Halter J, Gattiker K (1974) The effect of isosorbiddinitrat on coronary blood flow, coronary resistance and left ventricular dynamics under exercise in patients with coronary disease. Basic Res Cardiol 69:402
9. Niehues B, Tauchert M, Behrenbeck DW, Hilger HH (1976) Myokardialer Sauerstoffverbrauch und Koronardurchblutung unter dem Einfluß von Verapamil. Verh Dtsch Ges Inn Med 82:1139
10. Parker JO, West RO, Giorgi S Di (1971) The effect of nitroglycerin on coronary blood flow and the hemodynamic response to exercise in coronary artery disease. Am J Cardiol 27:59
11. Strauer BE (1979) Koronare und systemische Gefäßkapazität unter Nitroglycerin und Dihydralazin. In: Zweites Hamburger Nitroglycerin-Symposion. Pharmazeutische Verlagsgesellschaft, München
12. Tauchert M, Kochsiek K, Heiss HW, Rau G, Bretschneider HJ (1971) Technik der Organdurchblutungsmessung mit der Argon-Methode. Z Kreislaufforsch 60:871
13. Tauchert M, Behrenbeck DW, Hilger HH (1977) Der Einfluß von Nitraten auf Hämodynamik und myokardialer Sauerstoffverbrauch. In: Schettler G, Horsch A, Mörl H, Orth H, Weizel A (eds) Der Herzinfarkt. Schattauer, Stuttgart New York, pp 332–342
14. Tauchert M, Behrenbeck DW, Niehues B, Jansen W, Hilger HH (1979) Beeinflußung des myokardialen O_2-Verbrauches durch Molsidomin bei Patienten mit koronarer Herzkrankheit. In: Lochner W, Bender F (eds) Molsodomin. Neue Aspekte in der Therapie der ischämischen Herzerkrankung. Urban & Schwarzenberg, München Wien Baltimore, pp 134–139

Wirkung von Isosorbiddinitrat und aorto-koronarer Venenbypass-Operation auf die Perfusionsverteilung bei der 201-Thallium-Belastungs-Szintigraphie. Vergleich der regionalen Isotopenaufnahme in normalen und poststenotischen Gebieten

R. Wolf, P. Pretschner, H. J. Engel, H. Hundeshagen und P. R. Lichtlen

Einleitung

Sowohl die chirurgische als auch die medikamentöse – überwiegend mit Nitraten eingeleitete – Therapie haben das Ziel, die Angina pectoris bei Koronarkranken zu verhindern und ihre Belastungstoleranz zu steigern [3, 6, 9, 12]. Eine komplette Revaskularisation kann zudem auch bei speziellen Patientengruppen die Überlebensrate erhöhen [3, 6]. Die günstigen Auswirkungen der aorto-koronaren Venenbypass-Operation werden überwiegend auf einen Anstieg der Myokarddurchblutung in den poststenotischen Gebieten zurückgeführt, doch wurden auch andere Mechanismen, wie z. B. perioperative Infarkte, diskutiert [3, 6, 9, 12]. Im Gegensatz dazu beruht die antianginöse Wirkung der Nitrate auf peripheren Gefäßmechanismen, die zu einem verminderten metabolischen Bedarf des Herzens führen [2, 4]. Trotz zahlreicher experimenteller und klinischer Untersuchungen werden die nitratinduzierten Veränderungen der Myokarddurchblutung weiterhin eingehend diskutiert. Zur Messung des regionalen Flusses sind hierbei invasive Techniken erforderlich, die auf der präkordialen Registrierung multipler Auswaschkurven mit einer Szintillationskamera nach intrakoronarer Radioisotopen-Injektion beruhen [2, 7]. Die in Ruhe ermittelten Werte zeigen mehrheitlich eine homogene Verteilung des Koronarflusses und sind für ischämische Zustände nicht repräsentativ. Demgegenüber ist die Untersuchung der regionalen Myokarddurchblutung unter Belastung aus technischen Gründen limitiert (Schwierigkeit der selektiven, intrakoronaren Isotopen-Injektion; Zähl-Geometrie des Herzens usw.) [2, 7].

Heute stellt der Einsatz der 201-Thallium-(201-Tl-)Szintigraphie eine nichtinvasive Methode zur Analyse der regionalen myokardialen Perfusionsverteilung insbesondere unter Belastungsbedingungen dar [1, 8, 11]. Grundlage dieser Technik ist, daß die initiale 201-Thallium-Verteilung in normalen und poststenotischen Gebieten primär durch die regionale Myokarddurchblutung und die Masse vitaler Muskelfasern bestimmt wird [1, 11]. Eine passagere relative Minderperfusion mit verminderter 201-Thallium-Aufnahme unter Belastung im Vergleich zu normal perfundierten Gebieten ist durch eine frühe Umverteilung des Radioisotops in Ruhe bzw. Auffüllung eines Perfusionsdefektes charakterisiert [8]. Diese grundlegenden Mechanismen der myokardialen Perfusions-Szintigraphie mit 201-Thallium sollten daher zur Beantwortung der folgenden Fragen herangezogen werden:

1. Wie beeinflussen Nitrate (Isosorbiddinitrat sublingual) die regionale Perfusionsverteilung unter Belastung in poststenotischen Arealen im Vergleich zu einer nachfolgenden chirurgischen Myokardrevaskularisation?

2. Sind die unter Nitrateinfluß und nach Myokardrevaskularisation nachweisbaren Veränderungen der myokardialen Perfusionsverteilung Ausdruck eines unterschiedlichen Flußverhaltens?

Methodik

Von 14 Patienten mit angiographisch nachgewiesener koronarer Herzkrankheit, bei denen vor und nach Isosorbiddinitrat (ISDN, 10 mg sublingual) eine 201-Thallium-Belastungs-Szintigraphie erfolgte, wurde in 5 Fällen (Alter: 45–57 Jahre) eine nochmalige Szintigraphie nach aorto-koronarer Venenbypass-Operation durchgeführt, entsprechend dem folgenden Untersuchungsprotokoll.

Kontrollszintigraphie

Die 201-Thallium-Szintigraphie wurde nach einer fahrradergometrischen Belastung mit ansteigenden Wattstufen durchgeführt. Bei Auftreten einer belastungsinduzierten Ischämie (Angina pectoris und/oder ST-Streckensenkung $\geq 0,1$ mVolt) wurden 2 mCi 201-Thallium intravenös injiziert und die Belastung anschließend über 2 min fortgesetzt. Unmittelbar nach der Belastung wurde die 201-Thallium-Szintigraphie begonnen. Eine Redistributions-Studie wurde in Ruhe nach 4 h durchgeführt. Die Szintigraphie erfolgte mit einer Picker Dyna Camera 4/15 (low-energy general purpose collimator, 20% Energiefenster) und einem DEC-pdp-11/34-Computer in 4 Projektionen (anterior, LAO 30 Grad, 60 Grad, links-lateral). Die myokardiale 201-Thallium-Aktivität wurde als analoge und digitale Darstellung der Impulsverteilung in einer 64×64-Bildmatrix (30% Hintergrund-Subtraktion mit Kontrastverstärkung; Bildwiedergabe in 16 Grau- bzw. Farbstufen) eines elektronisch bestimmten Gesichtsfeldausschnittes der Gammakamera erfaßt und von drei unabhängigen Untersuchern beurteilt. Ein signifikanter ischämischer Perfusionsdefekt wurde bei visueller Auswertung als eine Aktivitätsverminderung von mehr als 25% des Maximums in mindestens zwei Projektionen und positiver Redistribution in Ruhe definiert. Da in den vier verwendeten szintigraphischen Projektionen sechs anatomisch definitere Regionen des linken Ventrikels identifiziert werden können (anterior, apikal, inferior, septal, lateral, posterior), kann ein poststenotischer ischämischer Defekt der entsprechenden stenosierten Koronararterie eindeutig zugeordnet werden.

Mit Hilfe eines Computer-Programms erfolgte eine quantitative Analyse der regionalen 201-Thallium-Aufnahme. Nach visueller Festlegung der Herzkontur in jeder Projektion wurde das linksventrikuläre Myokard automatisch in acht Segmente unterteilt. Die mittlere 201-Thallium-Aktivität jedes in einem normal perfundierten oder poststenotischen Gebiet lokalisierten Segmentes wurde berechnet und in Impulsen/Minute/Matrix-Punkt (counts/min/matrix point) angegeben.

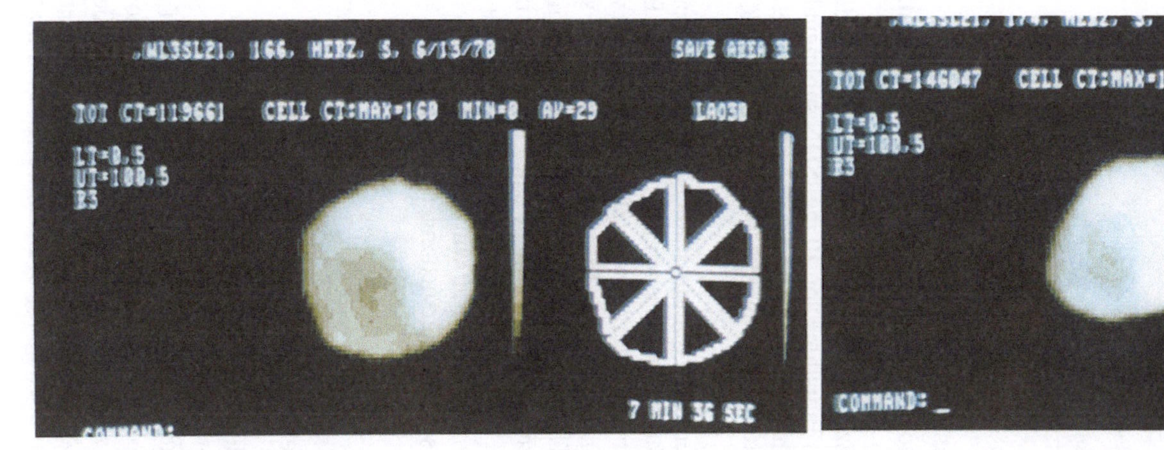
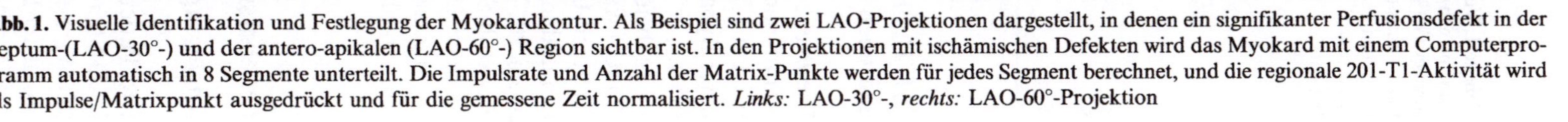

Abb. 1. Visuelle Identifikation und Festlegung der Myokardkontur. Als Beispiel sind zwei LAO-Projektionen dargestellt, in denen ein signifikanter Perfusionsdefekt in der Septum-(LAO-30°-) und der antero-apikalen (LAO-60°-) Region sichtbar ist. In den Projektionen mit ischämischen Defekten wird das Myokard mit einem Computerprogramm automatisch in 8 Segmente unterteilt. Die Impulsrate und Anzahl der Matrix-Punkte werden für jedes Segment berechnet, und die regionale 201-T1-Aktivität wird als Impulse/Matrixpunkt ausgedrückt und für die gemessene Zeit normalisiert. *Links:* LAO-30°-, *rechts:* LAO-60°-Projektion

Tabelle 1. Verteilung kritisch stenosierter (>70%ige Lumeneinengung) und anschließend mit Bypass versehener Gefäße bei 5 vor und nach medikamentöser bzw. chirurgischer Intervention szintigraphisch untersuchten Patienten

Patient	Stenosiertes und mit aorto-koronarem Venenbypass versorgtes Gefäß		
	LAD	LCX	RCA
1	–	–	+
2	+	+	–
3	+	+	–
4	+	–	–
5	+	–	–
Total	4	2	1

201-Thallium-Szintigraphie nach ISDN und nach aorto-koronarer Venenbypass-Operation

Die zweite Szintigraphie wurde 4–6 Wochen nach der Kontroll-Untersuchung und 30 min nach Einnahme von 10 mg ISDN sublingual durchgeführt. Die postoperativen 201-Thallium-Szintigramme wurde im Mittel 3,2 Monate nach aorto-koronarer Bypass-Operation und 7,3 Monate nach der Kontroll-Szintigraphie durchgeführt.

In beiden Interventionsstudien wurde die gleiche Dosis von 201-Thallium (2 mCi) während der gleichen oder einer höheren Ergometerbelastung als bei der Kontroll-Untersuchung injiziert. Die Szintigraphie wurde in identischen Projektionen und in gleicher Reihenfolge durchgeführt. Zur statistischen Analyse der regionalen 201-Thallium-Aufnahme wurden normale und ischämische Segmente der Kontroll-Szintigraphie mit identischen Segmenten in der entsprechenden Projektion nach ISDN bzw. Bypass-Operation verglichen (Abb. 1). Mit Ausnahme von sublingualem Nitroglycerin wurden alle Medikamente jeweils eine Woche vor den szintigraphischen Untersuchungen abgesetzt.

Ergebnisse

Angiographische Daten (Tabelle 1)

Drei Patienten wiesen eine Eingefäßerkrankung auf, hiervon zwei eine hochgradige LAD-Stenose und ein Patient eine subtotale Stenose der rechten Koronararterie (RCA). Bei zwei Patienten bestand eine Zweigefäßerkrankung mit kritischen Stenosen der LAD und des Ramus circumflexus sinister (LCX). Die regionale poststenotische Wandbewegung, beurteilt mittels quantitativer linksventrikulärer Angio-

Tabelle 2. Häufigkeit neuer Perfusionsdefekte unter Belastung bei 5 Patienten vor und nach ISDN bzw. Bypass-Operation (6 angiographisch definierte Regionen pro Patient)

		Belastung	
		Kontrolle	Nach ISDN/Bypass
Linksventrikuläre Region	Mit neuen Defekten	14	0
	Ohne neue Defekte	16	30

$\chi^2 = 18.261$ $p < 0,0005$

graphie, war bei allen Patienten entweder normal oder geringfügig eingeschränkt. Kein Patient wies elektrokardiographisch Hinweise auf einen abgelaufenen Myokardinfarkt auf.

Szintigraphische Daten (Tabelle 2)

201-Thallium-Kontrollszintigraphie

Während der Kontroll-Ergometrie entwickelte sich in 14 (47%) von insgesamt 30 linksventrikulären Regionen (sechs LV-Regionen pro Patient) jeweils ein belastungsinduzierter neuer, in Ruhe reversibler Perfusionsdefekt. Nach automatischer Segmenteinteilung der Kontroll-Szintigramme konnten 31 Segmente in den ischämischen Regionen des linken Ventrikels lokalisiert und mit 38 von nichtstenosierten, normalen Koronargefäßen versorgten Segmenten verglichen werden. In den ischämischen Segmenten betrug die mittlere 201-Thallium-Aktivität $10,6 \pm 0,6$ cts/min/mp im Vergleich zu $12,9 \pm 1,1$ cts/min/mp in den normalen Segmenten. Diese Differenz von 17% war hochsignifikant ($p \leq 0,0005$) (Abb. 4).

201-Thallium-Szintigraphie nach ISDN

In der vorliegenden Studie wurden von insgesamt 14 Patienten nur diejenigen ausgewählt, die eine positive Reaktion auf ISDN zeigten, d.h., bei denen die belastungsinduzierte Angina pectoris und ST-Streckensenkung durch Nitrate verhindert werden konnte und die nachfolgend einer aorto-koronaren Venenbypass-Operation zugeführt wurden. Nach sublingualer Gabe von 10 mg ISDN trat im Vergleich zur Kontroll-Szintigraphie kein 201-Thallium-Defekt auf gleicher oder höherer Belastungsstufe auf. Die Rückbildung belastungsinduzierter Perfusionsdefekte nach ISDN war hochsignifikant ($p \leq 0,0005$). Die Verhinderung klinischer Ischämiezeichen (Angina pectoris und/oder ischämische ST-Streckensenkung) war somit mit einer Homogenisierung der 201-Thallium-Verteilung verbunden (Abb. 2). Nach ISDN wurde eine verminderte 201-Thallium-Aufnahme sowohl in den normalen als auch in den zuvor ischämischen Segmenten beobachtet, entspre-

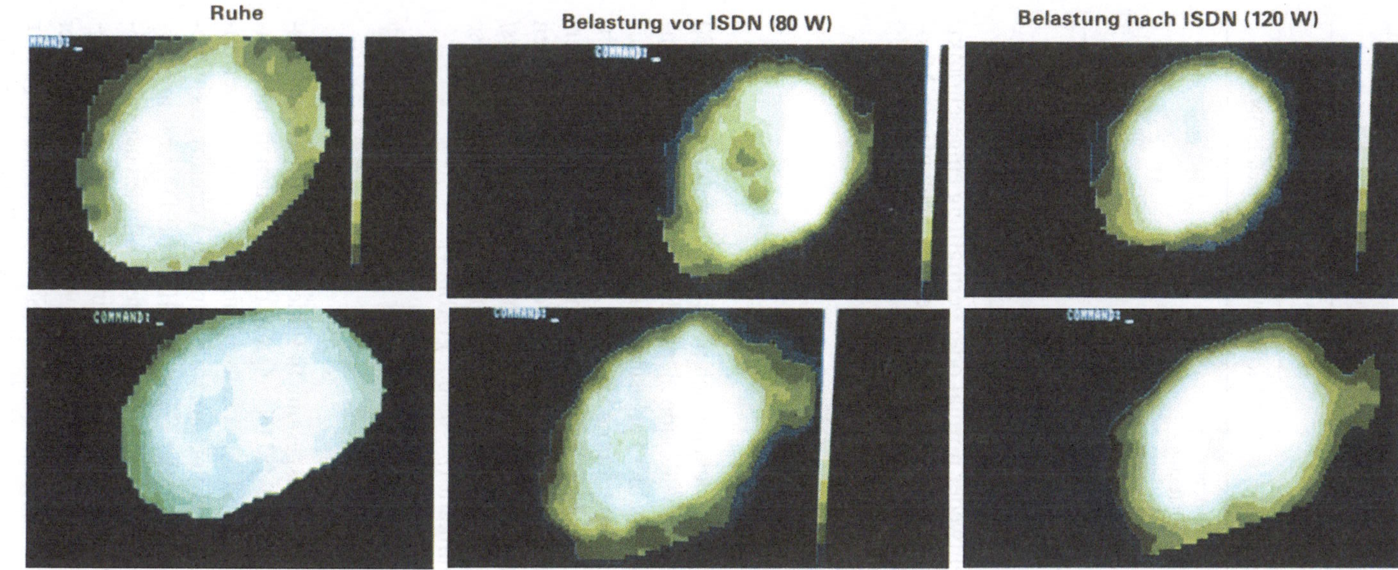

Abb. 2. 201-T1-Szintigraphie vor und nach sublingualer Gabe von 10 mg ISDN bei einem Patienten mit subtotaler LAD-Stenose und angiographisch festgestellter Vorderwand-Hypokinesie. Unter Kontrollbedingungen kam es zu einem reversiblen anterioren und apikalen Perfusionsdefekt mit gleichzeitiger Angina und ST-Streckensenkung. Nach ISDN wurde eine höhere Belastung ohne ischämische Reaktion toleriert. Die 201-T1-Szintigraphie zeigte eine homogene Perfusionsverteilung in den normalen und poststenotischen Gebieten. *Oben:* LAO-30°-, *unten:* LAO-60°-Projektionen

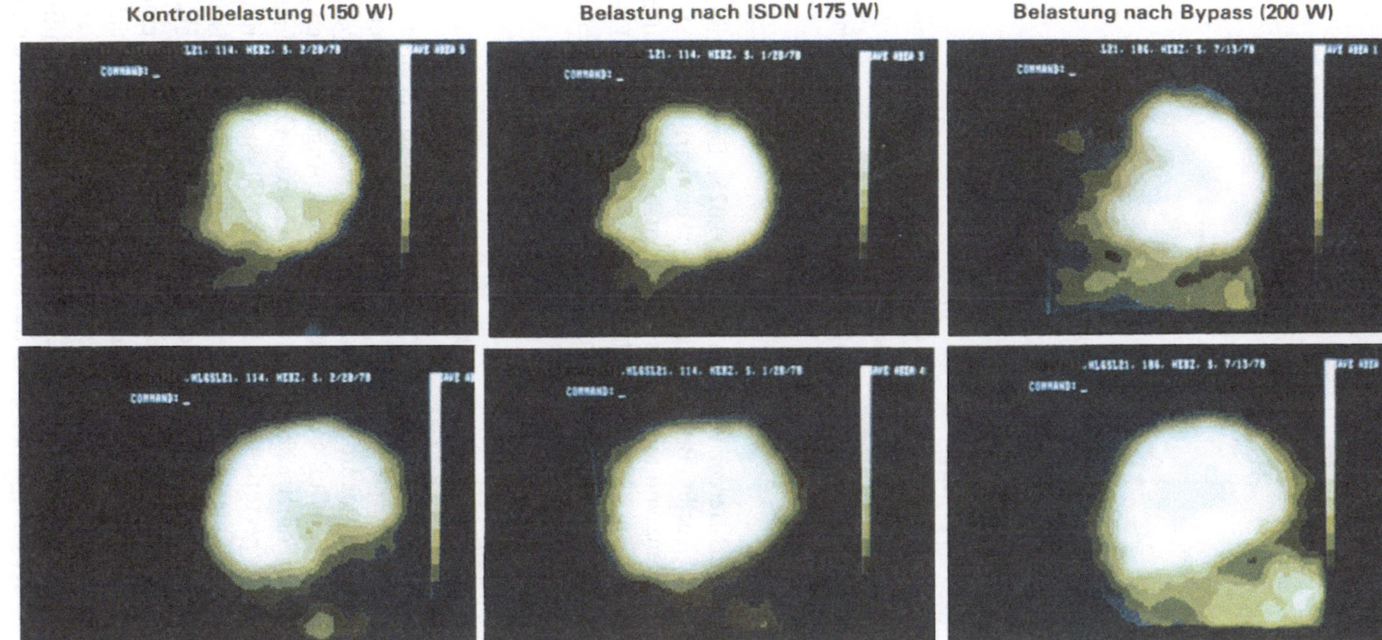

Abb. 3. 201-T1-Szintigraphie vor und nach ISDN bzw. Bypass-Operation der rechten Koronararterie. Die Angiographie zeigte eine hochgradige Stenose des RCA-Hauptstammes und eine normale LV-Funktion. Während der Kontrollbelastung trat ein ischämischer inferiorer und posteriorer Perfusionsdefekt als Ausdruck einer relativen Minderperfusion der RCA im Vergleich zu dem normal perfundierten linkskoronaren System auf. Sowohl nach ISDN als auch nach Bypass-Operation wurden eine homogene 201-T1-Verteilung sowie Rückbildung der Angina und der ST-Streckensenkung beobachtet. *Oben:* anteriore, *unten:* LAO-60°-Projektionen

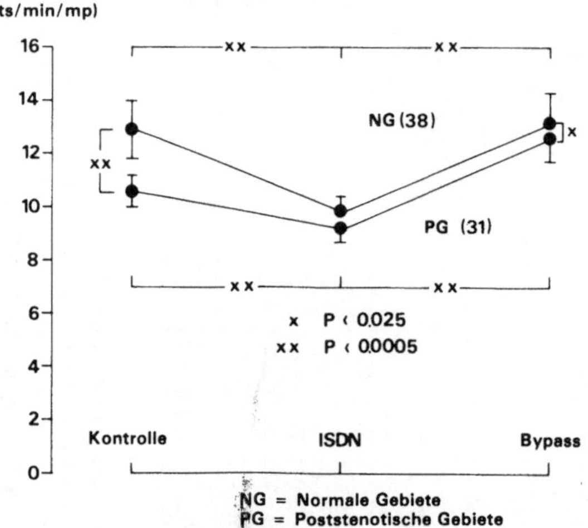

Abb. 4. Quantitative segmentale Analyse der regionalen myokardialen 201-Tl-Aufnahme in normalen (*NG*) und poststenotischen (*PG*) Gebieten

chend einer regionalen Differenz von noch 6% ($p \leq 0,025$). Dieser Aktivitätsunterschied ist jedoch bei visueller Beurteilung nicht erkennbar, da eine Farb- bzw. Graustufe einer Differenz von mindestens 6,25% entspricht (Aktivitätsmaximum = 100%; bei Einteilung in 16 Stufen auf dem Display: 6,25%/Stufe). Die günstige Wirkung von ISDN geht demnach mit einer homogenen Perfusionsverteilung auf einem *niedrigeren* Aktivitätsniveau einher (Abb. 4).

201-Thallium-Szintigraphie nach Bypass-Operation

Alle kritisch stenosierten Koronargefäße wurden nachfolgend mit einem aorto-koronaren Venenbypass versorgt, bei allen in diese Studie aufgenommenen Patienten erfolgte eine komplette Myokardrevaskularisation. Einwandfreie Bypass-Funktion und guter peripherer Abfluß wurden durch Kontroll-Angiographien gesichert. Während der fahrradergometrischen Belastung nach Bypass-Operation entwickelte kein Patient Angina pectoris und/oder ischämische ST-Streckensenkungen. In den 201-Thallium-Belastungsszintigrammen wurde kein neuer ischämischer Perfusionsdefekt nachgewiesen. Somit führte die chirurgische Myokardrevaskularisation ebenso wie die medikamentöse Therapie mit Isosorbiddinitrat zu einer homogenen Perfusionsverteilung unter Belastung (Abb. 3). Ebenfalls ließ sich in Ruhe kein persistierender Defekt als Ausdruck eines perioperativen Infarktes nachweisen. Nach aorto-koronarer Venenbypass-Operation ließ sich eine signifikante Zunahme der regionalen 201-Thallium-Aktivität sowohl in den normalen als auch in den poststenotischen, präoperativ ischämischen Arealen im Vergleich zu Isosorbiddinitrat nachweisen ($p \leq 0,0005$). Die 201-Thallium-Aufnahme in den normalen Segmenten war vergleichbar mit der Kontroll-Szintigraphie. In den präoperativ ischämischen Segmenten wurde dagegen nach aorto-koronarer Venenbypass-Operation eine signifikante Zunahme der regionalen 201-Thallium-Aufnahme von 19% beobachtet. Die resultierende geringe Differenz von 4% zwischen den normalen und poststenotischen Segmenten war nicht signifikant. Eine erfolgreiche operative Myokardrevaskularisation führt somit zu einer homogenen Perfusionsverteilung auf einem *höheren* Aktivitätsniveau (Abb. 4).

Diskussion

Da die initiale myokardiale 201-Thallium-Aufnahme primär von der regionalen Myokarddurchblutung und in geringerem Maße von metabolischen und pharmakologischen Faktoren abhängt, stellen regionale Aktivitätsunterschiede zwischen normalen und poststenotischen Gebieten eine inhomogene Perfusionsverteilung dar [1, 5, 10, 11]. Die Ergebnisse zahlreicher experimenteller und klinischer Untersuchungen der regionalen Myokarddurchblutung in Ruhe und unter Belastung oder pharmakologischer Vasodilatation stimmen hiermit überein [1, 11]. Flußmessungen mit der 133-Xenon-Clearance-Technik haben gezeigt, daß bei einer durch schnelle Vorhofstimulation induzierten Ischämie der poststenotische regionale Fluß auf ein signifikant niedrigeres Niveau im Vergleich zur Durchblutungszunahme normaler Areale ansteigt [2, 7]. Dieser limitierte Anstieg weist auf eine deutlich verminderte dilatatorische Reserve poststenotischer arteriolärer Gefäße hin. Liegt bereits eine maximale arterioläre Dilatation zur Aufrechterhaltung eines normalen Ruheflusses vor, so kann eine Zunahme des kompressiven Koronarwiderstandes infolge eines intramyokardialen Druckanstieges während belastungsinduzierter Ischämie nicht durch einen weiteren Abfall der vaskulären Widerstandskomponente kompensiert werden. Hieraus resultiert eine Abnahme der poststenotischen Myokarddurchblutung [7]. Die vorliegenden szintigraphischen Ergebnisse zeigen, daß sowohl Nitrate als auch eine operative Myokardrevaskularisation zu einer homogenen Perfusionsverteilung im Vergleich zu einer ausgeprägten Flußinhomogenität unter ischämischen Kontrollbedingungen führen. Die regionale Differenz in der 201-Thallium-Aktivität unter Ischämiebedingungen wird wahrscheinlich noch unterschätzt, da in der vorliegenden Untersuchung die meisten angiographisch normalen Gebiete inferior und posterior lokalisiert waren, resultierend in einer größeren Gewebsabsorption der niederenergetischen Photonen.

Die nach medikamentöser oder chirurgischer Intervention beobachtet homogene 201-Thallium-Verteilung kann das Ergebnis zweier verschiedener Mechanismen sein:

1. Abnahme der Myokarddurchblutung in normal perfundierten Gebieten;
2. Anstieg der regionalen Durchblutung in poststenotischen Arealen.

Die quantitative Analyse zeigt deutlich, daß Isosorbiddinitrat über den ersten Mechanismus wirksam wird, während eine erfolgreiche operative Myokardrevaskularisation die poststenotische Durchblutung erhöht. Die quantitativen Daten unterstützen die Anahme einer peripheren Wirkung der Nitrate, da die signifikante Abnahme der myokardialen 201-Thallium-Aktivität insbesondere in den normalen Arealen auf eine signifikante Verminderung des regionalen Flusses hinweist [2, 4].

Diese Durchblutungsabnahme ist durch eine autoregulatorische arterioläre Anpassung an einen verminderten Sauerstoffbedarf erklärbar. Es entsteht somit ein neues metabolisches Gleichgewicht zwischen nur begrenzt steigerbarem poststenotischem Fluß und reduziertem Bedarf. Dieses Gleichgewicht zwischen reduziertem Angebot und Bedarf findet seinen Ausdruck in einer Verhinderung der Angina pectoris und ischämischen ST-Streckensenkung. Nach operativer Myokardrevaskularisation steigt hingegen die regionale myokardiale 201-Thallium-Aktivität in den präoperativ ischämischen Arealen signifikant an, ohne daß markante Veränderungen in den normalen Gebieten nachweisbar sind. Die homogene 201-Thallium-Verteilung nach aortokoronarer Venenbypass-Operation ist somit Ausdruck des signifikant angestiegenen Sauerstoffangebotes an die präoperativ minderperfundierten Gebiete [9, 12]. Eine poststenotische Flußzunahme ist somit der entscheidende Mechanismus, der das Auftreten einer Angina pectoris nach erfolgreicher aorto-koronarer Venenbypass-Operation verhindert [3, 6, 9, 12]. Zusammenfassend haben die vorliegenden szintigraphischen Resultate günstige, jedoch pathophysiologisch unterschiedliche Auswirkungen einer medikamentösen und operativen Therapie der belastungsinduzierten Myokardischämie bewiesen.

Literatur

1. Albro PC, Gould KL, Westcott RJ, Hamilton GW, Ritchie JL, Williams DL (1978) Noninvasive assessment of coronary stenoses by myocardial imaging during pharmacologic coronary vasodilatation. III. Clinical trial Am J Cardiol 42:751
2. Engel H-J, Wolf R, Hundeshagen H, Lichtlen P (1979) Einfluß von Nitroglycerin auf die regionale Myokarddurchblutung bei Patienten mit pacing-induzierter Myokardischämie (abstr). Z Kardiol 68:283
3. Epstein SE, Kent KM, Goldstein RE, Borer JS, Rosing DR (1979) Strategy for evaluation and surgical treatment of the asymptomatic or mildly symptomatic patient with coronary artery disease. Am J Cardiol 43:1015
4. Greenberg H, Dwyer EM, Jameson AG, Pinkernell BH (1975) Effects of nitroglycerin on the major determinants of myocardial oxygen consumption. Amer J Cardiol 36:426
5. Hamilton GW, Narahara KA, Yee H, Ritchie JL, Williams DL, Gould KL (1978) Myocardial imaging with Thallium-201: Effect of cardiac drugs on myocardial images and absolute tissue distribution. J Nucl Med 19:10
6. Lichtlen P, Liese W, Leitz K, Borst HG (1978) Postoperative Klinik nach aorto-koronarem Venenbypass in Relation zum Ausmaß der Revaskularisation. Z Kardiol 67:83
7. Maseri A, L'Abbate A, Pesola A, Michelassi C, Marzilli M, Nes M De (1977) Regional myocardial perfusion in patients with atherosclerotic coronary artery disease, at rest and during angina pectoris induced by tachycardia. Circulation 55:423
8. Pohost GM, Zir LM, Moore RH, McKusick KA, Guincy TE, Beller GA (1977) Differentiation of transiently ischemic from infarcted myocardium by serial imaging after a single dose of Thallium-201. Circulation 55:294
9. Ritchie JL, Narahara KA, Trobaugh GB, Williams DL, Hamilton GW (1977) Thallium-201 myocardial imaging before and after coronary revascularization. Circulation 56:830
10. Selwyn AP, Fox K, Shillingford JB (1978) Myocardial imaging with extractable cations and inert tracers: the effect of flow and metabolism. Clin Cardiol 1:60
11. Strauss HW, Harrison K, Langan JK, Lebowitz E, Pitt B (1975) Thallium-201 for myocardial imaging. Relation of Thallium-201 to regional myocardial perfusion. Circulation 51:641
12. Verani MS, Marcus ML, Spoto G, Rossi NP, Ehrhardt JC, Razzak MA (1978) Thallium-201 myocardial perfusion saintigrams in the evaluation of aorto-coronary saphenous bypass surgery. J Nucl Med 19:765

Nitratwirkungen in Ruhe, während Fahrradergometrie und Terrainbelastung

H. Weber, G. Berghöfer, W. Rutsch und H. Schmutzler

Einleitung

Die Telemetrie ermöglicht uns das Studium biologischer Erscheinungen unter den Bedingungen des täglichen Lebens und bietet somit einen großen Vorteil gegenüber den standardisierten, doch unphysiologischen Laborbedingungen [6, 8]. Bei Patienten mit koronarer Herzkrankheit ist die linksventrikuläre Funktion durch Ischämie eingeschränkt, und dies bringt einen Anstieg des Pulmonalarteriendrucks mit sich, der dem Auftreten der pektanginösen Schmerzsymptomatik vorangeht. Allerdings verändert sich der Pulmonalarteriendruck mit der Körperhaltung [3, 7], und wir untersuchten den Pulmonalarteriendruck deshalb in zwei verschiedenen Situationen: während des Fahrradtrainings und während der Terrainbelastung.

Methodik

Das Patientenkollektiv bestand aus 9 Koronarkranken im Alter von 45–68 Jahren (im Mittel $54,7 \pm 8,2$ Jahre) mit klinisch, elektrokardiographisch und angiographisch nachgewiesener koronarer Herzkrankheit, ohne Anzeichen einer Stauungs-Herzinsuffizienz. Die Patienten erhielten kein Digitalis, und 2 Tage vor der Untersuchung wurden alle Nitrate, Betarezeptorenblocker und andere koronarwirksame Medikamente abgesetzt. Alle Patienten wurden in Ruhe, während Fahrradbelastung sowie während des Wanderns, vor und 15 min nach sublingualer Gabe von 5 mg Isosorbiddinitrat (ISDN), untersucht.

Die Fahrradergometrie wurde im Liegen ausgeführt, beginnend mit einer Belastung von 30 W, die in 1 minütigen Abständen um 10 W, bis zum Auftreten von Ischämiezeichen, erhöht wurde. Die Terrainbelastung wurde unter Bedingungen ausgeführt, die denen der täglichen Aktivitäten entsprachen, und enthielt langsames Gehen bis zu schnellem Gehen und Treppensteigen (3 Stockwerke).

Pulmonalarteriendruck, Herzfrequenz, EKG sowie subjektive Angaben wurden aufgezeichnet. Der Blutdruck wurde während der Fahrradbelastung sphygmomanometrisch gemessen. Der Pulmonalarteriendruck wurde mit einem durch die Cubital- oder Femoralvene eingeführten Tipmanometer (Millar) bestimmt. Der systolische, diastolische und mittlere Pulmonalarteriendruck wurde gemessen und

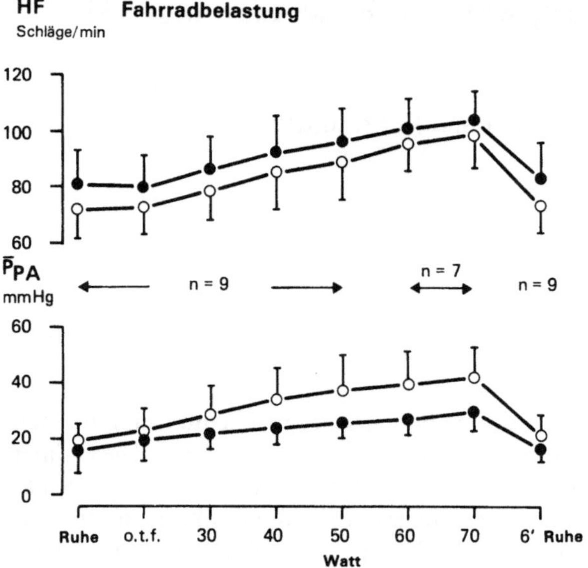

Abb. 1. Mittlerer Pulmonalarteriendruck ($\bar{P}_{PA}$) und Herzfrequenz (*HF*) vor (○) und nach (●) Gabe von ISDN bei Patienten während der Fahrradergometrie

zusammen mit einem EKG mit bipolarer Ableitung telemetrisch auf einen Mehr-kanalschreiber übertragen. Die statistische Analyse erfolgte mit dem Student-*t*-Test bei einem Signifikanzniveau von $p < 0{,}05$.

Ergebnisse

Fahrradergometrie

Nach sublingualer Gabe von 5 mg ISDN kam es zu einer signifikanten Senkung des Pulmonalarteriendrucks in Ruhe und auf allen Belastungsstufen (Abb. 1). Un-ter Belastung war die Reduzierung des Pulmonalarteriendrucks mit 39,4% auf der höchsten vergleichbaren Belastungsstufe, im Vergleich zu 15% in Ruhe, wesentlich ausgeprägter (Tabelle 1, Abb. 2).

Wir beobachteten einen Anstieg des Pulmonalarteriendrucks, wenn die Beine angehoben und auf die Pedale geschnallt wurden. Dies war sowohl vor als auch nach ISDN-Gabe der Fall. Bei allen Patienten lag der Pulmonalarteriendruck auf der höchsten vergleichbaren Belastungsstufe über den Normalwerten (Abb. 2). Die Herzfrequenz war sowohl in Ruhe als auch unter Belastung nach ISDN erhöht (Abb. 1, Tabelle 1). Der Anstieg schien in Ruhe etwas größer zu sein als unter Be-lastungsbedingungen. Nach ISDN fiel der Blutdruck leicht ab, und der systolische Druck wurde stärker beeinflußt als der diastolische (Abb. 3).

Eine typische ST-Streckensenkung wurde bei allen Patienten beobachtet, je-doch nicht in die Auswertung mit einbezogen, da die während des Wanderns ver-

Tabelle 1. Mittlerer Pulmonalarteriendruck ($\bar{P}_{PA}$) und Herzfrequenz (HF) in Ruhe und auf der höchsten vergleichbaren Belastungsstufe bei Patienten unter Fahrradbelastung und während der Terrainbelastung

		Applikation von 5 mg ISDN	
		Vor	Nach
$\bar{P}_{PA}$ (mm Hg)	Ruhe liegend	19,3 ± 6,5	16,4 ± 6,9
	Ruhe aufrecht	17,3 ± 5,5	13,9 ± 5,1
	Fahrradbelastung	43,8 ± 11,3	29,6 ± 7,4
	Terrainbelastung Ebene	38,3 ± 12,6	26,5 ± 8,1
	Terrainbelastung Treppe	34,6 ± 11,7	25,9 ± 7,2
HF (Schläge/min)	Ruhe liegend	72 ± 11	81 ± 13
	Ruhe liegend	82 ± 10	96 ± 17
	Fahrradbelastung	104 ± 13	109 ± 19
	Terrainbelastung Ebene	108 ± 16	119 ± 18
	Terrainbelastung Treppe	125 ± 17	137 ± 19

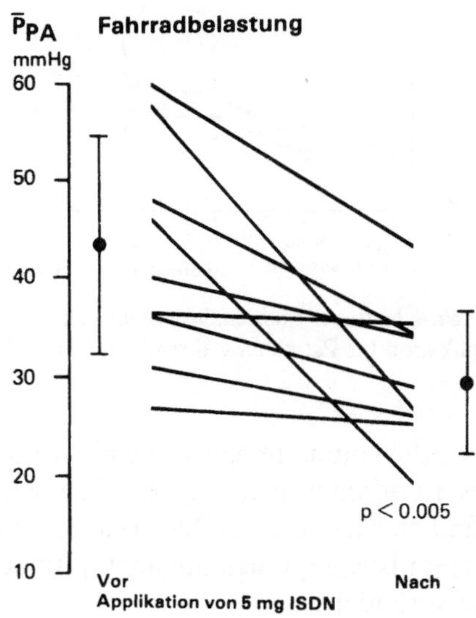

Abb. 2. Mittlerer Pulmonalarteriendruck ($\bar{P}_{PA}$) vor und nach ISDN-Gabe auf der höchsten vergleichbaren Belastungsstufe bei Patienten während der Fahrradergometrie

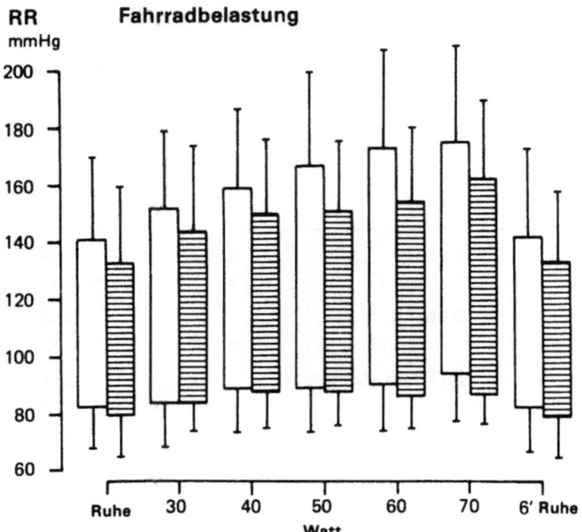

Abb. 3. Blutdruckwerte während Fahrradergometrie vor (*weiße Säulen*) und nach (*schraffierte Säulen*) ISDN-Applikation

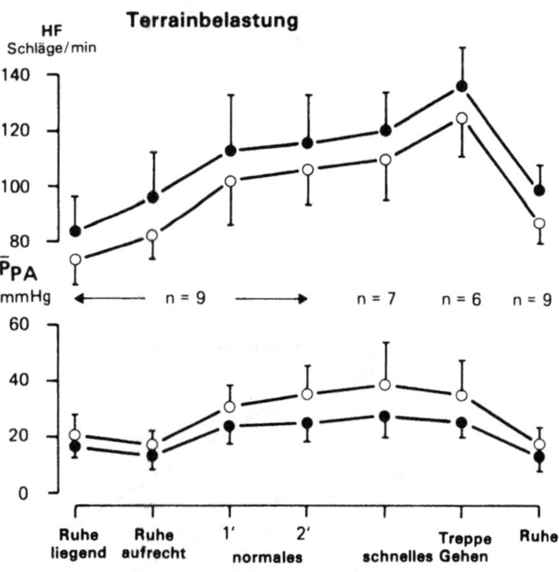

Abb. 4. Mittlerer Pulmonalarteriendruck ($\bar{P}_{PA}$) und Herzfrequenz (*HF*) vor (○) und nach (●) ISDN-Applikation bei Patienten während der Terrainbelastung (Wandern)

wendete bipolare Ableitung nicht zur Analyse geeignet war. Die subjektiven Angaben umfaßten pektanginöse Schmerzen (6 Patienten) und Atemnot (2 Patienten) und wurden nach ISDN-Gabe entweder auf signifikant höheren Belastungsstufen oder überhaupt nicht mehr empfunden. Bei einem Patienten blieben die Schmerzen unverändert.

Abb. 5. Mittlerer Pulmonalarteriendruck ($\bar{P}_{PA}$) vor und nach ISDN-Gabe auf der höchsten vergleichbaren Belastungsstufe bei Patienten während der Terrainbelastung

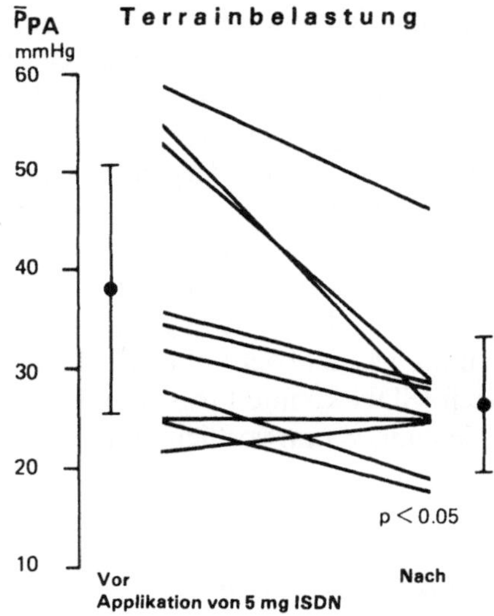

Terrainbelastung

Beim Übergang von der liegenden zur aufrechten Körperhaltung (Tabelle 1) kam es zu einem deutlichen Abfall des Pulmonalarteriendrucks. Die durch ISDN bewirkten Veränderungen des Pulmonalarteriendrucks während des Wanderns waren ähnlich wie die während der Fahrradergometrie beobachteten (Abb. 4).

Der Abfall des mittleren Pulmonalarteriendrucks nach ISDN betrug unter Belastung im Durchschnitt 31,8% und in Ruhe 18,7% (Abb. 5, Tabelle 1).

Nach ISDN stieg die Herzfrequenz leicht an (Abb. 4, Tabelle 1). Von den 5 Patienten, die auf niedrigen Belastungsstufen pektanginöse Schmerzen empfunden hatten, konnten 4 nach ISDN ihre Belastungstoleranz erhöhen. Ein Patient empfand keine Veränderung, während drei weitere uncharakteristische Symptome (Herzklopfen, Schwindel und Müdigkeit) auf höheren Belastungsstufen angaben und deshalb eine Ruhepause einlegen mußten. Diese Beschwerden gingen mit einem Anstieg der Herzfrequenz, nicht jedoch des Pulmonalarteriendrucks einher. Tatsächlich fiel der mittlere Pulmonalarteriendruck bei zwei Patienten bei Herzfrequenzen von 175 bzw. 146 Schlägen/min ab.

Besprechung

Telemetrie-Studien haben erwiesen, daß die im Labor gefundenen Nitratwirkungen unter den Bedingungen des täglichen Lebens reproduzierbar sind [1]. Bei Patienten mit koronarer Herzkrankheit bewirken Nitrate eine Rückbildung subjektiver Beschwerden und eine erhöhte Belastungstoleranz. Insbesondere ist der Anstieg des Pulmonalarteriendrucks unter Belastung deutlich vermindert [2, 4, 5]. Diese Wirkung wurde als eine Folge des verminderten Herzindex in Zusammenhang mit dem reduzierten Pre- und Afterload interpretiert [9]. In unserer Studie konnte eine eindrucksvolle Reduzierung des Pulmonalarteriendrucks nach ISDN-Applikation, insbesondere unter Belastungsbedingungen, nachgewiesen werden. Die Wirkungen von ISDN auf die Herzfrequenz und den Pulmonalarteriendruck während der Fahrradergometrie und der Terrainbelastung waren praktisch die gleichen, hatten aber aufgrund der unterschiedlichen orthostatischen Bedingungen ein anderes Niveau. Während des Wanderns stieg die Herzfrequenz, ohne entsprechenden Anstieg des Pulmonalarteriendrucks, an. Dies erklärt die Tatsache, daß der Anstieg der Belastungstoleranz während des Wanderns weniger eindrucksvoll war als während der Fahrradbelastung im Liegen. Das vergrößerte venöse Pooling nach ISDN könnte für den ungenügenden Anstieg des Herzindex unter erhöhter Belastung verantwortlich sein.

Schlußfolgerungen

Blutdruck, EKG und Pulmonalarteriendruck wurden vor und nach Gabe von ISDN in Ruhe, während Fahrradergometrie und Terrainbelastung bei 9 Patienten mit koronarer Herzkrankheit registriert. Die Ergebnisse gestatten nachstehende Schlußfolgerungen:

1. Die drucksenkende Wirkung von ISDN in der Pulmonalarterie ($\bar{P}_{PA}$) ist unter Belastungsbedingungen ausgeprägter als in der Ruheperiode. Die Herzfrequenz steigt unter ISDN deutlich an.

2. Die drucksenkende Wirkung von ISDN in der Pulmonalarterie ist unter den Bedingungen der Fahrradergometrie und der Terrainbelastung etwa gleich.

3. Unter der Terrainbelastung findet sich ein erheblicher Anstieg der Herzfrequenz gegenüber der im Liegen durchgeführten Fahrradergometrie.

4. Dieser Anstieg der Herzfrequenz, der auf die geänderten orthostatischen Bedingungen zurückzuführen ist und in keiner Relation zum Anstieg des $\bar{P}_{PA}$ steht, addiert sich zu der unter ISDN hervorgerufenen Frequenzsteigerung und könnte für eine weniger deutliche Verbesserung der Belastungstoleranz unter Terrainbelastung verantwortlich sein.

Literatur

1. Bachmann K, Zerzawy R, Fleischer H (1975) Beurteilung von Nitropräparaten bei Koronarkranken im Alltag mittels Telemetrie. In: Rudolph W, Siegenthaler W (Hrsg) Nitrate. Wirkung auf Herz und Kreislauf. 1. Nitrat-Symposium, Stockholm. Urban & Schwarzenberg, München, S 125–129
2. Beck OA, Eveling F, Oeff M, Schulte K-P, Hochrein H (1980) Wirkungsvergleich und Interaktion von Digitalis, Nitroglycerin und β-Rezeptoren-Blockern bei Koronarkranken mit Belastungsinsuffizienz. In: Rudolph W, Schrey A (Hrsg) Nitrate. Wirkung auf Herz und Kreislauf. 2. Nitrat-Symposium, Berlin. Urban & Schwarzenberg, München, S 286–291
3. Bussmann W-D, Bergbauer M, Kaltenbach M (1978) Die Abhängigikeit der Hämodynamik vom Lagewechsel bei Infarktpatienten mit und ohne Nitroglycerin-Therapie. Z Kardiol 67:563–571

4. Everling FB, Beck OA, Schulte K-L, Hochrein H (1978) Wirkungsvergleich von Digitalis und Nitroglycerin bei der koronaren Herzkrankheit mit Belastungsinsuffizienz. Dtsch Med Wochenschr 103:561
5. Goldstein RE; Rosing DR, Redwood DR, Beiser D, Epstein SE (1971) Clinical and circulatory effects of isosorbide dinitrate. Circulation 43:629–640
6. Graf N (1970) Die Telemetrie des Pulmonalarteriendruckes. In: Demling L, Bachmann K (Hrsg) Biotelemtrie. Thieme, Stuttgart, S 225–232
7. Zerzawy R, Bachmann K (1980) Langzeitwirkung von 40 mg Isosorbiddinitrat. Plasmaspiegel und Hämodynamik in Ruhe und während Ergometrie im Liegen und Sitzen. In: Rudolph W, Schrey A (Hrsg) Nitrate. Wirkung auf Herz und Kreislauf. 2. Nitrat-Symposium, Berlin. Urban & Schwarzenberg, München, S 394–402
8. Zerzawy R, Bachmann K, Niederer W, Schebelle K, Fleischer H (1976) Belastbarkeit Koronarkranker auf dem Fahrradergometer und während Terrainbelastung in Abhängigkeit von Schwere und Ausdehnung der Koronarerkrankung. Verh Dtsch Ges Kreislaufforsch 42:344–347

Diskussion

Referat Simon

Stauch hob hervor, daß Simon über einige eindrucksvolle Besserungen berichtet hatte, da alle seine Patienten eine schwere Belastungs-Angina wegen einer Dreigefäßerkrankung mit fortgeschrittener Asynergie hatten. Die Patienten wurden aufgrund der Koronarangiographie ausgewählt und die Belastung beim Auftreten von Angina pectoris abgebrochen.

In Beantwortung der Frage eines Diskussionsteilnehmers gab Stauch an, man könne die Angina pectoris durch eine Skala quantifizieren, so daß die Ergebnisse auf genau demselben Schmerzniveau exakter miteinander verglichen werden könnten.

Krayenbühl fragte, warum 8 der Patienten von Simon unter Belastung nach Nitraten keine Veränderungen aufwiesen. Andererseits sei bei einigen Patienten ein Anstieg der maximalen Füllungsgeschwindigkeit ohne Veränderung der Auswurffraktion gefunden worden. Eine Zunahme der Kontraktionsgeschwindigkeit sei wegen des vermehrten Sauerstoffbedarfs für Koronarpatienten möglicherweise ungünstig.

Simon fand keine großen Unterschiede in der Herzfrequenz. Dies liege allerdings daran, daß man eine gleichbleibende Herzfrequenz angestrebt habe. Die geringen Frequenzunterschiede bei einigen Patienten könnten die Diskrepanzen bei den drei Patienten nicht erklären. In den meisten Fällen habe er einen entsprechenden Anstieg der Auswurffraktion, Füllungs- und Auswurfzeit gefunden.

Krayenbühl erklärte, daß bei Patienten mit koronarer Herzkrankheit die Reaktion zwar unterschiedlich sein könne, daß jedoch die Auswurffraktion beim Auftreten von Angina pectoris normalerweise zurückginge.

In seiner Antwort gab *Simon* an, nur 2 Patienten hätten einen signifikanten Abfall der Auswurffraktion, 3 einen leichten Abfall und weitere 3 keine Veränderungen gehabt. Diese Ergebnisse sollten als pathologisch angesehen werden, weil es normalerweise einen deutlichen Anstieg der Auswurffraktion gebe.

Referat Stauch

In Beantwortung einer Frage von *Denton* wiederholte Stauch, daß die Belastung bei allen Patienten zu Angina geführt habe. Die hierfür erforderliche Belastungshöhe war zuvor getestet worden. Die Belastungsstufe wurde erhöht, wenn sie an einem bestimmten Tag nicht hoch genug zu sein schien, doch wurde jeder Belastungstest vor und nach Nitratgabe auf vergleichbaren Stufen ausgeführt.

Stauch betonte ferner, daß der von ihm und seinen Mitarbeitern verwendete Belastungstest nicht als diagnostische Untersuchung zur Auffindung einer koronaren Herzkrankheit betrachtet werden sollte, sondern vielmehr als eine Methode zur Differenzierung unklarer Symptome und zur Entscheidung für oder gegen eine Koronarangiographie.

In Beantwortung der Frage von *Brunner* über die Ursache der verschiedenen Nitratwirkungen bei ischämischen und nichtischämischen Patienten führte Stauch aus, daß bei Angina pectoris mit Anstieg des enddiastolischen Drucks die Compliance vermindert würde. Nitrate erhöhen die Compliance und reduzieren den enddiastolischen Druck. Auf der anderen Seite haben Patienten mit großen Narben meistens eine niedrige Auswurffraktion. Bei diesen Patienten ist nach dem Frank-Starling-Gesetz eine Erhöhung des enddiastolischen Drucks notwendig, um für das fehlende Myokardgewebe zu kompensieren, wenn das Herz mehr leisten soll.

Seidel fragte, ob es möglich sei, eine klare Aussage über die Nitratwirkungen zu erhalten, wenn man Daten von Patienten mit verminderter und mit ansteigender Auswurffraktion zu einem bestimmten

Zeitpunkt der Belastung zusammen auswertet, so daß die Summe keine Veränderung der Auswurffraktion ergibt. Stauch erwiderte, daß normalerweise bei Patienten mit koronarer Herzkrankheit ein geringer Abfall und bei Normalpersonen ein Anstieg gefunden wird. Unter Verwendung der First-pass-Technik können leicht unterschiedliche Werte gefunden werden. Um dies zu vermeiden, wären vier Studien notwendig, deren Ergebnisse nicht miteinander vergleichbar wären.

Tillmanns berichtete, daß seine Gruppe die rechtsventrikuläre Auswurffraktion mit Hilfe von Krypton 81 M mit der First-pass-Technik bestimmt habe. Sie fanden bis zu 15%ige Veränderungen, wie auch von Krayenbühl erwartet.

Referat Hombach

Heiss wollte wissen, warum Hombach das zyklische AMP und GMP gemessen habe.

Hombach erwiderte, dies sei aufgrund früherer Erfahrungen mit dem Dipyridamol-Test geschehen, in denen die Gruppe eine erhebliche Freisetzung von zyklischem AMP bei ca. 60% der Patienten zugleich mit einer Ischämiereaktion gefunden hatte. Hombach behauptete, dies sei auf die Myokardischämie während der ventrikulären Arrhythmie zurückzuführen. Auch andere Untersucher hätten große Anstiege des zyklischen AMP gefunden. Hombach und Mitarbeiter suchten nach anderen Markiersubstanzen der Myokardischämie, außer dem Laktat. In ihrer Studie wurden, möglicherweise wegen der geringen Belastungshöhe, keine Anstiege von Laktat und von zyklischem AMP gefunden. In dieser Studie wurden die Katecholamine nicht zugleich mit dem zyklischen AMP gemessen, und daher könne keine Korrelation zwischen den beiden Parametern hergestellt werden.

Referat Rubin

Nach der Belastungshöhe in seinen Studien befragt, gab *Rubin* an, daß die Mehrzahl der von ihm und seinen Mitarbeitern in den letzten Jahren untersuchten Patienten sehr schwere Symptome hatten und überhaupt nicht belastbar waren. Die nächste Frage bezog sich auf Kommentare zum Wirkungsmechanismus von Nitraten und Hydralazin unter Belastung bei hochgradiger Herzinsuffizienz. Rubin konnte keine eindeutige Erklärung dafür liefern, warum Nitrate den erhöhten linksventrikulären Druck senken. Die Verminderung der Steifigkeit der Pulmonalgefäße sowie Abnahme des venösen Rückstroms zum rechten Ventrikel könnten nützliche Nitrateffekte unter Belastung darstellen.

Nach *Rubins* Ansicht sei es jedoch ebenso schwierig zu erklären, wie die peripheren Vasodilatatoren, z. B. Hydralazin, das Herzzeitvolumen beeinflussen.

Da die Patienten von Rubin im Liegen untersucht wurden, meinte ein Teilnehmer aus dem Saal, daß der typische Nitrateffekt in dieser Körperlage beeinträchtigt worden sei.

Rubin stimmte dem zu, erwähnte jedoch, daß er und seine Mitarbeiter eine Hydralazin-Studie, die zunächst im Liegen ausgeführt wurde, auch in aufrechter Haltung wiederholt und die gleichen Ergebnisse erzielt habe. Bezüglich der Nitrate bemerkte Rubin, daß der linksventrikuläre Füllungsdruck in Ruhe auch im Liegen abfiele, wenngleich möglicherweise weniger als bei aufrechter Körperhaltung. Drei Patienten wurden in aufrechter Haltung untersucht, als Nitrate dem Hydralazin beigefügt wurden. Bei zwei von ihnen wurde der linksventrikuläre Füllungsdruck nicht reduziert.

Krayenbühl fragte, ob es zu einer Verschiebung des interventrikulären Septums käme, wenn der enddiastolische Druck auf der rechten Seite höher sei als auf der linken. Rubin war der Meinung, daß bei Belastung durch Bewegung der Beine die Muskelpumpe das Volumen zum rechten Herzen verschiebe. Durch Zunahme des rechtsventrikulären Volumens könnte das Septum verschoben werden. Dies sollte jedoch nur als eine Möglichkeit erwähnt werden.

Krayenbühl fügte hinzu, er habe keine Daten über die Position des Septums während der Belastung. Er habe lediglich bei Patienten mit primärer pulmonaler Hypertension und bei einem Patienten mit Vorhofseptumdefekt und hohem Pulmonalisdruck eine Konvexität nach links beobachtet. Sonst sei das Septum immer zum rechten Ventrikel hin konvex.

Referat Brunner

Bezüglich der Endpunkte der Belastungsuntersuchungen erklärte *Brunner*, diese seien durch das Auftreten von Angina, völliger Erschöpfung oder einer ST-Streckensenkung von mehr als 4 mm bestimmt gewesen. Zur Prüfung der Toleranzentwicklung seien die Belastungsuntersuchungen zwei, vier, sechs und acht Monate nach Beginn der Therapie mit zweimal täglicher Applikation der Nitratsalbe wiederholt worden. Auch nach 8 Monaten seien keine Symptome einer „self-tolerance" bzw. „cross-tolerance" gegenüber sublingualem Isosorbiddinitrat oder Nitroglycerin aufgetreten. Alle Patienten waren bei geringerer ST-Streckensenkung fähig, die gleiche Belastungsstufe wie zuvor zu erreichen und sogar zu überschreiten. Die gesamte Gruppe lag vor und während der Beobachtungszeit auf dem gleichen Niveau der körperlichen Aktivität.

Referat Ohlmeier

Krayenbühl bemerkte, daß die Septumdicke auch mit biplaner Angiographie übersehen werden könnte. Die Echokardiographie sollte als zuverlässigere Technik als die Angiographie betrachtet werden, während Ohlmeier der Meinung war, eine asymmetrische Hypertrophie könnte durch Angiographie in Ruhe und unter Belastung ausgeschlossen werden. In neueren Studien hätten Ohlmeier und seine Mitarbeiter stets versucht, die Koronarangiographie vor dem Belastungsversuch auszuführen, doch sei dies in der Vergangenheit nicht getan worden. Die obere Grenze des enddiastolischen Drucks bei sog. „wirklichen Normalpersonen" wird bei 20 mm Hg angesetzt.

Seidel fragte nach den angiographischen Ausschluß-Kriterien eines Mitralklappen-Prolaps. Ohlmeier erwiderte, dies würde durch biplane Angiographie ermöglicht, auf der die Mitralklappe ziemlich gut sichtbar wurde. Ohlmeier meinte ferner, ein Mitralklappen-Prolaps ohne Mitralklappen-Insuffizienz würde den Anstieg des linksventrikulären enddiastolischen Drucks bei den untersuchen Patienten nicht erklären.

Teil IX Chronische Herzinsuffizienz

Der periphere Kreislauf
bei dekompensierter Herzinsuffizienz

W. W. PARMLEY

Der klinische Zustand der kongestiven Herzinsuffizienz geht mit einer Vielzahl von kardiovaskulären Anpassungsmechanismen einher. In Zusammenhang mit der jeweiligen Ätiologie der Herzinsuffizienz kommt es im Myokard selbst zu einer Anzahl von Veränderungen [3]. Bei lange anhaltender Herzinsuffizienz nimmt die Kontraktilität des Myokards ab, und dies ist häufig von Hypertrophie und einem gewissen Grad von Fibrose begleitet. Es kommt ferner zu einer Verarmung des Herzmuskels an Norepinephrin und einem Abfall der Actomyosin-ATPase-Aktivität, die einer Verminderung der maximalen Muskelverkürzungsgeschwindigkeit entspricht. Außerdem ist der Norepinephrin-Umsatz vermindert, und gleichzeitig läßt die Aktivität der Tyrosin-Hydroxylase – eines für die Norepinephrin-Synthese entscheidenden Enzyms – nach. Infolgedessen vermindert sich generell die Fähigkeit des Myokards, Kraft zu entwickeln und sich zu verkürzen, was sich in einer Reduzierung des Herzzeitvolumens bei den meisten Patienten mit kongestiver Herzinsuffizienz bemerkbar macht.

Diese Reduzierung des Herzzeitvolumens ist von einem Anstieg des systemischen Gefäßwiderstandes begleitet. Teleologisch gesehen, entspräche dieser Mechanismus einem kompensatorischen Versuch der Aufrechterhaltung eines angemessenen Perfusionsdrucks in den lebenswichtigen Organen. Auf die Faktoren, die dem Anstieg des systemischen Gefäßwiderstandes zugrunde liegen, soll später eingegangen werden. Generell kann jedoch davon ausgegangen werden, daß dieser Anstieg des peripheren Gefäßwiderstandes zum Teil mit einem Circulus vitiosus zusammenhängt, wie in Abb. 1 gezeigt. Zugleich mit einer Herabsetzung des Herzzeitvolumens erhöht der angestiegene systemische Gefäßwiderstand auch die Impedanz gegenüber dem vom Herzen ausgeworfenen Blut. Dies reduziert seinerseits durch Anhebung des Afterload das Herzzeitvolumen noch weiter. Dieses Geschehen setzt sich fort bis zum Erreichen eines neuen Steady state, bei dem das Herzzeitvolumen niedriger und der systemische Gefäßwiderstand höher ist als dem Gesamtorganismus zuträglich.

Der Beweis für das Bestehen dieses Circulus vitiosus wurde durch pharmakologische Studien erbracht [10]. Arterioläre Dilatatoren, die den Kreis durch Reduzierung des systemischen Gefäßwiderstandes unterbrechen, können eine erhebliche Verbesserung der Förderleistung des Herzens herbeiführen. Dies wurde, wie in Abb. 2 gezeigt, durch Untersuchungen mit Hydralazin bewiesen. In dieser Abbildung ist zu sehen, daß Patienten mit hochgradiger Herzinsuffizienz (Schweregrad III, IV nach der Klassifikation der New York Heart Association), deren Zustand trotz optimaler Dosen von Digitalis und Diuretika nicht zufriedenstellend war, Hydralazin als Arteriolen-Dilatator erhielten. Trotz Ausbleibens entsprechender

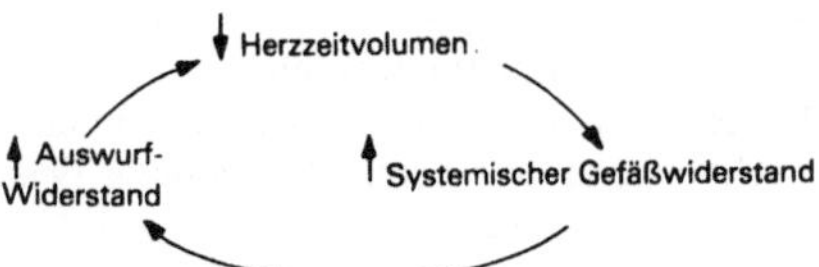

Abb. 1. Schematische Darstellung eines Circulus vitiosus bei chronischer Herzinsuffizienz. Eine Verminderung des Herzzeitvolumens bewirkt einen Anstieg des systemischen Gefäßwiderstandes. Dieser erhöht seinerseits den Widerstand gegenüber der Auswurfleistung, und so kommt es zu einer weiteren Reduzierung des Herzzeitvolumens. Schließlich wird bei den Patienten ein stabiler Zustand hergestellt, in dem das Herzzeitvolumen niedriger und der systemische Gefäßwiderstand höher ist als für eine optimale allgemeine Funktion erforderlich

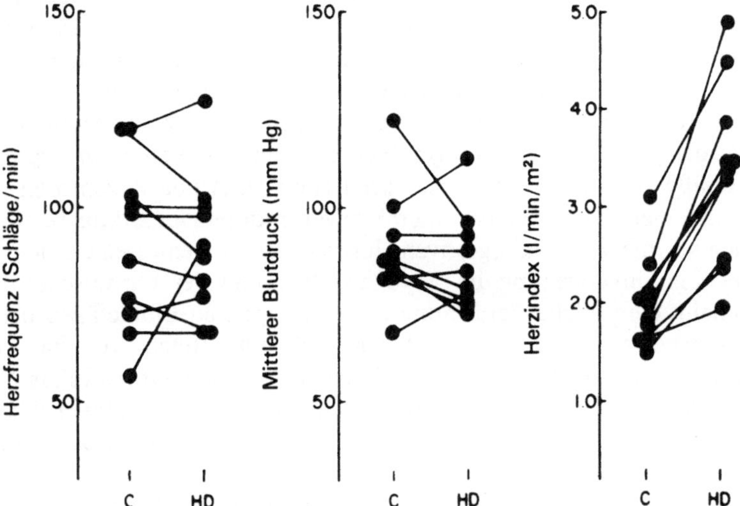

Abb. 2. Hämodynamische Wirkungen von oralem Hydralazin (75 mg alle 6 h) bei 10 Patienten mit chronischer, therapierefraktärer Herzinsuffizienz. In jedem Abschnitt befinden sich die Kontrollwerte (*C*) links und die Reaktion auf Hydralazin (*HD*) rechts. Weder Herzfrequenz noch mittlerer arterieller Druck wiesen gerichtete Veränderungen auf. Das Herzzeitvolumen stieg um ca. 50% an. [Mit Erlaubnis der American Heart Association, Chatterjee et al. (1976) Circulation 54:879–883]

Herzfrequenz- oder Blutdruckveränderungen stieg das Herzzeitvolumen um durchschnittlich 50% an. In dieser Studie konnten keine einheitlichen Veränderungen des rechts- oder linksatrialen Drucks gefunden werden. Ähnliche Befunde mit dem gleichen und mit anderen Arteriolen-Dilatatoren unterstützen die Auffassung, daß der Arteriolen-Tonus bei der kongestiven Herzinsuffizienz zu hoch liegt und damit zu einem weiteren Abfall des Herzzeitvolumens beiträgt.

Bei Messung des Herzzeitvolumens und der Drücke wird der *gesamte* systemische Gefäßwiderstand errechnet. Es steht allerdings fest, daß die regionalen Gefäßwiderstände bei der kongestiven Herzinsuffizienz nicht gleichmäßig verändert sind. Die Vasokonstriktion ist am ausgeprägtesten in der Haut, den Nieren und im Splanchnikus-Kreislauf, wobei die arterielle Durchblutung der Leber unverändert

Tabelle 1. Faktoren, die zum Anstieg des systemischen Gefäßwiderstandes bei Herzinsuffizienz beitragen

1. Erhöhter Sympathikustonus
2. Vermehrte zirkulierende Katecholamine
3. Gesteigerter adrenerger Tonus unter Belastung
4. Anstieg von Renin, Angiotensin und Aldosteron
5. Verminderte Barorezeptoren-Aktivität
6. Verminderte Aktivität der kardialen Dehnungsrezeptoren
7. Gesteigerte Gefäßsteifigkeit

sein kann. Die Strömung zum Herzen und Gehirn bleibt erhalten, in erster Linie dank der starken Abhängigkeit von metabolischen Substraten, die den Gefäßwiderstand regeln. Es ist daher offensichtlich, daß bei der Beurteilung der Wirkungen vasodilatatorischer Substanzen die Wirkung der einzelnen Pharmaka auf die verschiedenen Kreislaufgebiete sorfältig untersucht werden muß.

In Tabelle 1 sind die verschiedenen Faktoren aufgelistet, die zum Anstieg des systemischen Gefäßwiderstandes beitragen. Da ist zunächst die verstärkte Aktivität des peripheren adrenergen Nervensystems, die zum Anstieg des systemischen Gefäßwiderstandes über eine Aktivierung der Alpha-Rezeptoren beiträgt [1]. Dies trägt einerseits zu den erhöhten Konzentrationen an zirkulierenden Katecholaminen bei, die bei der kongestiven Herzinsuffizienz gemessen werden. Trotz einer Katecholaminverarmung im Myokard bei schwerer chronischer Herzinsuffizienz scheint eine solche Verarmung in den peripheren Blutgefäßen bei Versuchstieren mit experimenteller Herzinsuffizienz nicht aufzutreten. Aus einer klinischen Studie kann man entnehmen, daß die Menge des aus den Sympathikus-Nervenendungen der Widerstandsgefäße im Unterarm freigesetzten Norepinephrins bei Herzinsuffizienz erhöht sein könnte, da die Reaktion auf Tyramin größer war als die Reaktion auf Norephinephrin [7].

Auch die adrenerge Aktivität scheint unter Belastung stark erhöht zu sein [12]. Wird die Skelettmuskulatur bei einer Herzinsuffizienz belastet, so wird der erhöhte Bedarf normalerweise durch einen Durchblutungsanstieg kompensiert. Ist der Durchblutungsanstieg beschränkt, so wäre es theoretisch möglich, den Bedarf durch eine vermehrte arteriovenöse Sauerstoffextraktion zu decken. Die Sauerstoffextraktion steigt jedoch nicht proportional an. Infolgedessen wird der Sauerstoffverbrauch bei Bewegungen des Unterarms bei jeder einzelnen Schwelle der äußeren Arbeit unter die Normalgrenze reduziert. Dies legt die Vermutung nahe, daß eine lokale Skelettmuskel-Hypoxie vorliegt. Diese Hypoxie kann einen Reiz auf die somatischen afferenten Nerven ausüben, die ihrerseits einen Sympathikus-Überschuß und somit eine verstärkte periphere Vasokonstriktion auslösen [12]. Dies könnte einer der Mechanismen sein, die bei Patienten mit Herzinsuffizienz zu einer überhöhten sympathikoadrenalen Reaktion auf körperliche Belastung führen. Diese Art der Reaktion könnte ebenfalls durch eine abgeschwächte Barorezeptoren-Empfindlichkeit begünstigt werden, die eine weitere periphere Vasokonstriktion zur Folge hat.

Es gibt zahlreiche Beweise dafür, daß bei hochgradiger Herzinsuffizienz das Renin-Angiotensin-Aldosteron-System aktiviert wird und die Spiegel aller dieser

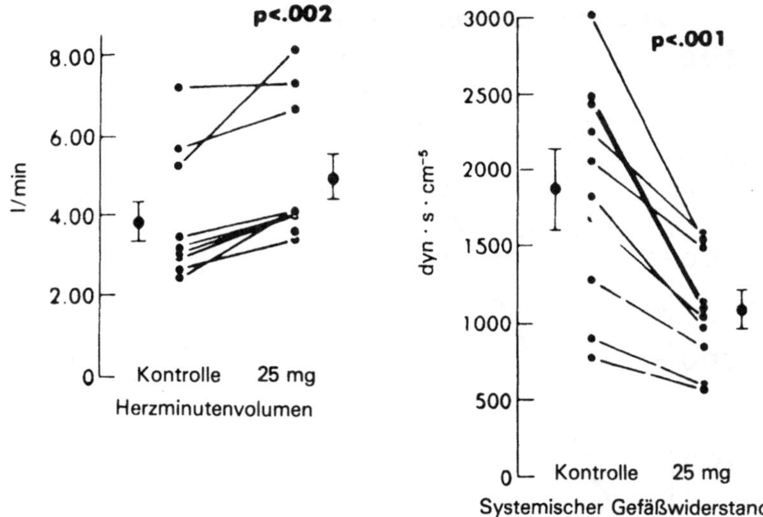

Abb. 3. Hämodynamische Wirkungen von Captopril, einem Angiotensin-konvertierenden Enzym-Inhibitor bei 10 Patienten mit chronischer, therapierefraktärer Herzinsuffizienz. Mit der Reduzierung des systemischen Gefäßwiderstandes kam es zu einem 28%igen Anstieg des Herzzeitvolumens. Leerwerte *links* im Bild, Captopril-Werte *rechts*. (Mit Erlaubnis der American Heart Association [2])

Substanzen erhöht sind [5]. Dies ist eine der Hauptursachen für die bei Patienten mit chronischer Herzinsuffizienz vorliegende verstärkte Salz- und Wasserretention. Die potentielle Wirkung des Angiotensin II auf den peripheren Gefäßtonus kann aus Studien mit Angiotensin-konvertierenden Enzym-Inhibitoren abgeleitet werden. Neuere Untersuchungen [2] bei Patienten mit kongestiver Herzinsuffizienz haben einen Rückgang des systemischen Gefäßwiderstandes, zugleich mit einem Anstieg des Herzzeitvolumens, nachgewiesen, wie z. B. in Abb. 3 dargestellt. Auch die Füllungsdrücke fielen ab. Es ist nicht klar, ob diese Veränderungen in direktem Zusammenhang mit den Wirkungen einer Verminderung des zirkulierenden Angiotensin-II-Spiegels stehen oder ob weitere Mechanismen zu diesen Veränderungen beitrugen. Die Tatsache, daß die Angiotensin-konvertierenden Enzym-Inhibitoren den Blutdruck senken, läßt vermuten, daß Angiotensin II auf die spezifischen Rezeptoren der glatten Gefäßmuskulatur wirkt und eine Vasokonstriktion verursacht. Es wäre vermutlich eine allzu große Vereinfachung, würde man annehmen, daß die durch ein vermindertes Herzzeitvolumen reduzierte Nierendurchblutung ein geeigneter Reiz für die Aktivierung des Renin-Angiotensin-Systems ist, wird doch die Renin-Ausscheidung bei Patienten mit Herzinsuffizienz durch Natrium-restriktion und Diurese reduziert [5]. Außerdem kann die Salzaufnahme bei Patienten mit kongestiver Herzinsuffizienz zu einem Anstieg der Aldosteron-Sekretion führen. Eine der Wirkungen des Angiotensin II könnte das zentrale Nervensystem betreffen, wo die Freisetzung von Vasopressin zur peripheren Ödembildung beitragen und ein verstärktes Durstgefühl auslösen könnte [11].

Auch die Veränderung der Reflexe kann eine wichtige Rolle bei den im Verlauf einer Herzinsuffizienz auftretenden kardiovaskulären Veränderungen spielen. Nachgewiesenermaßen sind die Barorezeptor-Reflexe bei diesem Zustand deutlich

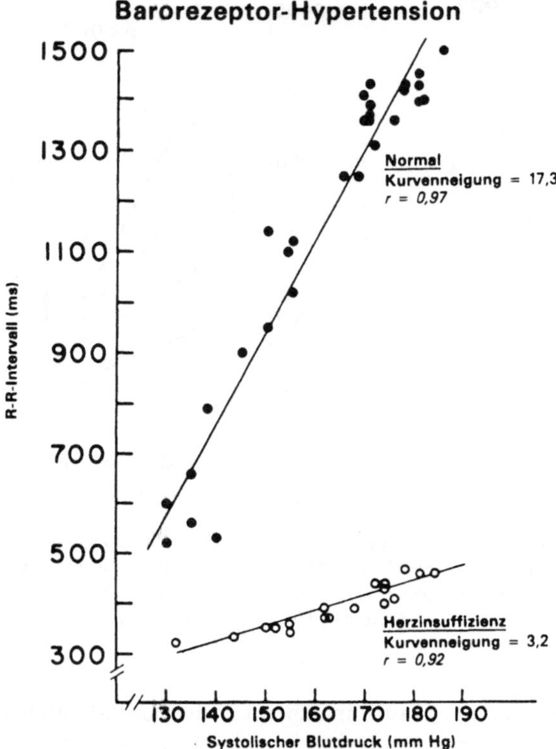

Abb. 4. Bei wachen Hunden mit Herzinsuffizienz durch Herausreißen der Trikuspidalklappe und Pulmonalstenose wurde die Barorezeptoren-Funktion durch Phenylephrin-Injektion untersucht. Jeder systolische Blutdruckwert ist als Funktion des R-R-Intervalls während eines vorübergehenden Blutdruckanstiegs eingetragen. Der deutliche Rückgang der Steilheit der Regressionslinie bei Herzinsuffizienz (o) steht im Gegensatz zu den Befunden beim gleichen Hund im Normalzustand (●). (Reproduziert mit Erlaubnis[6])

vermindert. Ein solches Beispiel wird in Abb. 4 aus einer Studie von Higgins et al. gezeigt [6]. Bei den hier dargestellten Hunden wurde durch Aufreißen der Trikuspidalklappe und progressive Pulmonalstenose eine Herzinsuffizienz erzeugt. Die Veränderung der Herzfrequenz (R-R-Intervall) ist als Funktion des Blutdrucks während zeitweiliger Phenylephrin-induzierter Druckanstiege bei den gleichen Hunden in normalem Zustand im Vergleich zum Zustand der Herzinsuffizienz dargestellt. Diese Dämpfung der Barorezeptoren-Aktivität kann auch von einem überhöhten Chemorezeptoren-Reflex begleitet sein.

Weitere kardiale Rezeptoren, die im Verlauf einer kongestiven Herzinsuffizienz Veränderungen erfahren, sind die Dehnungsrezeptoren an der atrial-venösen Verbindungsstelle. Normalerweise bewirkt ihre Aktivierung einen Anstieg der Herzfrequenz. Bei Tieren mit Herzinsuffizienz durch Aorta-V.-cava-Fistel unterhalb der Aa. renales war die Aktivität der linksatrialen Rezeptoren weitaus geringer als bei einer Kontrollgruppe von scheinoperierten Hunden [13]. Für diese verminderte Rezeptoren-Aktivität (Abb. 5) wurden u. a. morphologische Veränderungen der Rezeptoren-Morphologie mit verminderter Endverzweigung und eine verringerte

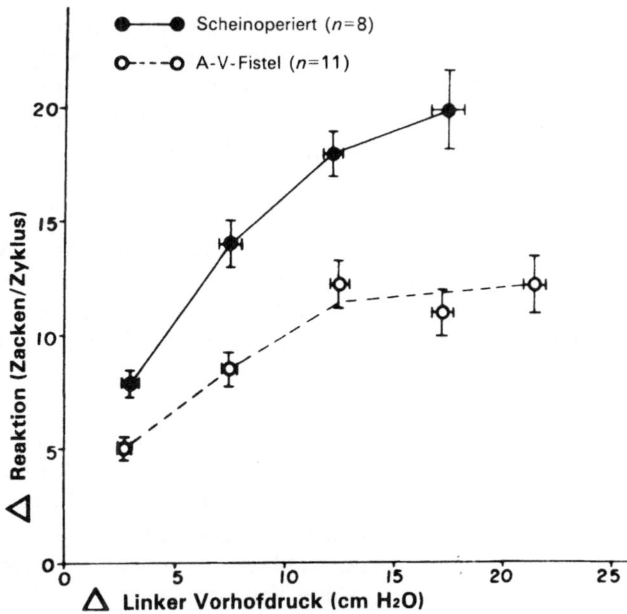

Abb. 5. Bei Hunden mit Herzinsuffizienz durch Aorta-V.-cava-Fistel unterhalb der Nierenarterie wurde die Funktion der atrialen Dehnungsrezeptoren geprüft. Mit Veränderungen des linksatrialen Drucks (*Abszisse*) wurde eine Veränderung der Zacken pro Zyklus aus den Vorhofrezeptoren auf der Ordinate eingetragen. Die Herzinsuffizienz-Kurve (o) zeigt eine gesenkte Relation im Vergleich zu den scheinoperierten Tieren (●). (Reproduziert mit Erlaubnis [13])

Vorhof-Compliance verantwortlich gemacht. Bei verminderter Compliance können geringfügige Längenveränderungen große Druckveränderungen hervorrufen (Aktivierung der Dehnungsrezeptoren).

Auch die Körperhaltung kann bezüglich der Auswirkungen einer Belastung auf den systemischen Gefäßwiderstand eine bedeutende Rolle spielen. In einer neueren Studie, in der Belastung im Liegen mit Belastung in aufrechter Haltung bei Patienten mit schwerer Herzinsuffizienz verglichen wurde, kam es bei aufrechter Belastung zu einer erheblichen Reduzierung des systemischen Gefäßwiderstandes im Vergleich zur liegenden Belastung [8]. Dadurch konnte die Belastungskapazität in aufrechter Haltung, trotz hochgradiger linksventrikulärer Funktionsstörung in Ruhe, bewahrt werden. Eine frühere Beobachtung hatte bereits gezeigt, daß bei Aufwärtskippen die bei Herzinsuffizienz normalerweise verminderte Durchblutung des Unterarms ansteigt, was ebenfalls auf die Bedeutung der Körperhaltung bei der Beurteilung der Veränderungen des peripheren Gefäßwiderstandes hinweist [1].

Neuere Studien haben auch ergeben, daß Digitalis die Aktivität der Barorezeptoren und der linksatrialen Dehnungsrezeptoren normaler Hunde [14] sowie von Hunden mit chronischer kongestiver Herzinsuffizienz steigern kann. Es wurde schon lange vermutet, daß manche Digitalis-Effekte über das adrenerge Nervensystem vermittelt werden. Bei Herzinsuffizienz könnte Digitalis teilweise durch die

Sensibilisierung der linksatrialen Dehnungsrezeptoren wirken und auf diese Weise die reflexe Nierendurchblutung und die Diurese steigern.

Auch den Veränderungen des Venentonus kommt beim Entstehen der Herzinsuffizienz eine bedeutende Rolle zu. Normalerweise enthält das periphere Venensystem etwa 70% des Gesamtblutvolumens, wobei 15% im zentralen Thoraxraum enthalten sind. Eine periphere Venendilatation oder -konstriktion kann daher bedeutende Verschiebungen der Blutmenge mit den sich daraus ergebenden Veränderungen der rechts- und linksatrialen Füllungsdrücke hervorrufen. Ein erhöhter peripherer Venentonus ist bei der chronischen Herzinsuffizienz eindeutig nachgewiesen. Er wird hauptsächlich durch den gesteigerten Sympathikustonus sowie die zirkulierenden Katecholamine verursacht. Angiotensin II hat eine geringe Wirkung auf den peripheren Venentonus, und die Senkung des Angiotensin II mittels Angiotensin-konvertierender Enzym-Inhibitoren kann den Venentonus der Extremitäten ebenfalls nicht herabsetzen [4]. Die Senkung des rechts- und linksatrialen Drucks mit Angiotensin-konvertierenden Enzym-Inhibitoren ist somit keine Folge einer venösen Dilatation in den Extremitäten. Die dafür möglicherweise verantwortlichen Faktoren sind u. a. ein Rückgang des arteriellen Blutdrucks, die verbesserte Herzleistung und/oder Dilatation anderer venöser Kapazitätsgebiete.

Vermutlich ist der erhöhte Venentonus nützlich für die Aufrechterhaltung des venösen Rückstroms zum Herzen und für die Erhöhung der atrialen Füllungsdrükke in dem Versuch, das Herzzeitvolumen zu erhalten. Allerdings hat der damit verbundene Anstieg der Füllungsdrücke negative Konsequenzen, wie Dyspnoe und Lungenstauung. Deshalb ist die periphere Venendilatation ein wichtiges Anliegen bei Patienten mit chronischer Herzinsuffizienz. Durch Venendilatation mit einem Pharmakon wie Nitroglycerin wird das Blut vom Thorax zur Peripherie hin umgeleitet und somit links- und rechtsatriale Drücke vermindert. So werden die Zeichen und Symptome der Links- und Rechtsherzinsuffizienz beseitigt.

Möglicherweise beeinflussen die Auswirkungen einer vermehrten Salz- und Wasserretention den arteriolären und venösen Tonus. Bei der Herzinsuffizienz kommt es nicht zu einer normalen Dilatation der Widerstandsgefäße als Reaktion auf einen maximalen metabolischen Reiz. So kann die auf eine Ischämie folgende reaktive Hyperämie bei Patienten mit Herzinsuffizienz nicht die gleiche Durchblutung auslösen wie bei normalen. Die Ursache dieser abgeschwächten Reaktion auf einen metabolischen Reiz wie die Ischämie liegt nachgewiesenermaßen in einem erhöhten Natrium- und Wassergehalt der Gefäßwand und möglicherweise einem erhöhten Gewebedruck [12]. Diese Auffassung wurde neuerdings durch eine Studie bestätigt, in der sich Nitroglycerin als unfähig erwies, einen Abfall des links- und rechtsatrialen Drucks bei Patienten mit massiven peripheren Ödemen zu bewirken. Nach einer durch Furosemid induzierten Diurese von 6 l wurde die Wirksamkeit von Nitrogylcerin zur Reduzierung der rechts- und linksatrialen Drücke wiederhergestellt [9]. Dies ist möglicherweise ein wichtiger Grund für ein mangelndes Ansprechen auf Nitroglycerin.

Zusammenfassend kann gesagt werden, daß, obwohl unsere Kenntnisse über den peripheren Kreislauf bei Patienten mit kongestiver Herzinsuffizienz unvollständig sind, es jedoch feststeht, daß eine Anzahl von zusammenhängenden Mechanismen zum erhöhten systemischen Gefäßwiderstand dieser Patienten beiträgt. Eine Kombination aus erhöhter Gefäßsteifigkeit, gesteigertem Sympathikustonus, vermehrten zirkulierenden Katecholaminen und Angiotensin II sowie veränderten Reflexen kann den in solchen Situationen vorliegenden hohen Gefäßwiderstand größtenteils erklären. Zugleich mit unseren wachsenden Kenntnissen über diese Zusammenhänge werden die therapeutischen Konsequenzen bezüglich dieser Zusammenhänge immer klarer, und dies wird uns in der Wahl einer spezifischen Therapie bzw. Kombinationstherapie helfen, die günstige synergistische Wirkungen für den einzelnen Patienten ermöglicht.

Literatur

1. Abboud FM, Schmid PG (1978) Circulatory adjustments to heart failure. In: Fishman AP (ed) Heart failure. Hemisphere, Washington London, pp 249–260
2. Ader R, Chatterjee K, Ports T, Brundage B, Hiramatsu B, Parmley W (1980) Immediate and sustained hemodynamic and clinical improvement in chronic heart failure by an oral angiotensin-converting enzyme inhibitor. Circulation 61:931–937
3. Braunwald E, Ross J Jr, Sonnenblick EH (1968) Mechanisms of contraction of the normal and failing heart. Little Brown, Boston
4. Faxon DP, Creager MA, Halperin JL, Gavras H, Coffman JD, Ryan TJ (1980) Central and peripheral hemodynamic effects of angiotensin inhibition in patients with refractory congestive heart failure. Circulation 61:925–930
5. Genest J, Granger P, deChamplain J, Boucher R (1968) Endocrine factors in congestive heart failure. Am J Cardiol 22:35–42
6. Higgins CB, Vatner SF, Eckberg DL, Braunwald E (1972) Alterations in the baroreceptor reflex in conscious dogs with heart failure. J Clin Invest 51:715–724
7. Kramer RS, Mason DT, Braunwald E (1968) Augmented sympathetic neurotransmitter activity in the peripheral vascular bed of patients with congestive heart failure and cardiac norepinephrine depletion. Circulation 38:629–634
8. Litchfield R, Benge W, Dull W, Sopko J, Kerber R, Mark A, Marcus M (1979) Preservation of exercise capacity despite severe left ventricular dysfunction. Clin Res 27:616A
9. Magrini F, Niarchos AP (1980) Ineffectiveness of sublingual nitroglycerin in acute left ventricular failure in the presence of massive peripheral edema. Am J Cardiol 45:841–847
10. Parmley WW, Chatterjee K (1978) Vasodilator therapy. Curr Probl Cardiol 12
11. Ramsay DJ, Rolls BJ, Wood RJ (1975) The relationship between elevated water intake and edema associated with congestive cardiac failure in the dog. J Physiol (London) 244:303–312
12. Zelis R, Flaim SF, Nellis S, Longhurst J, Moskowitz R (1978) Autonomic adjustments to congestive heart failure and their consequences. In: Fishmann AP (ed) Heart failure. Hemisphere, Washington London, pp 237–247
13. Zucker IH, Earle AM, Gilmore JP (1977) The mechanism of adaptation of left atrial stretch receptors in dogs with chronic congestive heart failure. J Clin Invest 60:323–331
14. Zucker IH, Peterson TV, Gilmore JP (1980) Oubain increases left atrial stretch receptor discharge in the dog. J Pharmacol Exp Ther 212–320–324

Allgemeine Prinzipien der Behandlung mit Vasodilatatoren

J. N. COHN

Einleitung

Die bedeutende Wirkung eines Vasodilatators auf die Hämodynamik von Patienten mit linksventrikulärer Insuffizienz wurde erstmalig in systematischer Weise 1971 und 1972 [14, 22] nachgewiesen. In den wenigen Jahren seit der erfolgreichen Bestätigung experimenteller Erkenntnisse durch diese frühen klinischen Beobachtungen [2, 20] hat sich die Therapie mit Vasodilatatoren zu einem wichtigen Prinzip in der Behandlung von Patienten mit hochgradiger Herzinsuffizienz entwickelt [4, 6].

Trotz der verbreiteten klinischen Anwendung ist die Erfahrung, die bisher mit diesen Arzneimitteln gesammelt werden konnte, noch zu kurz, die Zahlen sind zu gering und unzureichend kontrolliert, um eine solide Grundlage für die Auswahl der Patienten und der Pharmaka für eine Behandlung mit Vasodilatatoren zu liefern. Die schnelle Verbreitung der Erfahrungen mit dieser Art von Therapie hat neue Erkenntnisse erbracht, die den Aufbau einer rationellen Basis ermöglichen sollten. Außerdem werden ständig neue und hoffentlich wirksamere Vasodilatatoren entwickelt, die möglicherweise nicht nur stärkere Effekte haben, sondern auch eine Selektivität bezüglich ihres Wirkungsmechanismus besitzen, die eine individuelle Anpassung der Therapie für den Patienten mit Herzinsuffizienz gestatten wird.

Der nachstehende Bericht soll eine Übersicht des gegenwärtigen Wissensstandes über die Verwendung von Vasodilatatoren zur Behandlung der akuten und chronischen Linksherzinsuffizienz liefern. Wir werden auch auf die noch ungelösten Fragen eingehen, die – so hoffen wir – durch weitere Forschungsarbeit geklärt werden können.

Hämodynamische Zielsetzung der Behandlung mit Vasodilatatoren

Durch Erschlaffung der glatten Gefäßmuskulatur können Vasodilatatoren zweierlei Wirkungen auf die Funktion des linken Ventrikels ausüben. Die arterielle Relaxation reduziert die Aortenimpedanz und verbessert die Entleerung des linken Ventrikels, wodurch die linksventrikuläre Auswurffraktion vergrößert wird. Die venöse Relaxation erhöht die Kapazität des systemischen venösen Gefäßbettes und bewirkt so eine Volumen-Umverteilung vom zentralen zum peripheren Gefäßgebiet hin, wodurch das Herzvolumen reduziert wird. Bei bestehender Herzinsuffizienz haben diese Gefäßwirkungen einen Abfall des linksventrikulären Füllungsdrucks und einen Anstieg des Schlagvolumens zur Folge. Pharmaka mit vorwiegend arteriellen Gefäßwirkungen erhöhen das Herzzeitvolumen, während Pharmaka mit vorwiegend venösen Wirkungen vorwiegend die Füllungsdrücke des Herzens reduzieren [24].

Da eine der Hauptwirkungen der gefäßerweiternden Medikamente der Abfall des systemischen Gefäßwiderstandes ist, erfolgt – sofern das Fördervolumen des Herzens nicht in gleichem Maße ansteigt, in dem der Widerstand abfällt – ein Abfall des peripheren Blutdrucks. In der überwiegenden Mehrzahl der Fälle, in denen Vasodilatatoren verwendet werden, kommt es nach dieser Therapie im Endeffekt zu einer geringfügigen, doch deutlichen Blutdrucksenkung. Wenn keine Hypertonie vorliegt, besteht das Therapieziel in einer Verbesserung der Pumpfunktion ohne drastischen Blutdruckabfall, der die Durchblutung druckabhängiger Organsysteme, insbesondere des Gehirns und des Koronarsystems, beeinträchtigt. Ein Anstieg der Herzfrequenz wird im allgemeinen bei der Therapie mit Vasodilatatoren nicht beobachtet, da die kompensatorische Tachykardie, die für gewöhnlich als Reaktion auf einen Blutdruckabfall entsteht, bei Patienten mit Herzinsuffizienz abgeschwächt ist [8]. Da insbesondere bei Vorliegen einer ischämischen Herzerkrankung ein Anstieg der Herzfrequenz als schädlich betrachtet wird, besteht ein weiteres Therapieziel in dem Erreichen dieser hämodynamischen Wirkungen ohne gleichzeitige Tachykardie.

Neben einer Besserung der systemischen Hämodynamik wird die physiologische Verteilung der Durchblutung in den regionalen Gefäßsystemen als ein weiteres Ziel der Therapie angestrebt. Demnach sollte, in idealer Weise, die Normalisierung des Ruhe-Herzzeitvolumens mit einem Durchblutungsanstieg in den bei Herzinsuffizienz unterversorgten Gefäßgebieten einhergehen. Eine Erhöhung der Belastungstoleranz ist für die symptomatische Besserung der Herzinsuffizienz von besonderer Bedeutung. Hierzu bedarf es eines erhöhten Herzzeitvolumens unter Belastung. Darüber hinaus erfordert die Aufrechterhaltung einer verbesserten Belastungstoleranz vermutlich eine angemessene Verteilung des erhöhten Herzzeitvolumens zu den an der Belastung beteiligten Muskeln bei selektiver Umverteilung aus den Gefäßgebieten, die eine verminderte Durchblutung während der Belastung tolerieren können. Eine ideale vasodilatatorische Therapie würde somit die Normalisierung der Ruhe- und der Belastungs-Hämodynamik ermöglichen.

Auswahl der Patienten für die Therapie mit Vasodilatatoren

Jeder Patient mit verminderter linksventrikulärer Auswurffraktion durch ungenügende systolische Entleerung ist ein geeigneter Kandidat für die Behandlung mit Vasodilatatoren. Im allgemeinen gilt: Je erweiterter der linke Ventrikel, desto größer die Wahrscheinlichkeit, daß das Schlagvolumen als Reaktion auf die Reduzierung der Aortenimpedanz bedeutend ansteigt. Die Wirksamkeit der Vasodilatatoren ist ebenfalls ausgeprägter, wenn die Aortenimpedanz erhöht und insbesondere, wenn der arterielle Blutdruck auf normaler oder sogar übernormaler Höhe bleibt.

Die Messung der Aortenimpedanz in der Klinik ist nicht einfach [26]; der Zustand des peripheren Gefäßbettes muß daher entweder durch Berechnung des systemischen Gefäßwiderstandes – einer wichtigen Komponente der Impedanz – oder indirekt, durch Feststellung einer kutanen Vasokonstriktion, eines ziemlich unzuverlässigen klinischen Zeichens, beurteilt werden. Bei niedrigem arteriellem Druck könnten die Vasodilatatoren keine Besserung des Herzzeitvolumens ohne Absenken des Blutdrucks auf gefährlich niedrige Werte herbeiführen. Dennoch ist die vasodilatatorische Therapie, bei hoher Impedanz und niedrigem Blutdruck durch erhebliche Reduzierung des Herzzeitvolumens in Anwesenheit eines erweiterten linken Ventrikels, fähig, eine erhebliche, akute Besserung der linksventrikulären Funktion ohne allzu großen Blutdruckabfall, gelegentlich sogar mit einem paradoxalen Anstieg des Blutdrucks, zu bewirken [7].

Bei der Auswahl der Patienten für die Behandlung mit Vasodilatatoren scheint die Ätiologie der Herzinsuffizienz eine geringfügige Rolle zu spielen, wenn man von den Fällen mit hämodynamisch wirksamer Klappenstenose absieht. Die akute hämodynamische Reaktion auf Vasodilatatoren ist sowohl bei Patienten mit ischämischer Herzerkrankung und linksventrikulärer Insuffizienz als auch bei solchen mit nichtischämischer Kardiomyopathie die gleiche. Patienten mit Mitralklappen-Insuffizienz reagieren besonders gut auf Vasodilatatoren, da nicht nur die Auswurffraktion des linken Ventrikels verbessert wird, sondern auch die Förderleistung erhöht und die Regurgitationsfraktion vermindert wird [18]. Ein besonderes, individuelles Problem stellen Patienten mit hochgradiger Koronararterien-Erkrankung dar, da bei diesen ein Abfall des diastolischen Aortendrucks die Koronardurchblutung kritisch verschlechtern kann. Bei Patienten mit koronarer Herzkrankheit ist es im allgemeinen ratsam, einen drastischen Blutdruckabfall zu vermeiden, doch gibt es bisher keine Richtlinien, und es empfiehlt sich, den Patienten bezüglich irgendwelcher Ischämie-Anzeichen aufmerksam zu beobachten.

Je höher der Schweregrad der Herzinsuffizienz, um so ausgeprägter ist die Wirkung der Therapie mit Vasodilatatoren. Diese Pharmaka können beim Lungenödem eine akute, dramatische Besserung des klinischen Zustandes herbeiführen. Eine ebenso eindrucksvolle akute hämodynamische Reaktion wird bei schwerer Beeinträchtigung der Pumpfunktion mit mangelhafter peripherer Durchblutung beobachtet. Bei derartigen Fällen ist die Anwendung von Vasodilatatoren nicht nur gerechtfertigt, sondern auch klinisch wirksam. Bei Patienten mit Herzinsuffizienz im Stadium III und erheblich verschlechterter Belastungstoleranz kann die akute Besserung der linksventrikulären Funktion meistens nach einer ganzen Reihe von gefäßerweiternden Pharmaka beobachtet werden. Die chronische Wirksamkeit dieser Therapie bei solchen Patienten geht aus einer Anzahl von kleineren Kurzzeit-Studien hervor, doch muß der Beweis der Wirksamkeit hinsichtlich Morbiditäts- und Mortalitätsziffern durch eine umfassendere Doppelblind-Studie noch erbracht werden. Bei Patienten mit weniger schwerer Herzinsuffizienz, die keine erhebliche Beeinträchtigung der Lebensweise mit sich bringt, wurde die Therapie mit Vasodilatatoren noch nicht erschöpfend untersucht und muß bisher als rein experimentell gelten. Ein anziehender Gedanke, der die Behandlung mit Vasodilatatoren rechtfertigt, ist allerdings, daß eine unangemessen hohe Impedanz einen wichtigen Faktor für eine positive Feed-back-Reaktion, die zu einer allmählich fortschreitenden Beeinträchtigung der Pumpfunktion führt, darstellt.

Auswahl des Arzneimittels

Die Vasodilatatoren können aufgrund ihrer relativen Wirksamkeit auf den arteriellen und venösen Kreislauf klassifiziert werden. Pharmaka mit verhältnismäßig einseitiger arterieller Wirkung erzeugen einen signifikanten Anstieg des Schlagvolumens bei Linksherzinsuffizienz, doch einen nur geringfügigen Abfall des linksventrikulären enddiastolischen Drucks [15]. In manchen Fällen wird in der Tat keinerlei Veränderung des linksventrikulären enddiastolischen Drucks verzeichnet, und der pulmonale Keildruck sowie der rechte Vorhofdruck bleiben ebenfalls unbeeinflußt. Zu den Pharmaka mit verhältnismäßig rein arterieller Wirkung gehören Hydralazin, Minoxidil und Diazoxid. Pharmaka mit vorwiegender Wirkung auf die venösen Kapazitätsgefäße verändern die Verteilung des Blutvolumens und bewirken so einen signifikanten Abfall der kardialen Füllungsdrücke. Nitroglycerin, Isosorbiddinitrat und die anderen Nitrate sind Prototypen dieser Stoffklasse [23]. Die Anwendung dieser Pharmaka bewirkt einen drastischen Abfall des linksventrikulären enddiastolischen Drucks, des Pulmonalkapillardrucks und des rechten Vorhofdrucks. Die Wirkung auf das Herzzeitvolumen hängt von dem hämodynamischen Zustand des Patienten ab. Bei leicht beeinträchtigter linksventrikulärer Funktion neigt das Schlagvolumen dazu, nach dem Frank-Starling-Mechanismus zugleich mit dem kardialen Füllungsdruck abzufallen. Bei schwerer Linksherzinsuffizienz erhöhen Nitrate jedoch das Herzzeitvolumen, und dies ist ein Hinweis darauf, daß diese Pharmaka auch die Aortenimpedanz reduzieen [16].

Pharmaka mit kombinierten arteriellen und venösen Wirkungen führen sowohl zu einer Verbesserung des Schlagvolumens als auch zu einer Verminderung der kardialen Füllungsdrücke. Dies ist die klassische Reaktion auf die intravenöse Infusion von Natrium-Nitroprussid bei Patienten mit hochgradiger Herzinsuffizienz [19]. Ein gleichartiger hämodynamischer Effekt kann durch Gabe von Prazosin – einem postsynaptischen α-blockierenden Präparat [25] – oder durch gleichzeitige Gabe von Hydralazin und Isosorbiddinitrat [28] erzielt werden. Ähnliche hämodynamische Wirkungen folgen auf die Gabe von Inhibitoren der konvertierenden Enzyme, wie z. B. Teprotid intravenös [10] oder Captopril oral [21]. Orales Phentolamin scheint eine gemischte Wirkung mit etwas vorherrschender arterieller Beeinflussung zu haben, während Trimazosin, ein dem Prazosin nahe verwandter Stoff, ebenfalls eine gemischte Wirkung, doch mit venöser Präponderenz, ausübt [11].

Da das Therapieziel eine gleichzeitige Anhebung des Herzzeitvolumens und Reduzierung des Füllungsdrucks ist, erscheint die Verwendung eines Pharmakons oder einer Arzneimittelkombination, die sowohl venöse als auch arterielle Wirkungen hat, durchaus rationell. Das beliebteste Vorgehen bei der Behandlung der schweren akuten Herzinsuffizienz ist die intravenöse Infusion von Natrium-Nitroprussid, das bei ständiger Überwachung der Herzfunktion progressiv titriert werden kann. Die meist verwendeten Behandlungsarten bei chronischer Herzinsuffizienz sind: eine Kombination von Hydralazin (200–300 mg/die) und Isosorbiddinitrat (160–320 mg/die) in fraktionierten Dosen; Prazosin (12–30 mg/die) in fraktionierten Dosen sowie Captopril (150–450 mg/die) in fraktionierten Dosen. Unter bestimmten Bedingungen könnte vorzugsweise ein Präparat mit mehr selektiv-arterieller oder -venöser Wirkung verwendet werden. Bei einem Patienten mit niedrigem Herzzeitvolumen und normalen kardialen Füllungsdrücken, z. B. infolge einer aggressiven diuretischen Therapie, könnte ein rein arterieller Vasodilatator wirksamer und geeigneter sein. Im Gegensatz dazu wird ein Patient mit erhöhtem Füllungsdruck, z. B. durch beeinträchtigte diastolische Funktion des linken Ventrikels, und einem verhältnismäßig normalen Herzzeitvolumen am besten auf einen vorwiegend venösen Vasodilatator reagieren.

Beweis einer anhaltenden Gefäßwirkung der Vasodilatatoren

Viele der zur Behandlung der Herzinsuffizienz verwendeten Vasodilatatoren wurden früher zur Behandlung der Hypertonie verwendet. Im letzteren Fall scheinen diese Pharmaka, wie aus früheren Studien hervorgeht, einen anhaltenden vasodilatatorischen Effekt auszuüben. Dies gilt insbesondere für Hydralazin und neuerdings auch für Prazosin. In manchen Studien wurde auch die anhaltende Wirksamkeit von Isosorbiddinitrat bei chronischer Anwendung zur Angina-pectoris-Prophylaxe nachgewiesen. Die bisher vorliegenden Studien bei Patienten mit Herzinsuffizienz ergaben noch keine völlig eindeutigen Resultate. Hydralazin scheint, ebenso wie Isosorbiddinitrat [3, 13], eine über mehrere Monate anhaltende Gefäßwirkung auszuüben. Es ist noch nicht völlig klar, ob die Gefäßwirkung einer dieser beiden Substanzen im Laufe der Zeit abnimmt. Bezüglich Prazosin hat sich jedoch genügend Beweismaterial angesammelt, das auf die Entwicklung einer ausgeprägten Toleranz gegenüber den Gefäßwirkungen dieser Substanz hinweist [27]. Verschiedenen Berichten zufolge tritt diese Toleranz entweder schon nach wenigen Dosen oder etwas später auf. Im Gegensatz zu den Befunden mancher Arbeitsgruppen hinsichtlich der Gefäßtoleranz konnten andere Studien eine anhaltende klinische Wirksamkeit des Präparates bei Patienten mit Herzinsuffizienz beweisen [1, 9].

Es ist anzunehmen, daß sich eine gewisse Gefäßtoleranz gegenüber Prazosin entwickelt, doch daß diese Reaktion äußerst individuell und von der klinischen Situation, in der das Präparat angewendet wird, abhängig ist. Der Wirksamkeitsnachweis für Prazosin bei der Dauertherapie der Herzinsuffizienz ist von größerer Bedeutung als seine Gefäßwirkung. In einer groß angelegten Multizenter-Studie der Veterans Administration werden Daten bezüglich der klinischen Wirksamkeit der Therapie mit Hydralazin/Nitrat bzw. Prazosin hinsichtlich der Morbidität und Mortalität gesammelt.

Möglichkeit einer selektiven Therapie mit Vasodilatatoren

Der Entstehungsmechanismus einer gesteigerten Aortenimpedanz bei der Herzinsuffizienz ist noch nicht gänzlich geklärt. Eine Aktivierung des sympathischen Nervensystems und des Renin-Angiotensin-Systems scheint dabei im Vordergrund zu stehen. Die hohen Norepinephrin-Plasmawerte, die bei fast allen Patienten mit Herzinsuffizienz gemessen werden, und die verstärkte Plasma-Renin-Aktivität im Verlauf einer Herzinsuffizienz weisen auf die Rolle dieser neurohumoralen Systeme bei der Aufrechterhaltung eines erhöhten systemischen Gefäßwiderstandes hin. Wenn es möglich wird, die Aktivität dieser Systeme im peripheren Blut genau nachzuweisen, könnte die medikamentöse Therapie gezielt auf die Entstehungsmechanismen der Vasokonstriktion beim individuellen Patienten abgestimmt werden. So könnten z.B. Inhibitoren der Konversionsenzyme für die vasodilatatorische Therapie bei einem Patienten mit erhöhter Plasma-Renin-Aktivität angezeigt sein, während ein α-Blocker beim Patienten mit erhöhten Katecholamin-Werten geeigneter wäre. Es gibt bisher noch keine Daten, die eine selektive Arzneitherapie rechtfertigen würden, doch wird die Erforschung dieses therapeutischen Vorgehens in den kommenden Jahren möglich werden.

Reaktion auf Belastung

Eines der lebenswichtigen Therapieziele bei Herzinsuffizienz ist die Verbesserung der Belastungstoleranz, und es ist daher von größter Bedeutung zu verstehen, in welcher Weise die medikamentöse Therapie die Leistung des linken Ventrikels unter Belastung beeinflußt. Auf der einen Seite kann die Verbesserung der Auswurffraktion in Ruhe die Fähigkeit des linken Ventrikels, unter Belastung zu funktionieren, verbessern. Auf der anderen Seite ist jedoch die Belastung an sich ein gefäßerweiternder Reiz, und möglicherweise bewirkt eine gefäßerweiternde medikamentöse Therapie lediglich das, was durch Belastung erzielt wird. Im letzteren Fall wäre die Feststellung nicht überraschend, daß die hämodynamische Reaktion auf Belastung durch die Therapie mit Vasodilatatoren nicht verbessert wird.

Aus den bisher vorliegenden Studien geht hervor, daß die akute Verabreichung gefäßerweiternder Pharmaka nur eine leichte oder auch überhaupt keine Besserung der hämodynamischen Reaktion auf Belastung mit sich bringt [12, 29]. Die venösen Dilatatoren scheinen den Anstieg des linksventrikulären Füllungsdrucks unter Belastung einigermaßen zu vermindern, doch haben weder diese noch die arteriellen Dilatatoren bei akuter Gabe einen tiefgreifenden Effekt auf das Schlagvolumen oder das Herzzeitvolumen unter Belastung. Im Gegensatz dazu geht aus vorläufigen Ergebnissen hervor, daß die hämodynamische Reaktion auf Belastungen deutlich verbessert wird, wenn die Behandlung mit Vasodilatatoren über mehrere Monate fortgeführt wird [17]. Der Mechanismus dieser chronischen Besserung ist noch nicht voll geklärt; er könnte jedoch in der allmählichen Umkehr eines positiven Feed-back-Mechanismus stehen, der über Monate oder Jahre zu einer fortschreitenden Beeinträchtigung der linksventrikulären Leistung geführt hatte. Man kann gegenwärtig nur darüber spekulieren, ob diese chronische Reaktion einer allmählichen Besserung des metabolischen oder funktionellen Zustandes des linken Ventrikels oder einer verbesserten peripheren Sauerstoffextraktion zuzuschreiben ist.

Kombinierte Anwendung mit inotropen Substanzen

Obwohl Vasodilatatoren eine tiefgreifende Besserung der linksventrikulären Funktion bei Patienten mit Herzinsuffizienz herbeiführen können, ist diese Therapie allein oft nicht ausreichend. Das Ausbleiben der erwünschten Wirkung kann entweder mit einem bedrohlichen Blutdruckabfall als Reaktion auf die Medikation oder mit einem überhöhten Schlagvolumen-Anstieg zusammenhängen. In Fällen von gegenüber Vasodilatatoren refraktärer Herzinsuffizienz ist die gleichzeitige Gabe eines inotropen Pharmakons zur Verbesserung der myokardialen Kontraktilität sehr erwünscht. Die gegenwärtig verfügbaren inotropen Substanzen sind recht unzulänglich. Digitalis hat eine nur mäßige inotrope Wirkung, die sich meistens nicht in einer bedeutenden Besserung der linksventrikulären Pumpfunktion äußert [5]. Mehrere neue Substanzen mit angeblicher inotroper Wirkung befinden sich zur Zeit in der klinischen Prüfung, und es ist zu hoffen, daß solche Pharmaka schließlich auf den Markt gebracht werden, um in Kombination mit Vasodilatatoren zu einer optimalen Verbesserung der linksventrikulären Leistung verwendet zu werden. Es ist voraussehbar, daß die künftige Epoche der pharmakologischen Behandlung der Herzinsuffizienz die gleichzeitige Gabe von Vasodilatatoren und inotropen Substanzen mit sich bringen wird. Die Auswahl der Medikamente und ihre Anwendungsweise können erst nach weitaus größeren Erfahrungen mit den derzeit im experimentellen Stadium befindlichen Substanzen festgelegt werden.

Gegenwärtiger Stand der Therapie mit Vasodilatatoren

Die physiologischen Überlegungen bezüglich der Reduzierung der Aortenimpedanz und der Verbesserung der linksventrikulären Förderleistung bei Patienten mit Herzinsuffizienz sind fundiert. Es erscheint demnach logisch, diese Pharmaka anzuwenden. Beim Bestehen einer akuten Dekompensation des linken Ventrikels mit beeinträchtigter Pumpfunktion oder Lungenödem führt die Anwendung dieser Präparate zu einem schnellen Verschwinden der Symptome. Wenn diese Substanzen in den Vereinigten Staaten auch nicht für die Behandlung der Herzinsuffizienz genehmigt sind, erscheint es für den Arzt dennoch empfehlenswert, sich ihrer zum frühestmöglichen Zeitpunkt beim Vorliegen einer schweren Dekompensation zu bedienen.

Die Behandlung der chronischen Herzinsuffizienz mit Vasodilatatoren muß heute noch als experimentell gelten. Die ausgeprägte symptomatische Besserung, die akut bei Patienten mit Herzinsuffizienz des Schweregrades III oder IV erzielt werden kann, ist ein bedeutender Ansporn zur Verwendung dieser Therapie innerhalb der herkömmlichen Maßnahmen bei hochgradiger Herzinsuffizienz. Wenn die Mortalitätsziffern bei dieser bestimmten Bevölkerungsgruppe auch nicht vermindert wurden, erscheint die ausgeprägte symptomatische Besserung jedoch auf jeden Fall die Verwendung dieser Präparate zu rechtfertigen.

Bei Patienten mit leichter bis mittelschwerer Herzinsuffizienz muß die Therapie mit Vasodilatatoren immer noch als experimentell angesehen werden. Die Entscheidung für die Verwendung dieser Substanzen obliegt von Fall zu Fall dem Arzt, der mit dem Patienten, seiner Herzerkrankung sowie mit der pharmakologischen Wirkung der verfügbaren Substanzen vertraut ist. Als wissenschaftlich orientierter Kliniker stehe ich dem Patienten mit Herzinsuffizienz in dreifacher Weise gegenüber: Als Kliniker erscheinen mir die physiologischen Überlegungen sowie meine eigene Erfahrung als genügend überzeugend, um zumindest einige dieser Patienten einer chronischen Therapie mit Vasodilatatoren zuzuführen. Als Wissenschaftler muß ich jedoch den Wunsch nach besser kontrollierten klinischen Studien äußern, ehe ich den Gedanken akzeptiere, daß diese Präparate einen bedeutenden Einfluß auf den natürlichen Verlauf der Herzinsuffizienz ausüben. Als Mitglied der Gesellschaft schließlich betrachte ich das Vorhaben groß angelegter klinischer Versuche zur Bewertung jeder neuen, angeblich bei der Herzinsuffizienz wirksamen Therapie als eine wirtschaftliche Belastung, die den meisten Ländern dieser Erde nicht zumutbar ist. Deshalb bin ich, während ich auf Studien warte, die eine Bestätigung der Wirksamkeit dieses Therapiekonzeptes erbringen sollen, pessimistisch hinsichtlich der jeweiligen Ausführung solcher Studien, aus denen die Wirksamkeit jedes einzelnen Pharmakons, das versuchsweise für die Behandlung der Herzinsuffizienz verwendet wird, hervorginge.

Literatur

1. Aronow WS, Danahy DT (1978) Efficacy of trimazosin and prazosin therapy on cardiac and exercise performance in outpatients with chronic congestive heart failure. Am J Med 65:155
2. Awan NA, Miller RR, DeMaria AN, Maxwell KS, Neumann A, Mason DT (1977) Efficacy of ambulatory systemic vasodilator therapy with oral prazosin in chronic refractory heart failure. Circulation 56:346
3. Chatterjee K, Ports T, Rubin S, Massic B, Arnold S, Brundage B, Parmley W (1978) Sustained beneficial hemodynamic effects during long-term hydralazine therapy in patients with chronic heart failure. Circulation 58:11–28
4. Cohn JN (1973) Vasodilator therapy for heart failure. The influence of impedance on left ventricular performance. Circulation 47:5
5. Cohn JN (1974) A new look at indications for digitalis therapy. JAMA 229:1911–1914
6. Cohn JN, Franciosa JA (1977) Vasodilator therapy of cardiac failure. N Engl J Med 297:254
7. Cohn JN, Franciosa JA (1978) Selection of vasodilator, inotropic or combined therapy for the management of heart failure. Am J Med 65:181–188
8. Cohn JN, Taylor N, Vrobel T, Moskowitz R (1978) Contrasting effect of vasodilators on heart rate and plasma catecholamines in patients with hypertension and heart failure. Clin Res 26:547 A
9. Colucci WS, Wynne J, Holmann BL, Braunwald E (1980) Long-term therapy of heart failure with prazosin: A randomized double blind trial. Am J Cardiol 45:337
10. Curtiss C, Cohn JN, Vrobel T, Franciosa JA (1978) Role of the renin-angiotensin system in the systemic vasoconstriction of chronic congestive heart failure. Circulation 58:763
11. Franciosa JA, Cohn JN (1978) Hemodynamic effects of trimazosin in patients with left ventricular failure. Clin Pharmacol Ther 23:11
12. Franciosa JA, Cohn JN (197)) Immediate effects of hydralazine-isosorbide dinitrate combination on exercise capacity and exercise hemodynamics in patients with left ventricular failure. Circulation 59:1085

13. Franciosa JA, Cohn JN (1980) Sustained hemodynamic effect without tolerance during long-term isosorbide dinitrate treatment of chronic left ventricular failure. Am J Cardiol 45:648
14. Franciosa JA, Guiha NH, Limas CJ, Rodriguera E, Cohn JN (1972) Improved left ventricular function during nitroprusside infusion in acute myocardial infarction. Lancet 1:650
15. Franciosa JA, Pierpont G, Cohn JN (1977) Hemodynamic improvement after oral hydralazine in left ventricular failure: A comparison with nitroprusside infusion in 16 patients. Ann Intern Med 86:388
16. Franciosa JA, Blank RC, Cohn JN (1978) Nitrate effects on cardiac output and left ventricular outflow resistance in chronic congestive heart failure. Am J Med 64:207
17. Franciosa JA, Goldsmith SR, Cohn JN (to be published) Contrasting immediate and long-term effects of isosorbide dinitrate on exercise capacity in congestive heart failure. Am J Med
18. Goodman DJ, Rossen RM, Holloway EL, Alderman EL, Harrison DC (1974) Effects of nitroprusside on left ventricular dynamics in mitral regurgitation. Circulation 50:1025
19. Guiha NH, Cohn JN, Mikulic E, Franciosa JA, Limas CJ (1974) Treatment of refractory heart failure with infusion of nitroprusside. N Engl J Med 291:587
20. Imperial ES, Levy MN, Zieske H Jr (1961) Outflow resistance as an independent determinant of cardiac performance. Circ Res 9:1148
21. Levine TB, Franciosa JA, Cohn JN (1980) Acute and long-term response to an oral converting-enzyme inhibitor, captopril, in congestive heart failure. Circulation 62:35–41
22. Majid PA, Sharma B, Taylor SH (1971) Phentolamine for vasodilator treatment of severe heart failure. Lancet II:720
23. Mikulic E, Franciosa JA, Cohn JN (1975) Comparative hemodynamic effects of chewable isosorbide dinitrate and nitroglycerin in patients with congestive heart failure. Circulation 52:477
24. Miller RR, Vismara LA, Williams DO, Amsterdam EA, Mason DT (1976) Pharmacological mechanisms for left ventricular unloading in clinical congestive heart failure: Differential effects of nitroprusside, phentolamine and nitroglycerin on cardiac function and peripheral circulation. Circ Res 39:127
25. Miller RR, Awan NA, Maxwell KS, Mason DT (1977) Sustained reduction of cardiac impedance and preload in congestive heart failure with the antihypertensive vasodilator, prazosin. N Engl Med 297:303
26. Milnor WR (1975) Arterial impedance as ventricular afterload. Circ Res 36:565
27. Packer M, Meller J, Gorlin R, Herman MV (1979) Hemodynamic and clinical tachyphylaxis to prazosin-mediated afterload reduction in severe chronic congestive heart failure. Circulation 59:531
28. Pierpont GL, Cohn JN, Franciosa JA (1978) Combined oral hydralazine-nitrate therapy in left ventricular failure. Hemodynamic equivalency to sodium nitroprusside. Chest 73:8
29. Rubin SA, Chatterjee K, Ports TA, Gelberg HJ, Brundage BH, Parmley WW (1979) Influence of short-term oral hydralazine therapy on exercise hemodynamics in patients with severe chronic heart failure. Am J Cardiol 44:1183

Chronische, therapierefraktäre Herzinsuffizienz: Wirkung von intravenösem Isosorbiddinitrat auf Hämodynamik und zirkulierende Katecholamine

B. Rabinowitz, I. Tamari, E. Elazar und H. N. Neufeld

Einleitung

Verschiedene periphere Vasodilatatoren werden heutzutage zur Behandlung der Herzinsuffizienz verwendet. Die Ansichten über den Wirkungsmechanismus von Nitroglycerin und Isosorbiddinitrat gehen jedoch weit auseinander [1, 2, 4, 6]. Wir untersuchten die hämodynamischen Wirkungen von intravenös appliziertem Isosorbiddinitrat bei 22 Patienten mit chronischer, therapierefraktärer Herzinsuffizienz (Tabelle 1).

Patienten und Methodik

Bei 15 der 22 Patienten lag eine ischämische Ätiologie vor bzw. diese Patienten hatten wiederholte Myokardinfarkte durchgemacht, während die übrigen 7 Patienten eine kongestive Kardiomyopathie bzw. rheumatische Klappenvitien (Mitral- oder Aorteninsuffizienz) hatten.

Die refraktäre Herzmuskelinsuffizienz wurde nach den klinischen Kriterien einer trotz vorangegangener intensiver konventioneller Therapie fortbestehenden verminderten Pumpfunktion definiert. Alle Patienten waren in schlechtem Zustand mit Dyspnoe und Hypoxie; bei Auskultation der Lungen waren feuchte Rasselgeräusche zu hören und im Röntgenbild erschienen die Anzeichen einer venösen Lungenstauung sowie eine Kardiomegalie (Abb. 1). Die vorangegangene Behandlung bestand in stationärer Bettruhe, hohen intravenösen Dosen aktiver Diuretika, Digitalis sowie ausreichender Behandlung anderer Faktoren, die möglicherweise zum

Tabelle 1. Patientengruppe

Klinischer Zustand	Fallzahl
Chronische, therapierefraktäre Herzmuskelinsuffizienz	22
Koronare Herzkrankheit	15
Kardiomyopathie	4
Rheumatische Klappenvitien	3

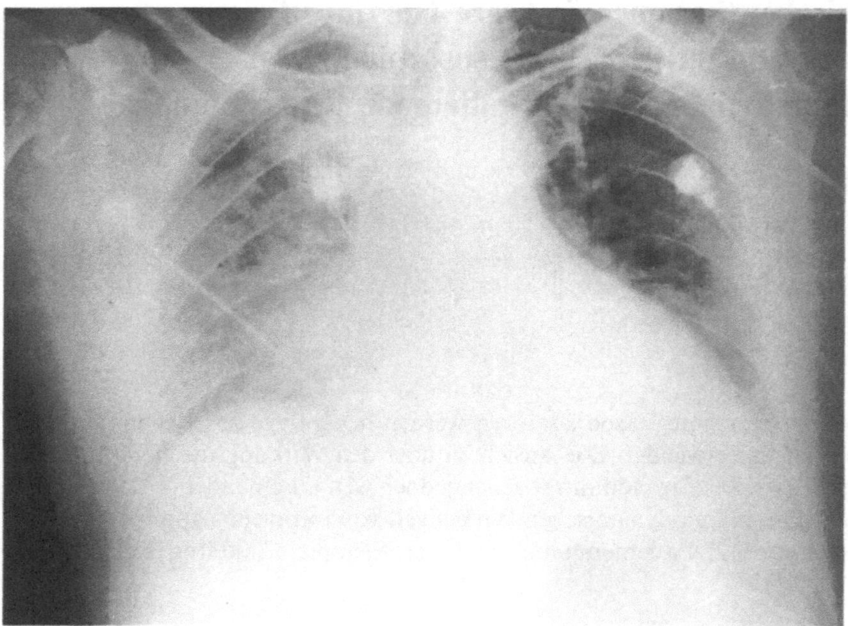

Abb. 1. Thorax-Röntgenbild eines Patienten mit chronischer, therapierefraktärer Herzinsuffizienz ischämischer Ätiologie

therapierefraktären Zustand geführt hatten, u. a. Wiederherstellung des Elektrolyt-Gleichgewichtes und Behandlung der Herzrhythmusstörungen.

Das Alter der Patienten lag zwischen 46 und 77 Jahren (im Mittel 60 Jahre); es waren 18 Männer und 4 Frauen.

Ein dreilumiger Swan-Ganz-Ballonkatheter wurde eingeführt und eine ISDN-Infusion[1] eingeleitet, wenn zusätzlich zu den klinischen Anzeichen die initiale Hämodynamik trotz vorangegangener Therapie Pulmonal-Kapillardruckwerte (PCW) von mehr als 20 mm Hg und systolische Blutdruckwerte (RRs) von mindestens 90 mm Hg aufwies. Isosorbiddinitrat wurde in 5%iger Glucoselösung in einer Dosis von 2 mg/h infundiert. Die hämodynamischen Messungen wurden bei allen Patienten nach 15, 30 und 60 min nach Beginn der Therapie wiederholt. Danach wurden die Druckmessungen alle 2–3 h ausgeführt und das Herzzeitvolumen mindestens zweimal in 24 h bestimmt. Wenn die durch einen PCW-Abfall erkennbare hämodynamische Besserung nur geringfügig oder überhaupt nicht eintrat, wurde die Dosis nach der ersten Stunde erhöht. Die zusätzliche Dosis lag bei 1–3 mg/h, je nach dem klinischen Zustand des Patienten und den hämodynamischen Parametern. Im Rahmen dieser individuellen Behandlung wurde die Dosis entweder stabil gehalten oder weiter gesteigert bzw. vermindert, um einen maximalen PCW-Abfall mit gleichzeitiger Aufrechterhaltung eines RRs von mindestens 90 mm Hg sowie einen stabilen transmyokardialen Gradienten zu erzielen. Wenn weder PCW noch RRS weitgehend beeinflußt wurden, wurde die Dosis bis zu

---

1 Isoket, freundlichst zur Verfügung gestellt von Pharma Schwarz, Monheim

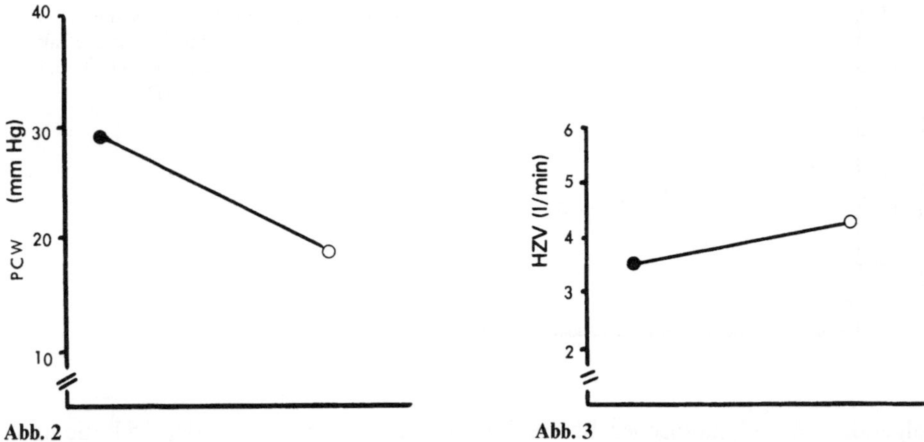

Abb. 2   **Abb. 3**

Abb. 2. Wirkung von ISDN auf den PCW bei Patienten mit chronischer, refraktärer Herzinsuffizienz ischämischer Ätiologie (● = vor ISDN; ○ = unter ISDN)

Abb. 3. Wirkung von ISDN auf das HZV bei Patienten mit chronischer, refraktärer Herzinsuffizienz ischämischer Ätiologie (● = vor ISDN; ○ = unter ISDN)

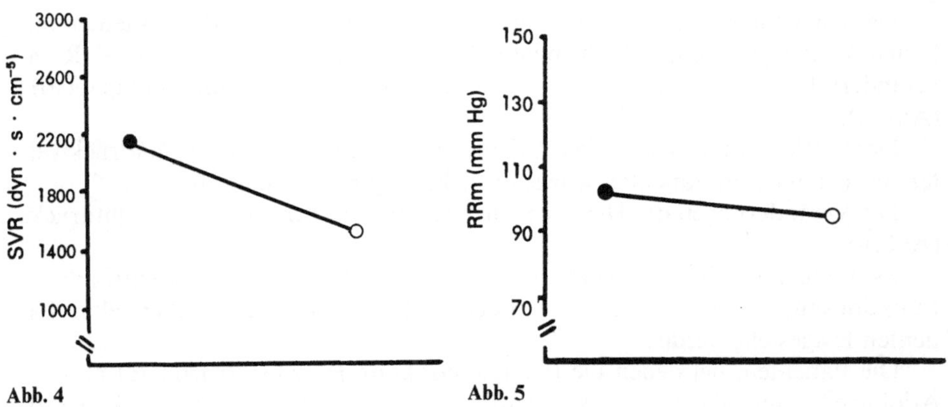

Abb. 4   **Abb. 5**

Abb. 4. Wirkung von ISDN auf den SVR von Patienten mit chronischer, refraktärer Herzinsuffizienz ischämischer Ätiologie (● = vor ISDN; ○ = unter ISDN)

Abb. 5. Wirkung von ISDN auf den arteriellen Mitteldruck (RRm) bei Patienten mit chronischer, therapierefraktärer Herzinsuffizienz ischämischer Ätiologie (● = vor ISDN; ○ = unter ISDN)

8 mg/h angehoben, wobei der systemische Gefäßwiderstand (SVR) als zusätzlicher Wirkungsparameter bestimmt wurde. Auf diese Weise konnte ein sog. „optimales" hämodynamisches Profil bei den einzelnen Patienten erzielt oder über mindestens 24 h beibehalten werden. Die auf der betreffenden Dosisstufe gemessenen hämodynamischen Befunde sind weiter unten aufgeführt.

Bei 15 dieser 22 Patienten mit chronischer, therapierefraktärer Herzinsuffizienz wurden die Plasma-Katecholamine serienmäßig fluorimetrisch bestimmt [5]. Die

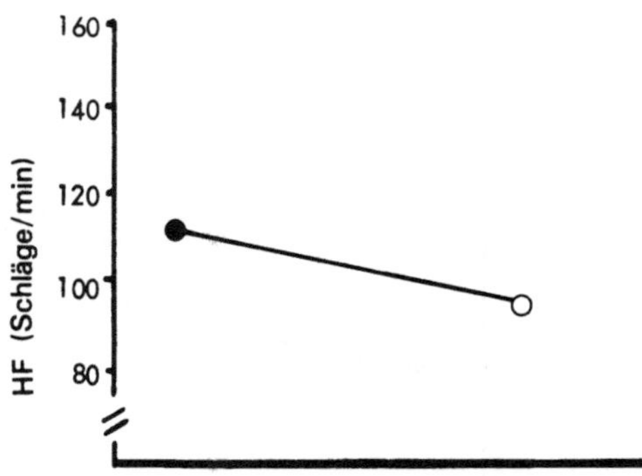

Abb. 6. Wirkung von ISDN auf die HF von Patienten mit chronischer, therapierefraktärer Herzinsuffizienz ischämischer Ätiologie (● = vor ISDN; ○ = unter ISDN)

folgenden hämodynamischen Behandlungsergebnisse wurden bei den 15 Patienten mit chronischer Herzinsuffizienz auf dem Boden einer Ischämie gefunden:

Bei 12 Patienten fiel der PCW deutlich ab, während 3 Patienten keine solche Senkung des Preload aufwiesen. Die Veränderungen waren für die Gesamtgruppe hochsignifikant ($p < 0,001$) (Abb. 2).

Das Herzzeitvolumen fiel bei nur 2 Patienten ab; es zeigte eine generell ansteigende Tendenz, und die Mittelwerte der Gesamtgruppe waren signifikant gestiegen ($p < 0,01$) (Abb. 3).

Der berechnete systemische Gefäßwiderstand (SVR) fiel bei den Patienten mit hohen Ausgangswerten deutlich ab und blieb bei Patienten mit niedrigem SVR unverändert. Die Senkung war für die Gesamtgruppe statistisch signifikant ($p < 0,01$) (Abb. 4).

Der mittlere Blutdruck fiel bei Patienten mit ausgänglich hohen Blutdruckwerten ab; bei anderen Patienten wurde er nicht ungünstig beeinflußt (Abb. 5).

Die Veränderungen der Herzfrequenz verliefen ähnlich wie die des Blutdrucks (Abb. 6).

Es konnte somit eine deutliche Linksverschiebung der linksventrikulären Funktionskurve sowie eine Besserung des Zustandes bei den so behandelten Patienten festgestellt werden.

Die Patienten, bei denen die therapierefraktäre Herzinsuffizienz auf anderer Ätiologie beruhte als auf einer koronaren Herzkrankheit, z. B. auf einer kongestiven Kardiomyopathie oder einer rheumatismalen Herzklappenerkrankung, unterschieden sich in ihren hämodynamischen Reaktionen kaum von den Patienten mit ischämischer Ätiologie.

Bei den Patienten mit Mitralinsuffizienz war die Besserung sogar noch ausgeprägter als bei der Gesamtgruppe.

Es gab dennoch Einzelfälle, die nicht auf die Therapie reagierten, und bei einigen von ihnen mußte zu einem späteren Zeitpunkt eine kombinierte Behandlung, z. B. mit anderen Vasodilatatoren und/oder inotropen Substanzen wie Dopamin, eingeleitet werden.

Da die Patienten mit ausgänglich erhöhtem SVR bessere Therapieergebnisse zu haben schienen [3], untersuchten wir den möglichen Zusammenhang zwischen diesem hämodynamischen Parameter und den Konzentrationen der zirkulierenden Katecholamine. Zu Beginn schien eine positive Korrelation zwischen den Ausgangswerten der Katecholamine und dem systemischen Gefäßwiderstand zu bestehen (Korrelations-Koeffizient = 0,67).

Außerdem bestand bei der Gruppe mit hohen Katecholamin-Ausgangswerten ein deutlicher Abfall beider Parameter während der Isosorbiddinitrat-Applikation, und dies in statistisch signifikantem Ausmaß ($p < 0,001$). Dennoch konnte keine direkte quantitative Korrelation zwischen dem Abfall dieser beiden Parameter unter der Therapie hergestellt werden.

Schlußfolgerungen

Aus unseren Ergebnissen scheint sich folgendes ableiten zu lassen:

1. Patienten mit chronischer, therapieresistenter Herzmuskelinsuffizienz können durch eine kontrollierte intravenöse Gabe von Isosorbiddinitrat eine erhebliche Besserung erfahren.

2. Neben dem erwarteten Rückgang des Pulmonal-Kapillardrucks (PCW) steigert i.v. Isosorbiddinitrat das Herzzeitvolumen, insbesondere bei Patienten mit ausgänglich hohem PCW und peripherem Gefäßwiderstand (SVR).

3. Zwischen den erhöhten Werten der Plasma-Katecholamine und dem gesteigerten SVR konnte eine gewisse Korrelation gefunden werden. Diese Beobachtung erfordert weitere Studien, um schlüssige Folgerungen zu gestatten.

4. Das ausgängliche hämodynamische und möglicherweise auch metabolische Profil scheint demnach für die Prognose des Therapieerfolges beim einzelnen Patienten von Bedeutung zu sein.

Literatur

1. Baligadoo S, Chiche P (1978) The influence of initial hemodynamic parameters on the hemodynamic response to isosorbide dinitrate and I.V. nitroglycerine (abstr). Herz 3:206
2. Bussman WD, Lohner J, Kaltenbach M (1977) Orally administered isosorbide dinitrate in patients with and without left ventricular failure due to acute myocardial infarction. Am J Cardiol 39:91–96
3. Goldberg S, Mann T, Grossman N (1978) Nitrate therapy of heart failure in valvular heart disease. Importance of resting level of peripheral vascular resistance in determining cardiac output. Am J Med 65:161
4. Gray R, Chatterjee K, Vyden JK, Ganz W, Forrester JS, Swan HJC (1975) Hemodynamic and metabolic effects of isosorbide dinitrate in chronic congestive heart failure. Am Heart J 90:346–352
5. Rabinowitz B, Elazar E, Orenstein A, Neufeld HN (1978) Plasma catecholamines and cyclic AMI levels in experimental atrial tachycardia and after coronary occlusion. In: Schwarz PJ, Brown AM, Malliani A, Zanchetti A (eds) Neutral mechanisms in cardiac arrhythmias. Raven, pp 301–304
6. Williams DO, Amsterdam EA, Mason DT (1975) Hemodynamic effect of nitroglycerin in acute myocardial infarction decrease in ventricular preload at the expense of cardiac output. Circulation 51:421–427

Behandlung einer Herzinsuffizienz bei Patienten nach koronarchirurgischen Eingriffen mit Nitroglycerin und Dobutamin

K. VAN ACKERN, N. FRANKE, K. PETER und P. SCHMUCKER

Einleitung

Die postoperative, linksventrikuläre Insuffizienz mit erniedrigtem Herzzeitvolumen (HZV) nach herzchirurgischen Eingriffen ist eine sehr ernste Komplikation [3]. Die Letalität steht in engem Verhältnis zum Ausmaß der HZV-Verminderung [5]. Die lange Zeit ausschließlich geübte Therapie zur Verbesserung der Pumpfunktion bestand in einer Beeinflussung von Kontraktilität und Herzfrequenz mit positiv inotrop wirkenden Substanzen [4, 6]. Diese Maßnahmen gehen in der Regel mit einem erhöhten myokardialen Sauerstoffverbrauch einher [1]. Durch positiv inotrope Stimulierung kann dadurch ein bestehendes Mißverhältnis zwischen Sauerstoffverbrauch und Sauerstoffangebot an das Herz – die pathophysiologische Grundstörung der Koronarinsuffizienz – weiter verstärkt werden. Unter bestimmten Voraussetzungen erhöht eine Therapie mit Vasodilatatoren die Auswurfleistung des Myokards und vermindert eine myokardiale Ischämie [2, 8, 9]. Es gibt jedoch klinische Situationen, in denen ein solcher therapeutischer Ansatz allein nicht ausreicht, ein ausreichendes Herzzeitvolumen zu erzielen. Hier kann eine gemeinsame Anwendung von positiv inotropen Substanzen und Vasodilatatoren zu einer Kombination der gewünschten therapeutischen Wirkung führen, nämlich Erhöhung des Herzzeitvolumens bei möglichst geringem, myokardialem O_2-Verbrauch.

In der vorliegenden Studie wurde daher die Wirkung einer kombinierten Therapie mit Vasodilatatoren und positiv inotroper Stimulation auf die Hämodynamik des großen und des pulmonalen Kreislaufs sowie auf den myokardialen Sauerstoffverbrauch untersucht. Bei 12 Patienten mit verminderter linksventrikulärer Funktion nach herzchirurgischem Eingriff wurde Nitroglycerin (NTG) zur Vasodilatation und Dobutamin (DOB) als positiv inotropes Medikament verwendet. Dobutamin wurde gewählt, weil es in niedriger Dosierung eine selektive Wirkung auf das Myokard bei minimaler Nebenwirkung hat [7, 10].

Methodik

Vor Operationsbeginn wurden routinemäßig ein 18-G-Teflonkatheter in eine Radialarterie, ein Swan-Ganz-Einschwemmkatheter in die A. pulmonalis und ein zen-

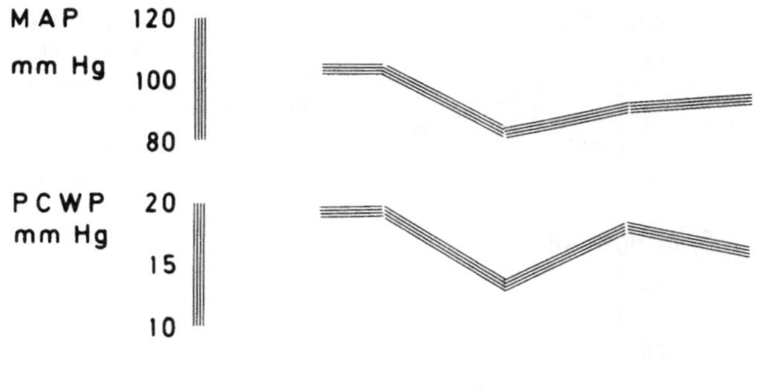

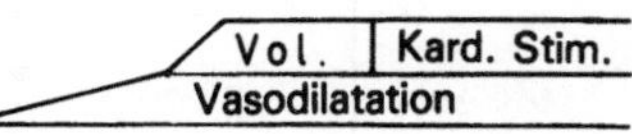

Abb. 1. Schematische Darstellung des therapeutischen Vorgehens

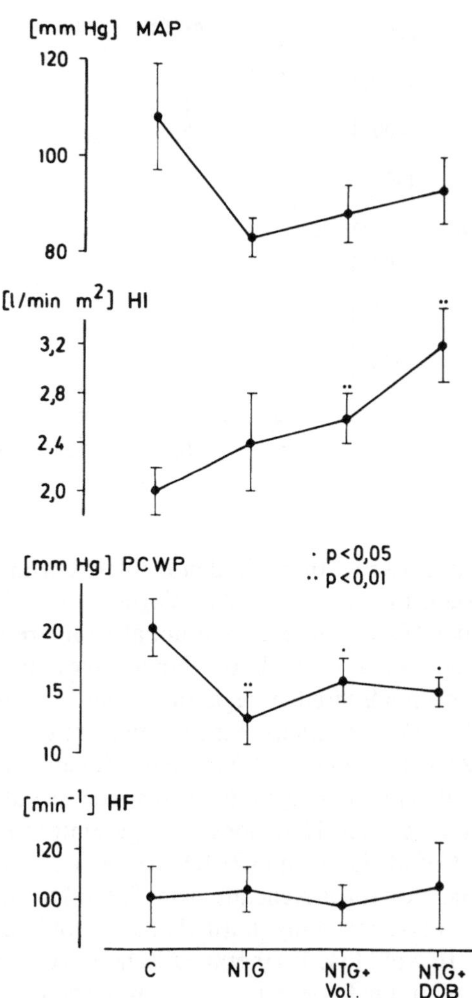

Abb. 2. Wirkung von Nitroglycerin und Dobutamin auf arteriellen Mitteldruck (*MAP*), Herzindex (*HI*), pulmonal-kapillären Verschlußdruck (*PCWP*) und Herzfrequenz (*HF*)

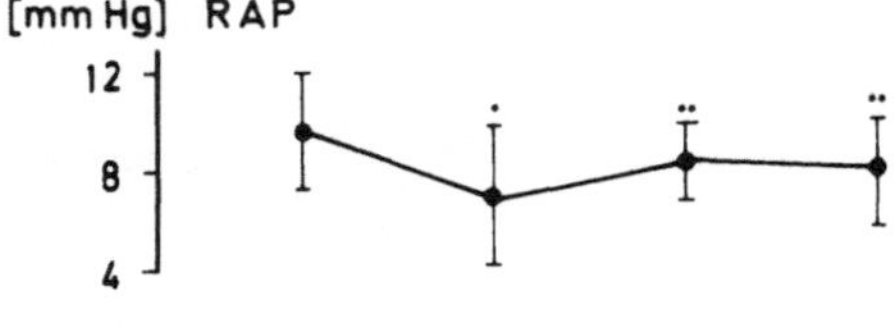

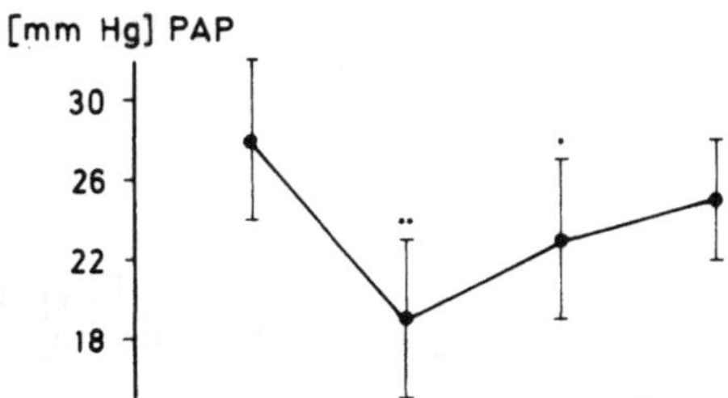

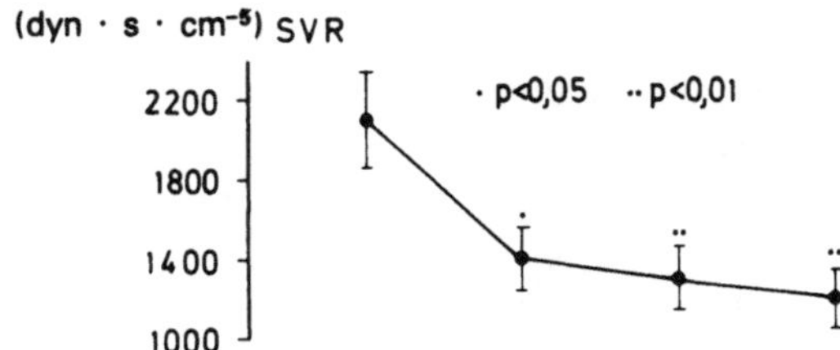

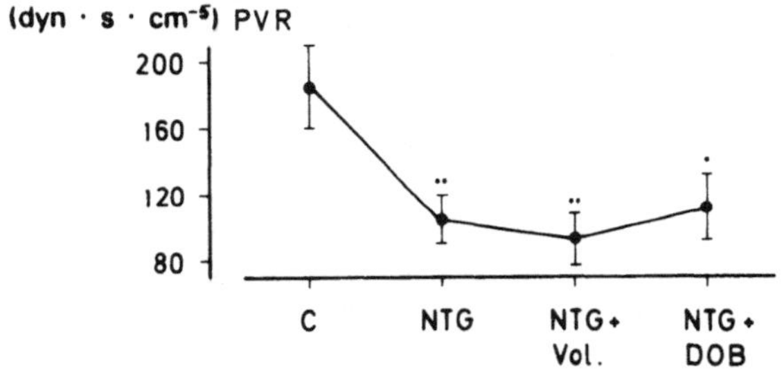

Abb. 3. Mittelwerte für Druck im rechten Vorhof (*RAP*), mittleren Pulmonalarteriendruck (*PAP*), totalen peripheren (*SVR*) und pulmonalen Gefäßwiderstand (*PVR*) nach Gabe von Nitroglycerin und Dobutamin

tralvenöser Katheter in den rechten Vorhof vorgeschoben. Der mittlere arterielle Druck (MAP), der rechte Vorhofdruck (RAP), der mittlere Pulmonalarteriendruck (PAP) sowie der pulmonal-kapilläre Verschlußdruck (PCWP) wurden über einen Statham-Druckaufnehmer gemessen und auf einem Oszilloskop sowie einem Mehrkanalschreiber registriert. Die Herzfrequenz (HF) wurde im EKG ausgezählt. Das Herzzeitvolumen wurde mit der Thermodilutionsmethode (Edwards-HZV-Computer) bestimmt. Zur Messung und Berechnung des Sauerstoffgehaltes wurde ein CO-Oxymeter (Instrumental Lab.) verwendet. Folgende Größen wurden berechnet: Herzindex (HI), gesamter peripherer Widerstand (SVR), pulmonaler Gefäßwiderstand (PVR), arteriovenöse O_2-Differenz ($AVDO_2$), myokardialer Sauerstoffverbrauch aus dem Produkt von systolischem Druck × Herzfrequenz (SP × Hr) sowie myokardiale Sauerstoff- und Laktatextraktion.

In Abb. 1 ist das therapeutische Vorgehen schematisch dargestellt. In die Studie wurden nur Patienten mit einem mittleren arteriellen Druck von mehr als 90 mm

Abb. 4. Herzindex (*HI*) and arterio-venöse Sauerstoffdifferenz (*AVDO₂*) vor und nach Therapie

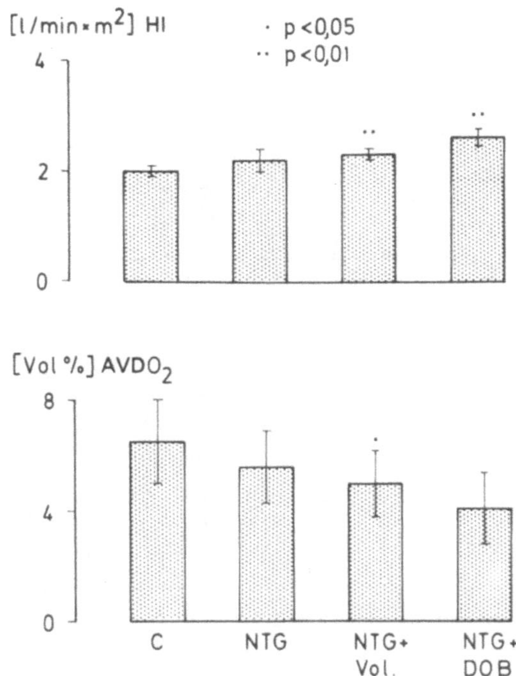

Hg, einem pulmonal-kapillären Verschlußdruck von ca. 20 mm Hg und einem Herzindex unter $2{,}0\ \text{l/min} \times \text{m}^2$ aufgenommen. Die Patienten wurden mit 100% Sauerstoff beatmet. Der mittlere arterielle Druck von 108 mm Hg unmittelbar nach Abgehen von der Herzlungenmaschine wies auf eine mäßig hypertensive Reaktion hin. In dieser Situation wurde nun durch vorsichtige Vasodilatation mit Nitroglycerin versucht, Prä- und Afterload zu senken. Die Anfangsdosis von NTG betrug 15 μg/min und wurde je nach Bedarf allmählich gesteigert. Die Erhaltungsdosis von NTG lag bei ca. 50 μg/min. Die durch Vasodilatation und durch Operation bedingte Hypovolämie wurde durch Bluttransfusion ausgeglichen, bis der PCWP sein „optimales" Niveau erreicht hatte. Unter optimalem Niveau wurde der Füllungsdruck verstanden, bei dem das höchste Herzzeitvolumen erreicht wird. Dies „optimale" Preload wurde jeweils individuell für jeden einzelnen Patienten empirisch durch Messung von PCWP und HI in kurzen Abständen gewonnen. Für diese insuffizienten Herzen lag es zwischen 14 und 17 mm Hg. Dann wurde Dobutamin (DOB) in einer Dosis von 5 μg/kg · min zusätzlich zum kontinuierlich infundierten NTG appliziert. Das hier vorgestellte Therapiekonzept bestand also in einer Verminderung des Afterloads bei gleichbleibendem oder nur gering vermindertem Preload.

Nach Abgehen vom kardio-pulmonalen Bypass betrug der mittlere arterielle Druck 108 mm Hg. Er wurde auf 83 ± 4 mm Hg gesenkt. Durch Volumensubstitution und zusätzliche Dobutamininfusion stieg der MAP von 83 ± 4 auf 88 ± 6 mm Hg an. Der linksventrikuläre Füllungsdruck, gemessen als pulmonal-kapillärer Verschlußdruck, wurde durch Nitroglycerin von $20{,}2 \pm 2{,}6$ auf $12{,}8 \pm 2{,}1\ \text{l/min} \cdot \text{m}^2$

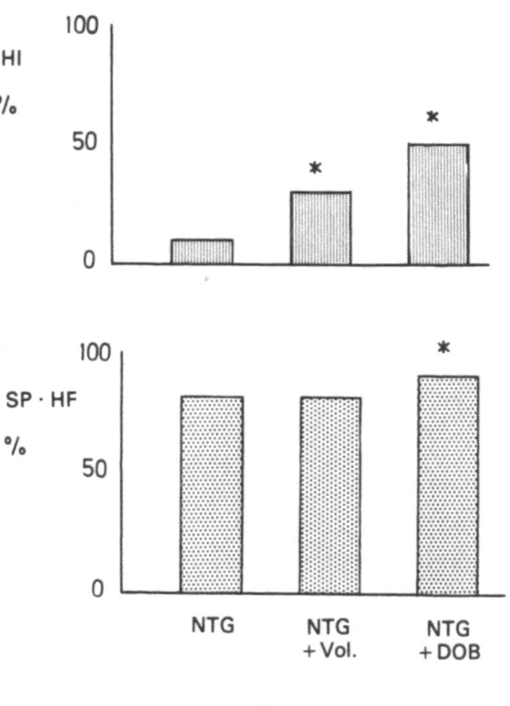

Abb. 5. Prozentuale Veränderungen von Herzindex (*HI*) und errechnetem myokardialem Sauerstoffverbrauch

gesenkt ohne deutlichen Anstieg des Herzindex (nichtsignifikanter Anstieg von $2,0 \pm 0,2$ auf $2,4 \pm 0,4$ l/min · m²). Ganz offensichtlich benötigten diese insuffizienten Herzen einen preload, da nach Erhöhung des Füllungsdruckes auf $15,8 \pm 1,9$ mm Hg durch Volumensubstitution der Herzindex um 23% anstieg (Abb. 2).

Zusätzliche Applikation von Dobutamin in einer Dosis von 5 µg/kg/min steigert den Herzindex auf insgesamt 3,3 l/min · m², das ist eine Steigerung um 50% bezogen auf den Ausgangswert. Die Herzfrequenz blieb unverändert.

Die Mittelwerte für den Druck im rechten Vorhof, den mittleren pulmonalarteriellen Druck, den totalperipheren und den Widerstand im pulmonalen Strömungsgebiet sind in Abb. 3 dargestellt. Der PAP fiel von 28 ± 4 auf 19 ± 4 mm Hg nach NTG ab und wurde durch Volumensubstitution und Dobutamin auf 25 ± 3 mm Hg angehoben. Der RAP zeigte einen annähernd parallelen Verlauf zum PAP. Der SVR fiel kontinuierlich ab und stieg auch nach Dobutamin nicht an. Am Ende der Beobachtungszeit lag er ca. 40% unter dem Ausgangswert. Auch der PVR zeigte einen deutlichen Abfall unter Vasodilatation. Obwohl der PVR nach DOB anstieg, lag dieser Wert noch 35% unter dem Ausgangswert.

Die Mittelwerte für die arterio-venöse O₂-Differenz sind in Abb. 4 im Vergleich zum Herzindex aufgetragen. Während der Herzindex anstieg, verminderte sich die arterio-venöse O₂-Differenz von $6,5 \pm 1,5$ Vol.% auf annähernd normale Werte $(5,0 \pm 1,2)$.

Abb. 6. Myokardiale O_2-Extraktion und Laktat-Extraktion bei 5 Patienten nach Nitroglycerin und zusätzlicher Dobutamin-Applikation

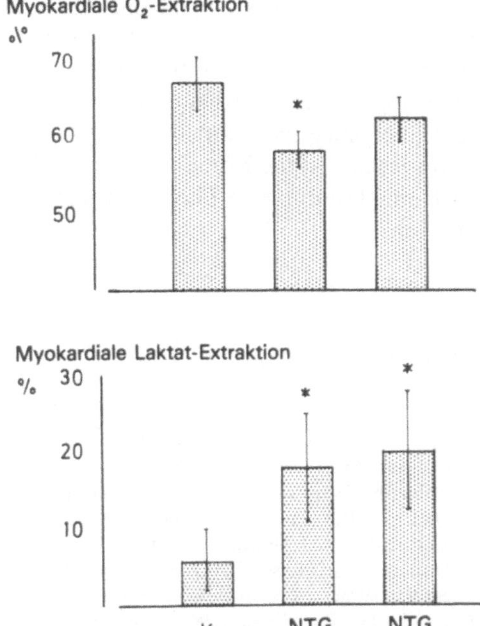

Die Hauptdeterminanten des myokardialen Sauerstoffverbrauches sind: 1. Wandspannung, 2. Herzfrequenz, 3. Kontraktilität.

Eine Reduzierung der Wandspannung, wie sie nach Verminderung des Afterloads angenommen werden kann, und eine unveränderte Herzfrequenz lassen eine Verringerung des myokardialen Sauerstoffverbrauches erwarten.

Wie in Abb. 5 dargestellt, stieg der berechnete myokardiale Sauerstoffverbrauch trotz des angestiegenen HI nach Vasodilatation und Volumenausgleich nicht an. Erwartungsgemäß führte die Dobutamin-Gabe zu einem geringfügigen Anstieg des Sauerstoffverbrauches. Bei 5 dieser Patienten war es möglich, Blut aus dem Sinus coronarius zu gewinnen und den Sauerstoffgehalt sowie die Laktatkonzentration zu messen (Abb. 6). Die myokardiale Sauerstoffextraktion wurde durch Vasodilatation vermindert, während die Laktatextraktion des Myokards anstieg. Unter Dobutamin stieg die myokardiale O_2-Extraktion nur geringfügig an, die Laktatextraktion nahm noch weiter zu.

Zusammenfassung

Das hier vorgestellte Therapiekonzept bei Insuffizienz des linken Herzens kann folgendermaßen zusammengefaßt werden: Diese Kombinationstherapie eines postoperativen Low-output-Syndroms bei Patienten mit koronarer Herzkrankheit bewirkte eine mechanische Entlastung des Herzens durch Vasodilatation. Ein weiterer Anstieg des Herzzeitvolumens konnte durch gering dosiert positiv inotrope Stimulierung erreicht werden. Die Herzarbeit war vermindert, der myokardiale O_2-Verbrauch stieg nicht an.

Insgesamt ist die Myokardfunktion bei Einsparung von Sauerstoff verbessert. Solch eine kombinierte Therapie führt zu einem ökonomischen Anstieg der Herzfunktion.

Literatur

1. Braunwald E (1971) Control of myocardial oxygen consumption: physiologic and clinical considerations. Am J Cardiol 27:416
2. Cohn JN (1973) Blood pressure and cardiac performance. Am J Med 55:351
3. Dietzman RH, Ersek RA, Lillehei CW, Castaneda AR (1969) Low-output-syndrome: recognition and treatment. J Thorac Cardiovasc Surg 57:138
4. Holloway EL, Stinson EA, Derby CC, Harrison DC (1975) Action of drugs in patients early after cardiac surgery. I. Comparison of isoproterenol and dopamine. Am J Cardiol 35:656
5. Kirklin JW, Rastelli AC (1967) Low cardiac output after open heart intracardiac operations. Prog Cardiovasc Dis 10:17
6. Litwak RS, Kuhn LA, Gadboys HL, Lukban SB, Sakural H (1968) Support of myocardial performance after open cardiac operations by rate augmentation. J Thorac Carciovasc Surg 56:484
7. Sakamoto F, Yamada T (1977) Hemodynamic effects of dobutamine in patients following open heart surgery. Circulation 55:525
8. Shell WE, Sobel BE (1974) Protection of jeopardized ischemic myocardium by reduction of ventricular afterload. N Engl J Med 291:481
9. Stinson EB, Holloway EL, Derby GC (1977) Control of myocardial performance early after open heart operations by vasodilator treatment. J Thorac Cardiovasc Surg 73:523
10. Tuttle RR, Millis J (1975) Dobutamine: development of a catecholamine to selectively increase cardiac contractility. Circ Res 36:185

Afterload-Senkung mit Dipyridamol und Preload-Senkung mit Isosorbiddinitrat bei dekompensierter Herzinsuffizienz

U. Sigwart, M. Gribic, G. Turini und J. L. Rivier

Einleitung

Über die Rolle der Vasodilatatoren in der Behandlung der Herzinsuffizienz braucht nicht weiter diskutiert zu werden [4, 5, 12, 13]. Es gibt jedoch immer noch wenige hochaktive Afterload-senkende Pharmaka, und die meisten der verfügbaren sind entweder mit dem Nachteil der Nebenwirkungen bei therapeutischen Dosierungen [10, 18] oder der Toleranzentwicklung nach einer gewissen Behandlungsdauer [17] behaftet. Der nachstehende Bericht befaßt sich mit unseren vorläufigen Ergebnissen mit der bekannten Substanz Dipyridamol (Persantin), das seit über 20 Jahren zur Behandlung der koronaren Herzkrankheit [2] und neuerdings thromboembolischer Erkrankungen [23] verwendet wird.

Patienten und Methodik

Anläßlich einer diagnostischen Herzkatheter-Untersuchung wurden bei 9 Patienten (7 Männer und 2 Frauen) mit Herzinsuffizienz Akutversuche durchgeführt. Alle Patienten litten an einer Herzinsuffizienz des Schweregrades III-IV (NYHA) und hatten Kardiomegalie, pulmonale Stauungsanzeichen, linksventrikuläre Hypertrophie mit ST-T-Veränderungen im EKG und intermittierende Ödeme. In keinem Fall lagen Zeichen einer akuten ischämischen Herzerkrankung vor. Bei 8 Patienten bestand Sinusrhythmus und bei einem Vorhofflattern. Das mittlere Alter betrug 57 Jahre (34–72). Die Studie wurde vom Ethischen Komitee des Krankenhauses genehmigt und die Zustimmung der Patienten, nach Aufklärung, eingeholt.

Ale Patienten hatten zuvor Digitalis und Diuretika mit unterschiedlichem Erfolg erhalten. Diese Behandlung wurde während der Studie nicht verändert.

Links- und Rechtsherzkatheterisierung wurden nach der herkömmlichen Methode ausgeführt: ein zweilumiger Swan-Ganz F7-Thermistor-Katheter (Roche) wurde in die Pulmonalarterie und ein Millar-PC-771-F7-Doppel-Tip-Manometer-Katheter wurde zur simultanen Aufzeichnung des linksventrikulären und des Aortendrucks verwendet. Das Herzzeitvolumen wurde mit einem EKG-getriggerten HZV-Computer (Roche) in einminütigen Abständen automatisch bestimmt, indem 6 ml kalter Kochsalzlösung in 1,2 s auf der Höhe der R-Zacke injiziert wurden. Die Druckmessungen wurden auf einem Hewlett-Packard-4578-Registriergerät aufgezeichnet. Bei 4 Patienten wurden gleichzeitig echokardiographische Messungen mit einem Picker-80-C-Ultraschall-Gerät ausgeführt. Zu Beginn jeder Untersuchung wurde eine 5minütige Ruhezeit eingeschaltet, in deren Verlauf Herzzeitvolumen und Drücke jede Minute gemessen wurden. Nach Erreichen stabiler Meßwerte wurden 20 mg Dipyridamol intravenös injiziert. Die Aufzeichnungen wurden in einminütigen Abständen fortgesetzt. Wenn kein oder nur ein geringer Blutdruckabfall erfolgte, wurde eine weitere Dosis von 20 mg Dipyridamol injiziert. Zehn Minuten danach erhielten die Patienten 10 mg ISDN (Isoket sublingual). Die Messungen wurden dann während der nachfolgenden 60 min fortgesetzt. Es wurden keinerlei Komplikationen beobachtet.

Anschließend erhielten die Patienten eine Erhaltungstherapie, bestehend aus oralen Dosen von 150 mg Dipyridamol und 40 mg ISDN, jeweils 4mal täglich. In 2monatigen Abständen wurden kurze Kontrolluntersuchungen ausgeführt, bestehend aus Anamnese, körperlicher Untersuchung, EKG und Thorax-Röntgen. Digitalis und Diuretika wurden in der gleichen Dosierung wie vor der Vasodilatatoren-Therapie fortgesetzt. Zur statistischen Analyse wurde der Student-t-Test für gepaarte Daten verwendet.

Ergebnisse

Akutversuch. Nach der intravenösen Injektion von 20–40 mg Dipyridamol änderte sich die Herzfrequenz nicht signifikant. Bei der Leeruntersuchung betrug die mittlere Herzfrequenz 78 min^{-1} mit einer Standardabweichung von 5, nach Dipyridamol 77 $\pm$ 6 min^{-1} und nach ISDN 79 $\pm$ 5 min^{-1}.

Nach Dipyridamol kam es zu einem erheblichen Anstieg des Herzzeitvolumens (HZV) (Abb. 1), der Herzindex (HI) stieg von 2,1 $\pm$ 0,3 auf 3,3 $\pm$ 0,6 l/min/m^2 an. Nach zusätzlicher Gabe von ISDN kam es lediglich zu geringen Veränderungen (3,5 $\pm$ 0,4 l/min/m^2).

Mit ISDN war es allerdings möglich, den linksventrikulären enddiastolischen Druck (LVEDP) von 16,1 $\pm$ 2,3 mm Hg nach Dipyridamol-Gabe auf 7,8 $\pm$ 1,9 mm Hg zu senken (Abb. 1). Die Wirkung von Dipyridamol auf den LVEDP war gering; es kam zu einer nichtsignifikanten Veränderung von 18,8 $\pm$ 2,9 auf 16,1 $\pm$ 2,3 mm Hg.

Der linksventrikuläre und der systolische Aortendruck (SP) fielen unter ISDN gleichermaßen ab und wurden durch Dipyridamol nur geringfügig gesenkt (Abb. 1). SP betrug in Ruhe 124 $\pm$ 13,8 mm Hg und fiel nach Dipyridamol auf 120 $\pm$ 15,2 mm Hg ab. Nach sublingualer Gabe von ISDN fiel er auf 100 $\pm$ 14,1 mm Hg ($p < 0,01$) ab.

Der systemische Gefäßwiderstand (SVR) wurde durch Dipyridamol herabgesetzt, nicht jedoch durch zusätzliche Gabe von ISDN. Vor der Medikation lag der SVR bei 1 908 $\pm$ 149 dyn $\cdot$ s $\cdot$ cm^{-5}, nach intravenöser Dipyridamol-Injektion fiel er auf 1 404 $\pm$ 182 dyn $\cdot$ s $\cdot$ cm^{-5} ($p < 0,01$) und nach ISDN auf 1 192 $\pm$ 139 dyn $\cdot$ s $\cdot$ cm^{-5} ab. Der nach ISDN beobachtete SVR-Abfall war nicht signifikant.

Der Anstieg des linksventrikulären Schlagvolumens (SVI) nach der Afterload-Reduzierung durch Dipyridamol verlief parallel zum Anstieg des Herzzeitvolu-

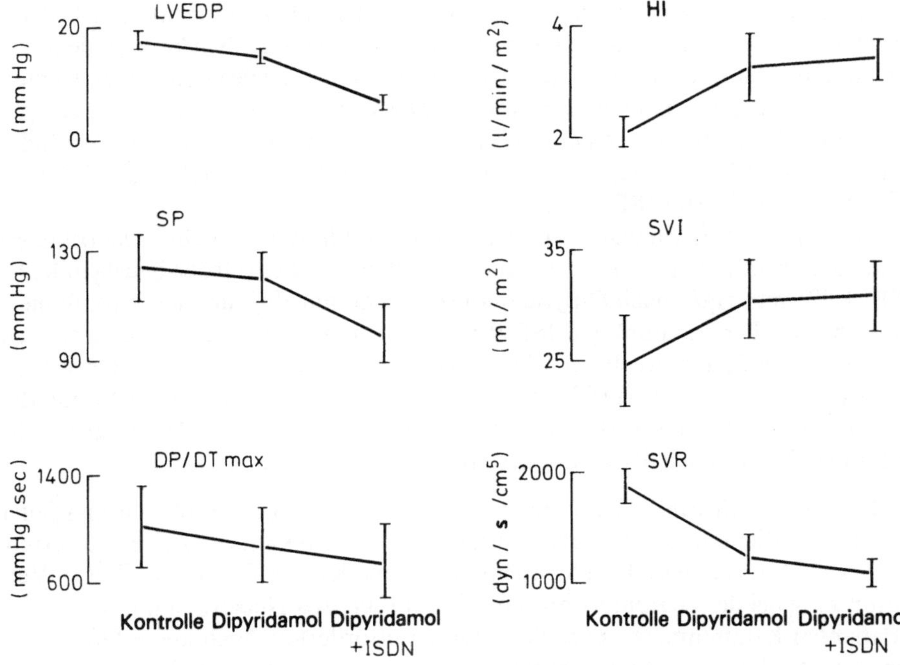

Abb. 1. Hämodynamische Parameter (Mittelwerte und Standardabweichung) bei Patienten mit chronischer dekompensierter Herzinsuffizienz vor und nach Dipyridamol und ISDN. Abkürzungen s. Text

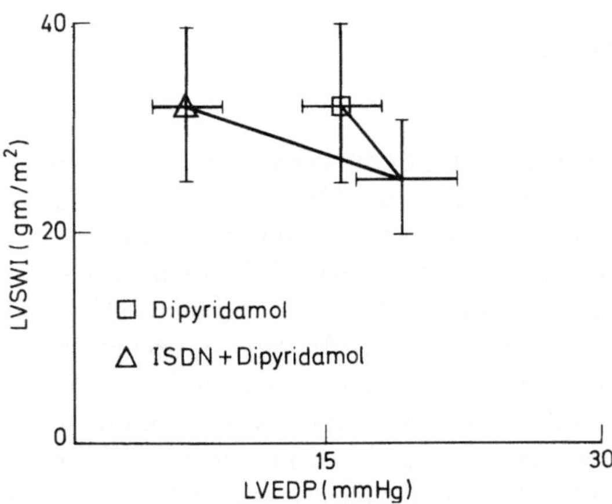

Abb. 2. Linksventrikulärer enddiastolischer Druck bezogen auf den Schlagarbeitsindex vor und nach Dipyridamol und ISDN bei Patienten mit chronischer dekompensierter Herzinsuffizienz

mens. Hier bestanden allerdings große interindividuelle Unterschiede. In Ruhe lag der SVI bei $25,1 \pm 4,8$ ml/m²; nach Dipyridamol stieg er um 17% auf $30,5 \pm 4,2$ ml/m² und nach ISDN auf $31,1 \pm 3,0$ ml/m² an. Die nach Dipyridamol gemessene Veränderung lag auf der Grenze der Signifikanz ($p < 0,05$) (Abb. 1).

Zur Ermittlung der Gesamtleistung des linken Ventrikels während der systolischen Entlastung und der zusätzlichen Preload-Verminderung wurde der linksventrikuläre enddiastolische Druck (LVEDP) dem linksventrikulären Schlagarbeitsindex (LVSWI) gegenübergestellt (Abb. 2). Mit Dipyridamol allein konnte die linksventrikuläre Funktionskurve durch Anstieg des LVSWI zugleich mit einer leichten Preload-Senkung etwas verbessert werden. Die kombinierte Therapie mit Dipyridamol und ISDN führte zu einer weiteren diastolischen Entlastung ohne Veränderung des LVSWI (in Ruhe: $25,0 \pm 6,5$ g m/m^2; nach Dipyridamol: $32,5 \pm 7,5$ g m/m^2; nach zusätzlichem ISDN: $32,9 \pm 6,2$ g m/m^2).

Ein Parameter der linksventrikulären Kontraktilität war die linksventrikuläre maximale Druckanstiegsgeschwindigkeit (dP/dt max). Diese Größe betrug in Ruhe 1014 ± 325 mm Hg/s, nach Dipyridamol 964 ± 293 mm Hg/s und nach kombinierter Gabe von Dipyridamol und ISDN 890 ± 286 mm Hg/s. Diese Veränderungen sind nicht signifikant. Auch bei 3 Patienten, die während der Untersuchung auch echokardiographisch überprüft wurden, kam es zu nichtsignifikanten Verminderungen der Durchmesserverkürzung des linken Ventrikels. Bei 2 Patienten war die Mitralinsuffizienz nach der kombinierten Therapie völlig beseitigt.

Chronische Therapie. Während der 2- bis 6 monatigen Beobachtungsdauer waren alle Patienten subjektiv gebessert. Bei 4 Patienten kam es zu einer Besserung um 2 NYHA-Klassen und bei 5 Patienten um eine Klasse. Das Herz-Thorax-Verhältnis ging bei der Gesamtgruppe um 17% zurück. Als Nebenwirkung wurde bei 3 Patienten Kopfschmerz beobachtet. Dieser erforderte jedoch keine Dosisreduzierung oder Unterbrechung der Behandlung. Sonstige Nebenwirkungen wurden nicht beobachtet.

Besprechung

Trotz der heute durchweg akzeptierten Vorteile der Afterload-senkenden Pharmaka zur Behandlung der Herzinsuffizienz ist das Angebot an solchen Präparaten keineswegs ideal. Manche von ihnen, wie z. B. Natrium-Nitroprussid, müssen parenteral angewendet werden [14, 15], andere – wie z. B. Phentolamin – sind beim einzelnen Patienten schwer zu titrieren [11]. Hydralazin erwies sich als verhältnismäßig sicher [10] und wirksam [3, 8] bei den meisten Patienten. Dennoch bedarf es hoher oraler Dosen, die wiederum das Risiko einer Lupus-ähnlichen Komplikation erhöhen [10, 16]. Prazosin scheint mit dem Auftreten einer signifikanten Toleranz verbunden zu sein, wenn es zur Behandlung der Herzinsuffizienz verwendet wird [17]. Die Suche nach wirksamen Afterload-senkenden Pharmaka ohne oder mit nur geringen Nebenwirkungen und ohne Tachyphylaxie geht daher weiter.

De Ponti und Bardi [20] berichteten 1971 über einen HZV-Anstieg zugleich mit Reduzierung des peripheren Widerstandes nach intravenöser Gabe von 10–20 mg Dipyridamol. Die Zusammenhänge zwischen den hämodynamischen Veränderungen und der Behandlung der Herzinsuffizienz waren zu jener Zeit lediglich aus experimentellen Befunden bekannt, und die Möglichkeit der Verwendung von Dypridamol als Afterload-reduzierendes Präparat wurde nicht erwogen. Der Anstieg des HZV ohne signifikante Preload-Senkung sowie die subjektive Besserung bei Patienten mit hochgradiger Herzinsuffizienz nach oraler Dipyridamol-Behandlung wurden erst vor kurzem beobachtet (Gorlin 1979, persönliche Mitteilung). Da Dipyridamol seit über 20 Jahren in der Klinik zur Behandlung der koronaren Herzkrankheit [2, 9] und neuerdings als Thrombozyten-Aggregationshemmer bei thromboembolischen Erkrankungen [1, 23] ohne erhebliche Nebenwirkungen angewendet wird, könnte es als Vasodilatator möglicherweise attraktiv sein.

Der Wirkungsmechanismus, über den Dipyridamol die glatte Muskulatur inhibiert, ist nur ungenügend bekannt. Beim Menschen bewirkt dieses Pharmakon eine Koronardilatation, die ursprünglich zu der Indikation für seine Verwendung in der Behandlung der koronaren Herzkrankheit führte [2]. Bei manchen Patienten kann diese Eigenschaft, bei Fehlen einer signifikanten Preload-Senkung, Angina-pectoris-Anfälle auslösen [22]. Dipyridamol sollte deshalb bei Patienten mit ischämischer Herzerkrankung vorsichtig angewendet werden. In allen übrigen Fällen wird das Präparat äußerst gut vertragen [1, 21]. Dosierungen von über 600 mg/die oral wurden bei Schwangeren ohne nennenswerte Nebenwirkungen zur Thrombozytenaggregationshemmung verwendet [22].

Aus dieser präliminären Studie gingen keine Informationen hinsichtlich einer möglichen Tachyphylaxie hervor. Die gute Reaktion auf die Langzeit-Kombinationstherapie liefert nur einen geringen Hinweis auf eine ausreichende, anhaltende Medikamentenwirkung, und weitere Untersuchungen sind zur Bestätigung dieser ersten günstigen Eindrücke erforderlich.

Die akuten hämodynamischen Wirkungen von Dipyridamol und der Kombination mit Nitraten sind vielversprechend. Dipyridamol steigert das HZV bei chronischer Herzinsuffizienz signifikant und ohne das Preload erheblich zu verändern. Diese Wirkung ist mit der Hydralazin-Wirkung vergleichbar. Durch zusätzliche Nitratgabe wird die Vorbelastung des Myokards, ohne gleichzeitige HZV-Senkung, vermindert [6, 7, 19], und es kommt so zu einer Normalisierung der Herzfunktion und Wiederherstellung einer fast physiologischen linksventrikulären Funktionskurve (Abb. 2). Bei 2 Patienten konnten wir die akute Beseitigung der Mitralinsuffizienz beobachten, und alle Patienten verspürten eine sofortige Erleichterung der Atemnot und des Druckgefühls.

In Anbetracht dieser Ergebnisse kann nicht ausgeschlossen werden, daß die günstigen hämodynamischen Wirkungen des Dipyridamol bei der Besserung der Patienten mit koronarer Herzkrankheit, die mit Dipyridamol und Aspirin behandelt wurden (Persantin-Aspirin-Reinfarkt-Studie = PARIS [24]), eine Rolle spielen und daß die günstige Prognose der mit Dipyridamol behandelten Patienten nicht allein auf die Thrombozyten-Aggregationshemmung zurückzuführen ist. Andererseits wäre die Prävention von Hyperkoagulations-Zuständen eine äußerst wünschenswerte Nebenwirkung der Behandlung der chronischen Herzinsuffizienz.

Schlußfolgerungen

Vorläufige Ergebnisse scheinen darauf hinzuweisen, daß Dipyridamol eine aktive und sichere Afterload-reduzierende Substanz ist. Dipyridamol, in Kombination mit Isosorbiddinitrat, reduziert Pre- und Afterload, erhöht Herzzeitvolumen, Schlagvolumen und Schlagarbeit bei Patienten mit chronischer Herzinsuffizienz, ohne die Herzfreqzenz und die Myokardkontraktilität signifikant zu verändern. Dipyridamol wird oral (600 mg/die) gut vertragen und hat außerdem günstige aggregationshemmende Wirkungen.

Zusammenfassung

Die Vasodilatatoren-Therapie hat sich als wirksames Adjuvans zur konventionellen Therapie der Herzinsuffizienz erwiesen. Das bisher verfügbare therapeutische Arsenal für die Afterload-Reduzierung ist wegen der entstehenden Nebenwirkungen bei weitem nicht ideal. Deshalb wurde ein Pharmakon, das seit vielen Jahren verwendet wird und als verhältnismäßig nebenwirkungsfrei bekannt ist (Dipyridamol = Persantin), sowohl allein als auch in Kombination mit Iososorbiddinitrat zur Behandlung von Patienten mit chronischer Herzinsuffizienz herangezogen.

Unter den Bedingungen des Herzlabors wurden 9 Patienten während der Herzkatheter-Untersuchung beobachtet. Die Hämodynamik wurde mit High-fidelity-Druckmessungen und bei 3 Patienten mit simultaner echokardiographischer Untersuchung in Ruhe nach intravenöser Gabe von 20–40 mg Persantin und sublingualer Gabe von 10 mg Isoket geprüft. Nach Persantin stieg das Herzzeitvolumen von $2,1 \pm 0,3$ auf $3,3 \pm 0,6$ l/min/m², zugleich mit der Zunahme des Schlagvolumens, an. Der systolische Blutdruck blieb im ganzen unbeeinflußt, und der periphere Gefäßwiderstand fiel von $1\,908 \pm 149$ auf $1\,404 \pm 182$ dyn·s·cm^{-5} ab. dP/dt max und das Ausmaß der echokardiographischen Durchmesserverkürzung wurden leicht reduziert. LVEDP fiel etwas ab. Nach zusätzlicher Gabe von Isoket kam es zu einer signifikanten Reduzierung des linksventrikulären Füllungsdrucks bei unverändertem Herzzeitvolumen. Bei zwei Patienten verschwand die Mitralinsuffizienz akut nach zusätzlicher Isoket-Gabe, und alle Patienten fühlten sich unter der kombinierten Therapie erheblich besser. Die orale Behandlung mit Persantin (4×150 mg/die) und Isoket (4×40 mg/die) wurde fortgesetzt und führte zu einer beträchtlichen Verminderung der Herzgröße, der Lungenstauung und der Müdigkeit. Die Belastungstoleranz wurde erhöht, und die Nebenwirkungen waren minimal.

Persantin scheint in Kombination mit Isoket eine vielversprechende Therapie der Herzinsuffizienz zu sein.

Danksagung. Die Autoren danken Herrn J.P. de Leonardis für ausgezeichnete technische Hilfe.

Literatur

1. Ahmad R, Rajah SM (1976) Dipyridamole in successful management of pregnant women with prosthetic heart valve. Lancet II:1414–1415
2. Bretschneider HJ, Frank A, Bernard N, Kochsick K, Scheler F (1959) Die Wirkung eines pyrimido-pyrimiden Derivates auf die Sauerstoff-Versorgung des Herzmuskels. Arzneimittelforsch 9:49–59
3. Chatterjee K, Parmley WW, Massie B, Graenberg B, Werner J, Klousner S, Norman A (1976) Oral hydralazine therapy for chronic refractory heart failure. Circulation 54:879
4. Chatterjee K, Parmley WW (1977) The role of vasodilator therapy in heart failure. Prog Cardiovasc Dis 19:301
5. Cohn JN (1973) Vasodilator therapy for heart failure. Circulation 48:5
6. Franciosa JA, Cohn JN (1980) Sustained hemodynamic effects without tolerance during long-term isosorbide dinitrate treatment of chronic congestive left ventricular failure. Am J Cardiol 45:649–654
7. Franciosa JA, Mikulic E, Cohn JN, Jose E, Fabie H (1974) Hemodynamic effects of orally administered isosorbide dinitrate in patients with congestive heart failure. Circulation 50:1020
8. Franciosa JA, Pierpont G, Cohn JN (1977) Hemodynamic improvement after oral hydralazine in left ventricular failure. Ann Intern Med 86:388
9. Griep AH (1964) An approach to long-term therapy of ischaemic heart disease. Vasc Dis 1:239–302
10. Koch-Weser J (1976) Hydralazine. N Engl J Med 295:320
11. Majid PA; Sharma B, Taylor SH (1971) Phentolamine for vasodilator treatment for severe heart failure. Lancet II:719
12. Mason DT (1978) Ventricular afterload reduction in management of congestive heart failure. Clin Cardiol 1:55–59
13. Mehta J (1977) Vasodilators in the treatment of heart failure. JAMA 238:2534
14. Mehta J, Iacona M, Pepine CJ, Conti CR (1978) Comparative hemodynamic effects of nitroprusside, prazosin and hydralazine in refractory heart failure. Am J Cardiol 41:418
15. Mehta J, Iacona M, Feldman RL, Pepine CJ, Conti CR (1978) Comparative hemodynamic effects of intravenous nitroprusside and oral prazosin in refractory heart failure. Am J Cardiol 41:925
16. Packer M, Meller J, Medine N, Gorlin R, Herman MV (1980) Dose requirements of hydralazine in patients with severs chronic congestive heart failure. Am J Cardiol 45:655–660
17. Packer M, Meller J, Gorlin R, Herman MV (1979) Hemodynamic and clinical tachypylaxis to prazosine-mediated afterload reduction in severe chronic congestive heart failure. Circulation 59:531–539
18. Perry HM Jr (1973) Late toxicity of hydralazine resembling systemic lupus erythematosus or rheumatoid arthritis. Am J Med 54:58
19. Pierpont GL, Cohn JN, Franciosa JA (1978) Combined oral hydralazine-nitrate therapy in left ventricular failure. Chest 73:8
20. Ponti C De, Bardi U (1971) Effects of dipyridamole on myocardial clearance of Rb[86] and on some parameters of central hemodynamics in man without coronary arterial disease. Am Heart 82:69–77
21. Taguchi K (1977) Pregnancy in patients with a prosthetic heart valve. Surg Gynecol Obstet 145:206–208
22. Tauchert M (1977) Der Dipyridamol-Test als Suchmethode bei koronarer Herzkrankheit. Internist 18:588–593
23. Wu KK, Barnes RW, Hoak JC (1976) Platelet hyperaggregability in idiopathic recurrent deep vein thrombosis. Circulation 53:687
24. Persantine-Aspirin reinfarction study research group (1980) Persantine-Aspirin reinfarction study. Circulation [Suppl II] 62:1–42

Rundtischgespräch

Der erste Teil des Rundtischgespräches befaßte sich mit der Definition der Untergruppen von Patienten mit spezifischen hämodynamischen Problemen, bei denen eine Vasodilatatoren-Therapie in angemessener und individueller Weise eingesetzt werden kann.

Parmley forderte, für individuelle Patienten müsse eine individuelle Therapie gefunden werden, und führte aus, daß 1. die Verwendung von vorwiegend venendilatierenden Substanzen indiziert sei, wenn das Hauptproblem in dem erhöhten Keildruck liege; 2. die Verwendung arteriolärer Dilatatoren vorzuziehen sei, wenn das Hauptproblem ein vermindertes Herzzeitvolumen sei und 3. bei Patienten mit hohen Reninwerten die Inhibitoren der Angiotensin-konvertierenden Enzyme oder Angiotensin-Antagonisten vorzuziehen seien. Wie in anderen klinischen Situationen gäbe es auch für die Vasodilatatoren-Therapie kein einheitliches und universal wirksames Behandlungsschema.

Cohn schloß sich diesen Bemerkungen an und sagte voraus, daß die künftige Therapie der Herzinsuffizienz aus mehreren Pharmaka bestehen würde, wie dies heute bereits in der Hypertonie der Fall sei. So könnte z. B. bei einem Patienten, der mit Prazosin oder Hydralazin behandelt wird, das Reninsystem chronisch stimuliert werden, und es könnte danach angezeigt sein, einen Renin-Angiotensin-Blocker zu verwenden, während die Reninaktivität zu Beginn der Behandlung niedrig sein könnte. Da der periphere Widerstand dann von getrennten Mechanismen aufrechterhalten werde, müßten diese gleichzeitig angegriffen werden. Das Geheimnis der Behandlung dieser Regulationsstörungen sei, den ungünstigen Reaktionen des Organismus einen Schritt voraus zu sein.

Bezüglich der Vasodilatatoren-Therapie mit mehr als einer Substanz wurde Parmley nach dem Sinn einer Kombination von Hydralazin und ISDN befragt. Parmley erklärte, die Rechtfertigung der gleichzeitigen Gabe von ISDN und Hydralazin liege darin, daß Hydralazin den Keildruck beim dyspnoeischen Patienten nicht senke, zumindest nicht zu Anfang. Nach einer Hydralazin-Langzeittherapie scheine ein Punkt erreicht zu werden, an dem das Herz sich in gewissem Grade kompensiert und bei einer Anzahl von Patienten die Nitrate dann abgesetzt werden könnten (so Parmley).

Cohn ging auf die Frage nach der Bedeutung des venendilatatorischen Effektes ein. Es sei zu erwarten, daß ein Pharmakon, das die Venen dilatiert, lediglich gestatte, daß das Volumen die Kapazitätsgefäße auffülle und daß sich mit der Zeit keine Wirkung auf den venösen Druck zeige. In der Praxis scheint dies jedoch, nach Cohn, nicht der Fall zu sein.

Wie Franciosa bereits gesagt hatte, bleibt der Keildruck während der chronischen venodilatierenden Therapie niedrig und auch wenn das Volumen sich ausdehnt, um das System aufzufüllen, blieben die günstigen hämodynamischen und klinischen Wirkungen des Pharmakons erhalten. In einer kürzlich beendeten Multizenter-Studie der Gruppe von Cohn schien Hydralazin, das allgemein als hämodynamisch stark wirksames Präparat mit vorwiegend arteriolärem Effekt betrachtet wird, nicht einmal die Belastungstoleranz zu verbessern, was mit Nitraten aber der Fall war. Cohn folgerte daher, der venodilatatorische Effekt sei klinisch mindestens so wichtig wie oder noch wichtiger als die Reduzierung der Aortenimpedanz.

Ein Teilnehmer aus dem Saal sprach dann das Thema der Differentialtherapie der Herzinsuffizienz an und fragt, ob die Ätiologie der Herzinsuffizienz einen Einfluß auf die Therapie habe, da man annehmen könne, daß eine Herzinsuffizienz auf dem Boden einer koronaren Herzkrankheit sich anders verhalte als bei einer Kardiomyopathie mit normalen Koronargefäßen.

Cohn griff diese Frage auf und erklärte, in der klinischen Praxis gebe es geringe Unterschiede. Diese Erkrankungen schienen, sobald das Stadium eines erweiterten und diffus hypokinetischen Ventrikels erreicht sei, ähnlich zu verlaufen. Die Mortalitätsziffern bei ischämischen und nichtischämischen Formen der Kardiomyopathie seien gleichhoch, und auch die Reaktion auf die Behandlung scheine hämodynamisch vergleichbar zu sein. Eine Ausnahme bildeten Patienten mit Mitralinsuffizienz, die dank der

Verminderung der Regurgitationsfraktion noch besser auf Vasodilatatoren reagierten als solche mit lediglich beeinträchtigter linksventrikulärer Funktion.

Bezüglich der Kombinationstherapie der Herzinsuffizienz erhob *Frick* die provokative Frage, ob es jetzt an der Zeit sei, Digitalis fortzulassen und nach der konventionellen Diuretika-Therapie sofort mit Vasodilatatoren zu beginnen.

Parmley zitierte eine neuere Studie aus seiner Gruppe, in der bei Patienten mit mäßiger Herzinsuffizienz eine sechswöchige Digitalis-Pause eingelegt wurde, die Hämodynamik in Ruhe und unter Belastung gemessen und dann akut wieder digitalisiert wurde. Während Parmley und seine Mitarbeiter die Studie mit der Einstellung angefangen hatten, Digitalis sei nach Literaturangaben bei manchen Patienten mäßig wirksam und bei anderen völlig unwirksam, stellten sie zu ihrer Überraschung fest, daß das Medikament bei allen Patienten hämodynamisch und klinisch wirksam war. Parmley empfahl daher die Verwendung von Digitalis vor den Vasodilatatoren als eine Standardtherapie mit wenigen Ausnahmen.

Rabinowitz empfahl, bei einer Untergruppe von Patienten mit akutem Myokardinfarkt den Diuretika und Vasodilatatoren vor Digitalis den Vorzug zu geben.

Eine weitere Frage von praktischer Bedeutung bezüglich des besten Zeitpunktes einer Vasodilatatoren-Therapie wurde den Teilnehmern des Rundtischgespräches vorgelegt: Bei welchen Patienten sollte früh, vielleicht im Stadium III oder sogar II, begonnen werden, und bei welchen Patienten sollte man bis Stadium IV warten?

Die Frage wurde von *Cohn* beantwortet: Es müsse ihm schon gesagt werden, von welcher Warte aus er darüber urteilen solle. Als Wissenschaftler würde er nicht raten, die Therapie zu beginnen, wenn kein Lungenödem vorliege. Hier sei er absolut sicher, daß dieses mit Vasodilatatoren akut beseitigt werden könne. Als Kliniker meinte Cohn jedoch, würde er es für angebracht halten, zu einem frühen Zeitpunkt zu intervenieren. Die Behandlung von Patienten mit fortgeschrittener (Schweregrad IV) Herzinsuffizienz und die Besserung ihrer hämodynamischen Situation werden kaum fähig sein, die hohe Sterbeziffer bei diesen Fällen zu vermindern. Hat eine Herzinsuffizienz einmal das Stadium IV erreicht, ist sie lt. Cohn vermutlich wegen des zuvor besprochenen Circulus vitiosus irreversibel. Die besten medizinischen und sozialen Vorteile ergeben sich bei Patienten des Schweregrades II und III. Nach Ansicht von Cohn ist das Fortschreiten von Stadium II zu III bzw. zu IV ein Regulationsphänomen und keine Erkrankung, in der die Myokardfasern progressiv ausfallen oder die Ischämie unbedingt verschlechtert wird. Klinisch wäre Cohn daher geneigt, die Vasodilatatoren-Behandlung beim ersten Anzeichen einer Ventrikeldilatation und bei hohem systemischen Gefäßwiderstand oder Grenzwert-Hypertonie anzufangen. Obwohl dies noch nicht wissenschaftlich erhärtet sei, wäre zu hoffen, daß auf diese Weise die Wandspannung vermindert und das Fortschreiten der Ventrikeldilatation aufgehalten werden könne.

Bezüglich der Langzeit-Ergebnisse war die Gesprächsrunde sich darin einig, daß über Zeitspannen von 6–10 Wochen nach den meisten Vasodilatatoren eine Besserung der Belastungstoleranz gefunden werde, daß jedoch die Mortalitätsziffern und andere wichtige Parameter, wie z. B. die Lebensqualität, noch nicht eindeutig feststünden.

Eine spezifische Frage wurde an Parmley gerichtet, der in seinem Bericht geraten hatte, die Patienten nach Gabe von Vasodilatatoren nicht nur in liegender, sondern auch in aufrechter Haltung zu belasten und zu untersuchen: Bezieht sich diese Empfehlung auf den hydrostatischen Effekt der Vasodilatatoren? Parmley zitierte mehrere Studien und faßte zusammen, daß bei Patienten mit chronischer Herzinsuffizienz, die sowohl im Liegen als auch aufrecht untersucht werden, weitaus günstigere Ergebnisse in aufrechter Stellung beobachtet würden, was bekanntlich für Patienten mit Herzinsuffizienz unter Belastung üblich sei.

Abschließend einigte sich die Gesprächsrunde darauf, daß seit Einführung der Vasodilatatoren-Therapie erhebliche Fortschritte im Verständnis der kardiovaskulären Physiologie erzielt worden seien. Das Konzept des Zusammenhanges von Herzleistung und peripherem Kreislauf war schon lange bekannt gewesen, doch gelang die Integration dieser Auffassung in das klinische Denken erst während der letzten Jahre. Die Runde stimmte auch dahingehend überein, daß große experimentelle und klinische Anstrengungen erforderlich seien, um die zahlreichen Fragen in Zusammenhang mit der Vasodilatatoren-Therapie der chronischen Herzinsuffizienz zu beantworten.

Wirkung von Nitroglycerin auf Hämodynamik und Katecholamine bei Patienten mit Linksherzinsuffizienz

W. W. Klein, R. Goebel, D. Brandt und E. Maurer

Einleitung

In dieser Studie wurden die symptomatischen und hämodynamischen Wirkungen von sublingualem Nitroglycerin bei Patienten mit chronischer gegenüber Digitalis- und Diuretika-Therapie-refraktärer Herzinsuffizienz untersucht. Bei Herzinsuffizienz besteht eine erhöhte Sympathikusaktivität [10]. Es wird angenommen, daß diese Aktivität die Myokardfunktion unterstützt. Körperliche Belastung bewirkt eine zusätzliche Noradrenalin-Freisetzung aus dem Myokard in das koronarvenöse Blut [5]. Der Anstieg der Noradrenalin-Konzentration korreliert mit der Verschlechterung der Myokardfunktion [4]. Nach wirksamer Therapie mit Vasodilatatoren ist ein Rückgang der Katecholamin-Konzentration, als Hinweis auf eine Verminderung des Sympathikuseinflusses auf das Herz, zu erwarten. Curtiss et al. [3] fanden tatsächlich bei 15 Patienten mit Linksherzinsuffizienz nach Behandlung mit einem Converting-Enzym-Inhibitor eine Verminderung des Plasma-Noradrenalins von 620 auf 450 pg/ml.

In Ergänzung der hämodynamischen Untersuchungen wurden daher die Wirkungen von Nitroglycerin auf Noradrenalin, Adrenalin und Dopamin exploriert.

Methodik

Die Untersuchung bezog sich auf 17 Patienten mit chronischer, therapierefraktärer Linksherzinsuffizienz infolge einer koronaren oder hypertensiven Herzerkrankung oder einer primären Kardiomyopathie.

Im ersten Teil der Studie wurde bei 11 Patienten ein Swan-Ganz-Katheter in die Pulmonalarterie eingeführt. Der Druck in Pulmonalarterie und rechtem Vorhof wurde mit Statham-P-23Db-Transducern registriert und das Herzzeitvolumen mit der Thermodilutions-Technik gemessen. Ferner wurden die Blutspiegel von Dopamin, Adrenalin und Noradrenalin radioenzymatisch aus einer peripheren Vene nach der Methode von da Prada [9] bestimmt. Die Belastung erfolgte im Sitzen auf einem Fahrradergometer mit 25–50 W über 3–5 min. Alle Parameter wurden im Leerversuch in Ruhe, nach Belastung sowie 10 min nach 0,8 mg Nitroglycerin, ebenfalls in Ruhe und nach Belastung, gemessen.

Tabelle 1. Hämodynamische Wirkungen von 0,8 mg Nitroglycerin bei 11 Patienten mit Herzinsuffizienz. HF Herzfrequenz, MAP mittlerer Pulmonalarteriendruck, PADP diastolischer Pulmonalarteriendruck, HZV Herzzeitvolumen, HI Herzindex, SI Schlagindex, TPR peripherer Gesamtwiderstand

Parameter	Kontrolle				Nitroglycerin	
	Ruhe	Belastung	Ruhe	p	Belastung	p
HF (Schläge/min)	86 ± 6	115 ± 8	95 ± 5	n.s.	115 ± 7	n.s.
MAP (mm Hg)	95 ± 2	103 ± 2	89 ± 1	0,02	98 ± 3	0,06
PADP (mm Hg)	24 ± 2	31 ± 4	20 ± 1	0,02	28 ± 3	0,05
HZV (l/min)	4,1 ± 0,2	9,3 ± 0,7	4,1 ± 0,3	n.s.	9,7 ± 0,9	n.s.
HI (l/min/m²)	2,1 ± 0,1	4,8 ± 0,3	2,1 ± 0,1	n.s.	5,0 ± 0,4	n.s.
SI (ml/m²)	25 ± 2	45 ± 6	22 ± 1	n.s.	45 ± 5	n.s.
TPR (dyn·s·cm^{-5})	1983 ± 115	991 ± 115	1827 ± 176	n.s.	958 ± 160	n.s.

In dem 2. Teil der Studie wurden weitere 6 Patienten mit hochgradiger Herzinsuffizienz untersucht. Bei diesen Patienten wurde ebenfalls ein Swan-Ganz-Katheter in die Pulmonalarterie, ein Lehman-Katheter in den linken Ventrikel und die Aorta sowie ein Gensini-Katheter in den Koronarsinus gelegt. Ihre Position wurde mittels Kontrastmittel kontrolliert. Danach wurde die Belastung im Liegen mit 50 W bis zur Toleranzgrenze ausgeführt. In Ruhe sowie nach Belastung, vor und nach 1,6 mg Nitroglycerin, wurden Herzfrequenz, Aortendruck, linksventrikulärer systolischer und enddiastolischer Druck, LV dP/dt max, Pulmonalarterien- und rechter Vorhofdruck aufgezeichnet. Gleichzeitig wurden die Konzentrationen von Dopamin, Adrenalin und Noradrenalin im arteriellen, venösen und koronarvenösen Blut bestimmt.

Die statistischen Vergleiche wurden mit dem gepaarten Student-t-Test ausgeführt, wobei $p < 0,05$ als signifikant betrachtet wurde. Die Werte wurden als Mittelwerte ± Standardabweichung (SD) angegeben.

Ergebnisse

Die Ergebnisse des ersten Teils der Studie sind in Tabellen 1 und 2 zusammengestellt. Nach 0,8 mg Nitroglycerin kam es zu einem leichten Abfall des mittleren arteriellen Drucks in Ruhe (von 95 auf 89 mm Hg; $p < 0,02$) und nach Belastung von (103 auf 98 mm Hg; $p < 0,06$) sowie zu einem ausgeprägten Abfall des diastolischen Pulmonalarteriendrucks in Ruhe (von 24 auf 20 mm Hg; $p < 0,02$) bzw. nach Belastung (von 31 auf 28 mm Hg; $p < 0,05$). Herzfrequenz, Herzzeitvolumen, Herzin-

Tabelle 2. Wirkung von 0,8 mg Nitroglycerin auf Katecholamin-Konzentrationen im venösen Blut von 11 Patienten mit chronischer Herzinsuffizienz

	Kontrolle				Nitroglycerin	
	Ruhe	Belastung	Ruhe	p	Belastung	p
Dopamin (pg/ml)	30 ± 15	88 ± 50	29 ± 7	n.s.	26 ± 2	n.s.
Noradrenalin (pg/ml)	257 ± 26	372 ± 40	291 ± 39	n.s.	383 ± 55	n.s.
Adrenalin (pg/ml)	112 ± 16	121 ± 27	77 ± 8	n.s.	91 ± 16	n.s.

Tabelle 3. Hämodynamische Wirkungen von 1,6 mg Nitroglycerin bei 6 Patienten mit chronischer Herzinsuffizienz

Parameter	Kontrolle				Nitroglycerin	
	Ruhe	Belastung	Ruhe	p	Belastung	p
HF (Schläge/min)	91 ± 30	128 ± 30	95 ± 25	n.s.	133 ± 30	n.s.
MAP (mm Hg)	96 ± 12	110 ± 24	92 ± 14	n.s.	104 ± 22	n.s.
LVEDP (mm Hg)	18 ± 10	25 ± 11	10 ± 4	0,05	18 ± 7	0,01
LV dP/dt max (mm Hg/s)	1410 ± 846	1910 ± 1000	1522 ± 780	n.s.	1990 ± 1211	n.s.
HI (l/min/m^2)	$2,7 \pm 1,0$	$2,8 \pm 1,1$	$2,6 \pm 0,7$	n.s.	$2,8 \pm 0,5$	n.s.
TPR (dyn$\cdot$s$\cdot$cm^{-5})	1421 ± 413	1429 ± 903	1400 ± 464	n.s.	1390 ± 545	n.s.

dex und Schlagindex blieben unverändert. Der periphere Gesamtwiderstand nahm nach Nitroglycerin in Ruhe sowie unter Belastung leicht und nicht signifikant ab.

Bezüglich der Katecholamie kam es während der Belastung sowohl im Leerversuch als auch nach Nitroglycerin zu einem signifikanten Anstieg des venösen Noradrenalin-Gehaltes. Es bestand aber keine signifikante Differenz zwischen den Kontroll- und den Nitroglycerin-Werten.

Deshalb wurden im 2. Teil der Studie die Katecholamin-Werte im arteriellen, venösen und koronarvenösen Blut bestimmt.

Bezüglich der Hämodynamik wurde in diesem Teil der Studie mittels Linksherz-Katheterisierung ebenfalls ein erheblicher Rückgang des LVEDP in Ruhe und unter Belastung nach Nitroglycerin gefunden. Herzfrequenz, Aortendruck, LV dP/dt max, Herzindex, Schlagindex und peripherer Gesamtwiderstand blieben praktisch unverändert, obwohl nach Nitroglycerin ein leichter Abfall des Widerstandes und des Aortendrucks sowie ein leichter Anstieg der Herzfrequenz und des LV dP/dt max beobachtet wurden (Tabelle 3).

Tabelle 4. Wirkung von 1,6 mg Nitroglycerin auf arterielle, venöse und koronarvenöse Katecholamin-Konzentrationen

Katecholamin (pg/ml)	Kontrolle					Nitroglycerin	
	Ruhe	Belastung	p	Ruhe	p	Belastung	p
Noradrenalin							
art.	762 ± 451	2199 ± 1424	n.s.	1099 ± 569	n.s.	1342 ± 404	n.s.
ven.	696 ± 436	2524 ± 1876	0,05	881 ± 445	n.s.	1684 ± 685	n.s.
kor.-ven.	1028 ± 480	4229 ± 4309	n.s.	1097 ± 405	n.s.	3091 ± 3426	0,01
Adrenalin							
art.	363 ± 273	705 ± 659	n.s.	293 ± 210	n.s.	484 ± 439	n.s.
ven.	312 ± 208	1810 ± 3096	n.s.	395 ± 497	n.s.	767 ± 996	n.s.
kor.-ven.	926 ± 1077	644 ± 647	n.s.	488 ± 657	n.s.	600 ± 674	n.s.
Dopamin							
art.	1901 ± 3490	619 ± 1040	n.s.	551 ± 480	n.s.	515 ± 240	n.s.
ven.	401 ± 361	1498 ± 689	n.s.	592 ± 312	n.s.	875 ± 714	n.s.
kor.-ven.	565 ± 795	804 ± 602	n.s.	816 ± 610	n.s.	405 ± 401	n.s.

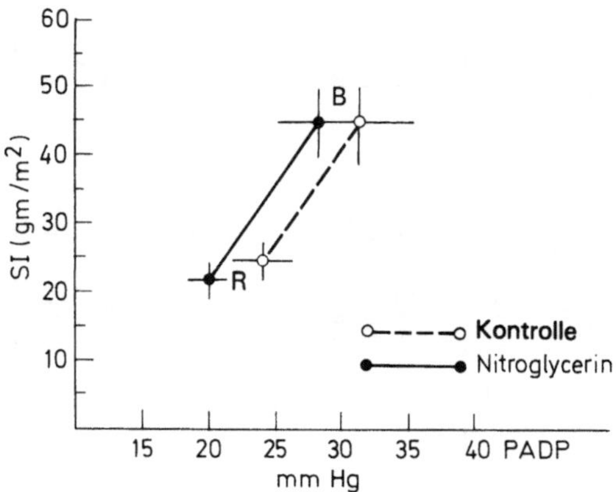

Abb. 1. Linksventrikuläre Funktionskurve bei 11 Patienten mit Linksherzinsuffizienz vor und nach 0,8 mg Nitroglycerin. R = Ruhe, B = Belastung

Die Dopamin- und Adrenalin-Konzentrationen wiesen keine signifikanten Veränderungen auf, jedoch stieg Noradrenalin unter Belastung um das Dreifache an. 1,6 mg Nitroglycerin bewirkten einen Anstieg des arteriellen und koronarvenösen Noradrenalin-Gehaltes in Ruhe. Der wichtigste Befund war jedoch eine signifikante Verringerung des arteriellen und Koronarsinus-Noradrenalins unter Belastung nach Nitroglycerin (Tabelle 4).

Besprechung

Mehrere Autoren haben darauf hingewiesen, daß die hauptsächliche kardiovaskuläre Wirkung von sublingualem Nitroglycerin in einer direkten Erschlaffung der glatten Muskulatur des peripheren Venensystems besteht, die einen Abfall erhöhter LVEDP-Werte mit sich bringt. Das Herzzeitvolumen bleibt unverändert, während der Blutdruck leicht abfällt und die Herzfrequenz geringfügig ansteigt [6–8].

Die Wirkung von Nitroglycerin auf die Venen kann auch unter Belastung, trotz der durch körperliche Arbeit verursachten Venenkonstriktion, nachgewiesen werden [2]. Die linksventrikulären Funktionskurven verschieben sich nach links, in Richtung auf die Normalwerte, und dies weist auf eine Preload-Verminderung hin (Abb. 1). Die akute sublinguale Gabe einer einzelnen Nitroglycerin-Dosis bewirkt bei Patienten mit Herzinsuffizienz keine Erhöhung des Herzzeitvolumens unter Belastung und erhöht auch nicht die Belastungstoleranz [2]. Diese Befunde werden durch unsere Studie bestätigt, in der das Präparat keinen Anstieg des Herzzeitvolumens oder einen substantiellen Rückgang des peripheren Widerstandes oder der Katecholamin-Konzentrationen unter Belastung bewirkte. Anhand der bei diesen Patienten beobachteten hämodynamischen Veränderungen konnte eine Besserung der pulmonalen Symptome ohne gleichzeitigen Anstieg der Belastungstoleranz nach Nitroglycerin festgestellt werden. Dies steht im Gegensatz zu der Studie von Borer et al. [1] bei Patienten mit chronischen Herzklappenvitien. Dieser Widerspruch könnte möglicherweise durch das unterschiedliche Patientenkollektiv erklärt werden. Der Anstieg der arteriellen Noradrenalin-Konzentration unter Bela-

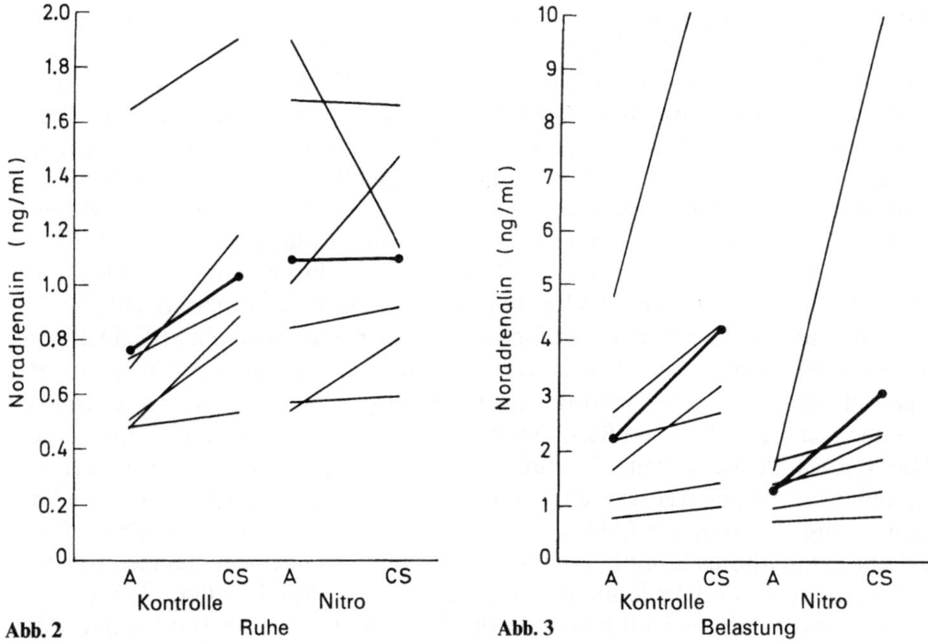

Abb. 2. Arterielle (*A*) und Koronarsinus-(*CS*-)+Noradrenalin-Konzentrationen vor (Kontrolle) und nach Nitroglycerin (Nitro) in Ruhe

Abb. 3. Arterielle (*A*) und Koronarsinus-(*CS*-)+Noradrenalin-Konzentrationen vor (Kontrolle) und nach Nitroglycerin (Nitro) unter Belastung im Liegen

Abb. 4. Prozentualer Anstieg der Noradrenalin-Konzentration im Koronarsinus unter Belastung (*B*) vor (Kontrolle) und nach Nitroglycerin (Nitro). Der Ruhewert (*R*) ist 100%

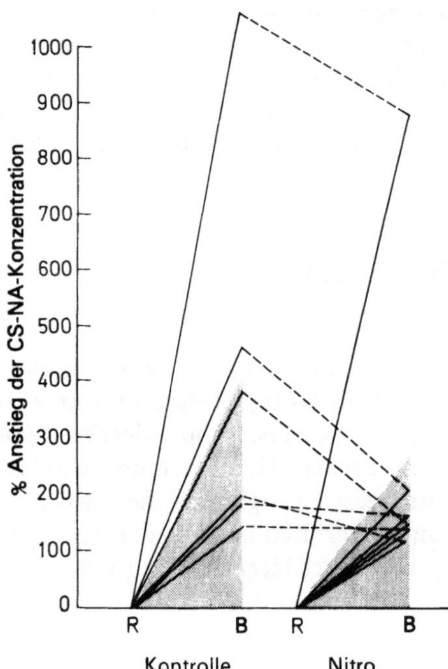

stungs- gegenüber Ruhebedingungen in beiden Teilen der Studie weist auf eine erhöhte Sympathikus-Stimulation hin. Insbesondere im 2. Teil der Studie waren die Ruhewerte deutlich, bis zu 0,76 ng/ml, angestiegen. Nach Belastung kam es zu einem weiteren Anstieg bis zu 2,19 ng/ml durch schwere Herzinsuffizienz mit überhöhter Sympathikus-Stimulation. Die Noradrenalin-Konzentration im Koronarsinusblut von Hunden ist ein Ausdruck· der Sympathikus-Stimulation des Myokards [11]. Die erhöhte Noradrenalin-Konzentration im Koronarsinus von Patienten mit Herzinsuffizienz wurde von mehreren Autoren festgestellt [4, 5, 10] und könnte teilweise durch eine reduzierte Koronardurchblutung erklärt werden. Der übrige Teil könnte allerdings das Resultat einer gesteigerten Sympathikus-Stimulation mit erhöhter Noradrenalin-Freisetzung aus dem Myokard sein [10]. Die Noradrenalin-Freisetzung aus dem Herzmuskel in das Koronarblut wurde von da Prada als hauptsächlicher Beitrag zum Blutpool geschätzt [9]. In unserer Studie konnten keine quantitativen Bestimmungen der Katecholamin-Freisetzung ausgeführt werden, da die Koronardurchblutung nicht gemessen wurde. Wir fanden einen mäßigen Anstieg des arteriellen, venösen und koronarvenösen Noradrenalins nach 1,6 mg Nitroglycerin (Abb. 2). Dieser Befund kann durch eine leichte reflektorische Sympathikus-Stimulation erklärt werden, da es zu einem mäßigen Anstieg der Herzfrequenz und der Kontraktilität kam, wie auch von Lichtlen [7] beobachtet. Die wichtigste Beobachtung war ein deutlicher und statistisch signifikanter Abfall des Noradrenalin-Spiegels im arteriellen und Konorarsinusblut (Abb. 3) nach Belastung. Der belastungsinduzierte Anstieg der Noradrenalin-Konzentration im Koronarsinus wurde durch Nitroglycerin signifikant reduziert (Abb. 4). Dieser Befund ist nicht durch einen Anstieg der Koronardurchblutung nach Nitroglycerin zu erklären [7]; es muß nach Nitroglycerin zu einer Reduzierung der Sympathikus-Stimulation und der myokardialen Noradrenalin-Freisetzung unter Belastung gekommen sein. Dies könnte bei Patienten mit chronischer Herzinsuffizienz infolge einer koronaren Herzkrankheit von Bedeutung sein, da eine Reduzierung der Sympathikus-Stimulation gleichzeitig eine Reduzierung des myokardialen Sauerstoffverbrauches bedeutet. Im Gegensatz dazu wurde ein weiterer Anstieg der Katecholamine unter Belastung nach akuter Betablockade gefunden [4, 10].

Zusammenfassung

Bei 17 Patienten mit hochgradiger chronischer Linksherzinsuffizienz führten 0,8 bzw. 1,6 mg Nitroglycerin zu einem deutlichen Abfall des LVEDP bzw. PADP und zu einer Linksverschiebung der linksventrikulären Funktion als Zeichen eines reduzierten Preload. Herzzeitvolumen und Belastbarkeit waren nicht erhöht. Allerdings vermindert Nitroglycerin die myokardiale Noradrenalin-Freisetzung unter Belastung durch Reduzierung der Sympathikus-Stimulation des Herzens. Dies kann bei koronarer Herzkrankheit mit Linksherzinsuffizienz von Bedeutung sein.

Literatur

1. Borer JS, Redwood DR, Itscoitz SB, Goldstein RE, Epstein StE (1978) Nitroglycerin-induced improvement in exercise tolerance and hemodynamics in patients with chronic rheumatic heart valve disease. Am J Cardiol 41:302
2. Cohn JN, Fanciosa JA (1980) Oral Isosorbide-Dinitrate in the management of chronic left ventricular failure. In: Rudolph W, Schrey A (Hrsg) Nitrate II. Urban & Schwarzenberg, München Wien Baltimore, pp 217–220
3. Curtiss C, Cohn JN, Vrobel T, Franciosa JA (1978) Role of the Renin-Angiotensin system in the systemic vasoconstriction of chronic congestive heart failure. Circulation 58:763
4. Delius W, Wirtzfeld A, Dominiak A, Grobecker H (1978) Koronarvenöse Noradrenalinspiegel vor und nach akuter Betablockade bei Patienten mit koronarer Herzkrankheit. Z Kardiol [Suppl] 5:74
5. Dominiak P, Schulz W, Kober G, Grobecker H (1978) Simultane Bestimmung von Plasmanoradrenalin in Aorta, peripherer Vene und Koronarvenensinus in Ruhe und unter Belastung. Z Kardiol [Suppl] 5:73
6. Klein W, Goebel R (1980) Hämodynamik und Katecholaminstoffwechsel unter einer Vasodilatatorentherapie der chronischen Linksinsuffizienz. Z Kardiol 69:120
7. Lichtlen P (1976) Die Wirkung von Nitriten und Nitraten auf die linksventrikuläre und koronare Dynamik in Ruhe und während dynamischer Belastung. In: Rudolph W, Siegenthaler W (Hrsg) Nitrate I. Urban & Schwarzenberg, München Berlin Wien, pp 80–85
8. Mason DT, Awan NA; DeMaria AN, Lee G, Amsterdam EA (1980) Cardiocirculatory effects of nitrates in the treatment of clinical congestive heart failure. In: Rudolph W, Schrey A (Hrsg) Nitrate II. Urban & Schwarzenberg, München Wien Baltimore, pp 206–216
9. Prada M Da, Zuercher G (1979) Radioenzymatic assay of plasma and urinary catecholamines in man and various animal species: Physiological and pharmacological applications. In: Albertini A, Prada M Da, Peskar BA (eds) Radioimmunoassay of drugs and hormones in carciovascular medicine. Elsevier/North-Holland, pp 175–198
10. Swedberg K, Hjalmarson A, Holmberg S (1979) Effects of work and acute beta-receptor blockade on myocardial noradrenalin release in congestive cardiomyopathy. Clin Cardiol 2:424
11. Yamaguchi N, Champlain J de, Nadeau R (1976) Correlations between changes in endogenous catecholamine release from the heart and various physiological responses in anesthetized dogs. Rec Adv Stud Cardiac Struct Metab 9:249

Dosis-Wirkungs-Relation der akuten hämodynamischen Wirkungen von intravenösem Isosorbiddinitrat bei Patienten mit und ohne Herzinsuffizienz

S. Baligadoo, J. C. Ingrand, Ch. H. Savier, J. P. Derrida und P. Chiche

Einleitung

Wegen der zahlreichen die Hämodynamik beeinflussenden Faktoren ist es schwierig, die optimalen Dosen von intravenösem und oralem Isosorbiddinitrat (ISDN) zu ermitteln [1–3]. Die nach oraler Gabe von ISDN erzielten Ergebnisse sind noch schwieriger zu interpretieren, da sich hier zusätzliche Probleme der Bioverfügbarkeit und der Zeitspanne zwischen Einnahme und Wirkungseintritt ergeben. Wir wählten daher die intravenöse Darreichungsform, um die Wirkungsintensität verschiedener Dosen zu ermitteln. Ein weiteres Ziel unserer Studie war die Festlegung der gesamten intravenösen Tagesdosis, mit der günstige Wirkungen ohne Nebenwirkungen bei Patienten mit bzw. ohne Herzinsuffizienz erzielt werden können. Diese Kenntnis könnte, zugleich mit weiteren Daten über die Bioverfügbarkeit, die Ermittlung der oral aktiven Mindestdosis erleichtern. Sie wird auch bei der Planung weiterer Studien mit intravenösem ISDN in der Therapie der Herzinsuffizienz und der instabilen Angina pectoris sowie bei Versuchen zur Reduzierung der Infarktgröße von Nutzen sein.

Methodik

Bei der Herzkatheter-Untersuchung gemäß einem früher beschriebenen Protokoll [4] wurden zunächst die folgenden Beobachtungen in Ruhe gemacht:

1. Verabreichung von Bolus-Injektionen von 0,25, 0,5, 1,0 und 2,0 mg ISDN bei jeweils 4, 6 bzw. 10 Patienten;

2. Dauerinfusionen mit geringer Infusionsgeschwindigkeit (0,5, 1,0 und 2,0 mg/h) bei 6 Patienten, dann in ansteigender Dosierung (2,0, 5,0 und 7,5 mg/h) bei 8 Patienten mit linksventrikulärer Insuffizienz und 5 Patienten ohne Linksinsuffizienz;

3. Dauerinfusionen bei 19 Patienten mit ansteigenden Dosen, bis zu einem 50%igen Abfall des Pulmonalarterien-Keildrucks.

Alle Patienten erhielten ISDN zum ersten Mal, und keiner von ihnen hatte zuvor eine chronische Nitrat-Therapie bekommen.

Bei geeigneten Fällen wurde die herkömmliche statistische Analyse mit dem Student-*t*-Test verwendet. Bei vermuteter Variabilität der Reaktionen wurde die seinerzeit beschriebene Korrespondenz-Analyse [1, 3] nach der Methode von Benzeori [5] herangezogen.

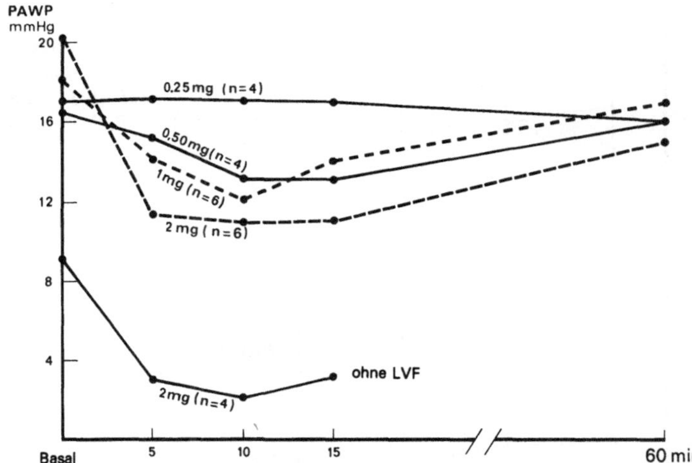

Abb. 1. Wirkung von 4 Bolus-Dosen von ISDN auf den Pulmonalarterien-Keildruck. Zu bemerken: Fehlende Wirkung von 0,25 mg. Größere Wirkungen nach Dosissteigerung. 2,0 mg ISDN wurden bei 6 Patienten mit Linksherzinsuffizienz (*LVF*) und 4 Patienten ohne *LVF* gegeben. Bei letzteren kam es zu einem deutlichen Blutdruckabfall in 2 Fällen, und dies erforderte intravenöse Flüssigkeitszufuhr in der 15. Minute

Ergebnisse

Dosis-Wirkungs-Relation

Wie in Abb. 1 ersichtlich, kam es bei Patienten *mit Herzinsuffizienz* zu unerheblichen Wirkungen nach jeweils 0,25 und 0,5 mg, jedoch zu einem signifikanten Abfall von 18 auf 14 mm Hg nach 1,0 mg ISDN. Nach der Bolus-Dosis von 2,0 mg fiel 5 min nach Applikation der Keildruck signifikant von 20 auf 14 mm Hg. Die Wirkung hielt 1 h an. Bei Patienten *ohne Herzinsuffizienz* (Abb. 1, untere Kurve) ging der Abfall des Keildrucks von 9 auf 2 mm Hg in 2 Fällen mit einem ausgeprägten Abfall des peripheren Blutdrucks (> 30 mm Hg) einher, der eine schnelle Volumengabe erforderte. Der mittlere Blutdruck fiel, auf der Höhe der Medikamentenwirkung, von 115/80 auf 105/75 mm Hg nach 2,0 mg bei Patienten mit linksventrikulärer Insuffizienz und von 130/80 auf 105/60 mm Hg bei Patienten ohne linksventrikuläre Insuffizienz ab. Bei den Patienten mit Linksinsuffizienz fiel der mittlere Blutdruck weder nach 0,25 noch nach 0,5 oder 1,0 mg ab, obwohl große interindividuelle Schwankungen vorkamen.

Dauerinfusionen

Abbildung 2 zeigt das Ausbleiben hämodynamischer Wirkungen unter der Dosis von 0,5 mg/h. Nach der 1,0-mg/h-Dosis kam es zu einer leichten Veränderung des Pulmonalarterien-Keildrucks (PAWP) und des rechtsatrialen Drucks; unter der 2,0-mg/h-Dosis war die Wirkung ausgeprägter (Abnahme des PAWP um 18%).

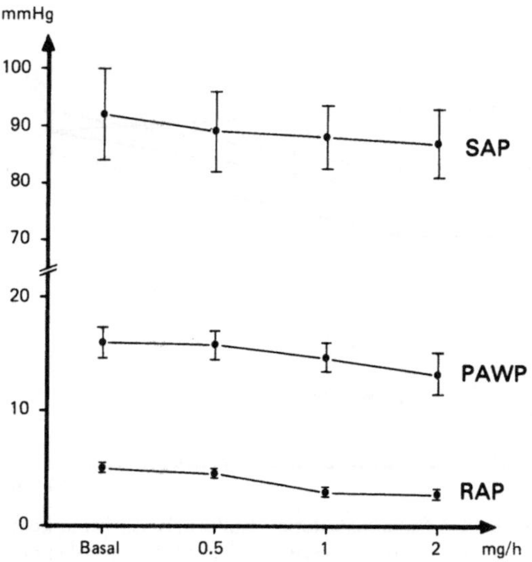

Abb. 2. Wirkungen von 3 „niedrigen" Dosen auf die Hämodynamik. *SAP* systolischer Blutdruck (A. humeralis); *PAWP* Pulmonalarterien-Keildruck; *RAP* Druck im rechten Vorhof

Pulmonalarterien-Keildruck

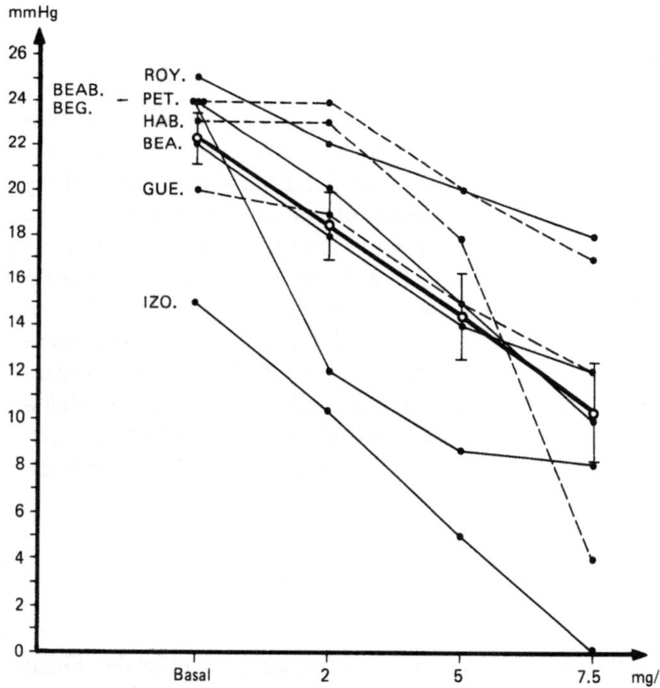

Abb. 3. Wirkung von 3 höheren Dosen auf Pulmonalarterien-Keildruck bei Patienten ohne LVF. Zu bemerken: Gesteigerte Reaktion bei höheren Dosen, mit großen interindividuellen Schwankungen. Ein mittlerer PAWP-Abfall von 55% wurde mit einer Dosis von 7,5 mg/h erzielt

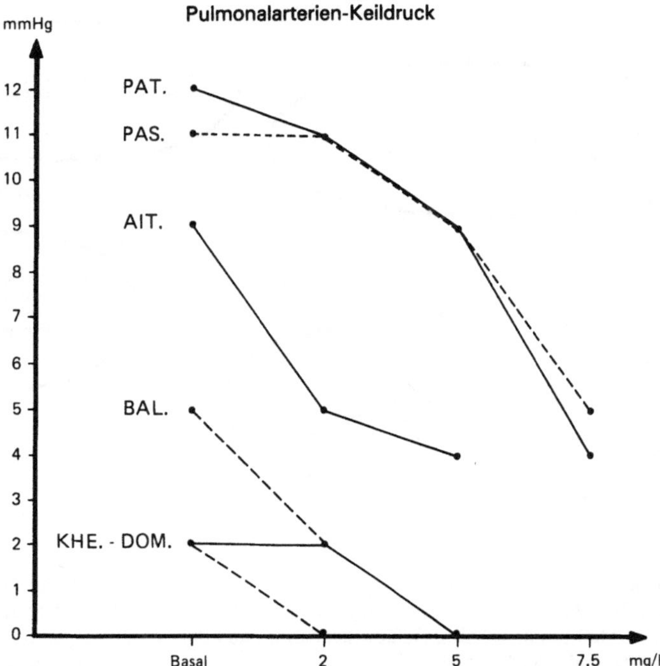

Abb. 4. Wirkung von 3 höheren Dosen auf Pulmonalarterien-Keildruck bei Patienten mit Linksherzinsuffizienz. Zu bemerken: schneller Druckabfall auf sehr niedrige Werte nach 5,0 mg/h

Bei dieser Dosis fiel der mittlere systemische Blutdruck um 5 mm Hg, ohne Nebenwirkungen, ab.

Bei höheren Dosierungen (Abb. 3, 4) fiel der PAWP von 22,1 auf 18,6 mm Hg (2,0 mg/h) bzw. auf 14,4 mm Hg (5,0 mg/h) und 10,3 mm Hg (7,5 mg/h).

Bei den Patienten ohne Linksinsuffizienz wurde ein PAWP-Abfall von 27% mit der 2,0-mg/h-Dosis erzielt. Bei der 5,0-mg/h-Dosis fiel der PAWP bei 3 von 6 Patienten ohne Linksinsuffizienz auf 0 mm Hg ab. Der systolische Blutdruck sank bei 2 Patienten unter 90 mm Hg. Verständlicherweise wurde die 7,5-mg/h-Dosis bei diesen Patienten nicht mehr verwendet.

In Abb. 3 ist ein direktes Verhältnis zwischen dem PAWP-Abfall und der ISDN-Applikation ersichtlich. Trotz dieser offensichtlichen Zusammenhänge zwischen den Mittelwerten des PAWP und der ISDN-Dosis in mg/h unterließen wir es, eine mittlere mathematische Dosis-Wirkungs-Relation aufzustellen, da die individuellen Schwankungen hinsichtlich der hämodynamischen Effekte, insbesondere bei den Patienten ohne Linksinsuffizienz, beträchtlich waren (Abb. 4) und diese individuellen Erscheinungen durch Mittelwerte nicht ausgedrückt werden. Die Reaktion der Herzfrequenz scheint nicht in direkter Relation zur Dosis zu stehen. Eine anfänglich beobachtete Tachykardie bei niedriger Dosierung war oft von einer Bradykardie gefolgt. Das Frequenzverhalten war ebenfalls von einem Patienten zum anderen sehr verschieden. Die mathematische Analyse (Abb. 5) ergab zwei verschiedene Reaktionsweisen der Herzfrequenz in Abhängigkeit von der Ausgangslage. Die Dosis-Wirkungs-Beziehungen von Herzfrequenz, systemischem

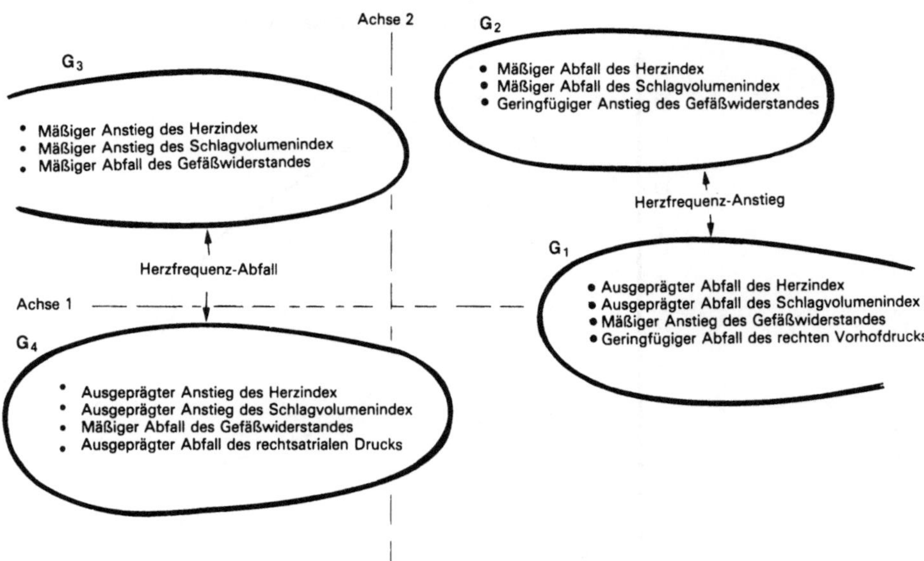

Abb. 5. Die Korrespondenz-Analyse zeigt vier verschiedene Reaktionsmuster nach i.v. Isosorbiddinitrat. Bei zwei Reaktionsmustern (G_3 und G_4) kommt es zu einem Anstieg des Herzzeitvolumens zugleich mit Abfall des peripheren Gefäßwiderstandes und der Herzfrequenz. Bei zwei Reaktionsmustern (G_1 und G_2) fällt der Herzindex ab, bei gleichzeitigem Anstieg des peripheren Gefäßwiderstandes und der Herzfrequenz. Die Reaktionen G_1 und G_2 könnten auf Reflexen gegenregulatorischer Mechanismen über Sympathikus-Stimulation beruhen

Gefäßwiderstand, Blutdruck und Herzzeitvolumen sind eng mit den Ausgangswerten der hämodynamischen Parameter verbunden, und die Zusammenhänge scheinen komplexerer Natur zu sein als die Dosis-Wirkungs-Relationen bezüglich des pulmonalen Keildrucks und des rechtsatrialen Drucks. Die Reaktionen der Herzfrequenz und des Gefäßwiderstandes sind mitunter biphasisch. Die Dosis-Wirkungs-Relationen beim systemischen Blutdruck sind unterschiedlich, je nachdem, ob die Patienten herzinsuffizient sind oder nicht, und dies ist eine Sonderfrage, auf die in einer späteren Untersuchung eingegangen werden soll.

Herkömmliche statistische Auswertung der Ergebnisse bei Verwendung der maximalen ISDN-Dosis

Neunzehn Patienten mit und ohne Linksherzinsuffizienz erhielten ansteigende Dosen von ISDN bis zu einem etwa 50%igen Abfall des Pulmonalarterien-Keildruckes. Wenn es mit einer 10-mg/h-Dosis von ISDN nicht gelang, einen 50%igen PAWP-Abfall zu erzielen, wurde die Dosis nicht weiter erhöht. Die mittlere verwendete Dosis betrug 7,1 mg/h.

Die folgenden Veränderungen wurden mittels herkömmlicher statistischer Analyse bei den jeweiligen ISDN-Dosierungen beobachtet, die einen 50%igen PAWP-Abfall bewirkten:

Der rechtsatriale Druck fiel von 7 ± 1 auf $4,2 \pm 1$ mm Hg ab ($p < 0,2$).

Tabelle 1. Zusammenhänge zwischen hämodynamischer Reaktion und hämodynamischer Ausgangslage, ermittelt durch Korrespondenz-Analyse

Reaktion	Ausgangsparameter
Gruppe G_1 HI: Abfall von 0,6–2,1 l min^{-1} m^{-2} SWI: Abfall von 8–14 ml syst^{-1} m^{-2} SVR: Anstieg von 205–995 dyn · s · cm^{-5} RAP: Abfall von 1–2 mm Hg *Gruppe G_2* HI: Abfall von 0,2–0,4 1 l min^{-1} m^{-2} SWI: Abfall von 2–5 ml syst^{-1} m^{-2} SVR: Unverändert HF: Anstieg von 5–14 Schläge/min	PAWP $\geq$ 24 mm Hg RAP $\geq$ 12 mm Hg SVR $\geq$ 2470 dyn · s · cm^{-5} HI $\leq$ 1,8 l min^{-1} m^{-2} SVI $\leq$ 21 ml/min
Gruppe G_3 HI: Leichter Anstieg von 0,2 l min^{-1} m^{-2} SWI: Leichter Anstieg von 1–3 ml syst^{-1} m^{-2} SVR: Geringer Abfall von 240–352 dyn · s · cm^{-5} *Gruppe G_4* HI: Anstieg von 0,3–1 l min^{-1} m^{-2} SWI: Anstieg von 4–11 ml syst^{-1} m^{-2} SVR: Abfall von 435–1 375 dyn · s · cm^{-5} RAP: Abfall von 8–10 mm Hg	PAWP $\geq$ 9 mm Hg RAP $\geq$ 1 mm Hg SVR $\geq$ 1 385 dyn · s · cm^{-5} HI $\leq$ 3 l min^{-1} m^{-2} SVI $\leq$ 39 ml/min

Der Herzindex war mit einer Reduzierung von $2,7 \pm 0,3$ auf $2,6 \pm 0,2$ (n.s.) unverändert.

Der systemische Gefäßwiderstand blieb unverändert (von $1\,803 \pm 181$ auf $1\,646 \pm 167$ dyn · s · cm^{-5} (n.s.).

Die Herzfrequenz blieb unverändert (von 90 ± 4 auf 90 ± 5 Schläge/min) (n.s.).

Der mittlere systemische Blutdruck fiel von $94,5 \pm 6$ auf 87 ± 5 mm Hg ab ($p < 0,5$).

Korrespondenz-Analyse der mit maximaler ISDN-Dosis erzielten Ergebnisse

Die Korrespondenz-Analyse ergab auf den drei ersten faktoriellen Achsen vier verschiedene Reaktionsmuster nach intravenösem ISDN (Abb. 5). Bei zwei der Reaktionsmuster (G_3 und G_4; Abb. 5) kam es zu einem Anstieg des Herzindex und des Schlagvolumenindex sowie zu einem Abfall der Herzfrequenz und des Gefäßwiderstandes. Bei den zwei anderen Mustern (G_1 und G_2) waren Herzindex und Schlagvolumenindex vermindert und der Gefäßwiderstand sowie die Herzfrequenz erhöht. Die genauen Werte sind in Tabelle 1 aufgelistet, zugleich mit den Ausgangsparametern, die jedem Reaktionstyp zugrunde lagen.

Die simultane Analyse aller Ausgangsparameter (z. B. HI, SVR) und der Veränderungen der hämodynamischen Parameter (z. B. ΔHI, ΔSVR) ergab einen engen Zusammenhang (Abb. 6) zwischen den Ausgangswerten von PAWP, RAP,

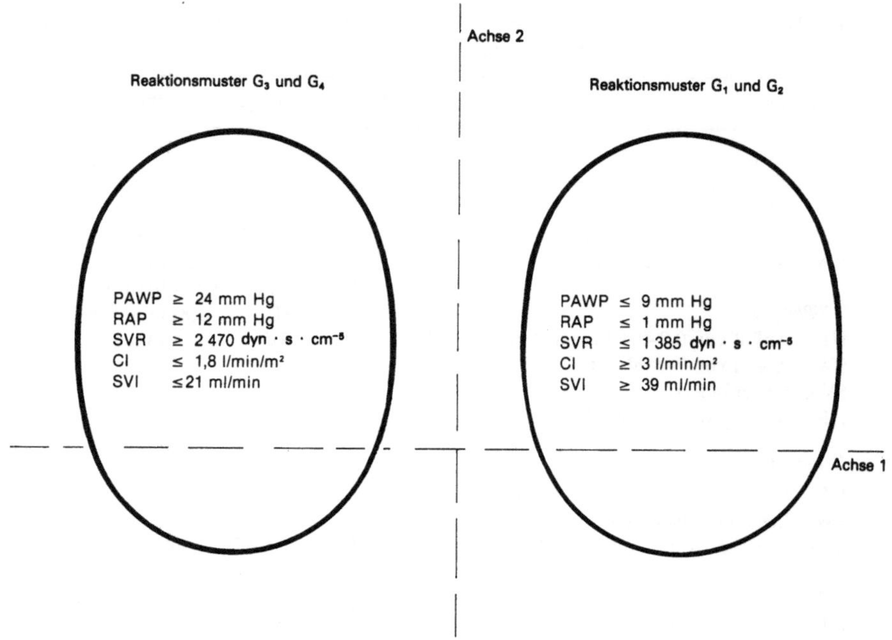

Abb. 6. Die Korrespondenz-Analyse identifiziert die hämodynamischen Ausgangsparameter in Zusammenhang mit zwei hauptsächlichen Reaktionsmustern. Patienten mit niedrigem oder normalem Pulmonalarterien-Keildruck (*PAWP*), niedrigem rechtsatrialen Druck (*RAP*), niedrigem oder normalem systemischen Gefäßwiderstand (*SVR*) und normalem Herzindex (*HI*) und Schlagvolumenindex (*SVI*) reagieren nach Typ G_1 und G_2, wie in Abb. 5 beschrieben. Ausgangsparameter in Zusammenhang mit Reaktionsmustern G_3 und G_4 sind ebenfalls identifiziert. Diese Abbildung beweist die Bedeutung ausgänglicher Werte der Füllungsdrücke (Pulmonalarterien-Keildruck und rechter Vorhofdruck), des systemischen Gefäßwiderstandes und des Herzindex für die Ermittlung der Wirkungen von ISDN

SVR und HI auf die beiden hauptsächlichen Reaktionstypen (G_1 und G_2 einerseits, G_3 und G_4 andererseits). Somit kommt es nur bei ausgänglich erhöhtem Gefäßwiderstand und ausgänglich hohen Füllungsdrücken (PAWP und RAP) bei niedrigem Herzindex zu einem Abfall des systemischen Gefäßwiderstandes und einem Anstieg des HZV (Gruppen G_3, G_4).

Bei niedrigen Ausgangswerten der Füllungsdrücke und des Gefäßwiderstandes, bei normalem Herzzeitvolumen, steigt der systemische Gefäßwiderstand an und das HZV verringert sich (Gruppen G_1, G_2). Die Korrespondenz-Analyse ermöglicht die Berechnung der relativen Anteile jedes einzelnen Parameters bezüglich der Trennung der Reaktionen auf den hauptsächlichen faktoriellen Achsen. Nachstehend sind die anteilmäßigen Beiträge verschiedener Parameter aufgeführt, die zum Entstehen einer Reaktion im Sinne eines HZV-Abfalls bei Anstieg des systemischen Gefäßwiderstandes geführt haben:

Anteil der auf die ventrikuläre Füllung bezogenen Parameter: 1 002 (PAWP: 559 und RAP: 443);

Anteil der auf das ventrikuläre Afterload bezogenen Parameter: systemischer Gefäßwiderstand: 433;

Anteil der auf das HZV bezogenen Parameter: 200 (Herzindex: 100 und Schlagvolumenindex: 100);
Mittelwert der Anteile aller Kategorien der gemessenen Parameter: 18.

Beurteilung des täglichen ISDN-Bedarfs anhand der intravenösen Dosierung

Bei 5 Patienten mit Linksherzinsuffizienz wurde eine 3 tägige Dauerinfusion appliziert. Der Pulmonalarterien-Keildruck wurde in stündlichen Intervallen überwacht, bis er um 50% des Ausgangswertes abgefallen war. Aus diesen Berechnungen ergab sich ein mittlerer täglicher ISDN-Bedarf von 173 mg.

Schlußfolgerungen

In dieser Studie wurden die Wirkungen verschieden hoher intravenöser Dosen von Isosorbiddinitrat, entweder als Bolus oder als Dauerinfusion appliziert, untersucht. Ungeachtet der beträchtlichen interindividuellen Wirkungsunterschiede war ein Vergleich der mittleren Effekte der einzelnen Dosen und die Ermittlung einer optimalen Dosis möglich.

Bolus-Injektionen

Eine Dosis von 2,0 mg war ausreichend, um den pulmonalen Keildruck bei Patienten mit hochgradiger chronischer Herzinsuffizienz von 20 auf 14 mm Hg (bei günstigem Füllungsdruck) zu senken. Bei Patienten ohne Herzinsuffizienz, die außerhalb pektanginöser Episoden untersucht wurden, erwies sich die Dosis von 2,0 mg im Durchschnitt als zu hoch und verursachte einen unerwünschten Blutdruckabfall. Durch diese Beobachtungen kann allerdings nicht ausgeschlossen werden, daß eine solche Dosis weniger ausgeprägte blutdrucksenkende Effekte hätte, wenn sie während eines Angina-pectoris-Anfalls gegeben würde, zum Zeitpunkt also, wo die ventrikulären Füllungsdrücke meist vorübergehend übernormal hoch sind.

Eine direkte Relation bestand zwischen der Dosis und dem Abfall des pulmonalarteriellen Keildrucks und des rechtsatrialen Drucks, doch bestand zwischen der Dosis einerseits und der Herzfrequenz, dem Herzzeitvolumen und dem systemischen Gefäßwiderstand andererseits eine komplexe und oft biphasische Relation. In allen Fällen stand die Dosis-Wirkungs-Relation mit der hämodynamischen Ausgangslage in Zusammenhang. Dies äußerte sich besonders deutlich im Verhalten des Blutdrucks, der bei Patienten ohne Herzinsuffizienz nach gleicher ISDN-Dosis stärker abfiel als bei Patienten mit Herzinsuffizienz.

Dauerinfusionen

Die Art der hämodynamischen Reaktionen auf die Dauerinfusion war ebenfalls von den hämodynamischen Ausgangsparametern abhängig. Die Korrespondenz-Analyse ergab vier verschiedene Reaktionsmuster, insbesondere hinsichtlich des Herzzeitvolumens, des systemischen Gefäßwiderstandes und der Herzfrequenz, während die Füllungsdrücke in allen Fällen nach ISDN abfielen. Eine Analyse der beiden extremen Reaktionen (G_4 und G_1) lieferte für dieses sehr unterschiedliche Verhalten die folgende Erklärung: Isosorbiddinitrat senkt die Füllungsdrücke über die Reduzierung des venösen Rückstroms durch Vasodilatation [8–10]. Auch der ursprünglich erhöhte systemische Gefäßwiderstand wird gesenkt, und es kommt zu einem Anstieg des Herzzeitvolumens dank der reduzierten Impedanz. Bei Patienten, bei denen der systemische Gefäßwiderstand und die Füllungsdrücke erhöht sind (Abb. 5, 6, Reaktion G_4), zeigt der Blutdruck keine Tendenz zum starken Abfall, und das venöse Sympathikus-System tritt nicht in Aktion.

Bei Patienten mit normalen Füllungsdrücken bewirkt der Abfall des Füllungsdrucks jedoch einen Rückgang des Herzzeitvolumens und des arteriellen Drucks, der eine Sympathikus-Reaktion auslöst. Daraus resultieren Tachykardie und Anstieg des arteriolären Widerstandes. In diesen Fällen kommt es zum Reaktionstyp G_1 (Abb. 5, 6) bzw. einem Sympathikus-induzierten Anstieg des Arteriolen-Widerstandes, ungeachtet dessen, daß Isosorbiddinitrat an sich den Widerstand zu senken vermag, wie dies bei den Patienten der Gruppe G_4 der Fall ist. Aus dieser Vielfalt der Reaktionen seitens des Gefäßwiderstandes und des Herzzeitvolumens ergibt sich die Unmöglichkeit, die signifikanten Verhaltensweisen dieser Parameter mittels herkömmlicher statistischer Analyse zu erfassen.

Die mit intravenösem Isosorbiddinitrat beobachteten Ergebnisse sind den von uns beschriebenen Ergebnissen nach intravenösem Nitroglycerin [1, 3] und sublingualem Isosorbiddinitrat [2] sehr ähnlich und liefern die Erklärung für die widersprüchlichen Berichte von Gold et al. [12] und Williams et al. [13] bezüglich des Verhaltens von Herzzeitvolumen und systemischem Gefäßwiderstand nach Nitroglycerin.

Die oben mitgeteilten Resultate beziehen sich auf die Dosis, mit der es möglich war, einen 50%igen Abfall des pulmonalen Keildrucks zu erzielen. Diese Studie lieferte Informationen über die Auswirkung verschiedener Infusionsgeschwindigkeiten bei Dauerinfusion bei Patienten mit und ohne Herzinsuffizienz. Wie auch im Falle der Bolus-Injektionen sind für Patienten mit Herzinsuffizienz höhere Dosen erforderlich, um den Keildruck signifikant zu beeinflussen. Die Füllungsdrücke verhalten sich bei Patienten mit Herzinsuffizienz ähnlich wie bei solchen ohne, doch reagieren – wie oben ausgeführt – Herzfrequenz, Herzzeitvolumen, systemischer Gefäßwiderstand und arterieller Druck in unterschiedlicher Weise.

Praktische Konsequenzen

Es war nicht Ziel dieser Studie, die Wirksamkeit von intravenösem Isosorbiddinitrat in verschiedenen klinischen Situationen zu erfassen. Die durch Herzkatheter-Untersuchungen ermittelten Daten weisen deutlich darauf hin, daß dieses Medikament für die Behandlung der Herzinsuffizienz ebenso nützlich ist wie andere Vasodilatatoren [1, 4, 7]. Die Aufstellung einer Dosisskala, mit deren Hilfe ein signifikanter Abfall des Pulmonalarterien-Keildrucks erzielt werden kann, dient dem Arzt zur leichteren Ermittlung der erforderlichen Dosierung.

Bei Patienten mit chronischer Herzinsuffizienz erwies sich eine mittlere Dosis von 7,1 mg/h als angemessen für die Reduzierung des Füllungsdrucks um 50%. Es muß dennoch darauf hingewiesen werden, daß diese Ergebnisse von Patienten stammen, die nicht unter chronischer Nitrat-Therapie standen, und es kann nicht ausgeschlossen werden, daß eine gewisse Nitrat-Toleranz höhere Dosen erfordern könnte.

Bei Patienten mit oder ohne Herzinsuffizienz kann intravenöses Isosorbiddinitrat zur Behandlung der *instabilen Angina pectoris* [11] oder des *Myokardinfarkts* von Nutzen sein, wenn man versucht, die Infarktgröße durch Schaffung eines stabilen ISDN-Pegels im Serum für die gewünschte Dauer zu reduzieren. Diese Studie ergab, daß bei Patienten ohne Herzinsuffizienz niedrigere Dosen erforderlich sind. Die Möglichkeit einer unerwünschten Sympathikus-Stimulation, die den myokardialen Sauerstoff erhöhen könnte, und die Bedingungen, die eine solche Reaktion begünstigen, wurden erwähnt. Es ist empfehlenswert, Patienten mit instabiler Angina während der intravenösen Gabe von Isosorbiddinitrat bezüglich der Herzfrequenz zu überwachen. Bei einem signifikanten Frequenzanstieg sollte die Dosis sofort reduziert werden. Aus dieser auf hämodynamischen Befunden basierenden Studie (wir haben die Wirkungen auf die Koronararterien hier nicht untersucht) geht hervor, daß im klinischen Gebrauch mit einer Dosis von 2,0 mg/h begonnen und die Dosis danach dem individuellen Bedarf angepaßt werden sollte. Bei Patienten mit gleichzeitiger Herzinsuffizienz oder bei solchen, die bereits Toleranzerscheinungen aufweisen, könnten höhere Dosen erforderlich sein.

Aus dieser Studie geht die Notwendigkeit hoher *oraler* Dosen hervor. Da sich bei Patienten mit Herzinsuffizienz eine durchschnittliche Tagesdosis von 173 mg ISDN intravenös (bei weitaus höherer Bioverfügbarkeit als nach oraler Gabe) als nötig erwiesen hat, sind zur oralen Behandlung viel höhere Dosen erforderlich, um einen gleichartigen Effekt auf den Pulmonalarterien-Keildruck zu erzielen. Die Ermittlung optimaler oraler Dosen von ISDN mit Hilfe der Herzkatheterisierung [6], der Echokardiographie (Baligado et al., s. S. 104 ff.) und anderer Methoden ist ein schwieriges Unternehmen, das durch die Möglichkeit einer Toleranzentwicklung noch erschwert wird. Diese Studie, bei der die leicht wiederholbare intravenöse Applikation gewählt wurde, die auch die bei oraler Gabe entstehenden Bioverfügbarkeits-Unterschiede ausschließt und in der nur Patienten untersucht wurden, die nicht unter Langzeittherapie standen und somit keine Toleranzerscheinungen aufwiesen, liefert Grundlagen-Informationen, die für die Ermittlung der optimalen oralen Dosis hilfreich sein können.

Literatur

1. Baligadoo S, Chiche P (1979) Effets hémodynamiques des dérivés nitrés: Influence des paramètres hémodynamiques initiaux sur la nature des réponses observées après administration d'isosorbide dinitrate et de trinitrine. Thérapie 34:591–609
2. Baligadoo S, Barritault L, Chiche P (1976) The influence of initial hemodynamic parameters on the hemodynamic response to isosorbide dinitrate (abstr). VIth European Congress of Cardiology 1:V3
3. Baligadoo S, Barritault L, Chiche P (1980) The influence of initial hemodynamic parameters on the hemodynamic response to isosorbide dinitrate and intravenous nitroglycerin. In: Rudolph W, Schrey A (eds) Nitrates II. Urban & Schwarzenberg, München, pp 275–286
4. Baligadoo S, Ingrand JC; Derrida JP, Savier C, Chiche P (1978) Etude hémodynamique des effets de l'administration intraveineuse de la nitroglycerine. Application au traitement vasodilatateur de l'insuffisance cardiaque, de l'infarctus du myocarde et de l'insuffisance mitrale. Coeur Méd Interne 17:231–242
5. Benzeori JP (1973) Analyse des données, tome II, Analyse des correspondances. Dunod, Paris
6. Bussmann WD, Lohner J, Kaltenbach M (1977) Orally administered isosorbide dinitrate in patients with and without left ventricular failure due to acute myocardial infarction. Am J Cardiol 39:91–96
7. Chatterjee KMB, Parmley W, Ganz N, Forrester J, Walinsky P, Crexelles S, Swan HJC (1973) Hemodynamic and metabolic responses to vasodilator therapy in acute myocardial infarction. Circulation 48:1183
8. Chiche P, Baligadoo S (1976) Traitement vasodilatateur de l'oedème aigu du poumon, de l'insuffisance cardiaque refractaire et de l'insuffisance cardiaque chronique des cardiopathies ischémiques par un dérivé nitré administré par voie sublinguale. Coeur Méd Interne 15:381–392
9. Chiche P. Baligadoo S (1976) Etude hémodynamique et isotopique des effets de l'administration sublinguale et orale de l'isosorbide dinitrate dans l'insuffisance cardiaque. Coeur Méd Interne 15:361–377
10. Chiche P, Baligadoo S, Barritault L (1976) Etude isotopique de l'effet d'un dérivé nitré sur le volume sanguin pulmonaire. Application au traitement de l'oedème pulmonaire cardiogénique. Nouv Presse Méd 31:1975–1978
11. Distante A, Maseri A, Severi S, Biagini A, Cherchia S (1979) Management of vasospastic angina at rest with continuous infusion of isosorbide dinitrate. Am J Cardiol 44:533–539
12. Gold HK, Leinbach RC, Sanders CH (1972) Use of sublingual nitroglycerin in congestive failure following acute myocardial infarction. Circulation 46:839
13. Williams DO, Amsterdam EA, Mason DT (1975) Hemodynamic effects of nitroglycerin in acute myocardial infarction. Circulation 51:421

Wirkungsvergleich von Natrium-Nitroprussid und Prazosin auf die Herz-Kreislauf-Funktion bei chronischer Herzinsuffizienz

N. A. AWAN, K. E. NEEDHAM, M. K. EVENSON und D. T. MASON

Einleitung

Natrium-Nitroprussid (NPN) hat sich als wertvoll in der Therapie der schweren dekompensierten Herzinsuffizienz erwiesen [3–10] und ist unter allen systemischen Vasodilatatoren der nützlichste. Versuche, die günstigen Wirkungen der ausgewogenen ventrikulären Entlastung durch ein Präparat von der Art des NPN längere Zeit aufrechtzuerhalten, scheiterten jedoch an dem Fehlen impedanzvermindernder, langwirkender oraler Vasodilatatoren. Vor kurzem konnten wir in unserer Abteilung nachweisen, daß orales Prazosin – ein neuer oraler systemischer Vasodilatator, der ein Quinazolin-Abkömmling ist – eine anhaltende Dilatation sowohl des arteriolären als auch des venösen Gefäßbettes im menschlichen Unterarm bewirkt [1]. Deshalb war es Ziel dieser Studie, die Wirkungen von intravenös verabreichtem NPN mit denen von oral gegebenem Prazosin auf die Herzfunktion und den peripheren Kreislauf von Patienten mit hochgradiger, therapierefraktärer, chronischer Herzinsuffizienz infolge einer koronaren Herzkrankheit zu vergleichen.

Methodik

Die Patientengruppe bestand aus insgesamt 31 Fällen, 24 Männer und 7 Frauen, im Alter von 44 bis 70 Jahren (im Mittel: 56 Jahre), mit angiographisch nachgewiesener koronarer Herzkrankheit und gleichzeitiger schwerer Herzinsuffizienz (ohne Mitralklappen-Insuffizienz), die auf Digitalis, Diuretika und orale Nitrate nicht mehr ansprachen. Einen Tag vor Beginn der Studie wurden Digoxin, Diuretika und Nitrate bei allen Patienten abgesetzt. Keiner der Patienten erhielt Antihypertonika oder andere Medikamente. Ein wichtiger Faktor in der Anlage dieser klinischen Studie war, daß die Patienten als ihre eigene Kontrolle dienten, wobei jedem einzelnen nacheinander NPN intravenös und dann Prazosin (PZ) oral zur Untersuchung der Herzfunktion und des peripheren Kreislaufs verabreicht wurde. Nach Erhebung der Leerwerte der kardialen Hämodynamik über einen in die Pulmonalarterie eingeführten Swan-Ganz-Katheter wurde die NPN-Infusion begonnen und die Infusionsgeschwindigkeit allmählich so eingestellt, daß eine optimale Relation zwischen linksventrikulärem Füllungsdruck und Herzzeitvolumen (HZV) entstand. Die mittlere Infusionsgeschwindigkeit betrug 67 µg/min (25–90 µg/min).

Nach Erreichen des erwünschten zirkulatorischen Steady state bei 10 minütiger Beibehaltung einer konstanten NPN-Infusionsgeschwindigkeit wurde die kardiale Hämodynamik erneut untersucht. Dann wurde die NPN-Infusion abgestellt und 20 min, bis zur Rückkehr zu den Kontrollwerten, gewartet. Danach wurde Prazosin oral in einer Dosis von 40–50 µg/kg (im Mittel 46 µg/kg) in einer einzigen Dosis verabreicht. Die hämodynamischen Messungen wurden 60–90 min nach PZ in gleicher Weise wie nach NPN wiederholt.

Der diastolische Pulmonalarteriendruck wurde als mit dem Pulmonalarterien-Keildruck identisch befunden und daraufhin zur Messung des linksventrikulären Füllungsdrucks (LVFP) verwendet. Dreifache Messungen des Herzzeitvolumens (HZV) wurden mit der Thermodilutions-Technik (Edwards Laboratories) bei allen 10 Patienten vor und während der Behandlung mit beiden Medikamenten ausgeführt. Die kardiozirkulatorischen Parameter wurden wie folgt errechnet: Gesamter peripherer Gefäßwiderstand (TSVR) = 80 $\overline{P}$-$\overline{RA}$/HZV, worin 80 der Faktor zur Umwandlung von mm Hg in dyn · s · cm^{-5} ist, $\overline{P}$ = mittlerer systemischer Blutdruck und $\overline{RA}$ = mittlerer rechtsventrikulärer Druck; Druck · Zeit pro Minute (PTM) in mm Hg · s/min = SBP × $\overline{ET}$ × HF, worin SBP = systolischer Blutdruck, $\overline{ET}$ = linksventrikuläre Auswurfzeit und HF = Herzfrequenz sind; sowie Schlagarbeitsindex (SWI) in g-m/m^2 = [(P-LVFP) × SI × 13,6]/1 000, wobei SI = Schlagindex ist.

Die Unterarm-Plethysmographie wurde mittels einer quecksilbergefüllten Gummimanschette ausgeführt, die um den mittleren Teil des Unterarms gemäß einer früher beschriebenen Methode [9] gelegt wurde. Dies geschah unmittelbar nach den Herzkatheter-Messungen, so daß die peripheren Kreislaufmessungen zeitlich mit den zentralen hämodynamischen Meßwerten übereinstimmten. Die plethysmographischen Untersuchungen wurden am liegenden Patienten durchgeführt, der Unterarm war angehoben, so daß der venöse Druck fast bei Null lag. Die Handgefäße wurden vom Unterarm durch Aufblasen einer um das Handgelenk gelegten Manschette bis zu einem suprasystolischen Druck isoliert. Um den Oberarm wurde eine übliche Sphygmomanometer-Manschette gelegt. Unter Verwendung eines Preßluft-Behälters mit einer auf 30 mm Hg eingestellten Druckvorrichtung konnte der Venenverschluß im Unterarm durch Aufblasen der Oberarm-Manschette schnell erreicht werden. Die Unterarm-Durchblutung wurde aus den Veränderungen des Unterarm-Umfangs während des akuten Venenverschlusses errechnet und in ml/100 g Gewebe pro Minute ausgedrückt [9]. Gleichzeitig wurde der intraarterielle Druck über einen in die Brachialarterie des anderen Unterarms gelegten Dauerkatheter gemessen. Der Gefäßwiderstand im Unterarm wurde als Verhältnis zwischen mittlerem arteriellem Druck und Unterarm-Durchblutung in Einheiten von mm Hg/ml/100 g/min errechnet. Die Werte der Unterarm-Durchblutung und des Unterarm-Gefäßwiderstandes während der Leerversuche und der Medikamentenversuche kamen durch Mittlung von mindestens 6 Einzelmessungen (± 5%) nach jedem Medikament zustande.

Der venöse Tonus des Unterarms wurde bei 8 Patienten mit der akuten Verschlußtechnik bestimmt, indem eine Dauerkanüle in eine Unterarmvene unmittelbar distal von der quecksilbergefüllten Manschette eingeführt wurde [9]. Mit der akuten Methode wurden die Druck-Volumen-Verhältnisse der Kapazitätsgefäße errechnet, wobei das Verhältnis zwischen dem Anstieg des venösen Drucks im

Unterarm und dem Anstieg des Unterarm-Volumens während der ersten 10 Sekunden nach Aufblasen der Venenverschluß-Manschette auf 30 mm Hg berechnet wurde. Dieser Wert wurde in Einheiten von mm Hg/ml ausgedrückt.

Ergebnisse

Herzfunktion. Unter NPN fiel der mittlere arterielle Blutdruck von $92,4 \pm 4,7$ mm Hg auf $74,6 \pm 2,6$ mm Hg ab (-19%, $p < 0,001$), und PZ reduzierte den mittleren arteriellen Druck von $94,9 \pm 5,0$ auf $78,0 \pm 5,0$ mm Hg (-18%, $p < 0,001$). Zwischen dem durch die beiden Medikamente bewirkten Abfall des mittleren Blutdrucks bestand keine statistisch zu sichernde Differenz. Die mittlere Herzfrequenz wurde weder durch NPN noch durch PZ verändert.

Der LVFP fiel bei allen Patienten sowohl nach NPN als auch nach PZ ab. Der mittlere LVFP fiel während der NPN-Infusion von $28,4 \pm 2,8$ auf $17,1 \pm 1,7$ mm Hg (-40%, $p < 0,001$) und nach oralem PZ von $30,4 \pm 3,1$ auf $16,9 \pm 1,7$ mm Hg (-44%, $p < 0,001$) ab. Zwischen dem von den beiden Medikamenten bewirkten LVFP-Abfall bestand keine statistisch signifikante Differenz.

Während der NPN-Infusion stieg der Herzindex von $2,20 \pm 0,16$ auf $2,96 \pm 0,17$ l/min/m^2 ($+35\%$, $p < 0,005$) an. In gleicher Weise erhöhte sich der Herzindex nach oralem PZ von $2,08 \pm 0,13$ auf $3,00 \pm 0,10$ l/min/m^2 ($+44\%$, $p < 0,001$). Das Ausmaß des Herzindex-Anstiegs nach NPN unterschied sich nicht signifikant von dem nach PZ.

Unter NPN-Infusion stieg der Schlagindex von $26,3 \pm 2,1$ auf $34,8 \pm 2,1$ ml/m^2 ($+32\%$, $p < 0,01$) an, während er nach PZ von $24,7 \pm 2,5$ auf $36,4 \pm 1,8$ ml/m^2 ($+44\%$, $p < 0,001$) anstieg. Zwischen dem Ausmaß des SI-Anstiegs nach den beiden Präparaten bestand kein statistisch signifikanter Unterschied.

Der Schlagarbeits-Index (SWI) stieg von $23,0 \pm 3,1$ auf $27,3 \pm 2,7$ g-m/m^2 nach NPN ($+19\%$, $p < 0,05$). Auch nach PZ kam es zu einem SWI-Anstieg von $22,0 \pm 3,6$ auf $30,6 \pm 3,9$ g-m/m^2 ($+39\%$, $p < 0,001$). Zwischen dem SWI-Anstieg nach NPN und nach PZ bestand kein statistisch signifikanter Unterschied.

Der Index des myokardialen Sauerstoffverbrauchs, ausgedrückt in Druck/Zeit pro Minute, wurde durch NPN von 3140 ± 186 auf 2641 ± 99 mm Hg·s/min (-16%, $p < 0,005$) reduziert. Dieser Wert (PIM) wurde in ähnlicher Weise durch orales PZ von 3286 ± 207 auf 2696 ± 205 mm Hg sec/min (-18%, $p < 0,005$) reduziert. Die PTM-Verminderung nach NPN unterschied sich nicht signifikant von der nach PZ.

Peripherer Kreislauf. Sowohl nach NPN als auch nach PZ fiel der periphere Gesamtwiderstand bei allen Patienten ab. Nach NPN reduzierte er sich von 1891 ± 140 auf 1152 ± 96 dyn·s·cm^{-5} (-39%, $p < 0,001$), während er nach PZ von 2172 ± 171 auf 1237 ± 134 dyn·s·cm^{-5} (-43%, $p < 0,001$) abfiel. Das Ausmaß der TSVR-Reduzierung nach beiden Medikamenten war statistisch nicht signifikant verschieden.

Die Unterarm-Durchblutung stieg während der NPN-Infusion von 1,13±0,13 ml/100 g/min auf 1,88±0,23 (+66%, $p < 0,01$) an. In ähnlicher Weise stieg die Unterarm-Durchblutung nach PZ von 1,29±0,14 auf 1,95±0,29 ml/ 100 g/min (+51%, $p < 0,02$) an; dieser Anstieg war von dem nach NPN nicht signifikant verschieden.

Der Gefäßwiderstand im Unterarm viel von 92,9±9,8 auf 46,6±5,4 mm Hg/ ml/100 g/min während der NPN-Infusion (−50%, $p < 0,001$). Der Gefäßwiderstand im Unterarm fiel nach oralem PZ ebenfalls ab, von 86,1±9,8 auf 47,8±5,6 mm Hg/ml/100 g/min (−45%, $p < 0,001$). Es bestanden keine statistisch signifikanten Unterschiede zwischen den Verminderungen des Gefäßwiderstandes im Unterarm nach den beiden Medikamenten.

Unter NPN kam es zu einem Abfall des Unterarm-Venentonus von 71,3±22,6 auf 24,5±5,0 mm Hg/ml (−65%, $p < 0,01$). Nach PZ fiel der Unterarm-Venentonus von 58,9±13,8 auf 16,4±3,3 mm Hg/ml (−72%, $p < 0,005$) ab. Der Unterschied im Abfall des venösen Tonus im Unterarm zwischen beiden Medikamenten war nicht signifikant.

Besprechung

Die zunehmende Erkenntnis, daß die arterielle Impedanz eine entscheidende Rolle für die linksventrikuläre Funktion spielt, hat zur therapeutischen Verwendung systemischer Vasodilatatoren zwecks Verbesserung der Herzleistung bei Herzinsuffizienz geführt [3–11]. Natrium-Nitroprussid hat sich in dieser Hinsicht als äußerst nützlich zur Reduzierung der Herzmuskelinsuffizienz bei Patienten mit Klappenvitien [4, 7, 10] und mit akuter und chronischer ischämischer Herzerkrankung [3–6, 8, 9] erwiesen. Dank seiner vasodilatatorischen Wirkungen sowohl auf den systemischen Gefäßwiderstand als auch auf die Kapazitätsgefäße [7] hat NPN eine vorrangige Stelle als Mittel zur parenteralen Entlastung unter Hospitalbedingungen bei kongestiver Herzinsuffizienz errungen. Dabei wird gleichzeitig die pulmonale Stauung durch verbesserte ventrikuläre Entleerung und Erhöhung des Herzzeitvolumens beseitigt.

Wir konnten in dieser Studie zeigen, daß orales Prazosin ähnliche kardiovaskuläre Wirkungen hat wie Natrium-Nitroprussid. So gelang es mit Prazosin, den Gefäßwiderstand und venösen Tonus im Unterarm wie auch den peripheren Gesamtwiderstand deutlich zu senken. Ähnlich wie nach Natrium-Nitroprussid bewirkten diese primären peripheren Kreislaufwirkungen von Prazosin eine eindrucksvolle Besserung der Pumpfunktion und Beseitigung der pulmonalen Kongestion. Das Herzzeitvolumen stieg an, während der linksventrikuläre Füllungsdruck abfiel. Darüber hinaus bewirkten beide Medikamente einen Anstieg des SWI bei gleich ausgeprägter Verminderung des PTM-Sauerstoffverbrauchs.

Es ist besonders wichtig, daß orales Prazosin einerseits ausgeprägte vasodilatatorische Effekte hat, die denen des i.v. gegebenen Natrium-Nitroprussids gleichen, und daß diese Effekte darüber hinaus mehrere Stunden anhalten [2, 11]. Dank dieser neuen Erkenntnis kann die günstige Wirkung der vasodilatatorischen Therapie auf chronische ambulante Fälle ausgedehnt werden. Die Verwendung dieser oralen Substanz stellt einen Mechanismus zur Verbesserung der funktionellen Rehabilitation von Patienten mit schwerer, therapierefraktärer Herzinsuffizienz dar. In Übereinstimmung mit den zeitlich entsprechenden systemischen gefäßerweiternden Wirkungen kam es bei der Mehrzahl der Patienten zu einer Besserung der Atemnot innerhalb von 30 min und bei allen Patienten innerhalb von 60 min. Neun der Patienten mit Orthopnoe konnten, ohne Atembeschwerden, flach auf dem Rücken liegen. Diese symptomatische Besserung, die mehrere Stunden anhielt, ging mit der 6 stündigen objektiven hämodynamischen Besserung parallel.

Die Herz-Kreislauf-Wirkungen des oralen Vasodilatators Prazosin beruhen auf seinen ausgewogenen Effekten auf den peripheren Widerstand und die Kapazitätsgefäße, wobei die nach Medikation entstehende systemische Venendilatation eine Vermehrung der Blutmenge in den Kapazitätsgefäßen mit verringertem Rückstrom zum Herzen bewirkt. Infolgedessen fällt der linksventrikuläre Füllungsdruck ab, und die pulmonale Stauung läßt nach. Trotz der Reduzierung des linksventrikulären Preload verbessert sich das Herzzeitvolumen in der Folge der gleichzeitigen Verminderung der Auswurf-Impedanz, die die ventrikuläre Entleerung begünstigt. Prazosin hat ausgewogene Wirkungen auf das ventrikuläre Preload wie auf die systemische Impedanz, obwohl eine etwas stärkere Tendenz zur Reduzierung des Venentonus und somit des Preload besteht, die – obwohl im Vergleich zu Natrium-Nitroprussid statistisch nicht verschieden – bei bestimmten Patienten mit ventrikulärer Insuffizienz von Bedeutung sein könnte.

Abschließend ist zu sagen, daß langwirkendes orales Prazosin die systemischen arteriolären und venösen dilatorischen Wirkungen des kurzwirkenden Natrium-Nitroprussids entfaltet und sich somit zur oralen Monotherapie eignet. In der bei dieser Studie verwendeten mäßig hohen Dosierung wurde Prazosin gut vertragen. Es kam lediglich bei 2 Patienten zu leichter und vorübergehender Übelkeit und bei 3 Patienten zu leichten Kopfschmerzen. Bezeichnenderweise verursachte Prazosin bei unseren herzinsuffizienten Patienten keine orthostatische Hypotension.

Zusammenfassung

Die Herz-Kreislauf-Wirkungen von Natrium-Nitroprussid (NPN) und Prazosin (PZ) wurden bei 31 Patienten mit chronischer koronarer Herzkrankheit und therapierefraktärer Herzinsuffizienz untersucht. Beide Medikamente bewirkten gleichermaßen einen mäßigen Blutdruckabfall bei unveränderter Herzfrequenz. Die NPN-induzierte Verminderung des linksventrikulären Drucks von 28 auf 17 mm Hg ($p < 0,001$) und der Anstieg des Herzindex von 2,20 auf 2,96 l/min/m^2 ($p < 0,005$) waren ähnlich wie nach PZ (von 30 auf 17 und/bzw. von 2,08 auf 3,00). PZ und NPN verbesserten gleichermaßen die Herzleistung bezüglich der Schlagarbeit und des myokardialen Sauerstoffverbrauch-Index. Sowohl nach NPN als auch nach PZ fiel der periphere Gesamtwiderstand ab ($p < 0,001$). Der Unterarm-Gefäßwiderstand (FVR) und Venentonus (FVT) wurden durch beide Präparate in ähnlicher Weise reduziert. Orales PZ scheint demnach für die Langzeittherapie geeignet, indem es die stationär eingeleiteten NPN-ähnlichen Wirkungen auf die ambulante Behandlung der Herzinsuffizienz ausdehnt.

Danksagung. Die Autoren danken Raya Drahun für technische Hilfe.

Literatur

1. Awan NA, Miller RR, Maxwell K, Mason DT (1977) Comparative clinical effects of oral prazosin on the forearm resistance and capacitance vessels. Clin Pharmacol Ther 22:79
2. Awan NA, Miller RR, DeMaria AN, Maxwell KS, Neumann A, Mason DT (1977) Efficacy of ambulatory vasodilator therapy with oral prazosin in chronic refractory heart failure. Circulation 56:346
3. Chatterjee K, Parmley WW, Ganz W, Forrester J, Walkinsky P, Crexells C, Swan HJC (1973) Hemodynamic and metabolic responses to vasodilator therapy in acute myocardial infarction. Circulation 48:1183
4. Chatterjee K, Parmley WW, Swan HJC, Berman G, Forrester J, Marcus HS (1973) Beneficial effects of vasodilator agents in severe mitral regurgitation due to dysfunction of the subvalvular apparatus. Circulation 48:684
5. Cohn JN, Mathew JK, Franciosa JA, Snow JS (1974) Chronic vasodilator therapy in the management of cardiogenic shock and intractable left ventricular failure. Ann Intern Med 81:777
6. Franciosa JA, Guiha NH, Limas CJ, Rodriguera E, Cohn JN (1972) Improved ventricular function during nitroprusside infusion in acute myocardial infarction. Lancet 1:650
7. Goodman DJ, Rosen RM, Holloway EL, Alderman EL, Harrison DC (1974) Effect of nitroprusside in left ventricular dynamics in mitral regurgitation. Circulation 40:1025
8. Miller RR, Vismara LA, Zelis R, Amsterdam EA, Mason DT (1975) Clinical use of sodium nitroprusside in chronic ischemic heart disease. Circulation 51:328
9. Miller RR, Vismara LA, Williams DO, Amsterdam EA, Mason DT (1976) Pharmacological mechanisms for left ventricular unloading in clinical congestive heart failure: Differential effects of nitroprusside, phentolamine, and nitroglycerin on cardiac function and peripheral circulation. Circ Res 39:127
10. Miller RR, Vismara LA, DeMaria AN, Salel AF, Mason DT (1976) Afterload reduction therapy with nitroprusside in severe aortic regurgitation. Am J Cardiol 38:564
11. Miller RR, Awan NA, Maxwell KS, Mason DT (1977) Effects of prazosin on cardiac impedance and preload in congestive heart failure. N Engl J Med 297:303

Wirksamkeit einer Langzeittherapie der chronischen Linksherzinsuffizienz mit Nitraten

J. A. Franciosa und J. N. Cohn

Einleitung

Nitrate gehören zu den am frühesten und eingehendsten untersuchten Pharmaka für die vasodilatatorische Langzeittherapie der Herzinsuffizienz. Hochdosierte Langzeit-Nitrate sind bei Patienten mit Herzinsuffizienz hämodynamisch wirksam, indem sie das Preload sowie den Widerstand der linksventrikulären Auswurfleistung vermindern [5, 7]. Nitrate können daher für die Langzeittherapie der chronischen Herzinsuffizienz von Nutzen sein, vorausgesetzt, daß diese hämodynamischen Wirkungen anhaltend sind, die Belastbarkeit erhöhen und Morbidität sowie Komplikationen reduzieren. Es gibt bisher sehr wenige kontrollierte Studien mit Vasodilatatoren bei der chronischen Herzinsuffizienz. Nach unseren bisherigen Erfahrungen hat sich orales Isosorbiddinitrat in der Verbesserung der Belastungstoleranz und der Verminderung der Morbidität bei Patienten mit chronischer Herzinsuffizienz als überlegen gegenüber Placebo erwiesen [8]. Die vorliegende Studie wurde unternommen, um die anhaltende hämodynamische Wirksamkeit der Nitrate zu bestätigen und um unsere Beobachtungen auf eine größere Patientenzahl über längere Zeit bezüglich der Wirkungen auf die Belastbarkeit und die klinische Morbidität auszudehnen.

Methodik

Die Untersuchungen betrafen 38 Patienten mit chronischer kongestiver Herzinsuffizienz infolge ischämischer oder primärer Kardiomyopathie. Die Diagnose einer ischämischen Kardiomyopathie wurde anhand einer akuten Myokardinfarkt-Anamnese oder mittels Koronarangiographie gestellt. Eine primäre Kardiomyopathie wurde diagnostiziert, wenn keine andere Ursache einer kongestiven Herzinsuffizienz vorlag. Patienten mit primären Herzklappenvitien und primären Lungenerkrankungen wurden nicht in die Studie aufgenommen. Die kongestive Herzinsuffizienz mußte seit mindestens zwei Monaten bestehen. Alle Patienten erhielten Digitalis und Diuretika und mußten unter dieser Behandlung stabilisiert, doch symptomatisch sein (Belastungs-Dyspnoe oder -Erschöpfung).

Nach Aufklärung und schriftlicher Zustimmung der Patienten wurde eine Leeruntersuchung ausgeführt, zu der eine komplette Anamnese und klinische Untersu-

Tabelle 1. Klinische Daten der Patienten mit Herzinsuffizienz unter Nitrat- oder Placebo-Therapie[a]

	Isosorbiddinitrat	Placebo
Fallzahl	19	19
Alter (Jahre)	61 ± 2	57 ± 2
Ätiologie der Kardiomyopathie		
ischämisch	11	13
primär	8	6
Klinische Klassifizierung[b]	2,7± 0,1	2,8± 0,2
Dauer der Symptome (Monate)	29 ± 6	25 ± 5
Beobachtungszeit (Monate)	3,7± 0,4	3,9± 0,4
Dosis des Versuchspräparates (mg/die)	175 ±10	183 ±11

[a] Mittelwerte ± Standardfehler der Mittelwerte. Alle Differenzen = n.s.
[b] Gemäß den Kriterien der New York Heart Association

chung, Gewichtmessung, Thorax-Röntgenogramm und Elektrokardiogramm gehörten. Die symptomlimitierte Belastungsuntersuchung schloß eine Bestimmung der Sauerstoffaufnahme unter Belastung ein. Die Belastung bestand in einer sitzenden Fahrradergometrie bei 23 Patienten und einer Laufbandergometrie bei den übrigen 15 Patienten. Sowohl auf dem Fahrrad als auch auf dem Laufband wurde die Belastung allmählich gesteigert und die Arbeit bis zur maximalen symptomlimitierten Stufe fortgesetzt. Wie wir schon früher zeigen konnten, kommt es bei Patienten mit Herzinsuffizienz zur gleichen maximalen Sauerstoffaufnahme auf dem Fahrrad wie auf dem Laufband [3]. Das Herzzeitvolumen wurde nichtinvasiv mit der Kohlendioxid-Wiederbeatmungsmethode im Liegen, in Ruhe, gemessen [6].

Anschließend an diese Leeruntersuchungen wurden alle Patienten doppelblind randomisiert einer Isosorbiddinitrat- und einer Placebo-Gruppe zugeordnet. Isosorbiddinitrat wurde in einer Ausgangsdosis von 40 mg viermal täglich verabreicht. Diese Dosis wurde während der beiden ersten Beobachtungswochen titriert. Sie wurde auf viermal 20 mg/die reduziert, wenn Nebenwirkungen auftraten, und auf viermal 60 mg/die erhöht, wenn keinerlei Nebenwirkungen auftraten und die Wirkung der anfänglichen Dosierung nicht auszureichen schien. Die Beobachtungsdauer betrug 3–6 Monate mit Kontrolluntersuchungen in einmonatigen Abständen. Während der Beobachtungsdauer wurden sowohl die Digitalis-Dosen als auch die Dosen der Versuchspräparate nach der ausgänglichen Titrierung konstant gehalten. Während dieser Zeit wurden Diuretika nach Bedarf verabreicht. Die im Leerversuch erhobenen Werte wurden bei der letzten Kontrolluntersuchung, vor Beendigung der Studie, erneut gemessen. Neunzehn Patienten wurden jeder Behandlungsgruppe zugeteilt. Neun der Patienten aus der Isosorbiddinitrat-Gruppe und 10 der Patienten aus der Placebo-Gruppe stimmten einer Rechtsherz-Katheterisierung vor und nach 3 monatiger Behandlung zu. Bei der nach 3 Behandlungsmonaten ausgeführten hämodynamischen Untersuchung wurden die Messungen vor sowie 90 min nach Einnahme einer Dosis des Prüfpräparates ausgeführt.

Die Daten wurden mit Hilfe des Student-t-Tests zum Vergleich der Leerwerte und der Medikamentenwerte analysiert. Die klinischen Ereignisse in den beiden Gruppen wurden mit Hilfe der Chi-Quadrat-Analyse verglichen.

Tabelle 2. Hämodynamische Wirkungen oraler Einzeldosen von Isosorbiddinitrat gegenüber Placebo nach 3monatiger Therapie bei Patienten mit chronischer Linksherzinsuffizienz[a]

	Isosorbiddinitrat	Placebo[b]
Pulmonaler Keildruck (mm Hg)		
Kontrolle	26 ± 3	23 ± 3
Nach 3 Monaten: vor Medikation	23 ± 1^{c}	22 ± 3
nach Medikation	18 ± 2^{d}	20 ± 3

[a] Mittelwerte $\pm$ Standardfehler der Mittelwerte
[b] Alle Veränderungen nach Placebo waren nicht signifikant
[c] $p < 0,02$, im Vergleich zu Kontrollwerten
[d] $p < 0,01$, im Vergleich zu Vormedikationswerten

Ergebnisse und Besprechung

Die klinischen Daten der beiden Patientengruppen sind in Tabelle 1 zusammengestellt. Sie waren hinsichtlich Alter, Ätiologie der Herzinsuffizienz sowie der Dauer und des Schweregrades der Symptome der Herzinsuffizienz vergleichbar. Obwohl bei den meisten Patienten beider Gruppen eine ischämische Kardiomyopathie vorlag, hatte keiner von ihnen Symptome von Angina pectoris oder war durch ischämische Erscheinungen, wie Thoraxschmerzen oder belastungsinduzierte elektrokardiographische Veränderungen, eingeschränkt.

Die vor der Randomisierung ausgeführte Herzkatheterisierung ergab, daß bei den Patienten beider Gruppen ähnlich erhöhte Pulmonalkapillar-Keildrücke bestanden (Tabelle 2). Nach 3monatiger Nitrat-Therapie lag der pulmonale Keildruck immer noch signifikant unterhalb der Kontrollwerte vor der ersten Isosorbiddinitrat-Einnahme, während sich der pulmonale Keildruck bei der Placebo-Gruppe nach 3 Monaten nicht signifikant von den Kontrollwerten unterschied. Eine nach 3monatiger Langzeittherapie gegebene Einzeldosis von Isosorbiddinitrat bewirkte eine weitere signifikante Verminderung des pulmonalen Keildrucks, während die Gabe von Placebo keine signifikante Veränderung des Keildrucks zur Folge hatte. Aus diesen Ergebnissen ist ersichtlich, daß die Wirkung von Isosorbiddinitrat auch bei Langzeittherapie unverändert vorhanden ist und daß bei Patienten mit Herzinsuffizienz keine Toleranzentwicklung stattfindet. Die Messungen des pulmonalen Keildrucks vor der Medikation nach 3monatiger Dauertherapie erfolgten mindestens 12 h nach Einnahme der letzten Dosis der Versuchspräparate, und dies könnte die Ursache für die ziemlich geringfügige Reduzierung des Keildrucks zu diesem Zeitpunkt darstellen. Die vollständigen Daten bezüglich der langzeithämodynamischen Wirkungen in dieser Patienten-Subgruppe wurden anderweitig berichtet [4]. Es handelt sich hier um wichtige Beobachtungen, da eine der Zielsetzungen der Langzeit-Vasodilatatorenbehandlung in der Aufrechterhaltung der hämodynamischen Wirkungen besteht. Bei anderen Vasodilatatoren, insbesondere bei Prazosin, kommt es zu einer Toleranzentwicklung gegenüber ihren hämodynamischen Wirkungen [10]. Bei Patienten mit Angina pectoris wurde über

Tabelle 3. Wirkung von Nitraten im Vergleich zu Placebo bei Patienten mit chronischer Linksherz-insuffizienz[a] K Kontrollwerte, T Therapiewerte

	Isosorbiddinitrat		Placebo	
	K	T	K	T
Körpergewicht (Pfd)	166 ±7	169 ±7	163 ±6	166 ±7
Herz-Thorax-Verhältnis (%)	55 ±2	56 ±2	56 ±1	55 ±1
Klinischer Schweregrad (NYHA)[b]	2,7±0,1	2,4±0,2	2,8±0,2	2,7±0,2
Herzindex (l/min/m^2)	2,1±0,2	2,5±0,2[c]	2,3±0,2	2,1±0,2

[a] Mittelwerte ± Standardfehler der Mittelwerte
[b] NYHA = gemäß den Kriterien der New York Heart Association
[c] $p < 0,05$

Tabelle 4. Wirkung von Nitraten im Vergleich zu Placebo auf die Belastbarkeit von Patienten mit Linksherzinsuffizienz[a]

Maximale Sauerstoffaufnahme (ml/kg/min)	Isosorbiddinitrat ($n = 12$)	Placebo ($n = 13$)
Kontrollwerte	13,9±1,4	13,8±1,5
Therapiewerte	18,4±2,1 ($p < 0,05$)	12,3±1,2 (n.s.)
Prozentuale Veränderung	42 ±16 ($p < 0,02$)	− 4 ±11 (n.s.)

[a] Mittelwerte ± Standardfehler der Mittelwerte

eine Nitrattoleranz berichtet, die sich in einer verminderten Blutdruckreaktion aus-drückt [11]. Neueste Studien mit Hilfe von Parametern wie pulmonaler Keildruck, Unterarm-Durchblutung und venöse Kapazität sowie Belastungstoleranz konnten allerdings keine Toleranzentwicklung gegenüber den Wirkungen der Langzeit-Ni-trate nachweisen und ebensowenig das Auftreten einer Kreuztoleranz zwischen diesen Pharmaka und Nitroglycerin [2, 4, 12]. Der Blutdruck mag nicht der zuver-lässigste Indikator einer Nitratwirkung sein, da Nitrate primär auf den venösen Kreislauf wirken.

Die Wirkungen der Langzeittherapie mit Isosorbiddinitrat bzw. Placebo sind in Tabelle 3 zusammengefaßt. Bei den mit Isosorbiddinitrat behandelten Patienten zeigte sich eine gewisse Tendenz zur Verbesserung des klinischen Schweregrades, doch waren diese Differenzen statistisch nicht signifikant. Auch das Herz-Thorax-Verhältnis sowie das Körpergewicht blieben bei beiden Gruppen unverändert. Da-gegen war der Herzindex unter Langzeit-Nitrattherapie signifikant erhöht, wäh-rend er unter Placebo lediglich nichtsignifikanten Veränderungen unterlag. Trotz einiger Kontroversen bezüglich der akuten Nitratwirkungen auf das Herzzeitvolu-men bei Herzinsuffizienz steigern diese Pharmaka bei der Mehrzahl der Patienten mit Herzinsuffizienz das Herzzeitvolumen, insbesondere bei solchen mit stark re-duziertem Herzzeitvolumen und ausgänglich stark erhöhtem pulmonalem Keil-druck [7]. Unsere Ergebnisse weisen darauf hin, daß das Herzzeitvolumen unter

Tabelle 5. Wirkung von Nitraten gegenüber Placebo auf den klinischen Verlauf bei Patienten mit chronischer Linksherzinsuffizienz

Ereignis	Isosorbiddinitrat	Placebo
Tod	1	1
Hospitalisiert wegen kongestiver Herzinsuffizienz	3	6
Diuretika-Dosen erhöht	5	5
Weitere kardiovaskuläre Komplikationen		
Schlaganfall	1	0
Akuter Myokardinfarkt	1	0
Instabile Angina pectoris	0	1
Lungenembolie	0	1
Insgesamt	11	14

Langzeit-Nitrattherapie anhaltend erhöht bleibt, was bisher nirgends berichtet wurde. Demnach wurde die Funktion des linken Ventrikels in Ruhe verbessert, da ein größeres Herzzeitvolumen bei reduziertem ventrikulärem Füllungsdruck erzielt wurde. Weder unter Nitrat noch unter Placebo kam es zu signifikanten Veränderungen der Herzinsuffizienz und des mittleren arteriellen Blutdrucks.

Zusätzlich zu der Verbesserung der Ruhe-Hämodynamik stieg auch die Belastbarkeit in der Nitrat-Gruppe im Verlauf der Langzeittherapie an, während diese in der Placebo-Gruppe unverändert blieb (Tabelle 4). Unter der Nitrat-Therapie stieg die maximale Sauerstoffaufnahme um über 40% an, unter Placebo blieb sie unverändert. Auch die Belastungsdauer war in der Nitrat-Gruppe um 35% länger gegenüber der unveränderten Dauer in der Placebo-Gruppe. Eine verbesserte Belastungstoleranz während der Behandlung mit Nitraten und anderen Vasodilatatoren wurde bei Patienten mit Herzinsuffizienz schon früher nachgewiesen [1, 8]. Es kann angenommen werden, daß die Verbesserung der Belastungstoleranz eine Folge der in dieser Studie nachgewiesenen verbesserten ventrikulären Leistung unter Langzeit-Nitrattherapie darstellt. Die Belastbarkeit steigt bei Patienten mit Herzinsuffizienz allerdings nicht unmittelbar nach Einnahme von Vasodilatatoren an, obwohl zu diesem Zeitpunkt bereits eine Verbesserung der Ruhe-Hämodynamik nachweisbar ist [9]. Diese Feststellung sollte uns nicht allzusehr überraschen in Anbetracht kürzlich erbrachter Beweise, daß die Belastungskapazität bei Patienten mit Herzinsuffizienz nicht mit der Ruhe-Hämodynamik zusammenhängt [3]. Interessanterweise verbessert sich die Belastungstoleranz jedoch bei diesen Patienten mit fortgesetzter Nitrateinnahme [9]. Diese Besserung scheint nicht mit den Veränderungen der Ruhe-Hämodynamik oder mit der verbesserten Hämodynamik unter maximaler Belastung in Zusammenhang zu stehen, da die Patienten nach Langzeit-Nitrattherapie zu einem höheren maximalen Sauerstoffverbrauch bei unverändertem maximalem Herzzeitvolumen fähig sind. Die verbesserte Belastungstoleranz unter Nitrat-Therapie kann demnach eine Folge peripherer Wirkungen und der erhöhten Sauerstoffextraktion sein.

Trotz der Verbesserung der Ruhe-Hämodynamik und der Belastungskapazität, die aus dieser Studie hervorgeht, hatten die Nitrate keine signifikant günstige Wirkung auf die Anzahl der klinischen Komplikationen (Tabelle 5). In jeder Gruppe kam es zu einem unerwarteten plötzlichen Todesfall. Der Zustand des Patienten, der unter Placebo-Einnahme starb, verschlechterte sich innerhalb von 2 Wochen allmählich, und er wurde schließlich in seinem Bett tot aufgefunden. Auch der mit Isosorbiddinitrat behandelte Patient wurde zu Hause in seinem Bett tot aufgefunden, doch hatte er in den vorangegangenen 2 Monaten der Nitrattherapie eine klinische Besserung verspürt. Bei einer gleich großen Anzahl von Patienten beider Gruppen war eine Erhöhung der Diuretika-Dosis erforderlich. Unsere gegenwärtigen Ergebnisse bezüglich der Morbidität stehen im Gegensatz zu unseren früheren Befunden, die besagten, daß eine 8 wöchige Nitrat-Therapie die Anzahl der Krankheitserscheinungen signifikant reduzierte [8]. Dazu ist zu bemerken, daß die vorangehende Studie an einer kleineren Patientenzahl und über eine kürzere Beobachtungsdauer nach einem Cross-over-Schema ausgeführt wurde.

Zusammenfassung

Die vorliegende Studie beweist, daß eine Langzeit-Nitrattherapie der chronischen kongestiven Herzinsuffizienz eine Verbesserung der Ruhe-Hämodynamik bewirkt. Einzelne Nitrat-Dosen sind nach 3 monatiger Therapie immer noch hämodynamisch wirksam, was darauf hinweist, daß diese Art der vasodilatatorischen Therapie keine Toleranz erzeugt. Die Langzeittherapie mit Nitraten führt zu einer Verbesserung der Belastungskapazität bei Patienten mit chronischer Herzinsuffizienz. Trotz dieser erwünschten Effekte konnten wir keine signifikanten Wirkungen der Langzeit-Nitrattherapie auf die klinische Morbidität während dieser mehrmonatigen Studie nachweisen. Dennoch sollten, aufgrund der günstigen Wirkungen der Nitrate auf die Hämodynamik und auf die Belastungskapazität und aufgrund des angedeuteten Morbiditätsrückganges unter Langzeittherapie mit Nitraten, weitere kontrollierte Studien unternommmen werden. Diese Studien werden sicherlich größere Fallzahlen und längere Beobachtungszeiten erfordern, um die Wirksamkeit der Nitrate in der Reduzierung der Morbidität bei chronischer kongestiver Herzinsuffizienz eindeutig zu belegen.

Die künftigen Studien sollten diese Bestrebungen als hauptsächliches Ziel der Behandlung ins Auge fassen. Es gibt bereits genügend Beweise dafür, daß die Vasodilatatoren fähig sind, die Hämodynamik und die Belastbarkeit von Patienten mit Herzinsuffizienz zu verbessern.

Literatur

1. Aronow WS, Lurie M, Turbow M, Whittaker K, Camp S Van, Hughes D (1979) Effect of prazosin vs placebo in chronic left ventricular heart failure. Circulation 59:344–349
2. Danahy DT, Burwell DT, Aronow WS, Prakash R (1977) Sustained hemodynamic and antianginal effect of high dose oral isosorbide dinitrate. Circulation 55:381–387
3. Franciosa JA (1979) Functional capacity of patients with chronic left ventricular failure. Relationship of bicycle exercise performance to clinical and hemodynamic characterization. Am J Med 67:460–466
4. Franciosa JA, Cohn JN (1980) Sustained hemodynamic effects without tolerance during long-term isosorbide dinitrate treatment of chronic left ventricular failure. Am J Cardiol 45:648–654
5. Franciosa JA, Mikulic E, Cohn JN, Jose E, Fabie A (1974) Hemodynamic effects of orally administered isosorbide dinitrate in patients with congestive heart failure. Circulation 50:102–1024
6. Franciosa JA, Ragan DO, Rubenstone SJ (1976) Validation of the CO_2 rebreathing method for measuring cardiac output in patients with hypertension or heart failure. J Lab Clin Med 88:672–682
7. Franciosa JA, Blank RC, Cohn JN (1978) Nitrate effects on cardiac output and left ventricular outflow resistance in chronic congestive heart failure. Am J Med 64:207–213
8. Franciosa JA, Nordstrom LA; Cohn JN (1978) Nitrate therapy for congestive heart failure. JAMA 240:443–446
9. Franciosa JA, Goldsmith SA, Cohn JN (1980) Contrasting acute and chronic effects of nitrates on exercise capacity in heart failure. Am J Med 69:559–566
10. Packer M, Meller J, Gorlin R, Herman MV (1979) Hemodynamic and clinical tachyphylaxis to prazosin-mediated afterload reduction in severe chronic congestive heart failure. Circulation 59:531–539
11. Thadani U, Mahyari D, Parker JO, Fung H (1980) Tolerance to the circulatory effects of oral isosorbide dinitrate. Circulation 61:526–535
12. Zelis R, Mason DT (1975) Isosorbide dinitrate: Effect on the vasodilator response to nitroglycerin. JAMA 234:166–170

Hämodynamische Wirkungen hoher Dosen (160 mg/Tag) von Isosorbiddinitrat bei schwerer Herzinsuffizienz

K. W. Westermann, B. Bender, G. Frick, R. Höge, W. Müller und H. Pokar

Einleitung

In Anbetracht der immer noch umstrittenen Langzeittherapie mit oralem Isosorbiddinitrat (ISDN) wurde diese Studie als Beitrag zur Beantwortung der folgenden Fragestellungen unternommen:

1. Kann der linksventrikuläre Füllungsdruck durch Langzeittherapie mit ISDN gesenkt werden?

2. Eine pharmakologisch induzierte Preload-Senkung überlagert sich den physiologischen orthostatischen Schwankungen der Volumenbelastung. Kann dieser Summationseffekt zu Kreislaufstörungen führen?

Patienten und Methodik

Insgesamt wurden 14 Patienten mit Herzinsuffizienz in die Studie aufgenommen. Drei von ihnen hatten eine vermutlich primäre kongestive Kardiomyopathie, 11 eine koronare Herzkrankheit mit einem oder mehreren Myokardinfarkten in der Anamnese (Tabelle 1).

Bei allen Patienten zeigte das einfache Thorax-Röntgenbild eine auch echokardiographisch dokumentierte Kardiomegalie. Klinisch konnte eine Belastungs-Dyspnoe durch geringe körperliche Aktivität ausgelöst werden. Bei 5 Patienten ergab die Anamnese Erscheinungen einer Rechtsherzinsuffizienz, 4 Patienten hatten vor Beginn der Behandlung ein akutes Lungenödem durchgemacht. Röntgenologisch und klinisch lagen Anzeichen einer chronischen Lungenstauung vor.

Alle Patienten standen seit mehreren Wochen unter Behandlung mit Digitalis und Diuretika und wurden nur bei fortbestehender Belastungsdyspnoe in die Studie aufgenommen. Die zusätzliche Nitrattherapie bestand in der oralen Gabe von Isosorbiddinitrat (4×40 mg/die) über 14 Tage.

Die hämodynamischen Untersuchungen wurden 2 h nach der letzten Tabletteneinnahme ausgeführt. Als Parameter dienten das Herzzeitvolumen (Thermodilution, HZV-Computer Modell 9520, Edwards Laboratories) und der linksventrikuläre Füllungsdruck bzw. der mittlere Pulmonalkapillardruck (Swan-Ganz-Thermodilutions-Katheter Modell 93A-131-7F, Edwards Laboratories), die Herzfrequenz

Tabelle 1

Patient	Geschlecht (w/m)	Alter (Jahre)	Diagnose
1	m	60	KHK/HWI/CBOP
2	m	52	KHK/VWI
3	m	44	KHK/VWI
4	m	74	KHK/AP
5	m	65	CCM
6	m	58	KHK/VWI/HWI
7	m	52	CCM
8	m	55	KHK/VWI
9	m	58	KHK/HWI+VWI
10	m	47	KHK/VWI/CBOP
11	m	74	KHK/VWI
12	m	53	KHK/VWI/HWI
13	m	66	CCM
14	w	41	KHK/VWI

Abkürzungen: KHK Koronare Herzkrankheit; HWI Hinterwandinfarkt; VWI Vorderwandinfarkt; CBOP koronare Bypass-Operation; CCM kongestive Kardiomyopathie; AP Angina pectoris

und der periphere Blutdruck. Die Messungen wurden in Ruhe sowie auf niedriger Belastungsstufe mit 25 W/3 min auf einem Fahrradergometer im Liegen und im Sitzen ausgeführt.

Ergebnisse

In Abb. 1 und Tabelle 2 sind die Wirkungen der Langzeittherapie mit ISDN bezüglich des Herzindex und des Pulmonalkapillardrucks (PCP) dargestellt. Bei Aufsetzen der Patienten fiel der PCP um ca. ein Drittel ab, gleichzeitig mit einer 23%igen Reduzierung des Herzindex im Vergleich zu den im Liegen ermittelten Kontrollwerten. In horizontaler Rückenlage mit 45° angehobenen Beinen stieg der PCP um 29% an, während der Herzindex nur geringfügig und nicht signifikant um 4–8% zurückging. Belastung mit 25 W über 3 min führte zu einem erheblichen PCP-Anstieg von 20 auf 35 mm Hg im Liegen und von 13 auf 23 mm Hg im Sitzen auf dem Fahrrad.

Nach Gabe von ISDN wurde eine deutliche Reduzierung des linksventrikulären Füllungsdrucks in den drei obengenannten Körperhaltungen beobachtet. Sowohl im Sitzen als auch im Liegen kam es zu einem geringen, doch signifikanten Rückgang des Herzindex (−12% bzw. −6%). Der PCP unter Belastung wurde durch ISDN um 17 bzw. 22% in aufrechter Haltung reduziert. Der Herzindex stieg nicht signifikant (um 3–5%) an, und es kam zu keinen signifikanten medikamenteninduzierten Veränderungen der Herzfrequenz und des Blutdrucks.

Unsere Studie wurde dann auf weitere 4 Fälle ausgedehnt, bei denen die gleichen Messungen nach zusätzlicher intravenöser Gabe von 18 mg Dihydralazin wiederholt wurden.

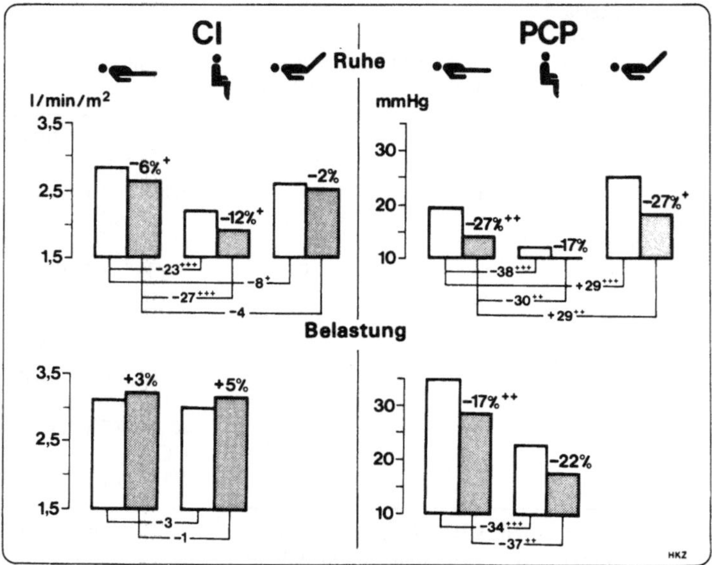

Abb. 1. Wirkung von oralem ISDN 4 × 40 mg/die auf Herzindex (*CI*) und Pulmonalkapillardruck (*PCP*) in verschiedenen Körperhaltungen in Ruhe und unter Belastung. *Helle Säulen:* Kontrollwerte; *dunkle Säulen:* Werte unter Medikation

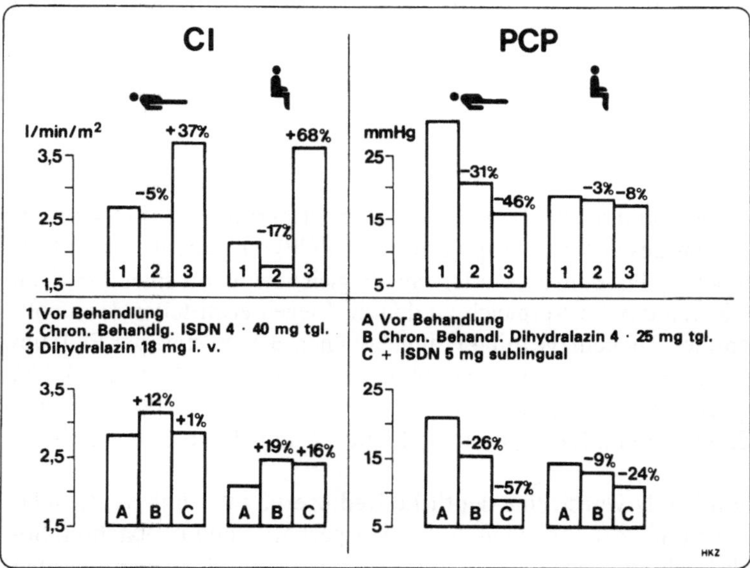

Abb. 2. Einzelheiten s. Text

Bei weiteren 4 Patienten, die eine orale Vorbehandlung mit 4 × 25 mg/die Dihydralazin erhalten hatten, wurden die gleichen Messungen vor und nach einer zusätzlichen Akutdosis von 5 mg ISDN sublingual wiederholt (Abb. 2, Tabelle 3).

Die durch Dihydralazin verursachte zusätzliche akute Afterload-Senkung bewirkte im Liegen einen weiteren 15%igen Rückgang des linksventrikulären Fül-

Tabelle 2. Hämodynamische Werte in Ruhe und während Belastung bei verschiedenen Körperpositionen

Parameter	Ruhe						Belastung 25 W											
	−	+	$\Delta\%$	−	+	$\Delta\%$	−	+	$\Delta\%$	−	+	$\Delta\%$	−	+	$\Delta\%$			
HF (Schläge/min)	84	83	−1%	87	89	+ 1%	86	81	−5%	105	105	±0%	107	106	− 1%			
RR_s (mm Hg)	128	124	−3%	115	113	− 2%	128	127	±0%	143	141	−2%	141	129	− 9%			
RR_d (mm Hg)	81	80	−1%	78	76	− 3%	80	81	+1%	83	83	±0%	83	78	− 6%			
SV (ml)	62	59	−6%	48	43	−11%	54	57	+6%	55	55	±0%	52	56	+ 6%			
$HF \times RR_s$ ($\times 10^{-2}$)	107	103	−4%	100	101	+ 0%	109	104	−4%	150	155	+3%	149	138	− 8%			
TPR (dyn·s·cm^{-5})	1519	1554	+2%	1780	1998	+12%	1605	1649	+3%	1423	1364	−4%	1469	1292	−12%			

Abkürzungen: HF Herzfrequenz; RR_s systolischer Blutdruck; RR_d diastolischer Blutdruck; SV Schlagvolumen; TPR peripherer Gesamtwiderstand

Tabelle 3. Hämodynamische Werte vor (1), während Dauerbehandlung mit ISDN (2) und nach i.v. Einzelgabe von Hydralazin (3) zusätzlich. Messungen vor Medikation (A), während Dauereinnahme von ISDN (B), unter ISDN zusätzlich s.l. (C); *links* liegend, *rechts* sitzend. Abkürzungen s. Tabelle 2

Parameter	1	2	3	$\Delta2/1$	$\Delta3/1$	$\Delta3/2$	1	2	3	$\Delta2/1$	$\Delta3/1$	$\Delta3/2$
HF (Schläge/min)	81	78	86	− 4%	+ 6%	+10%	83	77	92	− 7%	+11%	+19%
RR_s (mm Hg)	126	110	100	−13%	−21%	− 9%	118	114	100	− 3%	−15%	−12%
RR_d (mm Hg)	83	78	68	− 6%	−18%	−13%	85	83	67	− 2%	−21%	−19%
SV (ml)	63	62	81	− 2%	+29%	+31%	49	44	77	−11%	+56%	+75%
$HF \times RR_s$ ($\times 10^{-2}$)	102	86	86	−16%	−16%	± 0%	98	88	92	−10%	− 6%	+ 5%
TPR (dyn·s·cm^{-5})	1536	1472	895	− 4%	−42%	−39%	1870	2186	877	+17%	−53%	−60%

Parameter	A	B	C	ΔB/A	ΔC/A	ΔC/B	A	B	C	ΔB/A	ΔC/A	ΔC/B
MF (Schläge/min)	82	85	85	+ 4%	+ 4%	± 0%	84	89	91	+ 6%	+ 8%	+ 2%
RR_s (mm Hg)	125	123	120	− 2%	− 4%	− 2%	133	125	118	− 6%	−11%	− 6%
RR_d (mm Hg)	80	76	75	− 5%	− 6%	− 1%	83	76	80	− 8%	− 4%	+ 5%
SV (ml)	62	66	60	+ 6%	− 4%	− 9%	45	49	46	+ 9%	+ 2%	− 6%
$HF \times RR_s$ ($\times 10^{-2}$)	103	105	102	+ 2%	± 0%	− 3%	112	111	107	± 0%	− 4%	− 4%
TPR (dyn·s·cm^{-5})	1490	1310	1412	−12%	− 5%	+ 8%	2088	1682	1762	−19%	−16%	+ 5%

lungsdrucks im Vergleich zu der Wirkung der alleinigen ISDN-Gabe. Nach Aufsetzen war diese Reaktion mit −5% deutlich schwächer.

Im Gegensatz zu der Langzeittherapie mit ISDN bewirkte Dihydralazin i.v. einen deutlichen HZV-Anstieg, der durch den Einfluß der veränderten Körperhaltung auf das Afterload beim aufrechten Sitzen doppelt so hoch wie im Liegen ausfiel.

Wie aus dem unteren Teil der Abb. 2 zu ersehen ist, führte die chronische Dihydralazin-Gabe auch zu einer erheblichen Reduzierung der linksventrikulären Füllungsdrücke, insbesondere im Liegen. Ein weiterer Rückgang konnte durch die akute ISDN-Medikation erzielt werden, und diese Wirkung erwies sich als noch ausgeprägter im Vergleich zu einer akuten Dihydralazin-Gabe.

Das Herzzeitvolumen wurde in beiden Körperhaltungen durch die Dihydralazin-Langzeitbehandlung erhöht und zeigte nach sublingualer ISDN-Gabe eine leicht abfallende Tendenz.

Die Akutgabe von Dihydralazin bewirkte einen zusätzlichen Abfall des systolischen und diastolischen Blutdrucks (im Mittel um 15–21%), während sich die Herzfrequenz (6–11%) und insbesondere das Schlagvolumen anhoben. Letzteres stieg im Liegen um 29% und im Sitzen um 57% an. Erwartungsgemäß fiel der periphere Gesamtwiderstand deutlich ab (−42% im Liegen und −53% im Sitzen), während die zusätzliche ISDN-Gabe in dieser Hinsicht keine nennenswerte weitere Reaktion bewirkte.

Die klinische Beobachtungsdauer unserer Patienten unter chronischer ISDN-Therapie erstreckt sich zur Zeit von 14 Tagen bis zu 6 Monaten. 14 der 15 Patienten berichteten über eine deutlich erhöhte Belastbarkeit. Zwischenzeitlich hatten 2 Patienten einen Kreislaufkollaps durchgemacht, der in einem Fall auf eine Vagusreaktion während der Untersuchung zurückzuführen war und keine weiteren Konsequenzen bezüglich der Behandlung hatte. Beim zweiten Patienten erforderte eine anhaltende Hypotension eine Volumensubstitution zur Wiederherstellung normaler Blutdruckwerte. Bei diesem Patienten schien es sich zweifellos um eine zu starke Preload-Reduzierung zu handeln, doch wurden die aktuellen Füllungsdrücke leider nicht aufgezeichnet. Nach Absetzen von ISDN wurde dieser Patient mit oralem Dihydralazin behandelt und hatte im weiteren Verlauf keinerlei Komplikationen.

Zusammenfassung

1. Bei 14 Patienten mit Herzinsuffizienz reduzierte die aufrechte Körperhaltung die pathologisch erhöhten linksventrikulären Füllungsdrücke in Ruhe sowie unter Belastung, jedoch nicht bis zur Wiederherstellung normaler Blutdruckwerte.

2. In verschiedenen Körperhaltungen konnte ein signifikanter Abfall der linksventrikulären Füllungsdrücke nach hochdosierter ISDN-Therapie nachgewiesen werden. Der Herzindex wurde nur in Ruhe und in geringerem Ausmaß reduziert.

3. Die zusätzliche intravenöse Gabe von Dihydralazin führte zu einer weiteren geringfügigen Reduzierung der linksventrikulären Füllungsdrücke und zu einem deutlichen Anstieg des Herzindex in Ruhe. Die sublinguale Gabe von 5 mg ISDN im Verlauf der Dihydralazin-Langzeittherapie bewirkte einen eindrucksvollen Rückgang der Füllungsdrücke. Es bestand ferner eine leichte Tendenz zur Reduzierung des erhöhten Herzindex im Gegensatz zur Dihydralazin-Wirkung.

4. Bei 13 der 14 Patienten ließ sich die körperliche Belastbarkeit anheben. Bei einem Patienten mußte die ISDN-Behandlung wegen eines ausgeprägten Blutdruckabfalls abgebrochen werden. In den anderen Fällen bestanden keine Anzeichen einer unerwünscht starken Preload-Reduzierung, und keiner der Patienten entwickelte Symptome einer orthostatischen Kreislaufstörung.

Renale Veränderungen bei Herzmuskelinsuffizienz mit niedrigem Herzminutenvolumen: Günstige Beeinflussung durch Vasodilatatoren

J. A. Mantle, R. O. Russell Jr., W. N. Tauxe, H. P. Dustan, W. J. Rogers und C. E. Rackley

Einleitung

Die renale Natrium-Retention ist ein wichtiges klinisches Problem im Rahmen des Herzinsuffizienz-Syndroms. Durch experimentelle und klinische Studien konnte nachgewiesen werden, daß die anomal verminderte Natriumausscheidung im Urin auf eine reflexe Vasokonstriktion im renalen Gefäßbett zurückzuführen ist [2, 3, 8]. Unsere früheren klinischen Studien mit Isosorbiddinitrat bei Patienten mit akutem Myokardinfarkt und Herzinsuffizienz ergaben einen signifikanten synergischen Effekt mit Furosemid bei Patienten mit Oligurie [5]. Zur Erforschung der diesen klinischen Beobachtungen zugrunde liegenden Mechanismen unternahmen wir eine prospektive Studie der Nierenfunktion und der Wirkung von Vasodilatatoren bei Patienten mit Herzinsuffizienz [6].

Methodik

Patienten und Untersuchungstechnik

Für diese Studie wurden Patienten ausgewählt, die zur Beurteilung ihrer kardialen Symptome einer Rechtsherz-Katheterisierung unterzogen wurden. Patienten mit akutem Myokardinfarkt, Schock oder intrinsischen Nierenerkrankungen wurden ausgeschlossen. Die Herzfunktion wurde durch Messung des Blutdrucks, der Herzfrequenz, des enddiastolischen Pulmonalarteriendrucks und des Herzzeitvolumens (3fache Thermodilution) überwacht. Die Nierenfunktion wurde durch Bestimmung des Stickstoff-Harnstoffs und Kreatinins im Blut sowie des effektiven renalen Plasma-Flusses (^{131}I-Orthojod-Hippurat-Clearance) bestimmt [9]. Die Patienten bewahrten während der Untersuchungen Bettruhe, und alle vasoaktiven Medikamente und Diuretika wurden mindestens 8 h zuvor abgesetzt.

Protokoll

Am ersten Tag wurden die Ausgangswerte der kardialen und renalen Parameter bestimmt. Es folgte eine Titrierungsphase mit Isosorbiddinitrate oder Prazosin und zusätzlichen Diuretika, sofern für die pulmonale Kongestion erforderlich. Die re-

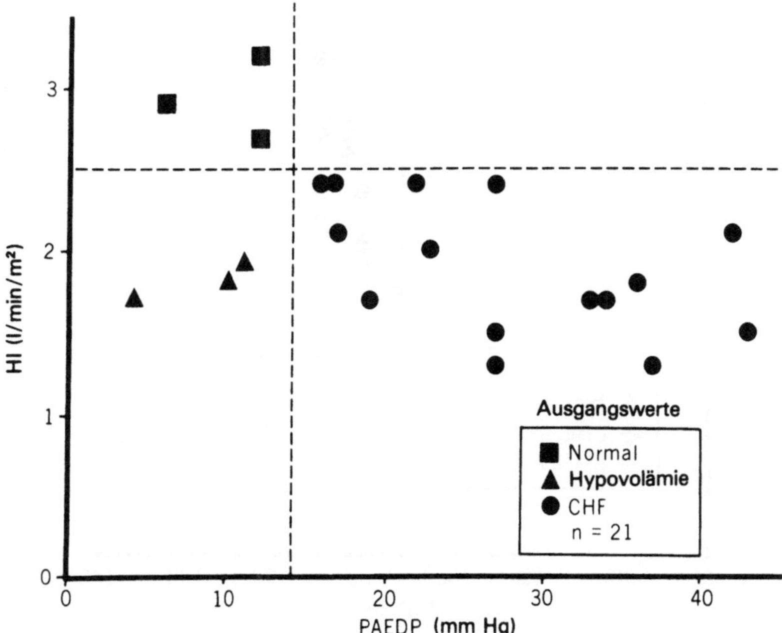

Abb. 1. Ausgangswert des Herzindex (*HI*) in Zusammenhang mit enddiastolischem Pulmonalarterien-druck (*PAEDP*). Die *gestrichelten Linien* zeigen die untere Grenze des normalen HI (2,5 l/min/m²) so-wie die obere Grenze des normalen PAEDP (14 mm Hg). Die *Quadrate* zeigen Patienten mit normalen Ruhewerten, die *Dreiecke* Patienten mit niedrigem Herzzeitvolumen und niedrigem, linksventrikulärem Füllungsdruck (Hypovolämie); die *Kreise* zeigen Patienten mit Herzinsuffizienz und niedrigem Herz-zeitvolumen

nale Reaktion auf den Vasodilatator wurde am darauffolgenden Tag, 30 min nach Einnahme von Isosorbiddinitrat oder 60 min nach Einnahme von Prazosin, be-stimmt. Die Vasodilatatoren wurden in einer Dosierung gegeben, die einen signi-fikanten Abfall des enddiastolischen Pulmonalarteriendrucks bewirkte.

Ergebnisse

Ausgangswerte

In Abb. 1 wird der Ausgangswert des Herzindex dem enddiastolischen Pulmonal-arteriendruck bei den 21 untersuchten Patienten gegenübergestellt. Drei Patienten hatten eine normale Ruhe-Hämodynamik, 3 Patienten hatten ein niedriges Herz-zeitvolumen mit einem enddiastolischen Pulmonalarteriendruck von weniger als 14 mm Hg (Hypovolämie), und 15 Patienten hatten eine kongestive Herzinsuffizi-enz mit vermindertem Herzzeitvolumen („low output failure"). In Abb. 2 ist der anfängliche effektive renale Plasma-Flußindex in Zusammenhang mit dem mittle-ren arteriellen Druck dargestellt. Nur ein einziger Patient hatte einen normalen ef-fektiven renalen Plasma-Flußindex (> 240 ml/min/m²). Vier Patienten hatten

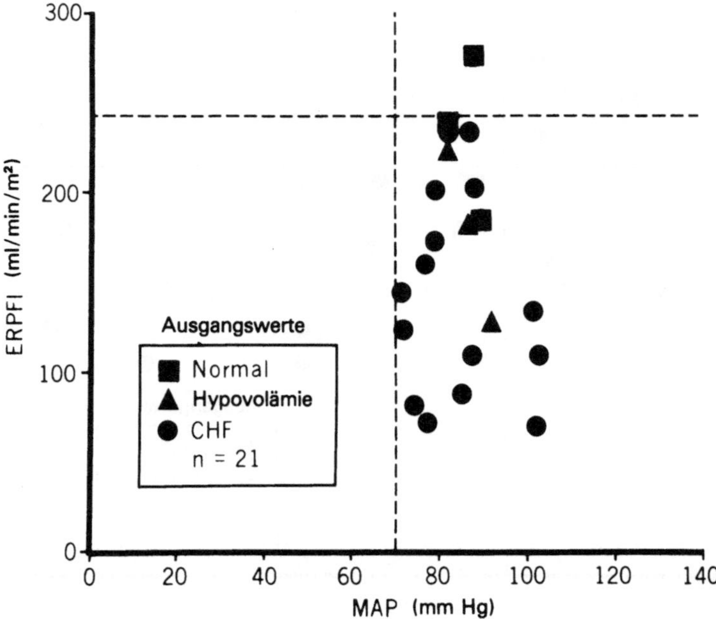

Abb. 2. Ausgangswerte des effektiven renalen Plasma-Flußindex (*ERPFI*) in Zusammenhang mit dem arteriellen Mitteldruck (*MAP*). Die untere Normalgrenze des ERPFI ist durch die *waagerechte gestrichelte Linie* angezeigt (240 ml/min/m²). Die untere Grenze des normalen MAP ist durch die *senkrechte gestrichelte Linie* (70 mm Hg) angezeigt. Zeichen wie in Abb. 1

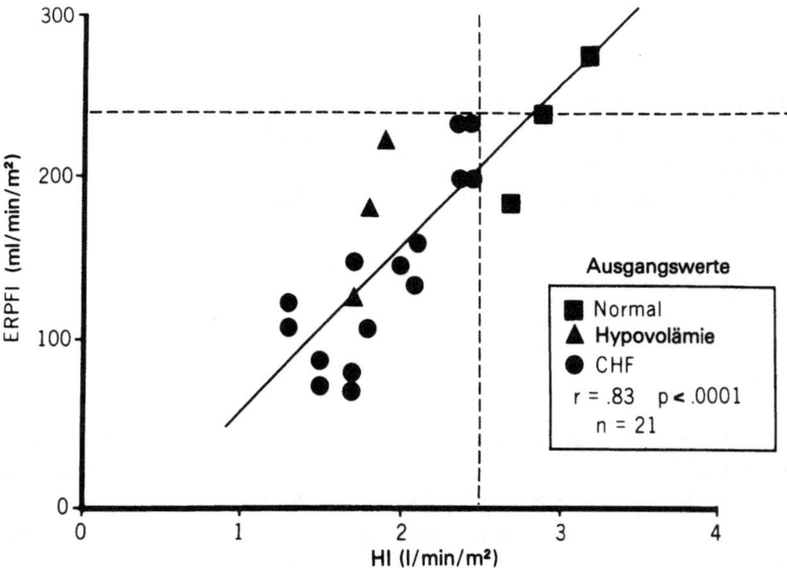

Abb. 3. Ausgangswert des effektiven renalen Plasma-Flußindex (*ERPFI*) in Zusammenhang mit dem Herzindex (*HI*). Die *waagerechte gestrichelte Linie* zeigt den unteren Grenzwert des normalen ERPFI (240 ml/min/m²). Die untere Normalgrenze des HI wird durch die *senkrechte gestrichelte Linie* dargestellt (2,5 l/min/m²). Die Regressionslinie ist durch den *durchgezogenen Strich* dargestellt. Zeichen wie in Abb. 1

Tabelle 1. Wirkung von Prazosin[a]

	Ausgangswerte	Prazosin
MAP (mm Hg)	87 $\pm$ 5	82 $\pm$ 6[b]
HF (Schläge/min)	78 $\pm$ 5	79 $\pm$ 6
PAEDP (mm Hg)	31 $\pm$ 3	25 $\pm$ 2[b]
HI (l/min/m^2)	1,7$\pm$ 0,1	2,2$\pm$ 0,1[b]
ERPFI (ml/min/m^2)	116 $\pm$11	150 $\pm$15[b]
Prazosin (mq)	–	4 $\pm$ 1

[a] Mittelwerte $\pm$ Standardfehler bei 8 Patienten. MAP Mittlerer Blutdruck; HF Herzfrequenz; PAEDP enddiastolischer Pulmonalarteriendruck; HI Herzindex; ERPFI effektiver renaler Plasma-Flußindex

[b] $p < 0,05$

Werte, die einer Niereninsuffizienz entsprachen (< 90 ml/min/m^2). Alle Patienten hatten einen über der unteren Normgrenze gelegenen mittleren Blutdruck (> 70 mm Hg). Zwischen dem effektiven renalen Plasma-Flußindex und dem mittleren arteriellen Druck bestand keine Korrelation. Der effektive renale Plasma-Fluß stand in umgekehrtem Verhältnis zum enddiastolischen Pulmonalarteriendruck ($r = -0,59$). Es bestand eine bedeutende Korrelation zwischen dem effektiven renalen Plasma-Flußindex und dem Herzindex, wie aus Abb. 3 ersichtlich ($r = 0,83$). Der effektive renale Plasma-Flußindex stand in umgekehrtem Verhältnis zu dem systemischen Gefäßwiderstand ($r = -0,70$). Das Ausmaß der prärenalen Azotämie, gemessen am Stickstoff-Harnstoff im Blut, war direkt proportional zum effektiven renalen Plasma-Flußindex ($r = 0,53$).

Wirkung der Vasodilatatoren

Die Mittelwerte der 8 mit Prazosin behandelten Patienten sind in Tabelle 1 zusammengestellt. Der normale ausgängliche arterielle Mitteldruck wurde durch Prazosin um 5 mm Hg gesenkt. Der anormal erhöhte ausgängliche enddiastolische Pulmonalarteriendruck wurde durch Prazosin auf günstigere Werte herabgesetzt. Der ausgängliche Herzindex war erheblich reduziert und konnte durch Prazosin nur auf 2,2 l/min/m^2 angehoben werden. Der niedrige ausgängliche effektive renale Plasma-Fluß wurde durch Prazosin um 30% angehoben, blieb jedoch weiterhin unterhalb der Normgrenze.

Die prozentuale Veränderung des effektiven renalen Plasma-Flußindex sowie die prozentualen Veränderungen des Herzindex sind in Abb. 4 dargestellt. Die beiden Patienten mit normaler Ausgangshämodynamik hatten keine signifikanten Veränderungen des effektiven renalen Plasma-Flusses nach Isosorbiddinitrat. Die beiden Patienten mit leichter Herzinsuffizienz, die Isosorbiddinitrat erhielten, reagierten durch einen verbesserten effektiven renalen Plasma-Fluß, obwohl der Herzindex nicht anstieg. Die renalen Wirkungen von Prazosin schwanken offensichtlich von einem bis zu 80%igen Anstieg des effektiven renalen Plasma-Flusses mit ge-

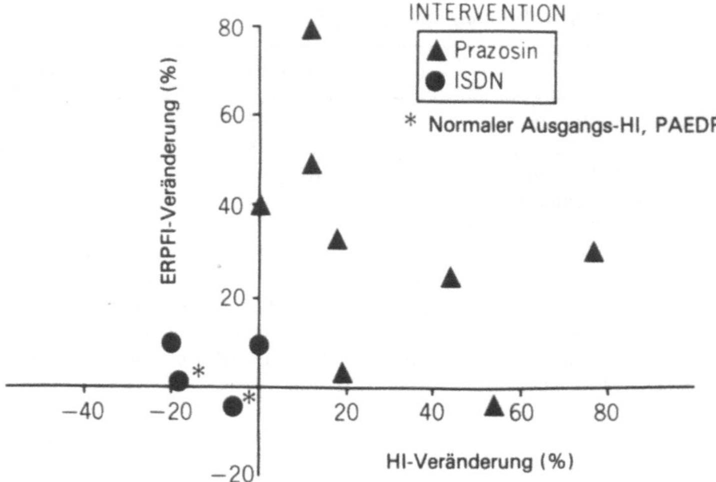

Abb. 4. Veränderungen des renalen Plasma-Flußindex (*ERPFI*) gegenüber Veränderungen des Herzindex (*HI*) als Reaktion auf Prazosin oder Isosorbiddinitrat (*ISDN*). *PAEDP* Enddiastolischer Pulmonalarteriendruck

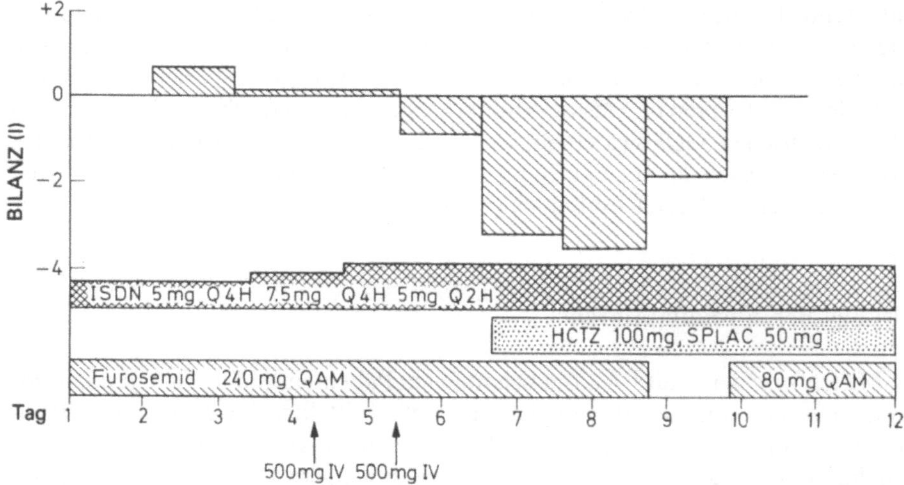

Abb. 5. Beispiel einer klinischen Toleranz gegenüber Isosorbiddinitrat (*ISDN*) und Furosemid, die auf zusätzliche Gabe von Hydrochlorothiazid (*HCTZ*) und Spironolacton (*SPLAC*) reagierte. Die täglichen Zufuhr-Ausscheidungs-Bilanzen sind durch die *schraffierten Säulen* dargestellt

ringer oder fehlender Veränderung des Herzindex bis zum Ausbleiben jeglicher Veränderung des effektiven renalen Plasma-Flusses, trotz signifikanter Verbesserung des Herzindex.

Klinische Beobachtungen

Die Besserung des effektiven renalen Plasma-Flusses durch Vasodilatatoren ging mit einer synergistischen Reaktion auf Furosemid einher. Die Patienten-Subgruppe mit Hypotension (systolischer Druck < 90 mm Hg) entwickelte jedoch Aszites und Ödeme, die auf höhere Vasodilatator- und Furosemid-Dosen nicht ansprachen. Dieses klinische Bild einer Toleranz war reversibel und konnte durch zusätzliche Gabe von Spironolacton oder Triamteren verhütet werden. Bei den Patienten mit schwereren Formen einer „low output failure" war ferner die Gabe eines Diuretikums mit mehr proximaler tubulärer Wirkung (Hydrochlorothiazid oder Metolazon) erforderlich (Abb. 5): Dieser Patient mit ischämischer Kardiomyopathie zeigte anfänglich nach Isosorbiddinitrat eine signifikante Besserung seiner kardialen und renalen Funktionen, doch stellte sich später ein klinisches Bild von zunehmender Toleranz mit Aszites und Ödemen ein, die gegenüber hohen intravenösen Bolus-Dosen von Furosemid refraktär waren. Nach Hinzufügen der Kombination eines mehr proximalen und eines distalen tubulären Diuretikums kam es bei dem Patienten zu einer Diurese von 10 l während der ersten drei Tage.

Besprechung

Die in dieser Studie ermittelten Ausgangswerte beweisen, daß das Herzzeitvolumen den wichtigsten Regulierungsfaktor des effektiven renalen Plasma-Flusses bei Patienten mit Herzinsuffizienz darstellt. Weder die Vorhofdehnung noch der Vorhofdruck spielen bei diesen Patienten die Hauptrolle in der Regulierung der Nierendurchblutung. An einem Hundemodell konnte gezeigt werden, daß eine 20%ige Reduzierung des Herzzeitvolumens eine neural vermittelte reflexe Vasokonstriktion des intrarenalen arteriellen Gefäßbettes auslöst und die Nierendurchblutung reduziert [2]. Die renale Vasokonstriktion war Folge einer Alpha-adrenergen Stimulation durch Nebennieren-Katecholamine, die über ein lokales Gefäßnetz direkt in die Niere einströmten.

Sowohl Isosorbiddinitrat als auch Prazosin konnten den renalen Plasma-Fluß bei herzinsuffizienten Patienten mit erniedrigtem Herzzeitvolumen teilweise wiederherstellen. Natrium-Nitroprussid sowie Hydralazin konnten die Nierenfunktion bei fortgeschrittener Herzinsuffizienz ebenfalls signifikant verbessern [1, 7]. Die Diskrepanz zwischen den Veränderungen des effektiven renalen Plasma-Flusses und den Veränderungen des Herzindex zeigt, daß die Vasodilatatoren einen bedeutenden direkten Effekt auf das kontrahierte renale Gefäßbett ausüben, der unabhängig von dem indirekten, aus dem Anstieg des Herzzeitvolumens resultierenden Effekt stattfindet. Neben einem Gesamtanstieg der Nierendurchblutung kann die intrarenale Vasodilatation auch eine Umverteilung der Durchblutung zurück zu den äußeren kortikalen Regionen bewirken und so zu einer Normalisierung der Natriumausscheidung beitragen.

Die bei diesen Patienten nachgewiesene Reduzierung des ausgänglichen effektiven renalen Plasma-Flusses konnte durchaus für die klinischen Befunde einer Oligurie, prärenalen Azotämie und Resistenz gegenüber Diuretika verantwortlich sein. Obwohl die Werte des effektiven renalen Plasma-Flusses auch unter Vasodilatatoren-Therapie noch unterhalb der Normgrenze lagen, war der Anstieg dennoch genügend groß, um erhebliche klinische Besserungen zu bewirken. Allerdings

war die Verbesserung der Nierenfunktion nicht ausreichend, um die augenschein-
liche Entwicklung eines sekundären Hyperaldosteronismus bei den Patienten mit
Hypotension aufzuheben [10]. Da Vasodilatatoren nachgewiesenermaßen bei Hypervolämie an Wirksamkeit verlieren, erfordert die Ermittlung der Rolle der Nieren in der Regulierung der Natriumausscheidung und des Plasmavolumens weitere
Untersuchungen bei Patienten mit klinischem Syndrom einer kongestiven Herzinsuffizienz [4].

Zusammenfassung

Bei Patienten mit Herzinsuffizienz und erniedrigtem Herzzeitvolumen wurde folgendes festgestellt: 1. der effektive renale Plasma-Fluß ist proportional zum Herzindex reduziert; 2. Vasodilatatoren können den renalen Plasma-Fluß und die Nierenfunktion, unabhängig von einem Anstieg des Herzindex, verbessern; 3. das Bestehen einer Hypotension (< 90 mm Hg syst.) während chronischer Vasodilatatoren-Therapie kann sekundären Aldosteronismus, Ödembildung und klinische Toleranzerscheinungen zur Folge haben.

Literatur

1. Cogan JJ, Humphreys MH, Carlson CJ, Rapaport E (1980) Renal effects of nitroprusside and hydralazine in patients with congestive heart failure. Circulation 61:316–323
2. Katholi RE, Oparil S, Urthaler F, James TN (1979) Mechanism of post-arrhythmic renal vasoconstriction in the anesthetized dog. J Clin Invest 64:17–31
3. Kilcoyne MM, Schmidt DH, Cannon PJ (1973) Intrarenal blood flow in congestive heart failure.
   Circulation 47:786–797
4. Magrini F, Niarchos AP (1980) Ineffectiveness of sublingual nitroglycerine in acute left ventricular
   failure in the presence of massive peripheral edema. Am J Cardiol 45:841–847
5. Mantle JA, Russell RO Jr, Moraski RE, Rackley CE (1976) Isosorbide dinitrate for the relief of
   severe heart failure following myocardial infarction. Am J Cardiol 37:263–268
6. Mantle JA, Russell RO Jr, Tauxe WN, Dustan HP, Rogers WJ, Rackley CE (1979) Altered renal
   function in heart failure: Effects of vasodilators (abstr). Circulation 60:128
7. Pierpont GL, Brown DC, Franciosa JA, Cohn JN (1980) Effect of hydralazine on renal failure in
   patients with congestive heart failure. Circulation 61:323–327
8. Sparks HV, Kopald HH, Carriere S, Chemasky JE, Kinoshita M, Barger AC (1972) Intrarenal distribution of blood flow with chronic congestive heart failure. Am J Physiol 223:840–846
9. Tauxe WN, Maher FT, Taylor WF (1971) Effective renal plasma flow: Estimation from theoretical
   volumes of distribution of intravenously injected I^{131}-orthoiodohippurate. Mayo Clin Proc
   46:524–531
10. Walkins L Jr, Burton JA, Haber E, Cont JR, Smith FW, Barger AC (1976) The renin-angiotensin-
    aldosterone system in congestive failure in conscious dogs. J Clin Invest 57:1606–1617

Diskussion

Hood fragte *Baligadoo* nach dem niedrigsten Keildruck, den er nach Verwendung einer Bolus-Dosis von 2 mg ISDN noch für akzeptabel halte. Baligadoo meinte, die Bolus-Dosis werde gegeben, weil sie die Messung verschiedener wichtiger Parameter gestatte. Zur klinischen Verwendung empfehle er allerdings eine kontinuierliche Infusion, beginnend mit der niedrigsten Dosis und progressiv ansteigend, je nach der Reaktion des Patienten.

Bezüglich des Berichtes von *Awan* über die hämodynamischen Wirkungen von Prazosin bei Patienten mit Herzinsuffizienz nach akutem Myokardinfarkt wurde die Frage gestellt, ob der hohe Füllungsdruck von fast 30 mm Hg nicht auf eine ungenügende Diuretika-Therapie hinweise. Die optimistischen Schlußfolgerungen über die Medikamentenwirkung wären dann in einer Situation mit künstlich erhöhten Füllungsdrücken nicht gerechtfertigt. Awan behauptete jedoch, die Behandlung der Herzinsuffizienz mit Digitalis und Diuretika sei maximal und optimal gewesen. Er gab zu, daß die Unterbrechung der Diuretika ca. 12 h vor Beginn der Studie einen leichten Füllungsdruckanstieg verursacht haben könnte, doch sei dies seiner Meinung nach kaum eine wesentliche Ursache gewesen.

Eine weitere Frage an Awan betraf das Auftreten einer Tachyphylaxie nach Prazosin. Awan stellte fest, daß die Literaturangaben über eine schnelle Abschwächung der ursprünglich günstigen Prazosin-Wirkungen uneinheitlich sind. In einer laufenden Studie der Mason-Gruppe kam es bei ca. zwei Dritteln der Patienten zu einer Verminderung der ausgänglichen hämodynamischen Wirkung innerhalb von 4 Tagen nach der ersten Einnahme, doch bestand bei der erneuten Untersuchung einen Monat später eine anhaltende hämodynamische Besserung nach fortgesetzter Therapie. Nach Meinung von Awan sollte man daher eher von einer vorübergehenden hämodynamischen Wirkungsverminderung als von einer Tachyphylaxie nach Prazosin sprechen.

Nach dem Bericht von *Franciosa* über die Wirksamkeit der Langzeit-Nitrattherapie bei chronischer Herzinsuffizienz wurde der Referent nach dem ausgänglichen Unterschied der Keildruckwerte in der ISDN- und der Placebo-Gruppe gefragt, worauf er antwortete, dieser sei nur gering und statistisch nicht signifikant gewesen. Der Keildruckabfall nach ISDN war mäßig, erwies sich jedoch – da er bei allen Patienten beobachtet wurde – als signifikant.

Eine weitere Frage an Franciosa betraf die Diuretika-Gabe, die nach seinen Angaben für den einzelnen Patienten nach Bedarf „titriert" worden sei. Könnte die unterschiedliche Diuretika-Dosis für die berichteten hämodynamischen Wirkungen eher verantwortlich sein als die Nitrate? Franciosa erwiderte, daß die Diuretika-Dosis nach klinischen Kriterien wie Ödembildung etc. gewählt worden sei. Eine Analyse der möglichen Diuretika-Wirkungen auf die Hämodynamik habe keine Beziehung zwischen den veränderten Diuretika-Dosen und den nachfolgenden hämodynamischen Wirkungen von ISDN gezeigt.

Teil X Bypass-Operationen; Herzklappenfehler

Vergleich von intravenösem Nitroglycerin und Natrium-Nitroprussid als arterielle Vasodilatatoren

J. T. Flaherty, N. P. MacAllister, P. A. Magee, A. M. Potter und T. J. Gardner

Einleitung

Frühere in dieser Klinik unternommene Studien befaßten sich mit der Verwendung von intravenösem Nitroglycerin bei Patienten mit akutem Myokardinfarkt [3–5]. Im Verlauf dieser Untersuchungen erwies sich Nitroglycerin in niedriger Dosierung als vorwiegend peripherer Venendilatator, der eine nachhaltige Senkung des Pulmonalkapillar-Keildrucks ohne gleichzeitige signifikante Blutdrucksenkung bewirkte. Im Gegensatz zu den vorwiegend Preload-senkenden Wirkungen niedriger Dosen (unter 30 µg/min) sind höhere intravenöse Nitroglycerin-Dosen fähig, das Afterload erheblich zu vermindern. In der vorliegenden Studie wird die arterielle Gefäßerweiterung nach intravenösem Nitroglycerin mit der nach Natrium-Nitroprussid bei Patienten mit akuter Hypertonie nach koronarer Bypass-Operation verglichen.

Methodik

Die Studie umfaßte 8 Patienten ohne vorherige Hypertonie-Anamnese, die während der ersten drei Stunden nach Absetzen des kardiopulmonalen Bypass nach Beendigung koronarer Revaskularisations-Operation plötzliche und anhaltende Anstiege des arteriellen Mitteldrucks auf Werte über 100 mm Hg aufwiesen. Die Untersuchungen erfolgten nach einem randomisierten Cross-over-Verfahren, wobei alle Patienten beide Arzneimittel in genügend hoher Dosierung, um den arteriellen Mitteldruck um 20–30 mm Hg zu senken, erhielten. Ein Swan-Ganz-Thermodilutions-Katheter wurde zur laufenden Bestimmung des Herzzeitvolumens in die Pulmonalarterie gelegt. Der arterielle Druck wurde über einen kurzen Kunststoff-Katheter, der perkutan in die A. radialis gelegt wurde, bestimmt. Das Elektrokardiogramm und die Körpertemperatur wurden ebenfalls überwacht. Alle Patienten trugen mindestens eine kontinuierlich abgesaugte Mediastinal-Sonde. Der während des Eingriffs erfolgte Blutverlust wurde volumenmäßig mit Gesamtblut oder Plasma ersetzt. Die Patienten wurden intermittierend mit 100%igem Sauerstoff beatmet zur Bestimmung des alveolar-arteriellen Sauerstoff-Gradienten $(A_a - DO_2)$, des intrapulmonalen Shunt (Q_s/Q_t) sowie der Gewebe-Sauerstoff-Utilisation $(M\dot{V}O_2)$.

Die Patienten wurden in zufälliger Reihenfolge, je nach der letzten Ziffer ihrer Krankenhausnummer (gerade oder ungerade) einem der beiden Behandlungsprotokolle zugeordnet. Danach wurde der arterielle Mitteldruck um 20–30 mm Hg, entweder durch intravenöses Nitroglycerin (500 µg/ml) oder Natrium-Nitroprussid (500 µg/ml) je nach dem entsprechenden Protokoll, gesenkt. Nach Erreichen eines hämodynamischen Leerprofils und Messung des pulmonalen Gasaustausches wurde die Infusionsgeschwindigkeit des ersten Präparates schrittweise erhöht, bis es zu der erwünschten Senkung des arteriellen Mitteldrucks kam. Nach Verstreichen weiterer 15–20 min, zur hämodynamischen Stabilisierung, wurde eine weitere Messung der hämodynamischen und pulmonalen Gasaustausch-Parameter ausgeführt. Danach wurde die Infusion des ersten Vasodilatators unterbrochen und mit dem zweiten begonnen, dessen Infusionsgeschwindigkeit ebenfalls – mit ansteigendem Blutdruck – schrittweise vergrößert wurde, bis der arterielle Mitteldruck auf das gleiche Niveau wie nach dem ersten Pharmakon absank. Die dritte und letzte Bestimmung der hämodynamischen und pulmonalen Parameter erfolgte nach einer weiteren 15- bis 20 minütigen Ruhezeit zur Stabilisierung. Alle Patienten verblieben danach unter Natrium-Nitroprussid-Infusion für die Zeitdauer, die zur Blutdrucknormalisierung erforderlich war. Die Daten aus beiden Prüfphasen mit Nitroglycerin bzw. Natrium-Nitroprussid wurden, ungeachtet der Reihenfolge ihrer Anwendung, kombiniert. Alle Daten wurden als Mittelwerte $\pm$ ein Standardfehler der Mittelwerte ausgedrückt, und zur statistischen Analyse wurde fallweise der gepaarte oder ungepaarte Student-t-Test verwendet.

Ergebnisse

Das Versuchsprotokoll war so angelegt, daß eine gleich große Senkung des arteriellen Mitteldrucks (20 mm Hg) mit Nitroglycerin wie mit Natrium-Nitroprussid erreicht wurde. Die mittlere Infusionsgeschwindigkeit betrug für Nitroglycerin 95 ± 29 µg/min, und die mittlere Infusionsgeschwindigkeit für Natrium-Nitroprussid betrug 111 ± 29 µg/min. Diese abschließenden Infusionsgeschwindigkeiten unterschieden sich nicht signifikant voneinander. Auch hinsichtlich des systemischen Gefäßwiderstandes wurden die gleichen Verminderungen erreicht, der Widerstandsindex fiel unter Nitroglycerin von 43 ± 3 auf 33 ± 4 und unter Natrium-Nitroprussid auf 32 ± 2 E/m^2. Unter keinem der beiden Pharmaka kam es zu signifikanten Veränderungen der Herzfrequenz, des pulmonalkapillaren Keildrucks und des Pulmonalgefäßwiderstandes. Das Fehlen jeglichen Frequenzanstiegs unter beiden Vasodilatatoren ist bemerkenswert. Ebenso bemerkenswert ist das Fehlen eines signifikanten Abfalls des Pulmonalkapillar-Keildrucks. Die letztere Beobachtung hing zweifellos mit der gleichzeitigen Gabe von Gesamtblut und/oder Blutprodukten während der Vasodilatatoren-Therapie zusammen, da beide Pharmaka – Nitroglycerin vielleicht noch mehr als Natrium-Nitroprussid – normalerweise eine tiefgreifende Wirkung auf die Vorlast ausüben.

Im Gegensatz dazu verhielten sich die Veränderungen des pulmonalen und Gewebe-Gasaustausches unter den beiden Vasodilatatoren höchst unterschiedlich.

Während Nitroglycerin einen Abfall des intrapulmonalen Shunts von 22 ± 3 auf $18 \pm 1\%$ verursachte, hatte Natrium-Nitroprussid einen gegenteiligen Effekt, nämlich einen Anstieg auf 25%. Das Ausmaß des unter den beiden Vasodilatatoren berechneten Shunts war signifikant verschieden ($p < 0,05$). Nitroglycerin und Natrium-Nitroprussid hatten auch gegenteilige Wirkungen auf die Sauerstoff-Utilisation im Gewebe, wobei Nitroglycerin einen $M\dot{V}O_2$-Anstieg von 101 ± 25 auf 111 ± 14 ml/min/m^2 bewirkte, während Natrium-Nitroprussid den $M\dot{V}O_2$ auf 84 ± 9 ml/min/m^2 herabsetzte. Diese Mittelwerte der peripheren Sauerstoff-Utilisation, die einen Index der ausreichenden Gewebeperfusion darstellt, unterschieden sich ebenfalls signifikant voneinander ($p < 0,05$). Die Veränderungen der arteriellen Blutgase verhielten sich ähnlich, wobei die Sauerstoffspannung (P_aO_2) unter Nitroglycerin um 13 mm Hg gegenüber 47 mm Hg unter Natrium-Nitroprussid abfiel. Die Sauerstoffspannung im venösen Mischblut fiel unter Nitroglycerin leicht ab, während sie unter Natrium-Nitroprussid signifikant ($p < 0,05$) anstieg. Unter beiden Pharmaka stieg der alveolär-arterielle Sauerstoff-Gradient an, und zwar von 267 ± 10 auf 292 ± 46 mm Hg nach Nitroglycerin ($p < 0,05$) und auf 331 ± 20 mm Hg nach Natrium-Nitroprussid ($p < 0,05$).

Besprechung

Die Ergebnisse der vorliegenden Studie beweisen, daß intravenöses Nitroglycerin sowie Natrium-Nitroprussid gleich starke arterielle Vasodilatatoren sind. Nitroglycerin hat überdies günstigere Wirkungen auf den pulmonalen und Gewebe-Gasaustausch als Natrium-Nitroprussid, ein Unterschied, der bei kritisch kranken Patienten im postoperativen Stadium von besonderer Bedeutung sein kann.

In allen früheren aus dieser Klinik hervorgegangenen Studien wurde intravenöses Nitroglycerin bei Patienten mit akutem Myokardinfarkt angewendet. In unserer ersten klinischen Studie stellten wir fest, daß intravenöses Nitroglycerin bei einer Infusionsgeschwindigkeit von 37 µg/min fähig war, den Pulmonalkapillar-Keildruck ohne signifikante Beeinflussung des mittleren arteriellen Drucks zu senken. Der Keildruck fiel von 18 auf 10 mm Hg ab, während der arterielle Druck um nur 7 mm Hg abfiel. Um sicherzustellen, daß auch diese geringfügige Senkung des koronaren Perfusionsdrucks keine Verschlechterung der regionalen Ischämie mit sich brachte, beobachteten wir die Veränderungen der ST-Strecke durch präkordiales Mapping mit 48 Ableitungen. Bei Patienten beider Killip-Klassen I und II erfolgte ausnahmslos eine Verminderung der ΣST, ein Hinweis auf die günstige – und nicht schädliche – Wirkung von Nitroglycerin auf den Schweregrad der myokardialen Ischämie. In einer darauffolgenden Studie an einer größeren Patientengruppe wurde der arterielle Mitteldruck um durchschnittlich 24 mm Hg gesenkt. Diese höhergradige arterielle Vasodilatation wurde durch eine mittlere Infusionsgeschwindigkeit von 45 µg/min erzeugt. Die Nitroglycerin-Wirkungen auf die Hämodynamik waren bei den Patienten mit den schwersten ventrikulären Funktionsstörungen am größten. Ungeachtet des Ausmaßes der erzielten Blutdrucksenkung wiesen alle Patienten eine günstige Wirkung auf den Schweregrad der regionalen Ischämie (ΣST) auf.

Seit einigen Jahren fällt uns ein immer häufigeres Vorkommen akuter postoperativer Hypertension bei Patienten nach koronarer Bypass-Chirurgie auf. Wir untersuchten die Krankengeschichten von 362 aufeinanderfolgenden Patienten, die während einer 9monatigen Periode (Juni 1977–April 1978) einen herzchirurgischen Eingriff durchgemacht hatten, zur Feststellung einer signifikanten Hypertonie, die einer intravenösen Vasodilatatoren-Therapie bedurfte. Wir fanden die größte Häufigkeit bei Patienten, die sich einer koronaren Bypass-Operation unterzogen hatten: 61% (131 gegenüber 215) dieser Patienten wurden während der ersten drei Stunden nach Abschalten des kardiopulmonalen Bypass hypertensiv. Kürzlich berichteten wir über die hormonellen Veränderungen, die diesem plötzlichen Anstieg des systemischen Gefäßwiderstandes zugrunde liegen [7]. Zum Zeitpunkt des maximalen Blutdruckanstiegs schienen die Renin-Angiotensin-Konzentrationen zurückgegangen zu sein. Dagegen stieg der Spiegel der zirkulierenden Katecholamine an. Die beoachtete Vasokonstriktion ist somit vermutlich ein Ergebnis der intensiven Stimulation der α-Rezeptoren während der β-Rezeptor-Blockade, sekundär einer hochdosierten Propranolol-Therapie.

Während Nitroglycerin und Natrium-Nitroprussid sich in vielen Dingen ähneln, gibt es doch einige bemerkenswerte Unterschiede in ihrer pharmakologischen Wirkung. Nitroglycerin scheint weniger lichtempfindlich zu sein als Natrium-Nitroprussid. Nitroglycerin scheint unterschiedliche Wirkungen auf die glatte Muskulatur der Arterien- und der Venenwände zu haben, je nach der verwendeten Dosis. Im Gegensatz dazu hat Natrium-Nitroprussid eine ausgeglichenere venöse und arterielle Dilatation, auch bei niedrigen Dosierungen, zur Folge. Die Wirkung beider Pharmaka tritt schnell ein und ist auch schnell reversibel, wobei die venösen Wirkungen des Nitroglycerin länger als seine arteriellen Wirkungen anhalten, wenn die intravenöse Infusion plötzlich abgebrochen wird. Nitroglycerin wird in der Leber schnell denitriert, während Natrium-Nitroprussid zu Cyanogen in den Erythrozyten und anschließend in der Leber zu Thiocyanat abgebaut wird. Thiocyanat, mit einer Halbwertzeit von 7 Tagen, kann toxische Wirkungen einschließlich reversibler Hypothyroidie nach längerer hochdosierter Infusion verursachen.

In der Literatur gibt es mehrere vorangegangene Vergleichsstudien der hämodynamischen und antiischämischen Wirkungen von Nitroglycerin und Natrium-Nitroprussid. Chiarello et al. [2] fanden, daß Natrium-Nitroprussid bei allen von ihnen untersuchten Patienten mit akutem Myokardinfarkt die ST-Streckenhebung verstärkte. Fünfzehn Minuten nach Absetzen der Natrium-Nitroprussid-Infusion und nach Rückkehr der ST-Streckenveränderungen zu den Ausgangswerten wurde sublinguales Nitroglycerin gegeben, und die ST-Streckenhebungen verminderten sich bei allen Patienten. Aufgrund dieser Beobachtungen unternahmen die gleichen Autoren eine ähnliche Studie an Hunden mit offenem Thorax. Nach Verschluß der LAD wurden Nitroglycerin und Natrium-Nitroprussid in Dosierungen, die einen Abfall des mittleren arteriellen Drucks um 20 mm Hg bewirkten, intravenös infundiert. Ähnlich wie in der klinischen Studie verursachte die Anwendung von Natrium-Nitroprussid eine verstärkte ST-Streckenhebung, die unter Nitroglycerin abfiel. Die mit der Mikrosphären-Technik bestimmte Myokarddurchblutung in dem von dem verschlossenen Gefäß versorgten Gebiet stieg unter Nitroglycerin an und fiel unter Natrium-Nitroprussid ab. Aus diesen Befunden wurde geschlossen, daß Nitroglycerin eine verstärkte Kollateral-Durchblutung und Natrium-Nitroprussid dagegen eine Verminderung der Kollateraldurchblutung verursacht.

Nachfolgende Studien konnten diese Befunde bestätigen. Capurro et al. untersuchten Hunde mit gut entwickelten Kollateralgefäßen infolge Applikation eines Ameroid-Konstriktors [1]. Diese Autoren wiesen nach, daß intravenöses Nitroglycerin, insbesondere in niedrigeren Dosierungen, den Widerstand der Kollateralgefäße stärker beeinflußt als Natrium-Nitroprussid. In einer klinischen Studie mit der Xenon-Ausschwemm-Technik bei einer Untergruppe von Patienten mit Koronarstenosen und angiographisch nachweisbaren Kollateralen wiesen Mann et al. nach, daß die regionale Durchblutung distal zu einer hochgradigen Koronarstenose nach Nitroglycerin anstieg, nach Natrium-Nitroprussid jedoch abfiel [6].

Aus den Ergebnissen der vorliegenden Studie kann somit geschlossen werden, daß Nitroglycerin fähig ist, den Blutdruck bei akut hypertensiven Patienten nach Herzoperationen ebenso effektiv zu senken wie Natrium-Nitroprussid. Intravenöses Nitroglycerin hat den Vorteil, den intrapulmonalen Shunt zu vermindern und die periphere Gewebeperfusion zu verbessern. Vorhergegangene klinische und tierexperimentelle Studien hatten gezeigt, daß Nitroglycerin die interkoronare Kollateraldurchblutung erhöht, während Natrium-Nitroprussid sie vermindert. Aufgrund dieser Ergebnisse sowie der Befunde aus unserer Studie wäre intravenöses Nitroglycerin dem Natrium-Nitroprussid zur Behandlung von Patienten mit ischämischer Herzerkrankung vorzuziehen. Die aus dieser Studie hervorgegangenen Befunde scheinen ferner die allgemeine Annahme, daß Nitroglycerin vorwiegend eine Venendilatation bewirkt, zu widerlegen.

Literatur

1. Capurro NL, Kent KM, Epstein SE (1977) Comparison of nitroglycerin, nitroprusside and phentolamine-induced changes in coronary collateral function in dogs. J Clin Invest 60:295
2. Chiarello M, Gold HK, Leinbach RC, Davis MA, Maroko PR (1976) Comparison between the effects of nitroprusside and nitroglycerin on ischemic injury during acute myocardial infarction. Circulation 54:766
3. Come PC, Flaherty JT, Baird MG, Rouleau JR, Weisfeldt ML, Greene HL, Becker L, Pitt B (1975) Reversal by phenylephrine of the beneficial effects of intravenous nitroglycerin in patients with acute myocardial infarction. N Engl J Med 293:1003
4. Flaherty JT, Reid PR, Kelly DT, Taylor DR, Weisfeldt ML, Pitt B (1975) Intravenous nitroglycerin in acute myocardial infarction. Circulation 51:132
5. Flaherty JT,, Come PC, Baird MG, Rouleau J, Taylor DR, Weisfeldt ML, Greene HL, Becker LC, Pitt B (1976) Effects of intravenous nitroglycerin on left ventricular function and ST-segment changes in myocardial infarction. Br Heart J 38:612
6. Mann T, Cohn PF, Holman BL, Green LH, Markis JE, Phillis DA (1978) Effect of Nitroprusside on regional myocardial blood flow in coronary disease: Results in 25 patients and comparison with nitroglycerin. Circulation 57:732
7. Whelton PK, Flaherty JT, MacAllister NP, Watkins L, Potter A, Johnson D, Russell RP, Walker WG (1980) Hypertension following coronary artery bypass surgery: Role of pre-operative propranolol therapy. Hypertension 2:291

Einfluß von Nitroprussid-Natrium auf die Myokardfunktion in der frühen postoperativen Phase nach aortokoronarem Bypass

H. Tydén und S.-O. Nyström

Einleitung

Nach koronarer Bypass-Operation [4] und nach Herzklappenersatz-Eingriffen [6] wurde das Auftreten einer systemischen Hypertension beobachtet. Die Ursachen hierfür sind noch nicht voll geklärt. Als mögliche Faktoren wurden eine Katecholaminausschüttung [8], Aktivierung des Renin-Angiotensin-Systems [10] und erhöhte Vasopressin-Werte [7] im Verlauf der vorwiegend nichtpulsatilen kardiopulmonalen Perfusion angeführt. Ungeachtet des zugrundeliegenden Mechanismus ist die Situation in jedem Fall ungünstig, da der hohe arterielle Blutdruck zu chirurgischen Blutungen und einem erhöhten myokardialen Sauerstoffbedarf [1] führen kann. Außerdem impliziert eine arterielle Hypertonie den Anstieg des linksventrikulären Afterload, was wiederum die linksventrikuläre Leistung bei Vorliegen einer myokardialen Depression [9] ungünstig beeinflußt. Diese Situation wird nach herzchirurgischen Eingriffen nicht selten beobachtet.

Franciosa berichtete 1972 über den günstigen Einfluß einer Verminderung des erhöhten linksventrikulären Afterload durch Nitroprussid-Natrium bei Patienten mit niedrigem Herzzeitvolumen („low cardiac output syndrome") nach akutem Myokardinfarkt [2]. Die Vasodilatatoren-Therapie erwies sich auch für die Behandlung der Zustände mit vermindertem Herzzeitvolumen nach Herzchirurgie als rationelle Maßnahme [3].

In Anbetracht dieser Tatsachen erstellten wir einen Prüfplan zur Untersuchung der myokardialen Leistung während der ersten 10 Stunden nach aortokoronaren Bypass-Operationen und zur Ermittlung des Einflusses der Vasodilatation mit Nitroprussid-Natrium.

Patienten und Methodik

Die Studie umfaßte 24 Patienten. Sie wurden in zufälliger Reihenfolge entweder einer Kontrollgruppe oder einer mit Nitroprussid-Natrium behandelten Gruppe zugeordnet. Patienten mit vor der Operation bestehender hochgradiger arterieller Hypertension wurden ausgeschlossen. Wir erachteten die beiden Gruppen als völlig vergleichbar.

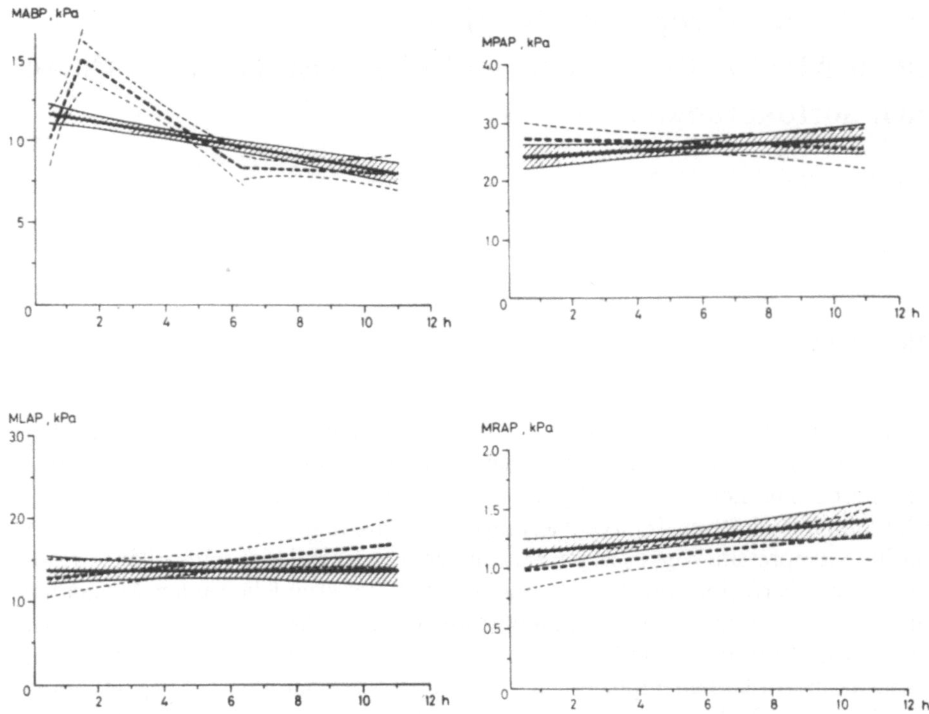

Abb. 1. Zeitlicher Verlauf des mittleren arteriellen Blutdrucks ($MABP$), des mittleren atrialen Drucks ($MLAP$), des mittleren Pulmonalarteriendrucks ($MPAP$) und des mittleren rechtsatrialen Drucks ($MRAP$) nach Absetzen des kardiopulmonalen Bypass in der Kontroll-(– – –) und Nitroprussid-(——) Gruppe. Die Regressionslinien und ihre 95%ige Vertrauensgrenzen sind angegeben (1 kPa = 7,5 mm Hg)

Die Patienten wurden mit Phenoperidin anästhesiert und die Muskelrelaxation mit Pancuroniumbromid eingeleitet. Die Vorbereitung für die Untersuchung bestand in der Einführung einer arteriellen Kanüle und eines dreilumigen Swan-Ganz-Thermodilutionskatheters. Vor dem Verschließen der Brustwand wurde ein 3. Katheter direkt in den linken Vorhof gelegt.

Die zur Kontrollgruppe gehörenden Patienten erhielten im Durchschnitt 2,2 Venenbrücken (ACVB) gegenüber 1,6 ACVB in der Nitroprussid-Gruppe. Dies erforderte bei den ersteren eine etwas längere Operations- und Anästhesiedauer. Die Unterschiede sind statistisch signifikant, haben jedoch das Ergebnis dieser Studie vermutlich nicht beeinflußt. Die Operationen wurden am flimmernden und perfundierten Herzen bei mäßiger Hypothermie (30 °C) ausgeführt. Ein Blasen-Oxygenator sowie mäßige Hämodilution (durchschnittl. Hämatokrit 25%) wurden verwendet.

In der Nitroprussid-Gruppe wurde die Infusion von Nitroprussid-Natrium unmittelbar vor Absetzen des kardiopulmonalen Bypass begonnen und während der gesamten Beobachtungsdauer fortgesetzt. Die Dosis variierte zwischen 0,25 und 2,5 µg/min/kg Körpergewicht, je nach der zur Aufrechterhaltung eines mittleren Blutdrucks von 80–90 mm Hg erforderlichen Menge.

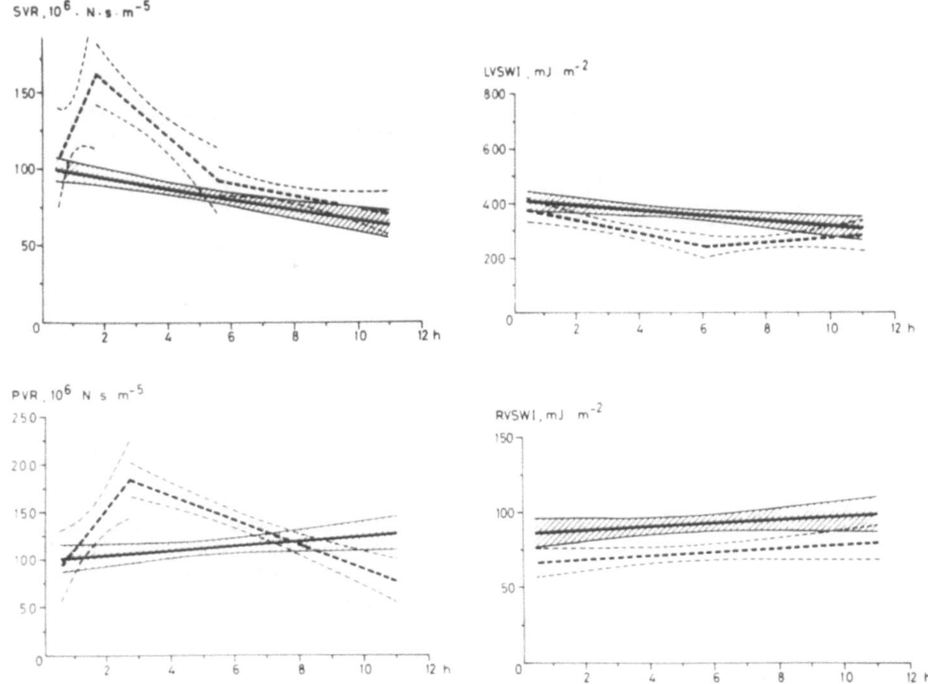

Abb. 2. Zeitlicher Verlauf des systemischen Gefäßwiderstandes (*SVR*), des pulmonalen Gefäßwiderstandes (*PVR*), des linksventrikulären Schlagarbeitsindex (*LVSWI*) und des rechtsventrikulären
Schlagarbeitsindex (*RVSWI*) nach Unterbrechung des kardiopulmonalen Bypass in der Kontroll-(---)
und der Nitroprussid-(——)Gruppe. Die Regressionslinien und ihre 95%ige Vertrauensgrenzen sind
angegeben

Ergebnisse und Besprechung

In der Kontrollgruppe erreichte der mittlere arterielle Blutdruck einen Spitzenwert
(14,9 kPa bzw. ca. 110 mm Hg) 90 min nach Beendigung des kardiopulmonalen
Bypass (Abb. 1). Zum gleichen Zeitpunkt lag der systemische Gefäßwiderstand auf
seinem höchsten Wert. Diese Spitzenwerte wurden in der Nitroprussid-Gruppe
nicht beobachtet (Abb. 2).

Der Herzindex veränderte sich im Verlauf dieser Zeit bei keiner der Gruppen
signifikant. Sein Wert lag mit 3,5 l/min/m^2 BSA in der Nitroprussid-Gruppe signifikant höher als bei den Kontrollpatienten, wo er 2,8 l/min/m^2 BSA betrug. Die
arteriovenöse Sauerstoffdifferenz war bei den Kontrollpatienten signifikant höher
als bei den mit Vasodilatation behandelten Patienten, und es bestanden hinsichtlich der Sauerstoffaufnahme keine Unterschiede zwischen den beiden Gruppen.

Der Schlagvolumenindex lag bei der Kontrollgruppe signifikant niedriger als
in der Nitroprussid-Gruppe mit einem Minimum (22 ml/m^2 BSA) 2 h nach Beendigung des kardiopulmonalen Bypass. Zum gleichen Zeitpunkt erreichte die Herzfrequenz mit 120 Schlägen/min ihren Höchstwert in der Kontrollgruppe. In der Ni-

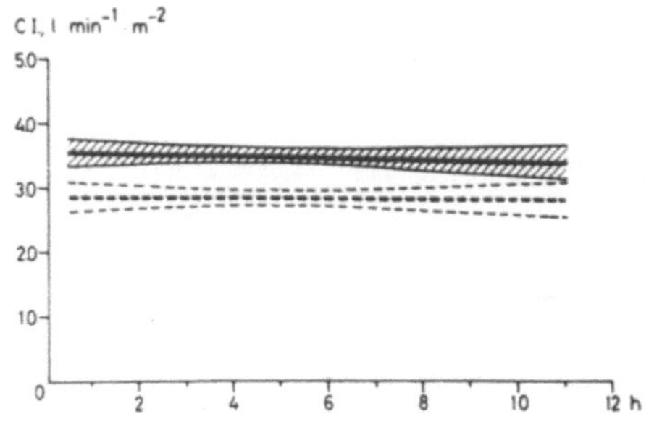

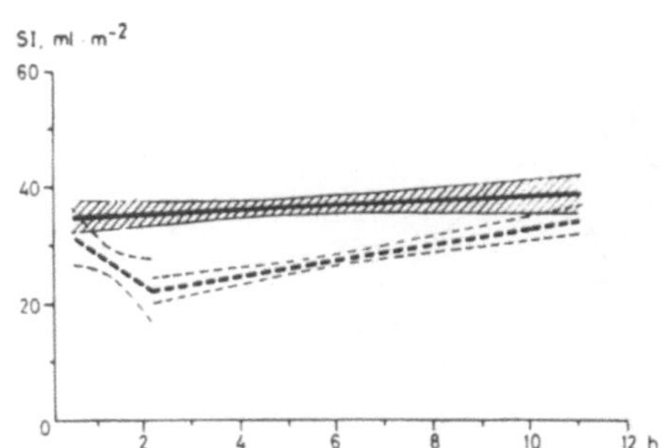

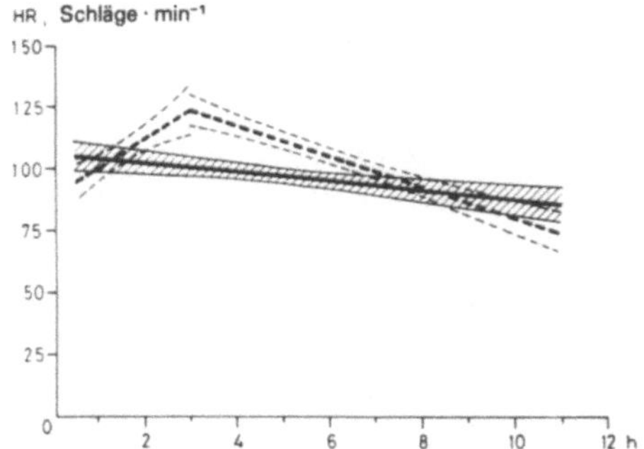

Abb. 3. Zeitlicher Verlauf des Herzindex (*CI*), Schlagvolumenindex (*SI*) und der Herzfrequenz (*HR*) nach Absetzen des kardiopulmonalen Bypass bei der Kontroll-(---) und der Nitroprussid-(——)Gruppe. Die Regressionslinien und ihr 95%iger Vertrauensintervall sind angegeben

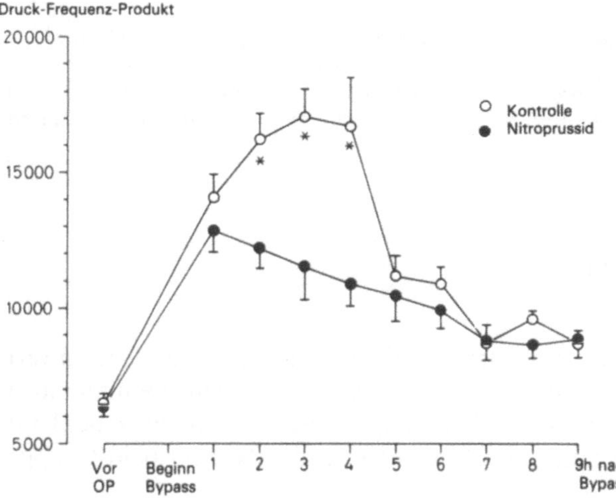

Abb. 4. Veränderungen des Druck-Frequenz-Produktes während der post-Bypass-Phase. Mittelwerte ± Standardfehler der Mittelwerte. Signifikante Unterschiede ($p < 0{,}05$) sind mit * gekennzeichnet

troprussid-Gruppe lag die Herzfrequenz um 100 Schläge/min und somit signifikant niedriger (Abb. 3).

Die links- und rechtsatrialen Drücke veränderten sich mit der Zeit in beiden Gruppen nicht signifikant, und es bestanden keine Unterschiede zwischen den beiden Gruppen.

Wie bereits erwähnt, waren der arterielle Blutdruck und die Herzfrequenz während der ersten 5 h nach Absetzen des Bypass bei den Kontrollpatienten signifikant

Abb. 5. Beziehung zwischen linksventrikulärem Schlagarbeitsindex (*LVSWI*) und mittlerem linksatrialem Druck (*MLAP*) in der Kontroll-(–o–) und der Nitroprussid-(–•–)Gruppe. Die Zahlen bedeuten Stunden nach Ende des kardiopulmonalen Bypass. Die Zahlen sind Mittelwerte (1 kPa = 7,5 mm Hg)

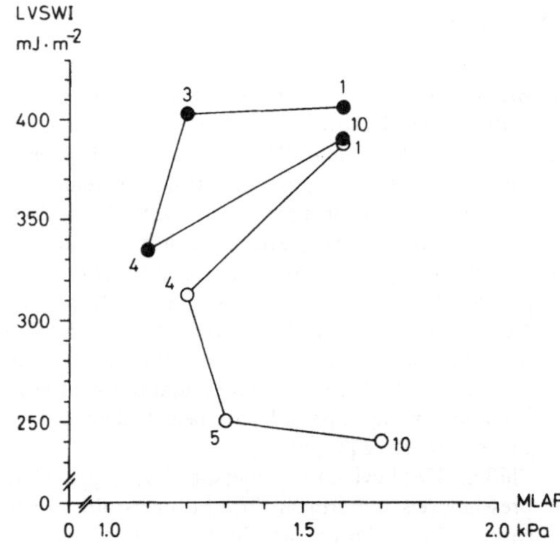

höher als bei den mit Vasodilatation behandelten Patienten. Dies bedeutet, daß das Druck-Frequenz-Produkt bei den Kontrollpatienten höher lag; die Differenz war zwischen der 2. und 4. Stunde statistisch signifikant (Abb. 4). Bekanntlich steht das Druck-Frequenz-Produkt in enger Korrelation zum myokardialen Sauerstoffverbrauch [5]. Bei Patienten mit ischämischer Herzerkrankung und beeinträchtigter myokardialer Sauerstoffzufuhr kann ein erhöhter Sauerstoffbedarf im Myokard zu einer myokardialen Ischämie oder Nekrose führen. Wir fanden postoperativ bei den Kontrollpatienten signifikant höhere Werte der Serumaspartat-Aminotransferase (ASAT) als bei den mit Vasodilatatoren behandelten Patienten. Dies deutet auf eine größere Myokardläsion bei der Kontrollgruppe.

Die linksventrikuläre Funktion wurde als Relation zwischen linksventrikulärem Schlagarbeitsindex und linkem Vorhofdruck ausgedrückt (Abb. 5). Bei beiden Gruppen kam es während der ersten vier Stunden nach Absetzen des kardiopulmonalen Bypass zu einem parallelen Abfall des Füllungsdrucks und der Schlagarbeit. Danach bestand jedoch bei der Kontrollgruppe eine Tendenz zum weiteren Abfall des linksventrikulären Schlagarbeitsindex, trotz ansteigenden linksatrialen Druckes. Dies ist ein Hinweis auf eine verschlechterte Myokardfunktion. In der Nitroprussid-Gruppe kehrte der Schlagarbeitsindex dagegen auf seine Ausgangswerte zurück. Dies ist ein Hinweis auf eine verbesserte linksventrikuläre Leistung bei den mit Nitroprussid dilatierten Patienten gegenüber den Kontrollpatienten. Unserer Ansicht nach war dies den günstigen Auswirkungen der Afterload-Reduzierung in einer Situation mit beeinträchtigter myokardialer Leistung und möglicherweise auch einem verbesserten Gleichgewicht zwischen myokardialem Sauerstoffbedarf und -zufuhr bei den mit Nitroprussid behandelten Patienten zu verdanken.

Literatur

1. Braunwald E (1971) Control of myocardial oxygen consumption. Physiologic and clinical considerations. Am J Cardiol 27:416
2. Franciosa JA, Guiha NH, Limas CJ, Rodriguera E, Cohn JN (1972) Improved left ventricular function during nitroprusside infusion in acute myocardial infarction. Lancet I:650
3. Kouchoukos NT, Sheppard LC, Kirklin JW (1972) Effect of alteration in arterial pressure on cardiac performance early after open intracardiac operations. J Thorac Cardiovasc Surg 64:563
4. Morgan A, Anderson W, Bevilacqua R, Cohn L, Moore FD, Collins JJ Jr (1973) Effects of computer-controlled transfusion on recovery from cardiac surgery. Ann Surg 178:391
5. Nelson RR, Gobel FL, Jorgensen CR, Wang K, Wang Y, Taylor HL (1974) Hemodynamic predictors of myocardial oxygen consumption during static and dynamic exercise. Circulation 50:1179
6. Nyström S-O (1973) Circulatory adaptation after aortic valve replacement. A clinical study in the early postoperative period with special reference to treatment with chlorpromazine. Scand J Thorac Cardiovasc Surg [Suppl 11]
7. Philbin DM, Levine FH, Emerson CW, Coggin CH, Buckley MJ, Austen WG (1979) Plasma vasopressin levels and urinary flow during cardiopulmonary bypass in patients with valvular heart disease. J Thorac Cardiovasc Surg 78:779
8. Replogle R, Levy M, DeWall RA, Lillehei RC (1962) Catecholamine and serotonin response to cardiopulmonary bypass. J Thorac Cardiovasc Surg 44:638
9. Ross J Jr, Braunwald E (1964) The study of left ventricular function in man by increasing resistance to ventricular ejection with angiotensin. Circulation 29:739
10. Taylor KM, Morton IJ, Brown JJ, Bain WH, Caves PK (1977) Hypertension and the renin-angiotensin sysem following open-heart surgery. J Thorac Cardiovasc Surg 74:840

Einfluß der kontrollierten Hypotension auf arterielle Oxygenierung und Plasma-Katecholamine während koronarer Bypass-Operationen

TH. PASCH, M. BRANDL, F. KÖCKERLING und J. VON DER EMDE

Einleitung

Hauptziel der Herabsetzung erhöhter Blutdruckwerte während der Koronarchirurgie ist die Reduzierung des myokardialen Sauerstoffbedarfs und in manchen Fällen die Verbesserung der linksventrikulären Funktion. Peripher wirkende Vasodilatatoren vom Typ des Natrium-Nitroprussid (NNP) oder des Nitroglycerin (NTG) werden hierzu bevorzugt. Ihr Effekt ist durch einen schnellen Abfall des Blutdrucks, der nach Infusionsende sehr schnell wieder ansteigt, gekennzeichnet. Auf diese Weise können die bei Patienten mit koronarer Herzkrankheit (KHK) während der Operation häufig vorkommenden Hochdruck-Episoden gefahrlos bekämpft werden [4, 6]. Die durch die kontrollierte Hypotension verursachten Veränderungen der Kreislauf-Homöostase werden durch einen reflektorischen Anstieg der Herzfrequenz kompensiert, und es treten außerdem Veränderungen der Atemfunktion auf. Letztere bestehen in einem Abfall des arteriellen Sauerstoffdrucks (P_aO_2) und einer erhöhten Beimischung von venösem Blut [1, 3, 5, 7, 8].

Im folgenden wird über die Veränderungen der Plasma-Katecholamin-Konzentrationen sowie der arteriellen Oxygenierung berichtet, die durch die intraoperative Blutdrucksenkung während aortokoronarer Bypass-Operationen verursacht werden.

Methodik

Das Patientenkollektiv bestand aus 18 Koronarkranken, die sich einer Bypass-Operation unterzogen. Die Prämedikation erfolgte mit Atropin (0,5 mg) und Thalamonal (1,5–2 ml), als Narkose kam eine hochdosierte Neuroleptanalgesie zur Anwendung. Die Patienten wurden mit 40% Sauerstoff und 60% Stickstoffoxid beatmet. Arterielle und Pulmonalis-Katheter wurden für hämodynamische, Blutgas- und Katecholamin-Bestimmungen eingeführt. Blutdruckwerte, die höher als die Präanästhesie-Werte waren, wurden durch intravenöse Infusion von Natrium-Nitroprussid (NNP) bei 10 Patienten bzw. Nitroglycerin (NTG) bei 8 Patienten gesenkt. Die Ermittlung der hämodynamischen Parameter und die Abnahme der Blutproben erfolgten erstmalig nach Entwicklung einer hypertensiven Reaktion, die gewöhnlich während oder unmittelbar nach der Sternotomie eintrat (bezeichnet mit t_1), dann 3 min nach Beginn der Vasodilatatoren-Applikation (t_2) und schließlich nach Erreichen eines Steady state des erniedrigten Blutdrucks (t_3), der sich nach durchschnittlich 8 minütiger Vasodilatator-Infusion einstellte. Die mittleren NNP-Infusionsgeschwindigkeiten lagen bei 264 ± 130 µg/min zum Zeitpunkt t_2 und 174 ± 67 µg/min zum Zeitpunkt t_3. Die NTG-Infusionsgeschwindigkeiten betrugen 527 ± 267 µg/min bei t_2 und 461 ± 407 µg/min bei t_3. Die Plasmakonzentrationen der Katecholamine Adrenalin = Epinephrin (E), Noradrenalin = Norepinephrin (N) und Dopamin (D) wurden in arteriellen Blutproben bestimmt. Wir verwendeten den empfindlichen Radioenzym-Assay nach Peuler und Johnson [9]. Dieser mißt E und N mit einer Genauigkeit von 20 pg/ml und D von 120 pg/ml. In der NNP-Gruppe wurden die Katecholamine zusätzlich vor Einleitung der Anästhesie (t_0) bestimmt. Zur statistischen Analyse wurde der t-Test nach Student für gepaarte Werte verwendet. Die in den Tabellen und Abbildungen angegebenen Zahlen sind Mittelwerte und Standardabweichungen.

Ergebnisse

Die durch Vasodilatatoren-Infusion bewirkten Veränderungen sind in Tabellen 1 und 2 dargestellt. Sie stehen in Einklang mit den bekannten Wirkungen von NNP und NTG auf den mittleren arteriellen Druck (MAP), den mittleren Pulmonalarteriendruck (MPAP), die Herzfrequenz (HF), das Herzzeitvolumen (HZV) sowie den systemischen (SVR) und pulmonalen (PVR) Gefäßwiderstand. Die NNP-induzierte MAP-Senkung ist ausgeprägter als die nach NTG. Das HZV zeigt nach NNP eine ansteigende und nach NTG eine abfallende Tendenz.

Die Wirkungen von NNP auf Parameter der arteriellen Oxygenierung sind in Tabelle 3 dargestellt. Entsprechend dem (nicht signifikanten Abfall des P_aO_2) sind die Werte der arteriellen Sauerstoffsättigung (S_aO_2) leicht vermindert. Die O_2-Sättigung des venösen Mischblutes (S_vO_2) steigt anfänglich an, um danach leicht bis unter die prähypotensiven Werte abzufallen. Das Verhalten der intrapulmonalen Shuntfraktion ($\dot{Q}_s/\dot{Q}_t$) weist ähnliche Veränderungen auf, die – als Absolutwerte betrachtet – belanglos sind. Weniger ausgeprägte, doch analoge Wirkungen auf P_aO_2 und S_aO_2 wurden in der NTG-Gruppe beobachtet (Tabelle 4). Dabei bleibt S_vO_2 allerdings praktisch konstant. Die Anstiege von $\dot{Q}_s/\dot{Q}_t$ waren gering und statistisch nicht signifikant.

In der Gruppe der mit NNP behandelten Patienten wurden die Katecholamin-Werte erstmalig unmittelbar vor Einleitung der Anästhesie bestimmt (t_0 in Abb. 1). E lag bei 162 ± 63, N bei 311 ± 103 und D bei 191 ± 159 pg/ml. Die intraoperativen Blutdruckanstiege (t_1) waren von signifikant höheren Spiegeln von E (245 ± 140 pg/ml) und von N (520 ± 390 pg/ml) begleitet. Drei Minuten nach Beginn der NNP-Infusion (t_2) stiegen sowohl E als auch N signifikant auf 788 ± 752 bzw. 1011 ± 389 pg/ml an. Nach Erreichen des Steady state des erniedrigten Blutdrucks (t_3) wurde ein weiterer, doch nicht signifikanter Anstieg von E auf 1140 ± 961 pg/ml beobachtet. N blieb jedoch mit 1041 ± 444 pg/ml konstant. Die

Tabelle 1. Hämodynamische Parameter der mit NNP behandelten Patienten (Mittelwerte und Standardabweichungen)

	Operativer Reiz (t_1)	NNP 3 min (t_2)	NNP 8 min (t_3)
MAP (mm Hg)	130,0 ± 20,5	97,4 ± 20,3	86,6 ± 17,1
MPAP (mm Hg)	23,9 ± 9,1	20,1 ± 8,1	19,0 ± 8,5
HF (Schläge/min)	86,3 ± 23,6	97,2 ± 21,1	108,0 ± 25,0
HZV (l/min)	4,17 ± 1,27	–	4,71 ± 1,50
SVR (mm Hg/l/min)	36,1 ± 16,3	–	21,3 ± 7,6
PVR (mm Hg/l/min)	6,6 ± 2,7	–	4,3 ± 1,4

Tabelle 2. Hämodynamische Parameter der mit NTG behandelten Patienten (Mittelwerte und Standardabweichungen)

	Operativer Reiz (t_1)	NTG 3 min (t_2)	NTG 8 min (t_3)
MAP (mm Hg)	121,1 ± 21,2	106,4 ± 25,1	92,1 ± 18,7
MPAP (mm Hg)	17,5 ± 9,4	18,3 ± 8,8	13,8 ± 6,3
HF (Schläge/min)	78,0 ± 14,9	91,9 ± 14,8	105,4 ± 20,4
HZV (l/min)	5,36 ± 0,41	–	4,21 ± 0,39
SVR (mm Hg/l/min)	26,5 ± 1,8	–	24,7 ± 7,7
PVR (mm Hg/l/min)	4,2 ± 2,3	–	3,9 ± 2,7

Tabelle 3. Oxygenierungs-Parameter der mit NNP behandelten Patienten (Mittelwert ± SD). p = Signifikanz des t_2- oder t_3-Wertes im Vergleich zum t_1-Wert

	Operativer Reiz (t_1)	NNP 3 min (t_2)	NNP 8 min (t_3)
P_aO_2 (mm Hg)	111,1 ± 22,0	105,5 ± 28,4 n.s.	99,8 ± 35,5 n.s.
S_aO_2 (%)	98,8 ± 1,0	98,2 ± 1,5 $p < 0,05$	97,5 ± 2,5 n.s.
$S_{\bar{v}}O_2$	73,7 ± 5,9	79,8 ± 5,3 $p < 0,05$	72,4 ± 10,5 n.s.
$\dot{Q}_s/\dot{Q}_t$ (%)	7,7 ± 2,7	9,7 ± 2,9 $p < 0,02$	7,8 ± 2,8 n.s.

Werte von D schwankten (statistisch nicht signifikant) um 200 pg/ml und lagen demnach nicht deutlich über der Nachweisempfindlichkeit des verwendeten Assays.

In der NTG-Gruppe konnte ein entsprechendes Verhalten der Katecholamine beobachtet werden (Abb. 2). Die Konzentrationen von E waren hier allerdings während der gesamten Beobachtungszeit höher als in der NNP-Gruppe. Sie stiegen von 580 ± 213 pg/ml zum Zeitpunkt t_1 auf 1 364 ± 556 pg/ml in der Frühphase der Hypotension (t_2) und danach (t_3) auf einen Spitzenwert von 1 475 ± 583 pg/ml. Die Werte von N waren praktisch identisch mit denen der NNP-Gruppe: Es gab einen

Tabelle 4. Oxygenierungs-Parameter der mit NTG behandelten Patienten (Mittelwerte $\pm$ SD). Alle t_2- und t_3-Werte sind im Vergleich zu den t_1-Werten nicht signifikant (n.s.)

	Operativer Reiz (t_1)	NTG 3 min (t_2)	NTG 8 min (t_3)
P_aO_2 (mm Hg)	$131,1 \pm 30,4$	$118,3 \pm 29,3$ n.s.	$122,1 \pm 31,4$ n.s.
S_aO_2 (%)	$99,0 \pm 0,5$	$98,5 \pm 1,1$ n.s.	$98,4 \pm 1,2$ n.s.
$S_{\bar{v}}O_2$ (%)	$74,9 \pm 5,5$	$73,3 \pm 5,8$ n.s.	$73,9 \pm 8,4$ n.s.
$\dot{Q}_s/\dot{Q}_t$ (%)	$7,5 \pm 1,3$	$9,0 \pm 3,9$ n.s.	$8,7 \pm 5,3$ n.s.

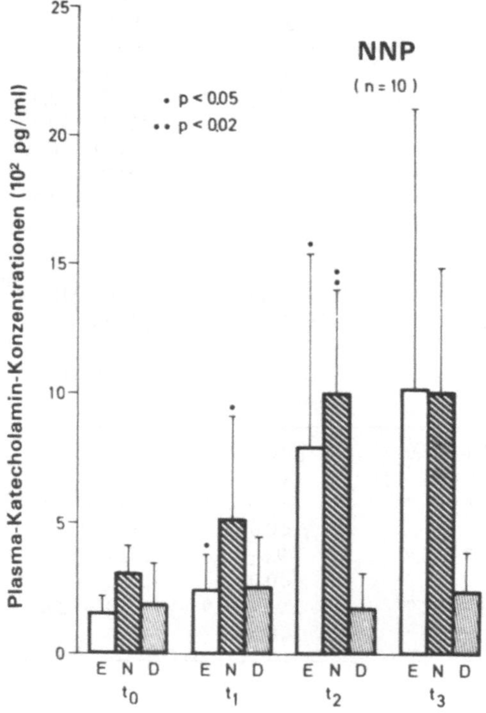

Abb. 1. Plasmakonzentrationen von Adrenalin = Epinephrin (*E*), Noradrenalin = Norepinephrin (*N*) und Dopamin (*D*) bei 10 Patienten während aortokoronarer Bypass-Operationen. *Säulen* Mittelwerte; *Linien* Standardabweichungen. *p* = Signifikanz der Plasmakonzentration im Vergleich zum vorherigen Wert. t_0 = Vor Einleitung der Anästhesie; t_1 = hypertensive Phase; t_2 = 3 min, t_3 = 8 min nach Beginn der Natrium-Nitroprussid-(NNP-)Infusion

Anstieg von 513 ± 217 pg/ml während t_1 auf $1\,042 \pm 428$ pg/ml während t_2 und danach keinen weiteren Anstieg zum Zeitpunkt t_3 ($1\,040 \pm 373$ pg/ml). Die Veränderungen von D waren geringfügig und ungleichmäßig.

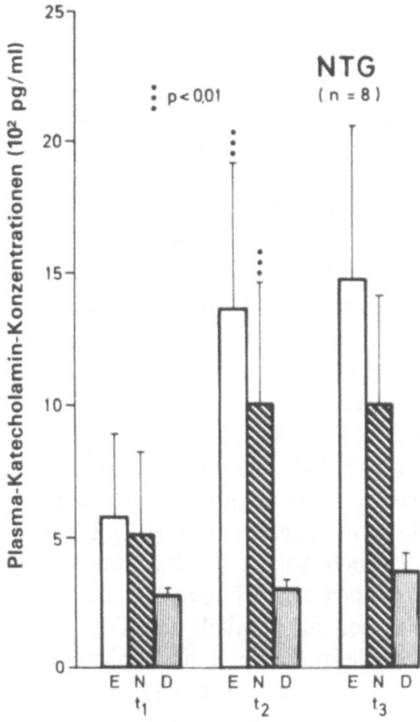

Abb. 2. Plasmakonzentrationen von Adrenalin = Epinephrin (*E*), Noradrenalin = Norepinephrin (*N*) und Dopamin (*D*) bei 8 Patienten während aortokoronarer Bypass-Operationen. Gleiche Symbole wie in Abb. 1. t_1 = hypertensive Phase; t_2 = 3 min, t_3 = 8 min nach Beginn der Nitroglycerin-(NTG-)Infusion

Besprechung

Die durch Infusion von NNP oder NTG ausgelösten hämodynamischen Veränderungen und Anpassungsmechanismen sind eingehend untersucht und in einer Anzahl von Publikationen dokumentiert. Deshalb sind die Vertrauensgrenzen in den Tabellen 1 und 2 nicht angegeben. Den gleichzeitigen Veränderungen der Atmungsparameter wurde bislang weniger Beachtung geschenkt, doch sollten sie – wie bei spontan atmenden Patienten mit KHK gezeigt werden konnte [5] – nicht vernachlässigt werden. Insbesondere bei Gabe von NTG kann der Abfall des HZV sowie des P_aO_2 die Sauerstofftransport-Kapazität beeinträchtigen [1]. In beiden hier gezeigten Patientengruppen fiel der P_aO_2 nach Vasodilatatoren-Infusion leicht, doch nicht signifikant ab. Da die Patienten anästhesiert und mechanisch beatmet wurden, wobei die inspiratorischen O_2-Konzentrationen höher waren als bei Raumluftatmung, verursachte dieser Abfall keine wesentlichen Verminderungen des S_aO_2. Die im Verlauf der Vasodilatatoren-Gabe beobachtete Verschlechterung der arteriellen Oxygenation wird oft einem unausgewogenen Ventilation-Perfusions-Verhältnis mit erhöhtem intrapulmonalem Shunt zugeschrieben [7, 8], doch können andere Mechanismen nicht ausgeschlossen werden, wie z. B. ein Rückgang des O_2-Verbrauchs peripherer Gewebe durch die erhöhten Cyanidspiegel bei NNP-Applikation [11]. Die letzere Annahme stützt sich auf die Beobachtung, daß $S_{\bar{v}}O_2$ nach NNP gelegentlich ansteigt, doch nach NTG eher abfällt [7, 8] (s. Tabellen 3, 4). Andererseits könnte dieses Verhalten des $S_{\bar{v}}O_2$ lediglich die verschiedenen Einflüsse von NNP und NTG auf das HZV widerspiegeln, wenn man S_aO_2 als praktisch konstant annimmt.

Ein Abfall des mittleren arteriellen Blutdrucks wird durch eine Hemmung des Vagotonus und eine Aktivierung des Sympathikus-Nebennierenmarksystems mit nachfolgendem Anstieg der Plasma-Katecholamine kompensiert. Dies geschieht insbesondere, wenn erhöhte Blutdruckwerte gezielt durch Vasodilatatoren gesenkt werden. Wie aus Abb. 1 und 2 ersichtlich, steigen die Plasmawerte von E und N kurz nach Beginn der Vasodilatatoren-Therapie an und bleiben danach erhöht [2, 10]. Zwischen dem Ausmaß der Hypotension und den Dosen der verabreichten Vasodilatatoren sowie den Katecholamin-Konzentrationen konnte keine Beziehung gefunden werden. Da bekanntlich hohe Dosen von Fentanyl den reflektorischen Anstieg der Plasmakatecholamine nach chirurgischem „Streß" vollständig blockieren können [12], sind die Unterschiede zwischen den beiden Patientengruppen hinsichtlich der Konzentrationen von E teilweise durch geringe Unterschiede in der Tiefe der Anästhesie zu erklären. Auch die Auswahl der Patienten kann hierzu beigetragen haben. Die Ursachen für das ungerichtete Verhalten von D sind nicht bekannt. Es könnte bedeuten, daß endogenes D lediglich ein metabolicher Vorläufer der E- und N-Synthese und keine eigentliche adrenerge Überträgersubstanz ist.

Die hier vorgestellten Ergebnisse haben einige klinische Konsequenzen. Bei Patienten mit schweren Formen der KHK können erhöhte Blutdruckwerte den myokardialen Sauerstoffbedarf so sehr steigern, daß es zu intraoperativen Infarkten kommt. Um solchen Komplikationen vorzubeugen, ist die pharmakologisch induzierte Senkung stark erhöhter Blutdruckwerte unbedingt erforderlich. Diese geht allerdings mit einer kompensatorisch erhöhten Aktivität des Sympathikus-Nebennierenmarksystems einher. Der erhöhte Sympathikotonus kann, ebenso wie die erhöhten Plasmakonzentrationen der Katecholamine, für das Myokard schädlich sein. Es ist daher wichtig, eine allzu drastische Blutdruckreduzierung zu vermeiden und die zusätzliche Gabe von β-adrenergen Blockern zu erwägen, insbesondere wenn die Herzfrequenz bedenklich ansteigt.

Zusammenfassung

Die Wirkung einer gezielten intraoperativen Blutdrucksenkung mit Natrium-Nitroprussid ($n = 10$) oder Nitroglycerin ($n = 8$) auf Parameter der Oxygenierung und der Plasmakonzentrationen von Adrenalin, Noradrenalin und Dopamin wurde bei 18 Patienten während koronarer Bypass-Operationen untersucht. In der hypertensiven Phase kam es zu einer nicht signifikanten Verminderung des arteriellen O_2-

Partialdrucks, während die Wirkungen auf die arterielle O_2-Sättigung und die intrapulmonale Shunt-Fraktion minimal waren. Adrenalin und Noradrenalin stiegen während der Vasodilatatoren-Applikation signifikant an. Unter Dopamin wurden keine signifikanten Veränderungen beobachtet. Natrium-Nitroprussid und Nitroglycerin bewirkten grundsätzlich gleichartige Veränderungen. Die Ergebnisse weisen darauf hin, daß die Verwendung von Vasodilatatoren eine allgemeine Aktivierung des Sympathikus-Nebennierenmarksystems erzeugt. Solche Effekte müssen bei der Vasodilatatoren-Anwendung berücksichtigt werden.

Literatur

1. Chick TW, Kochukoshy KN, Matsumoto S, Leach JK (1978) The effect of nitroglycerin on gas exchange, hemodynamics, and oxygen transport in patients with chronic obstructive pulmonary disease. Am J Med Sci 276:105–111
2. Fahmy NR, Sunder N, Moss J, Slater E, Lappas DG (1979) Tachyphylaxis to nitroprusside: role of the renin-angiotensin system and catecholamines in its development. Anesthesiology [Suppl] 51:S 72
3. Huse K (1977) Die kontrollierte Hypotension mit Nitroprussidnatrium in der Neuroanaesthesie. Springer, Berlin Heidelberg New York (Anaesthesiologie und Intensivmedizin, Bd 107)
4. Kaplan JA, Dunbar RW, Jones EL (1976) Nitroglycerin infusion during coronary-artery surgery. Anesthesiology 45:14–21
5. Kopman EA, Weygandt GR, Bauer S, Ferguson TB (1978) Arterial hypoxemia following the administration of sublingual nitroglycerin. Am Heart J 96:444–447
6. Lappas DG, Lowenstein E, Waller J, Fahmy NR, Daggett WM (1976) Hemodynamic effects of nitroprusside infusion during coronary artery operation in man. Circulation [Suppl III] 54:4–10
7. Mookherjee S, Fuleihan D, Warner RA, Vardan S, Obeid A I (1978) Effects of sublingual nitroglycerin on resting pulmonary gas exchange and hemodynamics in man. Circulation 57:106–110
8. Mookherjee S, Keighley JFH, Warner RA, Bowser MA, Obeid A I (1977) Hemodynamic, ventilatory and blood gas changes during infusion of sodium nitroferricyanide (nitroprusside). Chest 72:273–278
9. Peuler JD, Johnson GA (1977) Simultaneous single isotope radioenzymatic assay of plasma norepinephrine, epinephrine and dopamine. Life Sci 21:625–636
10. Rawlinson WAL, Loach AB, Benedict CR (1978) Changes in plasma concentration of adrenaline and noradrenaline in anaesthetized patients during sodium nitroprusside-induced hypotension. Br J Anaesth 50:937–943
11. Simpson PJ, Adams L, Vesey CJ, Cole P (1979) Some physiological and metabolic effects of sodium nitroprusside and cyanide in the dog. Br J Anaesth 51:81–87
12. Stanley TH, Berman L, Green O, Robertson DH, Roizen M (1979) Fentanyl-oxygen anesthesia for coronary artery surgery: plasma catecholamine and cortisol responses. Anesthesiology [Suppl] 51:S 139

Wirkungen von Nitroglycerin bei Patienten mit Klappenvitien: Hämodynamische und kineangiographische Radionuklid-Untersuchungen

J. S. Borer, R. O. Bonow, S. L. Bacharach und M. V. Green

Einleitung

Die Verminderung des Preload und der Auswurf-Impedanz durch Vasodilatatoren der Nitratgruppe müßte sich bei Patienten mit chronischer Herzklappen-Insuffizienz durch Verbesserung der Hämodynamik und des klinischen Zustandes besonders günstig auswirken. Tatsächlich wurden objektive hämodynamische Besserungen in Ruhe bei Patienten mit Klappeninsuffizienzen gefunden [1, 9, 10]. Dennoch gibt es verhältnismäßig wenige Aussagen über die Wirkung von Nitraten auf die Hämodynamik und die linksventrikuläre Funktion dieser Patienten unter Belastung. Wir unternahmen daher eine Reihe von Belastungsuntersuchungen mit dem Ziel, die mögliche Verwendbarkeit von Nitraten bei ambulanten Patienten mit Klappeninsuffizienz zu prüfen [2, 6].

Hämodynamische Untersuchungen

In unserer ersten Serie [6] von 10 Patienten mit mittelschwerer bis schwerer Symptomatologie einer vorwiegenden Mitral- und/oder Aorteninsuffizienz ermittelten wir die Standard-Belastungstoleranz am Laufband in aufrechter Körperhaltung. Die Untersuchungen erfolgten in randomisierter Reihenfolge nach sublingualer Gabe von Placebo bzw. 0,6 mg Nitroglycerin, das immer ausreichte, um einen systolischen Druckabfall von 10 mm Hg oder mehr sowie eine Frequenzsteigerung von 10 Schlägen/min oder mehr zu bewirken. Wie in Abb. 1 gezeigt, war die Dauer der Belastung nach Nitroglycerin, im Vergleich zu Placebo, ausnahmslos verlängert. Die Verlängerung der Belastungszeit betrug im Mittel 26%.

Zur Prüfung der zugleich mit der Verbesserung der Belastungstoleranz erfolgten hämodynamischen Veränderungen wurden 9 der 10 Patienten nach Einführung von Dauerkathetern in die A. pulmonalis und A. brachialis erneut untersucht [6]. Die Messungen wurden in Ruhe und zu den vorher bestimmten, maximalen Belastungsstufen nach Placebo und nach 0,6 mg Nitroglycerin sublingual ausgeführt. Die bei maximaler Belastung erzielten Ergebnisse sind in Abb. 2 dargestellt. Im Vergleich zu den unter maximaler Belastung nach Placebo gefundenen Werten kam es nach Nitroglycerin zu einem 7%igen Abfall des mittleren arteriellen

Abb. 1. Veränderungen der Belastbarkeit durch Nitroglycerin-Behandlung (*NTG*). $\ominus$ = Mittelwert. (Reproduziert mit Genehmigung [6])

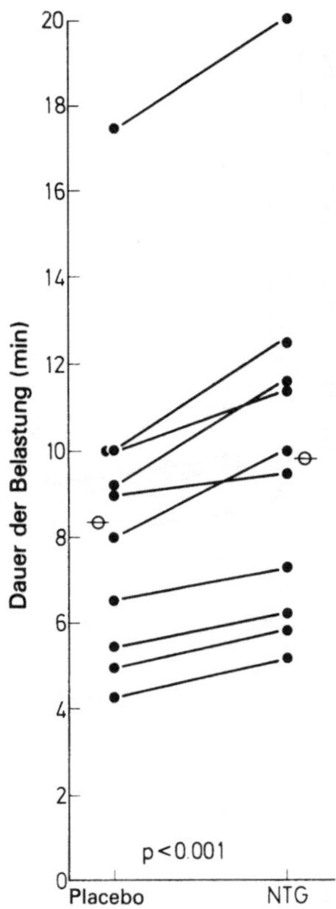

Drucks. Ferner wurde ein erheblicher (22%) Abfall des mittleren Pulmonalarterien-Drucks zugleich mit einem verhältnismäßig geringen (6%) Anstieg der Auswurfleistung verzeichnet. Ein geringfügiger (11%) Anstieg des linksventrikulären Schlagvolumens wurde aus diesen Daten errechnet, wobei die mangelnde Übereinstimmung zwischen dem Anstieg des Herzzeitvolumens und des errechneten Schlagvolumens einer geringen, doch signifikanten Verminderung der maximalen Herzfrequenz unter Belastung nach Nitroglycerin zugeschrieben werden kann. Obwohl die vorwiegende Wirkung auf den Pulmonalarterien-Druck durch die Ergebnisse bei einem Patienten mit isolierter Mitralklappen-Erkrankung stark beeinflußt wurde, fiel uns auf, daß sogar bei Patienten mit isolierter oder vorwiegender Aorteninsuffizienz der Abfall des Pulmonalarterien-Drucks weitaus ausgeprägter war als der Anstieg der Herzfrequenz und somit die hauptsächliche Ursache der verbesserten Belastungstoleranz darstellte.

Kineangiographische Radionuklid-Untersuchungen

Zur vollständigen Beurteilung des linksventrikulären Verhaltens bei Patienten mit Aorteninsuffizienz nach Nitratgabe verwendeten wir die Radionuklid-Kineangio-

                                                          J.S. Borer et al.

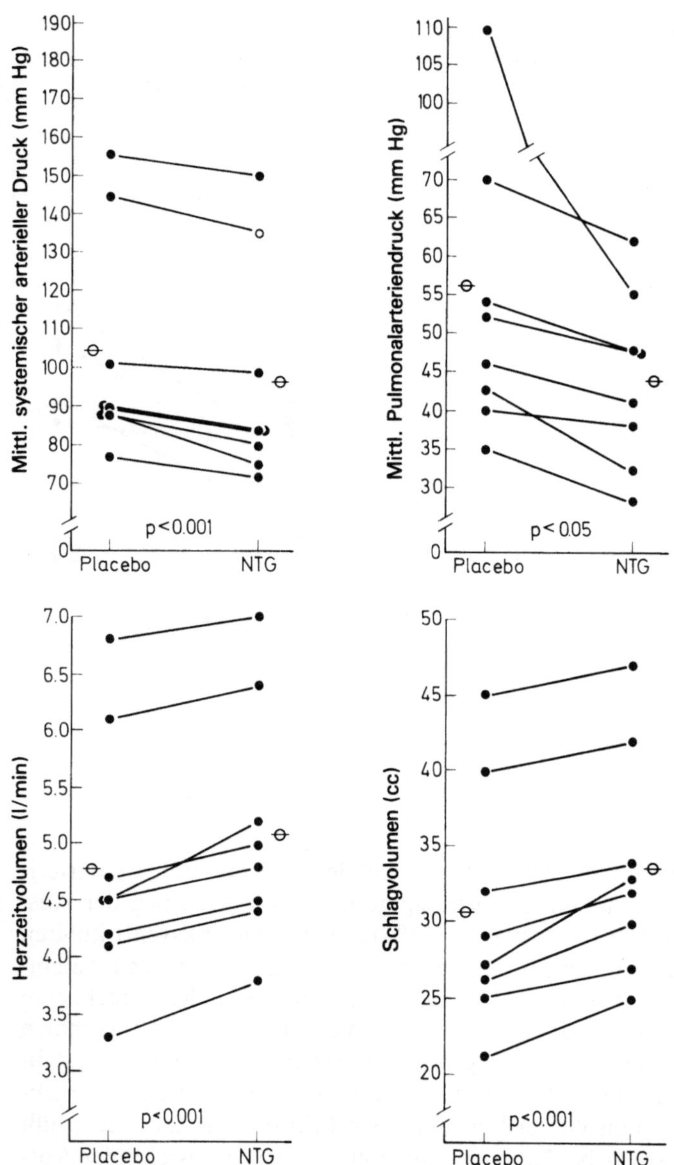

Abb. 2. Vergleich hämodynamischer Meßwerte bei „Maximalbelastung" nach Gabe von Placebo bzw. NTG: individuelle Reaktionen. Abkürzungen und Symbole s. Abb. 1. (Reproduziert mit Genehmigung [6])

graphie in Ruhe und während maximaler Fahrrad-Ergometer-Belastung im Liegen. Diese Technik, die wir zuvor bereits verwendet hatten, um Patienten mit koronarer Herzkrankheit und Klappenvitien sowie die Wirkungen von Nitroglycerin bei Patienten mit koronarer Herzkrankheit zu untersuchen, wurde in dieser Studie an 10 symptomatischen und 5 asymptomatischen Patienten mit isolierter, hämodynamisch fortgeschrittener Aorteninsuffizienz angewendet. Die Studie geht gegenwärtig weiter, und bei den nachfolgenden Ergebnissen handelt es sich um eine vor-

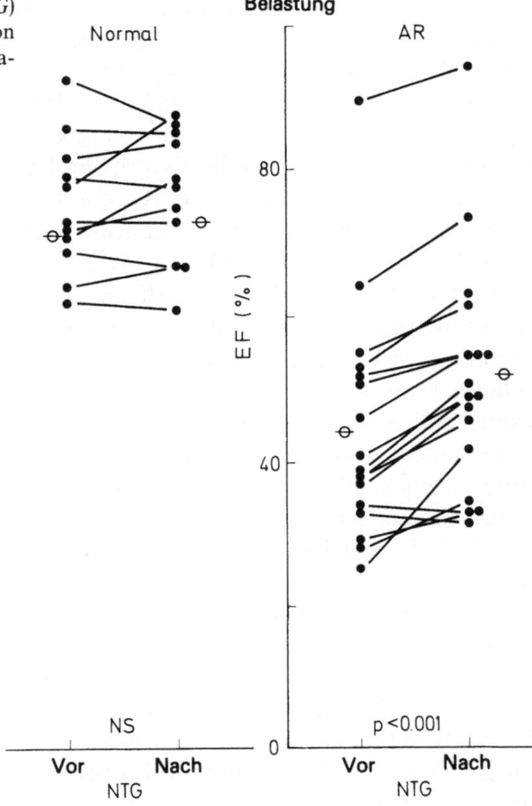

Abb. 3. Wirkung von Nitroglycerin (*NTG*) auf die linksventrikuläre Auswurffraktion unter Belastung bei Gesunden und bei Patienten mit Aorteninsuffizienz (*AR*)

läufige Beurteilung unserer Daten [2]. Die Untersuchungen wurden vor und nach Gaben von 0,4–0,8 mg Nitroglycerin sublingual ausgeführt, wobei die Dosis bis zu einem maximalen systolischen Druckabfall von 10–15 mm Hg ständig erhöht wurde. Die Belastung wurde bis zur gleichen äußeren Arbeit und Dauer vor und nach Nitroglycerin ausgeführt. Mit Hilfe von in unserem Labor entwickelten und anderweitig publizierten [3–5, 7, 8] kineangiographischen Radionuklid-Verfahren wurden die linksventrikulären Auswurffraktionen in Ruhe und unter maximaler Belastung sowohl bei den Patienten mit Aorteninsuffizienz als auch bei einer Gruppe von 11 normalen Versuchspersonen, die ebenfalls vor und nach Nitroglycerin-Gabe untersucht wurden, errechnet. Während die Auswurffraktion in Ruhe nach Nitroglycerin sowohl bei den normalen Versuchspersonen als auch bei den Patienten mit Aorteninsuffizienz anstieg, bestand unter Belastung (Abb. 3) ein Unterschied zwischen den beiden Gruppen. Die normalen Versuchspersonen wiesen keinerlei Veränderung während der maximalen Belastung nach Nitroglycerin auf. Bei den Patienten mit Aorteninsuffizienz stieg dagegen die Auswurffraktion nach Nitroglycerin während der maximalen Belastung signifikant an. Dieser Anstieg betrug im Mittel 20% der vor Nitroglycerin gemessenen Werte.

Wegen des fehlenden Nitroglycerin-Effektes bei unseren normalen Versuchspersonen erwarteten wir, daß Nitroglycerin die geringsten Wirkungen bei Patienten mit der vor Nitroglycerin-Gabe am wenigsten beeinträchtigten Funktion haben würde. Zur Prüfung dieser Hypothese verglichen wir die Auswurffraktionen unter Belastung vor und nach Nitroglycerin bei Patienten mit subnormalen Ausgangswerten der Auswurffraktion in Ruhe (unter 45%) und bei solchen mit normalen Ausgangswerten der Auswurffraktion in Ruhe. Obwohl die Fallzahl für eine aussagefähige statistische Analyse zu gering war, wiesen unsere Ergebnisse dennoch darauf hin, daß Patienten mit subnormaler Ruhe-Auswurffraktion vor Nitroglycerin eine Tendenz zu gleich großer Reaktion auf Nitroglycerin unter Belastung aufwiesen wie Patienten mit normaler Ruhe-Auswurffraktion.

Außerdem – obwohl auch hier die Fallzahl in jeder Subgruppe noch klein ist – scheint die Reaktion der Auswurffraktion auf Nitroglycerin nicht signifikant von der echokardiographisch ermittelten linsventrikulären systolischen Dimension beeinflußt zu sein, was einen wichtigen Prognose-Index hinsichtlich der linksventrikulären Funktion darstellt. Während Patienten mit einer systolischen inneren Ventrikeldimension von weniger als 50 mm eine Tendenz zu ausgeprägteren Reaktionen unter Belastung aufwiesen, konnten keinerlei signifikante Unterschiede ermittelt werden. Weder in Ruhe noch unter Belastung kamen weitere Hinweise zum Vorschein. Die Nitroglycerin-Wirkungen waren außerdem durch das symptomatische Befinden der Patienten unbeeinflußt. Asymptomatische Patienten reagierten nach Belastung ebenso gut wie symptomatische [mittlere Auswurffraktion in Ruhe = 52%; bei maximaler Belastung = 62%; Übergang von Ruhe zu Belastung = 10% bei symptomfreien Patienten; Ruhe = 38%; Belastung = 46%; Übergang von Ruhe zu Belastung = 8% (n.s.) bei Patienten mit Symptomen] [2].

Während Nitroglycerin bei Patienten mit Aorteninsuffizienz einen Anstieg der Auswurffraktion unter Belastung bewirkte, kam es auch zu einem sehr ausgeprägten 25%igen Abfall des enddiastolischen Volumens während Belastung im Vergleich zu den Werten vor Medikation [2]. Ein solches Ergebnis war aufgrund der ausgeprägten Verminderung des Pulmonalarterien-Drucks durch Nitroglycerin in den früheren Untersuchungsreihen zu erwarten und kann zur Erklärung des augenfälligen Vorherrschens der Reduzierung der pulmonalen Hypertonie als Ursache der verbesserten Belastungstoleranz beitragen. Demnach trägt die Verminderung der Auswurf-Impedanz weitgehend zu der signifikanten Verbesserung der Auswurffraktion bei Patienten mit Aorteninsuffizienz bei, und andererseits ist die nitroglycerininduzierte Dilatation der venösen Kapazitätsgefäße ausreichend zur Reduzierung des linksventrikulären Füllungsdrucks und enddiastolischen Volumens in solchem Ausmaß, daß sich die erhöhte Auswurffraktion in geringen Veränderungen des absoluten Schlagvolumens und somit des Herzzeitvolumens niederschlägt. Es könnte jedoch auch sein, daß die durch Nitroglycerin bewirkte, sehr ausgeprägte Reduzierung der anormalen Preload- und Afterload-Belastung für die Verbesserung der Auswurffraktion unter Belastung verantwortlich ist, die zwar bei Patienten mit Aorteninsuffizienz, nicht jedoch bei normalen Versuchspersonen beobachtet wurde.

Besprechung

Diese Studien wurden bisher an einer kleinen Anzahl von Patienten ausgeführt. Die statistische Feststellung relevanter Subgruppen ist daher schwierig, und deshalb können aus den Ergebnissen zunächst nur vorläufige Schlüsse gezogen werden. Bei allen diesen Vorbehalten weisen unsere Ergebnisse [1] aber darauf hin: daß Vasodilatatoren der Nitratgruppe fähig sind, die Belastungstoleranz bei Patienten mit chronischen Klappenvitien signifikant zu verbessern [2], daß diese Ergebnisse primär auf der nitratinduzierten Verminderung des kongestiven Zustandes der Pulmonalgefäße beruhen [3] und daß, während die Verminderung der Auswurf-Impedanz eine signifikante Verbesserung der linksventrikulären Auswurffraktion bewirken kann, die venöse Dilatation das linksventrikuläre enddiastolische Volumen in genügendem Maße reduziert, um einen erheblichen Anstieg des Schlagvolumens und somit des Herzzeitvolumens zu verhindern.

Es ist zu bemerken, daß die ausgeprägte nitroglycerininduzierte Verminderung der linksventrikulären Volumina in Ruhe und unter Belastung in jedem Fall die linksventrikuläre Wandspannung herabsetzt. Diese Wirkung verzögert erwartungsgemäß das Auftreten irreversibler linksventrikulärer Schäden, wie sie bei Patienten mit lange bestehender Volumenbelastung in Zusammenhang mit Aorteninsuffizienz auftreten. Weitere Untersuchungen sind erforderlich, um die mögliche prophylaktische Wirksamkeit einer solchen Therapie zu bestimmen.

Literatur

1. Bolen JL, Alderman EL (1976) Hemodynamic consequences of afterload reduction in patients with chronic aortic regurgitation. Circulation 53:879–883
2. Bonow RO, Borer JS, Bacharach SL, Green MV, Kent KM, Rosing DR (in Vorbereitung) Effect of nitroglycerin on left ventricular function in patients with aortic regurgitation
3. Borer JS, Bacharach SL, Green MV, Kent KM, Epstein SE, Johnston GS (1977) Real-time radionuclide cineangiography in the non-invasive evaluation of global and regional left ventricular function at rest and during exercise in patients with coronary artery disease. N Engl J Med 296:839–844
4. Borer JS, Bacharach SL, Green MV, Kent KM, Johnston GS, Epstein SE (1978) Effect of nitroglycerin on exercise-induced abnormalities of left ventricular regional function and ejection fraction in coronary artery disease: Assessment by radionuclide cineangiography in symptomatic and asymptomatic patients. Circulation 57:314–320
5. Borer JS, Bacharach SL, Green MV, Kent KM, Henry WL, Rosing DR, Seides SF, Johnston GS, Epstein SE (1978) Exercise-induced left ventricular dysfunction in symptomatic and asymptomatic patients with aortic regurgitation: Assessment by radionuclide cineangiography. Am J Cardiol 42:351–357
6. Borer JS, Redwood DR, Itscoitz SB, Goldstein RE, Epstein SE (1978) Nitroglycerin-induced improvement in exercise tolerance and hemodynamics in patients with chronic rheumatic heart valve disease. Am J Cardiol 41:302–307
7. Borer JS, Kent KM, Bacharach SL, Green MV, Rosing DR, Seides SF, Epstein SE, Johnston GS (1979) Sensitivity, specificity, and predictive accuracy of radionuclide cineangiography during exercise in patients with coronary artery disease: comparison with exercise electrocardiography. Circulation 60:572–580
8. Borer JS, Rosing DR, Kent KM, Bacharach SL, Green MV, McLutosh CJ, Morrow AG, Epstein SE (1979) Left ventricular function at rest and during exercise after aortic valve replacement in patients with aortic regurgitation. Am J Cardiol 44:1297–1305
9. Chatterjee K, Parmley WW, Swan HJC, Berman G, Forrester J, Marcus HS (1973) Beneficial effects of vasodilator agents in severe mitral regurgitation due to dysfunction of subvalvular apparatus. Circulation 48:684–690
10. Goodman DJ, Rossen RM, Holloway RL, Alderman EL, Harrison DC (1974) Effect of nitroprusside on left ventricular dynamics in mitral regurgitation. Circulation 50:1025–1032

Wirkung von Volumenexpansion und Vasodilatatoren auf die Hämodynamik und die Organdurchblutung bei akuter Perikard-Tamponade

J. A. GASCHO, J. B. MARTINS, M. L. MARCUS und R. E. KERBER

Einleitung

Die Therapie der Wahl bei akuter Perikard-Tamponade ist die Herzbeutel-Punktur [3]. Eine medikamentöse Therapie wäre, falls wirksam genug, zur Zwischenbehandlung geeignet [1, 2, 4, 5, 9, 11]. Als medizinische Maßnahme wurde herkömmlicherweise die Volumenexpansion empfohlen [1, 2, 11]. Inotrope Pharmaka [2, 4, 9, 11] – wie Isoproterenol, Norepinephrin und Dopamin – wurden am Tiermodell und bei Patienten getestet. Trotz einer gewissen Wirksamkeit konnten diese Pharmaka im allgemeinen keinen erheblichen Durchblutungsanstieg in den kritischen Organen wie Gehirn, Niere und Herz [9] bewirken. Ein dritter Behandlungsmodus ist der mit Vasodilatatoren [5]. Es konnte bereits gezeigt werden, daß die Kombination von Volumenexpansion und Natrium-Nitroprussid das Herzzeitvolumen bei Hunden mit akuter Tamponade erhöht [5]. Es kommt allerdings darauf an, die Verteilung des Herzzeitvolumens zu kennen, da ein Anstieg des Herzzeitvolumens nicht unbedingt bedeutet, daß die Durchblutung kritischer Organe verbessert wird.

Ziel dieser Studie war die Messung der Wirkungen einer Volumenexpansion allein, Volumenexpansion + Natrium-Nitroprussid sowie von Hydralazin allein oder in Kombination mit Volumenexpansion auf die Hämodynamik und die Durchblutungsverteilung bei Hunden mit akuter Herzbeutel-Tamponade. Diese Versuche sind anderweitig noch ausführlicher beschrieben [6].

Methodik

Bei mischrassigen Hunden unter Chloralose-Urethan-Anästhesie und mechanischer Beatmung wurde eine linke Thoraktomie ausgeführt und das Perikard durch eine Stich-Inzision geöffnet. Ein Nr. 8-French-Pigtail-Katheter wurde durch die Öffnung eingeführt, mit Schlingstichen befestigt und mit einem Cyano-Acrylat-Ester-Leim verschlossen. Der Thorax wurde dann geschlossen und Katheter zur Messung des linksventrikulären und diastolischen mittleren rechtsatrialen und arteriellen Drucks für die Mikrosphären-Injektion sowie für die Bestimmung des Herzzeitvolumens (grüne Farbstoff-Methode) eingeführt.

Die Durchblutung der spezifischen Organe wurde mit Hilfe der Mikrosphären-Technik gemessen. Radioaktiv markierte Mikrosphären, 15 µ im Durchmesser, wurden verwendet. Nach Suspension in Dextran und mechanischem Schütteln wurden $1-2 \times 10^6$ Mikrosphären in den linken Ventrikel injiziert. Zwei Referenzproben von arteriellem Blut wurden mit einer bekannten, konstanten Geschwindigkeit (angefangen mit 1 min vor und fortgesetzt über mindestens 2 min nach der Sphären-Injektion) entnommen. Bei Beendigung der Studie wurden Gehirn, laterale Wand des linken Ventrikels sowie eine Niere entnommen. Proben aus diesen Organen einschließlich epikardialer, intermediärer und endokardialer Sektionen aus dem linken Ventrikel sowie die Referenz-Blutproben wurden in Glasröhrchen eingebracht und je 5 min lang in einem $3''$-Natriumiodid-Szintillationszähler ausgezählt. Es wurden geeignete Energiefenster und Standardverfahren für die Isotopen-Separation verwendet [7]. Die Durchblutungswerte wurden anhand der Formel $BF = \dfrac{Ct \times 100 \times RBF}{Cr}$, berechnet, in der $BF =$ Durchblutung ml/min/100 g; $Ct =$ Impulse/g Gewebe; $RBF =$ Geschwindigkeit der Blutentnahme für die Referenzproben in ml/min und $Cr =$ Gesamtzahl der Impulse im Referenzblut war.

Protokoll

Nach dem chirurgischen Eingriff nahmen die Hunde ihre Spontanatmung wieder auf. Nach Stabilisierung der hämodynamischen Meßwerte erfolgten Kontrollmessungen des mittleren arteriellen Drucks (AoP), des linksventrikulären enddiastolischen Drucks (LVEDP), des mittleren rechtsatrialen Drucks (RAP), des Herzzeitvolumens (CO) und der Organdurchblutung. Anschließend wurde die Tamponade durch Infusion von 100–280 ml erwärmter physiologischer Kochsalzlösung in den Herzbeutel erzeugt. Nach Stabilisierung wurde eine zweite Reihe von Messungen („Tamponade") ausgeführt. Danach wurden die Hunde in vier Subgruppen unterteilt:
Gruppe I ($n = 17$) wurde mit Volumenexpansion behandelt.
Gruppe II, eine Untergruppe der Gruppe I ($n = 5$), erhielt zusätzlich Natrium-Nitroprussid in zwei verschiedenen Infusionsgeschwindigkeiten (NP1 und NP2).
Eine weitere Untergruppe der Gruppe I, Gruppe IV ($n = 5$), erhielt zwei getrennte Bolus-Injektionen von Hydralazin (H1 und H2) nach der Volumenexpansion.
Gruppe III ($n = 5$) erhielt nur Hydralazin (H1 und H2) ohne Volumenexpansion.
 Die Volumenexpansion wurde durch Dextran-Infusionen (20 ml/kg über 5–10 min) realisiert. Natrium-Nitroprussid wurde in Mengen von 8–75 µg/min infundiert. Die Hydralazin-Bolus-Dosen betrugen 5 bzw. 10 mg Hydralazin. Die Bestimmungen der Hämodynamik und der Durchblutung wurden nach Stabilisierung bei jeder Art der Intervention ausgeführt.
 Im Verlauf aller Versuche wurden die arteriellen Blutgase gemessen und Natriumkarbonat zugeführt, wenn dies zur Korrektur einer metabolischen Acidose erforderlich war. Am Ende des Versuches wurde ein intravenöser Kaliumchlorid-Bolus injiziert, um die Hunde zu töten. Die Organe wurden danach, wie oben beschrieben, entnommen.

Tabelle 1. Wirkungen der Volumenexpansion auf Hämodynamik und Organdurchblutung bei akuter Perikard-Tamponade. AoP Mittlerer arterieller Blutdruck; CO Herzzeitvolumen; E/E Endokard-/ Epikard-Durchblutung, HR Herzfrequenz, Hyd Hydralazin-Infusion; LVEDP Linksventrikulärer enddiastolischer Druck, NP Natrium-Nitroprussid-Infusion; RAP Mittlerer rechter Vorhofdruck

	Kontrolle	Tamponade	Volumenexpansion
Hämodynamik			
AoP (mm Hg)	109 ± 7	76 ± 5[a]	106 ± 6[b]
CO (l/min)	4,4 ± 0,4	1,6 ± 0,2[a]	3,3 ± 0,3[a,b]
RAP (mm Hg)	3,3 ± 0,6	10,3 ± 1,0[a]	12,4 ± 1,2[a,b]
LVEDP (mm Hg)	6,3 ± 1,2	12,1 ± 1,2[a]	16,2 ± 1,5[a,b]
HR (Schläge/min)	164 ± 9	179 ± 9[a]	189 ± 7[a,b]
Organdurchblutung (ml/min/100 g)			
Herz	170 ± 24	87 ± 11[a]	180 ± 25[b]
E/E	1,11 ± 0,04	1,04 ± 0,03	1,08 ± 0,05
Niere	503 ± 41	265 ± 35[a]	459 ± 47[b]
Gehirn	139 ± 19	74 ± 9[a]	99 ± 14[a,b]

[a] $p < 0,05$ gegenüber Kontrolle   [b] $p < 0,05$ gegenüber Tamponade

Zur Ermittlung signifikanter Differenzen wurden die Ein- oder Zweiweg-Varianzanalyse sowie der Duncan-Test für multiple Serien verwendet. Die Differenzen wurden bei $p < 0,05$ als signifikant bezeichnet. Die Werte sind als Mittelwerte ± Standardfehler ausgedrückt.

Ergebnisse

Die Tamponade verursachte einen signifikanten Abfall des mittleren arteriellen Drucks (AoP) sowie des Herzzeitvolumens (CO) und einen signifikanten Anstieg von RAP und LVEDP (Tabelle 1). Die Herzfrequenz (HR) stieg leicht an, und die Durchblutung aller Organe war signifikant vermindert.

Wirkung der Volumenexpansion (Tabelle 1). Obwohl die Dextran-Infusion den AoP auf Kontrollwerte anhob und CO signifikant verbesserte, kam es zu einem signifikanten Anstieg von RAP und LVEDP. Die Volumenexpansion bewirkte ein vermehrtes Blutangebot für Herz, Gehirn und Niere, obwohl die Zerebraldurchblutung nicht auf Kontrollwerte anstieg.

Wirkung von Volumenexpansion + Natrium-Nitroprussid (Tabelle 2). Obwohl die Natrium-Nitroprussid-Infusion nach Volumenexpansion einen leichten AoP-Abfall bewirkte, war CO nicht signifikant vermindert. Diese Kombination vermochte RAP und LVEDP auf Kontrollwerte abzusenken. Es kam zu keinem signifikanten Anstieg der Myokarddurchblutung, und die transmurale Verteilung der Myokarddurchblutung war ähnlich wie nach Volumenexpansion. Auch die renale und zere-

Tabelle 2. Wirkung von Volumenexpansion und Natrium-Nitroprussid auf Hämodynamik und Organdurchblutung bei akuter Perikard-Tamponade. Abkürzungen s. Tabelle 1

	Kontrolle	Tamponade	Volumen-expansion	NP1	NP2
Hämodynamik					
AoP (mm Hg)	115 ± 9	80 ±10	116 ± 6[b]	107 ± 8	95 ±5[a−c]
CO (l/min)	3,8 ± 0,7	1,3 ± 0,3[a]	3,0 ± 0,5[b]	3,7 ± 1,0[b]	3,6 ± 0,8[b]
RAP (mm Hg)	4,6 ± 1,3	13,5 ± 2,3[a]	15,3 ± 4,1[a]	11,0 ± 1,7[a]	5,8 ± 2,7[b−d]
LVEDP (mm Hg)	9,6 ± 1,3	16,0 ± 3	20,7 ± 4,8[a]	11,3 ± 3,4[d]	9,4 ± 3,1[d]
HR (96/min)	147 ±21	156 ±25	184 ±11[a,b]	173 ±17	162 ±14
Organdurchblutung (ml/min/100 g)					
Herz	193 ±58	59 ±19[a]	123 ±36	231 ±91[b]	237 ±82[b]
Endo/Epi	1,03± 0,05	1,00± 0,12	1,08± 0,10	0,97± 0,08	0,95± 0,04
Niere	484 ±24	262 ±64[a]	527 ±72[b]	500 ±91[b]	477 ±83[b]
Gehirn	135 ±34	58 ±11[a]	90 ±33[a]	66 ±17[a]	62 ±14[a]

[a] $p < 0,05$ gegenüber Kontrolle   [b] $p < 0,05$ gegenüber Tamponade
[c] $p < 0,05$ gegenüber Volumen   [d] $p < 0,05$ gegenüber Natrium-Nitroprussid

Tabelle 3. Wirkung von Hydralazin auf Hämodynamik und Organdurchblutung bei akuter Perikard-Tamponade. Abkürzungen s. Tabelle 1

	Kontrolle	Tamponade	Hyd 1	Hyd 2
Hämodynamik				
AoP (mm Hg)	114 ± 4	76 ± 7[a]	70 ± 4[a]	65 ± 3[a]
CO (l/min)	4,4 ± 0,5	1,5 ± 0,4[a]	2,5 ± 0,4[a,b]	3,1 ± 0,4[a−c]
RAP (mm Hg)	4,0 ± 0,8	10,4 ± 1,5[a]	10,4 ± 1,3[a]	10,0 ± 1,5[a]
LVEDP (mm Hg)	7,9 ± 1,0	13,6 ± 3,0[a]	12,6 ± 1,5	12,4 ± 2,2
HR (96/min)	142 ±16	169 ±19[a]	163 ±38[a]	165 ±17[a]
Organdurchblutung (ml/min/100 g)				
Herz	208 ±35	66 ±17[a]	190 ±46[b]	258 ±28[b]
Endo/Epi	1,22± 0,07	1,42± 0,07[a]	0,97± 0,12[a,b]	0,83± 0,05[a,b]
Niere	401 ±57	244 ±48[a]	168 ±30[a]	139 ±29[a]
Gehirn	204 ±38	125 ±29[a]	113 ±11[a]	106 ±10[a]

[a] $p < 0,05$ gegenüber Kontrolle   [b] $p < 0,05$ gegenüber Tamponade
[c] $p < 0,05$ gegenüber Hydralazin

brale Durchblutung blieben unverändert, doch blieb die Zerebraldurchblutung immer noch signifikant unterhalb der Kontrollwerte.

Wirkung von Hydralazin (Tabelle 3). Das Herzzeitvolumen stieg über die Tamponade-Werte an, während andere hämodynamische Werte unverändert blieben. Insbesondere blieben RAP und LVEDP erhöht. Trotz leichter Verbesserung der Myokarddurchblutung wurde ein leichter Abfall des Endokard-Epikard-Durchblutungsverhältnisses verzeichnet. Hydralazin hatte keinen signifikanten Einfluß auf Gehirn- oder Nierendurchblutung.

Tabelle 4. Wirkung von Volumenexpansion und Hydralazin auf Hämodynamik und Organdurchblutung bei akuter Perikard-Tamponade. Abkürzungen s. Tabelle 1

	Kontrolle	Tamponade	Volumen-expansion	Hyd 1	Hyd 2
Hämodynamik					
AoP (mm Hg)	106 ±13	76 ±10[a]	109 ±13	87 ±13	73 ± 7[a,c]
CO (l/min)	5,9 ± 0,7	2,2 ± 0,3[a]	4,5 ± 0,3[a,b]	5,6 ± 0,3[b]	6,4 ± 0,3[b,c]
RAP (mm Hg)	3,6 ± 0,7	10,6 ± 1,2[a]	12,2 ± 1,7[a]	10,8 ± 1,7[a]	9,6 ± 1,8[a]
LVEDP (mm Hg)	6,6 ± 1,0	12,6 ± 1,4[a]	15,3 ± 1,4[a]	19,7 ± 1,7[a,b]	13,9 ± 2,6[a,d]
Organdurchblutung (ml/min/100 g)					
Herz	174 ±41	72 ±13[a]	187 ±33[b]	251 ±24[a,b]	363 ±49[a−d]
Endo/Epi	1,06± 0,13	0,95± 0,06	1,10± 0,11	0,95± 0,10	1,01± 0,16
Niere	503 ±76	352 ±76	744 ±138[a,b]	587 ±81[b]	511 ±56[c]
Gehirn	154 ±37	74 ±14	96 ±21[a]	72 ±11[a]	83 ±17a

[a] $p < 0,05$ gegenüber Kontrolle   [b] $p < 0,05$ gegenüber Tamponade   [c] $p < 0,05$ gegenüber Volumenexpansion   [d] $p < 0,05$ gegenüber Hydralazin

Wirkungen von Volumenexpansion + Hydralazin (Tabelle 4). Die zusätzliche Gabe von Hydralazin nach Volumenexpansion bewirkte einen weiteren signifikanten CO-Anstieg, doch einen signifikanten AoP-Abfall. Herzfrequenz und ventrikuläre Füllungsdrücke blieben unbeeinflußt. Die zusätzliche Applikation von Hydralazin erhöhte die Myokarddurchblutung über die unter Volumenexpansion allein gemessenen Werte, verminderte jedoch die Nierendurchblutung (Hydralazin 1). Nach dem 2. Hydralazin-Bolus wurden keine signifikanten Unterschiede in der Nierendurchblutung gegenüber den Werten nach Volumenexpansion beobachtet. Die Gehirndurchblutung blieb unverändert.

Besprechung

Die Ergebnisse dieser Versuche bestätigen vorangegangene Beobachtungen, daß Volumenexpansion bei akuter Tamponade von Nutzen sein kann [1, 2, 11] und daß zusätzliche Gabe von Vasodilatatoren eine weitere Verbesserung nach Tamponade herbeiführen kann [3]: Sie steigern das Herzzeitvolumen, ohne den Blutdruck allzu sehr zu senken. Aus dieser Studie gehen die folgenden neuen Beobachtungen hervor:

1. Der Blutzustrom zu kritischen Organen steigt nach Volumenexpansion allein und nach Volumenexpansion + Natrium-Nitroprussid an und

2. Volumenexpansion und Natrium-Nitroprussid scheinen eine besonders günstige Kombination zu sein, da sie das Herzzeitvolumen sowie das Blutangebot zu kritischen Organen aufrechterhalten, während die ventrikulären Füllungsdrücke signifikant abfallen.

Die Volumenexpansion allein ist vermutlich günstig, weil sie das Preload anhebt. Bei akuter Perikard-Tamponade ist ein Anstieg des Preload einer der Mechanismen, durch den das Herz seine Leistung aufrechterhalten kann. Allerdings kann die Erhöhung des diastolischen Ventrikeldrucks die Dyspnoe der Patienten verschlimmern. Bei Hinzufügen von Natrium-Nitroprussid zur Volumenexpansion wird das Herzzeitvolumen aufrechterhalten, die Füllungsdrücke aber gleichzeitig gesenkt. Dies erscheint paradox, da ein Abfall der Füllungsdrücke [10] eigentlich das Herzzeitvolumen vermindern sollte. Dennoch sinkt nach Natrium-Nitroprussid auch das Afterload ab [10], und dies trägt zum Anstieg des Herzzeitvolumens bei.

Nach Hydralazin allein steigt das Herzzeitvolumen, wie auch von anderen [3] gezeigt, an. Dennoch wurden die ventrikulären Füllungsdrücke nicht gesenkt, und es kam nicht zu dem gleichen Anstieg des Blutangebots zu Nieren und Gehirn wie unter Volumenexpansion allein oder Volumenexpansion + Natrium-Nitroprussid.

Obwohl die Kombination von Volumenexpansion und Hydralazin wirksamer war als Hydralazin allein, war sie doch nicht so wirksam wie die Kombination Volumenexpansion + Natrium-Nitroprussid. Der Hauptunterschied zwischen diesen beiden Behandlungen bestand darin, daß nach Natrium-Nitroprussid erheblich gesenkte Füllungsdrücke beobachtet wurden, was nach Hydralazin nicht der Fall war.

Zusammengefaßt zeigt diese Studie, daß bei anästhesierten Hunden mit akuter Perikard-Tamponade eine Volumenexpansion allein oder in Kombination mit Natrium-Nitroprussid von Nutzen zu sein scheint. Die Übertragung dieser Befunde auf Patienten mit akuter Tamponade sollte jedoch unter Vorbehalt gemacht werden, da sich die Tamponade beim Menschen meistens über einen längeren Zeitraum entwickelt, der Mensch nicht anästhesiert ist und oft eine andere Herzerkrankung vorliegt. Dennoch kann aus diesen Ergebnissen entnommen werden, daß sowohl Volumenexpansion allein als auch Volumenexpansion in Kombination mit Natrium-Nitroprussid eine wirksame Notfalltherapie während der Vorbereitung des Patienten für die Perikard-Punktur nach akuter Herzbeutel-Tamponade darstellen.

Literatur

1. Cooper FW, Stead EA, Warren JV (1944) Beneficial effect of intravenous infusion in acute pericardial tamponade. Ann Surg 120:822–825
2. Finegan RE, Scheoll M, Robinson S, Harrison DC (1971) Action of pharmacologic agents in experimental cardiac tamponade. Am Heart J 81:220–226
3. Fowler NO (1978) The recognition and management of pericardial disease and its complications. In: Hurst JW, Logue RB, Schlant RC, Wenger NK (eds) The heart, 4th edn. McGraw-Hill, New York, p 1653
4. Fowler NO, Holmes JC (1969) Hemodynamic effects of isoproterenol and norepinephrine in acute cardiac tamponade. J Clin Invest 48:502–507
5. Fowler NO, Gabel M, Holmes JC (1978) Hemodynamic effects of nitroprusside and hydralazine in experimental cardiac tamponade. Circulation 47:563–567
6. Gascho JA, Martins JB, Marcus ML, Kerber RE (1981) Effects of volume expansion and vasodilators on hemodynamics and organ perfusion in acute pericardial tamponade. Am J Physiol 240:449–453

7. Heymann MA; Payne BD, Hoffman JI, Rudolph AM (1977) Blood flow measurements with radio-active-labeled particles. Prog Cardiovasc Dis 20:55–79
8. Marcus ML, Heistad DD, Ehrhardt JC, Abboud FM (1976) Total and regional cerebral blood flow measurements with 7-10, 15, 25, and 50 μ microspheres. J Appl Physiol 4:501–507
9. Martins JB, Manuel WJ, Marcus ML, Kerber RE (1980) Comparative effects of inotropic agents on organ perfusion in acute pericardial tamponade. Am J Cardiol 46:59–66
10. Nickerson M, Ruedy J (1975) Antihypertensive agents and the drug therapy of hypertension. In: Goodman LS, Gilman A (eds) The pharmacological basis of therapeutics, 5th edn. McMillan, New York, p 715
11. Treister B, Gianelly RE, Cohn KE, Harrison DC (1969) The circulatory effects of isoproterenol, acetylstrophanthidin and volume loading in acute pericardial tamponade. Cardiovasc Res 3:299–305

Der Einfluß von Nitroglycerin auf Ventrikel- und Myokardfunktion bei Aortenstenose

U. Tebbe, G. Sauer, K. L. Neuhaus und H. Kreuzer

Einleitung

Der positive Effekt des Nitroglycerins in der Behandlung der Angina pectoris oder akuter Ischämien bei der koronaren Herzerkrankung beruht vorwiegend auf einer Vorlastminderung [1, 2] und einer damit verbundenen Herabsetzung der Wandspannung, was insgesamt zu einer Verminderung des myokardialen Sauerstoffbedarfs führt [5, 8]. Neben dieser hauptsächlichen Wirkung des Nitroglycerins finden sich außerdem geringe Abnahmen des Herzminutenvolumens und des linksventrikulären Drucks sowie eine Zunahme der Dehnbarkeit des aortalen Windkessels [7, 11]. Diese Nachlastsenkungen könnten zu einem Abfall des koronaren Perfusionsdrucks führen, der gerade bei Patienten mit höhergradiger Aortenstenose bereits in einem kritischen Bereich sein kann. Bei 9 Patienten mit Aortenstenose wurden die Wirkungen von 1,6 mg Nitroglycerin sublingual auf den pulmonalen und peripheren Kreislauf sowie auf die linksventrikuläre Ventrikel- und Myokardfunktion mit der Fragestellung untersucht, ob der positive Effekt einer Vorlastsenkung gegenüber dem Abfall des koronaren Perfusionsdrucks überwiegt.

Patienten und Methodik

Während einer routinemäßig durchgeführten Herzkatheter-Untersuchung wurde bei 9 Patienten mit hochgradiger Aortenstenose 1,6 mg Nitroglycerin (NTG) sublingual appliziert. Die klinischen Daten aller Patienten sind in Tabelle 1 aufgeführt. Bei allen Patienten bestand ein Sinusrhythmus. Der mittlere und systolische Gradient über der Aortenklappe betrug 83 ± 31 mm Hg. Ein Patient hatte eine signifikante koronare Herzerkrankung und zwei Patienten eine leichte bzw. mittelschwere Aorteninsuffizienz. Herzzeitvolumen (HZV), rechtsartrialer Druck (P_{RA}), Pulmonalarteriendruck (P_{PA}) und pulmonalkapillärer Druck (P_{PC}) wurden über einen Swan-Ganz-Thermodilutionskatheter bestimmt. Bei vier Patienten wurde der linke Ventrikel über eine transseptale Punktion erreicht, bei den übrigen fünf Patienten wurde über die rechte Arteria brachialis ein 8-F-Sones-Katheter in den linken Ventrikel plaziert. Gemessen wurden der linksventrikuläre systolische Maximaldruck (PLV_{syst}), der enddiastolische Druck (PLV_{ed}) sowie der Aortendruck (P_{Ao}). Nach dreifacher Bestimmung des HZV und aller Druckwerte wurde ein

Tabelle 1. Klinische Daten von 9 Patienten mit Aortenstenose. $+$ = vorhanden; $\emptyset$ = nicht vorhanden; KHK koronare Herzkrankheit; Cx Ramus circumflexus; RCA rechte Koronararterie; % = prozentuale Stenosierung der Koronararterien

Fall Nr.	Alter (Jahre) und Geschlecht	Angina	Synkope	Aortenklappen-gradient (mm Hg)	KHK	Aorten-insuffizienz
1	56 m	$+$	$\emptyset$	103	$\emptyset$	$\emptyset$
2	31 m	$\emptyset$	$\emptyset$	60	$\emptyset$	$\emptyset$
3	57 m	$+$	$\emptyset$	103	$\emptyset$	$\emptyset$
4	34 m	$+$	$+$	130	$\emptyset$	$\emptyset$
5	41 m	$+$	$\emptyset$	58	$\emptyset$	$\emptyset$
6	56 m	$\emptyset$	$\emptyset$	55	$\emptyset$	$\emptyset$
7	54 m	$+$	$\emptyset$	42	Cx 85% RCA 100%	(11)
8	63	$+$	$+$	115	$\emptyset$	$\emptyset$
9	61 m	$+$	$\emptyset$	77	$\emptyset$	(1)

Kontroll-Ventrikulogramm durchgeführt (40 ml Natrium-Megluminamidotrizoat mit 8–10 ml/s). Nachdem alle Drücke und das HZV die Ausgangswerte erreicht hatten, wurde 1,6 mg NTG sublingual gegeben. Nach mehrfacher HZV-Bestimmung und der Messung aller Druckwerte wurde 5 min nach der NTG-Gabe ein zweites Ventrikulogramm angefertigt. Aus den biplanen Cineventrikulogrammen (30° RAO, 60° LAO, 75 Bilder/s) wurden die linksventrikulären Volumina (enddiastolisches Volumen = EDV, Schlagvolumen = SV) und die Auswurffraktion (EF) bestimmt [4]. Die Ventrikulogramme wurden Bild für Bild während eines Herzzyklus ausgewertet. Die myokardiale Wandspannung am Äquator des linken Ventrikels wurde nach der Formel von Wong et al. [12] für dickschalige Rotationskörper während des gesamten Zyklus bestimmt. Angegeben wurden die maximale Wandspannung (σ_{max}), die enddiastolische Wandspannung (σ_{ed}) sowie die mittlere systolische Wandspannnung während der Ejektion (σ_{tej}). Die mittlere myokardiale Leistung wurde berechnet aus $\sigma_{tej} \cdot V_{MW}$ (V_{MW} = zirkumferentielle äquatorielle Faserverkürzungsgeschwindigkeit in Wandmitte).

Aus der annähernd exponentiell verlaufenden diastolischen Druck-Volumen-Beziehung wurden Steigung (a) und Achsenabschnitt (b) der linearen Beziehung

$$\ln (P/P_o) = a \cdot V + b$$

berechnet [3].

Zur statistischen Analyse wurde der Student-t-Test für gepaarte Daten verwendet (Abb. 1).

Ergebnisse

Nach Nitroglycerin blieben Herzfrequenz, Herzindex und peripherer Gesamtwiderstand im ganzen unverändert; der pulmonale Gesamtwiderstand fiel von 73 ± 34 auf 63 ± 26 dyn·s·cm^{-5} ($p < 0,10$) ab (Abb. 2). Der mittlere Pulmonalarte-

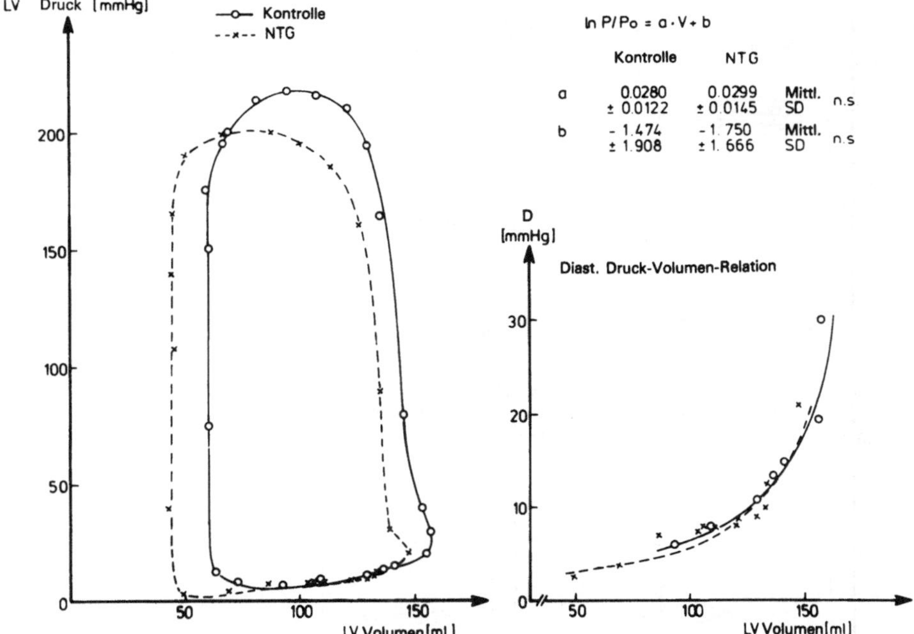

Abb. 1. *Links:* Druck-Volumen-Kurve vor (—o—) und nach (– – x – –) Nitroglycerin. Nach NTG ist die Schleife nach links verschoben, das Schlagvolumen bleibt unverändert. *Rechts:* Diastolisches Druck-Volumen-Verhältnis vor (—o—) und nach (– – x – –) NTG (gleicher Patient). Nach NTG verläuft die Ventrikelfüllung auf der gleichen Kurve. Bei der Gesamtgruppe waren diastolische Drücke und Volumina vermindert; die Druck-Volumen-Relation bleibt jedoch, wie aus den unveränderten Konstanten a und b der linearen Druck-Volumen-Relation ersichtlich, unverändert

riendruck nahm von 20 ± 8 auf 14 ± 5 mm Hg signifikant ab ($p < 0{,}005$). Der maximale linksventrikuläre Druck war von 202 ± 32 auf 193 ± 36 mm Hg ($p < 0{,}05$) leicht vermindert, der maximale Aortendruck fiel von 119 ± 14 auf 105 ± 14 mm Hg ($p < 0{,}001$) ab; der mittlere Aortendruck fiel von 90 ± 6 auf 85 ± 7 mm Hg ($p < 0{,}05$) ab. Der linksventrikuläre enddiastolische Druck wurde im Mittel um 37% von 26 ± 7 auf 16 ± 9 mm Hg ($p < 0{,}001$) gesenkt (Abb. 3).

Das enddiastolische Volumen verkleinerte sich von 146 ± 59 ml auf 133 ± 50 ml ($p < 0{,}05$); die Auswurffraktion stieg von 63 ± 12 auf 66 ± 13% (nicht signifikant) an; die Auswurfzeit erhöhte sich von 177 ± 37 auf 195 ± 44 s^{-1} ($p < 0{,}05$) (Abb. 4).

Die maximale und mittlere systolische Wandspannung war nach NTG signifikant vermindert: von $355 \pm 84 \cdot 10^3$ auf $320 \pm 64 \cdot 10^3$ dyn $\cdot$ cm^{-2} ($p < 0{,}005$) bzw. von $257 \pm 64 \cdot 10^3$ auf $224 \pm 52 \cdot 10^3$ dyn $\cdot$ cm^{-2} ($p < 0{,}02$). Die enddiastolische Wandspannung fiel um 42% von $60 \pm 21 \cdot 10^3$ auf $35 \pm 21 \cdot 10^3$ dyn $\cdot$ cm^{-2} ($p < 0{,}001$) ab; die systolische myokardiale Leistung verringerte sich von $103 \pm 38 \cdot 10^3$ auf $90 \pm 35 \cdot 10^3$ dyn $\cdot$ cm$^{-2} \cdot$ s^{-1} ($p < 0{,}05$) (Abb. 5).

Die diastolische Ventrikelfunktion, bestimmt aus Steilheit (a) und Achsenabschnitt (b) der linearen log Druck-Volumen-Beziehung, blieb praktisch unverändert (Abb. 1).

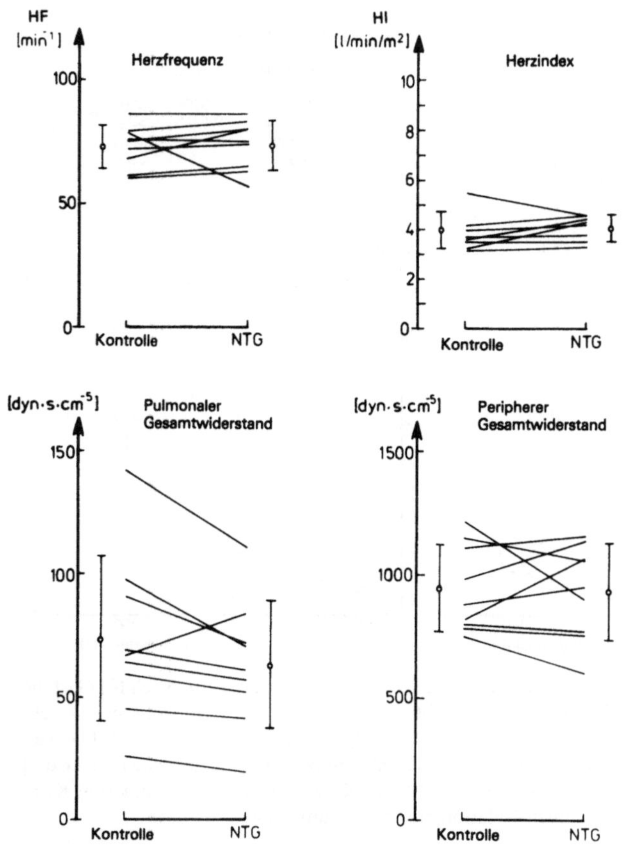

Abb. 2. Wirkung von Nitroglycerin (NTG) auf Herzfrequenz (HF), Herzindex (HI), pulmonalen und peripheren Gesamtwiderstand ($I = \bar{x} \pm SD$)

Besprechung

Die meisten Autoren fanden nach sublingualer Nitroglycerin-Gabe nur geringfügige Veränderungen der Herzfrequenz, des Herzindex und des peripheren Gefäßwiderstandes, während der Pulmonalarterien- und rechtsartriale Druck erheblich gesenkt wurden. Diese Befunde stimmen mit den hier dargestellten Messungen gut überein. In einer 1979 erschienenen Studie von Grose et al. [6] wird jedoch über einen weitaus stärkeren Abfall des Aortendrucks bei Aortenstenose berichtet: Die Autoren fanden einen mehr als doppelt so großen Abfall des maximalen Aortendrucks nach vergleichbaren sublingualen NTG-Dosen. Es gibt keine eindeutige Erklärung für diesen Unterschied. Möglicherweise beruht er darauf, daß die meisten der dort untersuchten Patienten eine koronare Herzkrankheit und zusätzlich eine Aorteninsuffizienz hatten.

Die linksventrikuläre äußere Arbeit war im Durchschnitt leicht vermindert, weil Herzfrequenz und Herzzeitvolumen bei gleichzeitig etwas reduziertem links-

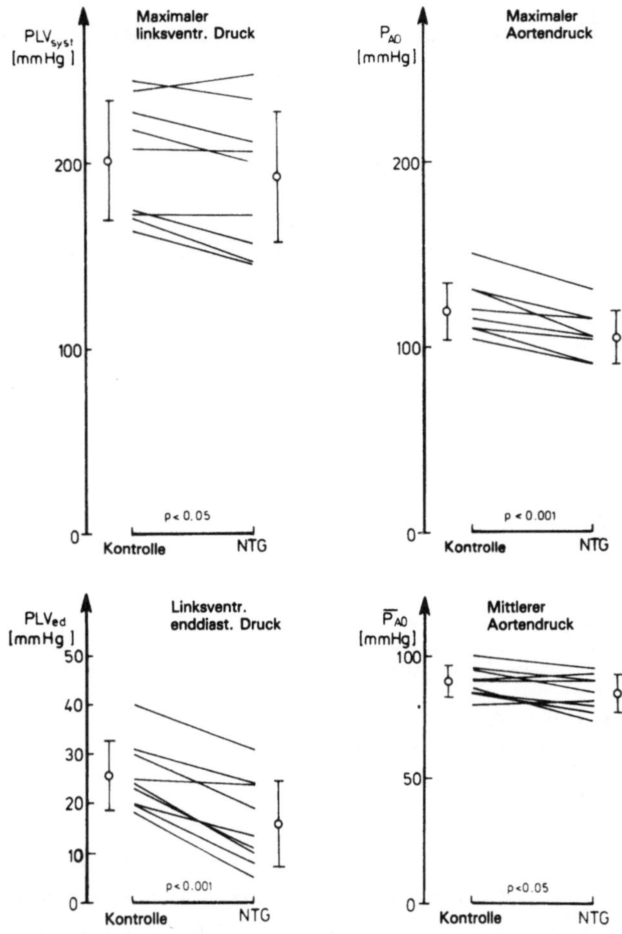

Abb. 3. Wirkung von Nitroglycerin (NTG) auf den maximalen linksventrikulären (PLV_{syst}) und enddiastolischen (PLV_{ed}) Druck, den maximalen (P_{AO}) und mittleren ($\bar{P}_{Ao}$) Aortendruck ($I = \bar{x} \pm SD$)

ventrikulärem systolischen Druck unverändert blieben. Aus diesem Grunde sollte der myokardiale Sauerstoffbedarf nach Nitroglycerin zumindest nicht erhöht sein. Nach den Berechnungen der Wandspannung und der myokardialen Leistung, die in einem direkten Verhältnis zum myokardialen Sauerstoffverbrauch stehen, müßte sich der Sauerstoffbedarf reduziert haben, was aus der signifikanten Verminderung der mittleren systolischen Wandspannung und myokardialen Leistung um ca. 13% hervorgeht.

Der gesamte koronare Perfusionsdruck wurde durch NTG nur geringfügig beeinflußt, da der Abfall des mittleren Aortendrucks um 5 mm Hg vorwiegend durch die Senkung des maximalen Aortendrucks (−14 mm Hg) zustande kam. Die gleichzeitige Abnahme der diastolischen Wandspannung sowie des linksventrikulären diastolischen Drucks und damit der extravasalen Komponente des Koronarwiderstandes schließt eine Perfusionsminderung weitgehend aus. Es muß selbst

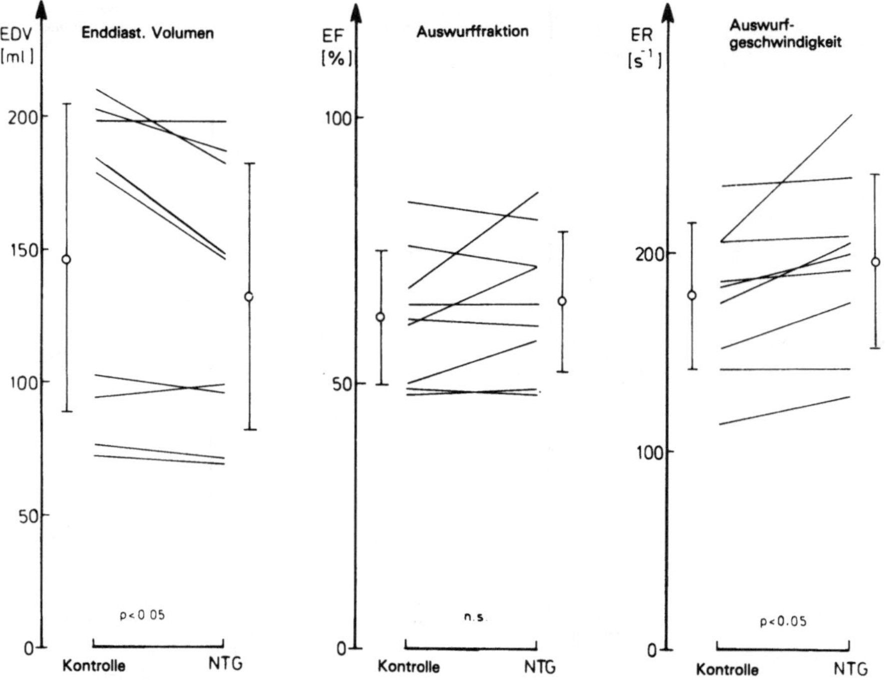

Abb. 4. Wirkung von Nitroglycerin (NTG) auf das enddiastolische Volumen (EDV), die Auswurffraktion (EF) und Auswurfgeschwindigkeit (ER). ($I = \bar{x} \pm SD$)

bei unverändertem Verhältnis von Sauerstoffangebot und -verbrauch für das gesamte Myokard zumindest für die besonders ischämiegefährdeten subendokardialen Schichten nach Nitroglycerin ein günstigeres Verhältnis von Sauerstoffangebot zu Sauerstoffverbrauch resultieren.

Die diastolische ventrikuläre Funktion blieb allgemein unverändert, was im Gegensatz zu den Befunden anderer Gruppen steht [9, 10], die über signifikante Veränderungen der Steilheit a und des Achsenabschnittes b nach Nitroglycerin bei Patienten mit koronarer Herzkrankheit berichteten. Dieses unterschiedliche Verhalten deutet darauf hin, daß bei unseren Patienten, die – mit einer Ausnahme – keine Koronararterienveränderungen hatten, eine normale diastolische Compliance vorlag, die bekanntlich durch Nitroglycerin so gut wie unbeeinflußt bleibt.

Schlußfolgerungen

1. Bei hochgradiger Aortenstenose führte Nitroglycerin (1,6 mg sublingual) zu einer signifikanten Vorlastminderung, ohne ausgeprägte Änderungen des systolischen Ventrikeldrucks und der Nachlast hervorzurufen.

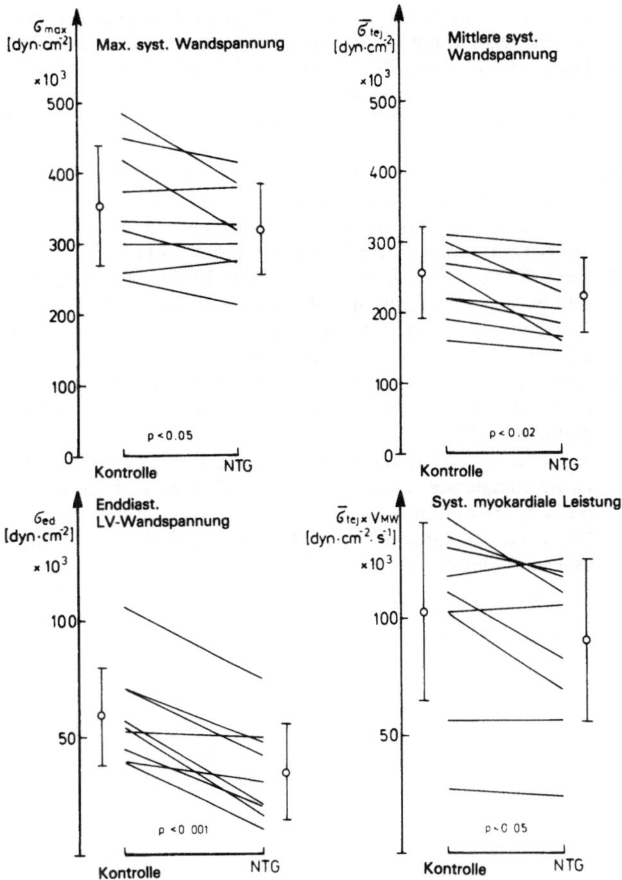

Abb. 5. Wirkung von Nitroglycerin (NTG) auf die maximale linksventrikuläre Wandspannung (σ_{max}), die mittlere systolische ($\bar{\sigma}_{tej}$) und die enddiastolische (σ_{ed}) Wandspannung sowie auf die myokardiale systolische Leistung ($\bar{\sigma}_{tej} \cdot V_{MW}$). ($\text{I} = \bar{x} \pm \text{SD}$)

2. Die Abnahme der Ventrikelvolumina reduziert die myokardiale Nachlast und somit den Sauerstoffbedarf.

3. Kritische Senkungen des Aortendrucks wurden nicht beobachtet; das Herzzeitvolumen scheint von NTG nicht beeinflußt zu werden.

4. Pektanginöse Symptome können bei Patienten mit Aortenstenose, ebenso wie bei Patienten mit koronarer Herzkrankheit, mit Nitraten behandelt werden.

Literatur

1. Campion BC, Frye RL, Zitnik RS (1970) Effects of nitroglycerin on capacitance vessels: A mechanism for reduction of left ventricular enddiastolic pressure. Mayo Clin Proc 45:573–578
2. DeMaria AN, Vismara LA, Auditore K, Amsterdam EA, Zelis R, Mason DT (1974) Effects of nitroglycerin on left ventricular cavitary size and cardiac performance determined by ultrasound in man. Am J Med 57:754–760

3. Diamond G, Forrester JS, Hargis J, Parmley WW, Danzig R, Swan HJC (1971) Diastolic pressure-volume relationship in the canine left ventricle. Circ Res 29:267–275
4. Dodge HT, Kennedy JW, Petersen JL (1973) Quantitative angiocardiographic methods in the evaluation of valvular heart disease. Prog Cardiovasc Dis 16:1–23
5. Greenberg H, Dwyer EM, Jameson AG, Pinkernell BH (1975) Effects of nitroglycerin on the major determinants of myocardial oxygen consumption. Am J Cardiol 36:426–432
6. Grose R, Nivatpumin T, Katz S, Yipintsoi T, Scheuer J (1979) Mechanism of nitroglycerin effect in valvular aortic stenosis. Am J Cardiol 44:1371–1377
7. Klensch H, Juznic G (1964) Untersuchung über die hämodynamisch bedingte Sauerstoffeinsparung des Herzens durch Nitroglycerin. Z Kardiol 53:117–130
8. Lee SJK, Sung YK, Zaragoza AJ (1970) Effects of nitroglycerin on left ventricular volumes and wall tension in patients with ischemic heart disease. Br Heart J 32:790–794
9. Ludbrook PA, Byrne JD, McKnight RC (1979) Influence of right ventricular hemodynamics on left ventricular diastolic pressure-volume relations in man. Circulation 59:21–31
10. Sauer G, Jehle J, Karsch R, Kreuzer H, Neuhaus KL, Spiller P (1976) Der Einfluß von Nitroglycerin auf Hämodynamik, Wandspannung und Sauerstoffverbrauch des linken Ventrikels. Z Kardiol 65:753–767
11. Sauer G, Wille HH, Tebbe U, Neuhaus KL, Kreuzer H (1980) The influence of nitroglycerin on aortic compliance, capacity of the Windkessel, and on peripheral resistance. 3rd Nitrate Symposium, Monte Carlo
12. Wong YK, Rautaharju PM (1968) Stress distribution within the left ventricular wall approximated as a thick ellipsoid shell. Am Heart J 75:649–662

Diskussion

Die drei ersten Referate befaßten sich mit der Nitratgabe während oder unmittelbar nach Bypass-Operation, hauptsächlich zur Normalisierung der oft erhöhten peripheren Druckwerte und damit zur Verbesserung der linksventrikulären Funktion. Die nachfolgenden drei Referate befaßten sich mit verschiedenen Themen, insbesondere mit der Wirkung der Afterload-Reduzierung durch Nitroglycerin bei Aortenklappenvitien.

Bypass-Chirurgie

Flaherty führte in der Diskussion aus, daß in seinen Studien die Dosis der Nitroglycerin-Infusion mit 5–10 µg/min begonnen und schrittweise in zwei- bis dreiminütigen Abständen bis zu 40 µg/min erhöht wurde. Als Richtlinien nehme man den pulmonalen Keildruck oder den diastolischen pulmonalarteriellen Druck sowie den peripheren Blutdruck. Da es sich hier jedoch um akute postoperative Patienten handelte, würde er nicht versuchen, ein festes Druckniveau, z. B. 100/70 mm Hg zu erreichen, sondern den Blutdruck lediglich auf Werte zu bringen, bei denen keine Blutungen und keine Ischämie zu befürchten wären. In Beantwortung einer Frage von Conti gab er an, daß gleichzeitig selbstverständlich Blut- bzw. Volumensubstitution erfolge, was vermutlich den signifikanten Anstieg des Herzzeitvolumens verursache. Das Volumen sei jedoch nicht zur Wiederherstellung der venösen und arteriellen Drücke substituiert worden, da diese Patienten eine gute linksventrikuläre Funktion hatten. In solchen Fällen führe die Volumenauffüllung daher zu einem Anstieg des Füllungsdrucks und des Herzzeitvolumens, nicht jedoch des Blutdrucks. Der pulmonale Gefäßwiderstand war niedrig, meistens innerhalb 2,5 Einheiten (obere Normalgrenze=4 Einheiten), und fiel nicht weiter ab. Der arterielle Widerstand lag bei ca. 40 Einheiten und somit doppelt so hoch wie normal.

Conti erhob die Frage, ob es nicht gleichzeitig eine Wirkung auf den intrapulmonalen Shunt gäbe und ob die beiden Medikamente (Nitroglycerin und Nitroprussid) in ihrer Wirkung in dieser Beziehung nicht unterschiedlich seien und somit zu einer unterschiedlichen Sauerstoffsättigung führten. Bei der Untersuchung mehrerer Vasodilatatoren habe er eine gute Korrelation zwischen der Medikamentenwirkung auf den pulmonal-arteriolären Widerstand und die Tendenz zur Shunt-Bildung bzw. zur Eröffnung nichtventilierter Lungenabschnitte gefunden. Flaherty erwiderte, daß der pulmonale Widerstand bei diesen Patienten meistens niedrig sei bzw. keine pulmonale Hypertension bestünde, so daß die Shunt-Effekte nicht nachgewiesen werden konnten.

Nach dem Bericht von *Tydén* kam es zu einer Diskussion über den Mechanismus der postoperativen arteriellen Hypertension bei Patienten nach Bypass-Chirurgie. Tydén meinte, daß Renin-Angiotensin-System wäre verantwortlich. Dies wurde von einer Gruppe bezweifelt, die gefunden hatte, daß das Renin-Angiotensin-System nicht in Aktion trete, daß jedoch die Katecholamine sehr hoch seien und während der gesamten kardiopulmonalen Bypass-Dauer anstiegen, um zur Zeit der Hypertonie ihren Höchstwert zu erreichen, woraus zu schließen sei, daß es sich um eine Katecholamin-Wirkung handele. Dies könne bei manchen Patienten auf eine bis zum Zeitpunkt der Operation fortgeführte Betablockade zurückzuführen sein. Wenn Katecholamine trotz fortgeführter Betablockade anstiegen, würde man nur den α-Teil der gemischten α- und β-Stimulation beobachten. Der nicht aufgehobene α-Effekt führe dann zu einer starken Vasokonstriktion. Allerdings liege das Problem bei dieser Erklärung darin, daß ein gleicher Effekt auch bei den wenigen Patienten ohne Betablocker gefunden wird. Köckerling bestätigte den Befund erhöhter Katecholamine während der Bypass-Chirurgie.

Lichtlen zeigte, daß der hypertensive Chemoreflex, der von der Birmingham-(Alabama-)Gruppe beschrieben worden sei und der von Reflexstellen in der Nähe des linken Circumflexa-Stammes ausgehe, ebenfalls für die postoperative Hypertension verantwortlich sein könnte. Bei einigen Patienten zumindest könnte die partielle Denervierung dieses Gebietes während der Bypass-Operation eine reflektorische Hypertension auslösen.

Holmgren war der Meinung, daß die gestörte Thermoregulation oder der Schüttelfrost für den Anstieg des Herzzeitvolumens und die Hypertension verantwortlich sein könnte. Tydén gab zu, daß dies während der ersten fünf Stunden nach der Operation vorkäme. Dies sei jedoch von einem Temperaturanstieg von 36,5° auf 39° begleitet.

Nach dem Referat von *Pasch* wurde über die Ursachen der hypoxischen pulmonalen Vasokonstriktion und des intrapulmonalen Shunt nach Bypass-Chirurgie diskutiert. Holmgren führte aus, daß in einer kontrollierten Situation eine normale V/Q-Verteilung und nur geringfügiger Shunt bestünde. Dies wird durch eine Nitroglycerin-Infusion nicht beeinflußt, mit Ausnahme der Verdoppelung der Shunt-Perfusion von ca. 6% auf 12%.

Van Ackern stimmte dieser Interpretation zu, während Flaherty auf entgegengesetzte Veränderungen nach Nitroglycerin hinwies bzw. auf eine Abnahme, die jedoch nicht signifikant war. Er erklärte jedoch, daß viele seiner Patienten Flüssigkeit in der Lunge eingelagert hätten und sie daher zusätzliche Probleme mit der postoperativen Ventilation hätten. Pasch bemerkte, es bestünde ein großer Unterschied zwischen der Patientengruppe von Flaherty, die insgesamt unmittelbar nach der Operation untersucht und mit 100%igem Sauerstoff ventiliert worden sei, und seiner eigenen Gruppe, die unmittelbar vor der Operation unter ca. 40% Sauerstoff untersucht worden sei.

Holmgren erläuterte, daß zur Shunt-Messung die Sauerstoffspannung erhöht werden müsse, wodurch die hypoxische Vasokonstriktion aufgehoben würde und danach keine Veränderungen mehr zu beobachten seien. Dies wurde auch bei Versuchstieren bewiesen, bei denen die hypoxische Vasokonstriktion unter hoher Sauerstoffspannung nachließ und kein Nitroglycerin-Effekt mehr sichtbar wurde. Andererseits bleibt bei normaler Sauerstoffspannung die hypoxische Vasokonstriktion bestehen, und danach (nach Nitroglycerin) wird die Lunge mit Shunt-Blut perfundiert.

Neufeld berichtete schließlich über zwei Patienten, die während Kardioplegie und Kanülierung der rechten Koronararterie einen totalen AV-Block und einen isolierten rechtsventrikulären Stillstand entwickelten. Dies konnte durch intrakoronare Injektion von Isosorbiddinitrat aufgehoben werden.

Nitroglycerin bei Herzklappenvitien

Borer fügte seinem Vortrag über die Wirkung von Nitroglycerin unter Belastung bei Patienten mit Aorteninsuffizienz hinzu, daß die Patienten, bei denen Pulmonaldruck und Herzzeitvolumen gemessen wurde, eine Laufbandbelastung in aufrechter Position erhielten, während die Radionuklid- und angiographischen Studien am liegenden Patienten unter Fahrradbelastung erfolgten. Die Reduzierung der Belastungstoleranz bei der Mehrzahl dieser Patienten war auf die pulmonale Gefäßstauung zurückzuführen, die meistens in aufrechter Haltung geringer ist als im Liegen. Er fand dennoch auch im Stehen erheblich erhöhte Pulmonalarteriendrücke, die einer pulmonalen Gefäßstauung entsprachen.

Borer wurde gefragt, ob die Körperhaltung auf die Herzfrequenz nach Nitroglycerin einen Einfluß habe. Wenn die Patienten im Liegen belastet würden und die Herzfrequenz nach Nitroglycerin ansteige, würde das regurgitierte Volumen vermindert.

Borer erwiderte, daß die Untersuchungen im Liegen bis zu der gleichen Belastungsstufe und -dauer vor und nach Nitroglycerin ausgeführt worden seien. Die mittlere Herzfrequenz bei der Patientengruppe mit Aorteninsuffizienz lag bei 144 Schlägen/min vor und 142 Schlägen/min nach Nitroglycerin. Bei den Patienten, die in aufrechter Haltung belastet wurden, betrug die mittlere Herzfrequenz bei maximaler Belastung 157 vor und 153 Schläge/min nach Nitroglycerin.

Gascho, dessen Vortrag sich mit der Volumenexpansion mit und ohne Nitroprussid während akuter Herztamponade als mögliche Notfalltherapie befaßte, wurde von Winbury gefragt, wie Nitroglycerin, das hauptsächlich den venösen Teil des Kreislaufs beeinflußt, auf die Tamponade wirken würde. Nitroglycerin wurde in dieser Studie jedoch nicht verwendet, da das Hauptziel in der Verminderung des Afterload bestand, und die Frage blieb demnach unbeantwortet.

Tebbe, der die hämodynamischen Ergebnisse bei Patienten mit hochgradiger Aortenstenose nach Nitroglycerin im Liegen beschrieben hatte, wurde von Holmgren gefragt, was geschähe, wenn die Patienten aufrecht stünden. Würde der Blutdruck dramatisch abfallen? Die Frage ist relevant, da viele Patienten mit hochgradiger Aortenstenose auch an Angina pectoris leiden und daher Nitroglycerin erhalten könnten. Simon bemerkte, daß in einer zwei bis drei Jahre zuvor in einer britischen Zeitschrift publizierten Studie über die gleiche Frage eine deutliche Besserung der Angina pectoris nach Nitroglycerin bei Patienten mit hochgradiger Aortenstenose, ohne koronare Herzkrankheit, gefunden wurde und keinerlei unerwünschte Nebenwirkungen erwähnt waren. Eine ähnliche Studie wurde von DeMaria berichtet. Wie Tebbe jedoch bemerkte, sei es wichtig, zwischen Patienten mit und ohne koronare Herzkrankheit bei Aortenstenose zu unterscheiden.

Teil XI Poster Session

Natrium-Nitroprussid:
Hinweise für eine rasche In-vivo-Inaktivierung
in peripheren Gefäßbetten[*]

V.A.W. KREYE und S. N. RESKE

Einleitung

Natrium-Nitroprussid [$Na_2Fe(CN)_5 \cdot 2H_2O$, Nipruss; Nipride] (NP) wird in vivo
schnell inaktiviert. Innerhalb von 2–5 min nach Abbruch einer NP-Infusion steigt
der Blutdruck wieder auf seine Ausgangswerte an.

Smith und Kruszina [3] stellten 1974 die Hypothese auf, NP würde durch eine
Reaktion mit Hämoglobin inaktiviert. Es konnte tatsächlich gezeigt werden, daß
NP bei Inkubation mit Blut abgebaut wird, doch ist der zeitliche Verlauf dieser In-
vitro-Reaktion viel zu langsam, um seine schnelle In-vivo-Inaktivierung zu erklären. Hier berichten wir, daß NP bei Kontakt mit Blutzellen nur langsam, aber bei
Kontakt mit peripheren Kapillarbetten verschiedener Organe sehr schnell inaktiviert wird. Ferner haben wir einige pharmakokinetische Parameter der NP-Elimination aus dem zentralen Kompartiment bei Ratten aufgestellt. Für einen Teil der
Versuche mußte ein Bio-Assay zur Messung kleiner NP-Mengen in Blutproben
entwickelt werden.

Methodik

Vergleich der Blutdruckreaktionen bei intraarterieller
und intravenöser NP-Infusion

Bei Sprague-Dawley-Ratten mit einem Körpergewicht von 250–300 g wurde der
Blutdruck über einen arteriellen Katheter fortlaufend gemessen. Die Tiere wurden
mit 1,4 g Urethan/kg Körpergewicht s.c. anästhesiert und erhielten 5 mg Pentolini-
um-Bitartrat/kg s.c. zur Ganglienblockade sowie eine kontinuierliche Infusion von
0,23 µg Noradrenalin/min zur Aufrechterhaltung eines basalen Blutdrucks von
80–100 mm Hg. Zur i.v. Infusion wurde die linke oder rechte Jugularvene verwendet. Die intraarteriellen bzw. intraportalen Infusionen variierten in Zusammenhang mit dem zu untersuchenden Gefäßbett. Das Volumen der NP-Infusionen lag
bei 0,1–0,2 ml/min. Die Infusionen dauerten jeweils 5 min.

Im folgenden sind die untersuchten Gefäßgebiete, die verwendeten Dosierungen sowie die Infusionsstellen angegeben:

---

[*] Mit Unterstützung der Deutschen Forschungsgemeinschaft innerhalb des SFB 90 „Cardiovasculäres
System"

Hinterextremitäten-Kreislauf. 0,5 und 4,0 µg NP/min i.v. und 0,75 bzw. 6,0 µg NP/min in die linke Femoralarterie ($n = 13$).

Pfortader-Kreislauf. 0,75 µg NP/min und 1,0 µg NP/min i.v. sowie 1,0 µg NP/min in die Portalvene ($n = 17$).

Zerebralkreislauf. 1 µg NP/min i.v. und 1 µg NP/min in die linke A. carotis in kranialer Richtung ($n = 11$).

Lungenkreislauf. 1 µg NP/min i.v. und 1 µg NP/min in den Aortenbogen ($n = 11$).

Nierenkreislauf. Die Blutdruckreaktionen auf intraaortale Infusionen von 0,2, 0,75 und 2,0 µg NP/min (5 mm proximal vom Ursprung der Nierenarterien) wurden bei scheinoperierten Ratten ($n = 10$) und bei Ratten, deren Nierendurchblutung durch Ligatur des Nieren-Hilus ($n = 10$) akut unterbrochen wurde, verglichen.

Vergleich der NP-Blutspiegel im arteriellen und Femoralvenen-Blut während NP-Infusion

Die Versuche wurden wie oben an anästhesierten Ratten ausgeführt, die 100 I.E. Heparin erhalten hatten. 100 µg/min NP wurden i.v. infundiert ($n = 7$). Arterielle Blutproben wurden aus der Aorta abdominalis und venöse Blutproben aus einem Ast der rechten V. femoralis nach 25 minütiger Infusion entnommen. Auf diese Weise konnte die NP-Inaktivierung in der linken Hinterextremität gemessen werden.

Die Blutproben wurden mit dem folgenden Bio-Assay auf ihren NP-Gehalt untersucht: Die hypotensive Reaktion von „Empfänger"-Ratten auf Injektion von kleinen Blutmengen (0,1 ml), die eine zu bestimmende NP-Menge enthielten, wurde zur Messung der NP-Blutspiegel von „Spender"-Ratten verwendet.

Untersuchung der Eliminations-Pharmakokinetik von NP

Drei Ratten erhielten 100 µg NP/min i.v. über 20 min. Arterielle Blutproben wurden zum Zeitpunkt 2,5, 5, 10, 15 und 20 (d. h. am Ende der Infusion) sowie 25, 30, 35 und 40 min abgenommen und mit dem Bio-Assay auf NP untersucht.

Zur Bestimmung des In-vitro-Abbaus von NP wurden 20 µg/ml der Substanz in Rattenblut bei 37 °C inkubiert und die Inaktivierung durch Bestimmung des NP-Gehaltes in Blutproben zu verschiedenen Zeiten mit Hilfe des Bio-Assays gemessen.

Berechnungen

Ermittlung des Extraktionswertes durch Vergleich hypotensiver Blutdruckreaktionen

Die Dosis-Wirkungs-Kurven bei i.v. und i.a. NP-Infusionen wurden in einem semilogarithmischen Koordinatennetz dargestellt und dienten zur Ableitung äquidepressiver i.a. und i.v. Dosen ($D_{i.a.}$, $D_{i.v.}$). Sodann konnte die Formel

$$\text{Extraktion } (\%) = \frac{D_{i.a.} - D_{i.v.}}{D_{i.a.}} \cdot 100$$

angewandt werden.

Ermittlung des Extraktionswertes durch Vergleich von NP-Blutspiegeln

Die hypotensiven Reaktionen auf Blutproben mit unbekanntem NP-Gehalt wurden durch Vergleich mit den Reaktionen nach bekannten NP-Mengen durch Interpolation bestimmt. Auf diese Weise konnten NP-Spiegel im venösen und arteriellen Blut während der NP-Infusionen ermittelt werden, und die Extraktion mit der Formel

$$\text{Extraktion } (\%) = \frac{\text{arterieller Blutspiegel} - \text{venöser Blutspiegel}}{\text{arterieller Blutspiegel}} \cdot 100$$

berechnet werden.

Pharmakokinetische Parameter der NP-Elimination

Der zeitliche Verlauf der NP-Blutspiegel während und nach der NP-Infusion wurde ermittelt. Die Mittelwerte der Blutkonzentrationen nach 15- und 20minütiger Infusion wurden als Steady-state-Blutspiegel angenommen. Eine Ein-Kompartiment-Kinetik sowie einen monoexponentiellen zeitlichen Verlauf der Eliminationskurve voraussetzend, wurde die Eliminations-Halbwertzeit $t_{\frac{1}{2}}$ graphisch ermittelt. Nach Dost [1] wurden die folgenden Parameter errechnet:

$$\text{Eliminations-Geschwindigkeits-Koeffizient } k_{el} = \frac{\ln 2}{t_{\frac{1}{2}}};$$

$$\text{Gesamt-Clearance } Cl_{tot} = \frac{\text{Infusionsgeschwindigkeit}}{\text{Steady-state-Blutspiegel}};$$

$$\text{Verteilungsvolumen } V = \frac{Cl_{tot}}{k_{el}};$$

$$\text{Verteilungskoeffizient} = \frac{V}{\text{Körpergewicht (kg)}}.$$

Ergebnisse und Schlußfolgerungen

Vergleich der blutdrucksenkenden Wirkung intraarterieller und intravenöser NP-Infusionen

Hinterextremitäten-Kreislauf. Nach i.v. Infusion von 0,5 und 4,0 µg NP/min über 5 min fiel der Blutdruck um $9,5 \pm 1,0$ bzw. $26,6 \pm 1,6$ mm Hg ab. Infusionen von 0,75 µg und 6,0 µg NP/min in die Femoralarterie hatten Blutdrucksenkungen von $8,5 \pm 1,0$ bzw. $26,4 \pm 1,7$ mm Hg zur Folge. Die Berechnung der „Extraktion" ergab einen Wert von $36,4 \pm 3,8\%$ ($\bar{x} \pm SD$, $n = 13$). Dieser Befund belegt, daß bei einer einzigen Passage über ein Drittel des in den Hinterextremitäten-Kreislauf der Ratte infundierten NP inaktiviert wurde.

Pfortader-Kreislauf. Nach i.v. Infusion von 0,75 und 1,0 µg NP/min kam es zu Blutdruckabfällen von $15,6 \pm 1,8$ bzw. $18,9 \pm 1,8$ mm Hg, während die Infusion von 1,0 µg NP/min in die Portalvene von einem Blutdruckabfall von $15,5 \pm 1,9$ mm Hg gefolgt war. Der berechnete mittlere „Extraktions"-Wert lag, ähnlich wie beim Hinterpfoten-Kreislauf, bei $29,1 \pm 4,1\%$ ($\bar{x} \pm SD$, $n = 17$). Somit wurde fast ein Drittel des in die Portalvene infundierten NP bei einer einzigen Leberpassage inaktiviert.

Zerebralkreislauf. Nach i.v. Infusion von 1,01g NP/min fiel der Blutdruck um $12,8 \pm 0,9$ mm Hg ab. Wenn die gleiche Dosis in eine A. carotis über einen Katheter mit kranial gerichtetem Katheterende infundiert wurde, fiel der Blutdruck um nur $10,6 \pm 1,1$ mm Hg ab. Mit Hilfe des Student-*t*-Tests für gepaarte Differenzen erwies sich dieser Unterschied als signifikant ($t = 2,877$; $DF = 10$; $2p = 0,017$). Somit wird NP auch im zerebralen Gefäßbett teilweise inaktiviert.

Lungenkreislauf. Während der Infusion von 1 µg NP/min sowohl i.v. als auch intraaortal fiel der Blutdruck um $15,1 \pm 1,3$ bzw. $15,5 \pm 1,3$ mm Hg ab. Bei Prüfung durch den Student-*t*-Test für gepaarte Differenzen zeigten sich keine signifikanten Unterschiede zwischen diesen Werten ($t = 0,898$; $DF = 10$; $2p = 0,390$). Dies bedeutet, daß das pulmonale Gefäßbett nicht an der Inaktivierung des zirkulierenden NP bei der Ratte teilnimmt.

Nierenkreislauf. Kurz nach dem Ausschluß des Nierenkreislaufs waren die Wirkungen des intraaortal infundierten NP auf den Blutdruck erheblich stärker. So reagierten z.B. die scheinoperierten Ratten auf 0,75 µg NP/min mit einem Blutdruckabfall um $16,2 \pm 2,3$ mm Hg, während die gleiche NP-Dosis bei Ratten mit akut angelegter Ligatur der Nieren-Hili einen hypotensiven Effekt von $23,3 \pm 2,4$ mm Hg aufwies ($2p = 0,047$). Dies deutet darauf hin, daß die Nieren vermutlich zu den wichtigsten Orten der NP-Inaktivierung bei der Ratte gehören.

Vergleich der NP-Werte im arteriellen und venösen Blut

Nach 20- bis 25 minütiger i.v. Infusion von 100 µg NP/min betrug die NP-Konzentration im arteriellen Blut $13,5 \pm 1,2$ µg/ml und im Blut der Femoralvene $9,7 \pm 1,0$ µg NP/ml. Eine NP-Extraktion von $27,3 \pm 5,9\%$ ($n = 7$) konnte in diesem Versuch für den Hinterpfoten-Kreislauf errechnet werden.

NP-Eliminations-Pharmakokinetik in vivo und NP-Abbau in vitro

Bei einer Dosis von 100 µg NP/min wurde nach 15- bis 20 minütiger Infusion ein Steady-state-Blutspiegel von $9{,}8 \pm 0{,}8$ µg NP/ml venösem Blut erreicht ($\bar{x} \pm$ SD, $n = 3$). Nach Beendigung der Infusion wurde ein praktisch monoexponentieller Abfall der NP-Blutkonzentrationen beobachtet. Aus dem Verlauf dieser Kurve im semilogarithmischen Netz wurden die folgenden pharmakokinetischen Parameter ($\bar{x} \pm$ SD) abgeleitet oder berechnet: $t_{\frac{1}{2}}$ der Elimination $= 5{,}4 \pm 1{,}1$ min; Eliminations-Geschwindigkeits-Koeffizient $k_{el} = 0{,}13 \pm 0{,}02$ min^{-1}; Gesamt-Clearance $Cl_{tot} = 10{,}3 \pm 0{,}8$ ml/min; Verteilungsvolumen $= 78{,}6 \pm 9{,}4$ ml; Verteilungskoeffizient $= 236 \pm 38{,}7$ ml/kg.

Der Verteilungskoeffizient von 236 ml/kg weist auf eine NP-Verteilung im extrazellulären Raum hin. Die Parameter der NP-Elimination k_{el} sowie $t_{\frac{1}{2}}$ erwiesen sich als kleiner bzw. größer als aufgrund der Blutdruckerholung nach kleineren NP-Dosen zu erwarten war (biologische $t_{\frac{1}{2}}$ der Blutdruckerholung nach 2 µg NP/min/10 min: $32{,}0 \pm 3{,}1$ s [2]). In unseren Versuchen mußte wegen der begrenzten Empfindlichkeit des NP-Bio-Assays eine subtoxische Dosis von 100 µg NP/min/20 min gegeben werden; die gefundene längere Dauer der In-vivo-Inaktivierung könnte deshalb auf eine dosisabhängige NP-Pharmakokinetik hinweisen.

Bei In-vitro-Inkubation mit Rattenblut bei 37 °C wurde NP mit einer $t_{\frac{1}{2}}$ von 36 min ($\bar{x}$, $n = 7$) inaktiviert. Dies ist bedeutend langsamer als die im zirkulierenden Blut des lebenden Tieres gemessene NP-Halbwertzeit. Somit ist der postulierte NP-Abbau durch Erythrozyten vermutlich von geringer Bedeutung für den In-vivo-Stoffwechsel dieser Substanz.

Zusammenfassung

Durch Vergleich der hypotensiven Reaktion auf NP-Infusionen in verschiedene Kreislaufabschnitte sowie von Bestimmungen der NP-Blutspiegel mittels eines neu entwickelten Bio-Assays erhielten wir indirekte und direkte Belege dafür, daß diese Substanz bei einer einzigen Passage durch periphere Gefäßbetten von Ratten um ca. 30% inaktiviert wird. In dieser Hinsicht scheint der Nierenkreislauf noch aktiver zu sein, während das pulmonale Gefäßbett auf NP keinen Einfluß hat. Unsere Befunde könnten die schnelle In-vivo-Inaktivierung von NP erklären.

Die aus der abfallenden Kurve der NP-Blutspiegel nach Beendigung der Infusion bei Ratten abgeleiteten pharmakokinetischen Parameter weisen darauf hin, daß die Substanz im extrazellulären Raum verteilt ist. Die Eliminations-Halbwertzeit aus dem zentralen Kompartiment nach Infusion einer hohen subtoxischen NP-Dosis war größer als die biologische Halbwertzeit nach kleinen therapeutischen Dosen. Dies könnte ein Hinweis auf eine dosisabhängige Pharmakokinetik des NP sein.

In vitro war der NP-Abbau wesentlich langsamer als im Blutkreislauf, was auf eine unbedeutende Rolle der Interaktion zwischen NP und den Erythrozyten beim In-vivo-Stoffwechsel der Substanz schließen läßt.

Literatur

1. Dost FH (1968) Grundlagen der Pharmakokinetik. Thieme, Stuttgart
2. Kreye VAW, Marquard E (1979) Comparison of sodium nitroprusside and isoprenaline aerosols on histamine-induced bronchial asthma of the guinea pig. Naunyn Schmiedebergs Arch Pharmacol 306:203–207
3. Smith RP, Kruszyna H (1974) Nitroprusside produces cyanide poisoning via a reaction with hemoglobin. J Pharmacol Exp Ther 191:557–563

Einfluß von Isosorbiddinitrat, Molsidomin, Nifedipin und Dihydroergotamin auf den Venentonus des Menschen

M. SCHARTL, W. RUTSCH und H. SCHMUTZLER

Einleitung

Die medikamentöse Therapie der koronaren Herzkrankheit hat eine Reduzierung des myokardialen Sauerstoffverbrauchs durch kardiale oder extrakardiale Wirkungen zum Ziel. So können Herzfrequenz und Kontraktilität direkt oder Preload und Afterload indirekt durch Veränderungen im peripheren Kreislauf gesenkt werden. Nahezu alle in der Therapie der Koronarinsuffizienz verwendeten Medikamente haben dosisabhängige Wirkungen auf das arterielle und venöse System. In der vorliegenden Studie haben wir die Wirkungen von Standarddosen von Isosorbiddinitrat (ISDN), Molsidomin und Nifedipin auf den peripheren venösen Tonus untersucht. Normale erwachsene Kontrollpersonen erhielten auch Dihydroergotamin (DHE) zur Überprüfung unserer Untersuchungsmethode.

Methodik

Die Venenverschluß-Plethysmographie ist eine allgemein akzeptierte Methode zur Bestimmung des venösen Tonus [4, 13]. Die Manschette eines Sphygmomanometers wird um den Oberarm gelegt und der venöse Rückstrom aus dem Unterarm durch kontinuierliches Aufblasen der Manschette um 0,5 mm Hg/s bis zum Erreichen eines Staudrucks von 50 mm Hg verschlossen. Um den mittleren Teil des Unterarms wurde ein Quecksilber-Dehnungsstreifen gelegt, mit dem die Veränderungen des Umfanges gemessen wurden. Der venöse Druck wurde in einer Vene, über eine 2 cm distal von dem Dehnungsstreifen eingeführten Kanüle, bestimmt. Alle Versuche wurden am liegenden Patienten ausgeführt. Der Unterarm wurde erhöht gelagert, um den Venendruck auf Null zu reduzieren. Die Druck-Volumen-Verhältnisse in den Kapazitätsgefäßen wurden durch Bestimmung des Verhältnisses zwischen venösem Druckanstieg und Anstieg des Unterarmvolumens berechnet. Unter diesen Bedingungen wurde bei insgesamt 25 Patienten (Durchschnittsalter 49 ± 8 Jahre) mit koronarer Herzkrankheit der Einfluß von Molsidomin (2 mg i.v.), Nifedipin (20 mg oral) und ISDN (5 mg oral) auf den Venentonus untersucht. Zehn gesunde Erwachsene (Alter 27 ± 7 Jahre) erhielten DHE (0,01 g/kg i.v.). Die Ergebnisse wurden mit dem Wilcoxon-Test statistisch ausgewertet.

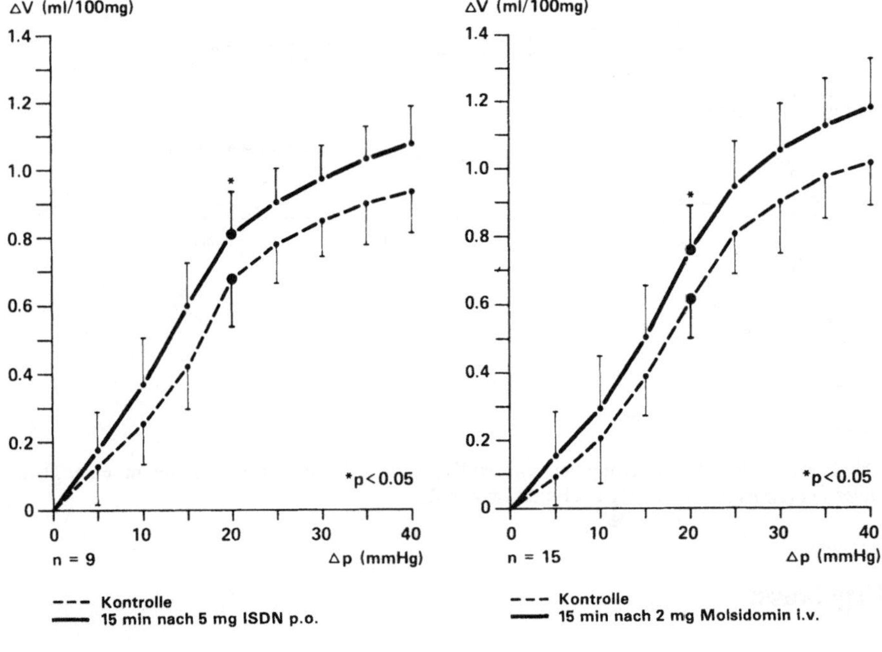

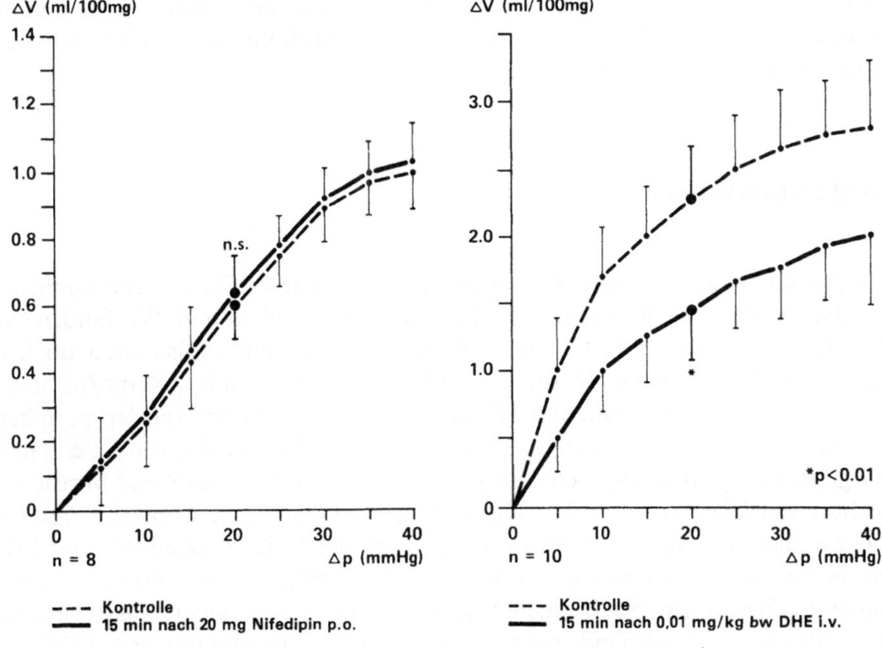

Abb. 1. Druck-Volumen-Kurven (Mittelwerte und Standardabweichung) vor und 15 min nach ISDN 5 mg oral, Molsidomin 2 mg i.v., Nifedipin 20 mg oral und DHE 0,01 mg/kg

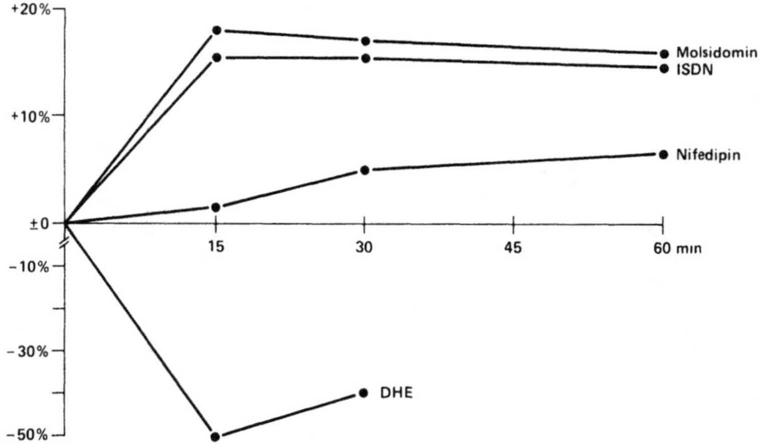

Abb. 2. Prozentuale Veränderung der venösen Kapazität (ΔV) in Zusammenhang mit einer Druckveränderung (Δp) von 20 mm Hg als Funktion der Zeit

Ergebnisse

Wir fanden einen durchschnittlichen Anstieg des venösen Tonus um 52% 15 min nach der intravenösen Gabe von DHE ($p \leq 0,01$) sowie signifikante Verminderungen des Venentonus um durchschnittlich 15% nach ISDN ($p \leq 0,05$) und 17% nach Molsidomin ($p \leq 0,05$). Nach Nifedipin kam es zu keinen signifikanten Veränderungen (Abb. 1). Die Wirkung von ISDN und Molsidomin war nach 15 min nachweisbar und hielt bis zu 60 min an (Abb. 2).

Schlußfolgerungen

An den schmerzlindernden Wirkungen der antianginösen Substanzen können sowohl kardiale als auch extrakardiale Mechanismen beteiligt sein. Wir fanden einen Abfall des Venentonus nach Standarddosen von ISDN und Molsidomin, doch keinerlei Veränderung nach Nifedipin. Dies bestätigt die Befunde anderer Autoren [1, 3, 5, 7]. Nach höheren Nifedipin-Dosen konnten Wirkungen auf den peripheren Venentonus gefunden werden [10]. Während die Wirkungsweise von Nifedipin auf die glatte Gefäßmuskulatur eindeutig geklärt ist, kann von ISDN und Molsidomin nicht das gleiche gesagt werden. Nifedipin hemmt den Calciumeinstrom durch die Membranen und die intrazelluläre Freisetzung der Calciumionen [6]. Von ISDN wurde behauptet, es würde entweder den Calciumeinstrom [6] oder den Natriumeinstrom [2] hemmen. Nach neueren Hypothesen wird der Calciumausstrom stimuliert [14] oder ein Enzym induziert, das, durch erhöhte Produktion von cGMP, eine Erschlaffung der glatten Muskulatur bewirkt [8]. Ähnliche Hypothesen wurden zur Erklärung der Molsidomin-Wirkungen aufgestellt [2].

Es wird allgemein angenommen, daß die Reduzierung des myokardialen Sauerstoffverbrauches mit der Blut-Umverteilung zusammmenhängt, wobei das intrathorakale Blutvolumen ab- und das Blutvolumen in den peripheren Gefäßen zunimmt. Es ist noch nicht völlig geklärt, in welchem Ausmaß die einzelnen Teilkreisläufe des venösen Systems beeinflußt werden. Einige Untersucher nehmen an, daß Nitrate und Molsidomin auch eine Venendilatation im Mesenterialgebiet bewirken [11, 12], doch wurde diese Hypothese in Frage gestellt [2]. Unsere Untersuchungen weisen darauf hin, daß Nitrate und Molsidomin eine Reduzierung des venösen Tonus im Arm verursachen und daß daher ein venöses Pooling in den Extremitäten stattfindet. Dieser Effekt wurde mit den von uns verwendeten Dosen von Nifedipin nicht nachgewiesen. Eine einfache Extrapolierung der in der oberen Extremität gefundenen Verhältnisse auf andere Teile des venösen Systems ist nicht statthaft, und weitere Untersuchungen über die Wirkung verschiedener Dosen von ISDN, Molsidomin und Nifedipin sind erforderlich, um die Gebiete und das Ausmaß des von diesen Pharmaka bewirkten venösen Pooling zu definieren.

Zusammenfassung

Mit Hilfe der Venenverschluß-Plethysmographie untersuchten wir den venösen Tonus im menschlichen Unterarm nach Nifedipin (20 mg oral), Molsidomin (2 mg i.v.), ISDN (5 mg oral) und DHE (0,01 mg/kg i.v.).

Zur Aufstellung von Druck-Volumen-Diagrammen wurde der Umfang des Unterarms mit einem Quecksilber-Dehnungsstreifen bestimmt und der venöse Blutdruck invasiv gemessen.

Wir fanden nach DHE einen Anstieg des venösen Tonus ($+52\%$, $p \leq 0{,}01$) und einen Tonusrückgang nach ISDN (-15%, $p \leq 0{,}05$), Molsidomin (-17%, $p \leq 0{,}05$) und Nifedipin (-3%, n.s.).

Daraus schlossen wir, daß DHE eine Venenkonstriktion bewirkt, ISDN und Molsidomin die Venen dilatieren und Nifedipin unter unseren Versuchsbedingungen den Venentonus nicht verändert.

Literatur

1. Bassenge E, Holtz J, Kolin A (1980) Effective vascular compliance and venous pooling under isosorbide dinitrate in conscious dogs. In: Rudolph W, Schrey A (Hrsg) Nitrate II. Urban & Schwarzenberg, München, S 62
2. Biamino G (1979) Wirkung von Molsidomin auf die Gefäßmuskulatur in vitro und plethysmographische Untersuchungen. In: Lochner W, Bender F (Hrsg) Molsidomin. Urban & Schwarzenberg, München
3. Bollinger A, Fromm K, Brunner HH, Mahler F, Casty M, Anliker M, Siegenthaler W (1975) Die Wirkung von ISDN auf den peripheren Kreislauf: eine Studie mit kontinuierlicher perkutaner Flußmessung in der A. femoralis. In: Rudolph W, Siegenthaler W (Hrsg) Nitrate. Urban & Schwarzenberg, München, S 54

4. Brown E, Greenfield AD, Goei J, Plassaras G (1966) Filling and emptying of the low-pressure blood vessels of the human forearm. J Appl Physiol 21:573–582
5. Caesar K, Wegener B, Hossmann K (1980) Wirkung von Isosorbiddinitrat auf den Blutdruck, peripheren Gefäßwiderstand und venöse Kapazität bei Patienten mit arterieller Hypertonie. In: Rudolph W, Schrey A (Hrsg) Nitrate II. Urban & Schwarzenberg, München, S 58
6. Fleckensein A, Döring HJ, Janke J, Byon YK (1975) Basic actions of ions and drugs on myocardial high-energy phosphate metabolism and contractility. In: Handbook of experimental pharmacology, vol XVI/3. Springer, Berlin Heidelberg New York, pp 345–405
7. Holtz J, Bassenge E, Kolin A (1980) Direkte Messung von Molsidomin-Wirkungen auf das Venensystem mittels Induktionsangiometer. In: Lochner W, Bender F (Hrsg) Molsidomin. Urban & Schwarzenberg, München
8. Katusuki S, Arnold W, Mittal C, Murad F (1977) Stimulation of guanylate cyclase by sodium nitroprusside, nitroglycerin, and nitric oxide in various tissue preparations and comparison to the effects of sodium azide and hydrooxylamine. J Cyclic Nucleotide Res 3:23–25
9. Mason DT, Braunwald E (1965) The effects of nitroglycerin and amyl nitrite on arteriolar and venous tone in the human forearm. Circulation 32:755–766
10. Mostbeck A, Partsch H, Peschl L (1975) Extracardial effects of nifedipine. In: Lochner W, Braasch W, Kroneberg G (Hrsg) Proceedings, II. International Nifedipine "Adalat" Symposium. Springer, Berlin Heidelberg New York, S 303
11. Mostbeck A, Partsch H, Peschl L (1976) Investigations on peripheral blood distribution. In: Jatene AD, Lichtlen PR (Hrsg) Proceedings, III. International "Adalat" Symposium. Exerpta Medica, Amsterdam Oxford, S 91
12. Schartl M, Botsch H, Rutsch W (1980) Einfluß von Molsidomin auf Parameter des Niederdrucksystems. Hämodynamische venenverschlußplethysmographische und szintigraphische Untersuchungen. In: Lochner W, Bender F (Hrsg) Molsidomin. Urban & Schwarzenberg, München
13. Whitney RJ (1953) The measurement of volume changes in human limbs. J Physiol (London) 121:1–27
14. Zsoter TT, Henein NF, Wolchinsky C (1977) The effect of sodium nitroprusside on the uptake and efflux of Ca from rabbit and rat vessels. Eur J Pharmacol 45:7–12

Wirkungen von Natrium-Nitroprussid (Nipruss) zusätzlich zu Volumensubstitution bei Schockzuständen mit erhöhtem peripheren Gefäßwiderstand

F. W. SCHMAHL, M. FRANK, H. HECKERS und B. URBASCHEK

Einleitung

Die Prävention und Behandlung von Schockzuständen verschiedener Ätiologie hat in der modernen Medizin große Bedeutung erlangt. So ist z. B. der septische Schock als Folge einer Infektion mit gramnegativen Bakterien eine gefürchtete Komplikation. Weitere schwerwiegende Probleme der modernen Medizin sind der kardiogene Schock nach Myokardinfarkt, der traumatische Schock nach Unfällen – insbesondere Verkehrs- und Arbeitsunfällen –, der Verbrennungsschock nach schweren Verbrennungen u. a.

In Anbetracht der hohen Letalität bzw. des Vorkommens irreversibler Dauerschäden in verschiedenen Organsystemen nach Schockzuständen unterschiedlicher Ätiologie – trotz des Einsatzes aller modernen therapeutischen Möglichkeiten – ist die Prävention und Behandlung von Schockzuständen heute ein wichtiges Problem für Ärzte, Krankenhäuser, Rettungsdienste und andere Insitutionen der medizinischen Versorgung. Die Erforschung der Pathophysiologie des Schocks, insbesondere im Hinblick auf die Möglichkeiten seiner Prävention, ist daher von großer Bedeutung.

Wir haben in einer Reihe von Studien die Möglichkeiten der Prävention und Behandlung von Schockzuständen verschiedener Ätiologie untersucht. In der Studie, über die hier berichtet wird, wurde der experimentelle Endotoxinschock des Kaninchens als Modell für Schockzustände mit einem erhöhten peripheren Gefäßwiderstand untersucht. Wir versuchten zu ermitteln, ob die den Endotoxinschock begleitenden biochemischen Veränderungen, insbesondere im Bereich des Lipidstoffwechsels, sowie die Schock-Letalität durch frühzeitigen Einsatz von Volumensubstitution und zusätzliche Gabe von Natrium-Nitroprussid – einem exakt kontrollierbaren Vasodilatator – beeinflußt werden können.

Material und Methodik

Für die Versuche wurden Kaninchen beiderlei Geschlechts mit einem mittleren Körpergewicht von 2,7 kg verwendet. Der Endotoxinschock wurde in gleicher Weise wie zuvor beschrieben [4–6] durch i.v. Injektion von Endotoxin (ET) induziert, das nach der Boivin-Methode aus Escherichia coli 0 55 gewonnen wurde.

Tabelle 1. Rückgang der Letalität bei Kaninchen durch Gabe von Natrium-Nitroprussid in 5%. Glukose innerhalb 24 h nach i.v. Injektion von Endotoxin. Die Infusion von 5% Glukose allein ergab eine nur geringfügige Letalitätsreduzierung (s. Text)

	n	Letalität
Endotoxin	18	7 (39%)
Endotoxin + Natrium-Nitroprussid[a]	14	2 (14%)

[a] 3 µg/kg · min in 5% Glukose (30 ml/24 h)

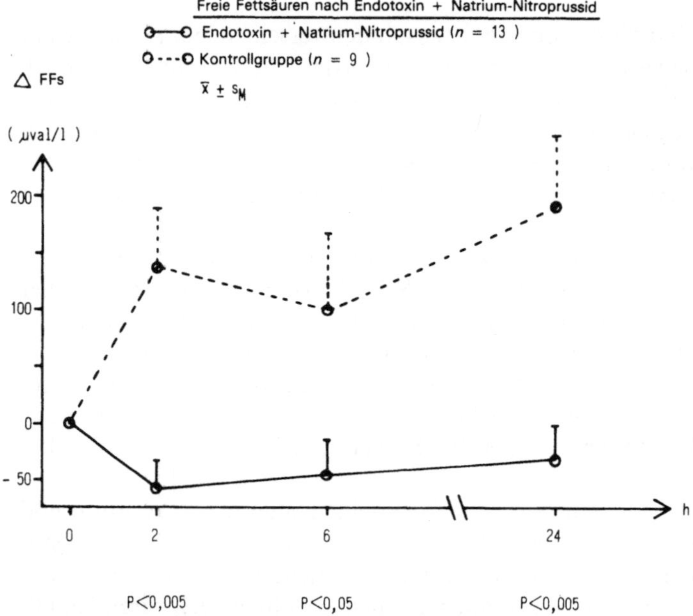

Abb. 1. Anstieg der freien Fettsäuren (ΔFFS) nach Endotoxin und Natrium-Nitroprussid [3 µg/kg · min, in 5% Glukose (30 ml/24 h)]. Kontrollgruppe: Endotoxin + 5% Glukose (30 ml/24 h)

Bis zum Beginn der Versuche erhielten die Tiere ein Standard-Futter mit ausreichendem Mineral- und Vitamingehalt nach Belieben („Altromin K" Standard-Trockenfutter der Firma Altrogge, Lage/Lippe). Vor und während der Versuche erhielten die Tiere Trinkwasser ad libitum. Einen Tag vor Beginn der Schockversuche wurde in Lokalanästhesie ein dünner Polyvinyl-Katheter in die obere Hohlvene oder den rechten Vorhof eingeführt. Dieser Katheter wurde zur i.v. Injektion von ET (50 µg/kg), für die Infusion von 5% Glukose mit oder ohne Natrium-Nitroprussid (Nipruss, Pharma Schwarz GmbH, Monheim) sowie für die Entnahme von zentralvenösem Blut vor sowie 2, 6 und 24 h nach ET-Injektion verwendet.

Wir benutzten ein genau einstellbares Infusionsgerät („Perfusor", B. Braun, Melsungen AG, Melsungen) für die Infusion von 5% Glukose (Volumen-Zufuhr) und für die zusätzliche Natrium-Nitroprussid-Infusion.

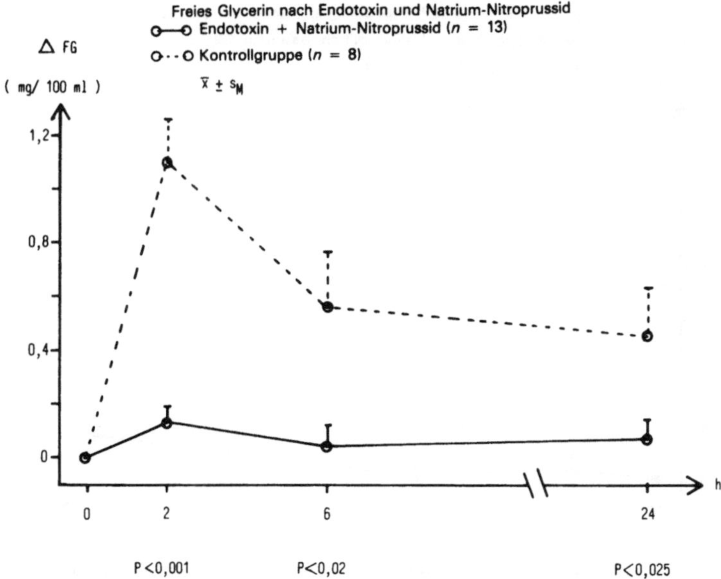

Abb. 2. Anstieg des freien Glycerins (ΔFG) nach Endotoxin und Natrium-Nitroprussid [3 μg/kg · min, in 5% Glukose (30 ml/24 h)]. Kontrollgruppe: Endotoxin + 5% Glukose (30 ml/24 h)

Als Parameter für die Veränderungen des Fettstoffwechsels im Endotoxin-schock sowie unter der Einwirkung von Volumensubstitution und zusätzlicher Natrium-Nitroprussid-Infusion wurden die Plasmawerte der freien Fettsäuren (FFS), des freien Glycerins (FG) und der Triglyceride (TG) bestimmt (FFS nach [2] FG und TG mit Test-Kombinationen von Boehringer Mannheim GmbH).

Ergebnisse und Diskussion

Der Endotoxin-Schock des Kaninchens gehört zu der Gruppe von Schockzuständen, die einen erhöhten peripheren Gefäßwiderstand und eine reduzierte effektive Perfusion der „Körperperipherie" bzw. ihrer Versorgung mit Sauerstoff und Substraten des Energiestoffwechsels aufweisen.

Tabelle 1 zeigt die Wirkung des Vasodilatators Natrium-Nitroprussid in Kombination mit Volumengabe auf die Letalität innerhalb von 24 h nach ET-Injektion. Sieben von 18 Tieren (39%) der Vergleichsgruppe, die Endotoxin, jedoch keine Therapie erhalten hatte, starben. Diese Letalität wurde durch die Natrium-Nitroprussid-Infusion von 3 μg/kg · min in 5% Glukose (30 ml/24 h), deutlich reduziert: nur 2 von 14 Tieren (14%) starben in dieser Gruppe innerhalb von 24 h. Es ist zu bemerken, daß die Infusion von 5% Glukose (30 ml/24 h) allein, ohne die zusätzliche Gabe von Natrium-Nitroprussid, die Letalität innerhalb von 24 h – bezogen auf die oben erwähnte Vergleichsgruppe ohne Therapie – nur leicht veränderte: 3 von 10 Tieren (33%) starben innerhalb von 24 h.

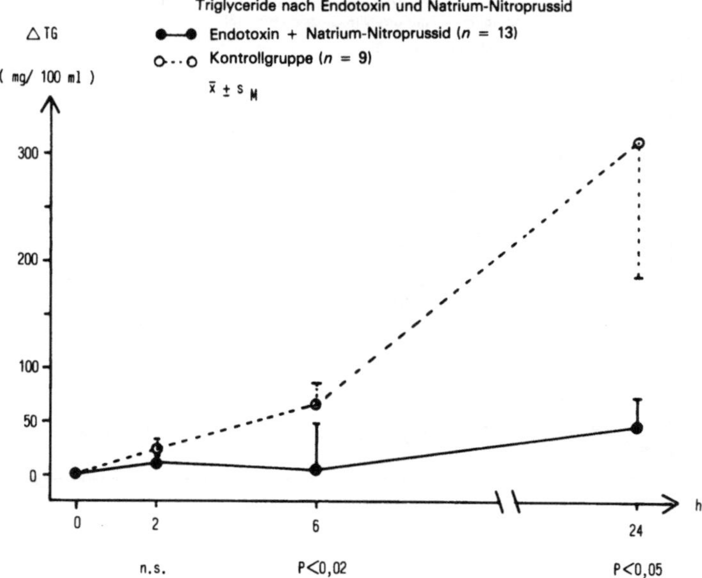

Abb. 3. Anstieg der Triglyceride (△TG) nach Endotoxin und Natrium-Nitroprussid [3 µg/kg·min, in 5% Glukose (30 ml/24 h)]. Kontrollgruppe: Endotoxin +5% Glukose (30 ml/24 h)

In dem beschränkten Raum dieser kurzen Mitteilung können wir nur die Wirkungen der Volumensubstitution und der zusätzlichen Natrium-Nitroprussid-Gabe auf die Letalität nach i.v. Injektion von ET sowie die Reaktionen des Fettstoffwechsels darstellen. Über weitere metabolische Veränderungen, die in unseren Versuchen beobachtet wurden, z. B. im Bereich des Kohlenhydrat-Stoffwechsels, Säure-Basen-Haushalts sowie Veränderungen von Herzfrequenz und mittlerem arteriellem Blutdruck wird an anderer Stelle berichtet.

Die Untersuchung der Fettstoffwechsel-Veränderungen ist in diesem Zusammenhang besonders wichtig, da in früheren Untersuchungen nachgewiesen wurde, daß Schockzustände verschiedener Ätiologie, vor allem auch der Endotoxin-Schock, einen deutlichen Einfluß auf Parameter des Fettstoffwechsels haben. Im Endotoxin-Schock wird das sympathikoadrenale System aktiviert und die Lipolyse im Fettgewebe stimuliert. Dies führt zu einem Anstieg der Plasma-FFS und -FG sowie zu einem nachfolgenden Anstieg der TG. Eine genauere Beschreibung und Analyse der unterschiedlichen zeitlichen Verläufe der FFS-, FG- und TG-Veränderungen wurde von Schmahl et al. [7]. veröffentlicht.

Wie aus Abb. 1–3 ersichtlich, konnte der Anstieg von FFS, FG sowie der nachfolgende TG-Anstieg durch die Natrium-Nitroprussid-Infusion signifikant reduziert werden.

Dies wird verständlich, wenn man die Verbesserung des Schockzustandes durch die eingeleiteten therapeutischen Maßnahmen, die in der verminderten Letalität zum Ausdruck kommt, und die beschriebenen metabolischen Reaktionen in einem funktionellen Zusammenhang betrachtet: Durch die Senkung des peripheren Gefäßwiderstandes wird die effektive Perfusion der „Körperperipherie" und ihre Versorgung mit Sauerstoff und Substraten des Energiestoffwechsels, zu denen FFS und FG gehören, verbessert: Auf diese Weise wird der Anstieg von FFS, FG und der nachfolgende Anstieg von TG im Plasma reduziert.

In diesem Zusammenhang ist zu bemerken, daß die Infusionvon 5% Glukose allein (30 ml/24 h) – ohne die zusätzliche Gabe von Natrium-Nitroprussid – bei unseren Experimenten keine signifikante Verminderung der FFS-, FG- und TG-Anstiege bewirkte (Einzelheiten bei [1]).

Im Kontext unserer Untersuchungen ist es wichtig, darauf hinzuweisen, daß die Senkung erhöhter FFS-Spiegel günstig sein kann, da hohe FFS-Konzentrationen mit einem gehäuften Vorkommen von Herzrhythmusstörungen einhergehen können [3].

Die hier berichteten experimentellen Ergebnisse entsprechen klinischen Erfahrungen. Wie u. a. von Shubin et al. [8] berichtet und auch in eigenen Beobachtungen bestätigt wurde, kann es in der klinischen Praxis bei Schockzuständen mit einem stark erhöhten peripheren Gefäßwiderstand zweckmäßig sein, phasenweise zusätzlich zu ausreichender Volumensubstitution und anderen therapeutischen Maßnahmen ein vasodilatierendes Pharmakon zu applizieren. Dies darf selbstverständlich nur unter fortlaufender und sehr sorgfältiger Kontrolle aller entsprechenden Kreislaufparameter geschehen.

Danksagung. Der Deutschen Forschungsgemeinschaft Bonn-Bad Godesberg sei für die freundliche Unterstützung unserer Untersuchungen gedankt. Wir danken Frau Gisela Steckermeier für ihre qualifizierte technische Mitarbeit.

Literatur

1. Frank M (1979) Tierexperimentelle Untersuchungen über die Beeinflussung des Fett- und Kohlenhydratstoffwechsels im Endotoxinschock durch Volumenzufuhr sowie durch intravenöse Dauerinfusion von Nitroprussidnatrium (Nipruss). Dissertation, Fachbereich Humanmedizin, Universität Gießen
2. Keul J, Linnet N, Eschenbruch E (1968) The photometric autotitration of free fatty acids. Z Klin Chem Klin Biochem 6:394–398
3. Kurien VA, Yates PA, Oliver MF (1969) Free fatty acids, heparin, and arrhythmias during experimental myocardial infarction. Lancet II:183–187
4. Neuhof H (1975) Changes in hemodynamics and gas metabolism after endotoxin injection. In: Urbaschek B, Urbaschek R, Neter E (eds) Gram-negative bacterial infections and mode of endotoxin actions. Pathophysiological, immunological, and clinical aspects. Springer, Wien New York, pp 256–264
5. Schmahl FW (1975) Some aspects of the effects of endotoxin on the central nervous system. In: Urbaschek B, Urbaschek R, Neter E (eds) Gram-negative bacterial infections and mode of endotoxin actions. Pathophysiological, immunological, and clinical aspects. Springer, Wien New York, pp 338–345
6. Schmahl FW, Lasch HG (1976) Zur Pathophysiologie und Klinik des Endotoxinschocks. In: Haschek H (Hrsg) Internationales Symposium: Der septische Schock. Egermann, Wien, S 123–135
7. Schmahl FW, Ohlemutz A, Huth K (1969) Die Wirkung von Reserpin sowie Alpha- und Beta-Rezeptoren-blockierenden Pharmaka auf den Fettstoffwechsel nach Endotoxin. Verh Dtsch Ges Inn Med 75:900–903
8. Shubin H, Weil M, Nishijima H (1975) Clinical features in shock associated with gram-negative bacteremia. In: Urbaschek B, Urbaschek R, Neter E (eds) Gram-negative bacterial infections and mode of endotoxin actions. Pathophysiological, immunological, and clinical aspects. Springer, Wien New York, pp 411–418

Organische Nitrate –
Ein neues Prinzip in der Glaukom-Therapie?

A. WIZEMANN, V. WIZEMANN und H. KREY

Einleitung

Da sowohl koronare Herzkrankheit als auch Glaukom in fortgeschrittenem Alter häufiger vorkommen, ist die Anwendung organischer Nitrate von bedeutendem klinischen Interesse. Infolge einer Beobachtung von Wessely (1915) [4], daß Amylnitrit einen Anstieg des Augeninnendrucks bei der Katze verursacht, wurde die Verwendung organischer Nitrate bei Glaukom-Patienten mehr als sechzig Jahre lang für kontraindiziert gehalten. Es gibt bisher keinen Fallbericht über ein durch Nitroglycerin verursachtes Glaukom [3].

Nach Anwendung von intravenösen Nitroglycerin-Dosen, die mit den zur Behandlung der Herzinsuffizienz verwendeten Dosen vergleichbar waren, und nach oralen Dosen von Isosorbiddinitrat, wie sie zur Behandlung der koronaren Herzkrankheit verwendet werden, untersuchten wir die Wirkung dieser Medikamente auf den Augeninnendruck von Normalpersonen und von Glaukom-Patienten.

Patienten und Methodik

Es wurden drei Kategorien von Patienten ausgewählt:
1. Zehn freiwillige Versuchspersonen mit normalem Augeninnendruck, offenem Kammerwinkel und ohne Glaukom-Anamnese;
2. 15 Patienten mit offenem Kammerwinkel, ohne Papillen-Exkavation, und
3. 20 Patienten mit engem Kammerwinkel.

Alle Patienten hatten Grenzwert- oder erhöhte intraokulare Drücke. Eine Glaukom-Therapie war noch nicht begonnen worden.

Der Augeninnendruck wurde mit einem Goldmann-Applanations-Tonometer gemessen. Unter Verwendung eines Perfusorsystems wurde Nitroglycerin intravenös gegeben. Für die Erstellung der Dosis-Wirkungs-Beziehung verwendeten wir 9,7–194 µg Nitroglycerin/min, bei den übrigen Studien verwendeten wir eine fixe Dosis von 97 µg/min. Isosorbiddinitrat wurde oral in einer Dosis von 40 mg ret. um 8 h morgens gegeben. Der arterielle Blutdruck wurde nach Riva-Rocci gemessen. Zur Bestimmung der Wirkung organischer Nitrate auf das Auge wurden thermographische, tonographische und Fluorescein-angiographische Untersuchungen ausgeführt.

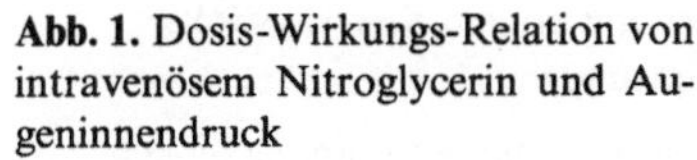

Abb. 1. Dosis-Wirkungs-Relation von intravenösem Nitroglycerin und Augeninnendruck

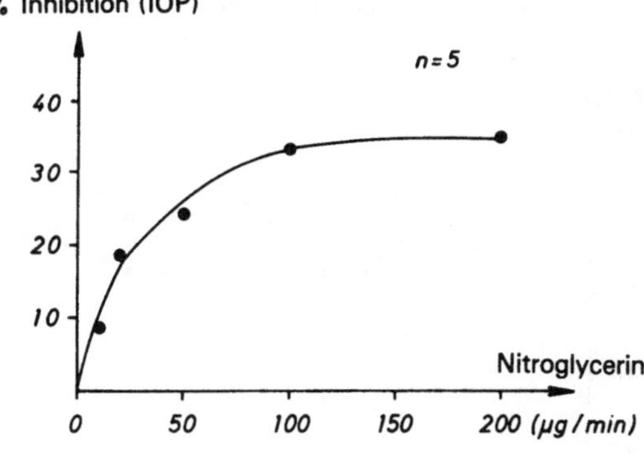

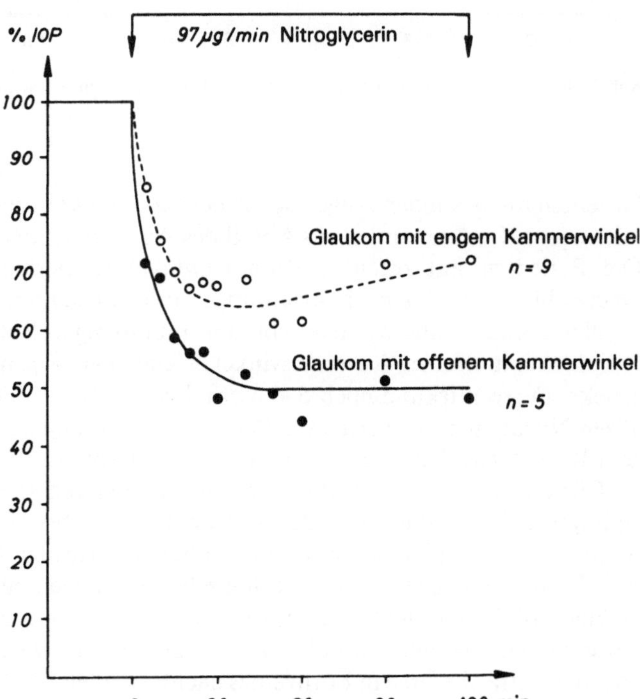

Abb. 2. Wirkung von 97 µg Nitroglycerin/min auf den Augeninnendruck

Ergebnisse

Nitroglycerin i.v. bewirkte einen dosisabhängigen Abfall des Augeninnendrucks. Die maximale Wirkung wurde bei der Dosis von 100 µg/min verzeichnet (Abb. 1). Obwohl die weitere Steigerung der Nitroglycerin-Dosis einen Abfall des arteriellen Blutdrucks bewirkte, kam es zu keiner weiteren Senkung des Augeninnendrucks. Bei Infusion einer konstanten Dosis von 97 µg Nitroglycerin/min wurde bei den

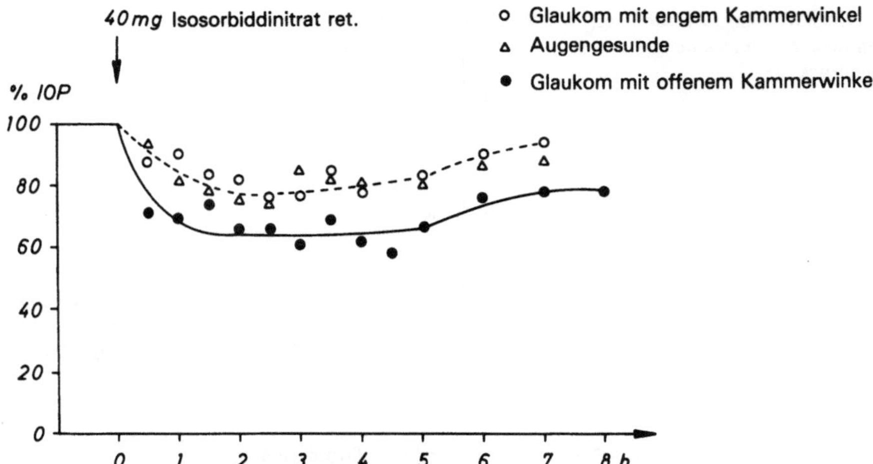

Abb. 3. Reaktion des Augeninnendruckes auf 40 mg ISDN (in Retardform) oral

Patienten mit gesunden Augen sowie bei den Glaukom-Patienten mit offenem und mit engem Kammerwinkel ein Abfall des Augeninnendrucks beobachtet (Abb. 2). Die Patienten mit offenem Kammerwinkel reagierten mit einem maximalen Druckabfall um 50% nach 30 minütiger Infusionsdauer.

Nach oraler Gabe von Isosorbiddinitrat (40 mg in Retardfrom) kam es bei den Patienten mit offenem Kammerwinkel zu einem 40% igen Abfall des Augeninnendrucks. Diese Wirkung blieb 5–6 h erhalten (Abb. 3). Wie auch nach der intravenösen Nitratgabe, reagierten die Patienten mit gesunden Augen sowie die mit engem Kammerwinkel in geringerem Ausmaß (Abb. 1, 2).

Cirka 20% der mit organischen Nitraten behandelten Patienten klagten über anfängliche Kopfschmerzen. Bei 16 Patienten, die über 10 Monate lang mit oralem Isosorbiddinitrat (2 × 40 mg ret./die) behandelt wurden, konnten keinerlei Anzeichen kardiovaskulärer oder neurologischer Störungen beobachtet werden. Regelmäßige ophthalmologische Kontrolluntersuchungen in einmonatigen Abständen erwiesen keinerlei unerwünschte Wirkungen. Bisher wurde keine Toleranz gegenüber der Nitrattherapie in Form eines nachlassenden Effektes auf den Augeninnendruck festgestellt. Die Methämoglobin-Konzentrationen betrugen im Mittel 0,9% des Gesamthämoglobins.

In Abb. 4 D–L werden die frühen und späteren arteriovenösen Füllungsphasen beim gleichen Patienten unter intravenöser Nitroglycerin-Therapie gezeigt. Das Füllungsmuster in der Chorioidea sowie in den Netzhautgefäßen erfuhr bedeutende Veränderungen: Die fleckige Füllung der Choriokapillaris ist verlängert und erscheint immer noch verzögert in der späten arteriovenösen Füllungsphase der Netzhautgefäße. Die venöse Füllung der Retinagefäße dauert etwas länger im Vergleich zu den vor der Behandlung angefertigten Angiogrammen. Der laminare Fluß in den Netzhautgefäßen sowie die unvollständige Füllung der Chorioideagefäße ist 6,9 s nach der i.v. Fluorescein-Injektion immer noch sichtbar – ein Füllungsverhalten, das nur unter Nitroglycerin-Behandlung beobachtet wurde.

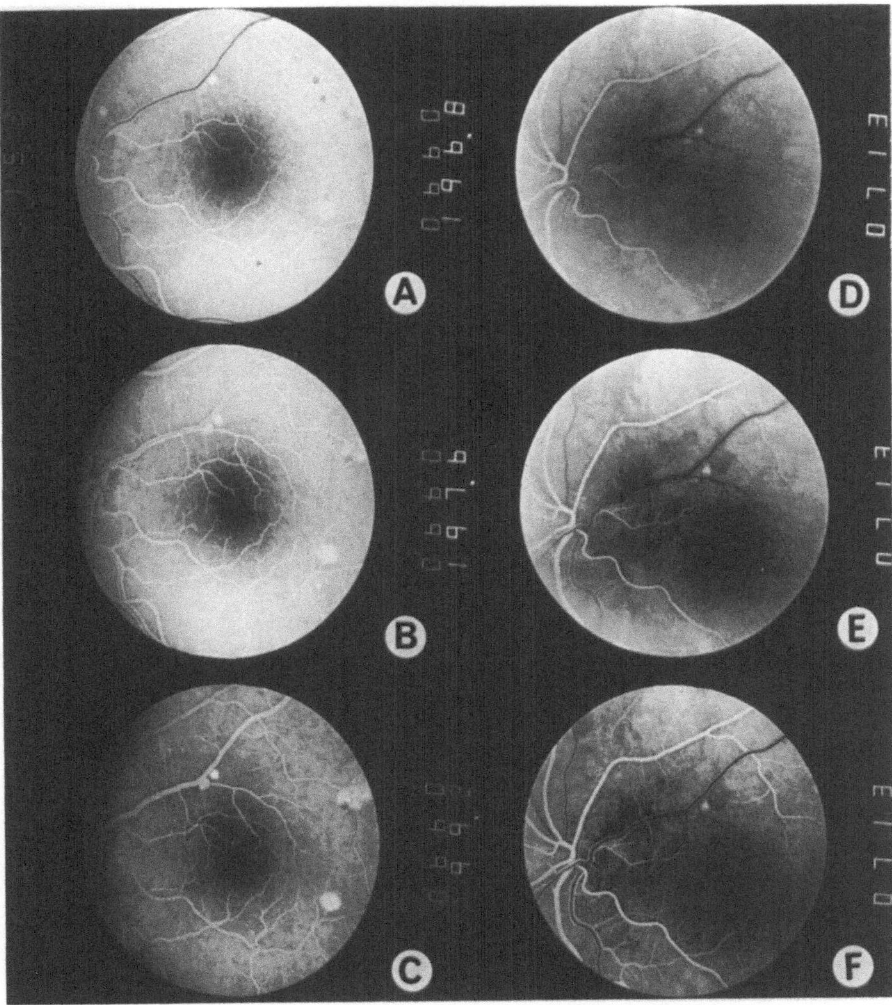

Abb. 4A–L. Frühe und späte arteriovenöse Füllungsphase beim gleichen Patienten unter i.v. Nitroglycerin. **D–L** Verlängerte Füllung der Choriokapillaris und verzögerte venöse Füllung in den Netzhautgefäßen (Abb. 4G–L s. S. 644)

In Abb. 4A–C werden drei verschiedene normale Fluorescein-Füllungsphasen (linkes Auge) bei einem 33jährigen männlichen Patienten mit akuter multifokaler plakoider Pigmentepitheliopathie gezeigt. A: Frühe arteriovenöse Phase mit laminärem Fluß; die seitliche venöse Füllung geht der Füllung in der Mitte des Lumens voran. B: Spätere arteriovenöse Füllung; der laminäre Fluß in den größeren Venenstämmen ist immer noch sichtbar. C: Spätere Füllungsphase; das gesamte Gefäßbett der Retina hat sich vollständig mit Fluorescein gefüllt. Insbesondere ist die Auffüllung der Choriokapillaris komplett, ehe die Netzhautvenen eine frühe laminäre Füllung zeigen (A). Die Zeitspanne zwischen diesen Füllungsphasen ist mit 8,4 s normal.

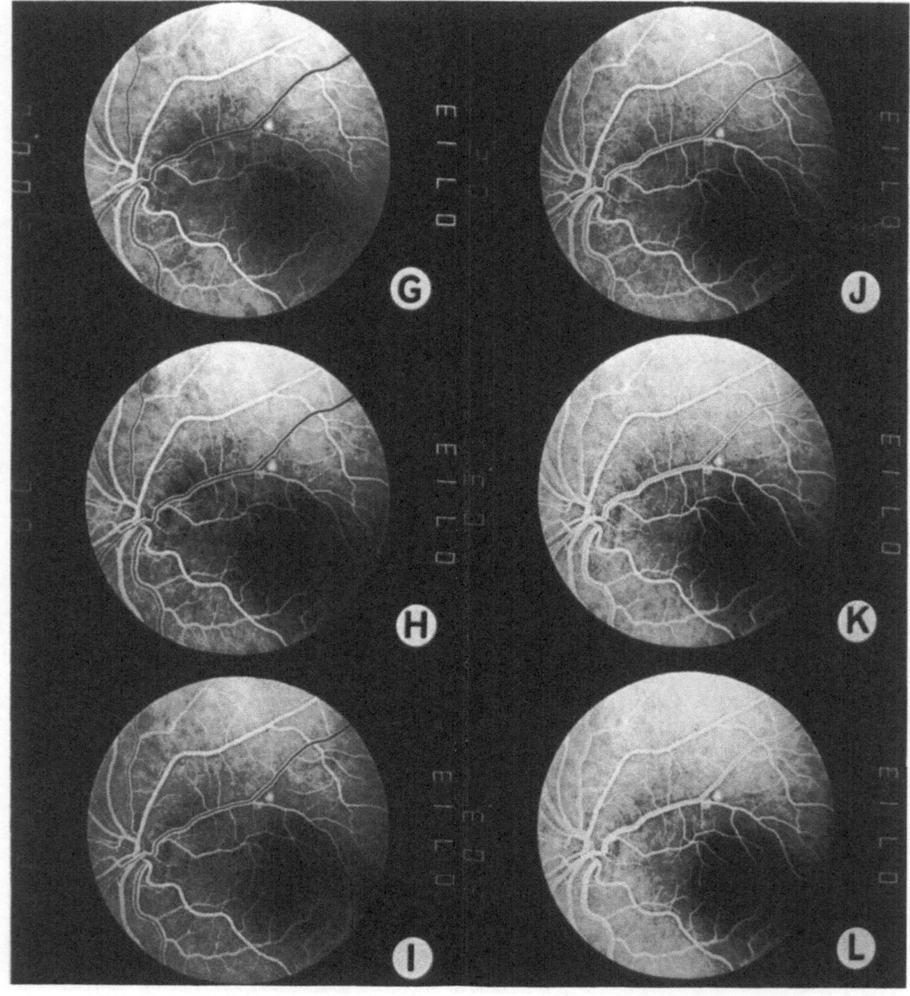

Abb. 4G–L

Die thermographische Untersuchung von 26 Augen vor und während der oralen Behandlung mit 40 mg ISDN ret. ergab keine signifikanten Temperaturveränderungen im vorderen Augenabschnitt. Allerdings konnte eine Senkung um 1 °C in allen Augen während der ISDN-Therapie beobachtet werden.

Die tonographischen Studien ergaben keinen signifikanten Anstieg des Kammerwasserabflusses unter 40 mg ISDN ret.

Schlußfolgerungen

Organische Nitrate sind in therapeutischen Dosen ausgezeichnete augeninnendrucksenkende Pharmaka. Im Gegensatz zur lokalen Anwendung von Betablokkern, die in der modernen Glaukom-Therapie praktiziert wird, wurden nach 10 monatiger Behandlung mit Isosorbiddinitrat keinerlei kardiale oder pulmonale Nebenwirkungen [1, 2] festgestellt. Mit Ausnahme von Patienten mit hochgradiger Hypotonie sehen wir keine Kontraindikation für die Verwendung organischer Nitrate zur Glaukom-Therapie.

Der Abfall des Augeninnendrucks nach Nitraten stand in keiner Korrelation mit dem systemischen Blutdruckabfall. Dies weist auf lokale, augenspezifische Wirkungen der Nitrate hin. Die Fluorescein-Angiographie der Retina- und Chorioidea-Gefäße unter intravenöser Therapie mit organischen Nitraten zeigte einen verzögerten Blutfluß. Die Chorioidea- und die Netzhaut-Venolen füllen und entleeren sich nach Nitratgabe erheblich später. Dieses lokale venöse Pooling korreliert mit einem Abfall des Augeninnendrucks. Thermographische Untersuchungen des vorderen Augensegmentes ergaben indessen keine signifikanten Temperaturveränderungen. Dies bedeutet, daß zumindest die Strömungsgeschwindigkeit im vorderen Augenabschnitt unter der Behandlung nicht erheblich reduziert wird. Da die Tonographie keinen signifikanten Anstieg des Kammerwasser-Abflusses ergab, scheint die drucksenkende Wirkung der organischen Nitrate auf einer verminderten Kammerwasser-Produktion zu beruhen.

Literatur

1. Britman NA (1979) Cardiac effects of topical timolol. N Engl J Med 300:566
2. Jones FL, Eckberg NL (1979) Exacerbation of asthma by timolol. N Engl J Med 301:270
3. Whitworth CG, Grant WM (1964) Use of nitrate and nitrite vasodilators by glaucomatous patients. Arch Ophthalmol (Chicago) 71:492
4. Wessely K (1915) Weitere Beiträge zur Lehre vom Augendruck. Arch Augenheilkd 78:247–278

Schlußwort

H. J. C. Swan

Noch vor knapp 15 Jahren beschränkte sich die therapeutische Anwendung von Nitraten auf den Gebrauch von Nitroglycerin bei Patienten mit chronischer, stabiler Angina pectoris. Seit dem Bericht von Sir Lauder Brunton über die Anwendung von Amylnitrat bei Angina pectoris, publiziert in Lancet 1868, waren die Kenntnisse über die Wirkung dieser Substanzklasse praktisch unverändert geblieben. Heute existiert jedoch eine Fülle von Informationen über die komplexen physiologischen Wirkungen dieser und weiterer Substanzen auf die glatte Gefäßmuskulatur des systemischen und koronaren Kreislaufs. Zum Abschluß dieses dritten Nitrat-Symposions ist es angebracht, die neuesten Entwicklungen bei der Anwendung von Nitraten zusammenzufassen und auf einige noch nicht beantwortete Fragen sowie auf zukünftige Forschungsrichtungen hinzuweisen.

Die Verwendung von Nitroglycerin bei Angina pectoris unterliegt einem Wandel, indem man sich heute mit Fragen wie der der Dosierung und wirksamen Blutspiegel, individueller Responder und Nichtresponder sowie der Toleranz beschäftigt. Bei der Behandlung dieser die Patienten sehr beeinträchtigenden Herzkrankheit werden langwirksame Nitrate inzwischen allgemein angewendet und haben allseitige Akzeptanz bei der Behandlung akuter ischämischer Episoden gefunden. Es bleiben jedoch noch Fragen offen, so zur Anwendung bei Patienten mit Verdacht auf drohenden Myokardinfarkt, bei Postinfarkt-Angina-pectoris oder bei gleichzeitiger Hypotension.

Auch Wirkungsort und -mechanismus von Nitroglycerin müssen weiter abgeklärt werden. Wirkungen auf die Kapazitätsgefäße sind sehr gut bekannt, und die Abnahme des ventrikulären diastolischen Drucks wird als der Hauptwirkungsmechanismus für die Beseitigung der Myokardischämie angesehen. Außerdem ist aber eine direkte dilatierende Wirkung auf bestimmte Koronargefäße eindeutig nachgewiesen, so daß es sich kaum um einen einzigen Wirkungsmechanismus handeln dürfte, der alle Befunde erklären könnte. Die Rolle von Nitroglycerin bei der Variant-Angina und seine relative Wirksamkeit im Vergleich zu Calcium-Antagonisten muß noch untersucht werden.

Ein sehr großes Interesse ist verständlicherweise für die Anwendung von Nitraten bei der Behandlung der akuten Herzinsuffizienz entstanden. Dies trifft auch für Nitroprussid-Natrium zu, eine Substanz, die vorher für die Behandlung der hypertensiven Krise verwendet wurde. Diese erscheint als ein Prototyp für Substanzen, die gleichzeitig kleine Arterien und Arteriolen dilatieren. Ihre Nützlichkeit bei akuter Klappeninsuffizienz und bei koronarer Herzkrankheit mit gleichzeitiger akuter oder chronischer Hypertension erscheint gut dokumentiert. Die Bedeutung dieser Substanz bei der akuten Herzinsuffizienz durch Myokardinfarkt scheint mit dem pathophysiologischen Geschehen der jeweiligen Verlaufsphase dieser Erkrankung zusammenzuhängen. Ungeklärt ist der Minimalblutdruck, bei dem die Anwendung ohne Risiko möglich ist. Die rasche Preload-Verminderung durch intravenöse Infusion von Nitroprussid-Natrium kann tiefgreifende Wirkungen in der Beseitigung der myokardialen Ischämie ausüben, vorausgesetzt, daß der arterielle Blutdruck aufrechterhalten wird. Eine Anhebung des diastolischen Aortendrucks zugleich mit systolischer Entlastung durch mechanische und pharmakologische Methoden erscheint vielversprechend. Eine große Zahl von kombinierten pharmakologischen Möglichkeiten, darunter inotrop wirkende Pharmaka wie auch Diuretika in Kombination mit Nitraten, wird intensiv erforscht.

Auch auf dem Anwendungsgebiet der Nitrate bei der Behandlung von Patienten mit chronischer Herzinsuffizienz sind weitere Untersuchungen erforderlich. Zielsetzung der Therapie ist die Modifikation kompensatorischer Gefäßkontraktionen, die sowohl durch das autonome Nervensystem als auch durch den Renin-Angiotensin- und andere hormonale Mechanismen vermittelt werden. Zur Zeit müssen die Nitrate nur als Zusatztherapie angesehen werden; sie sind bei manchen Patienten wirksam, bei anderen jedoch nicht. Nitrate, besonders langwirkende, haben offensichtlich den Vorteil geringer unerwünschter Wirkungen, und es entsteht keine Toleranz. Es ist schwierig, den speziellen Nutzen bei großen Patientengruppen nachzuweisen, aber der einzelne Patient profitiert von ihrer Anwendung sowohl durch die Beseitigung lästiger Symptome in Ruhe als auch durch eine bescheidene Zunahme der Belastungstoleranz. Das Wesen der myokardialen Funktionsstörungen bei chronischer Herzinsuffizienz und die sich daraus ergebende erhebliche Einschränkung der körperlichen Leistungsfähigkeit scheinen allerdings dramatische Besserungen durch pharmakologische Interventionen auszuschließen.

Es ist verwunderlich, daß wir in unserem Programm die Verwendung von Nitraten während der Anästhesie ausgeklammert haben. Es gibt kaum eine andere vorhersehbare Situation, bei der stärkere Veränderungen der kardiovaskulären Dynamik zustande kommen, als im Anästhesieraum und im Operationssaal. Erhebliche Volumenverschiebungen, Stimulation des autonomen Nervensystems und die Verwendung hochwirksamer pharmakologischer Substanzen mit depressiven Effekten charakterisieren das Vorgehen. Inzwischen ist sehr gut bekannt, daß es durch die Intubation oder Splanchnikusstimulation zu intensiver Vasokonstriktion kommt. Die Verwendung von Nitroprussid-Natrium zur Beseitigung kritischer Anstiege des peripheren Gefäßwiderstandes und der intravenösen Gabe von Nitroglycerin zur Verminderung der Tonuszunahme im venösen Kapazitätsgefäßsystem gehören heute zum Rüstzeug des modernen Anästhesisten.

Die Versorgung von Patienten mit schweren Herzerkrankungen während allgemeinchirurgischer oder thoraxchirurgischer Eingriffe ist ein besonders dankbares Gebiet für die Anwendung von Nitraten. Die optimale postoperative Versorgung solcher Patienten einschließlich der sorgfältigen Überwachung des systemischen Gefäßwiderstandes, der Vermeidung von postoperativer Hypertension und weitestgehender Reduzierung von Flüssigkeitsverschiebungen können Mortalität und Morbidität chirurgischer Eingriffe bei Patienten mit hohem Risiko erheblich verringern.

In der Zukunft werden wir uns um zunehmendes Verständnis des Wirkungsmechanismus verschiedener Nitratderivate bei verschiedenen Krankheiten bemühen, unter Berücksichtigung der gleichzeitig angewandten verschiedenen Substanzen und Dosierungen. Auch die Bestimmung relevanter Endziele ist eine solche Zukunftsaufgabe. Ich glaube, daß Optimismus berechtigt ist. Die Wissenschaftler sind sich zunehmend der Wichtigkeit der Unterschiede zwischen Krankheiten und Untergruppen innerhalb der Krankheiten bewußt. Eine zunehmende Zahl erfahrener klinischer Prüfer hat erkannt, daß es zahlreiche Variable gibt, die Medikamentenreaktionen beeinflussen können; es ist auch akzeptiert, daß Ergebnisse nicht einfach auf andere Krankheitssituationen übertragen werden dürfen. Wir dürfen somit erwarten, daß künftighin bessere und gezieltere Versuchsanordnungen in der Lage sein werden, den Mechanismus von Substanzwirkungen oder Substanzreaktionen aufzuklären, so daß sich klare Therapierichtlinien hinsichtlich der erwarteten klinischen Wirksamkeit ergeben werden. So kann man z. B. durch initiale hämodynamische Untersuchung von Patienten mit chronischer Herzinsuffizienz die Responder von denjenigen Patienten unterscheiden, die wahrscheinlich von der Daueranwendung einer Substanz keinen Nutzen haben würden. Es ist wichtig, daß klinische Prüfer vermeiden, in ihre Studien Patienten aufzunehmen, bei denen Grundkrankheit und Kompensationsmechanismen völlig unterschiedlich sind.

Wir können jedoch erwarten, daß in bestimmten Fällen „die Tatsachen für sich selbst sprechen werden", angemessene Homogenität einer Subgruppe vorausgesetzt und auch unter der Vorbedingung, daß Schlußfolgerungen von solchen Untersuchungen von Untergruppen nicht einfach auf eine Gesamtgruppe übertragen werden. Dieses Konzept ist offensichtlich bei einer großen randomisierten Studie akzeptiert worden, deren Endziel die Definition von Responder- und Nichtresponder-Untergruppen ist. Bei den klinischen Syndromen myokardialer Ischämie, akuter und chronischer Herzinsuffizienz verschiedener Ätiologien und Mechanismen werden Kompensationsvorgänge durch konkurrierende Therapien, durch Unterschiede innerhalb und zwischen nitratbehandelten Patientengruppen, Plasmakonzentrationen und durch die Reaktion des Zielorgans kompliziert. Weitere Untersuchungen über die spezifische Wirkung und klinische Wirksamkeit dieser Pharmaka sollten viele Antworten ergeben. Es ist notwendig, das „beste" Mittel und die „optimale" Plasmakonzentration zu bestimmen.

Die pharmazeutische Industrie ist in der Lage, neue gefäßaktive Substanzen herzustellen, bei denen die biologischen Wirkungen besser voraussagbar sind, die geringere substanzeigene Toxizität zeigen, bei denen die Wahrscheinlichkeit einer Toleranzentwicklung geringer ist und die bei oraler Applikation eine lange Wirkungsdauer aufweisen. Bei der Planung randomisierter Studien darf nicht vergessen werden, daß das optimale Mittel, die optimale Dosierung und optimale Ergebnisse bisher noch nicht genau definiert sind.

Wir sollten die derzeitige Tendenz vermeiden, uns in randomisierte Studien zu stürzen, um so am laufenden Band das „Antiarrhythmikum des Monats" zu erhalten. Das Wissen über die Wirksamkeit eines bestimmten Mittels, das mit erheblichem finanziellem Aufwand erreicht worden ist, wird irrelevant, wenn dieses Mittel durch ein anderes mit günstigeren Eigenschaften ersetzt worden ist und/ oder wenn wirksamere Ergebnisse verfügbar geworden sind.

„What plays mischief with truth is the rigid adherence to a temporary opinion or fashion." „Was der Wahrheit schadet, ist das hartnäckige Festhalten an einer Tagesmeinung oder an einer Mode" (Melville).

Sachverzeichnis

Belastungsblutdruck bei Hochdruckkranken

Ausmaß, Bedeutung und Konsequenzen für
die Praxis
Herausgeber: I.-W. Franz
1981. 79 Abbildungen. XV, 173 Seiten.
Gebunden DM 38,-. ISBN 3-540-10754-1

Beta-Rezeptorenblocker

Aktuelle klinische Pharmakologie und
Therapie
1981. 79 Abbildungen, 48 Tabellen. XI, 188
Seiten. Gebunden DM 48,-.
ISBN 3-540-11224-3

Catecholamines and the Heart

Recent Advances in Experimental and
Clinical Research/Symposium München,
May 28-30, 1981
Editors: W. Delius, E. Gerlach,
H. Grobecker, W. Kübler
1981. 149 figures, 49 tables. XIX, 383 pages.
DM 58,-. ISBN 3-540-11119-0

Detection of Ischemic Myocardium with Exercise

Editors: F. Loogen, L. Seipel
1982. 115 figures. XIII, 191 pages.
Cloth DM 64,-. ISBN 3-540-11237-5

Frontiers in Hypertension Research

Editors: J. H. Laragh, F. R. Bühler,
D. W. Seldin
1981. 242 figures. XXXIX, 628 pages.
Proceedings of an International Symposium
held May 19-21, 1980 in New York and
sponsored by USV Pharmaceutical Corp.,
Revlon Health Care Group)
Cloth DM 92,-. ISBN 3-540-90557-X

Hypertrophic Cardiomyopathy

The Therapeutic Role of Calcium
Antagonists.
Editors: M. Kaltenbach, S. E. Epstein
1982. 172 figures. XIV, 334 pages.
Cloth DM 78,-. ISBN 3-540-11065-8

Kardiale Ursachen zerebrovaskulärer Syndrome

Grundlagen, Diagnostik, Therapie
Herausgeber: E. Lang
Mit Beiträgen zahlreicher Fachwissen-
schaftler
1981. 8 Abbildungen, 27 Tabellen. X,
119 Seiten. DM 26,80. ISBN 3-540-10659-6

Katecholamine und Vasodilatantien bei Herzinsuffzienz

Herausgeber: H. D. Bolte
Unter Mitarbeit zahlreicher Fachwissen-
schaftler
1981. 49 Abbildungen, 28 Tabellen. VIII,
103 Seiten. DM 28,-. ISBN 3-540-11025-9

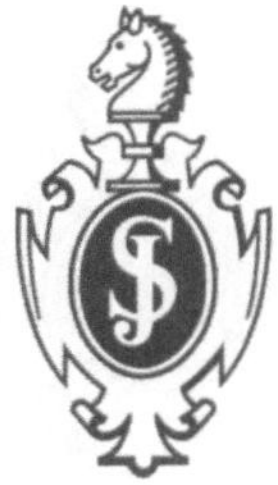

Springer-Verlag Berlin Heidelberg New York